Lehrbuch Notfall- und Intensivmedizin

Mit Beiträgen von

M. Brandt, P. Brockerhoff, F. R. Brost,
W. Dick, B. Eberle, S. Ellmauer,
R. Ferlinz, D. Gillmann-Blum, J. Grönniger,
M. Harloff, W. Heinrichs, H. J. Hennes,
G. Krämer, M. Lipp, K. Luckhaupt-Koch,
G. Müller-Esch, T. Pop, J. E. Schmitz,
H.-P. Schuster, St. Schuster, I. Schütz-Steinbach,
P. C. Scriba, W.-D. Seeling, H. Steppling,
L. S. Weilemann, H. Wiedeck, P. Witton

Notfall- und Intensivmedizin

mit Repetitorium

Herausgegeben von W. Dick
unter Mitarbeit von H.-P. Schuster

W DE G

Walter de Gruyter
Berlin · New York 1992

Herausgeber

Prof. Dr. med. W. Dick
Klinikum der Johannes Gutenberg-Universität
Langenbeckstr. 1
D-6500 Mainz

Prof. Dr. med. H.-P. Schuster
Medizinische Klinik I
Städtisches Krankenhaus Hildesheim
Weinberg 1
D-3200 Hildesheim

Dieses Buch enthält 83 Tabellen und 178 Abbildungen.

Die Deutsche Bibliothek – CIP Einheitsaufnahme

Notfall- und Intensivmedizin : mit Repetitorium / hrsg. von W. Dick unter Mitw. von H.-P. Schuster. Mit Beitr. von M. Brandt ... – Berlin ; New York : de Gruyter, 1992
(De-Gruyter-Lehrbuch)
ISBN 3-11-011023-7
NE: Dick, Wolfgang [Hrsg.]; Brandt, Matthias

Printed in Germany
Didaktisches Konzept: Dr. U. Herzfeld, Gaiberg
Typografie: D. Plake, Berlin
Zeichnungen: H. R. Giering-Jänsch, Berlin
Umschlagentwurf: Rudolf Hübler, Berlin
Satz und Druck: INTERDRUCK Leipzig GmbH
Papier: Terraprint seidenmatt plus
Bindung: Lüderitz & Bauer GmbH, Berlin

Vorwort

Mit dieser – als Lehrbuch bezeichneten – Zusammenstellung der „Symptomatologie und ersten Versorgung der akut lebensbedrohenden Zustände" sowie der „Grundlagen der Intensivmedizin" nach dem Gegenstandskatalog Medizin möchten Herausgeber, Autoren und Verlag den bereits durch andere Fachgebiete erfolgreich unternommenen Versuch wiederholen, die zum Verständnis von Zusammenhängen notwendige Ausführlichkeit eines Lehrbuches mit der Kürze eines Repetitoriums zu kombinieren. Sie waren sich dabei der besonderen Aufgabenstellung umso mehr bewußt, als mit der 7. Änderung der Approbationsordnung für Ärzte über den bisherigen Kurs „Erste Ärztliche Hilfe" hinaus zwingend ein Kurs „Notfallmedizin" vorgeschrieben wurde. In diesem neuen Kurs ab 1993 muß auch intensivmedizinisches Wissen vermittelt werden, ist dies doch im Gegenstandskatalog ausdrücklich vorgesehen.

Bisher fehlte eine intensivmedizinische Zusammenstellung, die sich auf das für den Studenten in den letzten Semestern und dem praktischen Jahr sowie den Arzt im Praktikum notwendige Wissen konzentriert. Das mag auch daran liegen, daß selbst die 7. Änderung der Approbationsordnung für Ärzte keine Intensivmedizin als Lehrangebot vorsieht, jedoch im zweiten Abschnitt der ärztlichen Prüfung vom Studenten zwigend solche Kenntnisse verlangt.

Wenngleich sich Herausgeber und Autoren im wesentlichen am Gegenstandskatalog orientiert haben, so wurde darüber hinaus auch versucht, die „Grenze des Staatsexamens" zu überschreiten und Zusammenhänge zu vermitteln, die den jungen approbierten Arzt gerade in den ersten Jahren seiner Weiterbildung in der Klinik interessieren.

Andererseits haben die Herausgeber bewußt vermieden, spezielle Notfälle der verschiedenen Fachgebiete in diese Zusammenstellung aufzunehmen, da diese in den jeweiligen fachbezogenen Lehrbüchern in extenso dargestellt sind. Allenfalls da, wo übergreifende Probleme evident sind, wurden solche fachspezifischen Aspekte berücksichtigt (z. B. für die Geburt oder für gynäkologische Notfälle, wenn sie unter Blutungen und Verletzungen oder „akutem Abdomen" zu subsumieren waren).

Wir sind der Überzeugung, daß Notfallmedizin und Intensivmedizin von der Thematik her eng zusammengehören, sich gegenseitig ergänzen und damit in **einem** Buch zusammengefaßt werden sollten. So muß auch nicht von ungefähr der Arzt, der den Fachkundenachweis Rettungsdienst erwerben will, eine mindestens einjährige Tätigkeit in der Intensivmedizin nachweisen; umgekehrt kommt der Intensivmediziner kaum ohne notfallmedizinische Kenntnisse aus. Notfall- und Intensivmedizin bietet ihm komprimiertes Wissen in einem Lehrbuch/Merkbuch.

Wir hoffen, daß dieser erste Anlauf zur kombinierten Vermittlung von Verständnis und Zusammenhängen einerseits sowie rasch repetierbarem Examenswissen andererseits wenigstens teilweise gelungen ist. Über konstruktive Kritik und Anregungen würden wir uns freuen. Alle Autoren sowie dem de Gruyter-Verlag und seinen Mitarbeitern, allen voran Herrn PD Dr. Radke sei für das außerordentliche Engagement, die jederzeit konstruktive Zusammenarbeit und das breite Verständnis beim Entstehen dieses Buches herzlich gedankt.

Mainz, Hildesheim, im April 1992

W. Dick
H.-P. Schuster

Anschriftenverzeichnis der Autoren

Brandt, M., Dr.
Klinik für Anästhesiologie
Klinikum der Johannes-Gutenberg-Universität
Langenbeckstraße 1, W-6500 Mainz

Brockerhoff, P., PD Dr.
Klinik für Geburtshilfe und Frauenheilkunde
Klinikum der Johannes-Gutenberg-Universität
Langenbeckstraße 1, W-6500 Mainz

Brost, F. R., Dr.
Klinik für Anästhesiologie
Klinikum der Johannes-Gutenberg-Universität
Langenbeckstraße 1, W-6500 Mainz

Dick, W. F., Prof. Dr.
Klinik für Anästhesiologie
Klinikum der Johannes-Gutenberg-Universität
Langenbeckstraße 1, W-6500 Mainz

Eberle, B., Dr.
Klinik für Anästhesiologie
Klinikum der Johannes-Gutenberg-Universität
Langenbeckstraße 1, W-6500 Mainz

Ellmauer, S., Dr.
Städt. Krankenhaus München-Bogenhausen
Abt. für Anästhesie
Englschalkinger Straße 77, W-8000 München 81

Ferlinz, R., Prof. Dr.
III. Med. Klinik u. Poliklinik
Abteilung für Pneumologie
Klinikum der Johannes-Gutenberg-Universität
Langenbeckstraße 1, W-6500 Mainz

Gillmann-Blum, Dagmar, Dr.
III. Med. Klinik und Poliklinik
Abteilung für Pneumologie
Klinikum der Johannes-Gutenberg-Universität
Langenbeckstraße 1, W-6500 Mainz

Grönniger, J., Prof. Dr.
Klinikum Minden, Zentrum für Chirurgie
Friedrichstraße 17, W-4950 Minden

Harloff, M., Dr.
St. Elisabeth-Klinik Saarlouis
Med. Klinik I
Kapuzinerstraße 4, W-6630 Saarlouis

Heinrichs, W., PD Dr.
Klinik für Anästhesiologie
Klinikum der Johannes-Gutenberg-Universität
Langenbeckstraße 1, W-6500 Mainz

Hennes, H. J., Dr.
Klinik für Anästhesiologie
Klinikum der Johannes-Gutenberg-Universität
Langenbeckstraße 1, W-6500 Mainz

Krämer, G., Dr.
Klinik für Neurologie
Klinikum der Johannes-Gutenberg-Universität
Langenbeckstraße 1, W-6500 Mainz

Lipp, M., Dr. Dr.
Klinik für Anästhesiologie
Klinikum der Johannes-Gutenberg-Universität
Langenbeckstraße 1, W-6500 Mainz

Luckhaupt-Koch, Kornelia, Dr
Klinik für Anästhesiologie
Klinikum der Johannes-Gutenberg-Universität
Langenbeckstraße 1, W-6500 Mainz

Müller-Esch, G., PD Dr.
Klinikum der Hansestadt Stralsund
Große Parower Straße 47/53, O-2300 Stralsund

Pop, T., Prof. Dr.
Allgemeines Krankenhaus Harburg
I. Medizinische Abteilung
Eißendorfer Pferdeweg 52, W-2100 Hamburg 90

Schmitz, J. E., Prof. Dr.
Klinik für Anästhesiologie und Intensivmedizin
Klinikum
Ludwig-Erhard-Straße, W-6200 Wiesbaden

Schuster, H.-P., Prof. Dr.
Medizinische Klinik I
Städtisches Krankenhaus Hildesheim
Weinberg 1, W-3200 Hildesheim

Schuster, St., Dr.
II. Med. Klinik
Klinikum der Johannes-Gutenberg-Universität
Langenbeckstraße 1, W-6500 Mainz

Schütz-Steinbach, Ingrid, Dr.
Abt. für Anästhesiologie am
Clemenshospital Düesbergweg 124
Albachtener Straße 68, W-4400 Münster

Scriba, P. C., Prof. Dr.
Medizinische Klinik Innenstadt
Ludwig-Maximilians-Universität
Ziemssenstraße 1, W-8000 München

Seeling, W.-D., Prof. Dr.
Universitätsklinik für Anästhesiologie
Steinhövelstraße 9, W-7900 Ulm

Steppling, H., PD Dr.
II. Med. Klinik und Poliklinik
Abt. für Pneumologie
Langenbeckstraße 1, W-6500 Mainz

Weilemann, L. S., Prof. Dr.
II. Med. Klinik und Poliklinik
Klinikum der Johannes-Gutenberg-Universität
Langenbeckstraße 1, W-6500 Mainz

Wiedeck, Heidemarie, PD Dr.
Universitätsklinik für Anästhesiologie
Steinhövelstraße 9, W-7900 Ulm

Witton, P., Dr.
Kreiskrankenhaus Kronach
Friesener Straße 41, W-8640 Kronach

Inhalt

VIII Grundlagen der Intensivmedizin

I Elementare Vitalfunktionen

W. Dick

I Elementare Vitalfunktionen

Definitionen

Vitalfunktionen 1. Ordnung sind Atmung, Herzkreislauffunktion und Hirnfunktion.

Vitalfunktionen 2. Ordnung sind z. B. Wärmehaushalt, Wasserelektrolythaushalt

Störungen im System der Vitalfunktionen können verursacht sein durch
- Fehlen der Funktionsbedingungen,
- Fehlen der Funktionsfähigkeit.

Notfälle sind Erkrankungen oder Verletzungen, bei denen „eine Vitalfunktionsstörung existiert, droht, nicht sicher auszuschließen oder nur zu vermuten ist".
Unter **Notsituationen** versteht man isolierte Organfunktionsstörungen ohne aktuelle Lebensgefahr, die für den Patienten jedoch durchaus subjektiv bedrohlichen Charakter annehmen können (z. B. *Nierenkoliken, Gallenkoliken* etc.), die auch unabhängig davon in lebensbedrohliche Zweitsyndrome münden können (z. B. vasovagale *Synkope*, septischer *Schock* etc.).
Vergleicht man die Definitionen der Begriffe *Notfall* und *Notsituation*, so sind gewisse Überschneidungen insbesondere dann nicht auszuschließen, wenn unter der Definition auch die *Vermutung* oder der *nicht sichere Ausschluß* einer Vitalfunktionsstörung verstanden wird. Man sollte diese mehr vagen Begriffe aus der Definition des Notfalls entfernen, da letztlich nie auszuschließen ist, daß eine Vitalfunktionsstörung entsteht oder eine solche fast immer vermutet werden könnte.

Definitionen

- **Vitalfunktionen 1. Ordnung**
- **Vitalfunktionen 2. Ordnung**

Störungen im System der Vitalfunktionen
- Fehlen von Funktionsbedingungen
- Fehlen von Funktionsfähigkeit

Notfälle sind immer mit Vitalfunktionsstörungen und vitaler Gefährdung verbunden (s. u.)

Notsituationen sind isolierte Organfunktionsstörungen ohne vitale Gefährdung (s. u.)

> Die bereinigte Definition des Begriffes **Notfall** sollte sich auf die Existenz oder die Bedrohung durch eine akute Vitalfunktionsstörung konzentrieren; die **Notsituation** auf die isolierte Organfunktionsstörung, bei der jedoch sekundäre Einmündungen in lebensbedrohliche Störungen nicht auszuschließen sind.

Notfall, -situation

1 Bedeutung der Vitalfunktionen

Bedeutung der Vitalfunktionen

Verständnis und Zahl der Vitalfunktionen

Verständnis und Bedeutung: Im Laufe der vergangenen Jahre haben sich Verständnis und Zahl der Vitalfunktionen kontinuierlich entwickelt. Verstand man ursprünglich – bezugnehmend auf die allfälligsten Störungen im Rahmen eines Herz-Kreislauf-Stillstandes – als Vitalfunktionen nur die *Atmung* und die *Herz-Kreislauf-Funktion*, wird heute zusätzlich das *Bewußtsein* als Vitalfunktion betrachtet. Dazu ist jedoch kritisch anzumerken, daß der Erhalt des Organismus nicht an das Bewußtsein gebunden ist, die lebenswichtigen Steuerungsfunktionen, die das Hirn ausübt, sind auch ohne momentan einwandfreie Bewußtseinslage gewährleistet. So wird man besser daran tun, die **Hirnfunktion** global und insbesondere die für die Steuerung der Herz-Kreislauf-Funktion, der Atemfunktion und bedingt für die Steuerung des Endokriniums wichtigen Spezialfunktionen als 3. Vitalfunktion zu bezeichnen und alle 3 als **Vitalfunktionen 1. Ordnung** oder elementare allgemeine Vitalfunktionen.

Vitalfunktionen 1. Ordnung sind:
- Atmung
- Herz-Kreislauf-Funktion
- Hirnfunktion

Nicht selten wird auch den Stoffwechselvorgängen, der Regulation des Wärme-, Wasser-Elektrolyt- und Säure-Basen-Haushalts die Funktion eines vitalen Organsystems zugesprochen. Diese Auffassung beruht darauf, daß im Rahmen von Störungen des Wasser-Elektrolyt- oder Säure-Basen-Haushaltes schwerwiegende, lebensbedrohliche Entgleisungen stattfinden können (Azidose, Alkalose, Hyperkaliämie, Hypokaliämie etc.). Diese Auffassung ist bedingt richtig, läßt jedoch außer acht, daß Störungen des Wasser-Elektrolyt- und Säure-Basen-Haushaltes in der Regel Folgen von Störungen der Herz-Kreislauf- und Nierenfunktion, exogen oder endogen bedingt, sind. Sie können auch Folge von Störungen der Atem-, Herz-Kreislauf- und regulatorischen Hirnfunktionen sein. Sie können selbst auf der Basis exogener Einflüsse – zu hohe Kaliumzufuhr, falsch durchgeführte Puffertherapie etc. – entstehen. Am Ende einer solcher Schädigungskette stehen jedoch immer wieder Atem- und Herz-Kreislauf-Funktion, die angesichts einer solchen exogenen Schädigung ihre eigentlichen Aufgaben nicht mehr wahrnehmen können und damit zur vitalen Funktionsstörung führen.

Vitalfunktionen 2. Ordnung sind:
- Wasser-Elektrolyt-Haushalt
- Säure-Basen-Haushalt
- Wärmehaushalt
- Stoffwechsel
- Nierenfunktion
- Leberfunktion etc. (Abb. 1-1)

Im Gegensatz zu den *Vitalfunktionen 1. Ordnung* könnte man diese nachgeschalteten – wenngleich lebenswichtigen – Funktionen auch als **Vitalfunktionen 2. Ordnung** bezeichnen, weil sie entweder am Ende oder am Anfang einer Schädigungskette stehen. Der Begriff Vitalfunktion ist dennoch zutreffend, denn auch die Vitalfunktionen 1. Ordnung können unter dieser Betrachtungsweise am Ende oder Anfang einer vitalen Bedrohung stehen. Zu diesen Vitalfunktionen 2. Ordnung würden dann auch die Niere, die Leber, die Nebenniere und ähnliche Organe zählen (Abb. 1-1).

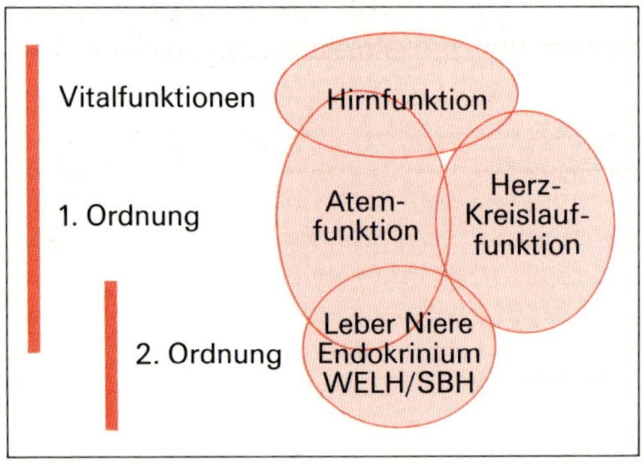

Abb. 1-1: Verbundsystem der Vitalfunktionen

Aufgabe der Vitalfunktionen

Die Vitalfunktionen 1. und 2. Ordnung sichern gleichermaßen die Lebensvorgänge des Organismus. Ein Unterschied besteht jedoch in der Akuität dieser Sicherung bzw. des Verlorengehens der Sicherung.

Bei den Vitalfunktionen 1. Ordnung führt eine massive Störung in der Regel zur akuten Lebensbedrohung, bei den Vitalfunktionen 2. Ordnung wird sich die Lebensbedrohung – abhängig von der Schwere und Dauer der Funktionsstörung – langsam entwickeln.

Im System der Vitalfunktionen 1. Ordnung schafft die Lunge das Betriebsmittel *Sauerstoff* heran und stellt es dem Transportmedium Blut zur Verfügung. Durch die Pumpfunktion des Herzens wird dieses Transportmedium und damit das Betriebsmittel über verschiedene Aufzweigungen im Gefäßsystem den unterschiedlichen Organen nach ihrem jeweiligen Verbrauch zudiktiert. Der Verbraucher ist letztlich das Gewebe der jeweiligen Organsysteme. Umgekehrt wird am venösen Schenkel des Herz-Kreislauf-Systems all das anfallen, was im Stoffwechsel des Organismus nicht mehr verwertbar ist. Das gleiche Transportsystem eliminiert über unterschiedliche Transportwege, Stoffwechselendprodukte auf pulmonalem, renalem, hepatischem etc. Wege. Als Lösungsmittel steht das Körperwasser bzw. das Blut zur Verfügung.

Störungen im System der Vitalfunktionen werden verursacht durch

Störungen im System der Vitalfunktionen haben recht uniforme Ursachen, denen jedoch verschiedene Faktoren zugrunde liegen können:

- Fehlen der Funktionsbedingungen,
- Fehlen der Funktionsfähigkeit der Organsysteme.

Fehlende **Funktionsbedingungen** charakterisieren für die Atemfunktion z. B. das Fehlen von Sauerstoff, für die Herz-Kreislauf-Funktion die Einschränkung von Blut und Körperflüssigkeit. Für die lebenswichtigen Anteile der Hirnfunktion sind beide Betriebsmittel von gleichrangiger Bedeutung.

Die **Funktionsfähigkeit** der vitalen Organsysteme 1. und 2. Ordnung hingegen wird durch eine Schädigung dieser Organe selbst hervorgerufen.

Beispiele sind der Herzinfarkt für die Herz-Kreislauf-Funktion, aber auch die Gefäßverletzung, die massive Lungenblutung oder die Obstruktion in den zuführenden Luftwegen für die Atemfunktion. Die lebenswichtigen Anteile der Hirnfunktion werden gleichermaßen durch Entzündungen, Verletzungen oder Infarkte in Mitleidenschaft gezogen.

- **Fehlen der Funktionsbedingungen** oder
- **Fehlen der Funktionsfähigkeit**

Fehlende Funktionsbedingungen sind z. B.:
- O_2-Mangel
- Volumenmangel

Fehlende Funktionsfähigkeit sind z. B.:
- Herzinfarkt
- Gefäßverletzung
- Lungenblutung

> Sowohl das *Fehlen der Funktionsbedingungen* der vitalen Funktionen als auch die *Einschränkung ihrer Funktionsfähigkeit* führen zur akuten Lebensbedrohung, im Extremfall zum *klinischen oder gar biologischen Tod.*

⇦

Der **klinische Tod** ist durch ein möglicherweise reversibles Sistieren von *Atem-*, *Herz-Kreislauf-* und *Hirnfunktion* gekennzeichnet, wobei üblicherweise eine Grenze zwischen 3 und 5 min den klinischen Tod vom biologischen Tod trennt. Der **biologische Tod** selbst ist durch irreversible Schädigungen aller Organsysteme gekennzeichnet. Zahlreiche Bedingungen lassen jedoch die genannte Frist zwischen klinischem und biologischem Tod von 3 bis 5 min fragwürdig erscheinen.

Klinischer Tod
möglicherweise reversibles Sistieren von Atmung, Herz-Kreislauf- und Hirnfunktion

Biologischer Tod
irreversible Schädigung

Bekannt sind z. B. lange Intervallzeiten bei Patienten, die im Rahmen des Beinahe-Ertrinkens stark unterkühlt waren, bei Lawinenopfern unter gleichen Bedingungen, bei bestimmten Vergiftungen etc.

2 Entstehungsmechanismen vitaler Funktionsstörungen

Entstehungsmechanismen vitaler Funktionsstörungen

Störungen der Vitalfunktionen 1. Ordnung sind in der Regel Folgen von Erkrankungen oder Verletzungen unterschiedlichster Art. Charakteristisch ist jedoch, daß der weitere Verlauf der Funktionsstörung nahezu identisch ist – unabhängig von der zugrunde liegenden Ursache. Die Folgen der Vitalfunktionsstörung entwickeln einen eigengesetzlichen Verlauf und werden zur eigengesetzlichen **Zweiterkrankung.**

Zweiterkrankung

In folgenden wird jeweils zwischen Veränderungen oder Fehlen der Vitalfunktion und Veränderungen oder Fehlen der Funktionsbedingungen unterschieden.

2.1 Störungen der Atemfunktion

Störungen der Atemfunktion

Bekanntlich verfügt der Organismus über außerordentlich geringe Sauerstoffreserven (Tab. 1-1). Sie reichen zur Überbrückung von wenigen Minuten aus. Daraus wird ersichtlich, wie rasch ein Sauerstoffmangel zu bedrohlichen Einschränkungen der Funktion des Gesamtorganismus führen kann.

Geringe Sauerstoffreserven des Organismus (Tab. 1-1)

Sauerstoffmangel bewirkt zunächst eine *Hypoxigenation* des Blutes, also eine Untersättigung, dann über eine *Hypoxämie* die *Hypoxie* der Gewebe. Der u. U. damit verbundene mangelhafte Abtransport von CO_2 führt seinerseits zu einer *Hyperkapnie* (s. Kap. III).

Sauerstoffmangel:
- Hypoxigenation
- Hypoxämie
- Hypoxie

Tab. 1-1: Zusammenstellung der Speicherfähigkeit des Organismus für Sauerstoff unter Luft- und Sauerstoffatmung

O_2-Speicher	unter Luftatmung	unter Atmung von 100 % O_2
Lungen (FRK)	450 ml	3 000 ml
Blut	850 ml	950 ml
Gewebsflüssigkeit	50 ml	? 100 ml
Myoglobin	? 200 ml	? 200 ml
Summe	1 550 ml	4 250 ml

Veränderungen der Funktionsbedingungen

1. Zusammensetzung der Atemluft:
Der O_2-Gehalt der Inspirationsluft kann verringert sein:
– in großen Höhen
– bei Fremdgaseinwirkung (z. B. CO)

Der Sauerstoffgehalt der Inspirationsluft ist praktisch 0
– bei Ertrinken
– bei Verschüttungen
– bei Erstickung

2. Änderungen der Ventilationssteuerung:
Änderungen der Normalatmung sind:
- Hypo- und Hyperventilation
- Kußmaul-Atmung
- Cheyne-Stokes-Atmung
- Biot-Atmung

Ursachen: z. B.
– Verletzungen
– Gifte
– Medikamente
– Unterkühlung

3. Obstruktion:
Ursachen **obstruktiver** Ventilationsstörungen sind z. B.
- Fremdkörper
- Bolus
- Spasmus

4. Kompression der Lunge als Ursache von Ventilationsstörungen:
z. B. bei Trauma, Pneumothorax etc.

5. Neuromuskuläre Ursachen von Ventilationsstörungen sind z. B.
- Lähmungen
- Infektionen

6. Hämodynamische Ursachen von Ventilationsstörungen sind z. B. Embolien.

Änderungen oder Verlust der Organfunktionen bei:
- Trauma
- Aspiration
- Entzündung

2.1.1 Veränderungen der Funktionsbedingungen

• **Zusammensetzung der Atemluft:** Eine *veränderte Zusammensetzung* der Inspirationsluft mit zu wenig Sauerstoff kommt z. B. in größeren Höhen vor. Weiterhin enthält im Rahmen bestimmter Gasvergiftungen die Umgebungsluft zwar – absolut gesehen – noch genügend Sauerstoff, das gleichzeitig vorhandene Kohlenmonoxyd verfügt jedoch über eine wesentlich höhere Affinität zum Hämoglobin als der Sauerstoff selbst; das eingeatmete CO verbindet sich mit dem Hämoglobin des Blutes sehr viel rascher als der ebenfalls – in Absolutmengen – normal eingeatmete Sauerstoff. Auch daraus resultiert eine *Hypoxigenation.*
Die *Sauerstoffkonzentration* der umgebenden Atmosphäre kann erniedrigt oder auf Null abgefallen sein im Rahmen von Ertrinkungsunfällen, bei Verschüttungen oder ganz allgemein im Rahmen der Erstickung. Hierbei tritt zusätzlich die Akkumulation von CO_2 in Erscheinung.

• **Änderungen der Ventilationssteuerung:** Unter Bedingungen einer adäquaten Hirnfunktion werden Quantität und Qualität der Ventilation adäquat reguliert. Fallen diese zentralen Mechanismen aus, so kommt es zu unterschiedlichen Änderungen des Atemtypus: Z. B. Hypoventilation, Hyperventilation oder pathologische Atemtypen wie *Kußmaul-Atmung, Cheyne-Stokes-Atmung* oder *Biot-Atmung.* Ursachen solcher zentraler Atemregulationsstörungen können Schädel-Hirn-Verletzungen sein, der Einfluß von Medikamenten und Giften, entzündliche Erkrankungen, Durchblutungsstörungen, Unterkühlung oder Überwärmung, Blutung etc.

• **Obstruktion:** Eine partielle oder totale Obstruktion führt regelmäßig zur *Hypoventilation* und *Dysventilation.* Ursachen für eine derartige Obstruktion können die zurückfallende Zunge, Fremdkörper, Bolus, Aspirat, Schwellung der Schleimhäute, reflektorischer Spasmus etc. sein. Letztere kommen insbesondere bei Insektenstichen, Larynxödem, Diphtherie, Pseudokrupp und Verbrennungen sowie beim Ertrinken vor.

• **Änderungen der Atemfunktion durch Kompression der Lunge:** Ebenfalls im Sinne einer *Hypoventilation* wirken sich Folgen von Traumen mit Kompression der Lunge, Verlust der Thoraxstabilität, Pneumothorax, Hämothorax, Pleuraergüsse aus.

• **Ähnliche Einflüsse üben Änderungen der neuromuskulären Voraussetzungen der Atemfunktion aus:** Beispiele sind Verletzungen des Zwerchfells oder des N. phrenicus, entzündliche Erkrankungen und Lähmungen, Querschnittsverletzungen oberhalb von C4, früher die Poliomyelitis und der Tetanus.
Gleichfalls zu Einschränkungen oder Verlust der Funktionsbedingungen führen Einflüsse über die Hämodynamik wie z. B. bei partiellen oder totalen Embolien.

2.1.2 Änderung oder Verlust der Organfunktionen

Neben den häufigen Änderungen der Funktionsbedingungen sind die -einbußen des Organs zu bedenken. Sie kommen vor bei direkter Traumatisierung der Lunge, bei Folgen von Aspirationen, bei entzündlichen Veränderungen des Lungengewebes (Pneumonie, Ödem, Atelektase) bei strukturellen Veränderungen wie beim Emphysem und der Kontusion sowie schließlich entzündlich degenerativen Erkrankungen wie Asthma bronchiale, bei denen eine kombinierte Behinderung der Bronchial- und Pulmonalfunktion beobachtet wird. Charakteristisch für derartige direkte Funktionseinbußen sind unterschiedliche Verteilung der Sauerstoffmengen auf verschiedene Lungenareale und unterschiedliche Diffusionsbedingungen an der Grenze zwischen Lungen- und Gefäßstrukturen. Wenn man bedenkt, daß zwischen Alveolar- und Gefäßlumen mehrere Strukturschichten angesiedelt sind, wird die Häufigkeit von Störmöglichkeiten gerade an dieser Stelle besonders evident. Der Netto-Effekt ist stets ein unterschiedlich ausgeprägter Diffusionsverlust für Sauerstoff; die Diffusionseinschränkung für CO_2 hingegen ist etwa 25mal geringer als die für Sauerstoff. Daraus wird erklärlich, daß häufig bereits *Hypoxigenationen* resultieren, *ohne* daß es zu einer *Hyperkapnie* kommen muß.

- Emphysem
- Kontusion
- Asthma

Verteilungsstörungen
Diffusionsstörungen

2.2 Störungen der Herzfunktion

Störungen der Herzfunktion

Auch hier unterscheidet man zwischen solchen Funktionsstörungen, die durch Beeinträchtigung der Funktionsbedingungen entstehen und solchen, die die Funktionsfähigkeit des Herzens beeinträchtigen (s. Kap. IV).

Störungen der Funktionsbedingungen: Hierzu zählen alle Formen des *Volumenmangels*, die den Herzmuskel letztlich an einer adäquaten Ausübung seiner Tätigkeit hindern. Weiterhin gehören dazu *Funktionseinschränkungen von außen*, wie etwa Perikarditis, -erguß, Hämoperikard, Herzbeuteltamponade, Panzerherz sowie Einwirkungen seitens des Thorax wie Thoraxtrauma mit Mediastinalflattern etc.

1. Störungen der Funktionsbedingungen:
- Volumenmangel
- Perikarditis
- Perikarderguß
- Hämoperikard
- Thoraxtrauma

Einschränkung der Funktionsfähigkeit: Diese sind gerade beim Herzen wesentlich bedeutsamer als die Beeinträchtigungen der Funktionsbedingungen. Zu denken ist etwa an den Myokardinfarkt, die Myokarditis, den Einfluß von Toxinen sowie die große Zahl von Rhythmusstörungen (Brady- und Tachykardien, Vorhofflimmern und -flattern, Kammerflimmern und -flattern). Diese Form von Herzfunktionsstörungen kann wiederum bedingt sein durch Infarkt, Toxine, Störungen der Kalium- und Säure-Basen-Homöostase u. v. a. m.

2. Einschränkung der Funktionsfähigkeit:
z. B. bei
- Myokardinfarkt
- Myokarditis
- Herzrhythmusstörungen durch Toxine
- Kaliumstörungen oder
- Störungen des Säure-Basen-Haushaltes

2.3 Störungen der Kreislauffunktion

Störungen der Kreislauffunktion

2.3.1 Einschränkungen oder Aufhebung der Funktionsbedingungen

Diese Formen der zirkulatorischen Insuffizienz werden insbesondere durch Volumenmangel und Volumenverlust, Flüssigkeitsverlust hervorgerufen. Darüber hinaus wirken sich auch neurogene Einflüsse (Orthostase-, vagale Traumareaktion, Medikamente und Gifte) endokrine Einflüsse (Hypo- und Hyperthyreose, Nebenniereninsuffizienz) auf die Gefäßfunktion aus.
Eine direkte **Beeinträchtigung der Gefäßfunktion** entsteht durch Veränderungen an den Gefäßen selbst und in der Blutzusammensetzung. Hier sind in erster Linie zu nennen Gefäßsklerose, Thrombose, Embolie, aber auch Stenosen (Karotisstenose) Aortenaneurysma etc.
Die *Blutzusammensetzung* kann im Sinne einer Polyzythämie, Anämie oder eines Vollblut- bzw. Plasmaverlustes verändert sein. Anämie und Polyzythämie sind extreme Gegensätze. Mit der Anämie ist gleichzeitig eine erhebliche Verminderung der Sauerstofftransportkapazität verbunden. Bei der Polyzythämie hingegen ändern sich die Viskositäts- und damit Strömungsverhältnisse des Blutes; erhebliche Fehlverteilungen und Mangeldurchblutungen können die Folge sein.

Einschränkungen der Funktionsbedingungen:
z. B. durch
- Volumenmangel
- Flüssigkeitsmangel
- neurogene Einflüsse
- orthostatische vagale Reaktion
- endokrine Einflüsse

Beeinträchtigung der Gefäßfunktion: z. B. bei
- Sklerose
- Thrombose
- Embolie
- Stenose
- Anämie
- Polyzythämie

Störungen der Hirnfunktion

Ausfall der Funktionsbedingungen: z. B. durch
- Hypoxigenation
- Volumenmangel
- Kohlenhydratstoffwechselstörungen
- Toxine

Ausfall der Hirnfunktion: z. B. bei
- Blutung
- Infektion
- Tumor

2.4 Störungen der Hirnfunktion

Ausfall der Funktionsbedingungen: Hierbei handelt es sich insbesondere um Störungen, die durch pathologische Prozesse in den beiden anderen Vitalfunktionen 1. Ordnung auftreten, also Hypoxämie, Veränderungen des Glukosestoffwechsels, endogene und exogene Toxinzufuhr, Volumenmangel (s. Kap. V).
Ein Ausfall der *Hirnfunktion* selbst ereignet sich z. B. auf der Basis einer Blutung, eines Infarktes, ischämischer Prozesse, von Tumoren und von Verletzungsfolgen.

Verknüpfungen von Störungen lebenswichtiger Funktionen
sind besonders evident
– beim Koma (s. Abb. 1-1/2)

2.5 Typische Beispiele der pathophysiologischen Verknüpfung von Störungen lebenswichtiger Funktionen

• Bestimmte *Komaformen* (s. Abb. 1-1/2), z. B. metabolische Komata, bei denen die Stoffwechselstörung am Anfang steht, sich sekundär aufgrund nicht eliminierbarer Stoffwechselprodukte auf die Hirnfunktion in Form von Bewußtseinsverlust, Beeinträchtigung von Steuerungszentren auswirkt, um dann sekundär in Form etwa der Kußmaul-Atmung auf die Atemfunktion überzugreifen.

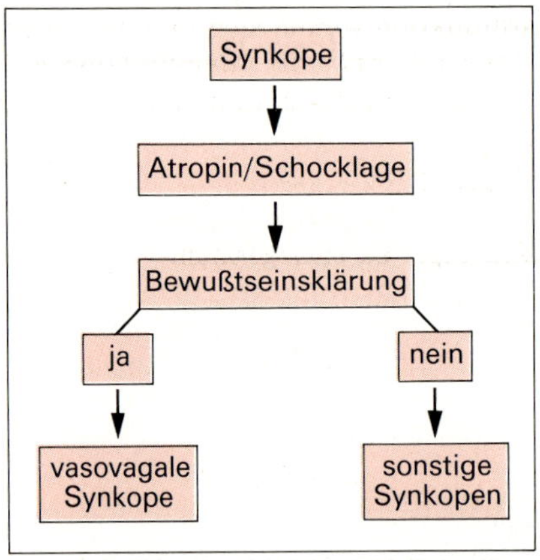

Abb. 1-2:
Diagnostischer Stellenwert der Soforttherapie bei der Synkope

– beim **Status epilepticus**

• Ein weiteres Beispiel, an dessen Anfang eine Störung der Hirnfunktion steht, ist der *Status epilepticus*. Der zerebrale Prozeß führt zu Bewußtseinsverlust und Krämpfen, die ihrerseits wieder zu einer erheblichen Veränderung der Atemfunktion bis hin zum Atemstillstand führen können.

– bei **Hypoventilation**

• Die *Hypoventilation* – am Beginn einer Schadenskette stehend – führt unterschiedlich schnell zu Hypoxie und Hyperkapnie, bewirkt damit eine Einschränkung der Hirnfunktion bis hin zum Bewußtseinsverlust und zur hypoxämischen Schädigung lebenswichtiger Zentren, um schließlich eine Herzinsuffizienz oder gar einen Herz-Kreislauf-Stillstand auszulösen.

– bei **primären Störungen der Herzfunktion**

• Primäre *Störungen der Herzfunktion* wie z. B. gravierende Rhythmusstörungen führen über eine Unterbrechung der adäquaten Hirnzirkulation zu Bewußtseinseinschränkungen, -verlust, Schädigung lebenswichtiger Hirnfunktionen und schließlich zu Veränderungen der Atemfunktion (s. Abb. 1-2).

Daß in dieses Geflecht pathophysiologischer Mechanismen der Vitalfunktionen 1. Ordnung solche der Vitalfunktionen 2. Ordnung hineinreichen, zeigt das Beispiel des Diabetes mellitus. Ähnliche Prozesse ließen sich beliebig hinzufügen. (Leberausfall, Hyper- oder Hypothyreose, Einschränkungen oder Hyperfunktionen der Nebenniere, der Hypophyse etc.).

3 Untersuchung des Notfallpatienten auf vitale Funktionsstörungen

Untersuchung des Notfallpatienten

Für die Untersuchung des Notfallpatienten steht in der Regel nur wenig Zeit zur Verfügung. Andernfalls würde der Beginn der lebensrettenden Sofortmaßnahmen verzögert und ihre mögliche Effektivität beeinträchtigt. Die Untersuchung kann daher nur orientierend sein und muß sich auf die Maßnahmen beschränken, die zur Erkennung der evt. vorhandenen Vitalfunktionsstörung nötig sind.

3.1 Definitionen

Definitionen

Alarmsymptome

Warnsymptome

Begleitsymptome

- **Alarmsymptome** sind solche Zeichen, die auf eine akute Störung der Vitalfunktionen hindeuten.
- **Warnsymptome** sind Hinweise auf drohende Störungen der Vitalfunktionen, eine manifeste Störung liegt noch nicht vor.
- **Begleitsymptome** sind unspezifische Zeichen, die keine Aussage als Leitsymptom haben, die u. U. eine weitere Differenzierung erlauben.

Leitsymtomatik

Alarmsymptome und Warnsymptome zusammen stellen die *Leitsymptomatik zur Notfalldiagnose* dar.

Die meisten akuten Störungen der Hirnfunktion wirken sich in unterschiedlichem Ausmaß auch auf die Herz-Kreislauf- bzw. die Atemfunktion aus, wie umgekehrt akute Störungen der Kreislauf- und Atemfunktion nicht ohne Einfluß auf die Hirnfunktion bleiben.

Die **Ziele** der Untersuchung des Notfallpatienten sind daher:
- zusätzliche Schäden abzuwenden,
- den Beginn einer sinnvollen Notfalltherapie zu ermöglichen.

Ziele der Untersuchung des Notfallpatienten:
- Schäden abwenden
- Soforttherapie

3.2 Untersuchungsgang

Untersuchungsgang

Vorbereitung des Untersuchungsganges

Der eigentliche Untersuchungsgang kann schon vor Eintreffen am Notfallort vorbereitet werden durch die Beantwortung folgender Fragen:

- Was erfährt man aus der Notfallmeldung?
- Was erfährt man bei der Ankunft am Notfallort von Angehörigen, Umstehenden etc.?
- Was sieht man selbst bei der Ankunft am Notfallort?

Reihenfolge der Untersuchungen

Sodann gilt es zu entscheiden:

- Was wird untersucht?
- In welcher Reihenfolge wird untersucht?
- Was hat Bedeutung für die Notfalltherapie?
- Haben die Notfallmaßnahmen evtl. Bedeutung für die Korrektur der Notfalldiagnose?

Für die Untersuchung selbst wird man sich stützen müssen auf:

- Spontanäußerungen des Patienten
- Eigenanamnese (wenn der Patient bei Bewußtsein ist),
- Fremd- bzw. Umgebungsanamnese,
- Inspektion und Palpation,
- Auskultation und Perkussion,
- ein limitiertes Maß an Zusatzuntersuchungen technischer und laborchemischer Art

Weiterführend sind:
- Spontanäußerungen
- Eigen- und Fremdanamnese
- Inspektion
- Palpation
- Auskultation und Perkussion

Orientierende Erstuntersuchung

Bei jedem Notfallpatienten ist die orientierende Untersuchung der Vitalfunktionen *1. Ordnung unabdingbar:*

- Atmung
- Herz-Kreislauf-Funktion
- Hirnfunktion

Atemfunktion

Stabilität der Atemfunktion?

3.2.1 Atemfunktion

Die *orientierende Untersuchung* der Atemfunktion richtet sich an einfachen Kriterien aus. Die erste Frage lautet daher: Ist die Atemfunktion *stabil*, d.h. regelmäßig, gleichmäßig und erfolgt sie *ohne äußerlich erkennbare Behinderungen*. Ist die Antwort auf diese drei Fragen positiv, scheidet eine primäre Störung der Atemfunktion in der Regel aus (Tab. 1-2).

Tab. 1-2: Untersuchungsgang beim Notfallpatienten mit Störungen der Atemfunktion

Atmung	• stabil • **instabil** – Zyanose, Dyspnoe – Stridor – pathologische Atemtypen: inverse Atmung, Schnappatmung, Atemstillstand

1. Warnzeichen sind:
- Zyanose
- Dyspnoe (Tab. 1-2)

Die weitere Beurteilung der Atemfunktion muß Auskunft darüber geben, ob eine *Zyanose* oder *Dyspnoe* besteht. Beide Symptome sind kaum vorstellbar, wenn die Untersuchung der Atemfunktion stabile Verhältnisse ergeben hat. Sie sind zugleich Warnsymptome (s.u.), die auf eine Gefahr für den Patienten hindeuten.

2. Alarmsymptome sind:
- Stridor
- inverse Atmung
- Schnappatmung
- Apnoe

Bereits an der Grenze zwischen Warn- und Alarmsymptom ist ein *Stridor* anzusiedeln. Er kann z.B. bei einer beginnenden Epiglottitis noch therapeutisch günstig beeinflußbar sein, bei einem Verbrennungsopfer jedoch bereits Alarm auslösen. In jedem Falle sind *pathologische Atemtypen* sowie inverse Atmung, Schnappatmung und Atemstillstand (Apnoe) Alarmsymptome. Die noch vorhandene Atmung bei pathologischen Atemtypen und inverser Atmung kann abrupt in eine Apnoe oder Schnappatmung umschlagen.

3.2.2 Herz-Kreislauf-Funktion

Herz-Kreislauf-Funktion (Tab. 1-3)
Stabilität?

Die *orientierende Untersuchung* der Herz-Kreislauf-Funktion (Tab. 1-3) richtet sich nach vergleichbaren Kriterien: Ein weitgehend stabiler Kreislauf ergibt die orientierende Untersuchung dann, wenn regelmäßige, *gut gefüllte Pulse* bei einer annähernd *normalen Frequenz* diagnostiziert werden und die orientierende *Blutdruckmessung* normale Werte ergibt.

Tab. 1-3: Untersuchungsgang beim Notfallpatienten mit Störungen der Herz-Kreislauf-Funktion

Puls und Blutdruck	• stabil • **instabil** – Herzrhythmusstörungen – akute Herzinsuffizienz – Schock – Herzkreislaufstillstand

Rhythmusstörungen sind Warn- oder Alarmzeichen

Jede Form einer **Rhythmusstörung** hingegen ist zumindest als Warnsymptom aufzufassen, kann aber auch – etwa bei einer plötzlichen absoluten Arrhythmie bereits ein Alarmsymptom sein. Die orientierende Untersuchung beschränkt sich nur auf die *grobe Palpation*, EKG-Diagnostik ist Gegenstand einer späteren Phase der außerklinischen Notfalluntersuchung.

Herzinsuffizienz = Alarmzeichen

Die Zeichen einer akuten **Herzinsuffizienz** wie Dyspnoe, Venenstauung, Ödeme, Lungenstauung oder gar Lungenödem sind kaum fehlzudeuten. Dabei handelt es sich zweifelsfrei um *Alarmzeichen.* Gleichfalls als Alarmzei-

chen sind die Symptome eines **Schocks** zu interpretieren, also eingeschränkte Bewußtseinslage, fahle Hautfarbe bei kaltschweißiger Haut, kaum wahrnehmbarer fadenförmiger tachykarder Puls, extrem niedrige Blutdruckwerte etc.
Die Symptome des **Herz-Kreislauf-Stillstandes** schließlich bedürfen hinsichtlich ihrer Dringlichkeit keiner weiteren Erläuterung.

Herz-Kreislauf-Stillstand = Alarmzeichen

3.2.3 Hirnfunktion

Die *orientierende Untersuchung* der Hirnfunktion konzentriert sich insbesondere auf die Beurteilung der Bewußtseinslage (Tab. 1-4).

Hirnfunktion
- **Bewußtseinslage** (Tab. 1-4)

Tab. 1-4: Untersuchungsgang beim Notfallpatienten mit Störungen der Hirnfunktion

Bewußtseinslage	• klar	
	• **somnolent-soporös** Patient öffnet die Augen • **komatös** Patient öffnet die Augen nicht fehlende Spontanaktivität	mit oder ohne neurologische Symptome

Klar ist ein Patient dann, wenn er hinsichtlich *Raum, Ort und Zeit orientiert* ist und nicht ständig einschläft, wenn seine Aufmerksamkeit nicht von außen erregt wird.

Somnolent bzw. soporös ist ein Patient, der auf Anruf die Augen zwar öffnet, sie aber nach Fortfall des Reizes wieder schließt. Dabei können neurologische Veränderungen vorhanden sein oder nicht. Für die Notfalldiagnose spielen sie zunächst keine Rolle.

- **Somnolenz**

Als **komatös** wird ein Patient bezeichnet, wenn er auf Anruf die Augen nicht öffnet und keine anderen Anzeichen einer Spontanaktivität aufzeigt. Auch hierbei können neurologische Symptome vorhanden sein oder fehlen.

- **Koma**

Nicht selten wird die Reihenfolge der Überprüfung der Vitalfunktionen mit der der Bewußtseinslage begonnen. Im Interesse einer möglicherweise indizierten lebensrettenden Soforttherapie sollte jedoch mit der Überprüfung der Atem- und Herz-Kreislauf-Funktion begonnen werden. Sind Alarmsymptome dieser beiden Funktionen feststellbar, so handelt es sich mit Sicherheit um einen Notfall, eine Gefährdung des Patienten also, die ohne weitere Untersuchung der Bewußtseinslage die Einleitung der lebensrettenden Sofortmaßnahmen nach sich ziehen muß. Nach Restitution von Atem- und Herz-Kreislauf-Funktion kann die Bewußtseinslage sekundär überprüft werden. Sind hingegen Alarmsymptome der Atem- oder Herz-Kreislauf-Funktion nicht feststellbar, so handelt es sich primär auch nicht um eine akute vitale Gefährdung, Bewußtseinslage und übrige Körperfunktionen können unter Sicherung der Atmung und Herz-Kreislauf-Funktion in Ruhe überprüft werden.

Reihenfolge der Überprüfung der Vitalfunktionen:
1. Atemfunktion
2. Herz-Kreislauf-Funktion
3. Bewußtseinslage

Mit der orientierenden Untersuchung dieser drei Vitalfunktionen ist die Erstbeurteilung des Notfallpatienten im Hinblick darauf abgeschlossen, ob er an einer akuten vitalen Bedrohung leidet, die nur soviel sofortdiagnostischen Spielraum läßt, um die lebensrettenden Sofortmaßnahmen einzusetzen. Diese orientierende Untersuchung ist in wenigen Augenblicken durchführbar.

Sind die Vitalfunktionen lediglich bedroht bzw. konnten sie durch elementare lebensrettende Sofortmaßnahmen wiederhergestellt werden, so folgt als nächster Schritt der Versuch einer weitergehenden Differenzierung nach bestimmten Symptomkombinationen im Hinblick auf die Zuordnung zu bestimmten Notfalldiagnosen und im Hinblick auf die Soforttherapie. Die groborientierende Erstuntersuchung erlaubt schließlich die Differenzierung in Traumatisierung und akute Erkrankung sowie die Einteilung des Notfallpatienten in Schweregrade seiner Erkrankung.

Nach lebensrettenden Sofortmaßnahmen ist eine weitere Differenzierung möglich

Schweregrade einer Erkrankung oder Verletzung

Untersuchungen zur weiteren Differenzierung des Notfalls

3.3 Untersuchungen zur weiteren Differenzierung eines Notfalles

Jede weitere Untersuchung muß sich primär nach der Leitsymptomatik ausrichten, die voraussichtlich die Genese des Notfalls angibt, also *respiratorische, kardiozirkulatorische* oder Leitsymptome für Störungen der *Hirnfunktion*; darüber hinaus solche des Stoffwechsels, des Endokriniums etc.
Lediglich aus systematischen Gründen werden die Untersuchungen der Atem-, Herz-Kreislauf-Funktion und Hirnfunktion in dieser Reihenfolge dargestellt. Gerade im weiteren Verlauf empfiehlt es sich wiederum in *Alarmsymptome* und *Warnzeichen* zu differenzieren bzw. solche Symptome in ihrer Wertigkeit nicht zu überschätzen, die unspezifisch bei vielen Notfällen vorkommen.

1. Störung der Atemfunktion

- **Wert der Anamnese** (Tab. 1-5)

3.3.1 Atemfunktion

Die **Anamnese** weist u. a. auf Leitsymptome (Tab. 1-5) und hyperventilatorische Episoden, Thoraxschmerz, Tachypnoe oder Zyanose hin.

Tab. 1-5: Untersuchung des Notfallpatienten mit wahrscheinlich respiratorischen Funktionsstörungen

Inspektion	Atemexkursionen, Atemtypen, Hautfarbe (Zyanose), Dyspnoe, Stridor, Nagelbettdurchblutung, Pupillen, Venenstauung
Palpation, Perkussion	seitendifferente Atemexkursionen, Klopfschalldifferenzen
Auskultation	
Herz	Frequenz, Rhythmus, Töne/Geräusche
Kreislauf	Blutdruckamplitude
Lunge	Atemgeräusch, Nebengeräusche
Anamnese	Husten, Auswurf, Hämoptoe, Dyspnoe, Stridor, Fieber, Schmerz, Medikation
Zusatzuntersuchungen	Bewußtsein, Herz-Kreislauf-Funktion, EKG, Glukose, Azetonbestimmung

- **Inspektion, Palpation, Perkussion, Auskultation** (Tab. 1-5)

Alarmsymptome respiratorischer Störungen sind
- **inverse Atmung**
- **Hämoptoe**
- **extreme Dyspnoe**
- **Schnappatmung**
- **Atemstillstand** (Tab. 1-6)

Warnzeichen respiratorischer Störungen

Die Inspektion wird Teile der anamnestischen Angaben bestätigen, darüber hinaus die Atemexkursionen, den Atemtyp sowie die Hautfarbe beurteilen und auf Pupillensymptome bzw. venöse Stauungen achten. Die **Palpation** und **Perkussion** ergibt ggf. seitendifferente Atemexkursionen, Klopfschalldifferenzen. Die **Auskultation** des respiratorischen Systems sollte a priori die des Herz-Kreislauf-Systems mit einschließen (Tab. 1-5). Zusatzuntersuchungen sollten sich schließlich auch auf die benachbarten Vitalfunktionen und den Stoffwechsel erstrecken (Tab. 1-5).
Die Notwendigkeit zu *sofortigem therapeutischen Handeln* ist gegeben, wenn **Alarmzeichen** auftreten (Tab. 1-6).
Aufmerksam machen auf die Situation des Patienten sollten **Warnzeichen** des respiratorischen Systems (Tab. 1-6). Auch der Thoraxschmerz bei der Atmung ist ein respiratorisches Warnzeichen.

Tab. 1-6: Bedeutung der Alarmzeichen, Warnzeichen und Begleitsymptome bei Atemfunktionsstörungen

Alarmzeichen	Atemstillstand, inverse Atmung, Schnappatmung, massive Hämoptoe, massive Dyspnoe, Schocksymptome
Warnzeichen	Schmerz, Zyanose, Stridor, Orthopnoe, Hypo-/Hyperpnoe, Hautemphysem, fehlendes Atemgeräusch, Klopfschalldifferenzen, pathologische Atemtypen, pathologische Atemgeräusche
Begleitsymptome	Unruhe, Angst, Bewußtseinsstörungen etc.

Unspezifische **Begleitsymptome** (Tab. 1-6) können auch bei primären Störungen der Hirn- oder der Herz-Kreislauf-Funktion auftreten. Sie sind im Hinblick auf eine Notfalldiagnose uncharakteristisch. Eine Beseitigung der respiratorischen Störung führt meist auch zur Beseitigung der unspezifischen Symptome des Sauerstoffmangels.

Begleitsymptome respiratorischer Störungen sind oft unspezifisch

Sofortdiagnostik und Soforttherapie respiratorischer Störungen greifen vielfach stufenlos ineinander. Die Sofortmaßnahmen erweisen sich jedoch nur dann als richtig, wenn die Sofortdiagnose zutraf. Andernfalls muß bei Versagen der initialen Sofortmaßnahmen die -diagnose überprüft und geändert werden. Den dazu erforderlichen Entscheidungsgang soll das Schema einer Apnoe verdeutlichen. Zu ihrer Therapie werden zunächst die Atemwege freigemacht. Kehrt dann die Spontanatmung zurück, so war die Maßnahme zutreffend, das Freihalten der Atemwege stabilisiert die Situation. Kehrt die Spontanatmung nicht zurück, so muß unverzüglich – ohne zunächst an die Ursachen zu denken – mit der Beatmung begonnen werden. Ist diese effektiv, so kann sie bis zur Restitution fortgesetzt werden. Ist sie ineffektiv, muß die Durchgängigkeit der Luftwege erneut überprüft werden. Bringen diese einfachen respiratorischen Sofortmaßnahmen nichts, so muß ggf. auf erweiterte Maßnahmen übergegangen werden.

Sofortdiagnostik und Soforttherapie greifen ineinander über (s. Entscheidungsbaum)

3.3.2 Herz-Kreislauf-Funktion

2. Kardiozirkulatorische Störungen

Die orientierende Diagnostik als Ersteindruck von wenigen Sekunden hatte lediglich differenziert zwischen stabiler Herz-Kreislauf-Funktion, Rhythmusstörungen, akute Herzinsuffizienz, Schock oder Herz-Kreislauf-Stillstand.

In dem Augenblick, in dem lebensbedrohliche Störungen ausgeschlossen oder bei Vorliegen solcher die entsprechenden lebensrettenden Sofortmaßnahmen eingeleitet wurden und dadurch die Herz-Kreislauf-Funktion in etwa stabilisiert werden konnte, schließt sich die *differenziertere Diagnostik* an. Zur Leitsymptomatik kardiozirkulatorischer Störungen gelangt man anhand einfacher notfallmedizinischer Untersuchungsmethoden. Die **Inspektion** gibt z. B. Auskunft, ob der Patient dyspnoeisch, tachy- oder bradypnoeisch ist. Ein Blick auf die Extremitäten kann Hinweise auf eine mögliche arterielle Embolie oder eine venöse Thrombose geben. Weiterhin orientiert die Inspektion über Ödeme, Pupillendifferenzen etc. Die Palpation, die Auskultation, die Blutdruckmessung vermitteln Hinweise über Herzfrequenz und Herzrhythmus (Tachy- oder Bradykardie, Rhythmusstörungen), Hypo- oder Hypertension, ggf. Rasselgeräusche über den Lungen, Arrhythmien etc., aber auch über periphere Gefäßverschlüsse (Tab. 1-7).

- **Inspektion**
- **Palpation, Auskultation, Perkussion** (Tab. 1-7)

Tab. 1-7: Untersuchung des Notfallpatienten mit wahrscheinlich kardiozirkulatorischen Störungen

Inspektion	Atmung, Hautzustand, Nagelbettdurchblutung, Halsvenen, periphere Nerven, Ödeme, Pupillen, Zustand der Extremitäten
Palpation, Perkussion	Pulse (Radialis, Fußpulse, Karotis), Frequenz, Qualität, Rhythmus
Auskultation	
Herz	Frequenz, Rhythmus, Töne/Geräusche
Kreislauf	Blutdruckmessung
Lunge	Rasselgeräusche
Anamnese	z. B. Thoraxschmerz, Extremitätenschmerz, Kopfschmerz (Dauer, Ausstrahlung), Dyspnoe, Synkope, Parästhesien, Rhythmusstörungen, synkopenähnliche Zustände
Zusatzuntersuchungen	Bewußtsein, Atemfunktion, EKG

Anamnestisch werden Thoraxschmerz, Kopf- oder Extremitätenschmerz angegeben, über Synkopen, Rhythmusstörungen oder Parästhesien berichtet.

- **Anamnese**

• Zusatzuntersuchungen und EKG

Anamnese und **Zusatzuntersuchungen** (Tab. 1-7) können eine wertvolle Hilfe zum weiteren Vorgehen sein.

Alarmsymptome

Auch bei kardiozirkulatorischen Notfällen empfiehlt es sich, in *Alarmsymptome, Warnsymptome* und *Begleitsymptome* zu unterteilen.

⇨

> *Herz-Kreislauf-Stillstand*, massiver *Schock* mit *kaum meßbaren Blutdruckwerten* und *Lungenödem* sind in jedem Fall **Alarmzeichen** (Tab. 1-8).

Tab. 1-8: Deutung von Alarmzeichen, Warnzeichen und Begleitsymptomen beim Notfallpatienten mit wahrscheinlich kardiozirkulatorischen Störungen

Alarmzeichen	Herz-Kreislauf-Stillstand, Schock, Lungenödem
Warnzeichen	Thoraxschmerz, Rhythmusstörungen, Tachy-, Bradykardie, Zyanose, Dyspnoe, Venenstauung, Krämpfe, respiratorische Warnzeichen
Begleitsymptome	Unruhe, Angst, Übelkeit, Bewußtseinsstörungen, Krämpfe, Ödeme, Thrombose, Strommarken

Warnzeichen
- Thoraxschmerz
- Kopf- und Extremitätenschmerz

Zu den **Warnzeichen** zählt der Thoraxschmerz, ebenso Kopf- und Extremitätenschmerz. Sie lassen in Verbindung mit der Wertung von Dauer, Intensität und Ausstrahlung bestimmte Schlußfolgerungen zu. So muß zwischen kurzfristigen Thoraxschmerzen und solchen über 20 min Dauer (am ehesten Stenokardien) unterschieden werden. Fehlen andererseits bei Patienten mit dem Leitsymptom Brust-Kopfschmerz in der Anamnese die erwähnten lebensbedrohlichen Zeichen, ergibt aber die Anamnese langanhaltende Stenokardien oder ähnliche Zusatzsymptome, so sollte ebenfalls von einem kardialen Notfall ausgegangen werden.

Differenzierung zwischen Synkope und vasovagaler Reaktion ist oft durch die Therapie möglich (Abb. 1-2)

Einige soforttherapeutische Maßnahmen können in die diagnostischen Überlegungen einbezogen werden. Lassen sich z. B. die Folgen einer Synkope durch Anheben der Beine oder Flachlagerung des Patienten schlagartig beseitigen, so handelt es sich am ehesten um eine vasovagale Reaktion ohne schwerwiegenden Krankheitswert (Abb. 1-2).

Die Differenzierung zwischen Stenokardie und Myokardinfarkt ist oft durch den Erfolg der Sofortmaßnahmen möglich

Läßt sich mit Hilfe eines Nitropräparates ein thorakaler Schmerzzustand unterbinden, so lag dem Notfall mit einiger Wahrscheinlichkeit eine Stenokardie zugrunde.
Funktionelle Beschwerden lassen sich vielfach durch Sedierung, etwa mit Benzodiazepinen, kupieren. Erfordert ein thorakaler Schmerzzustand mit hämodynamischen Störungen wiederholte Dosen eines Opiates, so liegt am ehesten ein Myokardinfarkt vor. Spricht eine Bradykardie auf Atropin rasch an, so ist wiederum eine vasovagale Synkope am wahrscheinlichsten.
Bei alledem können an uncharakteristischen Begleitsymptomen, wie schon erwähnt, Unruhe, Angst, Übelkeit, Bewußtseinsstörungen, Krämpfe, vorhanden sein. Strommarken hingegen deuten auf einen entsprechenden kardialen Notfall hin.

3. Störungen im Wasser-Elektrolyt-Haushalt

3.3.3 Wasser-Elektrolyt-Haushalt

Spezielle Probleme bieten im Rahmen kardiozirkulatorischer Notfälle Patienten mit Störungen im Wasser- und Elektrolythaushalt. Wasser-Elektrolyt-Haushalt und Kreislauffunktionen sind so eng miteinander verbunden, daß zumindest die Störung des Wasser-Elektrolyt-Haushaltes ohne hämodynamische Störungen nicht denkbar ist. Aus diesem Grunde werden sie an dieser Stelle abgehandelt (Tab. 1-9).

- **Inspektion** (Tab. 1-9)
- **Palpation, Perkussion**
- **Auskultation**
- **Anamnese**
- **Zusatzuntersuchungen**

Die **Inspektion** wird eine trockene Zunge, Haut und Schleimhäute ergeben, u. U. eine flache oder tiefe Atmung, tetanische Zeichen. Palpation und Perkussion werden auf stehende Hautfalten, kühle Hauttemperatur oder Fieber aufmerksam machen, darüber hinaus auf hämodynamische Zeichen. Die **Auskultation** von Herz und Lunge ergibt meist Zeichen eines drohenden oder manifesten Schocks, Rhythmusstörungen und über der Lunge u. U. Rasselgeräusche. **Anamnestisch** wird oft über Fieber, Durchfall, Apathie u. a.

Tab. 1-9: Untersuchung des Notfallpatienten mit wahrscheinlichen Störungen im Wasser-Elektrolyt- und Säure-Basen-Haushalt

Inspektion	Zunge, Haut/Schleimhäute, Atmung, Tetanie
Palpation, Perkussion	Hautfalten, -temperatur, Pulsfrequenz, -qualität, Rhythmus, Dämpfungen
Auskultation	
Kreislauf	Druck und Amplitude
Herz	Frequenz, Töne, Geräusche, Rhythmus
Lunge	Rasselgeräusche
Anamnese	Alter, Fieber, Durchfall, Medikation, Durst, Apathie, Stoffwechselerkrankungen, Krämpfe, Koma, Erbrechen, Schwäche
Zusatzuntersuchungen	Atem-, Herz-Kreislauf-Funktion, Bewußtseinslage, Reflexverhalten, Bulbi, Pupillen, EKG, Glukose- und Azetonbestimmung

berichtet. Neben der Atem- und Herz-Kreislauf-Funktion sind die Bewußtseinslage, das Reflexverhalten, der Tonus der Bulbi, der Pupillenstatus, das EKG sowie die Glukose- und Azetonbestimmung weiterführend.
Alarm-, Warnzeichen und **Begleitsymptome** listet Tab. 1-10 auf.

Alarmzeichen sind Koma, Krämpfe und Schock (Tab. 1-10)

Tab. 1-10: Bedeutung der Alarmzeichen, Warnzeichen und Begleitsymptome bei Störungen im Wasser-Elektrolyt- und Säure-Basen-Haushalt

Alarmzeichen	Koma, Krämpfe, Schock
Warnzeichen	Apathie, Erbrechen, Tachykardie, Arrhythmie, pathologische Atemtypen, pathologische Reflexe
Begleitsymptome	trockene Haut, Schleimhäute, Zunge, Fieber, Durst, Übelkeit/Erbrechen

3.3.4 Hirnfunktion und Bewußtseinslage

4. Störungen der Hirnfunktion und der Bewußtseinslage

Die orientierende Untersuchung differenziert zwischen *wach, soporös oder komatös.* Bei vielen Patienten ist die Störung der Bewußtseinslage schon so ausgeprägt, daß sie bei der Erstuntersuchung durch den Notarzt ohne Spontanaktivität angetroffen werden. Bei anderen wird die Störung des Bewußtseins nicht so ausgeprägt sein, trotzdem können bereits manifeste oder drohende Störungen der vitalen Funktion mit einer eingeschränkten Bewußtseinslage verbunden werden. Die **Inspektion** gibt Auskunft über den Zustand der Haut, einen allfälligen speziellen Geruch, Krämpfe, etc. (Tab. 1-11). **Palpation** und **Perkussion** machen insbesondere auf Pulsirregularitäten aufmerk-

- **Inspektion**
- **Palpation, Auskultation, Perkussion**

Tab. 1-11: Untersuchung des Notfallpatienten mit wahrscheinlichen Störungen des Bewußtseins

Inspektion	Haut (Farbe, Turgor, Temperatur, Blasen, Exantheme), Geruch, Krämpfe, Lähmungen, Struma
Palpation, Perkussion	Puls, Haut, Pupillen, Bulbi, Lungen (Dämpfung, Klopfschalldifferenzen)
Auskultation	
Herz	Frequenz, Rhythmus, Töne, Geräusche
Lungen	Atemgeräusch
Kreislauf	Druck Amplitude
Anamnese	Verletzungen, Erkrankungen, Medikation, Umgang mit Chemikalien, Kopfschmerz, Erbrechen, Lähmungen, Krämpfe
Zusatzuntersuchungen	Atem-, Herz-Kreislauf-Funktion, Reflexe, Meningismus, EKG, Glukose- und Azetonbestimmung

- **Anamnese** (Tab. 1-11)
- **Zusatzuntersuchungen**

sam. Die **Auskultation** von Herz-, Lungen- und Kreislauf-Funktion deckt pathologische Rhythmen, Geräusche und auffällige Blutdruckwerte auf.
Aus der **Anamnese** werden Hinweise zu Verletzungen, durchgemachten Erkrankungen, Dauermedikation etc. resultieren (Tab. 1-11). Die **Zusatzuntersuchungen** erstrecken sich insbesondere auf die Reflexe, einen Meningismus sowie Glukose- und Azetonbestimmung.

Der Schweregrad der Bewußtseinsstörung wird nach dem Glasgow-Koma-Index unterteilt (s. S. 199)

Um den Schweregrad und den zeitlichen Verlauf von Bewußtseinsstörungen objektiv erfassen zu können, empfiehlt sich der Gebrauch einer Bewertungsskala nach dem **Glasgow-Koma-Index** (s. S. 199). Über einfache Zeichen (Augen öffnen, motorische Antwort und verbale Antwort) können auch im weiteren Verlauf wertvolle Informationen gewonnen werden.

Alarmzeichen sind
- **Koma**
- **Schock**
- **Atemstillstand und**
- **Herz-Kreislauf-Stillstand**

Warnzeichen
Unspezifische Begleitsymptome
Der Foetor hilft oft differenzieren

Alarmzeichen bei Bewußtseinsstörungen sind das Koma an sich, jeder darüber hinaus diagnostizierte manifeste Schockzustand, Atemstillstand oder gar Herz-Kreislauf-Stillstand. Als **Warnzeichen** müssen erkennbare Blutungen, bestimmte Frakturtypen, Krämpfe, Lähmungen angesehen werden. Eine Vielzahl unspezifischer Begleitsymptome mag dennoch in die eine oder andere diagnostische Richtung deuten. Exantheme und charakteristischer Foetor können bereits in der Frühphase des Untersuchungsganges auf ein hepatisches, urämisches oder diabetisches Koma aufmerksam machen. Der Foetor kann darüber hinaus grob differenzieren helfen zwischen Intoxikationen, zerebralem Koma und kardiozirkulatorischen bzw. metabolischen Komaformen.

Die Soforttherapie unterstützt oder widerlegt oft die Notfalldiagnose, z. B. beim diabetischen Koma.

Auch bei Störungen der Bewußtseinslage kann aus therapeutischen Resultaten u. U. auf die Diagnose geschlossen werden.

Als Beispiel sei die Frage gewählt, ob bei einem bekannten Diabetiker das eingetretene Koma ketotisch bzw. hyperosmolar oder hypoglykämischen Ursprungs ist. Zur Beantwortung dieser Frage kann einmal der Teststreifen verhelfen, zum anderen aber auch die probatorische Applikation von 100 ml 40%iger Glukose i. v. Sie wird beim ketoazedotischen wie hyperosmolaren Koma keine Verschlimmerung des Krankheitsbildes hervorrufen, wohl aber bei der Hypoglykämie eine schlagartige Restitution. Hingegen würde die Applikation von Insulin unter der Annahme eines ketoazedotischen oder hypoosmolaren Syndroms bei Vorliegen einer Hypoglykämie den Patienten vermutlich zu Tode bringen.

5. Untersuchung des Patienten mit akutem Abdomen

- **Inspektion**
- **Palpation, Perkussion**
- **Auskultation**
- **Anamnese**
- **Zusatzuntersuchungen**

Mit besonderen Problemen behaftet sind Patienten mit **akutem Abdomen**. Diesem Zustand kann eine Vielzahl von Ursachen zugrunde liegen, der notfalltherapeutische Spielraum ist allerdings gering. Die *Inspektion* wird auf mögliche Blutungen oraler oder rektaler Genese, auf Blutungen aus dem Urogenitalsystem aufmerksam machen. Angezogene Beine deuten auf einen abdominellen Schmerzzustand hin. Die *Palpation* und *Perkussion* werden Abwehrspannung, Klopfschmerz ergeben, aber auch schon Hinweise auf die Situation der Kreislauf-Funktion. Die *Auskultation* schließlich ergibt Informationen über den Zustand der Hämodynamik, über intraabdominelle Peristaltik, Darmgeräusche, Plätschern etc. Anamnestisch wird oft auf Medikation, vorhergehende Operationen, Reisen, aber auch auf Schwangerschaft oder Menopause, Diarrhoe, Erbrechen etc. hingewiesen. Die *Zusatzuntersuchungen* erstrecken sich auf den Zustand der Atemfunktion, der Bewußtseinslage; auch bei akutem Abdomen sollte an Glukose- und Aketonbestimmung gedacht werden.

Alarmzeichen sind Schock und Bewußtseinseintrübung
Warnzeichen (Tab. 1-12)
Begleitsymptome

Über die Bedeutung von **Alarm-**, **Warnzeichen** und **Begleitsymptomen** informiert Tab. 1-12.

Tab. 1-12: Bedeutung der Alarmzeichen, Warnzeichen und Begleitsymptome beim akuten Abdomen

Alarmzeichen	Schock, Bewußtseinsstörungen
Warnzeichen	Schmerz, Blutung, Abwehrspannung, „Grabesstille", respiratorische und kardiozirkulatorische Warnzeichen
Begleitsymptome	Übelkeit, Erbrechen, Fieber, Schmerzausstrahlung, respiratorische und kardiozirkulatorische Begleitsymptome

4 Untersuchungsgang bei traumatisierten Patienten

Der traumatisierte und insbesondere der polytraumatisierte Patient ist das Paradebeispiel kombinierter vitaler Funktionsstörungen und somit auch das Paradebeispiel für verschiedenartige Untersuchungsgänge. Ein solcher Patient weist vielfach die Kombination eines Schädel-Hirn-Traumas mit einem Halswirbel-Säulen-Trauma, einem Thorax-Trauma, einem Abdominal- und Urogenital-Trauma sowie multiplen Extremitätenverletzungen auf. Die **Inspektion** ergibt Wunden, Prellmarken, Hämatome, sie läßt Bewußtseinsstörungen erkennen, macht auf unterschiedliche Thoraxexkursionen und auf Fehlstellungen von Gliedmaßen aufmerksam. **Palpation** und **Perkussion** konzentrieren sich auf verschiedene Pulse, auf Abwehrbewegungen, abnorme Beweglichkeit, Abwehrspannung und Dämpfungen. Die **Auskultation** schließlich orientiert über die Situation der Hämodynamik und der Respiration. **Anamnestisch** gelingt es manchmal aus der Traumaanamnese gewisse Rückschlüsse auf mögliche Verletzungskombinationen zu ziehen. Evtl. sind auch Auskünfte darüber erhältlich, ob der Patient vor dem Trauma unter einer Medikation gestanden oder unter einer sonstigen Erkrankung gelitten hat. Aus der Erfassung von Zahl und Ausdehnung von Hämatomen läßt sich entscheiden, ob der Patient u. U. in kürzester Zeit in einen Volumenmangelschock gerät oder auch überschlägig kalkulieren, welche Mengen an Volumenersatz benötigt werden. Von entscheidender Bedeutung ist schließlich die Beantwortung der Frage, ob der Patient bereits vor der Untersuchung und Behandlung mediziert worden ist.

Untersuchungsgang beim Polytraumatisierten
Es handelt sich vielfach um die Kombination verschiedener Störungen von Vitalfunktionen

- **Inspektion**
- **Palpation, Perkussion**
- **Auskultation**
- **Traumaanamnese**

Beurteilung von Hämatomen dient zur Schockdiagnose

Alarmzeichen des traumatisierten Patienten sind jegliche Form des Komas, alle respiratorischen Störungen sowie der manifeste Schock und Lähmungen.

Alarmzeichen sind Schock, Koma und respiratorische Störungen (Tab. 1-13)

Warnzeichen, Begleitsymptome listet Tab. 1-13 auf.

Warnzeichen
Diagnose des Einfach-, Mehrfach- oder Polytraumas

Tab. 1-13: Bedeutung der Alarmzeichen, Warnzeichen und Begleitsymptome beim Notfallpatienten mit Trauma

Alarmzeichen	Koma, respiratorische Störungen, massive Blutung, Schock, Lähmungen
Warnzeichen	Gesichts-, Thoraxverletzungen, multiple Frakturen, Abdominaltrauma, Schmerz
Begleitsymptome	Wunden, Hämatome, Prellmarken, Fehlstellungen

5 Apparative und laborchemische Untersuchungen am Notfallort

Apparative und laborchemische Untersuchungen am Notfallort

Naturgemäß sind die Möglichkeiten von Zusatzuntersuchungen und labordiagnostischen Verfahren am Notfallort und außerhalb der Klinik limitiert.

mögliche Zusatzuntersuchungen **vor** Klinikaufnahme: ⇦

Drei Möglichkeiten stehen zur Verfügung, die in den Untersuchungsgang jeglicher Leitsymptomatik eingebaut werden sollten:
- **EKG-Ableitung**
- **Blutglukosebestimmung**
- **Azetonbestimmung** mit Teststreifen

Allenfalls kann bei *exogenen Intoxikationen* ein **Inhalationsnachweis** mit entsprechenden Sets zusätzlich durchgeführt werden.

Mit Aufnahme in die Klinik wird sich das Bild der notfallmedizinischen Untersuchungsmöglichkeiten gravierend ändern. Jetzt stehen Röntgenverfahren, die CT, aber auch diffizile Laboruntersuchungen zur Verfügung, die eine definitive Diagnose leichter machen, als dies am Notfallort möglich ist.

Untersuchungsgang bei Klinikaufnahme:
- differenzierte Röntgen- und Laboruntersuchungen

II Akute Störungen der Vitalfunktionen

II Akute Störungen der Vitalfunktionen

Rettung
- gerettet werden **Lebende**

Bergung
- geborgen werden **Tote**

1 Rettung, Bergung

M. Brandt

Eine **Rettung** ist immer dann nötig, wenn sich der Patient aufgrund der Verletzungen oder Bewußtlosigkeit nicht mehr selbst befreien kann.
Der Ausdruck **Bergen** bedeutet Einbringen von Menschen, die nicht mehr leben, und sollte definitionsgemäß nicht mit Rettung verwechselt werden.

Grundsätze der Rettung

1. Überblick verschaffen
2. technische Hilfe nötig?
3. Eigengefährdung?
4. Zusatzgefahr?
5. vitale Gefährdung
6. Stromkreis unterbrechen
7. Stabilisierung vitaler Funktionen
8. Rettungstechnik einsetzen

Nachalarmierung Feuerwehr:
- eingeklemmte Personen
- Brandgefahr
- Stromunfälle
- Einsturzgefahr

Nachalarmierung Polizei:
- Arbeits-, Verkehrsunfall mit unklarer Todesursache
- Ab- und Beweissicherung

Überwachung der Vitalfunktionen:
- Bewußtsein
- Atmung
- Blutdruck, EKG

1.1 Grundsätze der Rettung

- Überblick über die allgemeine Unfallsituation verschaffen
- Sind die eigenen Mittel ausreichend, ist technische Hilfe erforderlich?
- Besteht Eigengefährdung?
- Bestehen Zusatzgefahren für den Verletzten?
- Gefährdung vitaler Funktionen?
- Bei Stromunfällen Stromkreis unterbrechen. Unter 1 000 V: Sicherung entfernen, isolierter Standort. Über 1 000 V: VDE-Fachmann
- Sichern von Atmung, Kreislauf
- Rettungstechnik anwenden

Nachalarmierung der Feuerwehr ist erforderlich bei eingeklemmten Personen, Brandgefahr, Stromunfällen insbesondere über 1 000 V, gasverseuchten Räumen, Einsturzgefahr.
Nachalarmierung der Polizei bei Verletzten und Toten durch Arbeits- und Verkehrsunfälle, bei Verdacht auf kriminelles Geschehen, zum Absichern und zur Beweissicherung, ebenso bei unklarer Todesursache.
In vielen Fällen ist der Zugang zu Kopf, Thorax und einer Extremität eingeklemmter Personen möglich, so daß eine kontinuierliche Überwachung von Bewußtsein, Atmung, Blutdruck sowie Venenzugang gewährleistet ist.

Rettungsbegriffe

1. Rautek-Rettungsgriff

Retten eines Liegenden bei akuter Gefahr
Die Arme des Patienten werden von hinten umgriffen, anschließend wird er rückwärts aus der Gefahrenzone gezogen

1.2 Rettungsbegriffe

Rautek-Rettungsgriff: Bei der Rettung bewußtloser oder bewegungsunfähiger Patienten aus einer Gefahrenzone kommt der Rautek-Griff zur Anwendung.
Der Helfer steht mit leicht gespreizten Beinen am Kopf des Notfallpatienten, der auf dem Rücken liegt (Abb. 2-1). Er beugt sich zu dem Verletzten herunter, umgreift Nacken und Hinterkopf und richtet den Patienten mit Schwung in eine sitzende Stellung auf. Anschließend gleiten die Hände zur Stabilisierung auf die Schultergegend (Abb. 2-2). Der Helfer stützt dann mit seinen Händen den Oberkörper des Verletzten, schiebt beide Arme unter die Achselhöhlen und umfaßt den quergelegten Unterarm des Verletzten, so daß die Finger parallel am Arm angreifen (Abb. 2-3). Abschließend richtet sich der Helfer auf, zieht den Verletzten auf seine Oberschenkel und bringt ihn rückwärts schreitend aus der Gefahrenzone (Abb. 2-4).

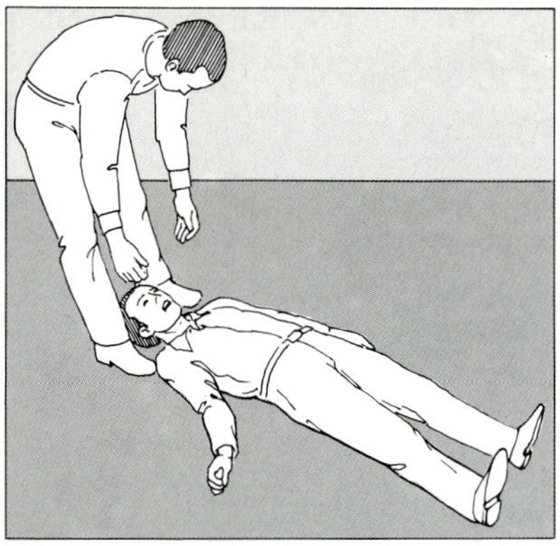

Abb. 2-1: Rautek-Griff 1. Schritt

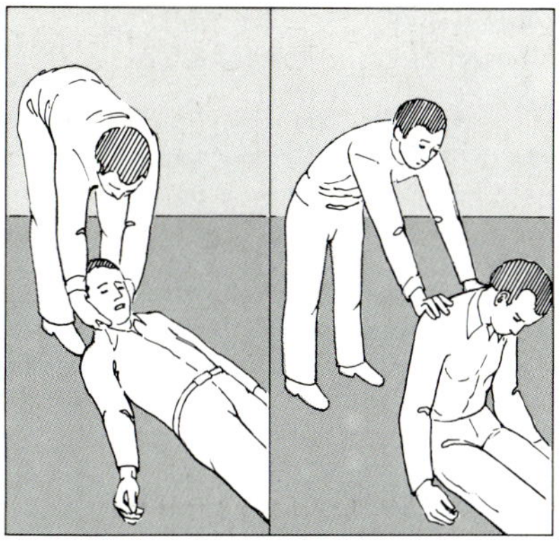

Abb. 2-2: Rautek-Griff 2. Schritt

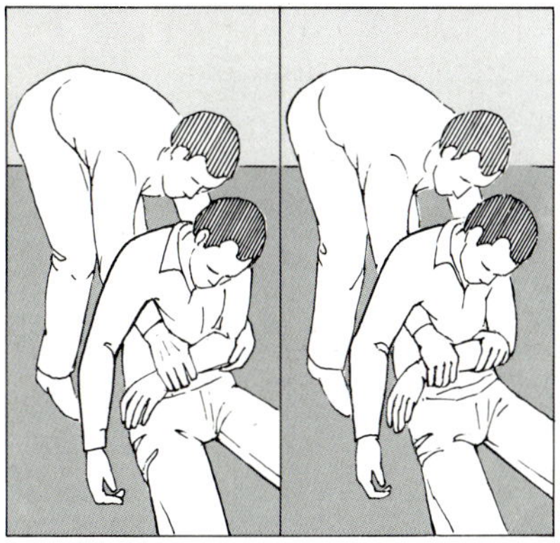

Abb. 2-3: Rautek-Griff 3. Schritt

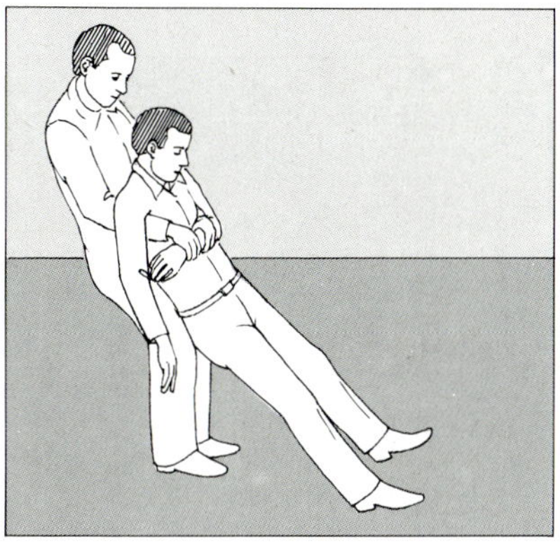

Abb. 2-4: Rautek-Griff 4. Schritt

Rautek-Rettungsgriff zur Rettung aus Fahrzeugen: Bei der Rettung aus dem Kraftfahrzeug tritt der Helfer möglichst nahe an den sitzenden Patienten heran und überzeugt sich, daß die Beine am Fußhebelwerk nicht eingeklemmt, der Thorax und das Abdomen durch das Lenkrad nicht eingeengt sowie die Arme frei zugänglich sind. Der Helfer umgreift den Verletzten im Bereich der Hüftpartien und zieht ihn an den Kleidungsstücken so weit heraus, daß der Rücken frei wird. Anschließend werden die Arme durch die Achselhöhlen des Verletzten geschoben und der Patient am quergelegten Unterarm aus dem Fahrzeug gezogen. Ein zweiter Helfer kann dafür sorgen, daß eine Extremität nicht zwischen Türrahmen und Sitz eingeklemmt ist. Außerdem kann er den Patienten an der Ferse bzw. Hosenbeinen mittragen helfen (Abb. 2-5a, b).

2. Rautek-Rettungsgriff aus Fahrzeugen

Retten eines im Kfz Sitzenden

Von hinten den Patienten umfassen, Füße befreien, rückwärts den Verletzten mit Hauptgewicht auf den eigenen Oberschenkeln aus der Gefahrenzone schleifen

Rückenschleiftrick nach Rautek: Zum Retten aus Röhren oder unter einem Fahrzeug bewegt sich der Helfer auf dem Rücken mit den Füßen voran in Richtung Kopf des Verletzten, bis dieser zwischen den Beinen des Helfers liegt. Nun hebt man den Kopf und die Achseln des Verletzten an und

Rückenschleiftrick nach Rautek

Retten aus Röhren

Von rückwärts an den Verletzten kriechen, Knie zwischen die Achseln des Verletzten klemmen, rückwärts ins Freie kriechen

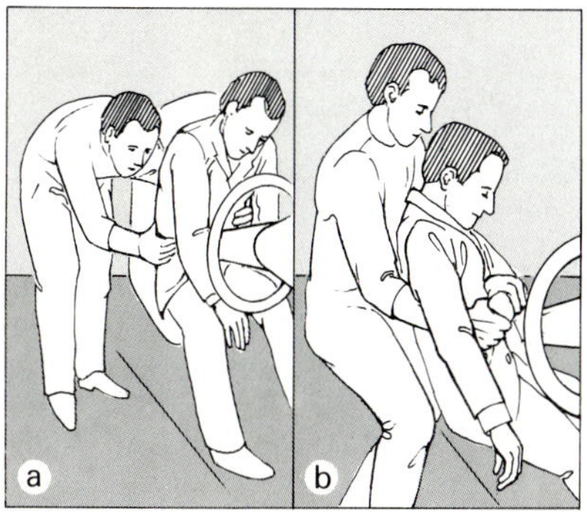

Abb. 2-5a, b: Rautek-Rettungsgriff zur Rettung aus Fahrzeugen

schiebt sich möglichst weit unter ihn. Der Verletzte wird mit angewinkelten Oberschenkeln festgehalten, während der Helfer rückwärts ins Freie kriecht.

Helmabnahme

Zwei Helfer sind erforderlich

Ein Helfer schient unter Extension die Wirbelsäule und kniet dazu neben den Patienten. Der zweite Helfer nimmt vom Kopfende den Helm unter kontinuierlich extendierter HWS ab

Helm-Abnahme: Für Zweiradfahrer besteht Pflicht zum Tragen von Schutzhelmen. Der *Helm muß unbedingt entfernt werden*, wenn der Verletzte bewußtlos ist, aspiriert hat oder ein Atemstillstand vorliegt.

- Die Helmabnahme muß **zu zweit** durchgeführt werden.
- Zuerst wird das **Visier angehoben** und ggf. eine Brille entfernt.
- Ein Helfer **kniet am Kopf** und hält den Helm und Unterkiefer mit beiden Händen fest (Abb. 2-6).
- Der zweite Helfer kniet neben dem Verletzten und **öffnet den Kinnriemen**.

Sofort nach dem Öffnen führt der zweite Helfer eine geringe **Extension der HWS** aus und hält den Kopf in beiden Kieferwinkeln gestreckt (Abb. 2-7).

- Der erste Helfer kippt den Helm leicht nach hinten und zieht ihn nach oben ab. Er hält den Kopf gestreckt (Abb. 2-8), bis zur **Anlage einer HWS-Schiene** (Abb. 2-9) und Lagerung auf einer Vakuummatratze.

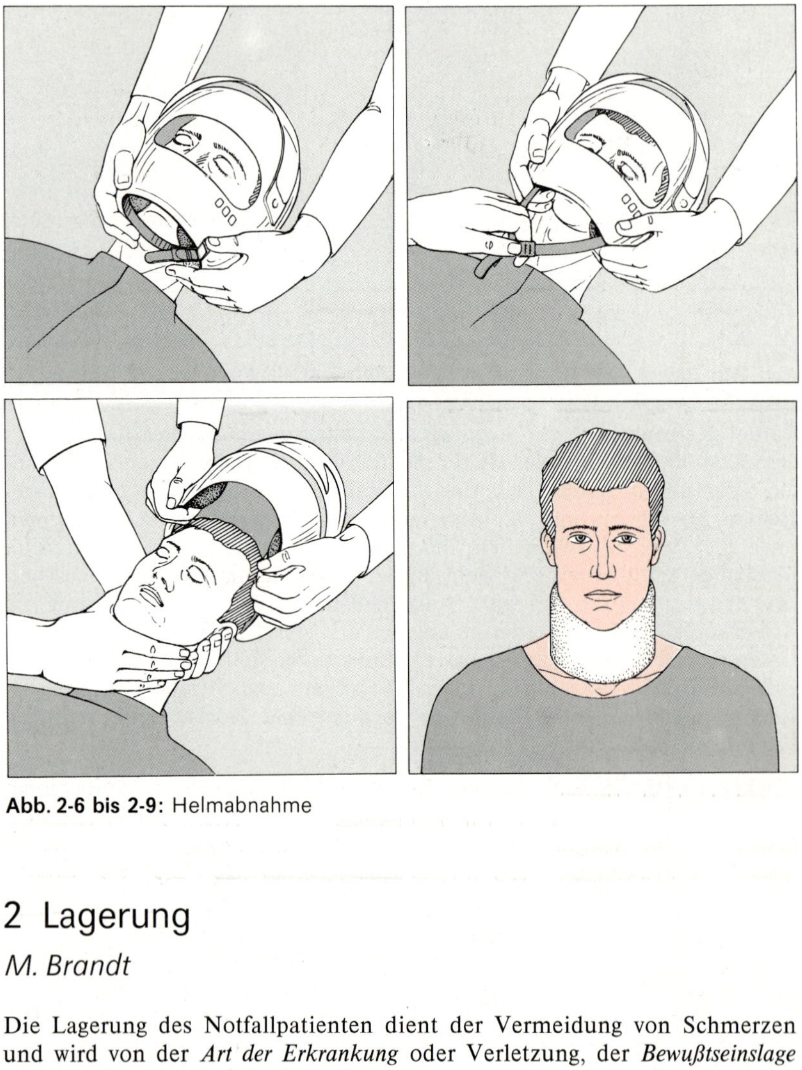

Abb. 2-6 bis 2-9: Helmabnahme

Lagerung

2 Lagerung

M. Brandt

Die Lagerung des Notfallpatienten dient der Vermeidung von Schmerzen und wird von der *Art der Erkrankung* oder Verletzung, der *Bewußtseinslage* und der *Herz-Kreislauf-Funktion* bestimmt.

Adäquate Lagerungen sind erforderlich bei:

- Störungen des Bewußtseins,
- Störungen des respiratorischen Systems,
- Störungen des zirkulatorischen Systems,
- verletzungsspezifischen Notfallsituationen,
- gynäkologischen und geburtshilflichen Notfällen.

Arten der Lagerung bei:

1. Bewußtlosigkeit
2. Atemstörungen
3. Kreislaufstörungen
4. speziellen Verletzungen
5. gynäkologischen Notfällen

2.1 Störungen des Bewußtseins – stabile Seitenlage

Stabile Seitenlage

- Bei jeder Form von Bewußtlosigkeit und ausreichender Spontanatmung

Bei jeder Form der Bewußtlosigkeit kann die *zurückgesunkene Zunge die Atemwege verlegen.* Die stabile Seitenlagerung bewirkt, daß der Mund zum tiefsten Punkt des Kopfes wird und Flüssigkeiten, die sich im Mund und Rachen ansammeln, nach außen abfließen können.

> Die **stabile Seitenlage** ist immer dann indiziert, wenn ein bewußtloser Patient nach Freimachen und Freihalten der Atemwege eine *genügende Eigenatmung* besitzt und *nicht* intubiert, beatmet oder reanimiert werden muß.

⇦

Rückenlage ist kontraindiziert bei bewußtlosen, nicht intubierten Patienten (Aspirationsgefahr)

Durchführung: Der Helfer stellt sich neben den Patienten auf die Seite, auf die man den Bewußtlosen legen will, hebt ihn in Hüfthöhe an und schiebt den gleichseitigen Arm gestreckt unter das Gesäß, so daß der Patient auf seiner Hand zu liegen kommt. Das gleichseitige Bein wird in Knie- und Hüftgelenk gebeugt und die Ferse möglichst weit dem Gesäß genähert (Abb. 2-10).
Danach faßt man Schulter und Hüftpartie der gegenüberliegenden Seite und zieht den Bewußtlosen zu sich herüber (Abb. 2-11). Abschließend wird der Kopf im Nacken überstreckt und die Hand unter das Kinn geschoben, um den Kopf zu fixieren. Der auf der Rückenseite liegende Arm wird leicht abgewinkelt und verbessert damit die Stabilität der Seitenlage (Abb. 2-12, 13).

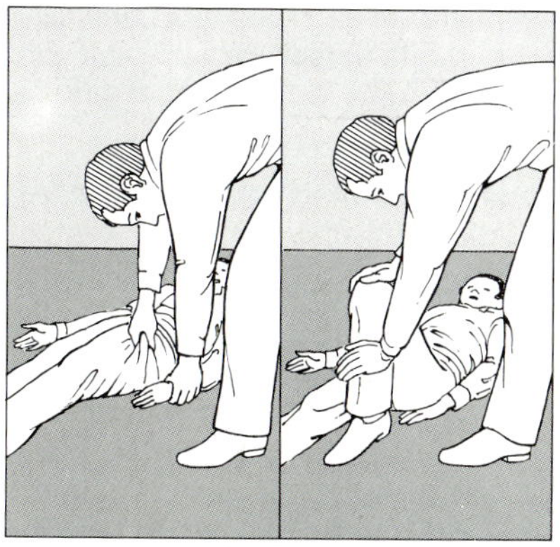

Abb. 2-10: Seitenlage 1. Schritt

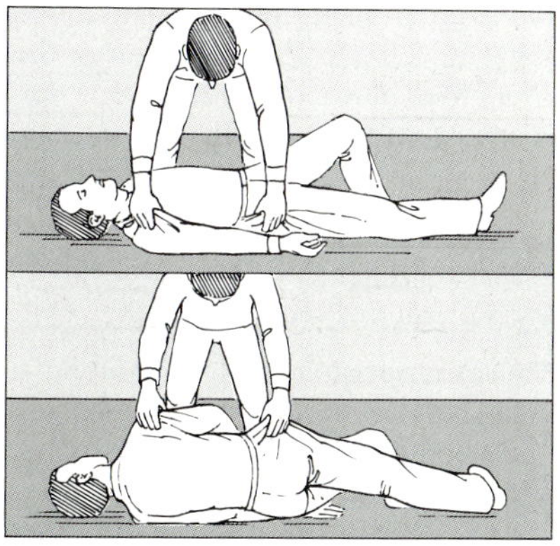

Abb. 2-11: Seitenlage 2. Schritt

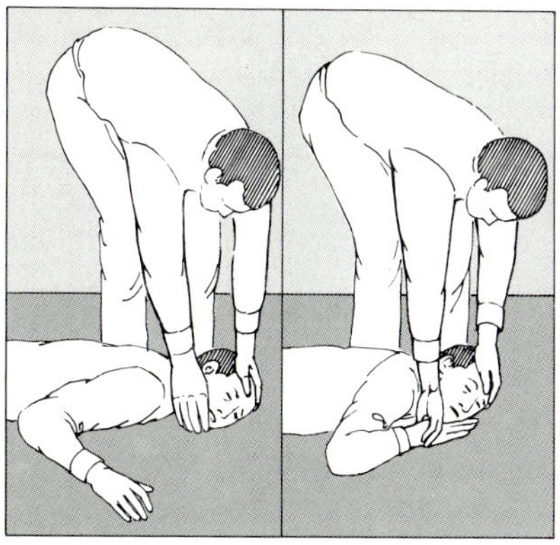

Abb. 2-12: Seitenlage 3. Schritt

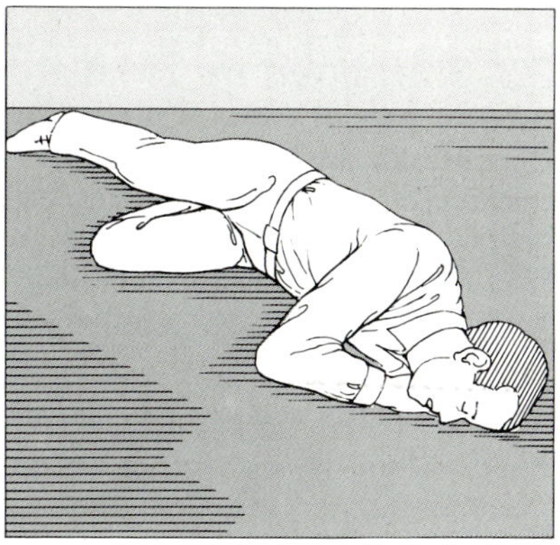

Abb. 2-13: Komplette Seitenlage

2.2 Störungen des respiratorischen Systems

Lagerungsformen bei respiratorischen Störungen

1. bei Atemnot:
- Oberkörperhochlage 30–45°

Atemnot: Bei erschwerter Ein- oder Ausatmung muß man dem Patienten die Spontanatmung erleichtern, indem man durch eine halbsitzende oder sitzende Lagerung die Atemmechanik verbessert.

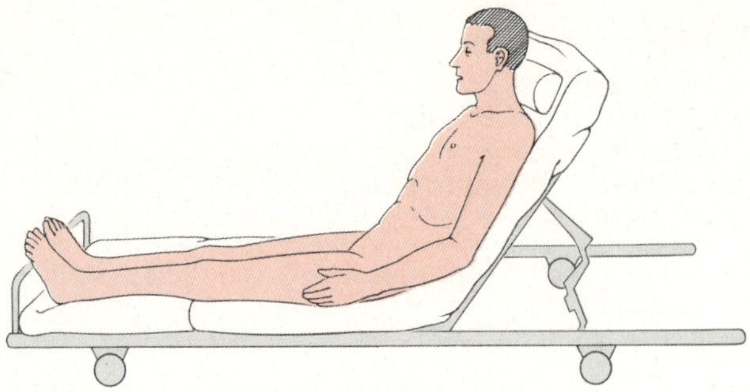

Abb. 2-14: Lagerung bei Atemnot

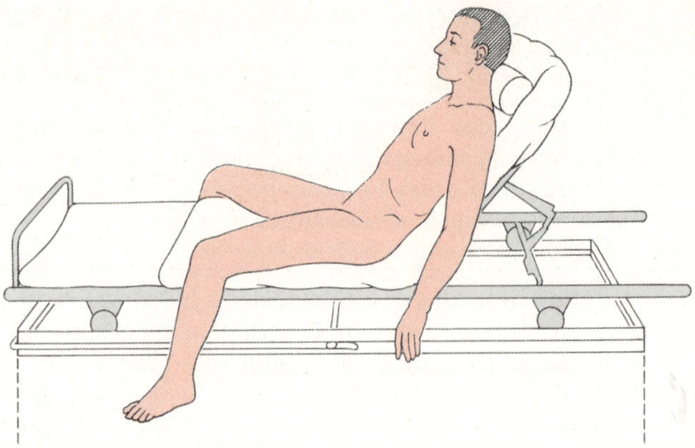

Abb. 2-15: Lagerung bei Lungenödem

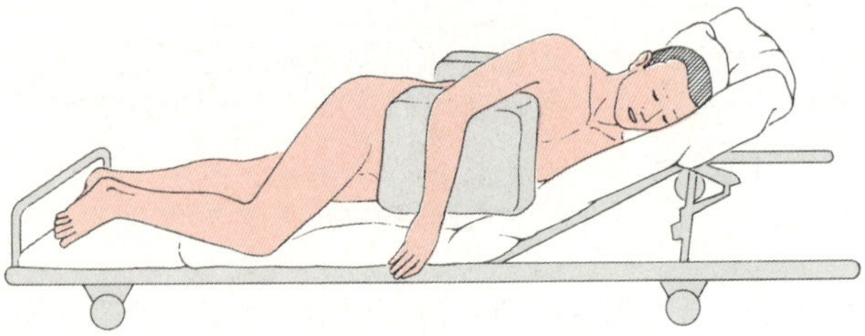

Abb. 2-16: Lagerung bei Thoraxverletzungen

Bei leichter bis mittelschwerer Atemnot genügt oft eine Oberkörperhochlagerung um 30 bis 45 Grad. Durch die Schwerkraft werden Bauchinhalt und Zwerchfell nach unten gezogen, der Brustkorb kann sich besser erweitern, ebenso resultiert eine bessere Zwechfellbeweglichkeit (Abb. 2-14).

2. bei Lungenödem:
- Halbsitzende Lagerung mit herabhängenden Beinen

Lungenödem: Hochlagerung bis zur sitzenden Position empfiehlt sich zur Drucksenkung im Lungenkreislauf. Zusätzlich läßt man die Beine von der Trage herabhängen. Hierdurch wird ein venöses Pooling und eine Senkung der Vorlast des rechten Herzens erreicht (Abb. 2-15).

3. bei Thoraxverletzungen:
- Lage mit erhöhtem Oberkörper auf verletzte Seite

Thoraxverletzungen: Der spontan atmende Patient wird bei Oberkörperhochlage auf die verletzte Seite gelagert, wodurch eine Schmerzlinderung und nachfolgende bessere Belüftung des unverletzten Lungenflügels erreicht werden kann. Gelegentlich kann dies zur Schmerzverstärkung führen. Grundsätzlich wird deshalb ein Patient mit Atemnot immer in die Lage gebracht, die ihm die größte Atemerleichterung verschafft (Abb. 2-16).

2.3 Störungen im zirkulatorischen System

Lagerungsformen bei zirkulatorischen Störungen

1. bei Herzinfarkt, Linksherzinsuffizienz:
- Oberkörperhochlagerung

Herzinfarkt, kardiogener Schock: Der Patient wird mit leicht erhöhtem Oberkörper bei flacher Position der Beine gelagert. Ziel ist eine Verminderung des venösen Rückflusses zum insuffizienten Herzen. Durch die erhöhte Oberkörperhochlagerung kann allerdings eine Minderdurchblutung des Gehirns mit Bewußtlosigkeit auftreten, so daß eine ständige Überwachung indiziert ist (Abb. 2-17).

2. bei Volumenmangel:
- Oberkörperflachlagerung mit erhöhten Beinen

⇨

Volumenmangelschock: Bei Verdacht auf Volumenmangel wird der Patient sofort flach gelagert.

> Jede Schocksituation, die nicht durch akutes Linksherzversagen ausgelöst wurde, wird durch **Flachlagerung mit erhöhten Beinen** behandelt.

Beim Volumenmangelschock wird nach Möglichkeit keine Ganzkörperschräglage durchgeführt, da diese zwar die Vorlast und den zentralvenösen Druck erhöht, die zerebrale Durchblutung jedoch vermindert. Deshalb wird bei gleichzeitiger Flachlagerung das Fußende bis zu 15 Grad angehoben, je-

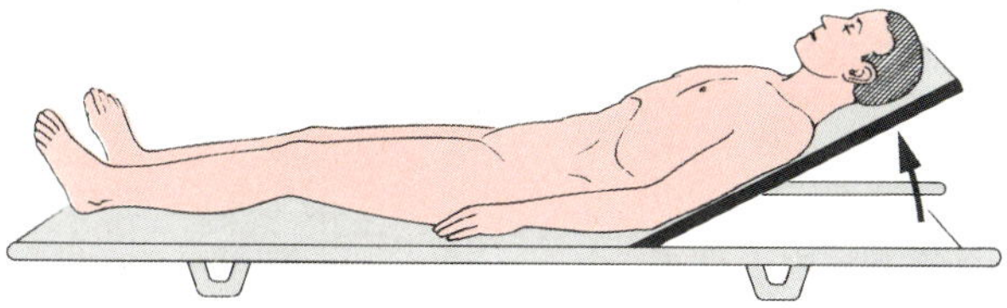

Abb. 2-17: Lagerung bei Herzinfarkt

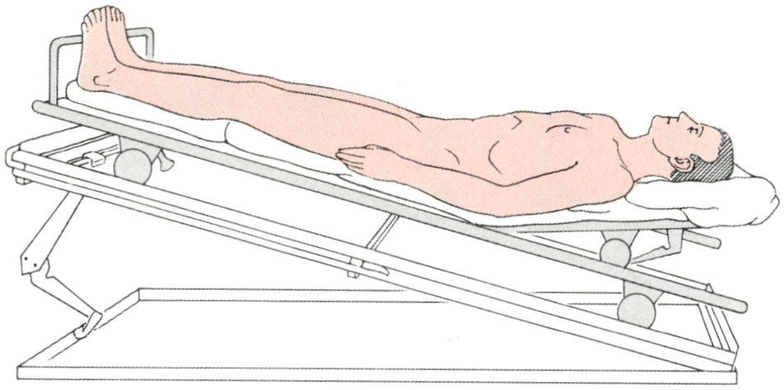

Abb. 2-18: Lagerung bei Volumenmangelschock

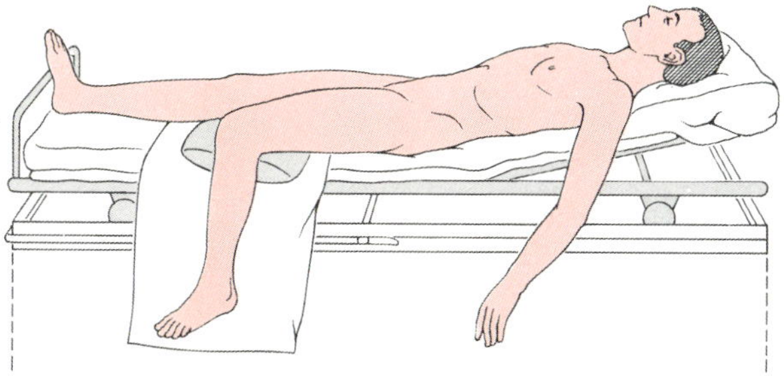

Abb. 2-19: Lagerung bei arteriellem Gefäßverschluß

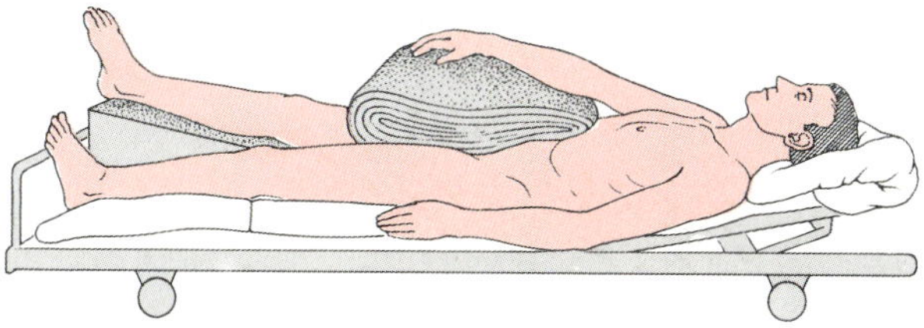

Abb. 2-20: Lagerung bei venösem Gefäßverschluß

doch nicht wesentlich mehr, da sonst durch Druck der Baucheingeweide gegen das Zwerchfell eine Atembehinderung erfolgt (Abb. 2-18).

Schlaganfall:

- bei *erhaltenem Bewußtsein* und *arterieller Hypertonie* mit erhöhtem Oberkörper
- bei *Hypotonie* flache Lagerung, Drehung des Kopfes zur Seite wegen Aspirationsgefahr
  Fixierung der gelähmten Körperpartien
- *Bei Bewußtlosigkeit* immer stabile Seitenlagerung.

Arterieller Gefäßverschluß: Bei arteriellem Gefäßverschluß wird der Patient flach gelagert bei Tief- und Weichlagerung der betroffenen Extremität zur Schmerzlinderung (Abb. 2-19).

Venöser Gefäßverschluß: Meist treten infolge einer Thrombose Schwellung und Verfärbung der Extremität auf. Durch die Hochlagerung der betroffenen Extremität wird der Strömungsdruck auf das verschlossene Gefäß vermindert (Abb. 2-20).

3. Schlaganfall
a) Schlaganfall und Hypertonie:
- Oberkörperhochlagerung

b) Schlaganfall und Hypotonie:
- Flachlagerung

c) Bewußtlosigkeit

4. bei arteriellem Gefäßverschluß:
- Flachlagerung des Patienten und Tieflagerung der gepolsterten Extremität

5. bei venösem Gefäßverschluß:
- Flachlagerung des Patienten und Hochlagerung der betroffenen Extremität

2.4 Verletzungsspezifische Lagerungen

Schädel-Hirn-Trauma: Schädel-Hirn-Verletzte bei erhaltenem Bewußtsein werden in Rückenlage mit leicht erhöhtem Oberkörper gelagert. Ziel ist die Prophylaxe des erhöhten Hirndruckes. Oberkörperhochlagerungen von *mindestens 15 Grad* und *weniger als 30 Grad* bewirken eine deutliche Abnahme des intrakraniellen Druckes. Eine weitere Hochlagerung führt wegen Abknikken der Achse Kopf-Hals-Thorax zu einer erneuten Verschlechterung des zerebralen Perfusionsdruckes und Behinderung des venösen Abflusses aus dem Schädelinnern (Abb. 2-21).
Bei Hinweis auf *Schädelbasisbruch*, wie Blutung aus Mund, Nase und Ohren, wird immer die Flachlagerung angewandt. Bei Hochlagerung des Kopfes besteht die Gefahr einer Luftembolie infolge eines eröffneten Sinus. Bei bewußtlosen Schädel-Hirn-Verletzten, die spontan atmen, ist Seitenlage erforderlich.

Gesichtsverletzungen: Gesichtsverletzungen und Blutungen im Mund- und Rachenraum sind häufig miteinander verknüpft. Der Patient wird, sofern er bei Bewußtsein ist, in Bauchlage gebracht, wobei Stirn und Brustregion unterpolstert werden. Das seitliche Vorbringen beider Arme neben dem Kopf führt zu einer Stabilisierung dieser Lagerung (Abb. 2-22).

Verletzungsspezifische Lagerungen

1. bei Schädel-Hirn-Trauma:
- Oberkörperhochlagerung

Bei Schädelbasisbruch:
- Flachlagerung

2. bei Gesichtsverletzungen:
- Bauchlage, Stirn unterpolstert

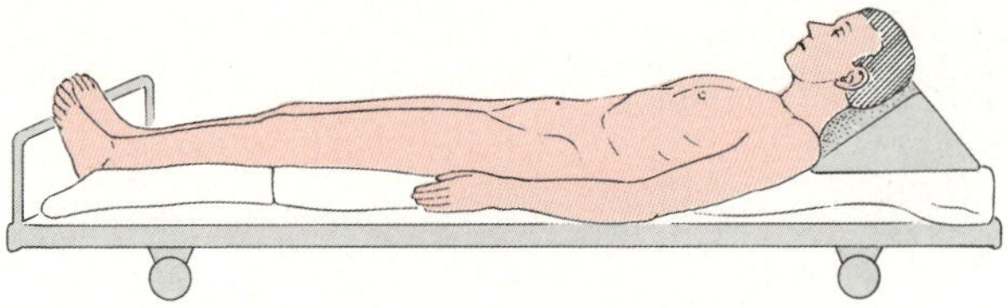

Abb. 2-21: Lagerung bei Schädel-Hirn-Trauma

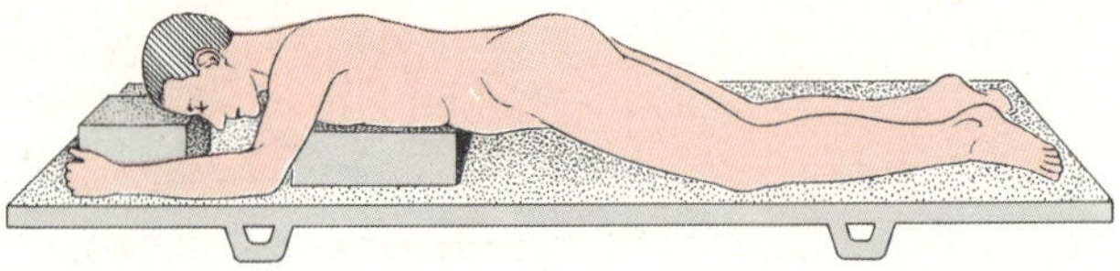

Abb. 2-22: Lagerung bei Gesichtsverletzungen

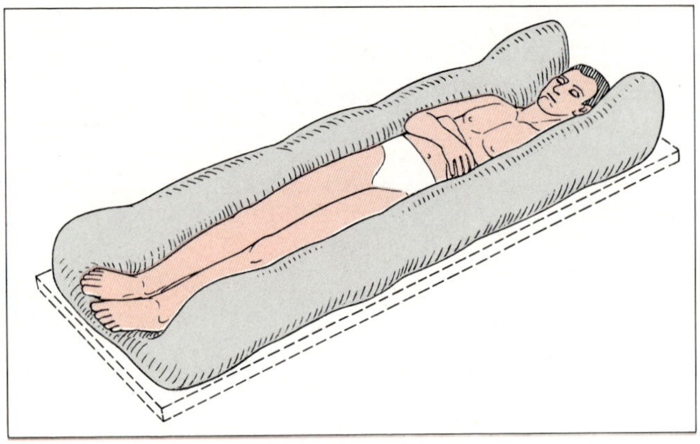

Abb. 2-23: Lagerung bei Wirbelsäulenverletzungen

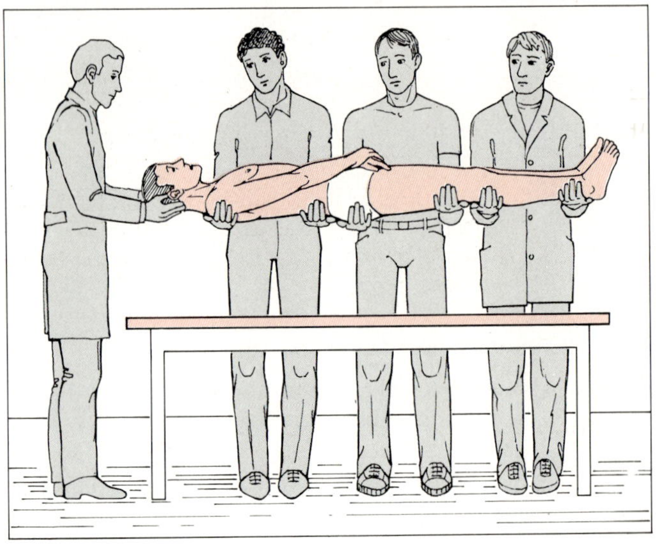

Abb. 2-24: Aufhebung von der Seite

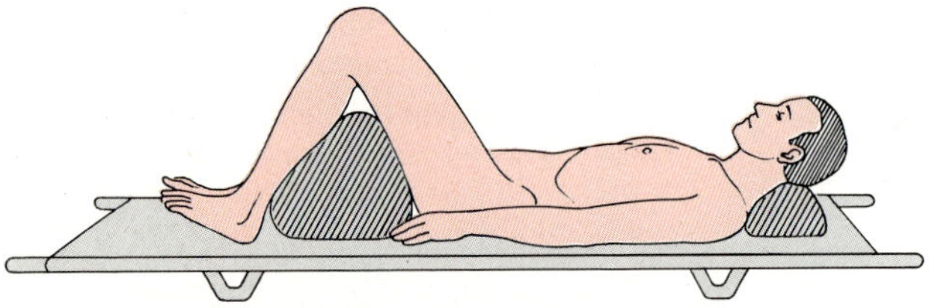

Abb. 2-25: Lagerung beim akuten Abdomen

3. bei Wirbelverletzungen:
- Flachlagerung immobil, möglichst Vakuummatratze

4. Aufheben des Verletzten:
- Von der Seite unter mäßiger Extension des Kopfes

5. bei akutem Abdomen:
- Flachlagerung bei Entspannung der Bauchdecke durch Polsterung unter den Knien

Gynäkologische, geburtshilfliche Notfälle

1. bei Uterusblutungen:
- Fritsche-Lagerung mit übereinandergeschlagenen Beinen

2. bei V. cava-Kompression:
- Flachlagerung in Linksseitenlage

Wirbelverletzungen: Der Verletzte ist flach auf harter Unterlage (Vakuummatratze) zu lagern mit dem Ziel, eine Verschiebung von Knochenfragmenten zu verhindern. Vor der Umlagerung ist eine Halsmanschette anzulegen (Abb. 2-23).

Aufheben von der Seite: Das Anheben des Verletzten erfolgt durch mehrere Helfer von der Seite, die auf Kommando gleichzeitig den Patienten gestreckt auf die Trage umlagern. Der Arzt hält den Kopf unter mäßigem Dauerzug, während ein weiterer Helfer die Trage mit vormodellierter Vakuummatratze schiebt (Abb. 2-24).

Akutes Abdomen: Bei Bauchverletzungen und akutem Abdomen wird zur peritonealen Entspannung eine zusammengerollte Decke unter die angezogenen Knie geschoben. Wenn erforderlich, ist eine zusätzliche Schocklagerung vorzunehmen (Abb. 2-25).

2.5 Gynäkologische und geburtshilfliche Notfälle

Uterusblutungen: Bei postpartaler atonischer Uterusblutung, vaginaler Blutung bei Extrauteringravidität und Korpuskarzinom ist die *Fritsche-Lagerung* indiziert: Rückenlage mit ausgestreckten und übereinandergeschlagenen Beinen. Eine zusätzliche Schocklage kann angebracht sein.

V. cava-Kompressionssyndrom: Beim aortokavalen Kompressionssyndrom – dem Blutdruckabfall in Rückenlage infolge Druck des schwangeren

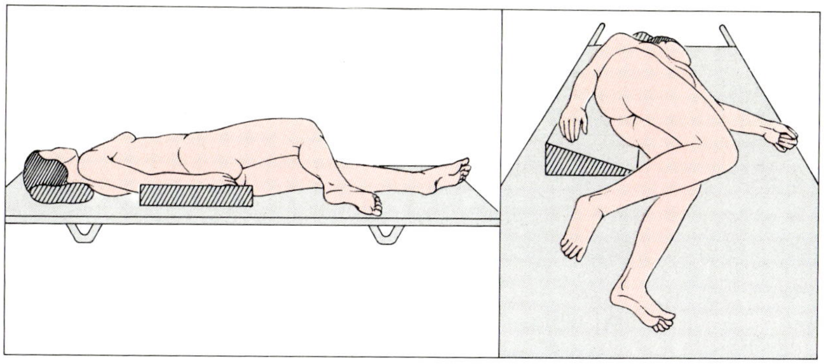

Abb. 2-26: Lagerung beim V. cava-Kompressionssyndrom

Uterus auf die untere Hohlvene mit nachfolgendem relativen Volumenmangel – ist die Lagerung der Schwangeren auf die linke Seite indiziert. Zusätzlich wird die rechte Seite durch Unterlegen einer längs gerollten Wolldecke oder eines Keiles angehoben (Abb. 2-26).

3 Blutstillung

M. Brandt

Blutstillung

Folge von äußerlichen Verletzungen sind exogene Blutungen. Im Sinne der Schockprophylaxe ist eine adäquate Blutstillung vordringlich.

Leichte Blutungen kommen, sobald durch die Einsetzung der Blutgerinnung der Defekt im Gefäßsystem verschlossen, nach wenigen Minuten selbst zum Stehen. Keimfreie Wundabdeckung zur Infektionsprophylaxe ist ausreichend.

Leichte Blutungen
- keimfrei abdecken

3.1 Starke Blutungen

Grundsätzlich lassen sich starke Blutungen durch *lokalen Druck* direkt auf die Wunde stillen. Weitere Maßnahmen sind *Abdrücken* der zuführenden Arterie, ein *Druckverband* und *Hochlagerung* bei Extremitätenblutungen.

- **Digitale Kompression:** Wo eine Arterie in direktem Kontakt zum Knochen steht, kann eine Kompression durchgeführt werden: *A. temporalis, A. facialis, A. carotis, A. subclavia, A. brachialis, A. axillaris, A. femoralis, A. poplitea* (Abb. 2-27). Als ultima ratio bei Abriß der unteren Extremitäten kommt die Kompression der *Bauchaorta* in Nabelhöhe gegen die Wirbelsäule in Frage.

- **Druckverband:** Druckpolster können Verbandpäckchen oder Papiertaschentuchpäckchen sein (Abb. 2-28). Durch das in die Bindengänge eingewickelte Druckpolster entsteht ein lokaler Druck auf die Wunde mit Verringerung des Blutstromes ohne Störungen des venösen Rückflusses.

- **Abbindung:** Wenn *digitale Kompression* und *Druckverband* die Blutung nicht zum Stillstand gebracht haben, wird als ultima ratio abgebunden. Die Abbindung muß eine solche Kompression herbeiführen, daß Pulse peripher der Abbindungsstelle nicht zu tasten sind. Eine Abbindung soll nur mit weichem Material von mindestens 4 cm Breite durchgeführt werden, am schonendsten mit einer Blutdruckmanschette durch Aufblasen auf 300 mm Hg am Oberarm oder 500 mm Hg am Oberschenkel. Abbindungen dürfen nicht direkt an Gelenken wegen der Gefahr von Nervenschädigungen angelegt werden, am zweckmäßigsten liegen sie in der Mitte von Oberarm und -schenkel.

Starke Blutungen
- direkter Druck mit sterilem Verbandmaterial auf die Wunde (Kopf, Rumpf)

Arm oder Bein:
- Hochlagerung → Abdrücken am Oberarm oder in der Leistenbeuge
- Druckverband

Digitale Kompression der zuführenden Arterien:
- A. carotis
- Aa. subclavia, axillaris
- Aa. femoralis, poplitea (Abb. 2-27)

Druckverband
- sterile Wundauflage,
- Einwickeln eines Druckpolsters in die Bindengänge über der Wunde

Abbindung
- Kompression über Extremität stärker als systolischen Blutdruck wählen
- keine Abbindung über Gelenken oder in Nervennähe

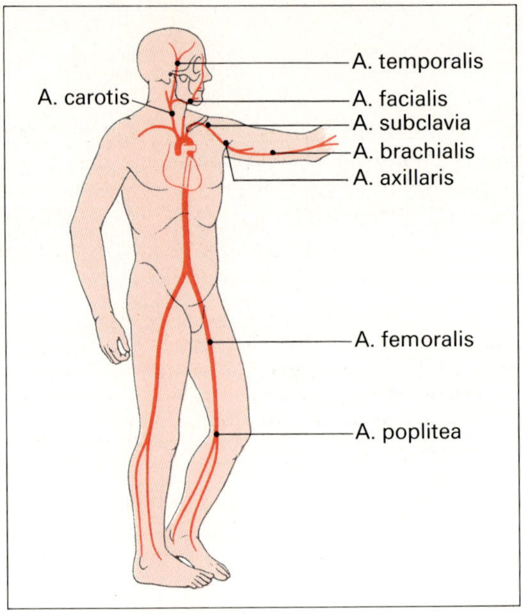

Abb. 2-27:
Abdruckstellen nach Gorgass

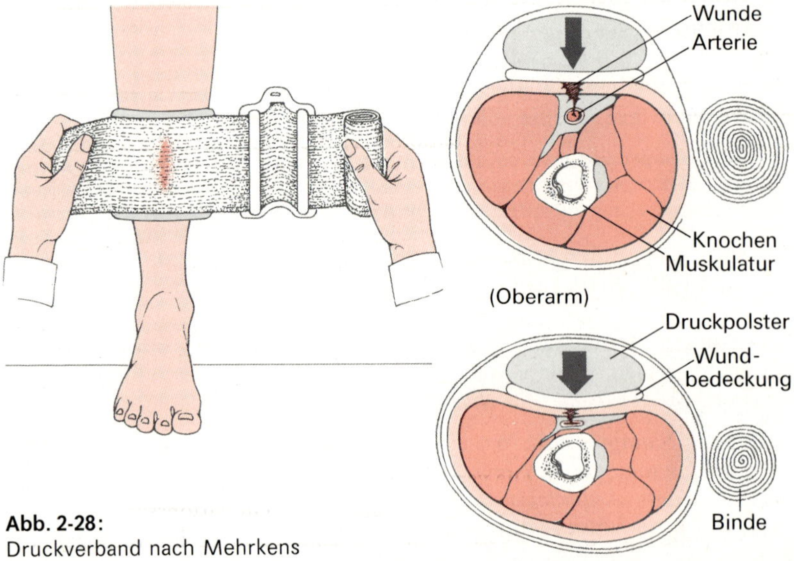

Abb. 2-28:
Druckverband nach Mehrkens

Abriß von Gliedmaßen

- direkter Druck mit den Fingern auf die Wunde möglichst mit sterilem Verbandmaterial
- Lagerung des Amputates im Replantatbeutel

3.2 Amputationsverletzungen

Stark blutende Extremitätenstümpfe sollen nach sterilem Wundverband mit einem elastischen Kompressionsverband versorgt werden. Kein Abklemmen von Gefäßstümpfen mit Klemmen, da dies die operative Revaskularisation behindert! Das Amputat wird in Mull oder einen sauberen Plastikbeutel eingewickelt (s. Kap. 4.5). Zur Verhinderung eines Wundödems wird der Amputationsstumpf hochgelagert. Es besteht die Verpflichtung, nach Amputaten zu suchen.

4 Wundbehandlung

J. Grönniger

Stark klaffende oder arteriell spritzend blutende Wunden setzen bei Unfallverletzten dramatische Akzente. Aus der Sicht des Verletzten, der Umgebung und gelegentlich auch des geschulten ärztlichen Personals gebieten sie geradezu imperativ therapeutische Aktionen. Dennoch sind fast immer einfache Maßnahmen ausreichend. Die Liste dessen was zu *unterlassen* ist, ist länger als die der *notwendigen Behandlungsmaßnahmen.*

Wundbehandlung
- kein Aktionismus!

> **Unterlassen:** Grundsätzlich verbietet sich eine eingehende *Wundtoilette* am Unfallort. Die Gefahr einer Keimeinschleppung ist um ein Vielfaches größer als der vermeindliche Reinigungseffekt. Insbesondere sind eingehende Inspektionen, was die Tiefe der Wunde angeht, unnötig. Die Wunde sollte möglichst gar nicht mit den Händen berührt werden.

⇦

Fremdkörper sollen belassen werden, wenn sie nicht offensichtlich locker im Hautniveau liegen.

Fremdkörper belassen

Eine ausgiebige **Desinfektion** der Wunde ist am Unfallort ebenfalls überflüssig. Schon gar nicht sollte mit farbstoffhaltigen Desinfizienzien gearbeitet werden, die die spätere exakte Beurteilung bei der definitiven Versorgung erschweren.

Keine **Desinfektion** am Unfallort!
„Spektakuläre" Wunden

Auch bei großen spektakulären Wunden reicht fast regelmäßig das Abdecken mit einem *sterilen Verband*, bei stärkerer Blutung durch einen *Kompressionsverband* aus. Sind in der Notsituation Verbandsstoffe nicht verfügbar, kann auf *saubere Taschentücher* oder ähnliches als Ersatzlösung zurückgegriffen werden.

> Grundsätzlich gilt für die Behandlung *spektakulärer Wunden*:
> Ruhe bewahren. Wenig an der Wunde selber tun. Steriler Verband. Kompression bei Blutung. Der Erstverband bleibt auf der Wunde bis zur endgültigen Versorgung in der Klinik unter Operationsbedingungen.

Großflächige **Verbrennungen** werden vor Ort mit Leitungswasser gekühlt (Vermeidung weiterer thermischer Schäden, analgetischer Effekt) und lokal überhaupt nicht versorgt. Die verbrannten Körperpartien sollten in *sterile Einmalpapiertücher*, wie sie für die Abdeckungen im Operationssaal verwendet werden, eingeschlagen werden. Weitere Maßnahmen (z. B. Auftragen von Salben) sind zu unterlassen, um nicht die Versorgung in der Klinik zu gefährden, mit Ausnahme einer ausreichend systemischen Analgesie.

Verbrennungswunden:
- kühlen (Leitungswasser)
- steril abdecken (Tücher, Spezialfolien)
- keine Salben auftragen
- Analgetika

4.1 Kopfwunden

Kopfwunden

Bei ausgedehnten Wunden im Bereich des Kopfes muß insoweit der Grundsatz, frische Wunden nicht oder möglichst wenig mit den Händen zu berühren, eingeschränkt werden als unter allen Umständen die **Atemwege freizuhalten** bzw. freizumachen sind. Starke Blutungen im Oropharynxbereich erfordern schon allein für sich die Intubation, um Blutaspiration zu verhindern. Vom Freihalten der Atemwege abgesehen, sind weitere Maßnahmen an der Wunde, auch bei ausgedehnten Verletzungen im *Gesicht-/Schädelbereich*, bei perforierenden Verletzungen im *Mund-/Kieferbereich*, selbst bei perforierenden *Augenverletzungen* nicht erforderlich. Bei offenen *Schädel-/Hirnverletzungen* ist jeder Versuch zu unterlassen, austretende Hirnmasse zurückzudrängen oder auch das Austreten von weiterer Hirnmasse durch einen Kompressionsverband zu unterbinden.

- Vorrang hat das Freihalten der Atemwege
- bei offenen Schädelverletzungen keine Kompressionsverbände, um Hirnmasse am Austreten zu hindern bzw. zurückzudrängen

Halswunden

4.2 Halswunden

Verletzungen im Halsbereich imponieren aufgrund der starken Vaskularisation der Region mit extrem starker *Blutungsneigung.* Die daraus resultierende Annahme einer Verletzung der Karotis erweist sich jedoch insbesondere bei in suizidaler Absicht beigebrachten Verletzungen in der Regel als unbegründet. Auch Blutungen aus den großen Halsvenen wirken dramatisch. Fast immer reicht auch hier eine *milde Kompressionsbehandlung,* die zunächst einseitig mit einer sterilen Kompresse per Hand erfolgen sollte, aus. *Zirkuläre Druckverbände* sind selbstverständlich *verboten.* U. U. muß die manuelle Kompression bis zur definitiven Wundversorgung in der Klinik fortgesetzt werden. Schnitt-, Rißverletzungen können in seltenen Fällen die **Trachea** erreichen. Verdacht auf eine Tracheabeteilung sollte beim *Hautemphysem* am Hals oder gar bei *Blasenbildung* im Bereich des Blutsees am Hals aufkommen. Hier ist die *Intubation* indiziert.

- lokale Kompression zur Blutstillung muß häufig von Hand ausgeführt werden
- **keine** zirkulären Druckverbände!
- bei Tracheaverletzung (Hautemphysem!) großzügige Indikation zur Intubation

Thoraxwunden

4.3 Thoraxwunden

Wunden im Bereich des Brustkorbes sollten grundsätzlich dazu Anlaß geben, die Atemmechanik sorgfältig im Auge zu behalten. Perforierende Thoraxverletzungen sind bei *Stich- und Schußverletzungen* mit kleinen z. T. ganz unscheinbaren Wunden wesentlich häufiger als bei ausgedehnten Thoraxwunden. Dementsprechend muß man bei kleinen Stich- und Einschußöffnungen der Atemfunktion besondere Aufmerksamkeit widmen. Bei perforierenden Verletzungen der genannten Art kann es zum Pneumothorax oder **Spannungspneumothorax** kommen. Auch beim perforierenden Thoraxtrauma ist die Wahrscheinlichkeit, daß es sich dabei um einen *inneren Pneumothorax* handelt, wesentlich größer als daß die Luft von außen eintritt. Die Luft im Pleuraspalt stammt ganz überwiegend (80 %) aus dem luftführenden System der mitverletzten Lunge.

- Atemmechanik sorgfältig kontrollieren,
- Hautemphysem ist besonders beim penetrierenden Thoraxtrauma ein Alarmsymptom

- **Folgen penetrierender Verletzungen:**
  - Pneumothorax
  - Hämatothorax

> Bei perforierenden Thoraxverletzungen muß insbesondere dann mit dem Auftreten eines *Pneumothorax* oder gar *Spannungspneumothorax* gerechnet werden, wenn gleichzeitig ein **Hautemphysem** im Bereich der Brustkorbverletzungsstelle feststellbar ist.
> Bei Stichverletzungen der Interkostalarterien kann eine unerkannte Blutung in den Pleuraspalt zu einem ausgedehnten **Hämatothorax** führen.

Eine besonders sorgfältige Überwachung der Kreislaufparameter und der Atmung ist erforderlich. In Zweifelsfällen bringt eine *rasche Punktion* mit einer großlumigen Kanüle (Blutentnahme-Kanüle), die am Unfallort oder im Notarztwagen jederzeit erfolgen kann und völlig gefahrlos ist, Klarheit.

Erstbehandlung: Pleura-Probepunktion
Bei der Punktion ist ein Spannungs-Pneumothorax akut entlastet

Abdominelle Wunden

4.4 Abdominelle Wunden

Analog zu den Brustkorbverletzungen gilt auch bei den abdominellen Wunden, daß die eher kleinen und unscheinbaren *Stich- und Schußwunden* viel häufiger perforierend sind, als die großflächigen klaffenden Verletzungen.
Grundsätzlich sind Stichwunden im Bereich des Abdomens bis zum Beweis des Gegenteils als *perforierend* zu betrachten. Der Nachweis oder Ausschluß der Perforation ist in der Regel erst in der Klinik zu führen.
Die Verletzung von Hohlorganen mit nachfolgender Peritonitis ist bei der Erstversorgung zunächst einmal relativ zweitrangig. Bedrohlicher können sich unerkannte abdominelle Blutungen entwickeln. Eine besonders sorgfältige Überwachung bei allen genannten abdominellen Verletzungen ist deswegen notwendig. Offensichtlich **perforierende** abdominelle Verletzungen, kenntlich am *Darmvorfall,* bereiten diagnostisch keine Schwierigkeiten. Eine Reposition vorgefallener abdominaler Organe, insbesondere des Darmes,

- Stich- und Schußverletzungen sind zunächst als perforierend anzusehen
- besondere Aufmerksamkeit auf intraabdominelle Blutungen
- Cave-Hohlorgan-Perforation z. B. des Dünndarmes
- Peritonitiszeichen erst nach Tagen

Keine Repositionsversuche prolabierter Darmanteile

sollte in keinem Fall versucht werden. Auch hier ist eine sterile Abdeckung der Wunde inklusive der vorgefallenen Organe vollkommen ausreichend.

4.5 Extremitätenwunden

Extremitätenwunden

- bei venösen Blutungen lokaler Kompressionsverband
- bei starker arterieller Blutung

Wenn größere *arterielle* Begleitverletzungen vorliegen, imponieren Wunden an Armen und Beinen durch ihre erhebliche Blutung.

> Entgegen weitverbreiteter Meinung reicht auch in solchen Fällen, selbst bei Verletzung größerer Arterien, der **lokale Druckverband** (u. U. Dosierung der Kompression durch Blutdruckmanschette) vollkommen aus.

Sollte, z. B. wegen ungünstiger lokaler Verhältnisse bei offenen Frakturen, ein lokaler Druckverband nicht suffizient angelegt werden können, muß allerdings eine zentralwärts gelegene Abbindung erfolgen. Die komplette Abbindung einer Extremität, insbesondere des Beines, ist in der Praxis nicht ganz einfach. Die Abschnürung muß mit erheblichem Kraftaufwand ausgeführt werden. Wenn eine solche Abbindung tatsächlich notwendig ist, muß die Uhrzeit der Abschnürung auf einem *Begleitdokument schriftlich* festgehalten werden.

Abbindung, -schnürung:
- **selten** erforderlich
- bei Blutsperre immer **schriftliche Dokumentation von Uhrzeit und Name**

Außerdem muß der *Name* des die Maßnahme ausführenden auf dem Dokument vermerkt sein.

Nach spätestens 2 Stunden muß die Abbindung wenigstens temporär für ca. 5–10 min geöffnet werden.

Amputationsverletzungen der Finger, der Hand und in geringem Umfang auch des Unterschenkels sind durch die Entwicklung der modernen Mikrochirurgie heute unter bestimmten Bedingungen *replantationsfähig*. Bei weiteren schweren lebensbedrohlichen Begleitverletzungen sind die zeitaufwendigen Replantationsmaßnahmen möglicherweise nicht indiziert. Dies zu entscheiden fällt am Unfallort naturgemäß schwer. Im *Zweifelsfalle* sollten daher die Voraussetzungen für eine *Replantation* erhalten werden.

Amputationsverletzungen
- Amputate steril und **trocken** verpacken
- Kühlung des verpackten Amputates mit Eis

Abgetrennte Gliedmaßen werden in einem sterilen Plastikbeutel *trocken* verpackt. Dieser Beutel wird sodann auf Eis (kein Trockeneis) gekühlt. Jeder direkte Kontakt des Amputates mit Flüssigkeit, auch Eis, ist zu vermeiden.

In der Klinik muß nach Sichtung und Bewertung der weiteren Verletzungen entschieden werden, ob eine Replantation sinnvoll erscheint. Eine primäre Einweisung in ein entsprechendes Zentrum ist daher anzuraten.

Wenn irgend möglich, sollten bei perforierenden Verletzungen, insbesondere bei extremen Ausmaßen, die perforierenden Gegenstände *nicht extrahiert werden*. Beim Extrahieren könnten bis dahin tamponierte Blutungen zu massiven Blutverlusten führen. Perforierende Gegenstände müssen abgesägt, im Patienten belassen und erst im OP entfernt werden.

Bei **perforierenden** Verletzungen gilt:
- lockerer Verband

> Extrem perforierende Gegenstände unter keinen Umständen am Unfallort entfernen!

5 Erstversorgung bei Frakturen

J. Grönniger

Erstversorgung bei Frakturen

Extremitätenfrakturen per se sind in der Regel nicht akut lebensbedrohend und erfordern im Grunde auch keine besonderen Maßnahmen zur Sicherung und Wiederherstellung vitaler Funktion. Ihre vitale Gefährdung geht von der *Verletzung der großen Gefäße* aus. Mittelbar können insbesondere die Frakturen der langen Röhrenknochen als Auslöser für eine *Fettembolie*, die in jedem Falle eine vitale Bedrohung darstellt, gelten.

Extremitätenfrakturen:
- keine unmittelbare vitale Gefährdung
- massive Blutverluste in Frakturhämatomen, insbesondere bei multiplen Frakturen möglich
- erheblicher Blutverlust bei offenen Frakturen mit Gefäßbeteiligung

Mittelbare vitale Gefährdung durch
- arterielle Ischämie-Symptome bei begleitenden Gefäßverletzungen
- durch Fettembolie bei ausgedehnten Frakturen und Schockzuständen

Versorgungsprinzipien am Unfallort:
- keine Repositionsversuche
- Ruhigstellung

Darüber hinaus sind nur einige wenige Grundsätze bei der primären Versorgung von Frakturen vor Ort zu beachten.
Grundsätzlich sind Repositionsversuche am Unfallort zu unterlassen. Eine exakte Einstellung ist ohnehin nicht möglich. In Unkenntnis der Begleitverletzungen sind weitere Schädigung des Weichteilmantels, insbesondere von Gefäßen und Nerven zu erwarten. Die anzustrebende Ruhigstellung führt zur Schmerzausschaltung und Vermeidung von Folgeschäden.

Geschlossene Frakturen

Das Ziel der Ruhigstellung einer Fraktur, ob geschlossen oder offen, wird am Unfallort am besten erreicht durch:
- pneumatische oder gepolsterte Schiene
- Improvisation bei fehlenden Rettungsmitteln:
  - Latten, Stöcken etc.
  - Bein-Fixation bei einer unverletzten Extremität,
  - Arm-/Rumpf-Fixation bei Verletzungen der oberen Extremität

5.1 Geschlossene Frakturen

Repositionsversuche sind aus den o. g. Gründen überflüssig und gefährlich. Extreme Abwinklungen können unter leichtem Zug vorsichtig korrigiert werden.
Die Ruhigstellung sollte heute mit *pneumatischen aufblasbaren Schienen* erfolgen. Die Schienen gewährleisten eine individuelle Anpassung an die Anatomie des Patienten. Sie erfordern keine exakte Achsenrekonstruktion zur Stabilisierung. Zusätzlich wird eine milde *Kompression* ausgeübt, die eine erwünschte antiödematöse Wirkung hat.
Stehen solche modernen Ruhigstellungsmittel nicht zur Verfügung, sind *gepolsterte Schienen*, die weitere Weichteilschäden vermeiden, das Mittel der Wahl, selbst unter Inkaufnahme leichter Achsenabweichungen. Im *Notfall* kann die Schienung eines frakturierten Beines am anderen Bein erfolgen. Die obere Extremität läßt sich durch Fixation am Rumpf für den Transport ausreichend ruhigstellen.
Pneumatische Schienen haben zudem den großen Vorteil, daß sie bis zur definitiven Diagnostik nicht abgenommen zu werden brauchen, da sie strahlentransparent sind. Röntgenaufnahmen sind möglich.

Offene Frakturen

- Steriles Abdecken der offenen Wunde
- identische Versorgung wie bei geschlossenen Frakturen

Komplikationen:
- Ischämie-Syndrom
- neurologische Ausfälle

→ orientierende neurologische und Pulskontrolle

5.2 Offene Frakturen

Gerade bei offenen Frakturen sind *Repositionsversuche* mit Erzielung einer weitgehend achsengerechten Stellung der Extremität zu *unterlassen.* Die Gefahr der weiteren Weichgewebsschädigung ist hier besonders groß.

Bei offenen Frakturen muß immer ein erheblicher Weichteilschaden unterstellt werden. Auf Ischämie-Syndrome *(Pulskontrolle)* und neurologische Ausfälle *(orientierende neurologische Untersuchung)* ist besonders zu achten. Insbesondere ist vor dem Versuch zu warnen, durchspießende Knochenteile wieder unter die Haut zu bringen.
Die Perforationsstelle wird *steril abgedeckt.* Im übrigen werden die Ruhigstellungsgrundsätze wie bei geschlossenen Frakturen beachtet. Der am Unfallort aufgebrachte Verband ist bis zur definitiven operativen Versorgung zu belassen.
Vor neugierigen Blicken auf die offene Frakturstelle, insbesondere auch in der Klinik, sei hier gewarnt. Bei Ruhigstellung in einer modernen pneumatischen Schiene ist nach der Erstversorgung am Unfallort bis zur Versorgung im OP weder ein Verbandswechsel, noch ein Umlagern für Röntgenuntersuchungen erforderlich.

Begleitschäden

- Ischämie
- neurologische Ausfälle dokumentieren

5.3 Begleitschäden

Bereits am Unfallort erkennbare Begleitschäden wie *ischämische* und *neurologische Symptome* müssen im Notarztprotokoll vermerkt werden.

6 Schmerzbekämpfung, Sedierung, Notfallanästhesie

I. Schütz-Steinbach

6.1 Schmerzbekämpfung

Schmerzbekämpfung

Schmerzen sind eines der häufigsten Leitsymptome in der medizinischen Erstversorgung. Schmerztherapie und Sedierung gehören unverzichtbar zur Behandlung des Notfallpatienten, weil Schmerzen als vitale Bedrohung und elementares Angsterlebnis empfunden werden. Diesem subjektiven Erleben kommt aber nicht nur eine psychologische Bedeutung zu: Die dadurch mitverursachte Stimulation des adrenergen Nervensystems mit den entsprechenden Stoffwechselreaktionen ergibt auch eine **klare medizinische Notwendigkeit zur Schmerztherapie.** Das gilt sowohl für den traumatisierten Patienten als auch für den anderweitig schwer Erkrankten, z. B. für den Patienten mit Myokardinfarkt.

Schmerztherapie und Sedierung sind bei der Behandlung akut lebensbedrohlicher Zustände eine begründbare **medizinische Notwendigkeit.**

6.1.1 Pathophysiologie

Pathophysiologie des Schmerzes

Schmerz- und streßbedingte **sympathiko-adrenerge Stimulation** wirkt sich auf das *Herz-Kreislauf-System*, den *Stoffwechsel*, den *Wasser- und Elektrolythaushalt* und auf das respiratorische System aus.

Am **Herz-Kreislauf-System** führt überschießende Sympathikusstimulation zu vermehrter Adrenalin- und Noradrenalinausschüttung mit Hypertonie, Tachykardie und vermehrter Herzarbeit. Die myokardiale Erregbarkeit nimmt zu und der Sauerstoffbedarf des Herzens steigt. Beim akuten Myokardinfarkt kann auf diese Weise das Auftreten von Kammerflimmern begünstigt werden.
Im großen wie im kleinen Kreislauf kommt es durch einen erhöhten Sympathikotonus zu einer Erhöhung des peripheren Widerstandes mit einer Blutverschiebung in die Lunge. Die damit verbundene erhöhte Volumenbelastung des linken Herzens sowie die Nachlasterhöhung durch den Anstieg des Aortendruckes führen zu einer vermehrten Druck- und Volumenbelastung des linken Herzens. Eine Überbelastung des linken Ventrikels (Linksherzinsuffizienz) mit Druckanstieg im linken Vorhof begünstigen einen Rückstau in die Lungenkapillaren (pulmonale Stauung). Die Drücke des linken Vorhofs können dabei sogar zeitweise die Werte in der A. pulmonalis überschreiten, so daß sich die Lungendurchblutung pulssynchron umkehren kann. Auf diese Weise nimmt die *Lungenfunktion ab* und ein *interstitielles Ödem* sowie eine Mikroembolisierung der Lunge werden durch die Stase begünstigt. Es kommt zu einem *Verlust der alveokapillären Integrität*, zu einer Freisetzung von lysosomalen Proteasen und vasoaktiven Substanzen und zur Prostaglandinausschüttung, die ihrerseits wieder Schmerzrezeptoren sensibilisieren kann.
Eine reduzierte Produktion des *Lungensurfactants* und eine Störung seiner Funktion bewirken neben der Veränderung der pulmonalen Hämodynamik eine Einschränkung der Atemmechanik. Die *Lungencompliance* und die *funktionelle Residualkapazität nehmen ab*, der pulmonale Shunt und die Ventilations-Perfusionsstörungen nehmen zu. Die *Entstehung einer respiratorischen Insuffizienz* oder ARDS (*A*dult *R*espiratory *D*istress *S*yndrom) wird begünstigt.

Schmerz/Streß/Trauma
↓
sympathiko-adrenerge Stimulation
↓

- Wasser- und Elektrolythaushalt ↓ Imbalanz- und Flüssigkeitsverschiebungen
- Stoffwechsel ↓ Katabolie
- Herz-Kreislauf-System ↓ Zunahme der Herzarbeit; Zunahme des myokardialen O_2-Verbrauchs; elektrische Irritabilität ↑ ↓ Herzversagen
- respiratorisches System ↓ Verlust der alveolokapillären Integrität; Störungen der Atemmechanik ↓ respiratorische Insuffizienz

Schmerz beeinträchtigt:
- Herz-Kreislauf-System
- respiratorisches System
- Stoffwechsel
- Wasser- und Elektrolythaushalt

1. **Herz-Kreislauf-System**
   - Hypertonie, Tachykardie, Zunahme der Herzarbeit
   - myokardialer Sauerstoffbedarf ↑
   - Neigung zu Herzrhythmusstörungen ↑
   - Pulmonalarterieller Widerstand ↑ (PVR ↑)
   - Systemischer Gefäßwiderstand (Afterload) ↑ (TPR ↑)
   - Druck-Volumenbelastung des linken Herzens → **Linksherzinsuffizienz** später auch **Rechtsherzbelastung** wegen pulmonaler Hypertonie

2. **Respiratorisches System**
   - **Störungen der pulmonalen Hämodynamik:**
     - pulmonale Vasokonstriktion (PVR ↑),
     - pulmonale Stauung → interstitiellem Ödem → Perfusionsabnahme → Mikroembolisierung → Freisetzung von vasoaktiven Substanzen (PRV ↑), lysomalen Proteasen, Prostaglandinen → Schmerz
   - reduzierte **Surfactant-Synthese**, Funktionsstörung des Surfactants → **Verlust der alveokapillären Integrität**
   - **Störungen der Atemmechanik:** Lungencompliance ↓, funktionelle Residualkapazität ↓ → Hypoventilation → pulmonale Shuntzunahme → **respiratorische Insuffizienz**

frühzeitige Analgesie, Sedierung und Sympathikolyse →
Voraussetzung für pulmonale Restitution

Eine *frühzeitige Behandlung* der überschießenden sympathiko-adrenergen Reaktion ist deshalb *Voraussetzung für eine schnelle pulmonale Restitution.* Schmerz- und Streßreduktion sind schon in der präklinischen Notfallbehandlung geboten, um dem Verlust der alveokapillären Integrität entgegenzuwirken. Dies gilt insbesondere, wenn gleichzeitig bestehende Verletzungen des Brustkorbs oder seiner Organe zu einer respiratorischen Insuffizienz geführt haben.

Therapeutisches Ziel von Schmerztherapie, Sedierung und Notfallanästhesie

⟹

> **Therapeutisches Ziel** von Schmerztherapie, Sedierung und Notfallanästhesie ist, den Anteil, den Schmerz und Streß an der *Bedrohung von Vitalfunktionen* haben, *auszuschalten* und damit die *anderen Notfallmaßnahmen wirksam zu unterstützen.* Die Schmerztherapie dient vom medizinischen Standpunkt der Ausschaltung von *lokalen Dysregulationen* und *Organstörungen*, aus humanitärer Sicht der *Behandlung des subjektiven Schmerz-Angsterlebnisses.*

Die beschriebenen Pathomechanismen gelten für den **Notfallpatienten**, der durch eine **Störung seiner Vitalfunktionen** oder zumindest durch eine nicht auszuschließende Einschränkung seiner lebenswichtigen Funktionen definiert ist. Die wichtigsten Krankheitsbilder sind der *Polytraumatisierte*, der Patient mit *akutem Myokardinfarkt*, Patienten mit einer *Lungenembolie*, mit *-ödem, akuter Pankreatitis* oder einem *Pneumothorax.*
Gleichwohl bedürfen auch **Patienten**, die sich „nur" in einer **Notsituation** befinden, der Analgesie und Sedierung. Bei Störungen der **Organfunktion** bestehen, ohne daß eine unmittelbar lebensbedrohliche Gefährdung vorliegt, oft stärkste, therapiebedürftige Schmerzzustände z. B. bei Nieren- und Gallenkoliken oder bei anfallsartigen Kopfschmerzen (Abb. 2–29).

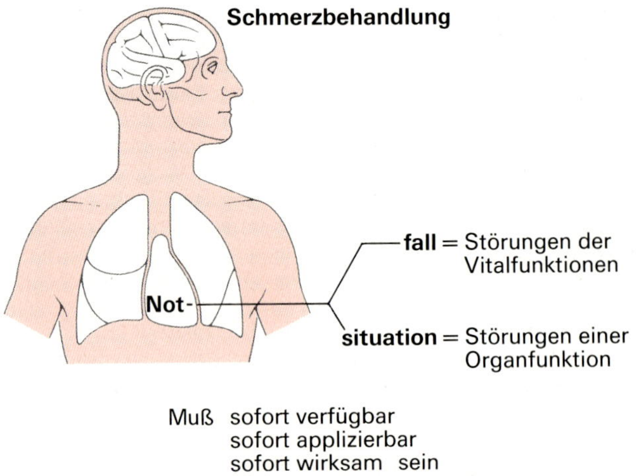

Abb. 2-29: Anforderungen an die Schmerzbehandlung für Notfall und Notsituation

6.1.2 Systemische Analgesie

Systemische Analgesie

Analgesie muß sofort verfügbar, applizierbar und wirksam sein

Analgesie und Sedierung müssen sowohl beim Notfall wie auch beim Patienten in einer Notsituation *sofort* verfügbar sein. Der Forderung nach rascher Wirksamkeit der verabreichten Substanz wird jedoch weder die orale, subkutane noch die intramuskuläre Schmerzmittelverabreichung gerecht.

Für die **systemische Schmerztherapie** bei Notfall und Notsituation kommt *nur* **i.v. Verabreichung** in Betracht

Für die *systemische Schmerztherapie* kommt wegen der gerade bei Schockzuständen ungesicherten Resorption anderweitig verabreichter Analgetika bevorzugt die **intravenöse Applikation** in Betracht. Bei s.c. oder i.m. verabreichten Substanzen kommt es wegen der schlechten Resorption in der Peripherie zunächst zu einer unzureichenden und stark variierenden Resorption und Wirkung, nach Wiederherstellung ausreichender Kreislaufverhältnisse dann zu einem plötzlichen Anfluten aus den nun perfundierten Gebieten. Auch die orale und rektale Verabreichung von Analgetika und Sedativa erscheint durch die bestehende Magen- und Darmatonie bei Schockzuständen wenig sinnvoll.

Bei der i.v. Gabe von Medikamenten an Notfallpatienten oder an Patienten in Notsituationen muß bedacht werden, daß der intravasale Verteilungsraum durch den Schockzustand abgenommen hat. Es empfiehlt sich deshalb, die verabreichten *Einzelmengen zu reduzieren* und *etwa die Hälfte der Substanzmenge zu verabreichen*, die bei normalen Kreislaufverhältnissen üblich ist. Auf diese Weise kann am besten einer relativen Überdosierung mit Zunahme der unerwünschten Nebenwirkungen vorgebeugt werden.

Wegen Abnahme des Verteilungsvolumens im Schockzustand **Reduktion der Einzeldosis** auf die Hälfte der üblichen Menge
- evtl. Verdünnung mit 0,9%iger NaCl-Lsg.
- fraktionierte Gabe

Analgesie im Notfall: Prinzipiell sind folgende Methoden einsetzbar:
1. *systemische Analgesie*
2. *Inhalationsanästhesie*
3. *Lokal- oder Regionalanästhesie*

Notfallanalgesie

Zur **systemischen Analgesie** kommen folgende Substanzgruppen in Betracht:
- Analgetika ohne hypnotischen oder sedativen Effekt (= peripher wirksame Analgetika)
- Kombinationen von Analgetika mit Spasmolytika
- Analgetika mit hypnotischem und/oder sedativem Nebeneffekt (= zentral wirksame Analgetika) oder
- Ketamin, das ebenfalls zentral wirksam ist

Systemische Analgetika

Ein **ideales Analgetikum** für die Notfalltherapie **mit**
- effektiver Analgesie, schnellem Wirkungseintritt und -maximum,
- langer Wirkdauer,
- Befreiung von Angst und Hebung der Stimmungslage (Euphorie),
- Sedierung

und gleichzeitig **ohne**
- Atem- und Kreislaufdepression,
- Nausea und Erbrechen,
- Spasmen der Gallen- und Harnwege,
- Dysphorie und Halluzinationen,
- Auswirkungen auf die Blutgerinnung

gibt es zur Zeit **nicht.**

Ein ideales Analgetikum gibt es nicht!

Bei der Auswahl des geeigneten Analgetikums für den einzelnen Notfallpatienten kommt deshalb der Kenntnis der Wirkungen und vor allem der Nebenwirkungen sowie dem Wissen um den Zeitpunkt des Wirkungseintritts und die Wirkungsdauer eine entscheidende Rolle zu.

Besondere Indikationsgebiete vielfach mehr durch **Nebenwirkungen** als durch spezifische Wirkungen der Analgetika bedingt

6.1.2.1 Peripher wirksame Analgetika

Die peripher wirksamen Analgetika wirken typischerweise am Ort der Schmerzentstehung. Sie hemmen die Prostaglandinsynthese und damit die Sensibilisierung der Nozirezeptoren. Die wichtigsten Substanzen sind bei den Pyrazolderivaten das **Metamizol** (Novalgin®) und bei den Salizylaten die **Azetylsalizylsäure** (Aspisol®) in hoher Dosierung z.B. 1–2 g als Einzeldosis. Bei erstmaliger Applikation ist ihr Effekt oft den Opiaten vergleichbar, bei wiederholtem Gebrauch nimmt ihre Wirkung ab. Die Gruppe der Anilinderivate mit dem **Parazetamol** (Ben-u-ron®) als wichtigstem Vertreter, ist wegen der fehlenden i.v. Applikationsmöglichkeit für die Notfalltherapie nicht geeignet. Metamizol und Azetylsalizylsäure sind *frei von respiratorischen* und *weitgehend frei von kardiozirkulatorischen Nebenwirkungen.* Extrem selten können sie *anaphylaktoide Reaktionen* auslösen, die allerdings unter Notfallbedingungen kaum zu erwarten sind (Abb. 2–30).
Beiden Substanzen gemeinsam ist ein ausreichend schneller Wirkungseintritt (5 min) und eine -dauer von 1 bis 4 Stunden. Beide Substanzen müssen *langsam* über 2 bis 3 min *verabreicht* werden, da bei zu schneller Injektion durch eine Tonusminderung der glatten Muskulatur der periphere Wider-

Peripher wirksame Analgetika
- Hemmung der Prostaglandinsynthese
- Wirkung am Ort der Schmerzentstehung

3 Substanzgruppen:
- Pyrazolderivate, z.B. Metamizol (Novalgin®)
- Salizylate, z.B. Azetylsalizylsäure (Aspisol®)
- Anilinderivate, z.B. Parazetamol (Ben-u-ron®)

Metamizol und Azetylsalizylsäure für Notfallmedizin geeignet, weil i.v.-Gabe möglich

Vorteil:
- frei von respiratorischen Nebenwirkungen
- relativ wenig Kreislaufreaktionen
- schneller Wirkungseintritt (5 min)
- Wirkungsdauer (1–4 h)

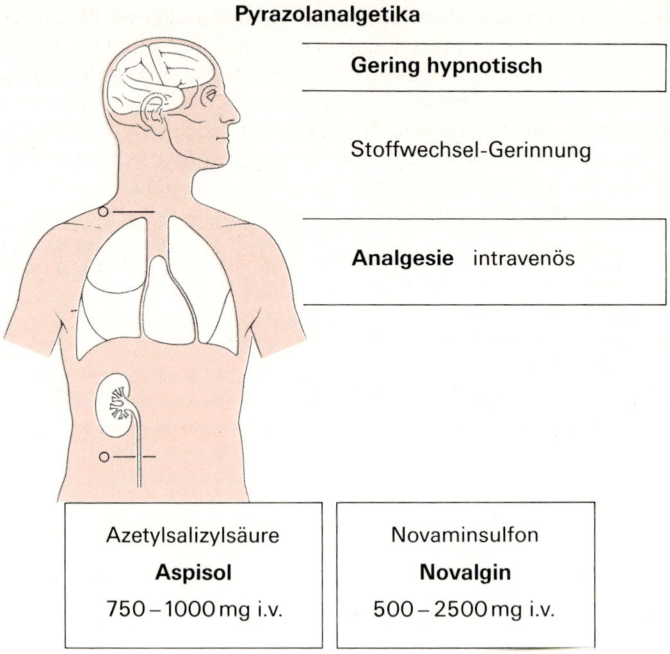

Abb. 2-30: Pyrazolanalgetika

Nachteil:
- **allergische Reaktionen möglich**

Cave: schnelle Injektion → **RR-Abfall**

Indikation
leichte bis mäßige Schmerzzustände

Metamizol
- potenter als ASS
- keine gastrointestinalen Nebenwirkungen
- allergische Agranulozytose (selten)

Azetylsalizylsäure (ASS)
- gastrointestinale Störungen
- Thrombozytenaggregationshemmung

Kontraindikation
- Schädel-Hirn-Trauma bzw.
- Polytrauma (Blutungen!)

Indikation
- akuter Herzinfarkt (evtl. Wirkung auf Thrombus)

Kontraindikation
- Asthma bronchiale

stand gesenkt wird und es zu *Blutdruckabfällen* kommt. Sie lassen sich zur Bekämpfung leichter bis mäßiggradiger Schmerzzustände im Rahmen von Notfall- und Notsituationen einsetzen.
Die analgetische Potenz von **Metamizol** ist dabei der der Azetylsalizylsäure (ASS) überlegen. Metamizol hat keine gastrointestinalen Effekte. Eine selten vorkommende Nebenwirkung ist die *allergische Agranulozytose,* die auch neuerdings diese effektive Substanz in Verruf gebracht hat. Intoxikationen äußern sich durch Exzitationsphänomene und sind dosisabhängig. Eine Ampulle Metamizol enthält 5 ml entsprechend 2,5 g der Substanz. Initial sollte aber nur 50 Prozent injiziert werden, die weitere Gabe sollte von der Wirkung abhängig gemacht werden. Metamizol wird in der Leber oxidiert und nach Glukuronisierung über die Nieren ausgeschieden.
Die **Azetylsalizylsäure** ist gegenüber Metamizol schwächer analgetisch wirksam. Die bekannten gastrointestinalen Störungen durch Hemmung der Mukopolysaccharidsynthese treten erst bei Tagesdosen von 3 g und mehr auf und spielen für die Erstversorgung keine Rolle. Auch die Senkung des Prothrombinspiegels hat in diesem Rahmen keine Bedeutung. Auf die Thrombozytenfunktion wirken sich jedoch schon 0,5 bis 1 g Azetylsalizylsäure negativ aus, weil sie die Thrombozytenaggregation nachhaltig hemmen. Bei traumatischen Notfällen, insbesondere bei Polytraumatisierten und Patienten mit Schädel-Hirn-Trauma, sollte deshalb wegen der Gefahr der Blutungsverstärkung auf die Azetylsalizylsäure verzichtet werden. Demgegenüber ergibt sich beim Verdacht auf einen Herzinfarkt eine *bevorzugte Indikation* für das Salizylat. Der okklutinierende Thrombus soll durch die Applikation von Azetylsalizylsäure in der Frühphase des Myokardinfarktes wieder aufgelöst werden und eine Reperfusion des ischämischen Gebietes erlauben. Intoxikationserscheinungen in Form von Exzitationszuständen werden erst ab 10 g beschrieben. Bei einem Asthma bronchiale sollte auf eine Verabreichung der Azetylsalizylsäure verzichtet werden.

Kombinationen zur Analgesie
Evtl. periphere Analgetika mit Sedativa kombinieren, da sedierende Wirkung bei Analgetika in der Notfalltherapie oft erwünscht

Kombinationen zur Analgesie: Da akute Schmerzzustände häufig mit *Unruhe und vegetativer Dysregulation* einhergehen, ist der fehlende zentrale Angriff der „reinen Analgetika“ nicht durchweg als positiv anzusehen. Wegen der nicht vorhandenen sedierenden Wirkung empfiehlt sich vielfach die *additive Gabe eines Sedativums oder Hypnotikums.* Die Wirkung der reinen Analgetika kann nicht durch Opiatantagonisten beseitigt werden.

Kombinationen von Analgetika mit Spasmolytika: Zur Behandlung von Notsituationen (wie z. B. Gallen- und Nierenkoliken) sind Kombinationen von Metamizol mit atropinartigen Substanzen sehr beliebt und effektiv, da sie wirksam die Spasmen der glatten Muskulatur beseitigen. Sie sind bis auf die dabei auftretende Tachykardie relativ nebenwirkungsarm und deshalb eine der Situation angemessene therapeutische Maßnahme (Tab. 2-1).

Tab. 2-1: Peripher wirksame Analgetika, Spasmolytika

	Dosierung i.bv.	Wirkungseintritt	Wirkungsdauer	Nebenwirkungen
Peripher wirksame Analgetika:				
Azetylsalizylsäure (Aspisol®)	10–20 mg/kg	5 min	1–4 h	anaphylaktoide Reaktionen, Thrombozytenaggregationshemmung
Metamizol (Novalgin®)	10–30 mg/kg	5 min	1–4 h	allergische Reaktion, Schock, Agranulozytose
Spasmolytika:				
Butylscopolamin (Buscopan®	0,3–1,0 mg/kg	2–5 min	20–30 min	Tachykardie
Kombinationspräparate:				
Camylofin + Metamizol (Avafortan®)	1–2 mg/kg 10–20 mg/kg		2–3 h	bei allen Kombinationen im wesentlichen durch Metamizol
Butylscopolamin + Metamizol (Buscopan comp.®)	0,3 mg/kg 22,5 mg/kg	2–3 h		
Pitofenon + Fenpiveriniumbromid + Metamizol (Baralgin®)	0,1–0,15 mg/kg 0,01–0,015 mg/kg 25 mg/kg	6–8 h		

Kombinationen von Analgetika mit Spasmolytika
- Notsituationen Gallen-, Nierenkoliken → Beseitigung von Spasmen der glatten Muskulatur

Nebenwirkung
- Tachykardie, da atropinartige Wirkung (s. Tab. 2-1)

6.1.2.2 Zentral wirkende Analgetika (Hypnoanalgetika)

Die *Hynoanalgetika* mit ihrer analgetischen sowie zentral sedativen bzw. hypnotischen Wirkung beeinflussen die Schmerzempfindung auf verschiedenen Ebenen des ZNS. Ihre Wirkung wird über Bindung an spezifische **Opioidrezeptoren** (vor allem der Delta-, Kappa- und Mü-Rezeptoren) vermittelt. Neben einer Blockierung der nozizeptiven Erregungsüberleitung erfolgt auch eine Aktivierung von absteigenden hemmenden Bahnen. Insgesamt resultiert durch Opioide eine **Anhebung der Schmerzschwelle.**

Die *Leitsubstanz der Hypnoanalgetika* ist das **Morphin**, das als Alkaloid des Opiums schon im 3. Jahrhundert v. Chr. zur Schmerztherapie benutzt wurde. Stellt man die Wirkungen und Nebenwirkungen der einzelnen Opiatanalgetika einander gegenüber, so fällt die *relative Gleichwertigkeit* der derzeit verfügbaren Substanzen auf. In äquipotenter Dosierung sind zumeist auch die Nebenwirkungen gleich stark ausgeprägt.

Zentral wirkende Analgetika = Hypnoanalgetika
Wirkung an verschiedenen Orten des ZNS

Opioidrezeptoren
μ = Mü-Rezeptor
K = Kappa-Rezeptor
δ = Delta-Rezeptor
σ = Sigma-Rezeptor
Opioide heben die Schmerzschwelle an

> **Nebenwirkungen:** Die *Nebenwirkungen* der Hypoanalgetika sind zahlreicher als die der peripher wirksamen Substanzen. Am **Atemzentrum** kommt es zu einer Atemdepression.

Nebenwirkungen
⇐

Ursache ist eine verminderte Ansprechbarkeit des Atemzentrums gegenüber erhöhten pCO_2-Werten. Dabei bleibt die pO_2-Empfindlichkeit erhalten. Der Quotient aus Atemdepression/Analgesie scheint bei allen Hypnoanalgetika weitgehend gleich zu sein, so daß stärker analgetisch wirksame Substanzen gleichzeitig auch eine stärkere Atemdepression nach sich ziehen. Typisch ist bei der morphinbedingten Atemdepression das Auftreten einer sog. *Komman-*

– verminderte pCO_2-Ansprechbarkeit am Atemzentrum

Je stärker die Analgesie, desto stärker die Atemdepression

Kommandoatmung
Durch Aufforderung an den Patienten, zu atmen, kann die opioidbedingte Apnoe überwunden werden

doatmung. Die Atmung wird verlangsamt bis hin zum Atemstillstand, kann aber durch Aufforderung des Patienten, tief Luft zu holen, wieder aufgenommen werden. Der Zeitpunkt der maximalen Atemdepression hängt von der Pharmakologie der unterschiedlichen Substanzen ab. Auch das Ausmaß der Sedierung und die psychische Beeinflussung ist von Substanz zu Substanz verschieden.

Übelkeit und Brechreiz
können bei allen Opioiden auftreten

Übelkeit und Brechreiz werden durch Beeinflussung der Area postrema der Medulla oblongata (Chemorezeptoren-Triggerzone) hervorgerufen. Das Ausmaß dieser Symptome ist abhängig von der verabreichten Gesamtmenge an Opioid, der Geschwindigkeit der Injektion und der verwendeten Substanz. Übelkeit und Brechreiz treten insbesondere bei nicht bettlägerigen Patienten im Rettungsdienst häufiger auf. Die Inzidenz für Nausea wird zwischen 10–60 %, die für Erbrechen mit etwa der Hälfte angegeben.

Gebräuchliche **Antiemetika** sind:
- Metoclopramid I
- Droperidol
- Triflupromazin

Diese Effekte sind durch Gabe von Antiemetika z. T. antagonisierbar, z. B. kleine Mengen von Triflupromazin (Psyquil®), Droperidol (Dehydrobenzperidol®) oder durch Gabe von Metoclopramid (Paspertin®).

spastische Kontraktion der Gallenwege

An den **glatten Muskeln** der Hohlorgane kommt es durch Opioide zu einer *Tonuszunahme* bis hin zum Auftreten von *Spasmen.* So kann der Druck vor allem in den Gallenwegen bis zum 10fachen ansteigen. Atropinabkömmlinge können diese Wirkungen jedoch teilweise wieder rückgängig machen.

hämodynamische Nebenwirkungen
- Pulsfrequenzabnahme
- Vasodilatation
- leichte Blutdruckabnahme

} allenfalls gering

Ausnahme: Pentazozin, Pethidin
Cave: beim Koronarkranken

Die **hämodynamischen Wirkungen** der meisten Opiatabkömmlinge sind gering. Sie bestehen zumeist in einer unterschiedlich stark ausgeprägten Pulsfrequenzabnahme und einer geringen Vasodilatation. Stärkere Blutdruckabfälle treten normalerweise nur dann auf, wenn hohe Dosen schnell verabreicht werden und gleichzeitig eine Hypovolämie besteht. Eine Ausnahme bilden lediglich Pentazozin (Fortral®) und Pethidin (Dolantin®), die wegen ihrer hämodynamischen Nebenwirkungen beim Koronarkranken nur mit besonderer Vorsicht angewendet werden sollten.

Histaminfreisetzung:
am häufigsten bei Pethidin und Morphin. Pentazozin und Piritramid sollen keine Histaminfreisetzung verursachen.

Alle Hypnoanalgetika können in unterschiedlichem Ausmaß **Histamin freisetzen**, dabei soll die Histaminausschüttung beim Morphin besonders hoch sein, beim Dolantin gibt es unterschiedliche Angaben.

antitussive Wirkung:
vor allem Morphin, Fentanyl

Eine **antitussive** Wirkung ist vor allem beim Morphin zu erwähnen, ihre Bedeutung für die Notfallmedizin bleibt jedoch eher gering.

Suchtgefahr:
für einmalige Gabe im Rahmen der Notfalltherapie zu vernachlässigen

Das Problem der **Suchterzeugung** und der Opiatabhängigkeit ist zwar für die Notfalltherapie zu vernachlässigen, dennoch besteht wegen des Verwaltungsaufwandes nach dem Betäubungsmittelgesetz eine erhebliche Einschränkung in der Verfügbarkeit der Hypnoanalgetika für den Erstbehandelnden. *Tramadol* (Tramal®) ist z. Z. das einzige nicht BtMG-pflichtige Schmerzmittel aus der Opiatreihe (Tab. 2-2).

Neben der Ausprägung der Nebenwirkungen ist vor allem die **Pharmakokinetik** der Analgetika wichtig für die Notfalltherapie. schnelle und langanhaltende Wirkung gewünscht

Cave: Lange Wirkungsverzögerung
→ Gefahr der frühen Nachinjektion

Wenn man von der unterschiedlichen Ausprägung der Nebenwirkungen bei den verschiedenen Opiatabkömmlingen absieht, sind der *schnelle Wirkungseintritt* und eine *lange Wirkungsdauer* die wichtigsten Kriterien für die Eignung eines Analgetikums für die Notfalltherapie (Tab. 2-3). So sind auch bei i.v. Gabe Wirkungslatenzen von 2, aber auch von 20–30 min nach Injektion des Opioids möglich. Durch derartige *Wirkungsverzögerungen* wird zum einen

Tab. 2-2: Zentral wirksame Analgetika (Hypnoanalgetika)

	(Normal-)Dosierung i.v. zunächst 50 % davon!	Wirkungs-eintritt	Wirkungs-maximum	Wirkungs-dauer
Opiatagonisten				
Morphin	5–10 mg	2–3–5 min	20 min	3–5 h
Pethidin	50–100 mg	1–2 min	15 min	2–3 h
Piritramid	7,5–15 mg	2–3 min	7–10 min	5–6 h
Fentanyl	0,05–0,1 mg	20 sek (Analgesie-effekt)	**5 min**	20–30 min
Tramadol	50–100 mg	5–8 min	20 min	3–4 h
Partielle Opiatagonisten				
Pentazozin	30–60 mg	2–6 min	15 min	3–4 h
Buprenorphin	0,15–0,3 mg	10–15 min	45 min	6–8–10 h
Ketamin	0,25–0,5 mg/kgKG ≈ 20–40 mg	1–2 min	5–10 min	10–45 min

Tab. 2-3: Zentrale und periphere Nebenwirkungen der Hypnoanalgetika

- Atemdepression
- Sedierung
- Neusea, Erbrechen
- Miosis
- Tonuserhöhung der glatten Hohlorganmuskulatur
- unterschiedliche hämodynamische Beeinflussung
- Histaminliberation
- antitussive Wirkung
- Abhängigkeit

Tab. 2-4: Wirkungen und Nebenwirkungen der Opiatagonisten und antagonisten

	Analgesie	Antagonisierung	Atemdepression	Kreislaufdepression	Konvulsive Wirkung	Antitussive Wirkung	Histaminfreisetzung	Nausea Erbrechen	Spasmolyse Galle/Niere	Hypnose/ Sedierung
Opiatagonisten										
Morphin	+++	Naloxon	+++	+	(+)	++	++	++	– +	++
Pethidin	++	Naloxon	+++	++	(+)	–	+++	++	(+) +	+
Piritramid	++	Naloxon	++	+	– !		–	(+)	– +	+++
Fentanyl	+++++	Naloxon	+++++	+	+	+++	(+)	+	– +	+
Tramadol	+	Naloxon	(+)	(+)				+	– +	+
Partielle Opiatagonisten										
Pentazozin	++	Naloxon	+	+	++	+	–	+	+! +	(+)
Buprenorphin	+++	ø	+++	+	(+)			++	– +	++

nicht dem Wunsch nach rascher oder sofortiger Verfügbarkeit des Analgetikums Rechnung getragen, zum anderen besteht die Gefahr einer Überdosierung, wenn in Unkenntnis dieser Wirkungslatenzen nachinjiziert wird (Tab. 2-4).

Morphin

Morphin, dem klassischen Vertreter der Opiate, kommt auch heute noch eine bevorzugte Rolle in der primären Schmerzbehandlung zu. Beim Vergleich der Analgetika untereinander bezüglich der Wirkungspotenz beziehen sich die Angaben jeweils auf 10 mg Morphin als Äquivalentdosis. Nach i.v. Gabe wirkt Morphin in 3–5 min und hat sein Wirkungsmaximum nach 20 min erreicht. Die Wirkungsdauer beträgt 3–5 Stunden. Das Maximum der Atemdepression tritt schon nach 7 min ein, also zu einem Zeitpunkt, zu dem noch eine optimale Überwachung durch den erstbehandelnden Arzt gewährleistet ist. Der zu erzielende *analgetische Effekt* wird mit *gut bis sehr gut* bezeichnet und die leicht euphorisierende und sedierende Wirkung ist zumeist erwünscht. Psychomimetische Effekte oder Exzitationsphänomene treten selten auf. Beim liegenden Patienten hat Morphin eine zu vernachlässigende Wirkung auf den Kreislauf. Als Folge einer leichten peripheren Vasodilatation (TPR ↓) kann ein geringer Pulsfrequenzanstieg (HF ↑) und Blutdruckabfall (RR ↓) beobachtet werden. Das Herzzeitvolumen bleibt konstant oder steigt leicht an. Morphin als Monosubstanz ist nicht negativ inotrop.

Morphin
i.v. 3–5 min Wirkungseintritt
20 min Maximum
max. Atemdepression 7 min

Analgesiequalität:
- gut bis sehr gut
- euphorisierend, sedierend
- Exzitationsphänomene selten

Kreislaufwirkungen gering
Herzzeitvolumen konstant
keine Steigerung des PA-Druckes
keine Sympathikusstimulation

Indikationen: Die fehlenden sympathikomimetischen Eigenschaften und die fehlende Erhöhung des Pulmonalisdruckes machen das Morphin momentan zum *Mittel der Wahl* beim kardialen Risikopatienten und dem *Patienten mit akutem Herzinfarkt.*
Beim *Lungenödem* soll Morphin den Hering-Breuer-Reflex unterdrükken, so daß die Exspiration so lange verhindert wird, bis eine adäquate Einatmung erfolgt ist. Gleichzeitig besitzt Morphin eine antitussive Wirkung. Deshalb gilt Morphin bei *Lungen-* und *Bronchusverletzungen,* beim Lungenödem und bei *Herzinsuffizienz mit Dyspnoe* als die Substanz mit der ersten Priorität.

Indikation

Cave:
- Asthma bronchiale
- Cor pulmonale
- Allergiker

Vorsicht ist hingegen geboten, wenn ein *Asthma bronchiale* oder ein *Cor pulmonale* vorliegen, weil Morphin das Atemzentrum hemmt, auch vergleichsweise zu anderen Opiaten relativ viel Histamin ausschüttet und den Hustenreflex unterdrückt.

An den glatten Muskeln des Gastrointestinaltraktes führt Morphin zu einer *spastischen Bewegungsverarmung* und an den *Sphinkteren* vor allem der Gallenblase, aber auch der Ureteren und Harnblase, zu einer *Tonuserhöhung.*

Kontraindikation
- Gallenkolik
- Pankreatitis
- Harnverhalten bzw. Prostatahypertrophie

Eine **Kontraindikation** für Morphin besteht also bei einer *Gallenkolik* und bei *Pankreatitiden*; bei einer *Prostatahypertrophie* muß mit Miktionsstörungen gerechnet werden. Neuere Untersuchungen geben eine günstige Wirkung der Opioide und auch des Morphins bei einer Nierenkolik an (Abb. 2-31).

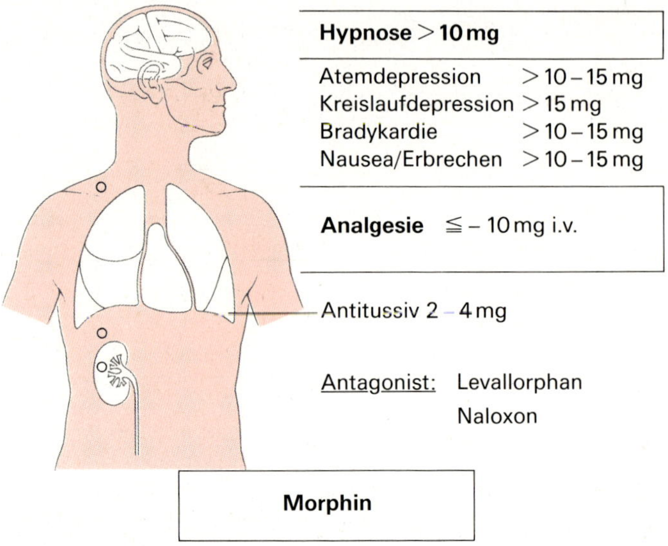

Abb. 2-31: Zusammenstellung einiger klinisch wichtiger Qualitäten von Morphin

Pethidin (Dolantin®)
- i.v. 1–2 min Wirkungsbeginn
- 15 min Wirkungsmaximum
- Dauer: 2–3 Stunden
- Ceiling-Effekt bei 200 mg
- Tremor und Agitiertheit möglich
- nicht antitussiv

Pethidin

Pethidin (Dolantin®) zeigt neben dem Fentanyl mit 1 bis 2 min den kürzesten Wirkungsbeginn. Nach 15 min ist schon das Wirkungsmaximum erreicht, die Wirkungsdauer ist allerdings auf 2 bis 3 Stunden beschränkt. Im Gegensatz zu Morphin gibt es bei Dolantin einen Ceiling-Effekt, so daß ab Dolantinmengen von etwa 200 mg keine weitere Steigerung der Analgesie mehr zu erreichen ist, andererseits aber die psychomimetischen Nebenwirkungen wie Tremor und Agitiertheit zunehmen. In äquianalgetischer Dosierung (ungefähr das 10fache wie Morphin) ist Pethidin genauso stark analgetisch, aber auch so atemdepressiv wie Morphin. Die antitussive Komponente fehlt dem Pethidin.

auf glatte Muskulatur
dilatierender Effekt
- Vasodilatation (RR ↓)
- Ureterdilatation

Auf die **glatte Muskulatur** des Darmes, der Ureteren und der Arterien hat Pethidin einen anticholinergen (atropinartigen), d. h. *dilatierenden Effekt. Am Sphinkter Oddi verursacht Pethidin einen geringeren Spasmus* und ist deshalb zur Behandlung einer Gallenkolik besser geeignet als Morphin.

starke Histaminfreisetzung
urtikarielle Quaddeln oberhalb der Vene, in die injiziert wurde

Pethidin führt zu einer *Histaminausschüttung* und verursacht dabei typischerweise urtikarielle Quaddeln oberhalb der Venen, in die es injiziert wurde. Da Pethidin wie Morphin auch einen Asthmaanfall auslösen kann, sollte es nicht beim Asthmatiker empfohlen werden.

hämodynamische Auswirkungen
stärker als bei anderen Analgetika RR ↓, HF ↑

auch RR-Anstiege möglich
Schwitzen, Unruhe, Koma

Cave:
Arzneimittelinteraktionen mit Barbituraten bei MAO-Hemmern kontraindiziert.

Cave: möglichst nicht beim frischen Myokardinfarkt wegen Tachykardie

Von einer *hämodynamischen Neutralität* kann *nicht gesprochen werden.* Durch Pethidin kommt es zu den wohl *stärksten Blutdruckabfällen* nach einem Opioid und zu den deutlichsten Herzfrequenzanstiegen. Andererseits können auch initiale Blutdrucksteigerungen, Schwitzen, Unruhe und sogar Koma auftreten. Mit Barbituraten, aber auch mit Monoaminooxidasehemmern bestehen *ausgeprägte Arzneimittelinteraktionen*, die bei Gabe der letzteren ganz zu einem Verzicht auf Pethidin führen sollten. Auch bei Patienten mit einem *frischen Myokardinfarkt* sollte auf die *Verabreichung von Pethidin verzichtet werden*, da es keine Vorteile gegenüber dem Morphin besitzt.

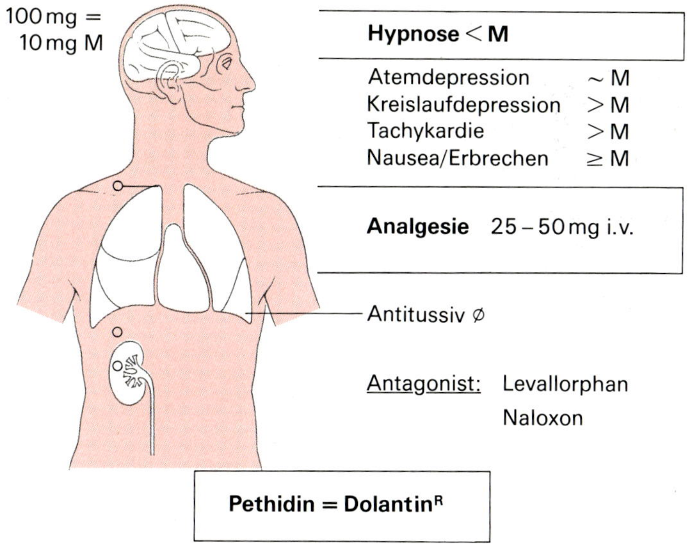

Abb. 2-32: Zusammenstellung einiger klinisch wichtiger Qualitäten von Pethidin

Besondere Indikation

⇦

Zur Behandlung von Nierenkoliken oder Spasmen des Magen-Darm-Kanals soll es besonders gut geeignet sein, nach neueren Untersuchungen sollen bei Nierenkoliken alle Opioide gut spasmolytisch wirksam sein (Abb. 2-32).

Piritramid

Piritramid (Dipidolor®) hat eine geringere analgetische Potenz als Morphin, dafür ist der Wirkungseintritt und das *Wirkungsmaximum schneller erreicht.* Die Analgesie hält mit bis zu 6 Stunden deutlich länger an als die des Morphins. Piritramid verursacht *keine* Histaminfreisetzung. Die fehlenden bis seltenen allergischen Reaktionen zeichnen gerade dieses Präparat aus. Auf das Herz-Kreislauf-System hat Piritramid auch beim Koronarkranken keinen nachweisbaren Einfluß, die orthostatische Stabilität ist gewährleistet. RR-Abfälle treten nur bei schneller Injektion und gleichzeitiger Hypovolämie auf. Im Vergleich zum Morphin wirkt Piritramid *weniger atemdepressiv*, woraus sich die große Sicherheitsbreite der Substanz ableitet. Die *sedierende Wirkung* ist dagegen *stärker* als beim Morphin. Lange Analgesiedauer und ausge-

Piritramid
analgetische Potenz geringer als bei Morphin
schneller Wirkungseintritt (2–3 min)
Wirkungsmaximum (9 min)
• Wirkungsdauer bis 6 h

keine Histaminfreisetzung

Hämodynamik äußerst stabil, außer bei Volumenmangel
Geringere Atemdepression

starke sedierende Wirkung

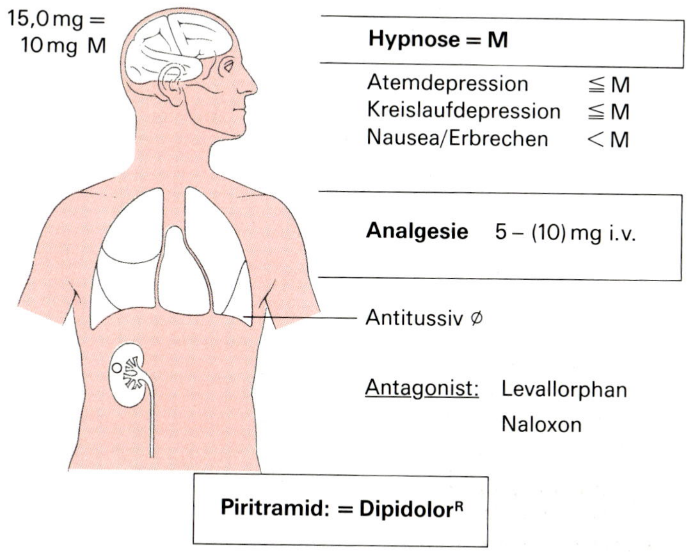

Abb. 2-33: Zusammenstellung einiger klinisch wichtiger Qualitäten von Piritramid

Nausea und Erbrechen relativ selten

keine erregungssteigernden Eigenschaften

für Epileptiker gut geeignet

gutes Analgetikum für Notfalltherapie

prägte hypnotische Wirkung können aber gerade unter dem Aspekt der Akutversorgung als vorteilhaft angesehen werden.
Nausea und Erbrechen sollen seltener auftreten. Piritramid hat keine erregungssteigernden Eigenschaften und kann deshalb auch *gut bei Epileptikern* eingesetzt werden. Damit wird das Piritramid zumindest zu einer Alternativsubstanz des Morphins bei der Behandlung schwerer akuter Schmerzzustände (Abb. 2-33).

Pentazocin
ein gutes Analgetikum bei Gallenleiden

schneller Wirkungseintritt (2–6 min)
Wirkungsdauer 3–4 h

Der **Ceiling-Effekt** (ab 1 mg/kgKG) soll sich nicht nur auf die Analgesie, sondern auch auf die Atemdepression erstrecken.

Häufiger **Dysphorie** und **Halluzinationen**

Blutdruckanstieg, Herzfrequenzanstieg, Pulmonalarteriendruckanstieg!
Erhöhung des myokardialen Sauerstoffverbrauchs

Pentazocin

Nahezu alle Hypnoanalgetika verursachen eine deutliche Steigerung des intrabilären Druckes mit Ausnahme von Pentazocin (Fortral®). Deshalb ist Pentazocin insbesondere *bei Gallenkoliken indiziert.* Pentazocin gehört zu der Gruppe der partiellen Opiatantagonisten. Die Wirkung tritt nach 2 bis 6 min ein und erreicht ihr Maximum nach 15 min. Die Wirkungsdauer beträgt 3 bis 4 Stunden. Ab einer Dosierung von 1 mg/kgKG tritt ein **Ceiling-Effekt** auf, der sich *auch auf die Atemdepression* erstrecken soll. Allerdings wird als Äquivalentdosis zu 10 mg Morphin teilweise 30–60 mg Pentazocin angegeben. Bei der ersten Äquivalentdosis fällt die Atemdepression von Morphin, Pethidin und Pentazocin gleich stark aus. *Häufiger* als nach Einsatz anderer Substanzen muß nach Pentazocin mit psychomimetischen Effekten wie *Dysphorie* und *Halluzinationen* gerechnet werden.
Sympathikomimetische Effekte lassen den Blutdruck und die Herzfrequenz steigen, der myokardiale Sauerstoffverbrauch wird erhöht. Widersprüchliche Befunde liegen bezüglich der Erhöhung des Pulmonalarteriendruckes vor allem im Rahmen eines Myokardinfarktes vor.

Kontraindikation

> Auf Grund dieser Unsicherheit und der meist nicht sofortigen Verfügbarkeit eines entsprechenden Monitorings sollte im Rahmen der Erstversorgung bei *kardialen und pulmonalen Risikopatienten am besten ganz auf die Anwendung von Pentazocin verzichtet werden.*

Partieller Opiatantagonist durch Naloxon antagonisierbar

nur geringe sedierende Wirkung

Als partieller Opiatantagonist kann Pentazocin nur durch einen reinen Antagonisten wie Naloxon antagonisiert werden, antagonisiert aber seinerseits die reinen Opiatagonisten.
Wegen seiner **geringen sedierenden** Wirkung, der relativ schwachen und sich erschöpfenden Atemdepression und wegen des eher ansteigenden Blutdrucks bleibt Pentazocin jedoch sicherlich weiter ein geeignetes Analgetikum in der täglichen Routine (Abb. 2-34).

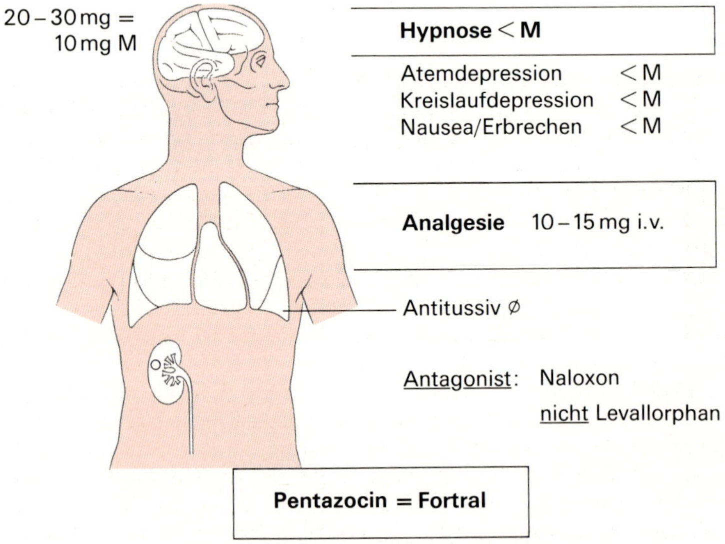

Abb. 2-34: Zusammenstellung einiger wichtiger Qualitäten von Pentazocin

Buprenorphin
Buprenorphin (Temgesic®) gehört wie Pentazocin in die Gruppe der partiellen Opiatagonisten. Es hat eine große analgetische Wirksamkeit. Bereits 0,3 mg der Substanz sind äquipotent zu 10 mg Morphin. Wie Pentazocin und Pethidin hat auch diese Substanz einen **Ceiling-Effekt**, der bei 1,2 mg beginnt. Auf Grund einer intensiven Rezeptorhaftung weist Buprenorphin eine *Wirkungsdauer von 6 bis maximal 10 Stunden* auf. Wegen dieser intensiven Rezeptorbindung ist es jedoch selbst von hohen und höchsten Dosen eines Opiatantagonisten nicht zu verdrängen. Buprenorphin ist auch durch *Naloxon als reinem Opiatantagonisten nicht antagonisierbar.* **Nachteilig** im Bezug auf die Pharmakologie ist auch der Wirkungsbeginn von 10 bis 15 min und das -maximum von 45 min. Damit wird diese Substanz der Forderung nach einem sofort verfügbaren und wirksamen Medikament zur Analgesie bei der Erstversorgung nicht gerecht. Ein weiterer Nachteil ist, daß die *Atemdepression* nach i.v. Gabe *erst nach 45 min auftritt.* Oft hat vorher eine erneute Nachinjektion stattgefunden, oder schlimmer, der Patient wird zu diesem Zeitpunkt nicht mehr optimal überwacht. Ansonsten ist Buprenorphin ein gutes Analgetikum. Im Vergleich zu Pentazozin zeigt es deutliche **Vorteile**: Es treten *weniger Dysphorien* auf und die *Sedierung ist stärker.* Die *hämodynamische Beeinflussung* durch Buprenorphin ist *allenfalls gering.* Das Herzzeitvolumen wird wenig verändert, der periphere und pulmonale Widerstand verringert sich nur geringfügig, und es kommt nur zu einer Senkung des Blutdruckes und der Herzfrequenz von maximal 8 bis 15 Prozent. In Bezug auf die hämodynamischen Einflüsse schneidet dieser partielle Opiatantagonist nicht schlechter als der Agonist Morphin ab.

Buprenorphin
Partieller Opiatantagonist
große analgetische Wirksamkeit

Ceiling-Effekt

Wirkungsdauer 6–10 h

nicht durch Naloxon antagonisierbar

langsamer Wirkungsbeginn (10–15 min)
damit für Notfallmedizin nicht geeignet

Atemdepression tritt erst spät (45 min) nach i.v. Gabe auf

wenig Dysphorien
sedierende Wirkung
geringe hämodynamische Nebenwirkungen

an sich ein gutes Analgetikum

Tramadol
Tramadol (Tramal®) gehört vermutlich in die Gruppe der reinen Agonisten. Die analgetische Effektivität ist im Vergleich zu den anderen Vertretern dieser Substanzklasse deutlich geringer. Die *äquipotente Dosis* wird mit *50 bis 100 mg angegeben.* Wie bereits erwähnt, *ist es das z. Zt. einzige Opioid,* das *nicht dem Betäubungsmittelgesetz unterliegt* und somit ohne Einschränkungen zur Verfügung steht. Der Wirkungseintritt erfolgt in 5 bis 8, der maximale Effekt ist nach 20 min erreicht. Mit einer Wirkungsdauer von 3 bis 4 Stunden ist die Analgesie für die Erstbehandlung hinreichend lang. Die *Atemdepression* ist *deutlich geringer* als bei allen anderen aufgeführten Substanzen. Die *leicht sedierende Wirkung* wird bei den meisten Notfallpatienten als erwünscht angesehen. Das hämodynamische System bleibt unbeeinflußt. Es tritt insbesondere keine relevante Blut- oder Pulmonalisdruckerhöhung auf. Die therapeutische Breite der Substanz ist hoch. Es kann mit Morphin bei unzureichender analgetischer Wirkung kombiniert werden.

Tramadol
reiner Agonist
analgetische Effektivität relativ gering (Äquivalentdosis 50–100 mg)
Zur Zeit **einziges Opioid, das nicht dem Betäubungsmittelgesetz unterliegt**
Wirkungseintritt rasch (5–8 min)
Wirkungsdauer 3–4 h
minimale Atemdepression
leicht sedierende Wirkung
kein Einfluß auf Hämodynamik
große therapeutische Breite
→ für Notfallmedizin gut geeignet
bei unzureichender Wirkung Kombination mit Morphin

Ketamin
Die schmerzlindernden Eigenschaften von Ketamin (Ketanest®) in nicht narkotisch wirksamen Konzentrationen sind wiederholt mit gutem Erfolg bei Notfallpatienten eingesetzt worden. Dabei kann mit dieser Substanz u. U. *auch die i.m. Applikation zur Anwendung kommen.* Nach i.v. Gabe von 0,25 bis 0,5 mg/kgKG Ketamin kann *in 5 bis 10 min* schon der *maximal analgetische Effekt* erreicht werden. Ketamin hat mit 10 bis 45 min eine relativ kurze Wirkdauer, wobei allerdings der analgetische Effekt die hypnotische Wirkung überdauert. Die Gefahr der Aspiration ist durch die bei Ketamin erhaltene pharyngeale und laryngeale Reflexaktivität zwar relativ klein, dennoch besteht bei *hypnotisch wirkenden Dosierungen die Gefahr der Aspiration.* Für die i.m. Gabe von Ketamin beim Notfallpatienten werden zunächst nicht mehr als 0,5 mg/kgKG Ketamin empfohlen, da mit 1 mg/kgKG bereits vorübergehende deutliche Einschränkungen der Bewußtseinslage aufgetreten sind. Kennzeichen dieses hypnotisch wirksamen Analgetikums ist die *Kreislaufstimulation* mit *Blutdruckanstieg und Pulsanstieg* bzw. die Kreislaufindifferenz auch bei Vorliegen einer Hypovolämie. Gleichzeitig steigen aber auch der pulmonale Gefäßwiderstand und der myokardiale Sauerstoffverbrauch sowie der Hirndruck an. Aus diesen Gründen wird empfohlen, bei Patienten mit schwerem Schädel-Hirn-Trauma oder frischem Myokardinfarkt grundsätz-

Ketamin

der maximale analgetische Effekt schon nach 5–10 min bei i.v. Gabe
Dosis 0,25 mg/kgKG für Analgesie i.v.

hypnotische Wirkung nur 10–45 Minuten – analgetische länger

erhaltene pharyngeale und laryngeale Reflexaktivität.
Bei hypnotisch wirkenden Dosierungen besteht aber auch Aspirationsgefahr
Kreislaufstimulation RR ↑, HF ↑
Gefahr des Blutdruckabfalls auch bei Hypovolämie gering
Hirndruck ↑?, pulmonaler Gefäßwiderstand ↑
myokardialer O_2-Verbrauch ↑

Cave:
- schweres Schädel-Hirn-Trauma unter Spontanatmung
- Myokardinfarkt, Angina pectoris, Hypertonie
- Epilepsie

Vorteile:
- geringe Atemdepression (verändertes Atemmuster)
- Bronchialwiderstand ↓ → günstig beim Asthma bronchiale
- Volumenmangelschock (nur geringer RR-Abfall)
- Verbrennungspatienten: gute Analgesie bei erhaltener Spontanatmung.

Nachteile:
- Halluzinationen, unangenehme Träume,
- Sehstörungen,
- überschießende Sympathikusstimulation → durch Benzodiazepine (z.B. Valium®, Dormicum®) günstig zu beeinflussen.
- verstärkte Salivation → Laryngospasmusgefahr → Atropin i.m. bei Kindern

Inhalationsanalgesie
technisch zu aufwendig für die Erstversorgung

Kooperation und Einsicht des Patienten notwendig

ansonsten: wenig Nebenwirkungen Lachgas-Sauerstoffgemisch

Lokal- und Leitungsanästhesie zur Analgesie:

Voraussetzung:
- kooperativer Patient
- in Regionalanästhesie trainierter Arzt

Obere Extremität

bei **interskalenärer Plexusblockade** keine schmerzverstärkende Lagerung notwendig

axillare Plexusanästhesie:
Abduktion des Oberarms notwendig
Die Anästhesie erfaßt nicht den Schultergürtel, ist aber risikoarm

Voraussetzung: zumindest orientierende neurologische Untersuchung der Extremität, die behandelt werden soll

Dokumentation: Zeit, Menge, Art der verabreichten Substanz, Methode

Nachteile:
1. Handchirurg wünscht sich einen eigenen Befund über Nervenfunktion

lich auf die Gabe von Ketamin zu verzichten. Auch eine bestehende Angina pectoris, eine Hypertonie oder ein Krampfleiden machen die Anwendung von Ketamin problematisch.

Ketamin bewirkt normalerweise *keine Atemdepression*, das Atemmuster verändert sich allerdings, so daß nach frequenten kleinvolumigen Atemzügen auch apnoeische Phasen auftreten. Dabei bleiben auch bei höheren Ketamindosen die Kohlendioxidpartialdrücke im Normbereich. Ketamin vermindert den Bronchialwiderstand und wird deshalb gerade beim *Asthmatiker* gern eingesetzt. Patienten im *Volumenmangelschock* und Patienten mit *Verbrennungen* sind ebenfalls ein bevorzugtes Klientel. Wegen der Erzeugung von Halluzinationen, unangenehmen Träumen, Schwindel, Übelkeit und Sehstörungen wird zusätzlich eine *niedrig dosierte Gabe von Benzodiazepinen empfohlen.* Dadurch lassen sich auch die überschießenden Kreislaufreaktionen wie RR-Anstieg und Pulsfrequenzanstieg günstig beeinflussen.

Abschließend muß auf die *verstärkte Salivation* sowie auf die gesteigerte Erregbarkeit der Kehlkopfreflexe aufmerksam gemacht werden, weil beides bei Manipulationen im Nasen-Rachen-Raum die Entstehung eines *Laryngospasmus* begünstigt. Eine i.m. Gabe von Atropin sollte deshalb vor allem bei *Kindern* zumindest bei einer Ketaminnarkose erfolgen.

6.1.3 Inhalationsanalgesie

Die Inhalationsanalgesie hat eigentlich nur in Großbritannien notfallmedizinische Relevanz erreicht. Die Verabreichung von Inhalationsanalgetika wie Lachgas und Penthrane sind zumindest an das Vorhandensein eines einfachen Inhalationsapparates gebunden und erfordern Kooperation und Einsicht des Patienten in die Notwendigkeit zur Mitarbeit. Beides sind Voraussetzungen, die oft nicht erfüllt sind. Ansonsten ist die Verabreichung von Lachgas eine effektive und nebenwirkungsarme Methode, die bei 30–40% Lachgas im inspiratorischen Gemisch den gleichen analgetischen Effekt wie 15 mg Morphin erreicht.

6.1.4 Lokal- und Leitungsanästhesie

Die Verfahren der Lokal- und Leitungsanästhesie werden nur mit erheblichen Einschränkungen zur Analgesie verwendet. Zu ihrer adäquaten Durchführung und Wirksamkeit gehört in der Regel ein *kooperativer Patient* und ein mit dieser Methode ständig *trainierter Arzt.*

6.1.4.1 Obere Extremität

Für Verletzungen der oberen Extremität mit Schulterregion wird teilweise die *interskalenäre Plexusblockade* nach Winnie empfohlen, weil bei dieser Blockade keine komplizierte oder schmerzverstärkende Lagerung notwendig ist. Potentiell nachteilig bleibt, daß es dabei zu einer Phrenikus- oder Rekurrensblockade, bei Injektion in die rückenmarksnahen Räume zu hohen Regionalanästhesien kommen kann. Bei einer Injektion in die A. vertebralis können Intoxikationsphänomene der Lokalanästhetika auftreten. Bei einer **axillären Plexusanästhesie** wird dagegen der Schultergürtel analgetisch nicht mit erfaßt, außerdem ist eine Abduktion des Oberarms mit evtl. Schmerzverstärkung notwendig. Die Methode selbst ist dafür *risikoarm.*

Nachteile: Bei einer im Rahmen der Erstbehandlung durchgeführten Plexusanästhesie muß zuvor *zumindest eine orientierende neurologische Untersuchung* der Extremität durchgeführt und *dokumentiert* werden. Anästhesietechnik und Menge sowie Art des verabreichten Lokalanästhetikums ist mit Zeitangabe an den nächstbehandelnden Arzt weiterzugeben. Bei schweren Verletzungen der oberen Extremität, die einer chirurgischen Primärversorgung bedürfen, wird aus *zwei* Gründen eine sofortige *Plexusanalgesie* als *ungünstig* angesehen:

- Der weiterbehandelnde Handchirurg will sich sein eigenes Bild über die Nervenfunktion der Extremität machen;

- für den Anästhesisten, der bei dem Patienten eine Regionalanästhesie für die operative Versorgung durchführen will, entstehen Probleme mit der Höchstdosierung.

2. Problem der Maximaldosierung für eine anschließende Regionalanästhesie zur Operation

6.1.4.2 Untere Extremität

Untere Extremität

Für die untere Extremität kommen die *rückenmarksnahen Regionalanästhesien* und der *3-in-l-Block* in Betracht.
Probleme der rückenmarksnahen Anästhesie beim Notfallpatienten sind:
- die Sympathikolyse und der damit verbundene Blutdruckabfall, wenn ein Volumenmangel vorliegt,
- müssen die Kriterien der Antisepsis erfüllt sein,
- ist meist eine Kooperation des Patienten notwendig.

Mit dem **3-in-l-Block** kann durchaus eine Analgesie in der unteren Extremität mit Ausnahme des Fußes erreicht werden. Unterhalb des Leistenbandes werden die *Nn. femoralis, cutaneus femoralis lateralis* und *obturatorius* blokkiert. Eine Umlagerung des Patienten ist hierzu nicht nötig. Wenn sich an diese Leitungsanästhesie eine Spinalanästhesie anschließt, wird die Höchstdosierung der Lokalanästhetika nicht überschritten, da für eine Spinalanästhesie nur ganz geringe Mengen benötigt werden. Die Notwendigkeit der *vorherigen neurologischen Untersuchung* der Extremität sowie der Dokumentation der durchgeführten Anästhesie besteht auch in diesem Falle.

- **Rückenmarksnahe Anästhesien** beim Notfallpatienten:
  Probleme:
  - Blutdruckabfall besonders bei bestehendem Volumenmangel
  - Antisepsis
  - Kooperation notwendig

3-in-l-Block:
- Umlagerung nicht notwendig
- relativ einfach durchzuführen
- maximale Lokalanästhetikamengen werden in Kombination mit einer sich anschließenden Spinalanästhesie nicht überschritten.

Voraussetzung:
- vorherige orientierende neurologische Untersuchung
- Dokumentation: Art, Menge, Zeit der Lokalanästhetikagabe

6.1.4.3 Andere Körperregionen

Interkostalblockaden sind bei Rippenfrakturen und Thoraxtraumen gut wirksam, bergen aber die Gefahr eines Pneumothorax in sich.
Für kleine Verletzungen kommen schließlich **Infiltrationsanästhesien** oder sog. Feldblöcke in Betracht. Auf seltene und exotische Formen der Lokalanästhesie wird hier nicht eingegangen.

Interkostalblockaden
wirksam; aber **cave:** Pneumothoraxgefahr
Infiltrationsanästhesien

6.2 Sedierung

Die Gabe von Sedativa und Hypnotika im Rahmen der Erstversorgung dient der Beseitigung von *Unruhezuständen*, der Durchbrechung von *Krampfanfällen* und der *Supplementierung* von schwach sedativ wirkenden *Analgetika*.
Ein **ideales Sedativum** sollte eine zuverlässige Wirkung mit Sedierung bis Hypnose je nach verabreichter Menge und eine strenge Dosis-Wirkung-Beziehung aufweisen. Erweckbarkeit und Kooperation sollten bei niedriger Dosierung erhalten bleiben und Krampfzustände wirksam zu unterbrechen sein. Die Wirkungsdauer sollte ausreichend, d. h. über mehrere Stunden und die Elimination auch bei Leber- und Nierenschaden gewährleistet sein. *Unerwünscht* sind dagegen Atemstörungen sowie Veränderungen der Herz-Kreislauffunktion.

Sedierung
- Beseitigung von Unruhezuständen
- Durchbrechung von Krampfanfällen
- additiv zu Analgetika

ideales Sedativum
- zuverlässige Wirkung
- strenge Dosis-Wirkung-Beziehung
- Kooperation in niedriger Dosis erhalten
- Krampfzustände gut behandelbar
- Wirkungsdauer mehrere Stunden
- keine Eliminationsprobleme
- keine Atemdepression
- keine Herz-Kreislauf-Beeinflussung

Die zur Verfügung stehenden Substanzen sind im wesentlichen die Gruppen der *Barbiturate*, der *Benzodiazepine* und der *Neuroleptika* (Tab. 2-5). In niedriger Dosierung wirken die Pharmaka beruhigend (sedierend), in höherer Dosierung als Schlafmittel und in anästhetischer Dosis stellen sie einen unerweckbaren Komazustand her.

Unterschiede
Sedierung, Hypnose, Anästhesie oft quantitatives Problem

6.2.1 Barbiturate

Zur i.v. Sedierung bzw. Narkose kommen vor allem *Thiopental* (Trapanal®), *Methohexital* (Brevimytal®) und *Phenobarbital* (Luminal®) in Betracht. Um ihren sedativ-hypnotischen Effekt nicht bis in den narkotischen zu überschreiten muß *vorsichtig dosiert* werden z. B. 50–100 mg Thiopental als Einzeldosis. Bei *Thiopental* tritt die Wirkung in 20–40 s ein und hält 5–20 min an, *Methohexital* hat sogar nur eine Wirkungsdauer von 3–10 min. Als **Nebenwirkungen** treten *Atemdepression* und *Blutdruckabfälle* bevorzugt bei höheren Dosierungen auf.

Barbiturate
vorsichtige Dosierung notwendig
sonst sedativer → hypnotischer → narkotischer Effekt, z. B.:

Thiopental:

Wirkungseintritt	20–40 s
Wirkungsdauer	5–20 min
sedierender Effekt	1 mg/kgKG
hypnotischer Effekt	3–5 mg/kgKG

Tab. 2-5: Hypnotika – Sedativa

	Dosierung i.v.	Wirkungs-eintritt	Wirkungs-dauer	Nebenwirkungen
Barbiturate				
Thiopental (Trapanal)	3–5 mg/kg	20–40 sek	5–20 min	Atemdepression Kreislaufdepression (Vorsicht bei Hypovolämie), Bronchospasmus
Methohexital (Brevimytal)	1–2 mg/kg	1 min	3–10 min	
Phenobarbital (Luminal)	2–5 mg/kg	12 min	10–18 h	
Tranquilizer				
Diazepam (Valium, Diazemuls)	0,1–0,3 mg/kg	2–3 min	30 min–2 h (–24 h)	Blutdruckabfall Atemdepression
Midazolam (Dormicum)	0,05–0,2 mg/kg	2–3 min	12–30 min	
Flunitrazepam (Rohypnol)	0,01–0,03 mg/kg	2–3 min	30–60 min	
Neuroleptika				
Haloperidol (Haldol)	0,1 mg/kg	1–3 min	(1–)4–6 h	Dyskinesien, Blutdruckabfall, Erhöhung der Krampfbereitschaft
Promethazin (Atosil)	0,5–1 mg/kg	1–3 min	4–6 h	
Triflupromazin (Psyquil)	0,1–0,3 mg/kg	1–3 min	4–6 h	

Besondere Indikation:

⇨

Wegen ihrer sofortigen Wirksamkeit und guten krampflösenden Wirkung sind sie *zur Durchbrechung von epileptischen und anderen Krampfanfällen prädestiniert.*

Nebenwirkungen:
- Atemdepression
- Blutdruckabfälle
- negative Inotropie
- Bronchospasmus, Histaminfreisetzung
- akuter Porphyrieanfall
- schmerzverstärkende Wirkung

Vorteile:
- sofortige Wirksamkeit
- gute krampflösende Wirkung
- Senkung des zerebralen O_2-Verbrauchs zerebrale Protektion

Zur Supplementierung einer Schmerztherapie sind sie dagegen nicht geeignet, weil sie sogar zu einer *Schmerzverstärkung* führen und einen hyperalgischen Effekt haben. Eine antiemetische Wirkung besitzen sie nicht und die kardiozirkulatorischen und atemdepressiven Nebenwirkungen sind ausgeprägt. Wegen der vor allem bei Thiopental deutlichen *Histaminfreisetzung* sind sie beim Asthma bronchiale kontraindiziert. Dies gilt auch mit Einschränkung für eine schwere Herzinsuffizienz, weil Barbiturate *negativ inotrop* wirksam sind. Bei Vorliegen einer Porphyrie muß man ganz auf sie verzichten, da ein *akuter Porphyrieanfall* ausgelöst werden kann.
Auf das *ZNS* können Barbiturate aber auch *erregend* wirken und Husten, Singultus *Broncho- und Laryngospasmus* auslösen.
Den O_2-Verbrauch des ZNS senken Barbiturate dagegen, so daß sie zur *zerebralen Protektion* z. B. bei Hirndurchblutungsstörungen empfohlen werden (s. Tab. 2-5).

Benzodiazepine
- ähnlicher Wirkmechanismus wie Barbiturate über die GABA im ZNS
- in hohen Dosen auch Anästhesie erzielbar

Nebenwirkungen:
- Atemdepression } schwächer als bei
- Blutdruckabfall } den Barbituraten
- Arzneimittelinteraktionen
- paradoxe Reaktionen: Agitation, Halluzinationen, Verwirrtheitszustände
- Opiatnebenwirkungsverstärkung

Vorteile:
- gut antikonvulsiv wirksam
- anxiolytisch
- muskelrelaxierend
- Opiatwirkungsverstärkung durch Schmerzdistanzierung **und** verstärkte Opiatwirkung
- relativ schneller Wirkungseintritt

6.2.2 Benzodiazepine

Benzodiazepine wirken ähnlich wie die Barbiturate über einen GABA-Mechanismus. Sie unterdrücken in hypnotischen bis narkotischen Konzentrationen polysynaptische Reflexe im Rückenmark. In hohen Dosen ist genauso wie bei den Barbituraten mit einer Einschränkung der Bewußtseinslage zu rechnen. *Atemdepression* und *hämodynamische Nebenwirkungen* sind zwar geringer, bei Vorliegen einer Hypovolämie muß aber auch mit einem deutlichen *Blutdruckabfall* gerechnet werden. Ähnlich wie die Barbiturate sind sie *gut antikonvulsiv* wirksam und ihre Wirkung tritt innerhalb von 5 min relativ rasch ein. Ihr Wirkungsspektrum wird durch einen *anxiolytischen* und *muskelrelaxierenden* Effekt ergänzt. Im Gegensatz zu den Barbituraten haben sie *keine antianalgetischen Wirkungen,* sondern verstärken den Effekt von Schmerzmitteln durch einen schmerzdistanzierenden Ansatz. Durch Arzneimittelinteraktionen verstärken sie die Wirkungsdauer, die -intensität, aber auch die negativen Effekte der Opiate wie Atemdepression und Blutdruckabfall. *Paradoxe Reaktionen* wie plötzliche Agitation, Halluzinationen und Verwirrtheitszustände sind selten (s. Tab. 2-5).

6.2.3 Neuroleptika

Die Indikation für Neuroleptika zur Sedierung ist selten gegeben. Zur additiven Schmerztherapie sind Neuroleptika aber gut geeignet. Sie sind *vegetativ blockierend, sedierend* und *schmerzdistanzierend* durch Anhebung der Schmerzschwelle. Ihre gut *antiemetischen* Eigenschaften sind vor allem in Kombination mit Opioidanalgetika erwünscht. Die *antihistaminische* Wirkung vor allem der Gruppe der Phenothiazine z. B. des *Promethazin* (Atosil®) und des Fenestil® findet in der Therapie von allergischen Zuständen ihre Anwendung.

Neuroleptika
- sedierend
- schmerzdistanzierend (Anhebung der Schmerzschwelle)
- antiemetisch (deswegen gut zur additiven Opioidtherapie geeignet)
- antihistaminisch
- vegetativ blockierend
- Verbesserung der peripheren Mikrozirkulation
- antipsychotisch

> Die Behandlung *psychotischer Zustände* und *akuter Schizophrenien* ist die klassische **Indikation** für die Anwendung von Neuroleptika, die Notwendigkeit dazu besteht aber im Rahmen der Primärversorgung relativ selten.

Besondere Indikation:

⇦

Bei den **Nebenwirkungen** der Neuroleptika ist zunächst an die alpha-rezeptorenblockierende Wirkung zu denken. Nach adäquater Volumensubstitution verbessern Neuroleptika zwar die periphere Mikrozirkulation, bei noch nicht normalisiertem Flüssigkeitshaushalt kann es aber zu beträchtlichen Blutdruckabfällen kommen. Eine antikonvulsive Wirksamkeit besteht nicht, die Krampfbereitschaft nimmt vielmehr zu, ein Grund, weshalb diese Präparate *bei Epileptikern nicht* angewendet werden sollten. Schon in niedrigen Dosierungen kann es zu *extrapyramidalen Nebenwirkungen* und *Dyskinesien* kommen, die dann ihrerseits behandlungsbedürftig sind und zu einer Absetzung des Präparats führen sollten (s. Tab. 2-5).

Nebenwirkungen:
- α-rezeptorenblockierende Wirkung → RR ↓ bei ungenügender Volumensubstitution → RR ↓↓
- Zunahme der Krampfbereitschaft
- extrapyramidale Nebenwirkungen (Dyskinesien)

Neuroleptika induzieren selbst in höchsten Dosen keine Anästhesie, so daß die Erweckbarkeit fast immer gewährleistet ist. Die atemdepressive Wirkung der Neuroleptika ist äußerst gering, woraus sich auch die große therapeutische Breite der Substanzgruppe ergibt (Tab. 2-6).

selbst in höchsten Dosierungen keine Anästhesie
Patienten erweckbar
sehr geringe Atemdepression → große therapeutische Breite

Tab. 2–6: Unterschiede zwischen Sedativa/Hypnotika und Neuroleptika

	Sedativa Hypnotika	Neuroleptika
Sedierung in geringer Dosis	+	–
Weckbarkeit in höherer Dosis	–	+
Anästhesie	+	–
Antipsychotische Wirksamkeit	–	+
Antikonvulsive Wirksamkeit	+	–
Wirkungen auf autonomes Nervensystem	–	+
Atemdepression	+	–
Vermuteter Wirkungsmechanismus	GABA-Mechanismus	Dopamin-Antagonismus

6.3 Notfallanästhesie

Notfallanästhesie

Bei der Notfallnarkose muß unterschieden werden, ob es sich um einen *außerklinischen* Notfall, eine Anästhesie bei einem *Notfallpatienten* in der Klinik oder um Narkosen im Rahmen einer *katastrophenmedizinischen Versorgung* handelt. Die apparativen Voraussetzungen und die voraussichtliche Narkosedauer fallen jeweils unterschiedlich aus.

unterschiedliche apparative Voraussetzung und Narkosedauer

Auch sind die Indikationen zur Notfallnarkose breit gestreut. So muß der schwer traumatisierte Patient, der überwiegend aus respiratorischen Ursachen reanimiert wird, vom internistisch Kranken unterschieden werden. Während es sich beim Polytraumatisierten vielfach um einen vor dem Trauma Gesunden handelt, der jetzt akut durch Schädel-Hirn-Trauma, Thoraxtrauma und Volumenmangelschock bedroht ist, steht beim internistischen Notfallpatienten z. B. nach Myokardinfarkt oder beim Status asthmaticus vielfach die vorbestehende Organstörung im Mittelpunkt. So können im

Indikationen für Notfallanästhesie z. B.:
- Polytraumatisierte
- Patienten mit Schädel-Hirn-Trauma
- internistisch Kranke (Myokardinfarkt Asthma bronchiale)
- Reanimation

→ Anforderungen an die Anaesthesie sehr unterschiedlich

einen Fall Narkoseverfahren, die zu Tachykardie und Blutdruckanstieg führen, durchaus begrüßt werden, während sie in anderen Situationen kontraindiziert sind.

Anforderungen für Notfallanästhesie

Allgemein konzentrieren sich die Anforderungen an ein Anästhesieverfahren im Rahmen der **außerklinischen Erstversorgung** und unter **Katastrophenbedingungen** auf folgende Punkte:

⇨

- einfache Anästhesietechnik
- rasche Wirksamkeit der eingesetzten Substanzen
- ausreichende Wirkungsintensität
- geringe respiratorische und kardiozirkulatorische Nebenwirkungen
- Vermeidung von Regurgitation und Aspiration
- Einsatzmöglichkeit auch zur Bergung von Verletzten

apparative Voraussetzungen:
- Puls-, Blutdruck-, Atemkontrolle
- EKG, Defibrillator
- Handbeatmungsgerät
- Sauerstoffapplikation

Von der *apparativen Seite* muß davon ausgegangen werden, daß sich die mögliche Überwachung vielfach auf Puls-, Blutdruck- und Atemkontrolle beschränken wird. Ein EKG-Monitor mit Defibrillationsmöglichkeit sollte vorhanden sein. Ein Narkosegerät mit -gasen bzw. -dämpfen ist sicherlich nicht Standard. Einfache Handbeatmungsgeräte, evtl. mit Sauerstoffanschluß, müssen ausreichend sein.

Voraussetzung einer Rettungsdienstnarkose

Voraussetzungen einer Rettungsdienstnarkose sind:

⇨

- Basismonitoring (EKG, RR)
- großlumiger Venenzugang
- Erfahrungen des Notarztes mit Notfallintubation
- entsprechende Anästhetikaeigenschaften: gute *praktische Anwendbarkeit*, geringe *hämodynamische Beeinflussung*, gute *Steuerbarkeit* und kurze *Wirkdauer*, große *therapeutische Breite*

Patient
- nicht nüchtern
- unbekannte Anamnese
- oft Schockzustand

Von seiten des **Patienten** wird die Notfallnarkose dadurch erschwert, daß er *nicht nüchtern* ist, die *Anamnese unbekannt* bleibt und er sich oft im *manifesten Schock* befindet.

Risikofaktoren der Rettungsdienstnarkose

Risikofaktoren der Rettungsdienstnarkose sind:

⇨

- instabile Hämodynamik,
- voller Magen,
- ungewohnte Bedingungen

Arzt muß
- Anaesthesieform beherrschen
- Komplikationen behandeln können

Vom **Arzt** muß verlangt werden, daß er die von ihm durchgeführte Anästhesieform und die Behandlung ihrer *Komplikationen sicher beherrscht* und auch unter erschwerten Bedingungen durchführen kann.

Katastrophenmedizin
ungefähr die Hälfte in Regionalanaesthesie

In der *Katastrophenmedizin* werden meist etwa die Hälfte der Patienten in Regionalanästhesie versorgt. Zur außerklinischen Behandlung von Notfallpatienten, die anschließend unter stationären Bedingungen weiterbehandelt werden sollen, ergibt sich dagegen selten eine Indikation zur Regionalanästhesie.

Die **Methoden der Notfallanästhesie** teilen sich in *Regionalanästhesieverfahren* und *Allgemeinanästhesien.*

Regionalanästhesien

6.3.1 Regionalanästhesien

1. **Lokalanästhesie**
einfach, schnell, sicher
aber: nur eng umschriebene Gebiete
cave: Beachtung der Höchstmengen

Die **Lokalanästhesie**, die das betroffene Wundgebiet infiltriert, ist bei Beachtung der Höchstmengen der Lokalanästhetika eine einfache, schnelle und sichere Methode. Sie kann aber nur bei eng umschriebenen Wundverhältnissen eingesetzt werden.

2. **Leitungsanästhesie**
- Plexusanästhesie und
- 3-in-l-Block sind nebenwirksam, Bewußtsein, Atmung und Kreislauf unbeeinflußt

Die **Leitungsanästhesien** in Form der *Plexusanästhesie* und des *3-in-l-Blocks* bergen zwar das Problem der Anästhesieversager in sich, sind dafür aber zumeist nebenwirkungsarm. Wenn sie ohne Komplikation angelegt wurden, machen sie eine fachkundige Weiterbetreuung überflüssig. *Atmung, Bewußt-*

sein und Kreislauffunktion bleiben erhalten. *Nachteilig* ist allerdings der verzögerte Wirkungseintritt.

Intravenöse Regionalanästhesien werden bevorzugt an der oberen Extremität angewendet. Unter Notfallbedingungen sind sie nicht unproblematisch, weil die Blutsperre am Oberarm nach Injektion des Lokalanästhetikums sicher funktionieren muß. Ansonsten sind sie schnell durchzuführen und haben eine zuverlässige Wirkung. Bewußtsein, Atmung und Kreislaufsystem werden normalerweise nicht beeinträchtigt.

3. **i.v.-Regionalanästhesie**
einfach durchzuführen, Gefahr der Intoxikation mit Lokalanästhetika, Bewußtsein, Atmung, Kreislauf unbeeinflußt

> **Rückenmarksnahe Regionalanästhesien** sind bei Vorliegen von *Schockzuständen kontraindiziert.*

4. **Rückenmarksnahe Regionalanästhesie**
Kontraindikation: Schockzustand!

Wegen der ausgelösten Sympathikusblockade muß vor Anästhesiebeginn eine adäquate Volumensubstitution erfolgen, um massive Blutdruckabfälle zu vermeiden.

Die **Periduralanästhesie** ist wegen der langen Anschlagzeit, der aufwendigen Methodik, dem hohen Lokalanästhetikabedarf und der unsicheren Wirkung der Spinalanästhesie unterlegen.

5. **Periduralanästhesie** (lange Anschlagzeit) für Katastrophenmedizin schlecht geeignet

Die **isobare Spinalanästhesie** stellt dagegen ein sicheres Anästhesieverfahren mit einer hohen Erfolgsrate dar. Bei Verwendung von isobaren Lokalanästhetika kann bei Blutdruckabfall auch eine Kopftieflage durchgeführt werden, ohne ein hohes Anästhesieniveau befürchten zu müssen.

6. **Spinalanästhesien**
isobare Technik überlegen, da Kopflage möglich

6.3.2 Allgemeinanästhesie

Allgemeinanästhesie

Zur Allgemeinanästhesie des Notfallpatienten werden prinzipiell *Mononarkosen, Kombinationsnarkosen* unter erhaltener Spontanatmung über eine Maske sowie *Kombinationsnarkosen* mit endotrachealer Intubation und Beatmung empfohlen.

Anästhesie beim Notfallpatienten:

Anästhesie beim Notfallpatienten

> 1. Patient ist *nicht nüchtern*
> 2. **Narkoseeinleitung:**
>   z. B. *Thiopental* (stabiler Kreislauf, Schädel-Hirn-Trauma)
>   *Etomidat* (labiler Kreislauf, Schädel-Hirn-Trauma)
>   *Ketamin* (Schock, auch mit Schädel-Hirn-Trauma)
> 3. **Supplementierung:**
>   z. B. *Fentanyl, Morphin* (Inhalationsanästhetika?)
>   *Pancuronium, Norcuron* (labiler Kreislauf)
>   *Alloferin* etc. (stabiler Kreislauf)

Da alle Notfallpatienten durch Regurgitation und Aspiration von Mageninhalt gefährdet sind, sollte *immer* eine **Intubationsnarkose** durchgeführt werden. Narkosen zur Bergung von Eingeklemmten und nicht zugänglichen Patienten sind für diese Forderung die einzige Ausnahme.

Intubationsnarkose wenn irgend möglich

Eine Reihe von Maßnahmen erhöhen das Aspirationsrisiko und die damit verbundenen Risiken noch zusätzlich. So wird vielfach aus Angst vor vagalen Reflexen während der Intubation die i.v. Gabe von Atropin vor der Laryngoskopie empfohlen. Diese Substanz bewirkt aber eine drastische Senkung des Kardiaverschlußdruckes und fördert damit das Aspirationsrisiko. Auch die prophylaktische Anwendung von Antazida in Form der Magnesium-Trisilikate führt lediglich zu einer Aspiration dieser Partikelchen. Die Injektion von H_2-Rezeptoren-Blockern wie z. B. Cimetidin müßte etwa 40 min vor der Intubation erfolgen und ist deshalb nicht sinnvoll. Das vorherige Legen einer Magensonde ist nur dann effektiv, wenn sie nach der Entleerung des Magens wieder entfernt wird. Geschieht dies nicht, dient sie als Gleitschiene und bewirkt eine permanente Öffnung der Kardia.

Atropin erhöht das Aspirationsrisiko durch Senkung des Kardiatonus

Das Legen einer **Magensonde** und deren Entfernung vor der Intubation verringert das Aspirationsrisiko

Der **Aspirationsgefahr beugen folgende Maßnahmen vor:**
- Präoxygenierung mit reinen Sauerstoff,
- Oberkörperhochlagerung,

Vorbereitung zur **Notfallintubation:**
– Präoxygenierung mit O_2
– Oberkörperhochlagerung

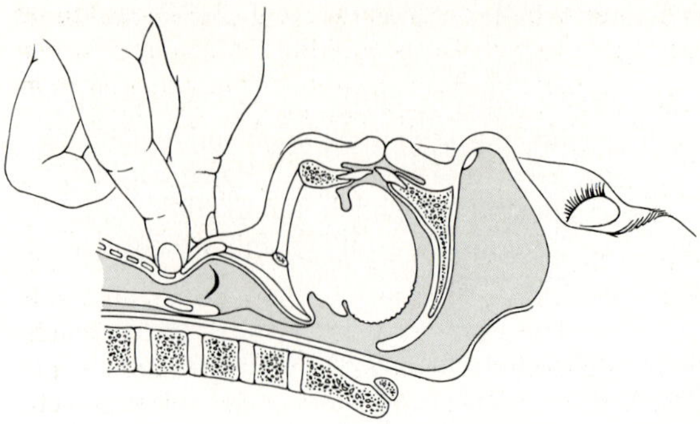

Abb. 2-35: Sellick-Handgriff

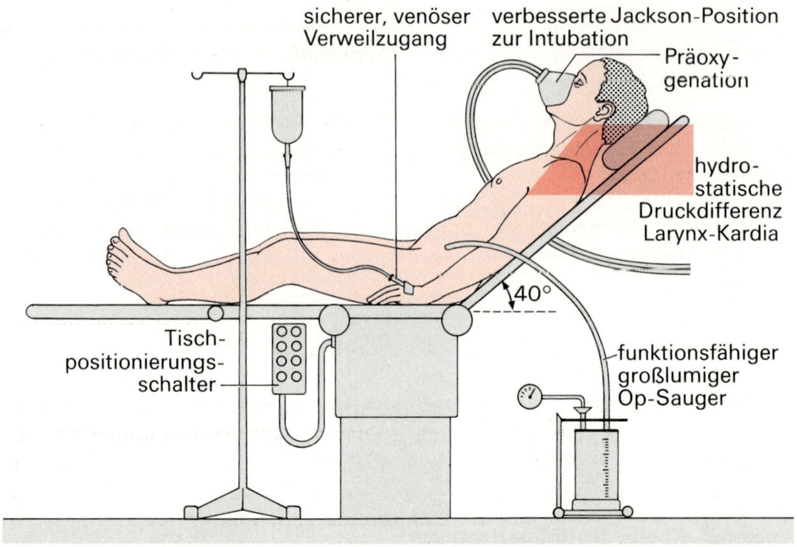

Abb. 2-36: Maßnahmen vor Narkoseeinleitung bei nicht nüchternen Patienten

- schnelle Narkoseeinleitung
- Sellick-Handgriff
- Crush-Intubation

- schnelle Narkoseeinleitung durch ein schnell wirksames Hypnotikum, z.B. Etomidat, Thiopental oder Ketamin,
- Anwendung des Sellick-Handgriffs (Kompression des Ösophagus durch Druck auf den Kehlkopf),
- Crush-Intubation (zügige endotracheale Intubation und sofortige Blockierung des Cuffs, ohne den Patienten zuvor mit Maske zu beatmen) (Abb. 2-35, 36).

Natürlich ist auch eine Umgehung einer Allgemeinanästhesie durch bevorzugte Anwendung regionalanästhetischer Verfahren eine Maßnahme, um den Patienten vor dem Aspirationssyndrom zu schützen.

Narkosemittel zur Einleitung

Als **Narkoseeinleitungsmittel** kommen zur Notfallnarkose folgende Substanzen in Betracht: *Barbiturate, Ketamin* und *Etomidat*, evtl. *Benzodiazepine* (s. Tab. 2-5).

Barbiturate
kontraindiziert bei:
- Schock
- Asthma bronchiale
- Herzinsuffizienz

vorteilhaft bei:
- Schädel-Hirn-Trauma
- Status epilepticus

Barbiturate: Bei Patienten im Schock werden Barbiturate heute kaum mehr als sinnvoll angesehen. Auch bei Asthma bronchiale und Asthma cardiale bestehen Kontraindikationen. *Günstig* sind sie dagegen bei einem isolierten Schädel-Hirn-Trauma, wenn sich die Patienten nicht im drohenden oder manifesten Schock befinden, da Barbiturate den intrakraniellen Druck wirksam senken können. Auch beim *Status epilepticus* oder bei bestehendem Krampfleiden kommen Barbiturate bevorzugt zur Anwendung.

Ketamin
- hypnotische und analgetische Wirkung
- erhaltene Spontanatmung
- Reflexaktivität (Pharynx + Larynx) erhalten
- Intubation bei Ketaminnarkose

Ketamin kommt der Forderung nach einem potenten i.v. Anästhetikum, das als Monosubstanz eingesetzt werden kann, sehr nahe. Es besteht eine hypnotische und analgetische Wirkung. Trotz der bei Ketamin erhaltenen Spontanatmung bei weiterbestehender pharyn- und laryngealer Reflexaktivität sollte bei narkotischen Ketamindosen von 1–2 mg/kgKG möglichst bald endotracheal intubiert werden, um eine Aspiration zu verhindern. Bei Patienten im Schock muß aber auch bei Ketamin eine Dosisreduktion vorgenommen werden, um Blutdruckabfälle zu vermeiden. Bei massiven *Volumenmangelzuständen* wird eine initiale Dosis von 0,5 mg/kgKG empfohlen, die dann nach Wirkung entsprechend zu steigern ist. Die Indikation zur Intubation und Beatmung bei einer Ketaminnarkose besteht vor allem beim Schädel-Hirn-Trauma, da durch einen konstant gehaltenen pCO_2 durch kontrollierte Beatmung eine intrakranielle Druckerhöhung verhindert werden kann. Die *Kombination* von Ketamin mit kleinen Mengen von Benzodiazepinen z. B. Midazolam, Flunitrazepam bzw. Diazepam wirkt sich positiv auf mögliche psychomimetische Reaktionen und überschießende Kreislaufreaktionen aus. In keinem Fall darf ein Patient nach Einleitung einer Benzodiazepin-Ketamin-Narkose seiner insuffizienten Spontanatmung überlassen werden.

- Dosisreduktion beim Schockzustand
- Indikation zur Beatmung vor allem beim Schädel-Hirn-Trauma

Nebenwirkungen wie
- Kreislaufreaktionen (RR↑, HF↑)
- intrakranielle Druckerhöhung
- psychomimetische Wirkungen

sind durch **Kombination** mit Benzodiazepinen **und** Beatmung weitgehend **vermeidbar**

> Die *Beatmung* muß für *jede Form* der *Notfallanästhesie* gefordert werden.

Zum Argument, Ketamin erhöhe den intrakraniellen Druck und sei deshalb bei Patienten mit Schädel-Hirn-Trauma nicht indiziert, ist anzumerken, daß ein Patient mit intrakranieller Druckerhöhung eine weitere Abnahme seines zerebralen Perfusionsdruckes infolge einer systemischen Blutdrucksenkung schlechter verträgt als eine Ketaminnarkose. Die beschriebenen intrakraniellen Druckerhöhungen durch Ketamin werden in neuerer Zeit mehr im Zusammenhang mit einer insuffizienten Atmung bzw. Beatmung und der daraus resultierenden Hyperkapnie gesehen.

Etomidat weist in üblichen Dosierungen (0,1–0,3 mg/kgKG) keine negativ inotropen Wirkungen auf und verursacht kaum Blutdruckabfälle. Sein Wirkungseintritt ist mit 20 s sehr schnell und die Wirkungsdauer mit 3–8 min für den Intubationsvorgang ausreichend. Andererseits bleibt nach Etomidat die Spontanatmung zumeist erhalten, so daß bei Intubationsproblemen, die im Rahmen der Notfallanästhesie besonders häufig auftreten, nicht in jedem Fall die Asphyxie droht. Nach der Narkoseeinleitung kann die Anästhesie mit einem Analgetikum aus der Opioidreihe z. B. Fentanyl 0,1–0,2 mg ergänzt werden. Etomidat selbst hat keine analgetische Wirkung. Die Anästhesie ist wegen der kurzen Wirkdauer gut steuerbar, so daß kurzfristig eine Überprüfung der Bewußtseinslage erfolgen kann. Etomidat ist gerade beim Patienten mit Schädel-Hirn-Trauma durchaus den Barbituraten ebenbürtig, weil es den intrakraniellen Druck herabsetzt. Gleichzeitig bleibt die Hirndurchblutung im wesentlichen unbeeinträchtigt, da der systemische Blutdruck und damit der zerebrale Perfusionsdruck fast immer beibehalten wird.

Etomidat
- nicht negativ inotrop
- keine Blutdruckabfälle
- schneller Wirkungseintritt (20 s)

relativ geringe Atemdepression

gut steuerbar
kurze Wirkungsdauer (3–8 min)

Senkung des intrakraniellen Druckes

Nachteil:
keine analgetische Wirkung

Benzodiazepine: Die Gruppe der Benzodiazepine bringt *keine Vorteile* bei der Narkoseeinleitung im Vergleich zu den Barbituraten. Beide können eine starke *Atemdepression* und bei Vorliegen eines Volumenmangels einen ausgeprägten *Blutdruckabfall* auslösen. Die Narkoseeinleitung dauert mit Benzodiazepinen erheblich länger und erhöht so das Aspirationsrisiko.
Zur *Supplementierung* und Weiterführung einer Notfallanästhesie in Kombination mit anderen Substanzen in niedriger Dosierung sind die Benzodiazepine z. B. in Form des Midazolam mit Fentanyl oder Ketanest *gut geeignet.*

Benzodiazepine
- Wirkungseintritt vergleichsweise langsam → erhöhtes Aspirationsrisiko
- Atemdepression bzw. Muskelerschlaffung des Zungengrundes und Atemwegsverlegung
- Blutdruckabfall

als Monoanästhetikum keine Vorteile
zur Kombination gut geeignet

Muskelrelaxantien: Die Anwendung von Relaxantien zur Intubation setzt große Sicherheit in der Intubation voraus. In der Regel wird man – wo möglich – von einer Relaxierung eines außerklinischen Notfallpatienten absehen.

Muskelrelaxantien
selten indiziert

III Akute Störungen der Atemfunktion

Sofortmaßnahmen zur Stabilisierung der Atemfunktion

1. Sofortmaßnahmen zur Stabilisierung der Atemfunktion

M. Lipp

Freimachen der Atemwege

1.1 Freimachen der Atemwege und Fremdkörperentfernung

1.1.1 Freimachen ohne Hilfsmittel

Ursachen der Atemwegsverlegung:
- Verlust des Muskeltonus
- Fremdkörper und Flüssigkeiten
- zentrale Atemstörungen

Die häufigste Ursache für eine partielle oder totale Verlegung der Atemwege bei einem komatösen Patienten ist der *Verlust des Tonus der Zungen-, Gesichts- und Halsmuskulatur*: Insbesondere in Rückenlage, aber auch bei nicht sachgerecht durchgeführter Seitenlage sinkt der Unterkiefer nach ventral, die Zunge legt sich an die Pharynxhinterwand (Abb. 3-1). Diese Störung der Vitalfunktion Atmung ist bei noch erhaltenem Atemantrieb durch eine korrekte Lagerung des Patienten zu beseitigen (Abb. 3-2):

Korrekte Lagerung bei Störung der Atmung:
1. Kopf in Rückenlage nackenwärts überstrecken – durch Anheben des UK (Lippen bleiben geschlossen), die Zungenbasis von der hinteren Pharynwand entfernen

- Der Kopf wird in Rückenlage weitmöglichst nackenwärts überstreckt – durch gleichzeitiges Anheben des Unterkiefers (Zähne in Schlußbißstellung) kann die Zungenbasis von der hinteren Pharynxwand entfernt werden. Eine Hand des Helfers liegt flach auf

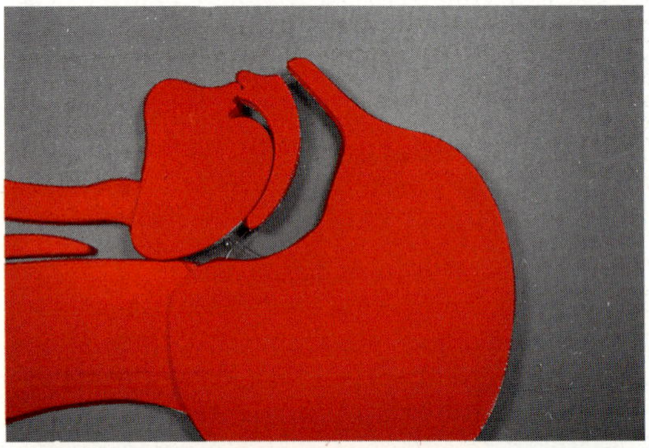

Abb. 3-1: Schnittmodell der oberen Luftwege: Atemwege durch die an die Pharynxhinterwand zurückgesunkene Zunge verlegt

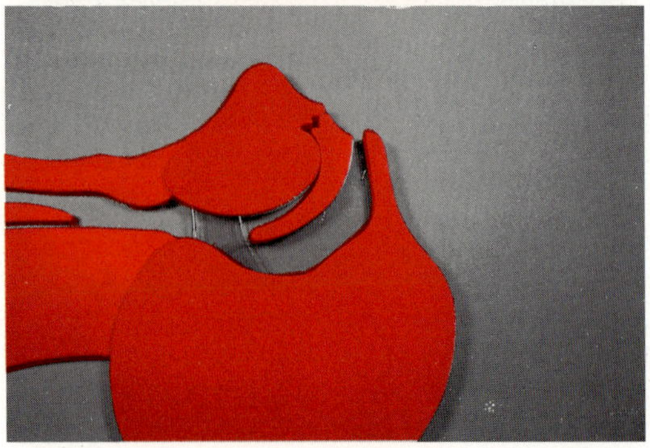

Abb. 3-2: Schnittmodell der oberen Luftwege: Freimachen der Atemwege durch korrekte Lagerung des Patienten. Die Zungenbasis wird von der hinteren Pharynxwand durch Überstrecken des Kopfes nackenwärts und gleichzeitiges Anheben des Unterkiefers entfernt

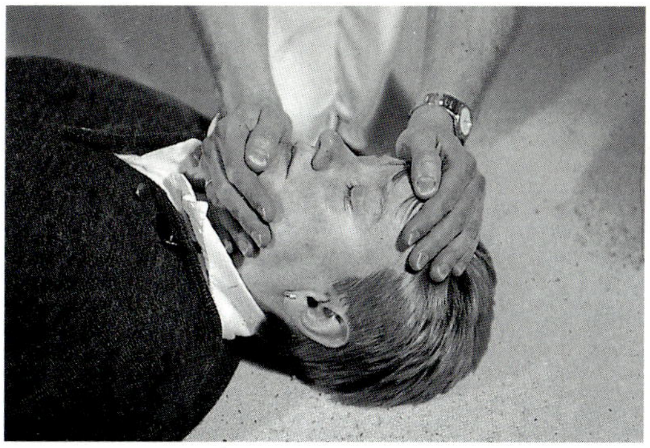

Abb. 3-3: Überstrecken des Kopfes: Richtige Position der Hände des Helfers

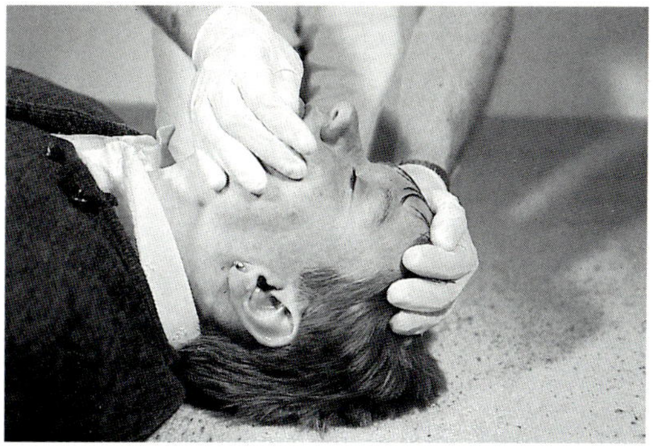

Abb. 3-4: Überstrecken des Kopfes: Korrekte Position nach Ende des Manövers

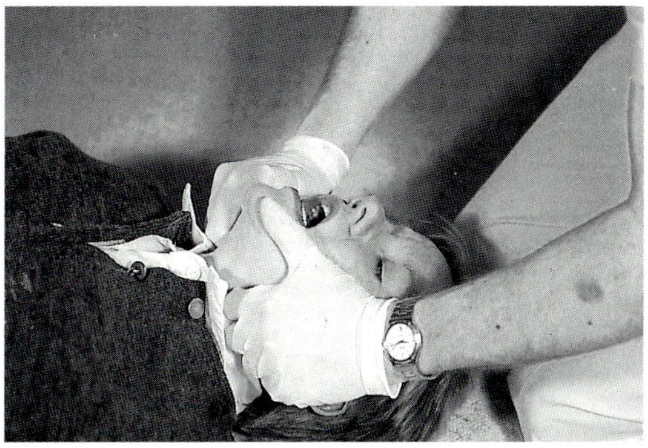

Abb. 3-5: Esmarch'scher Handgriff

der Stirn – Haargrenze, die andere Hand (ebenfalls flach) auf dem Kinn des Patienten – der Daumen zwischen Unterlippe und Kinnspitze. Die Lippen bleiben in der Regel geschlossen (Abb. 3-3, 3-4).

- Ist in dieser Position ein Atemstrom nicht wahrnehmbar (Trauma- oder krankheitsbedingte Verlegung der Nasenatmung), wird der Mund einen querfingerbreiten Spalt geöffnet, um eine Luftpassage über die Mundhöhle zu ermöglichen.

2. Bei behinderter Nasenatmung den Mund leicht öffnen

Ist auch mit diesem Manöver keine Spontanatmung erzielbar, müssen die **Atemwege auf eine Verlegung durch Fremdkörper inspiziert** und von diesen gereinigt werden.

Tritt keine Spontanatmung ein → Inspektion der Atemwege auf Fremdkörper, Entfernen derselben: Öffnung des Mundes durch den **Esmarch-Handgriff**

- Die Öffnung des Mundes geschieht zweckmäßigerweise durch den *Esmarch-Handgriff* (Abb. 3-5): Der Zeigefinger jeder Hand umfaßt den jeweiligen Kieferwinkel, der Daumen liegt in Eckzahnregion zwischen Unterlippe und Kinn.
- Durch Daumendruck muß zunächst eine Rotation des Unterkiefers ausgeführt werden, anschließend kann der Unterkiefer mit nicht zu großer Kraftanstrengung nach vorne gezogen und so der Mund geöffnet werden.
- Ohne spezielle Hilfsmittel sind feste Fremdkörper aus der Mund- und Rachenhöhle mit „wischenden Bewegungen" zu entfernen (Abb. 3-6, 3-7).

Zur Flüssigkeitsaufnahme eignen sich Taschentücher, Stoffservietten oder ähnliches.

Feste Fremdkörper mit „wischenden Bewegungen" entfernen, Flüssigkeiten mit Taschentüchern oder ähnlichem

Eine besondere Art der Atemwegsverlegung stellt die **Aspiration eines großen Fremdkörpers** *(Bolus)* dar: Bei diesem Notfall handelt es sich um ein plötzlich eintretendes Geschehen, das sich bei Erwachsenen meist während der Nahrungsaufnahme ereignet, bei Kindern dürfte das versehentliche Verschlucken von kleinen Gegenständen im Vordergrund stehen.

Fremdkörperaspiration:
Plötzlich eintretendes Geschehen, bei Erwachsenen (Nahrungsaufnahme) und Kindern (Verschlucken von Gegenständen)

Ist der Patient noch bei Bewußtsein, stellt das natürliche Abhusten die effektivste Maßnahme zur Fremdkörperentfernung dar, die oftmals empfohlenen Schläge zwischen die Schulterblätter bei aufrechter Körperhaltung des Patienten können durchaus zu einem Tiefergleiten des Bolus führen. Diese Maßnahme sollte daher bei Erwachsenen nur in Seitenlage durchgeführt werden – *Säuglinge und Kinder* sollten hierzu in *Kopftieflage* verbracht werden.

Maßnahmen zur Entfernung:
- Abhusten (bei Patienten mit Bewußtsein)
- Handgriff nach Heimlich

Eine nicht ungefährliche Methode zur Entfernung eines Bolus ist der *Handgriff nach Heimlich*: Unter der Vorstellung, den Fremdkörper über eine plötz-

Technik des Heimlich-Handgriffs:
- Patienten von hinten umfassen
- Hände zwischen Nabel und Rippenbogen legen
- 3–5 kräftige Druckstöße durchführen

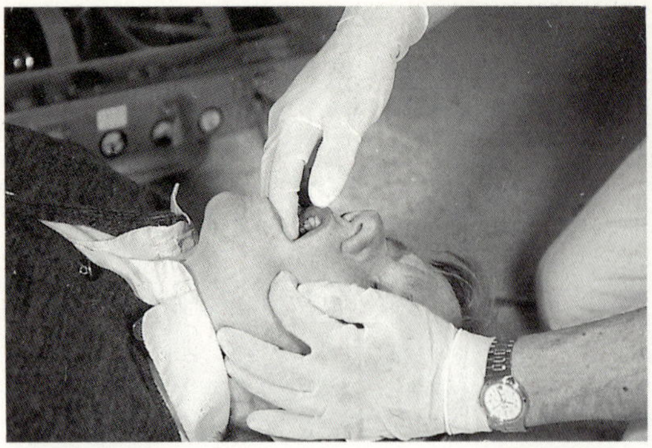

Abb. 3-6: Manuelle Entfernung von Fremdkörpern aus dem Mund des Patienten ohne Hilfsmittel

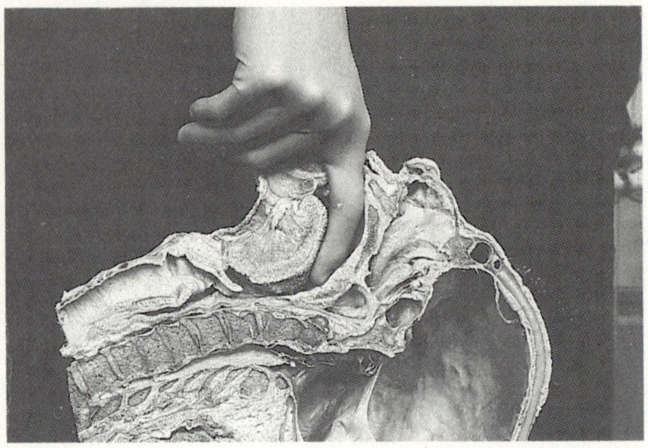

Abb. 3-7: Demonstration der manuellen Entfernung von Fremdkörpern am anatomischen Präparat (die Abbildungen der Darstellungen am anatomischen Präparat stellte freundlicherweise Herr Dr. P. Heilberger, Nürnberg, zur Verfügung)

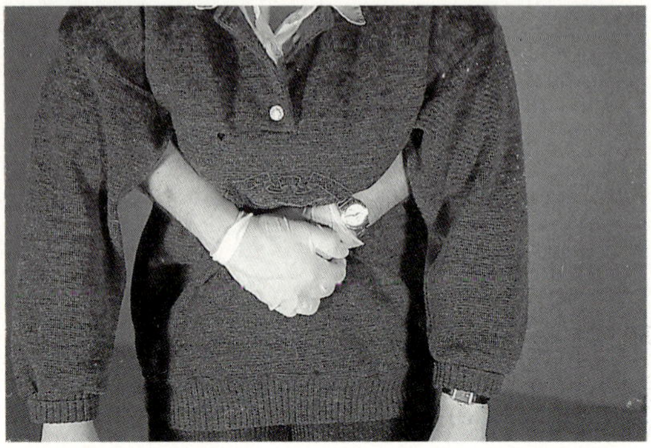

Abb. 3-8: Durchführung des Handgriffs nach Heimlich

liche thorakale Druckerhöhung aus der Trachea entfernen zu können, wird hierbei folgendes Vorgehen empfohlen (Abb. 3-8):

- Beim sitzenden Patienten umfaßt ihn der Helfer von hinten, legt beide Hände zwischen Nabel und Rippenbogen und führt drei bis fünf kräftige Druckstöße durch.
- Die zweite Variante ermöglicht auch körperlich schwächeren Helfern, dieses Manöver durchzuführen: Der Patient befindet sich in Rückenlage, der Helfer kniet über ihm und wendet nun die Druckstöße ebenfalls zwischen Nabel und Rippenbogen in Richtung Kopf an.

Die **Gefahren des Heimlich-Handgriffs** sind:
- Verletzungen innerer Organe und
- Regurgitation von Mageninhalt

Die **Gefahren des Heimlich-Handgriffs** sind vielfältig: Durch eine weitgehend unkontrollierte abdominelle Druckerhöhung kann es zu *Verletzungen innerer Organe* (Magen-, Leber-, Milz- und Gefäßrupturen oder -einrisse) oder, da sich dieser Notfall häufig bei Mahlzeiten ereignet, zur *Regurgitation von Mageninhalt* kommen.

Freimachen mit Hilfsmitteln

Hilfsmittel sind:
- Absaugpumpe und -katheter
- „Suction booster"
- Magill-Zange
- Laryngoskop

1.1.2 Freimachen mit Hilfsmitteln

Wesentliche Hilfsmittel zum Freimachen der Atemwege sind neben *Absaugpumpe und -katheter* auch *Magillzange* und *Laryngoskop* (Abb. 3-9). Die Anforderungen an und Konstruktionsmerkmale von Absaugpumpen sind im Kapitel „Notfallkoffer" dargestellt.
Um zuverlässig Blut, Sekret, Speisereste und ähnliches aus dem Mundrachenraum entfernen zu können, sollten nicht zu kleine Absaugkatheter eingesetzt werden – für Erwachsene sind die Größen 16 oder 18 Ch. (1 Ch = 0,3 mm) sinnvoll. Die Öffnung der Katheter sind zweckmäßigerweise end- und seitständig. Leistungsfähig sind ebenfalls sog. *„Suction booster"* – hier erfolgt das Absaugen über einen großlumigen Katheter, z. B. direkt durch den aufgesetzten Endotrachealtubus.

Absaugkatheter oral (Abstand Nasenspitze – Ohrläppchen) einführen.
Bei nasaler Absaugung – Schleimhautblutung möglich

Oral sollte der *Absaugkatheter* in einer Länge eingeführt werden, die in etwa dem Abstand Nasenspitze bis Ohrläppchen entspricht (Abb. 3-10). Bei einer nasalen Absaugung ist zu bedenken, daß selbst durch kleine Verletzungen der vulnerablen Schleimhäute relevante Blutungen ausgelöst werden können, die den Patienten zusätzlich gefährden.

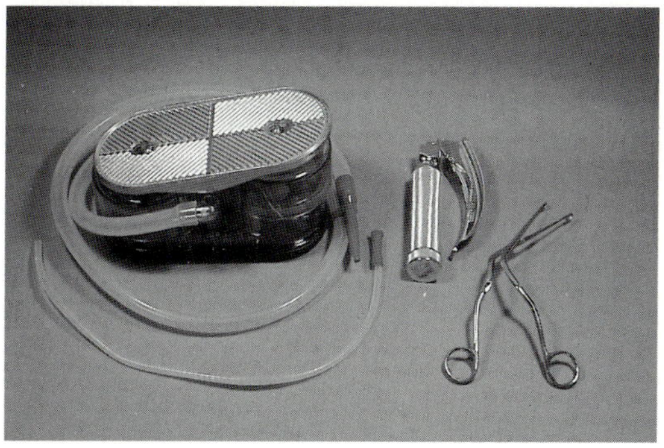

Abb. 3-9: Hilfsmittel zum Freimachen der Atemwege: Absaugpumpe und Absaugkatheter

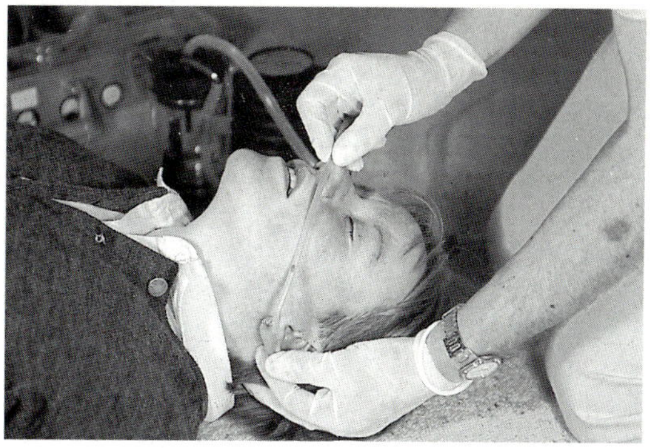

Abb. 3-10: Festlegen der Einführtiefe des Absaugkatheters bei oralem Absaugen

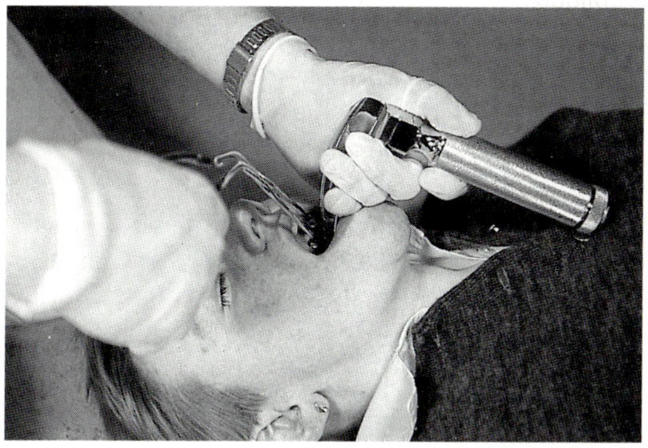

Abb. 3-11: Entfernen von Fremdkörpern mit Magill-Zange unter Inspektion des Mund-Rachen-Raumes mit dem Laryngoskop

Mit einer *Magillzange* in adäquater Größe lassen sich schnell und sicher große und feste Fremdkörper entfernen. Besonders effektiv ist die Inspektion der Atemwege und Entfernung evtl. Fremdkörper (Bolus!) bei fachgerechtem Einsatz eines *Laryngoskopes* (Abb. 3-11).
Setzt nach dem Freimachen der Atemwege die Spontanatmung wieder ein, steht das Freihalten der Atemwege im Vordergrund der weiteren Therapie; bei persistierendem Atemstillstand ist unverzüglich mit der künstlichen Beatmung zu beginnen.

Große Fremdkörper mit **Magill-Zange** entfernen
Inspektion mit **Laryngoskop**

Spontanatmung nach Freimachen:
→ Atemwege freihalten.
Weiterhin Atemstillstand: → Beatmung

1.2 Freihalten der Atemwege

Freihalten der Atemwege

1.2.1 Freihalten der Atemwege ohne Hilfsmittel

Eine wesentliche Maßnahme zum Freihalten der Atemwege und zur Vermeidung einer Aspiration ist die korrekte Lagerung des Patienten:

Die **stabile Seitenlagerung** ist bei allen *bewußtseinsgetrübten Patienten* indiziert, die über eine *ausreichende Spontanatmung* verfügen. In der Regel lassen sich mit der stabilen Seitenlagerung bei fachgerechter Durchführung freie Atemwege und ein weitgehender Schutz gegen Aspiration erreichen.

Stabile Seitenlage:

⇦

1.2.2 Freihalten der Atemwege mit einfachen Hilfsmitteln

Als einfache Hilfsmittel zum Freihalten der Atemwege bei ausreichender Spontanatmung stehen die *Tuben nach Guedel und Wendel* zur Verfügung (Abb. 3-12).
Der **oropharyngeale Tubus nach Guedel**, der eine Luftbrücke zwischen Lippen und Pharynx darstellt und den Zungengrund anhebt, ist nur bei *komatösen Patienten* geeignet, da er bei noch erhaltenen Schutzreflexen zu Erbre-

Einfache Hilfsmittel zum Freihalten der Atemwege bei ausreichender Spontanatmung:
- **Oropharyngealtubus** nach Guedel (bewußtlose Patienten)

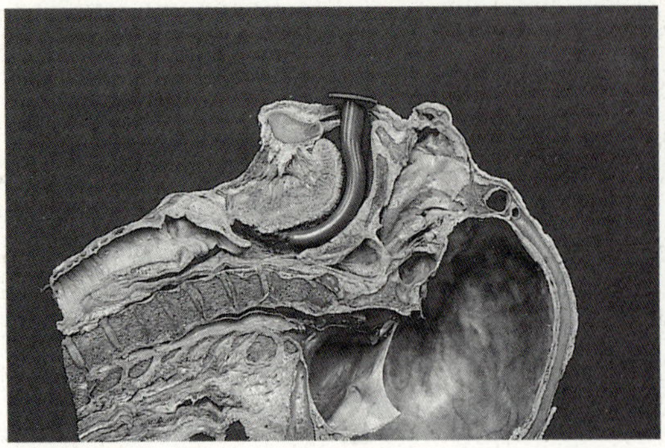

Abb. 3-12: Demonstration des Oropharyngealtubus in situ am anatomischen Präparat

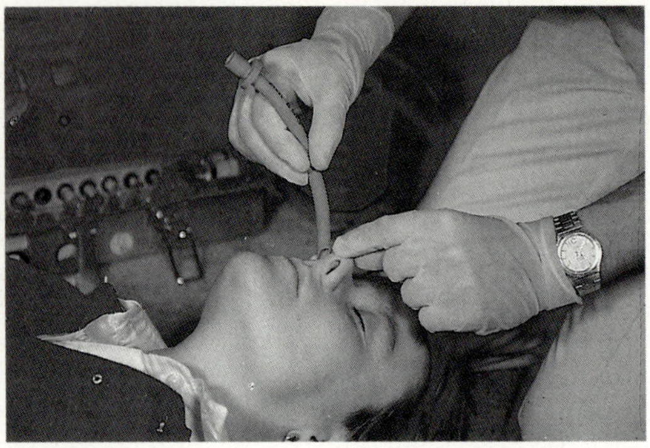

Abb. 3-13: Einführen des Nasopharyngealtubus nach Wendel

chen führen kann. Er wird entgegen der anatomischen Rachenform zunächst bis in Höhe des Überganges von hartem zu weichem Gaumen eingeführt *(Phase 1)* und dann unter einer 180°-Drehung in die korrekte Position gebracht *(Phase 2)*.

– **nasopharyngealer Tubus** nach Wendel (indiziert bei nicht vollständig erloschenen Schutzreflexen)

Bei Patienten mit noch nicht vollständig erloschenen Schutzreflexen ist hingegen die Einlage eines **nasopharyngealen Tubus nach Wendel** vorteilhaft, da dieser Tubus *besser toleriert wird.* Trotz ausreichender Lubrifikation, z. B. mit Lidocaingel, kann es bei der *nasalen Einführung* zu Schleimhautblutungen kommen (Abb. 3-13).

Beachte:

⇨

> Beide Tuben bieten keinerlei Schutz gegen eine Aspiration und können bei falscher Anwendung ein Erbrechen provozieren. Auch nach Einlage von pharyngealen Tuben ist eine Luftinsufflation in den Magen nicht ausgeschlossen.

Beatmung

Ohne Hilfsmittel

1.3 Beatmung

1.3.1 Beatmung ohne Hilfsmittel

Einfachste Form der Atemspende: **Mund-zu-Nase-Beatmung**

bei Erwachsenen
– Mund-zu-Nase
– Mund-zu-Mund bei behinderter Nasenatmung
– Mund-zu-Mund-und-Nase bei **Säuglingen/Kleinkindern**

Die **einfachste Form einer Atemspende** ist die *Mund-zu-Nase-* oder *Mund-zu-Mund-Beatmung*; sie kann nach entsprechendem Training in jeder Situation durchgeführt werden und hat insbesondere im Rahmen der Basismaßnahmen bei kardiopulmonaler Reanimation ihre Bedeutung.
Bei **Erwachsenen** wird die Atemspende als *Mund-zu-Nase-*, bei behinderter Nasenatmung auch als *Mund-zu-Mund-Beatmung* durchgeführt, bei *Säuglingen und Kleinkindern* erfolgt sie als *Mund-zu-Mund-und-Nase-Beatmung.*

1.3.1.1 Technik

Durchführung:
1. Die Position des Helfers ist seitlich vom Patienten
Hände wie beim Freimachen der Atemwege am Patientenkopf plazieren, Kopf überstrecken.
2. Nach Inspiration den Mund über die Nasenöffnung setzen, abdichten.
Ausatemluft in 1–1,5 s insufflieren, Erfolg der Atemspende kontrollieren.
3. Bei Schwierigkeiten Kopf- und UK-Position überprüfen.

Der **Ablauf der Mund-zu-Nase-Beatmung** gliedert sich wie folgt (Abb. 3-14):

- Die Position des Helfers ist seitlich vom Kopf des Patienten.
- Die Hände des Helfers werden wie beim Freimachen der Atemwege am Kopf plaziert: Eine Hand an der Haar-Stirn-Grenze, die andere Hand flach auf dem Kinn, der Daumen verschließt mit seiner Position zwischen Kinn und Unterlippe den Mund.
- Der Kopf wird überstreckt.
- Nach tiefer Inspiration setzt der Helfer seinen geöffneten Mund über die Nasenöffnung des Patienten, seine Lippen rundum an der Nase des Patienten aufliegend, um eine feste Abdichtung zu erreichen.
- Nach Insufflation seiner Ausatemluft (Dauer: 2 s) hebt er den Kopf, dreht das Gesicht zum Thorax des Patienten und kann so am Absinken des Brustkorbes sowie den Ausströmgeräuschen den Erfolg seiner Atemspende überprüfen (Abb. 22).
- Bei schwieriger Beatmung oder fehlendem Expirationszeichen des Patienten muß die Kopf- und Unterkieferposition überprüft und evtl. korrigiert werden.

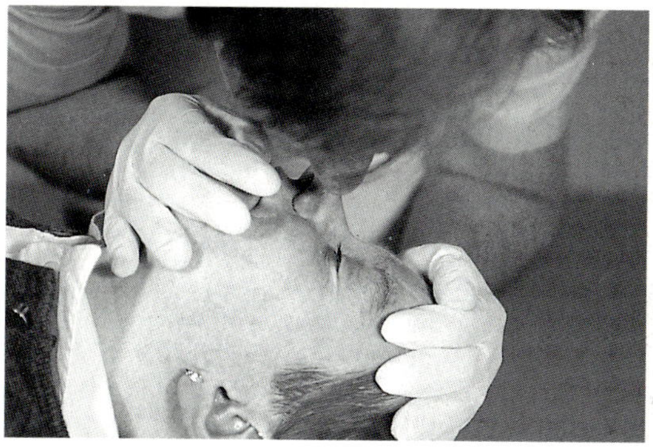

Abb. 3-14: Durchführung der Mund-zu-Nase-Beatmung

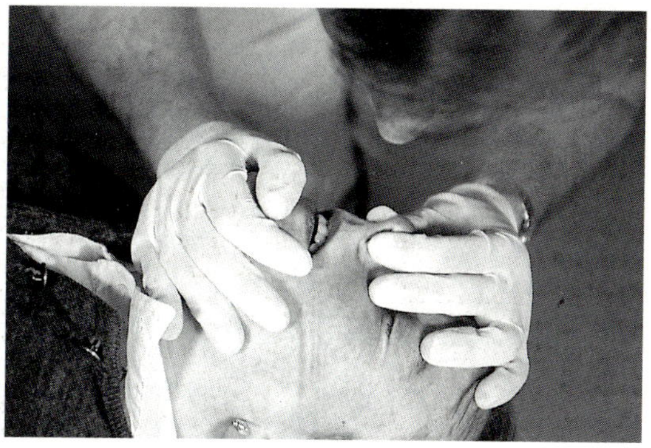

Abb. 3-15: Durchführung der Mund-zu-Mund-Beatmung

Bei behinderter Nasenatmung kann die **Atemspende als Mund-zu-Mund-Beatmung** unter Beachtung folgender Modifikationen vorgenommen werden (Abb. 3-15):

- Der Daumen der am Kinn liegenden Hand wird nun direkt auf die Kinnspitze gelegt und öffnet den Mund auf einen querfingerbreiten Spalt.
- Die Nase wird mit Daumen und Zeigefinger der anderen Hand sicher verschlossen.

Modifikationen bei Mund-zu-Nase-Beatmung:
- Mund ca. 1 cm öffnen
- Nase mit anderer Hand verschließen

Gegenüber der *Mund-zu-Nase-Methode* hat die *Mund-zu-Mund-Beatmung* mehrere **Nachteile**:
- Durch die Mundöffnung (Verlust der dentalen Fixation des Unterkiefers) und den Druck der Hand des Helfers bedingt, können die Luftwege durch ein Zurücksinken des Unterkiefers obstruiert werden.
- Die Abdichtung um die Nase ist einfacher als bei der Mund-zu-Mund-Beatmung.
- Durch die kürzere Strecke zwischen Mund des Atemspendenden und Kehlkopf des Patienten ist der Beatmungsdruck unter Umständen gegenüber der Mund-zu-Nase-Beatmung deutlich erhöht und damit auch die Gefahr einer Überblähung des Magens mit konsekutiver Regurgitation.

Nachteile der Mund-zu-Nase-Methode:
- Obstruktion der Luftwege
- Abdichtung schwieriger
- Gefahr der Magenüberblähung

1.3.1.2 Frequenz der Beatmung

Atemfrequenz:
12 Atemzüge/min
Atemhubvolumen:
600–800 ml je nach Konstitution

Bei erhaltener Herztätigkeit wird die Beatmung idealerweise mit *12 Atemzügen pro min* und einem *Atemhubvolumen*, je nach Patientenkonstitution, *von 600–800 ml* ohne Unterbrechung durchgeführt; bei längerem Fortführen dürfte die Leistungsfähigkeit der Helfer jedoch einen limitierenden Faktor darstellen. Im Falle einer kardiopulmonalen Reanimation sind Frequenz und Zeitpunkt der Beatmung in den Ablauf der jeweiligen Herz-Lungen-Wiederbelebungsmaßnahmen einzubinden.

1.3.1.3 Einschränkungen der Beatmung

Einschränkungen der Beatmung

Hygienische Probleme der Atemspende:

Hygienische Probleme treten auch für die Atemspende im Zusammenhang mit der Ausbreitung der *Immunerkrankung AIDS* verstärkt in den Vordergrund.

Die DIVI hat deshalb Empfehlungen für Laienhelfer zur Durchführung der Atemspende bei Reanimationen ausgesprochen, die im Juni 1988 auch von dem „Deutschen Beirat für Erste Hilfe und Wiederbelebung“ der Bundesärztekammer übernommen wurden:

Das **Risiko einer Infektion** mit dem HIV-Virus *während der Atemspende* ist *extrem gering*, kann aber nicht mit letzter Sicherheit ausgeschlossen werden. Die Atemspende als eine lebensrettende Sofortmaßnahme wird daher weiter empfohlen und gelehrt. Die Mund-zu-Nase-Beatmung ist gegenüber der Mund-zu-Mund-Beatmung risikoärmer, weiterhin können die Verwendung einfacher Hilfsmittel (Taschentuch, Mundpresse oder sog. Taschenmasken) das Infektionsrisiko minimieren.

- Risiko einer HIV-Infektion ist extrem gering, kann durch Benutzung einfacher Hilfsmittel weiter gesenkt werden
- Atemspende kann weiterhin empfohlen werden
- Mund-zu-Nase-Beatmung ist sicherer
- Einschränkungen ergeben sich bei erkennbar erhöhten Risiken

Einschränkungen zur direkten Atemspende ergeben sich allerdings bei **erkennbar erhöhtem Infektionsrisiko** (so z. B. bei „Fixern“ mit sichtbaren Einstichen): In diesen Fällen sollte die Wiederbelebung mit *Beatmungshilfen* durchgeführt werden.
Weiterhin ist von einer erhöhten Gefährdung auszugehen, wenn eine Atemspende bei **blutenden Gesichtsverletzungen** des Patienten durchgeführt werden muß – auch hier empfiehlt sich die Benutzung von Beatmungshilfen.

Kontraindikation:

⇨

Die **einzige absolute Kontraindikation** zur direkten Atemspende stellt eine *Vergiftung mit Kontaktgiften* (z. B. Alkylphosphaten) dar. In diesen Fällen sollte nur mit Hilfsmitteln unter Vermeidung jeglichen direkten Hautkontaktes beatmet werden.

Beatmung mit Hilfsmitteln

Hilfsmittel:
- Beatmungsbeutel und -masken
- oro-, nasopharyngeale Tuben

Vorteile des Beatmungsbeutels:
- ermüdungsfreie Atemspende
- Anreicherung der Inspirationsluft mit Sauerstoff

Vorteile der oro- und nasopharyngealen Tuben:
- Beatmung auch bei schwierigen anatomischen Gegebenheiten möglich

Nachteile der Hilfsmittel:
- Maskenbeatmung (zahnlose Patienten mit atrophischer Muskulatur) u. U. sehr schwierig
- überschreiten des Ösophagusverschlußdruckes mit Beatmungsbeuteln
- Begünstigen von Erbrechen
- eingeschränkte Beatmung bei Geräten mit pop-off-Ventilen

Durchführung einer korrekten Beutel-Masken-Beatmung:
- Position des Helfers hinter dem Patientenkopf
- Reklination des Kopfes
- Lagekontrolle mit dem **„C-Griff“**

Beatmungsparameter:
- Erwachsene **12–14 Atemzüge**/min, **Atemhubvolumen 600–800 ml**

Beatmungsfrequenz:
- Säuglingen 40,
- Kleinkinder 30,
- Schulkinder 20 Atemzüge/min

1.3.2 Beatmung mit Hilfsmitteln

Beatmungsbeutel und -masken auch in Kombination mit *oro- und nasopharyngealen* Tuben sind die **wichtigsten Hilfsmittel** für die Durchführung einer künstlichen Beatmung (s. Kap. VII/1):

- Der Einsatz eines *Beatmungsbeutels* erlaubt eine weitgehend ermüdungsfreie Atemspende, die Ausrüstung der Geräte mittels Sauerstoffanschluß bzw. -reservoir eine Sauerstoffanreicherung der Inspirationsluft.
- Mit den *oro- sowie nasopharyngealen Tuben* ist auch bei schwierigen anatomischen Gegebenheiten (z. B. große Zunge, zahnlose Patienten, eingeschränkte Beweglichkeit der Halswirbelsäule u. a.) eine Insufflation möglich.

Als Nachteile oder Komplikationsmöglichkeiten der Beatmung mit den genannten Hilfsmitteln sind hingegen zu beachten:

- Eine Maskenbeatmung kann sich, insbesondere bei zahnlosen Patienten mit atrophischer Wangen- und Gesichtsmuskulatur trotz Einlage eines pharyngealen Tubus sehr schwierig gestalten.
- Mit Beatmungsbeuteln (insbesondere bei Modellen mit *pop-off-Ventilen*) kann der Ösophagusverschlußdruck von 15 cm H2O leicht überschritten werden. Das hierdurch begünstigte Erbrechen kann u. U. unter einer undurchsichtigen Maske zunächst unbemerkt bleiben. Andererseits kann bei Benutzung von Beatmungsgeräten nach dem Ballprinzip mit pop-off-Ventilen die Beatmung eingeschränkt sein, da das Inspirationsvolumen unkontrolliert über das Ventil abgeblasen werden kann.

Folgende Aspekte sind für die **Durchführung einer korrekten Beutel-Masken-Beatmung** relevant (Abb. 3-16):

- Die Position des Helfers befindet sich hinter dem Kopf des Patienten.
- Nach Reklination des Kopfes müssen Lagekontrolle des Kopfes und Position der Maske mit einer Hand bewältigt werden. Hierzu dient der *„C-Griff“*: Daumen und Zeigefinger liegen auf der Maske rund um den Anschluß des Beatmungsbeutels, Mittel- und Ringfinger unter dem Unterkiefer fixieren die Position der Maske und mit dem kleinen Finger wird idealerweise am Kieferwinkel ein Zurückgleiten des Unterkiefers verhindert.
- Erwachsene werden mit *12–14 Atemzüge pro min* sowie einem *Atemhubvolumen zwischen 600 und 800 ml* beatmet.

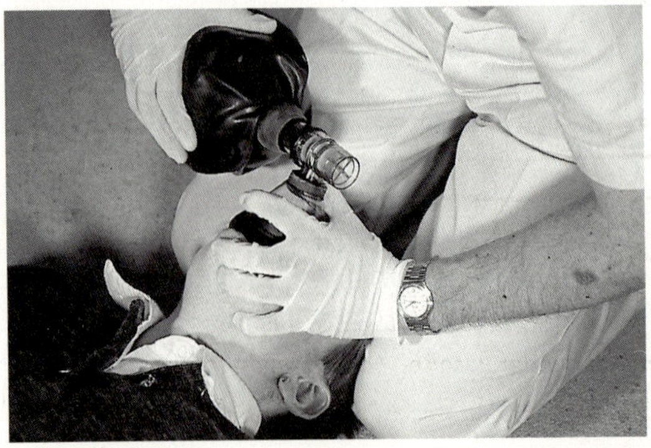

Abb. 3-16: Beatmung mit Beatmungsbeutel und -maske

Die angestrebte *Beatmungsfrequenz bei Säuglingen* beträgt 40/min, bei Kleinkindern 30/min und Schulkinder werden mit 20 Atemzüge pro min beatmet.

1.3.3 Endotracheale Intubation

Die endotracheale Intubation stellt das **sicherste und effektivste Verfahren** zur Aufrechterhaltung freier Atemwege und zur Beatmung eines Notfallpatienten dar: Neben dem *Aspirationsschutz* bietet sie auch die Möglichkeit eine *inspiratorische Sauerstoffkonzentration von 100 %* zu applizieren und, sofern indiziert, eine *Beatmung mit positiv-endexspiratorischem Druck* (PEEP).

1.3.3.1 Indikationen

Die **endotracheale Intubation** ist **indiziert** bei:
- kardiopulmonale Reanimation
- Bewußtlosigkeit oder Koma mit Aspirationsgefahr
- respiratorische Insuffizienz, die sich medikamentös oder durch Sauerstoffgabe per Nasensonde oder -maske nicht hinreichend bessern läßt
- Polytrauma
- Schädel-Hirn-Trauma

Folgende Erkrankungen, Syndrome und Symptome können mit einer **erschwerten Intubation** einhergehen:
- anatomische Besonderheiten wie z. B. kurzer, dicker Hals, Retrogenie, Makroglossie, kleiner Mund oder prominente Oberkieferzähne
- Einschränkung oder Aufhebung der Unterkieferbeweglichkeit wie z. B. Kiefergelenksankylose, Abszesse oder intermaxilläre Immobilisation
- raumfordernde Prozesse in Mundhöhle und Pharynx
- erworbene Anomalien bei vorangegangenen Operationen oder nach alten Gesichts-, Schädel- und Kiefertraumata
- Mißbildungssyndrome
- Hals-Wirbelsäulen-Immobilität
- Halsgewebekontrakturen (z. B. nach Radiatio)

Größte Vorsicht bei der Intubation ist bei Verdacht auf Vorliegen einer Hals-Wirbelsäulen-Fraktur angebracht.

1.3.3.2 Materialien

Unabdingbare Voraussetzung für eine erfolgreiche endotracheale Intubation ist das Vorhandensein und die einwandfreie Funktion folgender Gegenstände (Abb. 3-17):

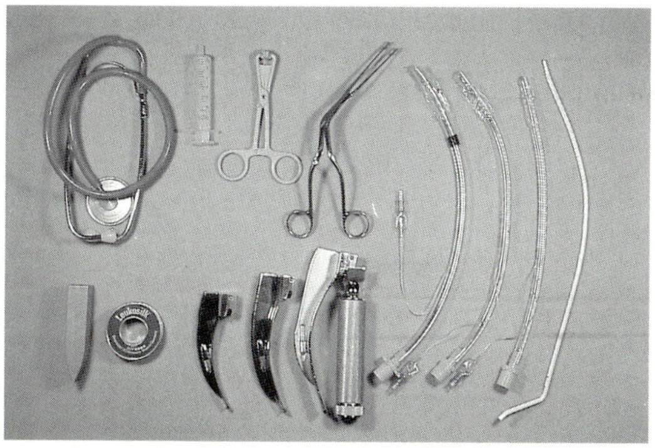

Abb. 3-17: Materialien zur endotrachealen Intubation:
Endotrachealtuben in unterschiedlicher Größe, Laryngoskop mit verschiedenen Spateln, Führungsstab, Magill-Zange, Blockerspritze und -klemme, Stethoskop, Fixationsmaterial, Beißschutz

Endotracheale Intubation

Vorteile:

Indikationen:
- kardiopulmonale Reanimation
- Aspirationsgefahr
- respiratorische Insuffizienz
- Polytrauma
- Schädel-Hirn-Trauma

Ursachen der erschwerten Intubation:
- anatomische Besonderheiten
- Einschränkung der UK-Beweglichkeit
- raumfordernde Prozesse
- erworbene Anomalien, Mißbildungssyndrome
- HWS-Immobilität, Halsgewebekontrakturen

HWS-Frakturen:

Materialien zur Intubation:
- Beatmungsgerät und -masken
- Absaugpumpe und -katheter
- Notfallmedikamente
- Endotrachealtuben
- Laryngoskop, Führungsstab
- Magill-Zange, Blockerspritze
- Stethoskop
- Fixationsmaterial, Beißschutz

- Beatmungsgerät und -masken
- Absaugpumpe und -katheter
- Medikamente zur Intubation sowie für Notfälle
- Endotrachealtuben in unterschiedlichen Größen
- Laryngoskop mit verschiedenen Spateln
- Führungsstab
- Magillzange
- Blockerspritze und -klemme
- Stethoskop
- Fixationsmaterial
- Oropharyngealtubus oder anderer Beißschutz

Endotrachealtuben

Typischer Notfalltubus: **Form nach Magill**

Den jeweils größenmäßig angepaßten Tubus verwenden.
→ Frauen: 7–7,5 mm ID (30–32 Ch.)
→ Männer: 7,5–8,5 mm ID (32–36 Ch.)
→ Kinder: individuelle Größe berechnen

Materialien der Tuben:
– Gummi, Latex, PVC

Wünschenswerte Ausstattung des Tubus:
– low-pressure-cuff
– durch Aufsatz der Blockerspritze gesteuertes Blockerventil

Endotrachealtuben

Endotrachealtuben sind in unterschiedlichsten Formen und Ausführungen erhältlich, die oftmals speziellen Indikationen vorbehalten bleiben und besonderer Intubationstechniken bedürfen (z. B. Doppellumentuben für seitengetrennte Beatmung, Spiraltuben für spezielle intraoperative Lagerungen u.a.m.). In der Notfallmedizin sollte nur die Form nach Magill eingesetzt werden.

Die **Größenbezeichnung des Endotrachealtubus** erfolgt entweder nach *Innendurchmesser (mm)* oder *Außenumfang (Charrière)*. Bei **Erwachsenen** kann als Standardgröße zur Intubation bei *Frauen* 7–7,5 mm Innendurchmesser (30–32 Ch.) und für *Männer* 7,5–8,5 mm Innendurchmesser (32–36 Ch.) angesehen werden.

Bei **Kindern** ist eine individuelle Berechnung notwendig, unter der Vielzahl der Formeln sind folgende gut praktikabel:

Tubusgröße (mm *Innendurchmesser*) = 4,5 + Lebensalter dividiert durch 4 sowie Tubusgröße *(Ch.)* = 18 + Lebensalter.

Endotrachealtuben werden aus Gummi, Latex oder Polyvinylchlorid (PVC) gefertigt, sie können nach Sterilisation **mehrfach** benutzt werden (Gummi- und Latextuben) oder aber als **Einmalartikel** eingesetzt werden (PVC-Tuben).

Die **Blockermanschette** kann als high-pressure-Cuff oder low-pressure-Cuff gestaltet sein, wobei low-pressure-Cuffs auch bei kürzerer Intubationsdauer weniger tracheale Symptome wie Husten oder -reiz verursachen.

In der Notfallmedizin sollte dem **PVC-Tubus der Vorzug** gegeben werden, neben der hygienischen Überlegenheit einer einmaligen Verwendung ist als ein großer Vorteil die Durchsichtigkeit zu sehen; nachteilig ist allerdings die leicht Zerstörbarkeit des Cuff bei Benutzung der Magill-Zange während der Intubation.

Empfehlenswert ist auch die Benutzung von Tuben, die mit einem sich durch Aufsatz bzw. Abnahme der Blockerspritze öffnenden, respektive schließenden *Blockerventil* ausgerüstet sind: Hierdurch entfällt die Gefahr einer versehentlichen und unbemerkten Entblockung des Cuff durch unzureichende Klemmwirkung der Blockerklemme, abgesehen von der vereinfachten Handhabung.

Laryngoskopspatel
Gebräuchliche Formen:
– nach Macintosh (gebogene Ausführung)
– nach Magill (gerade Form)
Empfehlenswert ist der Spatel von Macintosh (Verletzungsgefahr geringer)

Laryngoskopspatel

Laryngoskopspatel können entweder in der Form nach Macintosh *(gebogene Ausführung)* oder nach Magill *(gerade Form)* eingesetzt werden. In der Mehrzahl wird der *gebogene Spatel* in entsprechender Größe *bevorzugt.* Er ist leichter anwendbar bei Patienten mit vollständigem Gebiss und erlaubt auch während des Intubationsvorganges ein Zurückschieben des Larynx gegen die Halswirbelsäule zur verbesserten Einsicht.

Bei einer Intubation mit einem geraden Spatel nach Magill wird die Epiglottis mit der Spatelspitze aufgeladen. Als Nachteil sind eine erhöhte Verletzungsgefahr von Epiglottis, Pharynxhinterwand und oberen Schneidezähnen anzusehen.

Bevorzugte Intubationstechnik bei Notfallpatienten:
– **direkte Laryngoskopie**
– eine Alternative ist die **blind-nasale Intubation**

1.3.3.3 Technik

Bevorzugte Intubationstechnik bei Notfallpatienten ist die **direkte Laryngoskopie**; bei entsprechenden Fähigkeiten und gegebener Indikation kann der endotracheale Tubus auch mit den Techniken der blind-nasalen oder fiberoptischen Intubation eingeführt werden, so z. B. bei oralen Intubationshindernissen wie (fixierte) Kieferklemme oder -gelenksankylose, enorale Raumforderungen, Verdacht auf Halswirbelsäulenfraktur oder Wachintubationen unter erhaltener Spontanatmung.

> In der *Notfallmedizin* sollte generell **orotracheal intubiert** werden.

Ausnahmen sind orale Intubationshindernisse, die eine direkte Laryngoskopie nicht erlauben, sowie Hals- und Brustwirbelsäulenversteifung.
Eine **nasale Intubation** ist *kontraindiziert* bei Verdacht auf Schädelbasisfraktur.

Kontraindikation der nasalen Intubation: Schädel-Basis-Fraktur

Ablauf

Der Ablauf einer *(orotrachealen)* Intubation in *direkter Laryngoskopie* erfolgt in diesen Schritten:

- Das *Instrumentarium* ist auf Vollständigkeit und Funktionsfähigkeit zu überprüfen, sofern die Notfallsituation dies zeitlich erlaubt.
- Der Patient sollte ausreichend mit der Maske *präoxigeniert*, eine Luftinsufflation in den Magen aber vermieden werden.
- Der Intubateur befindet sich hinter dem Kopf des Patienten, ein Helfer an der Seite. Der *Patient liegt*, wenn immer möglich, auf dem *Rücken*, der *Kopf* wird in der verbesserten *Jackson-* oder auch „Schnüffel-"position gelagert (Abb. 3-18).
- Bei gegebener Indikation werden *Sedativa, Hypnotika, Analgetika* oder auch *Muskelrelaxantien* i. v. appliziert (Tab. 3-1).
- Bei Ausfall der Schutzreflexe kann durch Oberkörperhochlagerung sowie die Anwendung des *Handgriffes nach Sellick (Krikoiddruck)* durch einen Helfer einer Aspiration von Mageninhalt vorgebeugt werden.
- Der Mund wird mit der rechten Hand geöffnet, das *Laryngoskop* (gebogener Spatel) mit der *linken Hand* in den *rechten Mundwinkel* eingeführt.

Ablauf der Intubation:
- ausreichende Präoxigenierung
- Instrumentarium auf Vollständigkeit prüfen
- Intubateur befindet sich hinter dem Patienten (Rückenlage)
- Applikation von Medikamenten
- Handgriff nach Sellick zur Aspirationsprophylaxe
- Mundöffnung mit der re. Hand, Laryngoskop mit der li. Hand einführen
- Zunge nach li. verdrängen, Spatel bis in die Valecula glossoepiglottica führen
- durch ventralen Zug Epiglottis aufrichten, Stimmritze darstellen
- Tubus unter Sicht in die Trachea einführen
- Richtgrößen für Abstand Zahnreihe – Tubusspitze: Männer 23 cm, Frauen 22 cm
- Patient beatmen, Cuff mit Raumluft blokken
- korrekte Tubuslage durch Auskultation verifizieren
- **Warnzeichen der Ösophagusintubation:** „blubbernde" AG über dem Magen
- Einlage eines Beißschutzes, sichere Fixation des Tubus
- doppelläufige Magensonde einlegen
- als zusätzlichen Aspirationsschutz u. U. Rachentamponade durchführen

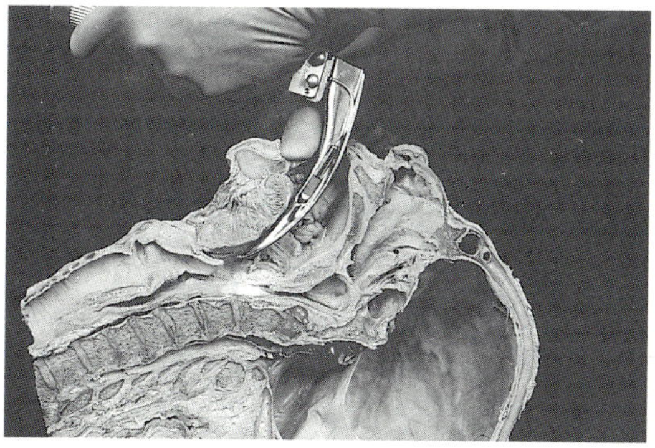

Abb. 3-18: Einführung des Spatels auf den Zungengrund bis in die Valeicula glossoepiglottica – Demonstration am anatomischen Präparat

Tab. 3-1: Medikamente zur endotrachealen Intubation in Abhängigkeit von Bewußtseinslage und Kreislaufsituation des Patienten

Vollständig bewußtseinsklar	Eingeschränkt bewußtseinsklar	Bewußtlos	Labile Kreislaufverhältnisse
Vecuronium (1 mg)	Vecuronium (1 mg)		Vecuronium (1 mg)
Etomidat (0,2–0,3 mg/kg KG) alternativ Thiopental (3–5 mg/kg KG)	Etomidat (0,1–0,2 mg/kg KG)		Etomidat (0,1–0,2 mg/kg KG) Ketamin (1–2 mg/kg KG)
Fentanyl (0,2–0,4 mg)			
Suxamethonium (1,5–2 mg/kg KG)	Suxamethonium (1,5–2 mg/kg KG)		Suxamethonium (1,5–2 mg/kg KG)

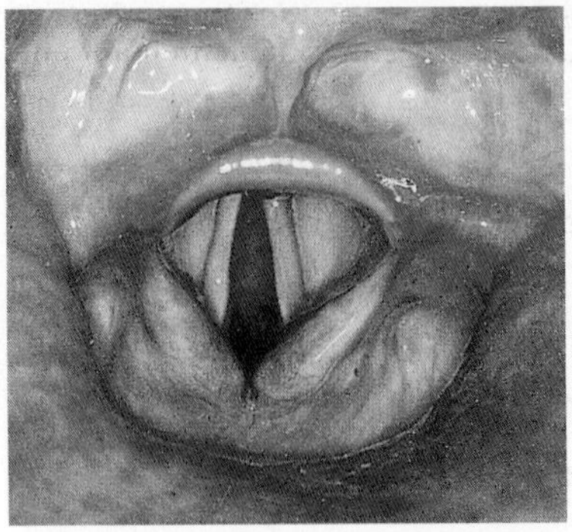

Abb. 3-19:
Darstellung der Stimmbänder

- Unter Verdrängung der Zunge nach links wird der Spatel auf dem Zungengrund bis in die *Valecula glossoepiglottica* vorgeschoben (Abb. 3-19).
- Durch Zug am *Laryngoskopgriff nach ventral* und *Vermeidung jeglichen „Hebelns“* werden die Epiglottis aufgerichtet und die *Stimmritze dargestellt* (Abb. 3-19). Nur unter dieser Technik (Vorgleiten der Unterkieferköpfchen im Kiefergelenk) lassen sich ausreichende Sichtverhältnisse erzielen und Schäden an den oberen Frontzähnen vermeiden.
- Der Tubus wird unter Sicht in die Trachea eingeführt, bis der obere Rand des Cuffs oder der bei einigen Tuben ca. 1 cm über dem Cuff angebrachte, schwarze Streifen hinter den Stimmbändern verschwunden ist (Abb. 3-20, 3.2). Bei Kindertuben ohne Blockermanschette sind die ersten 2,5–3 cm teilweise schwarz gefärbt, so daß hierdurch ebenfalls eine Orientierung möglich ist.

Bei Männern wird der Tubus ab der Zahnreihe etwa 23 cm, bei Frauen 22 cm eingeführt *(Zahlenmarkierung am Tubus).*

- Unmittelbar nach Entfernung eines evtl. benutzten *Führungsstabes* wird der Patient mit dem Beatmungsbeutel beatmet und der *Cuff mit Raumluft* gefüllt, bis kein Luftentweichen unter der Inspiration mehr hörbar ist (besonders genau läßt sich ein dichter Trachealabschluß durch Auskultation über dem Kehlkopf überprüfen) (Abb. 3-22).

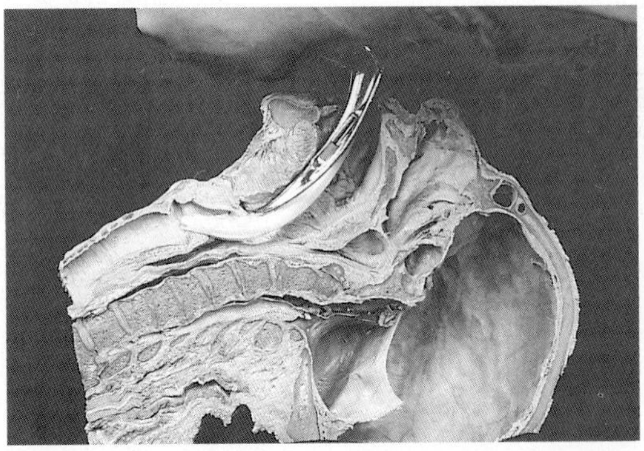

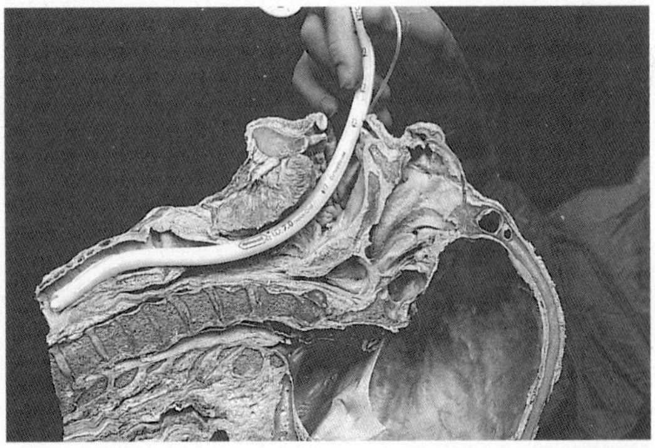

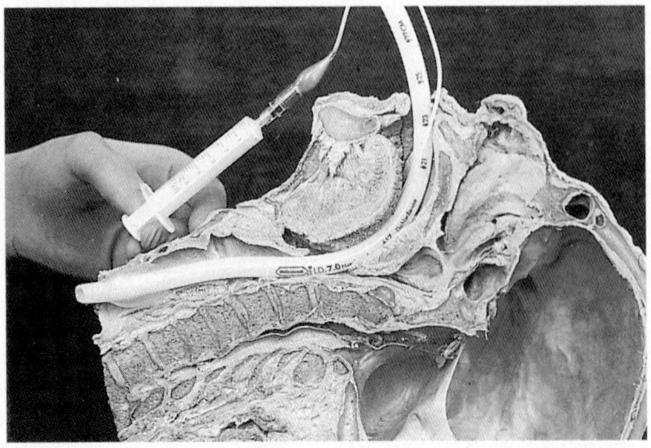

Abb. 3-22:
Füllung des Cuffs –
Demonstration am anatomischen Präparat

- Die korrekte endotracheale Tubuslage muß durch sorgfältige *Lungenauskultation* verifiziert werden: Seitenungleiche Atemgeräusche deuten auf eine zu tiefe (meist rechtsseitige, endobronchiale) Intubation hin; fehlende oder sehr schwache (u.U. „blubbernde") Atemgeräusche sind **Warnhinweise einer ösophagealen Intubation**, zur Diagnostik dieser gefährlichen Tubusfehllage sollte daher nach einer Intubation auch über der Magenregion auskultiert werden.
- Nach Einlage eines *Beißschutzes (Guedeltubus)* muß der Endotrachealtubus mit Pflaster, Bändern, speziellen Tubushaltern aus Gummi oder Kunststoff sicher fixiert werden, um eine akzidentelle Extubation bei Umlagerungen oder Transport zu vermeiden. Bei Notfallpatienten kann jedoch die Befestigung mit Pflaster durch Blut, Speichel oder Erbrochenem sehr schwierig oder gar unmöglich sein.
- Eine *doppelläufige Magensonde* sollte eingelegt werden (nicht nasal bei Verdacht auf Schädel-Basis-Fraktur).
- Weiterhin kann als zusätzlicher Aspirationsschutz, insbesondere bei stark blutenden Gesichtsschädelverletzungen eine *Rachentamponade* durchgeführt werden.

Medikamente

Medikamente
Medikamente bei der Intubation je nach Zustand des Patienten applizieren (Tab. 3-1)

Die Medikamentenapplikation bei der Intubation muß je nach Zustand des Patienten erfolgen (s. Tab. 3-1): Bei einem **tief komatösen Patienten** ohne jegliche Reaktion auf Schmerzreize oder im Rahmen einer kardiopulmonalen Reanimation werden in der Regel für die Durchführung einer Intubation keine Medikamente benötigt. **Bewußtlosen Patienten** mit (teilweise) erhaltenen Schutzreflexen kann der Arzt, auch zur Vermeidung zerebraler Druckanstiege, als *Hypnotikum* z.B. Etomidate (0,1–0,2 mg/kg KG), sowie zur Erleichterung der Intubation *Muskelrelaxantien* (z. B. mit Suxamethonium 1,5–2 mg/kg KG nach Vorgabe von 1 mg Vecuronium) injizieren. **Bewußtseinsklare Patienten** sollten *adäquat sediert* (z. B. Etomidat 0,2–0,3 mg/kg KG, alternativ Thiopental 3–5 mg/kg KG) und *analgesiert* (z. B. Fentanyl 0,2–0,4 mg) werden. Bei entsprechender Erfahrung des Arztes ist zur Erleichterung der Intubation auch eine *Relaxierung* (z.B. mit Suxamethonium 1,5–2 mg/kg KG nach Vorgabe von 1 mg Vecuronium) möglich.

Zur Narkoseeinleitung und Intubation von **traumatisierten** Patienten, vor allem im Volumenmangelschock, bietet sich als wirkungsvolle Alternative *Ketamin* (1–2 mg/kg KG) in Kombination mit einem *Benzodiazepin* (z.B. Midazolam 0,1 mg/kg KG) an.

Die Vorgabe von 0,5 mg **Atropin** kann vagale Begleitreaktionen nicht sicher dämpfen, diese Dosis dürfte lediglich zu einer Herzfrequenzsteigerung führen und kann daher nicht als Routinemaßnahme empfohlen werden. Eine vegetative Blockade ist erst bei intravenöser Applikation von 2 mg Atropin zu erwarten.

Komplikationen

Komplikationen
Komplikationen während der Intubation

Komplikationen während der Intubation:

- *Verletzungen von Weichteilen* (Lippen, Schleimhäute, Pharynx- und Larynxstrukturen), verbunden mit
- *Blutungen* mit evtl. erschwerten Sichtverhältnissen
- *Zahnschäden* (Kronenfrakturen, Luxationen)
- *Aspiration* von Mageninhalt oder Blut
- *Intubation des Ösophagus* mit Gefahr der Asphyxie bei Nichtbemerken der Tubusfehllage
- zu *tiefe Intubation* (einseitige Beatmung)
- *Laryngospasmus*
- reflektorische, *kardiale Begleitreaktionen*
- *Unmöglichkeit* einer Intubation

Komplikationen bei liegendem Tubus

Komplikationen bei liegendem Tubus:

- *Abknicken* des Tubus
- *Diskonnektion* der Beatmungschläuche
- *akzidentielle Extubation*, vor allem bei zu kurz eingeführtem Tubus, unzureichender Fixation oder unsachgemäßem Umlagern
- *Verlegung des Tubuslumen* durch Sekret, Fremdkörper oder Cuffhernien

- *„Stille“ Aspiration*, vor allem bei unbemerktem Verlust eines ausreichenden Cuffdruckes
- *Trachealruptur* bei gewaltsamer Blähung des Cuffs (vor allem bei Gummituben)

Komplikationen nach längerer Intubationsdauer

Komplikationen bei längerer Intubationsdauer:

- Ulzerationen an Schleimhäuten, Mund und Nase
- Stimmveränderungen, Stimmbandgranulome, Husten
- Trachealstenosen, Tracheomalazie

Konikotomie

Die **Indikation** stellt sich bei unüberwindlichen Intubationshindernissen

1.3.4 Konikotomie

Obwohl die Intubation die Methode der Wahl zur sicheren Wiederherstellung und Aufrechterhaltung freier Atemwege ist, kann in extremen Situationen, bei unüberwindlichen Intubationshindernissen die **Indikation zu einer Konikotomie** bestehen, so z. B. bei
- *Insektenstichen* im Mund – Rachenraum oder
- *Reizgasinhalation* mit grotesken Schwellungen,
- Verlegungen des oberen Respirationstraktes durch *Tumoren* oder nicht zu entfernende *Fremdkörper.*

Topographie:

⇨

Bei der Konikotomie wird ein Zugang in die Trachea durch *Inzision des Lig. conicum*, das **zwischen Schild- und Ringknorpel** liegt, geschaffen.
An dieser Stelle sind keine größeren Gefäße oder andere, anatomisch wichtige Strukturen zu erwarten.

Durchführung:
- zweizeitige Konikotomie
- einzeitige Konikotomie

Komplikationen:
- Perichondritis, Knorpelnekrosen
- subglottische Stenosen

Praktisches Vorgehen (Abb. 3-23):

- Der *Kopf* wird *maximal rekliniert* gelagert.
- *Oberhalb* des vertikalen und prominenten Bogens des *Ringknorpels* erfolgt in der Medianlinie eine *vertikale Inzision.*
- Nach stumpfer Präparation der Muskulatur kann das Lig. conicum zwischen Oberrand des Ring- und Unterrand des Schildknorpels getastet und *horizontal* inzidiert werden.
- Zur Sicherung des Zuganges wird nun ein Endotrachealtubus durch die Öffnung eingefügt, über den der Patient beatmet werden kann.

Erst unter stationären Bedingungen sollte ein Tracheostoma angelegt werden

Bei großer Luftnot kann auch *quer (einzeitig)* inzidiert werden, Nachteil bei diesem Vorgehen ist die spätere schlechte Heilungstendenz.
Komplikationen der Konikotomie sind neben *Perichondritis* und *Knorpelnekrosen* die *Ausbildung von subglottischen Stenosen.* Nach der Rettung des Notfallpatienten sollte zur weiteren Therapie baldmöglichst unter stationären Bedingungen ein *Tracheostoma* angelegt werden.

Konikotomiesets können nicht empfohlen werden

Die von verschiedenen Herstellern angebotenen **Konikotomiesets** sollten nicht eingesetzt werden, da sie, insbesondere bei unerfahrenem Helfer zusätzliche Risiken bergen.

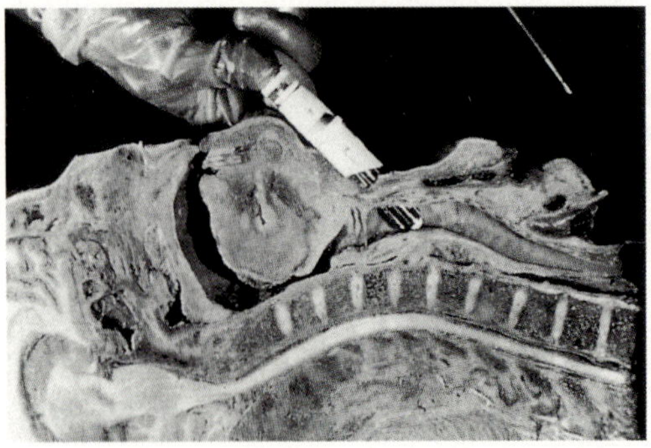

Abb. 3-23:
Technik der Konikotomie

1.4 Sofortmaßnahmen bei Pneumothorax

Der **„unkomplizierte" Pneumothorax**, verursacht durch Lufteintritt zwischen Pleura parietalis visceralis von außen (selten) oder innen (Lungenparenchymverletzung, häufiger), ist diagnostizierbar an *abgeschwächtem* bis *fehlendem Atemgeräusch, hypersonorem Klopfschall* und *abgeschwächtem Stimmfremitus* der betroffenen Seite. Bei einseitiger Ausbildung kann die Ventilationsstörung in den meisten Fällen durch Steigerung der Ventilation kompensiert werden.

Therapeutisch empfehlenswert ist:
- *Lagerung* des Patienten mit erhöhtem Oberkörper
- Erhöhung der inspiratorischen *Sauerstoffkonzentration*
- *Analgesierung*, insbesondere bei Rippenfrakturen mit Opioiden (z. B. Tramadol 100–200 mg, Pentazocin 30–60 mg oder Piritramid 7,5–15 mg) oder auch Ketamin (0,5–1 mg/kg KG) in Kombination mit einem Benzodiazepin (z. B. Midazolam 0,75 mg/kg KG oder Diazepam 5–10 mg)
- *Überwachung* der Vitalfunktionen

Die Indikation für eine Punktion des Pneumothorax unter den Bedingungen des Rettungsdienstes ist neben den unzureichenden diagnostischen Möglichkeiten (Röntgen) mit der Gefahr einer bakteriellen Kontamination verbunden und sollte daher sehr streng gestellt werden: *Dekompensation* der Atmungsfunktion sowie *Transport* des Patienten *auf dem Luftweg.* Kann die inspiratorisch zwischen die Pleurablätter eindringende Luft in der Expirationsphase nicht wieder entweichen (Ventilmechanismus), entwickelt sich ein **vital bedrohlicher Spannungspneumothorax** mit der **Symptomatik**:
- abgeschwächtes oder fehlendes Atemgeräusch,
- hypersonorer Klopfschall der betroffenen Seite,
- Tachy- und Dyspnoe,
- obere Einflußstauung (kann bei gleichzeitiger massiver Blutung fehlen) und
- Tachykardie mit Hypotonie.

Besonders schnell kann sich die Situation unter Beatmung verschlechtern. Bei Pneumothorax darf *kein Lachgas* eingesetzt werden.
Ein Spannungspneumothorax muß **sofort punktiert werden** (Abb. 3-24):
- Desinfektion der Einstichstelle.
- Punktion im 2. oder 3. ICR in der MCL mit einer dicklumigen Venenverweilkanüle.
- Bei entsprechender Erfahrung, Schnelligkeit und Ausrüstung kann auch direkt eine Thoraxsaugdrainage eingelegt werden.
- Bei penetrierenden Verletzungen kann eine notfallmäßige Entlastung ebenfalls durch stumpfes Spreizen des Verletzungskanales erreicht werden.

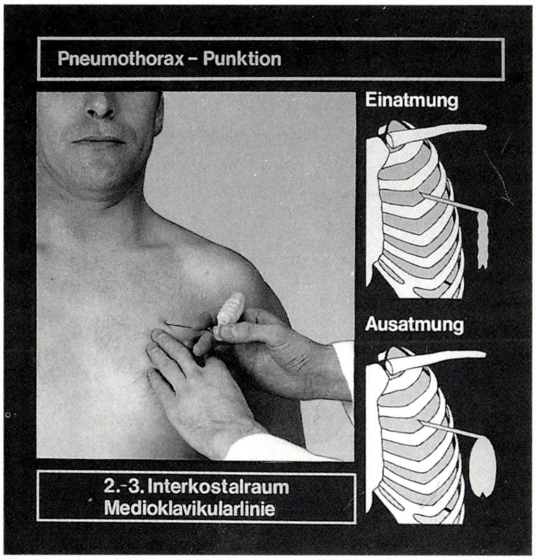

Abb. 3-24: Lokalisation der Pleurapunktion

Pneumothorax

„Unkomplizierter" Pneumothorax entsteht durch Lufteintritt zwischen die Pleurablätter.
Diagnose:
- abgeschwächtes bis fehlendes AG
- übersonorer KS
- abgeschwächter Stimmfremitus

Therapie:
- Oberkörperhochlagerung
- Sauerstoffgabe
- Analgesie
- Überwachen der Vitalfunktion
- Indikation für eine Punktion unter den Bedingungen des Rettungsdienstes streng stellen:
  Dekompensation der Atemfunktion
  Transport auf dem Luftweg

Symptome bei Entwicklung eines vital bedrohlichen Spannungspneumothorax:
- abgeschwächtes oder fehlendes AG
- Tachy- und Dyspnoe
- obere Einflußstauung
- Tachykardie mit Hypotonie

Therapie:
- Desinfektion
- Punktion im 2./3. ICR (MCL)
- evtl. Einlage einer Thoraxsaugdrainage
- bei pentrierenden Verletzungen: stumpfes Spreizen

2 Spezielle Erscheinungsbilder

2.1 Verlegung der Atemwege, Tracheal-, Bronchialverletzungen

M. Lipp

2.1.1 Verlegungen der Atemwege

Verlegungen der Atemwege

Unterteilung der Atemwege in:
- **Einröhrensystem** (Mund, Rachen, Trachea bis Bifurkation) und
- **Mehrröhrensystem** (Bronchialsystem)

Die Atemwege können in ein *Einröhrensystem* (Mund, Rachen, Trachea bis zur Bifurkation) und das anschließende *Mehrröhrensystem* unterteilt werden. Komplette Obstruktionen der Atemwege im Einröhrensystem stellen in den meisten Fällen eine akute und nicht kompensierbare Störung der Vitalfunktion Atmung dar. Partielle Verlegungen des Einröhrensystems und vollständige Obstruktionen von Teilen des Mehrröhrensystems sind u. U. für kurze Zeit kompensierbar.

2.1.1.1 Ursachen

Ursachen

1. **Zurückfallen der Zunge** (häufigster Grund für Verlegung der Atemwege) durch Bewußtseinstrübung
2. **Fremdkörper:** Aspiration von Speiseresten, Zahnersatz oder Spielzeug
3. **Verletzungen** (Blutungen, Schwellungen)
4. **Schleimhautschwellungen** treten auf nach:
   - toxischen oder
   - thermischen Schädigungen sowie unter
   - allergischen und
   - infektiösen Krankheitsbildern
5. **Chronisch obstruktive Lungenerkrankungen**

Eine Verlegung der Atemwege kann entstehen durch:

- **Zurückfallen der Zunge.** Bewußtseinstrübung und der damit verbundene Tonusverlust der Gesichts- und Mundmuskulatur mit Zurücksinken des Zungengrundes an die Pharynxhinterwand stellt den *häufigsten Grund für verlegte Atemwege* dar. Die Genese der Bewußtseinsstörung kann traumatisch, kardiozirkulatorisch, metabolisch, zerebral oder posttraumatisch sein.
- **Fremdkörper.** Die *Aspirationen* von Speiseresten, Zahnersatz oder Spielzeug (bei Kindern) stehen zahlenmäßig im Vordergrund, aber auch seltene Ereignisse wie massive Staub- und Sägemehlinhalation können tödlich enden.
- **Verletzungen.** Neben den ggf. starken *Blutungen* behindert hierbei die *posttraumatische Schwellung* oder *Gewebsteile* die Atmung.
- **Schleimhautschwellungen.** Die auslösenden Faktoren für Schwellungen der Schleimhäute im Bereich der Atemwege sind toxisch, thermisch allergisch oder infektiös. *Toxisch* hervorgerufene Schwellungen treten nach Rauchgasinhalationen, Einwirkungen von chemischen Dämpfen oder (akzidenteller bzw. suizidaler) Einnahme von ätzenden Flüssigkeiten auf. Die örtliche Reaktion auf einen *Insektenstich* im Mund-Rachenraum ist das typische Zeichen für eine allergische Schwellung; der Verlauf kann foudroyant sein.

Lebensgefährliche Obstruktionen durch Infektionen treten bei der *bakteriellen Epiglotitis* im Kindesalter auf; tödliche Verläufe werden auch bei Erwachsenen berichtet.

- **Chronisch obstruktive Lungenerkrankungen.** Krisen dieser Leiden können durch allergische, chemische, infektiöse aber auch psychische Faktoren ausgelöst werden und eine notärztliche Soforttherapie bedingen (s. Kap. 2.4.3).

2.1.1.2 Diagnose

Diagnose

- Gezielte Fremd- und Eigenanamnese
- körperliche Inspektion und Untersuchung
- Symptome der partiellen und totalen Verlegung (s. Tab. 3-2)

Die Diagnose von Verlegungen der Atemwege stützt sich auf eine gezielte Fremd- und Eigenanamnese zum Notfallgeschehen und relevanten Vorerkrankungen sowie die körperliche Inspektion und Untersuchung. In Tabelle 3-2 sind die unterschiedlichen Symptome der partiellen und totalen Verlegung dargestellt.

2.1.1.3 Therapie

Therapie
- **zurückgefallene Zunge** ist mit korrekter Lagerung des Kopfes behebbar

Die entscheidenden Maßnahmen bei Störungen der Vitalfunktion Atmung wurden im Kap. III/1 ausführlich dargestellt.

Eine *Atemwegsverlegung durch die zurückgefallene Zunge* kann bereits durch korrekte Lagerung des Kopfes behoben werden. Bei Bedarf sind Hilfsmittel

Tab. 3-2: Unterschiedliche Symptome bei partieller oder totaler Atemwegsverlegung

Partielle Verlegung	Totale Verlegung
schnelle, flache Atembewegungen	inverse Atembewegungen
interkostale Einziehung	interkostale Einziehung
gezielte Ausnützung der Atemhilfsmuskulatur bei Patienten mit noch erhaltenem Bewußtsein	
inspiratorischer oder exspiratorischer Stridor	keine Atemgeräusche
Atemstoß vermindert	kein Atemstoß
Phonation u. U. noch möglich	keine Phonation
Beatmung mit erhöhtem Druck möglich, verlängerte Ausatemphase	Beatmung nicht möglich, bei trachealem Bolus auch nicht nach endotrachealer Intubation

wie Wendel- oder Guedel-Tubus zu verwenden oder bei gegebener Indikation die endotracheale Intubation durchzuführen.
Bei Verdacht auf *Fremdkörperaspiration* steht die sorgfältige Inspektion der Atemwege (am besten mit dem Laryngoskop) und die Entfernung evtl. Fremdkörper durch Absaugen, Benutzung der Magill-Zange oder Einsatz des Heimlich-Handgriffs im Vordergrund. Nach diffuser Aspiration (vor allem nach Magensaftaspiration) empfiehlt sich die gründliche Absaugung der Atemwege durch den endotrachealen Tubus und die Bronchialtoilette sowie -lavage.
Traumatisch bedingte Behinderung der Atemwege sind, insbesondere bei starker Blutung und bewußtseinsgestörter Patienten eine Indikation zur endotrachealen Intubation, da nur so zuverlässig freie Atemwege aufrechterhalten werden können. Technisch kann die Intubation durch die Blutung oder die Verletzungen durchaus schwierig sein (behinderte Einsicht), Hilfsmittel wie Führungsdraht, Absaugpumpe, Magill-Zange sowie verschiedene Tuben und Laryngoskopspatel müssen bereitgehalten werden.
Unter Nofallbedingungen sollte stets eine orale Intubation durchgeführt werden, bei Verdacht auf eine Frontobasisfraktur ist die nasale Intubation ohnehin kontraindiziert.
Bei *Schleimhautschwellungen* allergischer und chemischer Genese bietet sich als medikamentöse Therapie die in kurzen Abständen wiederholte Applikation von lokal angreifenden Kortisonpräparaten (z. B. Auxilloson-Spray, 2 Hübe alle 15 min) an. Weiterhin können bei allergischer Ursache systemisch wirkende Antihistaminika und Kortikoide appliziert werden, so z. B. 8 mg Dimetindenmaleat (Fenistil), 400 mg Cimetidin (Tagamet) und 200 mg Triamcinolon (Volon A). Die rechtzeitige endotracheale Intubation sollte bei Schleimhautschwellungen stets erwogen werden, da bei Verschlechterung des Krankheitsbildes die Intubation oftmals extrem schwierig oder gar unmöglich sein kann.

- bei **Fremdkörperaspiration** Inspektion der Atemwege, Entfernung
- nach **Magensaftaspiration** Absaugung der Atemwege, evtl. Bronchiallavage
- bei **traumatisch** bedingten **Atemwegsverlegungen**, insbesondere bei starken Blutungen, Indikation zur Intubation großzügig stellen
- **Schleimhautschwellungen** allergischer und chemischer Genese: Antihistaminika, Kortikoide, rechtzeitige endotracheale Intubation erwägen

2.1.2 Tracheal- und Bronchialverletzungen

Ursachen: Verletzungen von Trachea und Bronchialsystem resultieren aus *massiven Thoraxtraumen.* Bei Überrollen des Thorax, Sturz aus großer Höhe oder Aufprall entstehen Scherkräfte, die zu Ein- oder Abrissen der Strukturen führen.

Diagnose: Symptome von Tracheal- und Bronchialverletzungen sind neben *Dyspnoe* und *Hämoptoe, Pneumothorax* sowie *Mediastinal-* oder *Hautemphysem.* Begleitet werden diese Symptome oftmals durch ein Schockgeschehen. Kleinere Läsionen können sich der Erstdiagnose entziehen, vor allem bei anderen, schwerwiegenden Verletzungen. Eine genaue Diagnose ist erst in der Klinik unter Einsatz eines Tracheo- oder Bronchoskopes möglich.

Therapie: Basismaßnahmen sind *Freimachen* und *-halten* der *Atemwege, Sauerstoffgabe* und *fachgerechte Lagerung.* Bei respiratorischer Insuffizienz ist die *endotracheale Intubation* und *Beatmung* erforderlich. Bei Verdacht auf

Tracheal-, Bronchialverletzungen

Ursachen:
- Thoraxtraumen, wie Überrollen, Sturz aus großer Höhe, Aufprall

Diagnose:
- Dyspnoe und Hämoptoe
- Pneumothorax
- Mediastinal- oder Hautemphysem

Therapie:
- Freimachen und -halten der Atemwege, O_2-Gabe, Lagerung
- bei respiratorischer Insuffizienz: endotracheale Intubation und Beatmung (zur Vermeidung weiterer Schäden so schonend wie möglich durchführen)

Tracheal- oder Bronchialverletzungen müssen diese Maßnahmen besonders schonend durchgeführt werden (Gefahr eines weiteren Trachealeinrisses durch die Intubation), Beatmungsdrücke sollten so niedrig wie möglich gehalten werden (Entwicklung eines Spannungspneumothorax).

Atemlähmungen

2.2 Atemlähmungen

M. Lipp

Ursachen:
1. **zentrale Atemlähmungen**
- Schlaf- und Betäubungsmittelintoxikationen
- Schädel-Hirn-Traumen
- intrazerebrale Blutungen
- Perfusionsstörungen
- Hypothermie
- Koma (Stadium IV)
- Herz-Kreislauf-Stillstand

2. **Periphere Atemlähmungen**
- hohe Querschnittslähmungen
- Myasthenia gravis
- Intoxikation mit muskelrelaxierenden Substanzen

Störungen der Atmung, ausgelöst durch Schädigungen oder Fehlfunktionen neuraler Strukturen, können sowohl *zentral* als auch (seltener) *peripher* bedingt sein.
Ursachen: Zu den **„zentralen“**, d. h. das Atemzentrum direkt beeinträchtigenden Ursachen zählen
- Intoxikationen, vor allem mit Schlaf- und Betäubungsmitteln
- Schädel-Hirn-Traumen
- intrazerebrale Blutungen
- Perfusionsstörungen
- Absinken der Körperkerntemperatur unter 33 °C

Generell ist bei jedem Koma des Stadiums IV mit einem Sistieren der Atmung zu rechnen, unabhängig von der jeweiligen Genese. Darüber hinaus ist auch der primäre Herz-Kreislauf-Stillstand nach 30–60 Sekunden mit einem zentral ausgelösten Atemstillstand verbunden.
Unter **„peripheren“** Atemlähmungen sind die Ursachen zusammenzufassen, die zu einer Störung der Reizweiterleitung zur Atemmuskulatur führen, z. B.
- hohe Querschnittslähmungen
- Myastenia gravis
- Vergiftungen mit muskelrelaxierenden Substanzen

Diagnose:
1. **Zentrale Atemlähmung**
- typische **Alarmsymptome** der Atmung
- **Begleitsymptome:**
  - Bewußtseinstörungen
  - pathologische Atemtypen
  - Hypothermie

Diagnose: Die Störung der Vitalfunktion Atmung selbst ist an den typischen **Alarmsymptomen** (Atemstillstand, Schnappatmung, massive Dyspnoe) zu erkennen.
Aus den **Begleitsymptomen** und einer gezielten Eigen- und Fremdanamnese wird die Notfalldiagnose gestellt (s. Kap. I/0).
Zentral ausgelöste Atemlähmungen oder **-störungen** sind insbesondere bei *Schlafmittelintoxikationen, Schädel-Hirn-Traumen, Perfusionsstörungen* und *intrazerebralen Blutungen* mit (deutlichen) Bewußtseinsveränderungen und pathologischen Atemtypen verbunden. Eine Atemlähmung durch *Absinken der Körperkerntemperatur* ist mit dem parallelen Auftreten einer Bewußtseinstrübung verbunden, unter 30 °C ist mit einem Sistieren der Atmung und vollständigem Verlust des Bewußtseins zu rechnen. Die Diagnose wird allerdings häufig nicht korrekt gestellt, da normale Quecksilber-Thermometer für Erwachsene Temperaturen unter 35 °C nicht messen können.

Bei **Opioiden** Gefahr der zentralen Atemdepression auch in subanalgetischen Dosierungen

Bei *Opioiden* kann eine Atemdepression bereits in subanalgetischen Dosen und ohne ausgeprägte Einschränkung des Bewußtseins eintreten; durch diese Substanzen wird das subjektive Gefühl der Atemnot unterdrückt.

2. **Periphere Atemlähmung**
- **Begleitsymptome:**
  - weitere neurologische Ausfälle (Paresen)
  - bei ausreichender zerebraler Oxigenierung erhaltenes Bewußtsein

Bei **Myasthenia gravis** Schluckstörungen, hypotone Sprache, u. U. massive Speichel- und Bronchialsekretion

„Periphere“ Atemlähmungen sind vergesellschaftet mit typischen neurologischen Ausfällen, so z. B. schlaffe Parese und Gefühllosigkeit der Extremitäten bei hohen *Rückenmarksläsionen.* Solange die Atemstörung noch nicht zu einer zerebralen Hypoxie geführt hat, ist das Bewußtsein erhalten.

Bei der *Myasthenia gravis* sind die Gesichts- und Schlundmuskulatur häufig besonders befallen, hieraus resultieren Schluckstörungen, hypotone Sprache und Schwäche der Zungenmuskulatur. Weiterhin tritt nicht selten eine massive Speichel- und Bronchialsekretproduktion auf.

Therapie

⇨

Therapie

Jede akute Atemstörung bzw. -lähmung zentraler oder peripherer neurologischer Genese muß sofort nach den Regeln zur Wiederherstellung der Vitalfunktion Atmung behandelt werden (s. Kap. III/1).

Darüber hinaus ist die nähere Therapie an der auslösenden Ursache zu orientieren.

Bei Intoxikationen mit *Opioiden* können die meisten Substanzen durch **Naloxon** antagonisiert werden: Mittels i.v. Applikation einer ausreichenden Dosierung (1–5 μg/kgKG) lassen sich innerhalb von wenigen Minuten die atemdepressorischen, sedierenden und analgetischen Wirkungen des Opioides vollständig aufheben. Aufgrund der insbesondere bei schneller Gabe höherer Dosen relevanten Nebenwirkungen von Naloxon am vegetativen Nervensystem (Nausea, Myokloni, Speichelfluß), Herz-Kreislauf-System (Tachykardie, Hypertonie), Atmungssystem (Hyperventilation, Bronchospasmus), Psyche (Aggitation, psychomotorische Unruhe, Halluzinationen) sowie der möglichen Auslösung eines akuten Entzugssyndroms bei opioidabhängigen Patienten sollte die Substanz nur titriert und nach Wirkung appliziert werden. Weiterhin ist zu beachten, daß die Wirkungsdauer von Naloxon mit einer Stunde häufig kürzer ist als die der Opioide (Morphin: 3–5 h), so daß nach Ablauf einer gewissen Zeit erneut eine Atemdepression auftreten kann. Naloxon hebt bei Mischintoxikationen die atemdepressorische Wirkung anderer Substanzen (z. B. Barbiturate) nicht auf.

Opioide können medikamentös auch mit Naloxon antagonisiert werden

Naloxon titriert applizieren, da sonst massive Reaktionen des Herz-Kreislauf-, Atmungs- und vegetativen Nervensystems möglich

Bei **Opioidabhängigen** Gefahr der akuten Entzugssymptomatik

Cave: Wirkdauer von Naloxon deutlich kürzer als die der meisten Opioide → Rebound-Effekt

Der kompetitive *Benzodiazepin-Antagonist* **Flumazenil** kann prinzipiell die atemdepressorische und sedierende Wirkung der *Benzodiazepine* aufheben, dennoch ist der Sicherung der Atemwege mittels Intubation und ggf. assistierter Beatmung des Patienten der Vorzug zu geben, da Flumazenil wesentlich kürzer wirkt als die Benzodiazepine und es somit auch hier zu einem gefährlichen Rebound-Phänomen kommen kann.

Antagonisierung der Benzodiazepine mit Flumazenil.
Beachte: wesentlich kürzere Wirkzeit und Gefahr einer erneuten Sedierung und Atemdepression

Bei Atemlähmungen aufgrund **zerebraler Prozesse** sollte die Indikation zur endotrachealen Intubation und kontrollierten Beatmung großzügig gestellt werden.

Bei Atemlähmungen aufgrund **zerebraler Prozesse** Intubation großzügig handhaben

Unter **Hypothermie** besteht die Gefahr, bei der Laryngoskopie zur endotrachealen Intubation reflektorisch Kammerflimmern auszulösen. Dennoch sollte auf die Intubation bei ateminsuffizienten Patienten nicht verzichtet werden, um eine ausreichende Sauerstoffversorgung zu sichern und eine respiratorische Azidose zu vermeiden. Das Atemminutenvolumen muß bei kontrollierter Beatmung allerdings gegenüber normothermen Patienten verringert werden (reduzierte Metabolisierungsrate), um eine respiratorische Alkalose zu verhindern.

Auf die Intubation von ateminsuffizienten Patienten bei **Hypothermie** nicht verzichten, bei kontrollierter Beatmung Atemminuten-Volumen im Vergleich zu normothermen Patienten reduzieren

Die *peripheren Atemlähmungen* aufgrund einer hohen **Querschnittsläsion** erfordern bei klinisch relevanter respiratorischer Insuffizienz ebenfalls die endotracheale Intubation und kontrollierte Beatmung. Die laryngoskopische Intubation kann jedoch aufgrund der damit u. U. verbundenen Halswirbelsäulen-Bewegungen zu einer weiteren Schädigung des Rückenmarks führen. Deshalb sollten in diesen Fällen Methoden angewandt werden, die, wenn technisch realisierbar und vom jeweiligen Arzt beherrscht, eine Einführung des Tubus in die Trachea ohne zusätzliche Gefährdung des Rückenmarks erlauben: z. B. fiberoptische und blind-nasale Intubation.

Periphere Atemlähmungen aufgrund hoher **Querschnittsläsionen** erfordern ggf. die Intubation, hierbei jedoch Gefahr weiterer Rükkenmarksschädigungen im HWS-Bereich bedenken

Alternativen:
- fiberoptische Intubation
- blind-nasale Intubation

Auch in dem Bewußtsein einer möglichen zusätzlichen Schädigung des Rükkenmarks der HWS durch die endotracheale Intubation muß jedoch die Gewährleistung der Atmung höchste Priorität in der Notfallversorgung besitzen.

Neben der *Lähmung der Atemmuskulatur* ist bei Patienten mit **Myasthenia gravis** die starke *vegetative Symptomatik* (Speichelfluß/Bronchialsekretion) in die therapeutischen Überlegungen einzubeziehen. In myasthenischen Krisen ermöglicht die endotracheale Intubation neben der Beatmung auch eine Bronchialtoilette, da die Patienten sonst oftmals nicht mehr in der Lage sind, ausreichende Hustenstöße zur Entfernung der Sekretmassen auszuführen.

Bei **Myasthenia gravis** ermöglicht die Intubation eine (kontrollierte) Beatmung und die Bronchialtoilette

Medikamentös kann mit *Cholinesterase-Hemmstoffen* die neuromuskuläre Übertragung verbessert werden, üblicherweise wird Pyridostigminbromid i. v. über Perfusor (2 mg/6 h) appliziert. Ipratropiumbromid (10–15 mg/3 × pro die) kann die übermäßige Sekretion mindern.

Medikamentöse Therapie mit **Cholinesterase-Hemmstoffen** und Ipratropiumbromid.

Störungen der Atemmechanik

2.3 Störungen der Atemmechanik

J. Grönniger

Störungen der Atemmechanik hervorgerufen durch Verletzungen von Brustkorb oder Lungen führen zu einigen *charakteristischen Symptomen,* die bereits am Unfallort beachtet und richtig gedeutet werden müssen. Im Zusammenhang mit wenigen zusätzlichen klinischen Untersuchungen sind sie Grundlagen für vielfach vitale Therapieentscheidungen.

2.3.1 Symptome

Leitsymptom

Weitere Symptome
- **atemabhängige Schmerzen**
- **asymmetrische Atemexkursion:**
  - bei Verletzungen des knöchernen Thorax
  - beim Pneumothorax
- paradoxe Atmung bedeutet ausgedehnte Instabilität der verletzten Thoraxseite

Leitsymptom jedweder Form der Beeinträchtigung der Atemmechanik ist die *Dyspnoe.*

Atemabhängige Schmerzen werden von wachen Patienten bei Thoraxwandverletzungen, insbesondere bei Rippenbrüchen, angegeben. Bei kardiogenen oder pektanginösen Thoraxschmerzen fehlt jedoch regelmäßig die Atemabhängigkeit.

Asymmetrische Thoraxexkursionen deuten auf Schonhaltung bei Thoraxwandverletzungen hin. Flüssigkeits- oder Luftansammlungen im Pleuraspalt führen ebenfalls zu einem Zurückbleiben der betroffenen Thoraxhälfte bei den Atembewegungen.

Paradoxe Atembewegungen sind die Folge eines ausgedehnten Thoraxwandbruches bei der die Stabilität des knöchernen Thorax verlorengegangen ist.
Funktionell kann trotz ausreichender Bewegungsausschläge die betreffende Lungenseite nicht belüftet werden (s. Abb. 3-25).

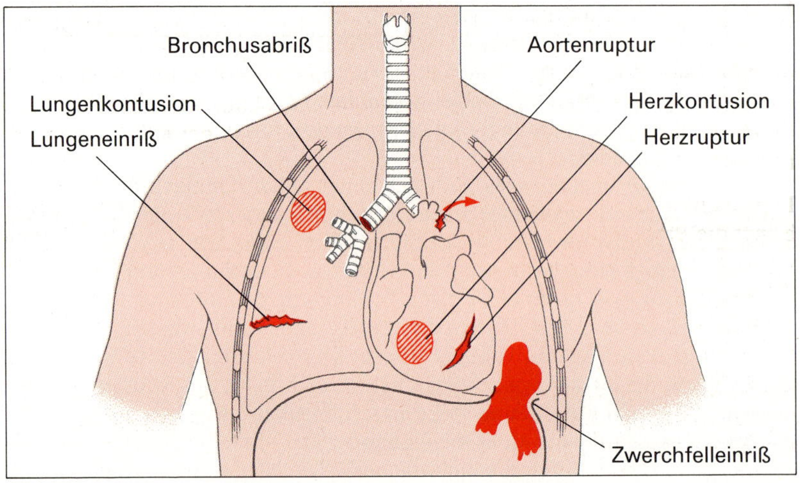

Abb. 3-25: Möglichkeiten für Organverletzungen beim stumpfen und penetrierenden Thoraxtrauma

Hautemphysem weist hin auf:
- erhebliche Lungenverletzung
- Tracheal- oder Bronchialverletzung

Hautemphysem bedeutet Austreten von Luft in die Weichteilgewebe. In der Regel stammt die Luft auch bei ausgedehnteren Verletzungen des Brustkorbes aus dem luftführenden System der Lungen. Im Grunde sind immer erhebliche Begleitverletzungen der Lungen anzunehmen.

Zyanose
- Verlegung der Atemwege
- Gasaustausch gestört

Zyanose bedeutet immer eine bereits fortgeschrittene Einschränkung der *Atemmechanik* bzw. einen erheblichen Ausfall des *Gasaustausches* in den Lungen. Rasches Handeln ist geboten.

Anämie
- Blutung?

Anämie in Kombination mit einer Beeinträchtigung der Atemmechanik weist in erster Linie auf eine *Blutung* außerhalb der Thoraxhöhle hin. Bei Blutungen in den Thorax, insbesondere in den Pleuraspalt, stehen die *zyanotischen Symptome* im Vordergrund.

Obere Einflußstauung bei gleichzeitiger Dyspnoe und paradoxer Atembeweglichkeit wird am häufigsten durch ausgedehnte *Spannungsthoraces* hervorgerufen. Die *Mediastinalverlagerung* führt zur Verlegung des venösen Abstroms aus dem Kopf-Hals-Bereich.

Obere Einflußstauung
- Spannungspneumothorax
- Mediastinalverlagerung

2.3.2 Diagnostik

Diagnostik

Mit einigen wenigen präklinischen diagnostischen Schritten muß das Ausmaß der Störung erkannt und daraus eine Therapieentscheidung abgeleitet werden.

Anamnestische Daten zum Unfallhergang. Insbesondere solche, die Rückschlüsse auf den Schweregrad innerer Verletzungen zulassen, sollten vom Verletzten oder von Begleitpersonen erhoben werden. Dabei bedeutet ein vermeintlich banales Trauma nicht den Ausschluß schwerwiegender Brustkorbverletzungen. Umgekehrt jedoch sollten Traumen mit großer Gewalteinwirkung, auch wenn der erste Augenschein zunächst dagegen spricht, immer die Vermutung auf okkulte innere Verletzungen der Brustorgane lenken.

Anamnese:
- Verletzungsmechanismus

Inspektion des Patienten deckt die führenden Symptome wie *Dyspnoe, paradoxe Atmung, Zyanose, Anämie* oder *obere Einflußstauung* auf bzw. sichert und bewertet sie. Äußere Verletzungen wie Prellmarken geben weiteren Aufschluß über die Schwere der Verletzung.

Inspektion:
- äußere Verletzungen
- Dyspnoe, Zyanose, Anämie

Palpation: *Frakturen* einzelner Rippen lassen sich bei der Palpation durch umschriebenen Schmerz lokalisieren. Auch bei Rippenserienfrakturen oder gar instabilem Thorax läßt sich die gesamte Brustkorbseite ganz oder teilweise eindrücken. Gleichzeitig ist ein beginnendes Hautemphysem durch Knistern unter der Haut einfach und sicher nachzuweisen.

Palpation:
- Rippenfrakturen lassen sich durch Schmerzauslösung lokalisieren
- Hautemphysem
  → Verletzung der luftführenden Systeme der Lunge

Perkussion: *Tympanitischer Klopfschall* deutet auf einen Pneumothorax hin. *Dämpfung findet sich bei Ergußbildungen, insbesondere beim Hämatothorax.*

Perkussion:
- Tympanie (Pneu)
- Dämpfung (Erguß)

Auskultation: Beim Hämatothorax oder Pneumothorax ist das *Atemgeräusch* (AG) auf der betreffenden Seite aufgehoben. Feuchte *RG* bedeuten beim Verletzten in erster Linie Aspiration, können aber auch bei Lungenkontusionen oder -gewebszerreißungen auskultiert werden.

Auskultation:
- AG fehlt, abgeschwächt
- RG

Probepunktion: Bei Ateminsuffizienz und Verdacht auf Pneumothorax bringt die Probepunktion der betreffenden Seite rasch diagnostische Klarheit und gleichzeitig lebensrettende Soforttherapie: 2. oder 3. ICR am Oberrand der Rippe, in der MCL (s. Kap. III/2.10). Die Intubation und Beatmung beim Atemspannungspneumothorax verschlimmert die Situation, wenn nicht entlastet wird.

Probepunktion:
- großzügig handhaben
- 2./3. ICR, MCL

Kreislaufüberwachung: Die Überwachung von Pulsfrequenz, Blutdruck und evtl. zentralem Venendruck am Unfallort bzw. im Notarztwagen sind bei allen Thoraxverletzungen besonders wichtig.

Kreislaufüberwachung:
- RR, Puls
- ggf. ZVD

2.3.3 Geschlossene Thoraxverletzungen

Geschlossene Thoraxverletzungen

Stumpfe Gewalteinwirkungen auf den Brustkorb können zu indirekter Verletzung aller im Thorax liegender Organe führen (Abb. 3-26). Dabei muß das knöcherne Skelett bei Jugendlichen und Kindern nicht unbedingt frakturieren. Ganz überwiegend bleiben auch schwerste Thoraxverletzungen geschlossen.

> **Lebensbedrohliche Komplikationen** entwickeln sich bei geschlossenen Thoraxtraumen durch einen *Pneumothorax* insbesondere beim *Spannungspneumothorax* (s. Kap. III/2.10). Hier muß eine **Probepunktion** erfolgen (Abb. 3-26).

Folgen (Abb. 3-26):
1. Pneumothorax

Für den Weitertransport des Patienten bis zur definitiven Versorgung mit einer Thoraxdrainage kann die Kanüle, armiert mit einem Fingerling, der als

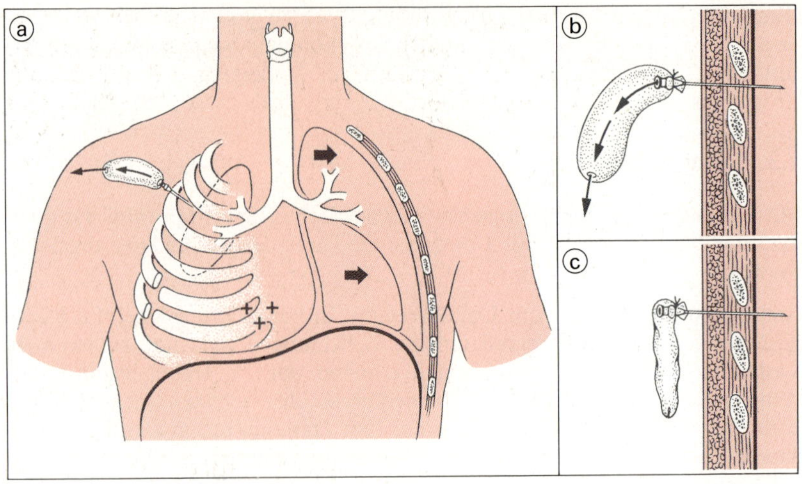

Abb. 3-26: **a)** Spannungspneumothorax mit Verlagerung des Mediastinums zur Gegenseite und Kompression der gegenseitigen Lunge. Punktion im 2. ICR mit Fingerling armierter Kanüle oder großlumiger Kanüle ohne Armierung. **b)** Druckverhältnisse bei Exspiration, die Luft kann nach außen entweichen. **c)** Druckverhältnisse bei Inspiration, der Fingerling verhindert das Eindringen von Luft in den Pleuraspalt.

primitives Ventil funktioniert, belassen werden. *Zweckmäßigerweise erfolgt die Punktion mit einer Braunüle,* so daß die verbleibende Kanüle aus dem Kunststoffanteil der Braunüle besteht.

2. Hämatothorax:
- bei Thoraxtrauma mit **Ateminsuffizienz** und **Schocksymptomatik**
- häufig mit Pneumothorax kombiniert

Hämatothorax: Bei ausgedehnten *Rippenfrakturen* und *Ateminsuffizienz* muß grundsätzlich davon ausgegangen werden, daß es zu einer Blutung in dem Pleuraspalt und damit zu einem Hämatothorax kommt.

Ob ursächlich ein *Pneumo-* oder *Hämatothorax* zugrunde liegt, entscheidet im Zweifel eine **Probepunktion** im 5. oder 6. ICR, mittlere Axillarlinie.

Therapie: Führt ein zunehmender Hämatothorax zur Ateminsuffizienz, sollte ohne Zögern *intubiert werden.* Die Möglichkeit der Überdruckbeatmung und damit der Druckerhöhung im Thorax bewirkt eine überraschend gute Blutstillung. Wie nach operativen Thoraxeingriffen gilt auch bei der Thoraxverletzung: eine gut ausgedehnte und belüftete Lunge ist die beste Garantie für das Sistieren einer Blutung in den Pleuraspalt.

Massive Blutungen aus großen Lungengefäßen, die nicht wenigstens temporär bis zur Versorgung in der Klinik in dieser Weise beherrscht werden könnten, sind selten.

3. Lungenblutung:
durch:
- Quetschungen
- Barotrauma

Therapie
- Beatmung
- Op.

Lungenparenchymblutung: Bei ausgedehnten *Quetschungen* des Lungengewebes, aber auch bei Explosionsverletzungen im Rahmen eines *Barotraumas* kann es zu ausgedehnten Zerreißungen und Zerfetzungen des Lungengewebes mit nachfolgender Einblutung in das luftführende System kommen. Dadurch kommt es rasch neben der Kompression über den Mechanismus Hämatothorax zu einer zunehmenden Verkleinerung der Gasaustauschfläche durch „Vollaufen" des Bronchialsystems der betreffenden Lunge. Die Symptome ähneln denen des Lungenödems (s. Kap. III/2.7).
Eine Beatmung mit nicht zu hohen Drücken mit wiederholten Absaugmanövern ist die adäquate therapeutische Maßnahme bis zur endgültigen operativen Versorgung.

4. Instabiler Thorax
Diagnostik:
asymmetrische Atemexkursionen oder paradoxe Atmung

Instabiler Thorax: Bei ausgedehnten Verletzungen des knöchernen Thoraxskelettes z. B. bei *Stückbrüchen der Rippen* kommt es zur paradoxen Atembeweglichkeit der betroffenen Seite. Bei Inspiration wird die verletzte Seite eingezogen und bei Exspiration wölbt sie sich vor. Funktionell fällt die Lunge für den Gasaustausch aus. Zusätzlich muß immer davon ausgegangen wer-

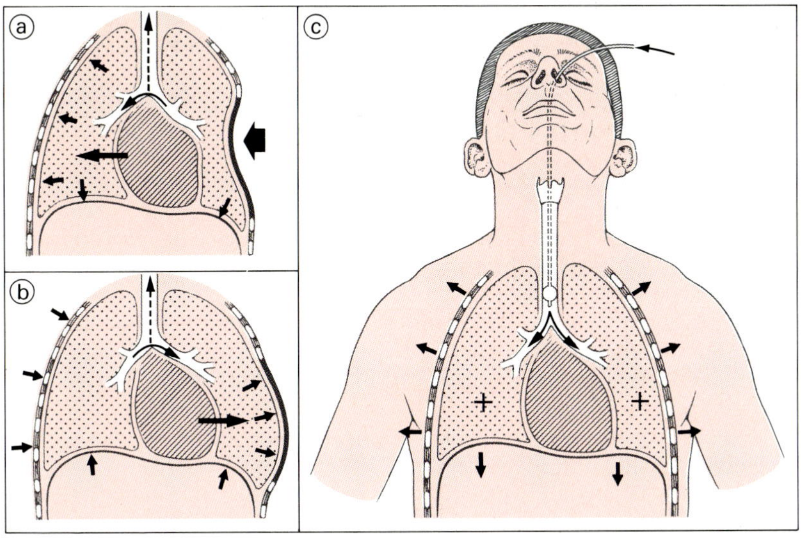

Abb. 3-27: Instabiler Thorax bei Thoraxwandbruch. **a)** Bei Inspiration Pendelluft zwischen verletzter Seite und gesunder Lunge. Verschiebung des Mediastinums zur gesunden Seite. **b)** Bei Exspiration Pendelluft zwischen gesunder und verletzter Seite. Verschiebung des Mediastinums zur verletzten Seite. **c)** Nach Intubation und Druckbeatmung reguläre Atemmechanik in In- und Exspiration. Stabilisierung des knöchernen Skelettes durch innere Schienung.

den, daß sich bei solchen ausgedehnten Verletzungen der Thoraxwand ein Hämatothorax, ein Pneumo- oder ein Hämatopneumothorax entwickelt.

Therapie

⇦

> Bei instabilem Thorax sollte grundsätzlich am Unfallort vor dem Transport *intubiert* werden. Dies führt zu einer sog. *inneren Schienung* und damit wieder zu einer suffizienten Funktion der betroffenen Lunge (Abb. 3-27).

2.3.4 Offene Thoraxverletzungen

Offene Thoraxverletzungen

Offene Thoraxverletzungen werden durch Stich- oder Schußverletzungen hervorgerufen. Die Wunden sind meist klein und unscheinbar. Dafür sind die Folgen der Verletzung eher unübersichtlich und unkalkulierbar. Bei einseitigen Verletzungen darf allerdings davon ausgegangen werden, daß die Gegenseite gesund und funktionsfähig ist.

Folgen:
- Pneumothorax
- Lungenparenchymverletzung

Therapie:
steriler Verband

Komplikationen können sich bei offenen Thoraxverletzungen in gleicher Weise entwickeln wie bei geschlossenen. Dabei gilt, daß ein Spannungspneumothorax nicht entstehen kann.
Die **therapeutischen Grundsätze** entsprechen denen geschlossener Verletzungen.
Die *Versorgung der perforierenden Wunde* muß durch einen locker aufgebrachten Verband erfolgen. Druckverbände, in der Absicht aufgebracht, das Eintreten von Luft von außen zu verhindern, haben eher die Entwicklung eines Spannungspneumothorax zur Folge.

Perforierende Fremdkörper belassen!

Perforierende Fremdkörper sollten wenn irgend möglich, belassen werden. Die Entfernung kann zu massiven Blutungen, aber auch zu einer Entwicklung eines offenen Pneumothorax führen.

Schmerzbekämpfung

Die **Schmerzbekämpfung** bei Thoraxtraumen darf großzügig mit *Analgetika* erfolgen (s. Kap. II/6). Die Beurteilung des Schmerzcharakters spielt im weiteren Verlauf in der Klinik keine Rolle, so daß die Ausschaltung des Schmerzes keine diagnostischen Schwierigkeiten wie z. B. in der Abdominaldiagnostik zur Folge haben kann.
Zirkulär einengende Verbände wie z.B. der früher beliebte *Rippengürtel* sind *obsolet.* Sie führen zwar zur Ruhigstellung der traumatisierten Thoraxseite und

dadurch zur Schmerzlinderung, haben aber eine Behinderung der äußeren Atemmechanik zur Folge. Dies kann bei Thoraxverletzten kein erwünschtes Ziel sein.

Störungen des Gasaustausches

2.4 Störungen des Gasaustausches

M. Lipp

→ Verminderung von
- Sauerstoffaufnahme und
- Kohlendioxidabgabe.

Ursachen

1. **Verteilungsstörungen:** z. B. Asthma bronchiale, Lungenemphysem, Lungenkontusion
2. **Perfusionsstörungen:** z. B. Lungenembolie
3. **Diffusionsstörungen:** z. B. Lungenödem, Pneumonie, Atelektase
4. **Mechanische Behinderungen, Hypoventilation:** z. B. Verlegung, Verletzung der Atemwege, Atemlähmungen

Störungen des pulmonalen Gasaustausches bedingen eine *verminderte Sauerstoffaufnahme* und *Kohlendioxidabgabe* des Blutes aus der bzw. in die Alveolarluft.

Sie werden hauptsächlich durch *vier* **Ursachenkomplexe** hervorgerufen:

- **Verteilungsstörungen:** Typische Krankheitsbilder mit ungleichmäßiger Ventilation verschiedener Lungenabschnitte sind *obstruktive Erkrankungen* (z. B. Asthma bronchiale), *Elastizitätsverluste* des Lungengewebes (z. B. Lungenemphysem) oder *regionale Einschränkungen der Atemexkursionen* (z. B. Lungenkontusion).
- **Perfusionsstörungen:** Eine deutlich eingeschränkte oder komplett aufgehobene Durchblutung einzelner Lungenabschnitte ist klassischerweise bei *Lungenarterienembolien* zu beobachten.
- **Diffusionsstörungen:** Diese Störung findet sich z. B. bei *Lungenödem* unterschiedlicher Genese, der *Pneumonie* oder der *Atelektasenbildung*.
- **Mechanische Behinderung der Atmung, Hypoventilation:** Hierzu zählen *Verlegung* und *Verletzung* der *Atemwege* sowie zentrale und periphere Atemlähmungen (s. Kap. III/2.1–2.3).

Alle Ursachen führen zu einer Veränderung des Ventilations-Perfusions-Verhältnisses, sie können isoliert aber auch in Kombination auftreten.

Befunde bei Blutgasanalysen:
- O_2-Partialdruck ↑
- CO_2-Partialdruck ↑ (in fortgeschrittenem Krankheitsbild)

In der **Blutgasanalyse** zeigt sich bei Gasaustauschstörungen zunächst nur ein *Abfall des Sauerstoffpartialdruckes (partielle respiratorische Insuffizienz).* Bei der alveolären Hypoventilation und fortgeschrittenen Krankheitsbildern der anderen Ursachen ist zusätzlich ein *Anstieg der Kohlendioxid-Partialspannung* zu beobachten *(respiratorische Globalinsuffizienz).* Als Ursache für diese Befunde ist die wesentlich bessere alveolo-kapilläre Diffusionsfähigkeit des Kohlendioxids im Vergleich zum Sauerstoff (Faktor 20) anzusehen.

Lungenkontusion

2.4.1 Lungenkontusion

Ursachen, Verletzungsmuster
- Thoraxtrauma
- Quetschungen, Einrisse des Lungenparenchyms
- Rippen(-serien)frakturen, Hämato- oder Pneumothorax
- „Innere Aspiration"

Ursachen und Verletzungsmuster: Eine Lungenkontusion ereignet sich in der Folge eines *offenen*, oftmals aber auch *geschlossenen Thoraxtraumas.* Die mechanische Krafteinwirkung führt zu Quetschungen und Einrissen des Lungenparenchyms unterschiedlicher Ausdehnung und Schweregrade, in Abhängigkeit vom jeweiligen Unfallhergang. Daneben können sich *Rippen(serien-)frakturen*, ein *Hämato-* oder *Pneumothorax* finden. Einblutungen in das Bronchialsystem verursachen darüber hinaus eine *„innere Aspiration"*.

Folgen:

⇨

Jede **Lungenkontusion** führt zu einer *Gasaustauschstörung* mit
- *Hypoxie* und *Hyperkapnie*,
- erhöhtem *Rechts-Links-Shuntvolumen*,
- erniedrigter *Compliance.*

Diagnose
- **Anamnese**
- **Zeichen der Gewalteinwirkung**
- **Unruhe, Dyspnoe, Schmerzen, Zyanose**
- evtl. **Hämoptoe**

2.4.1.1 Diagnose

Vor allem bei geschlossenen Thoraxtraumen gibt die Anamnese des Unfallherganges erste Hinweise auf eine Lungenkontusion.

Die **klinischen Symptome** sind neben den Zeichen der *Gewalteinwirkung* (Prellmarken, Schürfwunden, Rippenfrakturen) *Unruhe, Dyspnoe, Schmerzen, Zyanose*, evtl. *Hämoptoe* und ein *abgeschwächtes* oder *fehlendes Atemgeräusch* bei (Hämato-)Pneumothorax. Ein tragbares Pulsoxymeter am Notfallort zeigt schon frühzeitig einen Abfall der arteriellen Sauerstoffsenkung an.

Eine exakte Diagnosestellung ist außerklinisch nur begrenzt möglich

Eine exakte Diagnose und genaue Aufklärung des Verletzungsmusters ist außerklinisch nur begrenzt möglich. Röntgenaufnahmen, Tracheo- und Bronchoskopie sowie

Blutgasanalysen bleiben der Klinik vorbehalten. Nach jeder stärkeren Gewalteinwirkung auf den Thorax muß mit einer Lungenkontusion gerechnet werden.

2.4.1.2 Therapie

Therapie

Die Therapie einer Lungenkontusion richtet sich primär nach der Klinik des Patienten und ist symptomatisch.
Ziel ist stets die *Verbesserung des pulmonalen Gasaustausches*:
• **Freimachen** und **-halten der Atemwege, Sauerstoffapplikation** per Nasensonde oder Maske.
• **Lagern des Patienten** mit erhöhtem Oberkörper auf der verletzten Seite.
• **Endotracheale Intubation mit Beatmung:** Die *Indikation sollte großzügig gestellt werden.* Insbesondere die *Frühbeatmung* kann die Prognose eines Patienten mit Lungenkontusion deutlich verbessern. Gerade bei Blutungen in das Bronchialsystem („innere Aspiration") kann regelmäßiges *Absaugen* durch den Tubus die Situation des Patienten entscheidend positiv beeinflussen.
Während der Beatmung mit intermittierend positivem Druck kann jedoch ein *(Spannungs-)Pneumothorax* entstehen.
• **PEEP-Beatmung** (positiv endexspiratorischer Druck von 5–8 cm Wassersäule):
Der Einsatz dieser, von einigen Autoren schon am Unfallort zur Verbesserung des Gasaustausches empfohlenen Methode muß auch *kritisch gewertet werden*: Neben den negativen Auswirkungen auf die *Hämodynamik* (Abfall von HZV und Blutdruck) bei Hypovolämie kann durch eine *inhomogene Ventilation* (Auswirkung des erhöhten Atemwegdruckes vor allem auf gesunde Lungenabschnitte und hieraus resultierenden Kapillarverschluß) die *Shuntdurchblutung* noch weiter *zunehmen.* Weiterhin ist bei Patienten mit Thoraxtraumen unter PEEP-Beatmung eine erhöhte Bereitschaft zur Ausbildung eines *Barotraumas* (mit der Folge eines Pneumo-, Spannungspneumothorax oder Pneumomediastinums) zu verzeichnen.

• Freimachen der Atemwege, O_2-Applikation
• korrekte Lagerung
• endotracheale Intubation:
– Frühbeatmung
– unter Beatmung Cave Pneumothorax!

• PEEP-Beatmung:
– **negative Auswirkungen** auf die **Hämodynamik**, ggf. drohendes **Barotrauma** bedenken

2.4.2 Ertrinkungsunfall

Ertrinkungsunfall

2.4.2.1 Ursachen, Pathophysiologie

Ursachen: Die Auslöser für einen Ertrinkungsunfall sind vielfältig: Unfähigkeit zum Schwimmen, Ermüdung oder Krämpfe in der Muskulatur, Intoxikationen, Suizidversuche. Darüber hinaus führen auch *vagale Reaktionen* (z.B. plötzliches Eintauchen in sehr kaltes Wasser) oder *Erkrankungen*, die an Land ebenfalls zu ernsthaften Gesundheitsstörungen führen würden (z. B. plötzliches kardiales Pumpversagen in Folge von Herzrhythmusstörungen) sowie *Traumata* zu Bewußtseinsverlust im Wasser und damit zum „Versinken".

Ursachen
– Unfähigkeit zum Schwimmen
– Ermüdung und Krämpfe
– Intoxikation
– Suizid
– vagale Reaktionen
– vom Schwimmen unabhängige Erkrankungen (Versinken)

Pathophysiologisch müssen drei verschiedene Arten des Ertrinkens unterschieden werden:
• **Ertrinken ohne Wassereintritt** in Trachea oder Bronchialsystem: Diese Form (auch als *„trockenes Ertrinken"* bezeichnet) findet sich bei etwa 10–15 (–20) % der Patienten: ein *reflektorischer Laryngospasmus* führt zur Asphyxie, die einen hypoxischen Herzstillstand zur Folge hat.
• **Ertrinken mit Süßwasseraspiration:** Süßwasser verursacht eine *Auswaschung und Zerstörung des Surfactant,* was zu Atelektasenbildung, Abnahme der Compliance und erhöhtem Rechts-Links-Shunt führt. Aufgrund seiner osmotischen Differenz zum Interstitium und zum Intravasalraum durchdringt es sehr schnell die alveolo-kapilläre Distanz. In der Folge entwickeln sich neben einer Hypervolämie eine Hyperkaliämie (Hämolyse) und verdünnungsbedingte Hyponatriämie. Hypoxie, Hyperkapnie, -kaliämie und metabolische Azidose führen zum Herzstillstand, oftmals unter dem Bild eines Kammerflimmerns.
• **Ertrinken mit Salzwasseraspiration:** Die ebenfalls im Vergleich zum menschlichen Plasma erhebliche Osmolalitätsdifferenz bedingt einen *starken Einstrom von Wasser in die Alveolen und in das Interstitium*; dies bedingt eine

Ertrinkungsformen

• Ertrinken **ohne Wassereintritt** in die Luftwege → **hypoxischer Herzstillstand** durch **reflektorischen Laryngospasmus**

• Ertrinken **mit Süßwasseraspiration** → **Herzstillstand durch** Hypoxie, Hyperkapnie, -kaliämie und **metabolische Azidose**

• Ertrinken **mit Salzwasseraspiration** → **Herz-Kreislauf-Stillstand** durch **Hypoxie, Hypernatriämie, -kaliämie** und **metabolische Azidose**

Reduktion von funktioneller Residualkapazität und Compliance, einen erhöhten Rechts-Links-Shunt und eine relative Hypovolämie mit Hypernatriämie und -kaliämie. Wie auch nach dem Süßwasserertrinken kommt es unter Hypoxie und metabolischer Azidose zu Kammerflimmern und Herz-Kreislaufstillstand.

Begleitschädigungen:
- Frakturen (HWS)
- Unterkühlung

Neben den eigentlichen Ertrinkungsschäden komplizieren evtl. Begleitschädigungen die notärztliche Versorgung: *Frakturen* der Hals-Wirbelsäule (v. a. nach Sprungunfällen) oder der Grad der *Unterkühlung* des Patienten in Abhängigkeit von Wassertemperatur und Expositionsdauer.
Die Rettung eines Ertrinkenden selbst ist ohne entsprechende Rettungsschwimmerausbildung (spezielle Schwimmtechnik, Befreiungsgriffe) gefährlich und sollte daher von geschultem Personal durchgeführt werden.

Soforttherapie

2.4.2.2 Therapie

⇨ Im Vordergrund steht die Wiederherstellung und Aufrechterhaltung der Vitalfunktionen:

- **frühzeitig intubieren**

• Die **Indikation zur endotrachealen Intubation** sollte großzügig gestellt werden – neben der Möglichkeit einer *optimierten Oxygenierung* wird so, insbesondere bei Aspiration von Mageninhalt, Fremdkörpern oder Salzwasser, eine *suffiziente Absaugung* ermöglicht.

- **PEEP-Beatmung**

• Eine **PEEP-Beatmung** kann den Gasaustausch verbessern, vor allem *nach Atelektasenbildung durch Surfactantverlust.* Im Gegensatz zur traumatischen Lungenschädigung (Lungenkontusion) ist bei Ertrinkungsunfällen in der Regel eine deutlich unterschiedliche Belüftung einzelner Lungenabschnitte nicht zu erwarten.

- großlumige doppelläufige **Magensonde** plazieren

• **Eine großlumige und doppelläufige Magensonde** nach Sicherung der Atemwege ermöglicht die Entfernung verschluckter Wassermengen und beugt so einer weiteren Beeinträchtigung des Elektrolythaushaltes vor.

- **forcierte Diurese** bei Ertrinken in **Süßwasser**

• Bei Süßwasserunfällen sollte eine **forcierte Diurese** eingeleitet werden.
Die teilweise propagierten Empfehlungen zur mechanischen Wasserentfernung aus dem Bronchialsystem (Kopftieflagerung des Patienten: „Auslaufenlassen") können nicht länger aufrechterhalten werden. Neben *verzögerten Wiederbelebungsmaßnahmen* droht die Aspiration von Mageninhalt (verschlucktes Wasser).

- **intensivmedizinische Nachsorge** erforderlich

An die notärztliche Versorgung schließt sich *immer* eine intensivmedizinische Nachsorge an, um hypoxiebedingte Organschädigungen *(Lungenödem)* rechtzeitig behandeln zu können.

Chronisch obstruktive Bronchialerkrankungen

2.5 Chronisch obstruktive Bronchialerkrankungen

D. Gillmann-Blum, H. Steppling, R. Ferlinz

Gemeinsamkeit der chronisch obstruktiven Lungenkrankheiten:
primär obstruktive Ventilationsstörung

Definition: Unter dem Begriff der chronisch obstruktiven Bronchialerkrankungen, häufig auch als *chronic obstructive lung disease (COLD)* oder *chronic obstructive pulmonary disease (COPD)* bezeichnet, versteht man drei verschiedene Krankheitsbilder, deren Gemeinsamkeit in der *primär obstruktiven Ventilationsstörung* liegt:
- das Asthma bronchiale
- die chronisch obstruktive Bronchitis
- das obstruktive Lungenemphysem

Überbegriff COLD oder COPD

Der Überbegriff *COLD oder COPD* sollte jedoch nur verwandt werden für

⇨
- die chronisch obstruktive Bronchitis und
- das obstruktive Emphysem

Bei langjährigen Verläufen können die drei verschiedenen Krankheitsbilder fließende Übergänge zeigen (Abb. 3-28). Für die Notfallmedizin und Intensivmedizin sind das Asthma bronchiale, die chronisch obstruktive Bronchitis

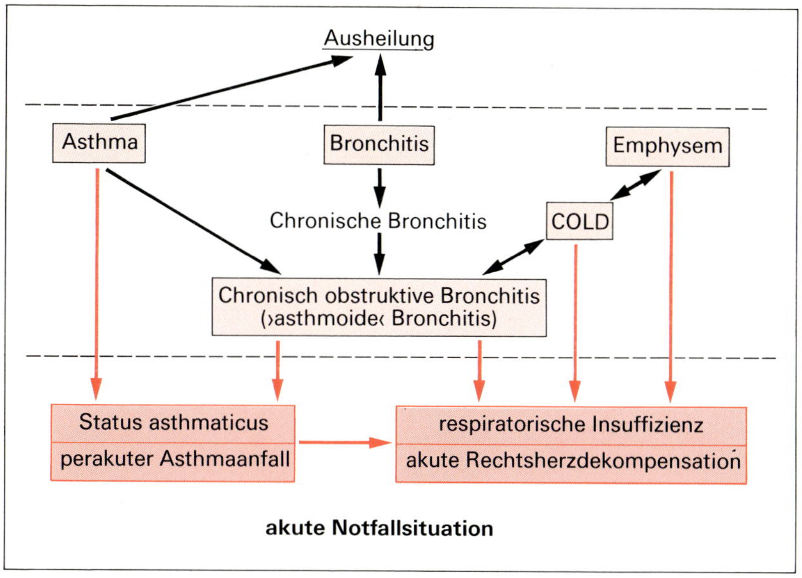

Abb. 3-28: Zusammenhänge zwischen Asthma – Bronchitis – Emphysem und deren Notfallsituationen

und das Lungenemphysem von Bedeutung. Das **Asthma bronchiale** kann bereits in den frühen Krankheitsstadien durch *akute schwerste Anfälle von Atemnot* zu lebensbedrohlichen Situationen führen. Die **chronisch obstruktive Bronchitis und das Lungenemphysem** führen meist erst nach längeren Verläufen zu akut lebensbedrohlichen Situationen wie *ausgeprägte respiratorische Partial- und Globalinsuffizienz* sowie *Rechtsherzdekompensation.*

Lebensbedrohliche Situationen:
- **Asthma bronchiale:** akute schwerste Atemnotanfälle
- **COLD:** respir. Partial- und Globalinsuffizienz, Rechtsherzdekompensation

Die **obstruktiven Atemwegserkrankungen** zählen in Deutschland zu den *sog. Volkskrankheiten,* wobei dies hauptsächlich auf die hohe Morbidität der chronischen Bronchitis zurückzuführen ist (s. dort).
In Deutschland sterben fast soviele Patienten an obstruktiven Lungenerkrankungen wie an Lungenkrebs.
Im jugendlichen Alter sind diese Todesfälle überwiegend auf den Tod im schweren akuten Asthmaanfall, im hohen Lebensalter überwiegend auf akute Exazerbationen einer chronisch obstruktiven Bronchitis zurückzuführen. Im mittleren Lebensalter sind beide Todesursachen etwa gleich häufig.

Todesfälle bei obstruktiven Atemwegserkrankungen:
- *jugendliches Alter:* Asthma
- *hohes Lebensalter:* COLD

> In Notfallsituationen ist das *gemeinsame Leitsymptom* der obstruktiven Atemwegserkrankungen die **Atemnot**.

Leitsymptom: ⇦

Beim **Asthma** tritt diese *Atemnot anfallsweise* auf, bei der **chronisch obstruktiven Bronchitis** ist sie in ihrer *Intensität wechselnd,* während beim **Lungenemphysem** die Dyspnoe einen *Dauerzustand mit progressiver Tendenz* darstellt. Darüber hinaus ist die chronische Bronchitis durch rezidivierenden Husten mit Auswurf charakterisiert. Beim Asthma bronchiale kann **unproduktiver Husten** als sog. *„Obstruktionsäquivalent"* auftreten.
Bei fortgeschrittenen Formen kann das klinische Bild der Krankheiten in akuten Notfallsituationen sehr ähnlich sein.

Atemnotscharakter:
- **Asthma:** anfallsweise
- **obstruktive Bronchitis:** wechselnde Intensität
- **Lungenemphysem:** Daueratemnot

unproduktiver Husten:
häufig „Obstruktionsäquivalent"

> Die **Basismedikation der lebensbedrohlichen Atemwegsobstruktion,** unabhängig ob lebensbedrohlicher Asthmaanfall oder akute Exazerbation der COLD ist dieselbe: Sie besteht in jedem Fall aus der **Trias:**
> - Beta-2-Stimulatoren (Aerosol, s. c., i. v.)
> - hochdosierte Kortikosteroide i. v.
> - Theophylline i. v.

Basismedikation ⇦

Asthma bronchiale

Definition:

2.5.1 Asthma bronchiale

Definition: Unter Asthma bronchiale versteht man eine *anfallsweise auftretende akute Atemnot*, die mit einer generalisierten Atemwegsobstruktion einhergeht.

2 Notfallsituationen:
1. **Status asthmaticus**
2. **perakuter schwerster Asthmaanfall**

Cave: akuter Asthmatod

Dauer-Asthma: Daueratemnot

Es gibt *zwei Notfallsituationen* beim Asthma bronchiale:
- **Status asthmaticus:** Asthmaanfall, der *länger als 24 Stunden* anhält,
- **perakuter schwerster Asthmaanfall:** *gefährlichste Akutsituation*, die es bei obstruktiven Atemwegserkrankungen überhaupt gibt. Dieser Zustand kann in kürzester Zeit schwerste Formen annehmen und innerhalb von Minuten lebensbedrohlich werden und damit zum *akuten Asthmatod* führen.

Beim **Dauer-Asthma** tritt zwischen den akuten Asthmaanfällen keine Beschwerdefreiheit mehr ein. Meist handelt es sich um Patienten mit langjähriger Asthmaanamnese.

Epidemiologie
Morbidität: 2–9%. **Mortalität (BRD):** 9:100 000 Einwohner, **Letalität:** deutlich unter 1%.

Epidemiologie: Die *Morbidität* an Asthma bronchiale wird in der Literatur mit 2–9% angegeben. In Deutschland liegt die Zahl der Asthmatoten bei 9:100 000 Einwohnern *(Mortalität)*. Die *Letalität* unterschreitet damit 1% deutlich.

Ätiologie

5 Asthmaformen

2.5.1.1 Ätiopathogenese

Ätiologie: Es gibt verschiedene Formen des Asthma bronchiale. Man unterscheidet im wesentlichen *fünf Typen*:

- *exogen-allergisches* oder *Extrinsic*-Asthma
- *endogenes* Asthma oder *Intrinsic*-Asthma
- *chemisch-physikalisch irritatives* Asthma
- *Analgetika*-Asthma
- *Mischformen*

1. **Extrinsic-Asthma** häufig bei Kindern (Atopiker!)

Das **Extrinsic-Asthma** kommt besonders häufig *bei Kindern* vor. Meist deutet schon die Anamnese auf die *Atopie* hin. Bedeutsam sind Vorerkrankungen wie Milchschorf, Neurodermitis und Heuschnupfen. Eine *subtile Anamneseerhebung* und *allergologische Diagnostik* zur Evaluierung ursächlicher Allergene sind besonders wichtig, da diese Patienten durch Allergenkarenz oder durch gezielte Immuntherapie (Hyposensibilisierung) *als einzige kausal behandelt werden können.*

2. **Intrinsic-Asthma:** häufigste Asthmaform im Erwachsenenalter

Das **Intrinsic-Asthma** ist die *häufigste* Asthmaform im *Erwachsenenalter.* Dieses Asthma entsteht häufig *im Anschluß an eine oder rezidivierende akute Tracheo-Bronchitiden* („grippaler Infekt"). Ein Intrinsic-Asthma kann sich aber auch ohne erkennbare Vorerkrankung entwickeln.

3. **Chemisch-physikalisch irritatives Asthma:** chronische Inhalation von Bronchusnoxen

Das **chemisch-physikalisch irritative Asthma** entwickelt sich durch *chronische Inhalation von Bronchusnoxen* z. B. am Arbeitsplatz (z. B. Formaldehyd, Chlorgas, Nitrosegase, Isozyanate, Säureanhydride u. v. a.).

4. **Analgetika-Asthma:** Störung im Prostaglandinmetabolismus ursächlich

Das **Analgetika-Asthma** wird durch eine *Störung im Prostaglandinmetabolismus* hervorgerufen. Eine Bronchokonstriktion tritt nach Einnahme von nicht-steroidalen Antirheumatika (z. B. Azetylsalizylsäure) als Folge einer vermehrten Produktion bronchokonstriktorisch wirkender Leukotriene auf.

5. **Gemischtförmiges Asthma:** häufig im Erwachsenenalter

Im *Erwachsenenalter* findet man sehr häufig **gemischtförmige Varianten** der Asthmakrankheit.

Pathogenese
Hyperreaktivität der Atemwege

Entstehung: 2 Mechanismen

Pathogenese: Die anfallsweise bronchiale Obstruktion beim Asthma bronchiale erklärt sich durch eine *Hyperreaktivität der Atemwege gegenüber einer Vielzahl spezifischer und unspezifischer Reize*, die auf die Atemwege einwirken.
Das Zustandekommen der bronchialen Hyperreaktivität ist noch nicht restlos aufgeklärt. Es gibt *zwei* wesentliche *Mechanismen*:

- Eine Imbalance zwischen sympathischer und parasympathischer *Innervation der glatten Bronchialmuskulatur* zugunsten des Parasympathikus mit konsekutivem Bronchospasmus *(Reflexbronchokonstriktion!).*

- Die Entstehung der Obstruktion durch Freisetzung von bronchokonstriktorisch wirksamer *biogener Mediatoren* aus *Mastzellen* und *Entzündungszellen.*

Höchstwahrscheinlich handelt es sich um ein Zusammenspiel von nervalen, humoralen und genetischen Mechanismen, das über die *gemeinsame Endstrecke der Bronchialwandentzündung* zu dem Phänomen der Hyperreaktivität führt.

2.5.1.2 Pathophysiologie

Pathophysiologie
- Bronchospasmus
- Bronchialwandödem
- Hyper- und Dyskrinie

Einen Überblick über die Pathophysiologie bei Asthma bronchiale und die Auswirkungen auf die kardiopulmonale Funktion gibt die Abb. 3-29.

Neben dem **Bronchospasmus** ist die Asthmakrankheit morphologisch durch ein entzündliches **Bronchialwandödem** bei gleichzeitiger **Hyper- und Dyskrinie** gekennzeichnet. Durch den vermehrt gebildeten Schleim kann die Atemwegsobstruktion bis hin zur Verlegung des Atemwegslumens gesteigert werden.

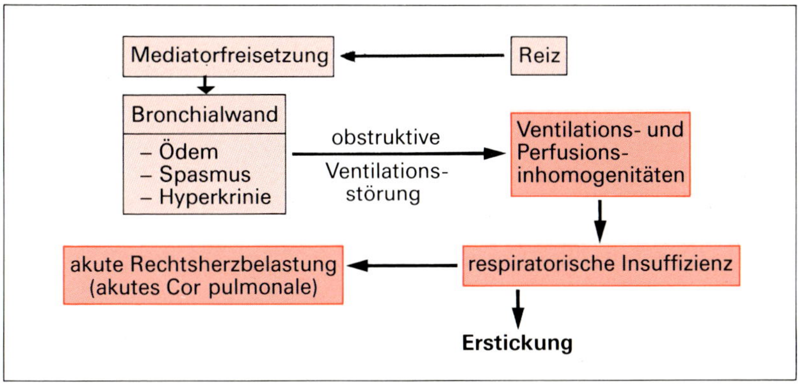

Abb. 3-29: Pathophysiologische Veränderungen bei Asthma bronchiale. Die morphologischen Veränderungen Bronchospasmus, Bronchialwandödem und Hyper- sowie Dyskrinie führen über die pathophysiologischen Phänomene Obstruktion, Ventilations- und Perfusionsinhomogenitäten zur respiratorischen Insuffizienz und zum akuten Cor pulmonale

2.5.1.3 Klinik

Klinik

Leitsymptom
- anfallsartige Atemnot
- häufig in den frühen Morgenstunden
- Hustenattacken häufig vorausgehend

Das **Leitsymptom** des Asthma bronchiale ist die *anfallsartige Atemnot.* Diese kann sich gemäß der Asthmadefinition allmählich über viele Stunden entwickeln und verschlechtern wie beim Status asthmaticus oder innerhalb weniger Minuten beim perakuten Asthmaanfall lebensbedrohliche Formen annehmen. Der Schweregrad eines Asthmaanfalles kann von leichtgradiger Atemnot bis hin zu lebensbedrohlichen Situationen variieren. Die Anfälle ereignen sich häufig *in den frühen Morgenstunden.* Oft gehen *Hustenattacken* dem Asthmaanfall voraus.
Neben der Luftnot besteht oft ein *Engegefühl im Thorax* bis hin zu retrosternalen Schmerzen. Um die *Atemhilfsmuskulatur* besser einsetzen zu können, setzen sich die Patienten und stützen sich mit den Händen auf *(Orthopnoe).* Dabei werden die Atemhilfsmuskeln des Halses eingesetzt, daneben fallen die *inspiratorischen Einziehungen der Interkostalmuskulatur* und das deutlich *verlängerte Exspirium* auf (s. Abb. 3-31).
Häufig hört man bereits ohne Stethoskop *auf Distanz trockene Rasselgeräusche* (RG) wie Giemen, Brummen und Pfeifen.
Weitere Symptome sind Husten mit meist wenig zähem Auswurf, Tachypnoe und Tachykardie.

Weitere Leitsymptome
- Engegefühl im Thorax
- Einsatz der Atemhilfsmuskulatur
- Orthopnoe
- verlängertes Exspirium
- evtl. Distanzgeräusche:
- trockene RG
- Husten
- wenig zäher Auswurf
- Tachypnoe und Tachykardie

Zeichen der drohenden Erschöpfung

⇨

Zeichen der drohenden Erschöpfung sind:
- Unruhe,
- Einsatz der Atemhilfsmuskulatur und Sprechdyspnoe,
- Bewußtseinsstörungen,
- Blutdruckabfall und Zyanose.

Typische Befunde
a) Anamnese
- Allergie
- Infekt
- Medikamente

Typische Untersuchungsbefunde

- **Anamnese:** Den meisten Patienten ist ihre Krankheit durch vorangegangene Anfälle bekannt, selten handelt es sich bei der Erstmanifestation um einen schwersten Asthmaanfall. Die *Eigen- oder Fremdanamnese* hilft damit wesentlich bei der Diagnosestellung. *Auslösemechanismen* eines Asthmaanfalles sind nach Möglichkeit zu erfragen: Allergenkontakt, Atemwegsinfekt („Erkältung"), sowie die Einnahme von Medikamenten wie z. B. Azetylsalizylsäure und anderen nichtsteroidalen Antirheumatika, die die Prostaglandinsynthese hemmen.

Cave:

⇨

Die Gabe von **Beta-Rezeptorenblockern** kann lebensbedrohliche Asthmaanfälle durch Bronchokonstriktion auslösen; sie sind beim Asthmatiker *kontraindiziert.*

b) Körperliche Untersuchung

- **Körperliche Untersuchung:** Parallel zur **Inspektion**, bei der schon die oben erwähnten Leitsymptome, – *Dyspnoe, Orthopnoe, verlängertes Exspirium* und möglicherweise *Distanzgeräusche* auffallen, beginnt man im Notfall sofort mit den **folgenden Untersuchungen**:

⇨

- Perkussion und Auskultation der Lunge und des Herzens,
- Bestimmung der Puls- und Atemfrequenz,
- Messung des Blutdruckes.

1. Perkussion:
- hypersonorer KS
- tiefstehende LG

2. Auskultation:
- trockene RG
- „silent lung"

3. Atem- und Pulsfrequenz:
i. d. R. deutlich erhöht
4. Blutdruck:
meist leicht erhöht
5. Auskultation des Herzens:
ggf. akute Rechtsherzbelastung

Bei der **Perkussion** findet man in der Regel einen *hypersonoren Klopfschall* (KS) über beiden Lungen mit *tiefstehenden Lungengrenzen.* **Auskultatorisch** hört man meist *trockene Rasselgeräusche* (RG) wie Giemen, Brummen und Pfeifen. Lassen sich weder Atem- noch Nebengeräusche symmetrisch auskultieren, kann der Fall der *„Silent lung"* bei schwerster bronchialer Obstruktion vorliegen. Diese Situation ist noch ernster als eine schwere Spastik zu bewerten. Es können keine Atem- und Nebengeräusche mehr vernommen werden, da durch eine hochgradige Obstruktion der Atemwege keine effektiven Atemflüsse mehr stattfinden. Gleichzeitig steht der Thorax in maximaler Inspirationsstellung.
Wichtig ist dabei die *Symmetrie der Befunde*, da gerade beim Status asthmaticus komplizierend z. B. ein Pneumothorax einseitig auftreten kann.
Die **Atem- und Pulsfrequenz** sind im Asthmaanfall in der Regel deutlich erhöht. Ebenso findet sich häufig ein leicht erhöhter **Blutdruck**.
Die **Auskultation des Herzens** ist durch die *Tachykardie* sowie durch trokkene RG häufig erschwert. Gelegentlich finden sich aber *Hinweise für eine akute Rechtsherzbelastung*: Dabei läßt sich ein lauter 2. Herzton über der Pulmonalisklappe und gelegentlich ein 4. Herzton auskultieren. Manifeste Rechtsherzinsuffizienzzeichen sind äußerst selten.

2.5.1.4 Diagnostik, Differentialdiagnostik

Basisdiagnostik
1. Anamnese, Status praesens
2. Notfalldiagnostik

Basisdiagnostik: Neben der *Anamnese* und *körperlichen Untersuchung*, mit denen sich in den meisten Fällen das Asthma sichern läßt, gibt es **einfache diagnostische Mittel**, diese *Diagnose* zu *bestätigen*, die wichtigsten *Differentialdiagnosen* auszuschließen und gleichzeitig eine *Überwachung* zu gewährleisten:

- Messung des **Peak flow** mittels eines Peak-Flow-Meters,
- die **Blutgasanalyse**,
- das **EKG**.

Der **Peak flow** ist wegen seiner *frühzeitigen Abnahme* einer der besten Parameter für die *Beurteilung der Schwere eines Asthmaanfalles* durch den Notarzt.

Findet sich ein Peak flow unter 200 l/min so liegt wahrscheinlich eine respiratorische Partialinsuffizienz vor.
Die **Blutgasanalyse**, die in der Regel erst im Krankenhaus erfolgen kann, erlaubt eine weitere Schweregradeinteilung eines Asthmaanfalles. Liegt eine *Hypoxämie* vor, handelt es sich auf jeden Fall um einen *schweren Asthmaanfall*, der unbedingt eine stationäre Behandlung erfordert (Tab. 3-3).

Peak flow:
Cave: <200 l/min

3. Blutgasanalyse:
Cave: Hypoxämie (pO_2 <60 mm Hg) = schwerer Asthmaanfall

Tab. 3-3: Schweregradeinteilung (I–V) des Asthma bronchiale nach Blutgasveränderungen

Schweregrad	pO_2	pCO_2	pH	Atemfrequenz
I	n	n	n	n
II	n	↓	↑	↑
III	↓	↓	↑	↑
IV	↓	n	n	↑
V	↓	↑	↓	(n) ↓ ↑

Bei einem leichten (I) Asthma bronchiale sind die Blutgaswerte normal. Dauert dieser Zustand länger an, fällt der pCO_2 als Ausdruck einer Hyperventilation etwas ab und der pH-Wert verschiebt sich leicht ins alkalische Milieu, zudem findet sich eine Atemfrequenzerhöhung (II). Bei einem **schweren Asthmaanfall (III)** besteht eine **Hypoxämie** als Zeichen der inhomogenen Ventilationsverteilung, es besteht weiterhin eine leichte respiratorische Alkalose. Wieder normale pCO_2-Werte bei gleichzeitiger Verschlechterung des klinischen Bildes deuten auf eine drohende Erschöpfung des Patienten hin. In dieser Phase „normalisiert" sich der pH-Wert wieder. Dieses Stadium IV kann von Unerfahrenen leicht falsch interpretiert und unterschätzt werden, indem es nicht als der bedrohliche Übergang in die respiratorische Globalinsuffizienz und respiratorische Azidose erkannt wird.

• Die **respiratorische Globalinsuffizienz des Stadium V** entsteht durch eine schwere alveoläre Hypoventilation. Da ein Atemstillstand droht, stellt diese Befundkonstellation eine **Indikation zur Intubation und maschinellen Beatmung** dar.

Bei der Beurteilung des Schweregrades eines Asthmaanfalles kommt darüber hinaus der *richtigen Interpretation des klinischen Zustandes* des Patienten hohe Bedeutung zu.

4. klinische Zeichen der Beatmungsindikation

Bedrohliche Zeichen sind Somnolenz, Tachyarrhythmie, Blutdruckabfall, Zyanose und körperliche Erschöpfung.

Mittels **EKG und Monitorüberwachung** erhält man wichtige Hinweise für die Differentialdiagnostik, sowie über krankheitsbedingte oder therapieinduzierte kardiale Komplikationen. In der Regel findet sich eine *mäßige bis schwere Sinustachykardie. Extrasystolen* können sowohl Ausdruck der arteriellen Hypoxämie als auch therapieinduziert sein (Methylxanthine, Beta-Mimetika). Nur bei einem *schwersten Asthmaanfall* findet man im EKG die *Zeichen des akuten Cor pulmonale.* Durch die Drucksteigerung im kleinen Kreislauf entsteht eine akute pulmonale Hypertonie und konsekutiv die Dilatation des rechten Ventrikels. Es können dabei ein *flüchtiger* S_I*–*Q_{III}*-Typ (McGinn-White-Syndrom)* durch Rotation des Herzens um die Sagittalachse nach hinten, sowie *Ischämiezeichen in den rechtspräkordialen Ableitungen* durch subendokardiale oder transmurale Kompression auftreten. Letztere bleiben am längsten nachweisbar. Ein P dextroatriale läßt sich selten nachweisen, da meist nur der rechte Ventrikel dilatiert ist. Je nach Dilatationsgrad des Herzens kann ein inkompletter oder kompletter Rechtsschenkelblock auftreten (Abb. 3-30).

5. EKG und Monitorüberwachung:
- Differentialdiagnostik
- kardiale Komplikationen

EKG-Veränderungen:
- akutes Cor pulmonale (S_I–Q_{III}-Typ)
- **häufig:** nur uncharakteristische Veränderungen

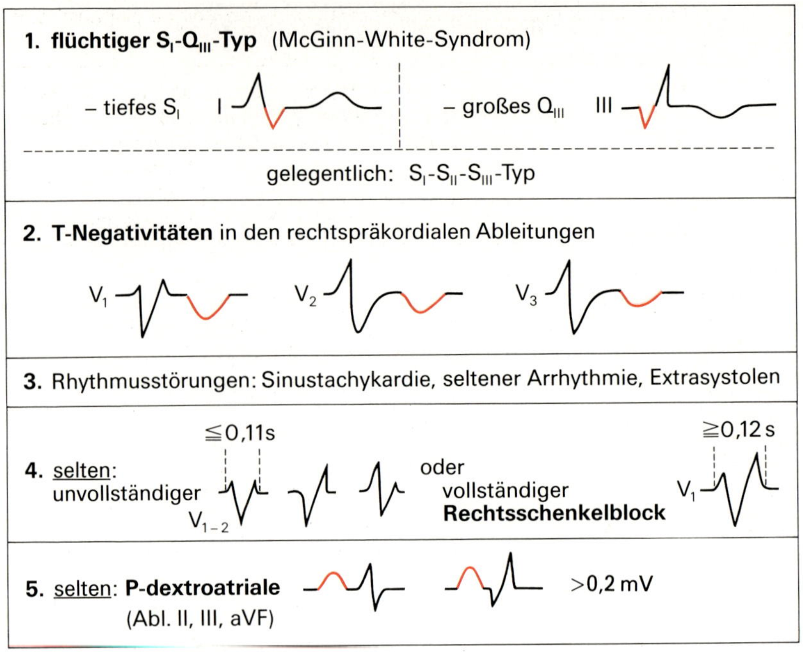

Abb. 3-30: Zeichen der akuten Rechtsherzbelastung im EKG: akutes Cor pulmonale

Erweiterte Diagnostik
1. Laboruntersuchungen
- **Differentialblutbild**
- **Serum-Elektrolyte**

Cave: Hypokaliämie!
- **Transaminasen** zur Differentialdiagnostik

Erweiterte Diagnostik

Laboruntersuchungen können diagnostische und differential-diagnostische Hilfen geben. Eine *Leukozytose* unter 15 000/mm³ kann allein durch eine vorangegangene Kortisontherapie, Werte über 15 000/mm³ eher durch einen bakteriellen Superinfekt bedingt sein. Eine ausgeprägte *Polyglobulie* spricht für eine länger bestehende COLD, während eine *Eosinophilie* mehr an ein Asthma bronchiale denken läßt. Die *Serum-Elektrolyte* sollten insbesondere im Hinblick auf eine *lebensbedrohliche Hypokaliämie* bestimmt werden. Unter einer hochdosierten Therapie mit Beta-2-Mimetika sind schwere Hypokaliämien beobachtet worden. Die *Transaminasen* (CPK, SGOT, LDH) sind differentialdiagnostisch wertvoll, um einen Herzinfarkt auszuschließen.

Röntgen-Thoraxaufnahme:
- Volumen pulmonum auctum
- Erkennung von Komplikationen
- Differentialdiagnostik

Bei einem schweren Asthmaanfall sollte eine **Röntgen-Thoraxaufnahme** veranlaßt werden. Charakteristische Befunde sind:
- *Überblähung der Lungen* mit vermehrter Strahlentransparenz *(Volumen pulmonum auctum)*,
- *tiefstehende Zwerchfellhälften* mit stumpfen Randsinus,
- *erweiterte Interkostalräume* mit horizontal verlaufenden Rippen.

Die Röntgen-Untersuchung des Thorax ist aber vor allem zur *Abklärung möglicher Komplikationen* eines Asthmaanfalles wie *Pneumothorax, Pneumomediastinum* oder *Atelektasen* durch Schleimverlegung dringend zu empfehlen. Darüber hinaus ist sie für die *Differentialdiagnostik* beim schweren Asthmaanfall hilfreich.

3. Lungenfunktionsdiagnostik
- Spirographie
- Bodyplethysmographie

Sobald der Patient in der Lage ist, sollte eine eingehende **Lungenfunktionsdiagnostik** (Spirographie, Bodyplethysmographie) angestrebt werden, um das *Ausmaß der vorliegenden Lungenfunktionsstörung* zu erkennen und zu dokumentieren.

Differentialdiagnosen
Erkrankungen mit akuter Dyspnoe

Differentialdiagnostik

Differentialdiagnostisch sind alle Erkrankungen, die zu akuter Dyspnoe führen können, zu berücksichtigen. In der Regel gelingt es jedoch allein durch die *Anamnese* und *Untersuchung* die Diagnose zu sichern. Werden die Maßnahmen, die unter Basisdiagnostik genannt wurden, durchgeführt, sollte in 95 % die Diagnose feststehen. **Andere pulmonale Erkrankungen**, **Erkrankungen des Herzens** und **des Mediastinums** sowie **neurogene oder muskuläre Krankheitsbilder** sind auszuschließen.

Tab. 3-4: Differentialdiagnostik beim Asthmaanfall und notwendige diagnostische Maßnahmen

	Anamnese	Untersuchung	EKG	Thorax-Rö	art. Blutgase	andere bildgebende Verfahren und Endoskopie	Peak flow
Asthma cardiale und	+	+	+	+	(+)		
Kardiales Lungenödem	+	+	+	+	+		
Pneumothorax	(+)	+		+	(+)		
Lungenembolie	+	(+)	(+)	(+)	(+)	+	
Zentrale Atemwegsobstruktion	+	(+)		+	(+)	+	+
Aortenaneurysma	+	+	(+)	+		+	
Aspiration	+			+			
Hyperventilationssyndrom	+	+			+		
Toxisches Lungenödem	+	+		+	+		

Differentialdiagnostisch kommt dem *Röntgenbild* der Thoraxorgane zentrale Bedeutung zu.

Die wichtigsten Differentialdiagnosen des Asthmaanfalls und ihre wegweisenden diagnostischen Maßnahmen nennt Tab. 3-4.

differentialdiagnostisch bedeutsam:
Anamnese, Untersuchung,
Röntgenbild der Thoraxorgane

Das **Asthma cardiale** tritt bei kardial dekompensierten Patienten mit entsprechenden *Vorerkrankungen* (koronarer Herzkrankheit, Infarkt, Kardiomyopathie, Klappenfehler, arterieller Hypertonie) auf. Die Differentialdiagnose gelingt meist schon durch die *Anamnese*, einschließlich Medikamentenanamnese und im weiteren durch *EKG* und *radiologische Befunde.* Der Auskultationsbefund kann dem bei Asthma bronchiale sehr ähnlich sein. Auf die gleiche Weise kann meist ein **kardiales Lungenödem** differentialdiagnostisch abgeklärt werden. Daran ist besonders bei älteren Menschen mit akuter Atemnot zu denken. Der Auskultationsbefund wird in dieser Situation durch *feuchte Rasselgeräusche* dominiert. Beweisend ist wiederum der Befund der *Röntgen-Thoraxaufnahme.*

1. Asthma cardiale:
- kardiale Vorerkrankungen
- Anamnese, Untersuchung
- EKG
- Thorax-Röntgenaufnahme

2. kardiales Lungenödem:
- feuchte RG
- Thorax-Röntgenaufnahme

Der **Spontanpneumothorax** ist eine weitere wichtige Differentialdiagnose. Erstens betrifft er häufig dieselbe Altersgruppe, also eher jüngere Patienten, zweitens geht auch er je nach Ausprägung mit hypersonorem Klopfschall einher. Schließlich tritt der Spontanpneumothorax aufgrund des erhöhten intrathorakalen Druckes gelegentlich als *Komplikation eines Asthmaanfalls* auf. An einen Pneumothorax ist daher bei *einseitig abgeschwächtem Atemgeräusch* bei andererseits trockenen Rasselgeräuschen auf der nichtbefallenen Seite, sowie bei *progredienter Dyspnoe* trotz adäquater Therapie zu denken. Liegt zusätzlich ein *Pneumomediastinum* vor, läßt sich ein *Hautemphysem* tasten und die Diagnose ist naheliegend. Zum Ausschluß eines Pneumothorax ist die *Röntgenaufnahme beweisend.* Besteht eine lebensbedrohliche progrediente Dyspnoe mit Zyanose und oberer Einflußstauung kann ein **Spannungspneumothorax** vorliegen (s. Kap. III/1).

3. Spontanpneumothorax:
- Seitenasymmetrie bei Perkussion, Auskultation
- ggf. Pneumomediastinum und Hautemphysem
- Thorax-Röntgenaufnahme beweisend

Eine hämodynamisch wirksame **Lungenembolie** kann eine ähnliche klinische Symptomatologie wie ein schwerer Asthmaanfall zeigen. *Anamnese* einschließlich Risikofaktoren bezüglich eines erhöhten Thromboembolierisikos können weiterhelfen. Der Untersuchungsbefund der Lungen ist bei einer Lungenembolie meist spärlich. Zur weiteren Abklärung der Situation sind *EKG* und *bildgebende Verfahren* wie Thorax-Röntgenaufnahme, Lungenperfusionsszintigraphie und Pulmonalis-Angiographie oder DSA einzusetzen. Die EKG-Veränderungen bei Lungenembolie können denen im schweren Asthmaanfall mit akutem Cor pulmonale sehr ähnlich sein.

4. Lungenembolie:
- Anamnese, Untersuchungsbefund
- EKG
- bildgebende Verfahren (Perfusionsszintigraphie, UKG, Angiographie)

Eine **zentrale Atemwegsobstruktion** durch Fremdkörper läßt sich meist durch die *Anamnese* zuverlässig ausschließen. Die akute Atemwegsobstruktion durch Tumoren der zentralen Atemwege ist selten, und läßt sich durch die *Röntgenaufnahme* und Bronchoskopie sichern (s. Kap. III/2.1).

5. zentrale Atemwegsobstruktion:
- Anamnese
- Thorax-Röntgenaufnahme (Bronchialkarzinom!)

→ Bronchoskopie

6. dissezierendes Aortenaneurysma:
- Schmerz als Leitsymptom
- bildgebende Verfahren

Ein **dissezierendes Aortenaneurysma** hat als Leitsymptom eher den heftigen thorakalen Schmerz als die Atemnot, dennoch kann es in seltenen Fällen wie eine akute Atemwegsobstruktion imponieren. Differentialdiagnostisch helfen in Zweifelsfällen die *bildgebenden Untersuchungsverfahren* (Rö-Thorax, UKG, CT).

7. Aspiration:
- Anamnese
- Thorax-Röntgenaufnahme

Eine **Aspiration** tritt häufig bei Zustand nach Reanimation, bei beatmeten Patienten, bei Alkoholkranken und bei Patienten mit neurologischen Erkrankungen auf. Die *Anamnese* und das *Röntgenbild* verhelfen zum Ausschluß dieser Diagnose.

8. Hyperventilationssyndrom:
- Anamnese
- promptes Ansprechen auf eine „Rückatmung"

Das **Hyperventilationssyndrom** als eigenständiges Krankheitsbild kann in Streßsituationen und bei zentraler Hyperventilation im Rahmen einer primären Hirnerkrankung oder eines Schädel-Hirn-Traumas auftreten. Der Asthmatiker hyperventiliert auch in einem gewissen Stadium seiner Atemnot, so daß das eigenständige Krankheitsbild der Hyperventilation von dem Kompensationsmechanismus bei Asthma unterschieden werden muß. Dazu verhelfen die *Anamnese und körperliche Untersuchung.*

9. toxisches Lungenödem:
- Anamnese
- Thorax-Röntgenaufnahme

Die akute inhalative Intoxikation kann mit einem **toxischen Lungenödem** einhergehen. Diagnostisch wegweisend sind die *Anamnese* und das *Thorax-Röntgenbild.*

Therapie

2.5.1.5 Therapie

optimale Asthmatherapie:
individuelle Dauertherapie → Vermeidung des akuten Asthmaanfalles

Anfallstherapie

Die optimale Therapie des Asthma bronchiale ist eine adäquate, individuelle Dauertherapie zur Vermeidung des akuten Asthmaanfalles. Kommt es jedoch trotzdem zum Asthmaanfall, ist im Notfall folgendermaßen vorzugehen:

Die Therapie muß **sofort** beginnen, Überwachung des Patienten, im besten Fall Monitorüberwachung, ist anzustreben.

Anfallstherapie
1. Beta-2-Mimetika (Mittel erster Wahl)
Wirkungseintritt: **sofort**

Anwendung:
- **als Dosieraerosol** (Fenoterol DA: 2 Hub)
- s.c. (0,25 bis 0,5 mg Terbutalin)
- **langsam i.v.** (0,09 mg Reproterol)

Mittel erster Wahl sind die **Beta-2-Mimetika**: sie wirken am schnellsten innerhalb weniger Minuten über eine *Bronchodilatation* und *Stimulation der mukoziliären Clearance.* Ist der Patient noch in der Lage zu inhalieren, sollten sie sowohl *als Dosieraerosol* (z.B. Fenoterol DA: 2 Hub) als auch bei Pulsfrequenzen unter 150/min *s.c.* (0,25 bis 0,5 mg Terbutalin) verabreicht werden. Unter Monitorkontrolle können 0,09 mg *Reproterol langsam i.v.* oder als ultima ratio (unter Intensiv- und Monitorüberwachung) 2–4 mg/24 Stunden, d.h. 5–10 µg/min (max. 20 µg/min) *Terbutalin* mittels Perfusor i.v. verabreicht werden.

Nebenwirkungen

⇨

Nebenwirkungen der Symptathomimetika sind:
Herzklopfen, Kopfschmerzen, Tremor, Übelkeit und kardiale Rhythmusstörungen, letztere jedoch nur bei s.c. oder i.v. Applikationen.

Der Therapieerfolg wird durch das klinische Bild, den verbesserten Peak flow oder anhand der Blutgasanalyse bestimmt.

2. Kortikosteroide
Anw.: hochdosiert i.v.
(250–500 mg Prednisonäquivalent)
Wirkungseintritt: erst **nach einigen Stunden**

Gleichzeitig mit den Beta-2-Mimetika müssen **Kortikosteroide hochdosiert** (250–500 mg Prednisonäquivalent) *i.v.* gegeben werden. Man muß sich aber darüber im klaren sein, daß ihre Wirkung erst *nach einigen Stunden* voll eintritt und daß je nach Schwere des Krankheitsbildes nach ca. 1 Stunde die gleiche Dosis nochmals gegeben werden muß. Der Wirkungsmechanismus der Steroide beruht auf ihren ausgezeichneten *antiinflammatorischen Eigenschaften.* Dies hat eine *Abschwellung der Bronchialschleimhaut,* eine *Verminderung der Schleimproduktion* und dadurch eine Abnahme der bronchialen Obstruktion zur Folge.

Darüber hinaus besitzen die Steroide einen *permissiven Effekt auf Beta-2-Rezeptoren* und steigern dadurch die Wirksamkeit der Beta-2-Mimetika.

Nebenwirkungen
für Notfalltherapie belanglos

Die **Nebenwirkungen der Korikosteroide** sind für die Notfalltherapie belanglos, da sie sich nur auf die Dauertherapie, nicht auf die kurzfristig ultrahohe Therapie im Anfall beziehen.

Wegen ihrer guten brochodilatatorischen Wirksamkeit kommen zusätzlich zu Beta-2-Mimetika und Steroiden **Theophylline** zum Einsatz. Da diese Substanzen aber eine *geringe therapeutische Breite* aufweisen, ist vor ihrem Einsatz zu klären, ob eine vorangegangene Dauermedikation mit einem Theophyllinpräparat erfolgt ist, oder ob im Rahmen der vorangegangenen Notfallversorgung bereits Theophylline gegeben worden sind. Ist dies der Fall sollte man bis zum Erhalt des sofort zu bestimmenden *Theophyllinblutspiegels (therapeutischer Bereich 8–20 mg/l)* mit einer *Erhaltungsdosis von 0,9 mg/kgKG/h bei unter 50jährigen*, mit *0,6 mg/kgKG/h bei über 50jährigen* und bei *hepatischer oder kardialer Funktionseinschränkung* wegen eingeschränkter Clearance mit *0,45 mg/kgKG/h* über Infusomat beginnen. Sind keine Theophylline zuvor verabreicht worden, kann man 0,48 g Theophyllin als 15minütige Kurzinfusion vorweg verabreichen, (*„loading dose"*). Alternativ kann 0,24 g Theophyllin langsam i.v. gespritzt werden, sofern keine Dauermedikation bestand. Die Theophylline bewirken eine *Bronchospasmolyse, fördern die mukoziliare Clearance* und *stimulieren zentral das Atemzentrum.*

3. Theophylline
Anw.: i.v.
wegen geringer therapeutischer Breite Prämedikation erfragen!

Cave: Überdosierung!
baldmöglichst Theophyllinspiegel!
therapeutischer Bereich: 8–20 mg/l

Dosisreduktion bei hepatischer oder kardialer Funktionseinschränkung

Dosierung bei Erstanwendung (Theophyllin):
- 0,48 g als 15-min Kurzinfusion oder
- 0,24 g langsam i.v.

Nebenwirkungen sind:
- Magen-Darm-Unverträglichkeiten mit Übelkeit und Durchfall,
- Kopfschmerzen,
- Herzrhythmusstörungen,
- zentralnervöse Störungen.

Nebenwirkungen

Sauerstoff und Beatmung

Beim schweren Asthmaanfall ebenso wie im Status asthmaticus tritt eine *Hypoxämie (respiratorische Partialinsuffizienz)* erst spät ein, eine **Sauerstoffgabe** ist daher nicht in jedem Falle erforderlich. Nötig wird sie *bei einer Zyanose.* Auch ohne Kenntnis des paO_2 können in dieser Situation *ca. 2–4 l O_2/min* via Nasensonde appliziert werden. Die Sauerstoffgabe sollte im weiteren Verlauf jedoch unter *engmaschiger Blutgaskontrolle* erfolgen, um eine *respiratorische Globalinsuffizienz (= Anstieg des $paCO_2$ über 45 Torr)* rechtzeitig zu erkennen.

O_2, Beatmung
O_2-Gabe bei Zyanose oder nach Blutgasanalyse:
2–4 l/min via Nasensonde
engmaschige Blutgaskontrolle!

Die **maschinelle Beatmung** kann *bei Auftreten der respiratorischen Globalinsuffizienz* indiziert sein. Als wertvoller Parameter für die Indikation zur Beatmung erweist sich der $paCO_2$. Sollte er trotz adäquater medikamentöser Therapie auf hyperkapnische Werte ansteigen, droht der Herz- oder Atemstillstand.

Indikation zur maschinellen Beatmung:
respiratorische Globalinsuffizienz

Weitere Indikationen sind:
- zunehmende Somnolenz und körperliche Erschöpfung, mit der Unfähigkeit das zähe Sekret abzuhusten,
- Herz- oder Atemstillstand.

Klinische Indikationen zur Beatmung

Ist eine Beatmung indiziert, soll ein möglichst *großlumiger Tubus* verwandt, sowie primär ein *volumengesteuertes Beatmungsgerät* eingesetzt werden. Erstrebenswert ist eine Beatmung mit *niedrigem inspiratorischem Flow, niedriger Atemfrequenz (8–12),* einem *Atemzugvolumen von ca. 600–1 000 ml* und einem *Atemzeitverhältnis von Inspiration zu Exspiration 1:2 bis 1:1.* Damit wird einerseits ein optimaler Druckausgleich und eine Gasumverteilung in minderbelüftete Abschnitte gewährleistet. Darüber hinaus werden funktioneller Totraum sowie Rechts-Links-Shunt möglichst niedrig gehalten.

Beatmungsmodus:
- großlumiger Tubus
- volumengesteuertes Gerät
- niedriger inspiratorischer Flow
- niedrige Atemfrequenz (8–12)
- Inspiration: Exspiration = 1:2 bis 1:1

Die Beatmung bei akuter Atemwegsobstruktion hat nicht das primäre Beatmungsziel, ein adaequates Atemminutenvolumen bei möglichst schneller Normalisierung des $paCO_2$ zu erreichen. Für den langfristigen Erfolg der Beatmung ist entscheidend, die *Beatmungsdrücke unter 50 cm H_2O* zu halten. Mit dieser *„kontrollierten Hypoventilation"* lassen sich die **Risiken** von *Barotrauma* und *Herz-Kreislauf-Versagen,* welche meist die tödlichen Komplikationen der Beatmung bei Asthmatikern darstellen und in der Literatur eine Mortalität von 9–38 % bedingen, reduzieren. Die arterielle Hypoxämie läßt sich meist durch Erhöhung der inspiratorischen Sauerstoffkonzentration (FiO_2) beseitigen.

Beatmungsziel der „kontrollierten Hypoventilation":
Beatmungsdrücke unter 50 cm H_2O zur Vermeidung von Barotraumen und Herz-Kreislauf-Versagen

bei therapierefraktärer Atemwegsobstruktion:
medikamentöse Relaxation

Bei schwerster therapierefraktärer Atemwegsobstruktion mit extrem hohen Beatmungsdrücken ist eine *medikamentöse Relaxation* des Patienten angezeigt. Dabei ist *Pancuronium* von den depolarisierenden Muskelrelaxantien zu bevorzugen, da es am wenigsten wahrscheinlich Histamin freisetzt. Ähnlich wirksam sind Anästhesien mit vorzugsweise *Ketamin*, da es kein Histamin freisetzt.

Halothan hat zwar einen direkt bronchodilatatorischen Effekt durch Beta-2-Rezeptorstimulation, besitzt jedoch arrhythmogene und negativ inotrope Wirkungen, die sehr nachteilhaft bei der Anwendung in der akuten Atemwegsobstruktion sein können.

Begleitende Therapiemaßnahmen
1. Volumen- und Elektrolytsubstitution

2. Antibiotika bei:
- bakterieller Atemwegsinfektion oder
- radiologischem Nachweis pneumonischer Infiltrate

3. therapeutische Bronchiallavage:
in Lokalanästhesie oder über liegenden Tubus

Indikation:
- Bronchialverlegung durch zähen Schleim
- Atelektasenbildung

4. weitere Maßnahmen bei ausgeprägter Hyper- und Dyskrinie:
- Expektorantien (z. B. Ambroxol)
- Mukolytika (z. B. Azetylzystein)

Begleitende Therapiemaßnahmen

Neben der Basistherapie mit *Beta-2-Mimetika, Kortikosteroiden, Theophyllinen* und *Sauerstoff* ist eine ausreichende **Volumen- und Elektrolytsubstitution** indiziert. Eine optimale Hydratation ist wichtig zur Verflüssigung des Bronchialschleims, *bei älteren Patienten ist eine ZVD-Kontrolle* wegen einer fraglichen Herzinsuffizienz empfehlenswert. Unter einer hochdosierten Therapie mit Beta-2-Mimetika werden schwere Hypokaliämien beobachtet. Eine Substitution nach den Serum-Elektrolytwerten ist erforderlich. **Antibiotika** sind nur bei hinreichendem Verdacht auf eine bakterielle Atemwegsinfektion oder radiologischem Nachweis einer Pneumonie angezeigt. Differentialdiagnostisch hilfreich ist die Anfertigung eines Grampräparates (Sputum, Bronchialsekret).

Bei *ambulant erworbenen bakteriellen Infekten* kann eine kalkulierte Chemotherapie mit Erythromycin, Tetrazyklinen oder einem Ampizillin-Präparat erfolgen, da Keime wie Pneumokokken und Hämophilus influenzae dominieren. Häufigster Erreger begleitender atypischer Pneumonien sind Mykoplasmen. Diese sind sensibel gegenüber Erythromycin und Tetrazyklinen. Darüber hinaus sind virale Infekte der Atemwege häufig.

Bei manchen Patienten ist die persistierende Bronchialobstruktion durch die Verlegung der Bronchien mit zähem Schleim verursacht. Diese können von einer **therapeutischen Bronchiallavage** profitieren. Je nach Schwere des klinischen Bildes kann die Fiberbronchoskopie in Lokalanästhesie unter gleichzeitiger O_2-Therapie oder über den liegenden Tubus nach Intubation unter gleichzeitiger volumengesteuerter Respiratortherapie durchgeführt werden. Bei sehr zähem Bronchialsekret empfiehlt sich die Spülung mit körperwarmer physiologischer Kochsalzlösung in jeweils 20 ml-Portionen. Als ultima ratio kann ein Mukolytikum (z. B. 1 Amp. Azetylzystein 1:1 mit NaCl 0,9 % verdünnt) direkt endobronchial verabreicht werden. Durch den damit verbundenen Schleimhautreiz kann eine vorbestehende Spastik allerdings noch verstärkt werden. Darüber hinaus können bei ausgeprägter Hyper- und Dyskrinie **Expektorantien** (z. B. Ambroxol) und **Mykolytika** (z. B. Azetylzystein) systemisch angewandt werden. Der therapeutische Nutzen dieser Substanzen darf aber nicht überschätzt werden.

Sedierung kontraindiziert
Cave: Atemstillstand!

⇨

> Eine *Sedierung* im Status asthmaticus ist *i. d. R. kontraindiziert.* Die Angst des Patienten kann effektiver durch eine optimale Therapie und durch beruhigende Zuwendung des Therapeuten sowie eine sichere Überwachung durchbrochen werden.

Verlauf, Prognose

Spontanheilung im Erwachsenenalter selten

Prognose bei der Mehrzahl der Patienten günstig

2.5.1.6 Verlauf und Prognose

Wird die Asthmakrankheit erst im Erwachsenenalter erworben, so ist die *Chance einer Spontanheilung sehr gering.* Neben leichtgradigen Verlaufsformen, die lediglich eine Bedarfsmedikation erfordern, sind die unterschiedlichsten bis hin zu schwersten progredienten Verläufen möglich. Berücksichtigt man die Häufigkeit der Asthmakrankheit in der Bevölkerung, so ist die *Prognose* eines Betroffenen *quod vitam aber eher günstig.* Die Analyse von Asthma-Todesfällen im Krankenhaus zeigt, daß häufig eine Fehleinschätzung der Schwere des Krankheitsbildes an dem letalen Verlauf mitschuldig war, da wesentliche therapeutische Maßnahmen und eine konsequente Intensivüberwachung versäumt wurden.

Tab. 3-5: Klinische Parameter eines lebensbedrohlichen Asthmaanfalles („Risikopatienten")

Tachykardie	>120/min
Tachypnoe	> 30/min
Pulsus paradoxus	Δ > 18 mmHg
Peak flow	<200 l/min
Schwere auskultatorische Spastik oder „silent lung"	
schnelles Auftreten des Anfalls	
Hinwendung des Asthmatikers an eine Notdienstzentrale	

Deswegen wird versucht **Risikopatienten** zu definieren (Tab. 3-5).
Eine rasche Verschlechterung des klinischen Bildes ist prognostisch ungünstig und erfordert rasches Handeln.

Hochrisiko-Patienten für den akuten Asthmatod

Hochrisiko-Patienten für den akuten Asthmatod sind Patienten mit
- starken Schwankungen des Peak flows,
- einer kontinuierlichen Verschlechterung der Atemwegsobstruktion,
- einem steigenden Kortisonbedarf.

Selbsthilfetechniken

Da es sich bei Asthmatikern um motivierte chronisch Kranke handelt, sollten Risikopatienten aktiv in das therapeutische Konzept einbezogen werden. Sie sollten daher
- subkutane Injektionstechniken erlernen,
- regelmäßig ein Peak-flow-Protokoll führen,
- die bedarfsangepaßte Kortisontherapie kennen.

Angehörige von schwer Asthmakranken sollten s. c. Injektion und auch Wiederbelebungsmaßnahmen beherrschen.

2.5.2 Chronisch-obstruktive Bronchitis, Lungenemphysem

Chronisch obstruktive Bronchitis, Lungenemphysem

Vorbemerkungen, Definitionen: Wegen der klinischen Übergänge zwischen chronisch obstruktiver Bronchitis und Lungenemphysem und der für die Notfallmedizin identischen Probleme werden diese beiden Krankheitsbilder gemeinsam besprochen.

Definition der chronischen Bronchitis

Die **chronische Bronchitis** ist eine Erkrankung, die in einem Zeitraum von mindestens zwei Jahren wenigstens innerhalb von drei Monaten jährlich, mit *Husten und Auswurf* einhergeht (WHO-Definition).

einfache chronische Bronchitis: Husten und Auswurf
chronisch obstruktive Bronchitis: zusätzlich Atemnot bei Belastung, in Ruhe

Man unterscheidet die einfache chronische nicht-obstruktive Bronchitis, die durch Husten und Auswurf charakterisiert ist, von der chronisch obstruktiven Bronchitis, in deren Verlauf zusätzlich Atemnot eintritt.

Definition des Lungenemphysems

Das **Lungenemphysem** ist pathologisch-anatomisch als irreversible Erweiterung und Destruktion der Lufträume distal der Bronchioli terminales definiert.

Emphysemtypen:
- Blue bloater
- Pink puffer

Klinisch unterscheidet man zwei verschiedene Typen des Emphysems, den
- Blue bloater und
- Pink puffer.

Häufig findet man jedoch Mischformen dieser zwei Emphysemtypen.
Obwohl es sich bei der obstruktiven Bronchitis und dem Emphysem (**COLD**) um chronische Krankheiten handelt, finden sich in dem langjährigen Verlauf **akute Notfallsituationen**. Diese entwickeln sich häufig im Rahmen eines *bakteriellen oder viralen Atemwegsinfektes* oder sind *Zeichen des terminalen Krankheitsstadiums.*

Exazerbation der COLD durch:
- bakteriellen, viralen Atemwegsinfekt
- terminales Krankheitsstadium

Bedrohlich sind diese akuten Exazerbationen wegen
- des Auftretens einer respiratorischen Insuffizienz,
- der akuten Rechtsherzdekompensation bei Cor pulmonale chronicum.

akute Notfallsituationen bei COLD
- respiratorische Insuffizienz
- Rechtsherzdekompensation

chronische Bronchitis – eine Volkskrankheit

Epidemiologie: Die *chronische Bronchitis* ist eine *Volkskrankheit.* Ca. 3,5 Millionen Menschen sind in Deutschland an ihr erkrankt, 15000 sterben jährlich an den Folgen.

2.5.2.1 Ätiopathogenese

Ätiologie
Hauptursache der chronischen Bronchitis: inhalatives Zigarettenrauchen

Hauptursache des Lungenemphysems: Inhalationsrauchen

Ätiologie: Bei ca. 90 % der **chronischen Bronchitis** ist als *Hauptursache* das *inhalative Zigarettenrauchen* zu nennen. Demgegenüber spielen allgemeine Luftverschmutzung (z. B. Schwefeldioxid), berufliche Schadstoffinhalation (SO_2, SH, O_3, etc.), Staubexposition sowie endogene Faktoren eine wesentlich geringere, häufig jedoch eine additive Rolle.
In der Mehrzahl der Fälle wird das **Lungenemphysem** in Begleitung einer langjährig bestehenden chronisch obstruktiven Bronchitis gefunden. Auch das Emphysem ist in den meisten Fällen durch das *Inhalationsrauchen* verursacht. Dieser Emphysemtyp wird auch als **bronchitischer Typ (Typ B)** oder

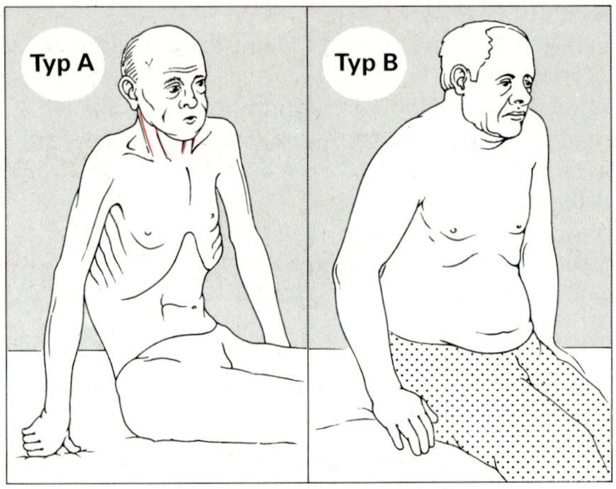

Abb. 3-31: Klinische Unterscheidung zwischen Typ A (emphysematöser Typ) und Typ B (bronchitischer Typ) des Emphysems. Der Einsatz der Atemhilfsmuskulatur (z. B. M. sternocleidomastoideus) wird beim Typ A besonders deutlich (rot markiert)

	Typ A	Typ B
Klinik		
Dyspnoe	konstant, meist deutlich ausgeprägt	zeitweise vorhanden, kann auch fehlen
Husten	wenig	stark
Auswurf	spärlich, mukös	reichlich, zeitweise purulent
Atemgeräusch	leise	normal, häufig bronchitische Nebengeräusche
Habitus	asthenisch	normal oder pyknisch
Thoraxform	Faßform	meist unauffällig
Hämatokrit	<50 %	>50 %
Röntgenbefund		
Strahlentransparenz	erhöht	normal
Gefäßzeichnung	vermindert	normal
Herzform	schmal	verbreitert
Funktion		
Atemwegsobstruktion	mäßiggradig, vorwiegend exobronchial	ausgeprägt, vorwiegend endobronchial
Resp. Funktion	normal oder geringe bis mäßiggradige Hypoxämie	frühzeitig respiratorische Globalinsuffizienz
Pulmonale Compliance	schon frühzeitig (bevor klinische Symptome vorhanden sind) erhöht	erhöht erst in späteren Stadien
Transfer-Faktor	eingeschränkt	eingeschränkt
Cor pulmonale	spät	frühzeitig vorhanden

„blue bloater" bezeichnet. Der **dyspnoisch-emphysematöse Typ (Typ A)**, bei dem die bronchitische Symptomatik weniger ausgeprägt ist, wird als **„pink puffer"** bezeichnet. Das Lungenemphysem beim homozygoten Alpha-1-Antitrypsinmangel stellt eine Sonderform des Typ A dar.
Die beiden Emphysemtypen und deren Unterschiedsmerkmale sind in Abb. 3-31 dargestellt.

Pathogenese

pathogenetische Faktoren (chron. Bronchitis)

Pathogenese: Durch die *Auslösemechanismen*, vornehmlich Inhalationsnoxen, kommt es durch den chronischen Reiz zu

- Hyper- und Dyskrinie
- Beeinträchtigung der mukoziliären Reinigungsmechanismen der Atemwege

Die *funktionelle Beeinträchtigung und Zerstörung der Flimmerepithelien* der Atemwege, sowie *Vermehrung der Becherzellen* der Bronchialschleimhaut verursacht eine *chronische Entzündung der Bronchialwand.* Dieser entzündlich degenerative Prozeß hat einerseits *Vernarbungen* nach Schleimhautulzerationen (sog. deformierende Bronchopathie), andererseits *Plattenepithelmetaplasien* zur Folge. Es ergibt sich hieraus ein *Mißverhältnis zwischen beeinträchtigter mukoziliärer Klärfunktion einerseits und vermehrt gebildetem zähem Bronchialschleim andererseits.* Dies und die Spasmen der glatten Bronchialmuskulatur sind die Ursache für die klinischen Symptome Husten und Auswurf.

Hyper- und Dyskrinie, Insuffizienz der mukoziliären Klärfunktion, Bronchospasmus → **Husten und Auswurf (Leitsymptome!)**

Die *chronische Entzündung* kann im Laufe der Zeit zur Entwicklung einer *bronchialen Hyperreaktivität* führen, das Krankheitsbild ist dann zunehmend auch durch einen anfallsartigen („asthmoiden Charakter") geprägt (s. 2.5.2).

chronische Entzündung mit Degeneration der Bronchialschleimhaut → **bronchiale Hyperreaktivität**

In der *Pathogenese des Emphysems* kommt einer Imbalance zwischen proteolytischer Aktivität im Lungengewebe (bes. Granulozyten-Elastase) und Antiproteasenkapazität Bedeutung zu.

Pathogenese des Emphysems

2.5.2.2 Pathophysiologie

Pathophysiologie

Die chronische Obstruktion beginnt zumeist in den kleinen Luftwegen und schreitet von dort nach zentral fort.
Die **Folgen von chronisch obstruktiver Bronchitis und Emphysem** sind mehr oder minder schwere *Verteilungsstörungen von Ventilation und Perfusion.* Dies führt im Verlauf der Erkrankung zur *respiratorischen Partialinsuffizienz.* Besteht eine generelle alveoläre Hypoventilation, so ist eine respiratorische Globalinsuffizienz die Folge.
Eine anhaltende Hypoxämie kann eine *reaktive Polyglobulie* bewirken. Dies bedeutet ein erhöhtes Thromboembolierisiko.
Wegen der verminderten CO_2-Sensibilität des Atemzentrums ist der Atemreiz in dieser Situation hauptsächlich durch die Hypoxämie gegeben.

Folgen von COLD:
- schwere Ventilations/Perfusions-Verteilungsstörung
- alveoläre Hypoventilation
- respiratorische Partial- oder Globalinsuffizienz
- reaktive Polyglobulie
- verminderte CO_2-Sensibilität des Atemzentrums

Unkritische O_2-Zufuhr kann zur Abnahme des Atemantriebes und damit zur Verschlechterung der respiratorischen Funktion (*hyperkapnisches Koma,* **Atemstillstand**) führen.

Cave: unkritische O_2-Therapie!

Dies ist umso eher zu erwarten, je höher der $paCO_2$ bereits vor Einleiten der Sauerstofftherapie über der Normgrenze liegt. Bei langjähriger obstruktiver Ventilationsstörung kann sich im Verlauf der Erkrankung eine **pulmonal arterielle Hypertonie** und damit im weiteren ein **chronisches Cor pulmonale** entwickeln. Wesentliche Ursachen für den Druckanstieg im kleinen Kreislauf sind *Ventilations-Perfusions-Inhomogenitäten* (Euler-Liljestrand-Mechanismus), sowie *Abnahme des Gesamtlungengefäßquerschnittes* durch Destruktion und Obliteration kleiner Lungengefäße.

pulmonal arterielle Hypertonie und chronisches Cor pulmonale
Urs.:
- Ventilations-Perfusions-Inhomogenitäten
- Abnahme des Gesamtlungengefäßquerschnittes

Pulmonale Hypertonie in Ruhe bedeutet einen pulmonalarteriellen Mitteldruck über 18 mmHg oder einen systolischen Druck über 30 und diastolischen Druck über 12 mmHg. Vorstadien lassen sich durch Druckmessung unter Belastung am Fahrradergometer erfassen.

pulmonale Hypertonie:
- pulmonalarterieller Mitteldruck > 18 mmHg
- systolischer Druck > 30 mmHg
- diastolischer Druck > 12 mmHg

Klinik

meist langsame progrediente Verschlechterung

2.5.2.3 Klinik

Die akute Verschlechterung der chronischen respiratorischen Insuffizienz bei COLD oder die Dekompensation des chronischen Cor pulmonale stellen eine Notfallsituation dar, die sich aber meist *über mehrere Tage progredient* entwickelt, selten anfallsartig auftritt.

Leitsymptome der akuten Verschlechterung

⇨

Leitsymptome der akuten Verschlechterung bei COLD sind:
- schwere Dyspone mit Orthopnoe,
- Husten und zäher, evtl. eitriger Auswurf,
- Zyanose, im Spätstadium Somnolenz oder Koma. Fieber und atemabhängige thorakale Schmerzen können auf eine Pleuropneumonie hinweisen.

Symptome des dekompensierten Cor pulmonale
- Dys-, Orthopnoe
- HVES
- gestaute Leber, Stauungsgastritis
- Beinödeme

Die **akute Dekompensation des chronischen Cor pulmonale** manifestiert sich klinisch in Form von *Dys-* und *Orthopnoe*, massiv *gestauten Halsvenen* und *Beinödemen*, sowie druckschmerzhafter *gestauter Leber, Appetitlosigkeit, Übelkeit* und *Erbrechen* als Zeichen der „Stauungsgastritis".

Wichtige Untersuchungsschritte

Anamnese

Typische Untersuchungsbefunde

Anamnestisch wichtig sind kurze Informationen zur Dauer dieses Zustandes, zu Vorerkrankungen, Dauermedikation und zur aktuellen Medikation.

Kontrolle der Vitalfunktionen

Bewußtseinszustand

Atemmuster/Zyanose

Perkussion und Auskultation der Lunge

kardiale Auskultation

Zeichen der dekompensierten Rechtsherzinsuffizienz

Blutdruck und Pulsqualität

Ziel der Untersuchung sind Beurteilung der Vitalfunktionen, wie Bewußtseinszustand, Herz-Kreislauf- und respiratorische Situation.
Dazu ist die *Ansprache des Patienten* erforderlich um den Zustand des Sensoriums sicher einordnen zu können. *Pupillengröße und -form, sowie Lichtreaktion* sind bei komatösen Patienten zu prüfen. Das *Atemmuster* ist zu beachten. *Zeichen der peripheren und zentralen Zyanose* sind bedeutsam. Die Perkussion und Auskultation der Lunge ergibt die Befunde der bronchialen Obstruktion (s. 2.5.1). Gehäuft finden sich *auch grobblasige Rasselgeräusche* als Ausdruck der Sekretverhaltung in den zentralen Atemwegen. Die trockenen und feuchten grobblasigen Rasselgeräusche überlagern die differentialdiagnostisch bedeutsamen feinblasigen Rasselgeräusche (Pneumonie, Linksherzinsuffizienz) häufig völlig. Die *kardiale Auskultation* ist erforderlich zur Erfassung von systolischen oder diastolischen Geräuschen bei Klappendysfunktionen oder Herzinsuffizienz, sowie von Rhythmusstörungen. Auf Zeichen der dekompensierten Rechtsherzinsuffizienz wie oberer Einflußstauung und Beinödeme ist zu achten. Der *Blutdruck und die Pulsqualität* erlauben Rückschlüsse auf die Kreislaufsituation.

Diagnostik

2.5.2.4 Diagnostik, Differentialdiagnostik

Basismaßnahmen

Basisdiagnostik

Neben der körperlichen Untersuchung sind **vordringliche diagnostische Maßnahmen**:

⇨

- Blutgasanalyse,
- EKG, Blutdruckmessung,
- evtl. Messung des Peak flow,
- Prüfen der Pupillenfunktion bei komatösen Patienten

Allein mit der **Blutgasanalyse** kann die Diagnose einer respiratorischen Partial- oder Globalinsuffizienz gesichert werden.

Atemgasanalyse:
Interpretation nur nach klinischem Zustand des Patienten!

Indikation zur O_2-Therapie kritisch stellen (s. o.)

Für die **Interpretation der Atemgasanalyse** ist aber der *klinische Zustand des Patienten von entscheidender Bedeutung.* Aufgrund jahrelanger Adaption kann eine formal bedrohliche respiratorische Globalinsuffizienz mit relativ blander klinischer Symptomatologie einhergehen.
Eine Indikation zur Sauerstofftherapie oder gar zur Beatmung darf nie alleine nach den Befunden der Blutgasanalyse gestellt werden. Ein arterieller

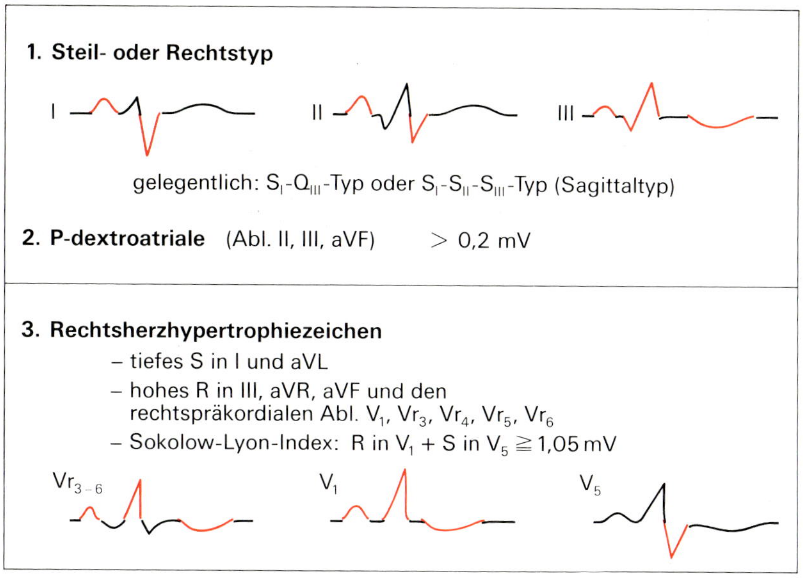

Abb. 3-32: Zeichen der chronischen Rechtsherzbelastung im EKG: chronisches Cor pulmonale

Sauerstoffpartialdruck unter 40 mmHg ist aber in der Regel als *bedrohlich* anzusehen. Beim $paCO_2$ kann bei *chronisch* obstruktiven Patienten ein Ansteigen bis 90 mmHg noch mit wachem Bewußtsein einhergehen!

Bei komatösen Patienten und Patienten mit Herz-Kreislauf-Versagen ist die **EKG-Monitor-Überwachung** wesentlich zur Differentialdiagnostik und zur Überwachung.

Die **EKG**-Veränderungen der meist älteren Patienten können vielgestaltig sein. Bei Fehlen einer Vorschädigung des linken Herzens finden sich die **Zeichen der chronischen Rechtsherzbelastung**. Dazu zählen *rechtstypischer Lagetyp* (Steil- oder Sagittaltyp), *Rechtsherzhypertrophiezeichen* und gegebenenfalls ein *P-pulmonale*. Bei einer akuten Dekompensation können ebenso flüchtig ein S_I-Q_{III}-Typ und Rechtsschenkelblock auftreten (Abb. 3-32).

EKG-Veränderungen:
- chronische Rechtsherzbelastung
- vielgestaltig bei gleichzeitiger Vorschädigung des linken Herzens

Blutdruck- und Pulskontrolle sind zur Kreislaufüberwachung notwendig. Beim noch ansprechbaren Patienten sind beide Parameter eher erhöht, beim komatösen Patienten findet sich als Zeichen der Kreislaufinsuffizienz ein Blutdruckabfall, oder nicht mehr meßbarer Blutdruck, sowie eine Bradykardie oder ein flacher bis nicht mehr tastbarer Puls.

Die **Peak-flow-Messung** gibt Aufschluß über den Schweregrad der Obstruktion. Sie ist nur bei mitarbeitsfähigen, wachen Patienten durchführbar.

Peak-flow-Messung: Schweregrad der Obstruktion

Weiterführende Diagnostik

Sobald technisch durchführbar, sollte eine **Röntgen-Thorax-Übersichtsaufnahme** angefertigt werden, um *pneumonische Infiltrate* und eine *kardiale Dekompensation* sicher erkennen zu können.

Weiterführende Diagnostik

1. Röntgen-Thoraxkontrolle
- pneumonische Infiltrate
- Zeichen der kardialen Dekompensation

Falls die technischen Voraussetzungen vorhanden sind, ist im Rahmen intensivmedizinischer Maßnahmen das Legen eines Swan-Glanz-Katheters zur **Messung des pulmonal-arteriellen Druckes** und Bestimmung des pulmonalkapillären Verschlußdruckes wertvoll, da die medikamentöse Therapie damit optimal überwacht werden kann. Mit einem einfachen **Sputum-Gram-Präparat** kann man schnell Hinweise auf eine bakterielle Besiedelung der tieferen Atemwege bekommen. Wichtig dabei ist, daß nicht Speichel aus dem Mund, sondern Sputum aus den tieferen Atemwegen untersucht wird. Parallel dazu sollte Sputum zur mikrobiologischen Untersuchung asserviert werden. Nur bei sofortiger Bearbeitung sind die Ergebnisse verwertbar. Bei Fieber sollen mehrfach **Blutkulturen** entnommen werden.

2. Pulmonaliskatheter: Messung des pulmonalarteriellen Druckes

3. Sputum-Gram-Präparat: Hinweise auf einen bakteriellen Infekt

bei Fieber: mehrfach Blutkulturen

Sofort nach stationärer Aufnahme sind Bestimmungen des **Serum-Theophyllinspiegels**, sowie der Serum-*Elektrolyte*, des *Blutbildes*, der *Transaminasen* einschließlich CK zu veranlassen.

Laborbestimmungen: Theophyllinspiegel!

Differentialdiagnostik
Krankheiten mit
- gestörtem Ventilations-Perfusions-verhältnis
- erhöhter Totraumventilation

Differentialdiagnosen:
1. restriktive Ventilationsstörungen
2. kardiale Erkrankungen
3. Lungenembolie
4. pleurale Erkrankungen
5. neuro-muskuläre Erkrankungen

Differentialdiagnostik
Die respiratorische Insuffizienz kann aufgrund verschiedener Krankheitsbilder entstehen. Differentialdiagnostisch ist besonders an Krankheiten der Lunge oder des Thorax zu denken, die ein *gestörtes Ventilations-Perfusionsverhältnis* oder eine *erhöhte Totraumventilation* bewirken:
Neben den hier behandelten **chronisch obstruktiven Ventilationsstörungen** sind die verschiedenen **restriktiven Ventilationsstörungen** durch Parenchymveränderungen, wie z. B. Pneumonie, Pneumothorax und interstitielle Lungenerkrankungen, sowie **pleurale Erkrankungen, neuro-muskuläre Erkrankungen** etc. zu berücksichtigen.
Bei dekompensierter Rechtsherzinsuffizienz muß differentialdiagnostisch in erster Linie an eine **Lungenembolie** gedacht werden. Darüber hinaus sind primär **myokardiale Erkrankungen** als Ursache der respiratorischen Insuffizienz auszuschließen (z. B. dekompensierte Linksherzinsuffizienz, Herzinfarkt, Klappenfehler, Kardiomyopathie).
Bei akuten Exazerbationen obstruktiver Atemwegserkrankungen kann es klinisch schwierig sein, die verschiedenen Formen dieser Erkrankungen zu unterscheiden.

Therapie

medikamentöse Notfalltherapie:
wie bei Asthma bronchiale

vorsichtige O_2-Therapie
Cave: drohende Hyperkapnie (Koma, Apnoe) → engmaschige Blutgaskontrollen!

O_2-Dosierung: ca. 1–3 l/min
→ paO_2 in altersentsprechenden unteren Normbereich anheben
therapeutisches Ziel:
Wiederherstellung des Zustandes vor der akuten Verschlechterung der Obstruktion

2.5.2.5 Therapie

Die **medikamentöse Notfalltherapie** entspricht der des schweren Asthmaanfalls.
Lebensbedrohlich ist die *Hypoxämie.* Daher ist es die vordringlichste Aufgabe trotz Hyperkapnie **Sauerstoff** zu verabreichen. **Engmaschige Blutgasanalysen** sind allerdings erforderlich.
Bei ansprechbaren Patienten kann Sauerstoff über eine Nasensonde *(1–3 l/min)* verabreicht werden, der Patient soll nach empfohlenen Atemmuster bewußt atmen. Auf eine mögliche Verschlechterung des Zustandes durch zunehmende Hyperkapnie (Somnolenz, Koma) muß geachtet werden.
Das **therapeutische Ziel** muß sein, den Zustand wieder herzustellen, der vor der akuten Verschlechterung der Obstruktion vorlag. Bestand bereits vorher eine langfristige chronische respiratorische Insuffizienz, so muß man sich mit dem Erreichen tolerabler Blutgaspartialdrücke ($paO_2 > 60$ Torr) zufrieden geben. Das klinische Bild ist dabei von entscheidender Bedeutung.
Für die Technik der **maschinellen Beatmung** gelten dieselben Prinzipien wie beim Asthma bronchiale.

Kritische Indikation zur maschinellen Beatmung!

Von Notfällen abgesehen, muß dabei *im Einzelfall auch die Frage gestellt werden, ob eine apparative Beatmung überhaupt sinnvoll ist.* Der Schweregrad der präexistenten obstruktiven Ventilationsstörung, sowie der Funktionszustand des kardiopulmonalen Systems vor Eintritt der akuten, respiratorischen Insuffizienz, sowie Alter und Allgemeinzustand des Patienten ist für die Beurteilung ausschlaggebender als aktuell bestimmte, klinische und funktionelle Parameter.

Therapie des dekompensierten Cor pulmonale:
- O_2
- Diuretika
- Nitrate
- Theophyllin
- Digitalis
- **Aderlaß** bei Hk > 55 % (ca. 250 ml)
- **prophylaktische Heparinisierung**

Bei gleichzeitig **dekompensiertem Cor pulmonale** ist eine entsprechende *Therapie mit Diuretika, Nitraten und Digitalis* einzuleiten.
Nitrate als Vorlastsenker, sowie i. v. verabreichte Theophylline, vermögen in gewissem Rahmen den erhöhten pulmonalarteriellen Druck zu senken. Unter Blutdruckkontrolle und optimalerweise unter Kontrolle des pulmonalarteriellen Druckes kann Nitroglyzerin in einer Dosis zwischen 2–5 mg/h kontinuierlich i. v. verabreicht werden. Bei einem **Hämatokrit über 55 %** sollten gegebenenfalls parallel *Aderlässe von ca. 250 ml* erfolgen. Des weiteren muß eine **prophylaktische Heparinisierung** mit dreimal 5 000 E Heparin s. c. zur Verhinderung thromboembolischer Komplikationen durchgeführt werden.

Antibiotika bei akuter Exazerbation der COLD:

⇨

Bei der akuten Exazerbation der chronischen Bronchitis und des Emphysems gehören **Antibiotika zur Basistherapie**. Der bakterielle Infekt ist hier häufig die auslösende Ursache des akuten Schubes. Die ursächlichen Keime bei außerhalb des Krankenhauses erworbenen Infekten sind in ca. 80 % *Streptococcus pneumonie* und *Hämophilus influenzae.* Mittel der Wahl sind daher *Amoxicillin, Erythromycin, Doxycyclin* oder *Cephalosporine.*

Bei älteren, multimorbiden, hospitalisierten Patienten mit einer insgesamt schlechten Abwehrlage gelten diesbezüglich die Richtlinien für nosokomiale Infektionen.
Ein Ausgleich der Azidose mit Natriumkarbonat ist nicht routinemäßig zu empfehlen. Die **Azidose** ist weitgehend **respiratorisch**, d. h. durch die Hyperkapnie bedingt. Durch eine *Stabilisierung der Ventilation* wird sie *indirekt* mitbehandelt. Nur bei einer persistierenden Azidose mit einem pH unter 7,1 ist eine vorsichtige Bikarbonatgabe unter engmaschiger Astrup-Kontrolle angezeigt.
Physikalische Maßnahmen sollen nicht kritiklos angewandt werden. Sie sind generell *sinnvoll bei* Patienten mit *ausgeprägter Hypersekretion*, jedoch zweifelhaft, möglicherweise sogar nachteilig für Patienten mit geringer Bronchialsekretproduktion, da sie dann die Spastik erhöhen können.

bei multimorbiden, hospitalisierten Patienten:
Richtlinien für nosokomiale Infektionen

Behandlung der **Azidose** meist durch Stabilisierung der Ventilation

Physikalische Maßnahmen:
nur bei Patienten mit ausgeprägter Hypersekretion

2.5.2.6 Verlauf und Prognose

Die akute Exazerbation einer chronisch obstruktiven Atemwegserkrankung älterer Menschen ist prinzipiell als bedrohliche Situation anzusehen, in der multiple Komplikationen auftreten können. Die Prognose ist daher auch in Bezug auf andere Vorerkrankungen immer zweifelhaft.
Der **Blue bloater** dekompensiert im Rahmen von Infekten, und wird damit häufiger intensivmedizinisch zu betreuen sein, weil die pulmonalen Reserven bei der chronischen bronchialen Obstruktion nur gering sind. Da es sich bei ihm hauptsächlich um eine *endobronchiale Obstruktion* infolge Erhöhung des Muskeltonus, Schleimobturation und Dyskrinie handelt, sind die *therapeutischen Ansatzpunkte erfolgreicher.*
Das Eintreten der respiratorischen Globalinsuffizienz beim **Pink puffer** bedeutet meist das terminale Stadium und läßt sich *therapeutisch nur wenig beeinflussen*, da bei diesen Patienten nicht die endobronchiale Obstruktion, sondern die *exobronchiale Obstruktion* infolge der irreversiblen Umbauvorgänge im Lungengewebe im Vordergund steht.

Verlauf, Prognose

Akute Exazerbation einer COLD:
Prognose zweifelhaft

Blue Bloater:
Therapie der endobronchialen Obstruktion z. T. erfolgreich

Pink Puffer:
Exobronchiale Obstruktion und respiratorische Globalinsuffizienz therapeutisch schlecht beeinflußbar

Eine Analyse über die Langzeit-Überlebensrate nach Intensivtherapie wegen akuter Exazerbation einer chronisch obstruktiven Lungenerkrankung zeigt, daß 62 % das Krankenhaus verlassen konnten, jedoch nur noch 30 % nach 11 Monaten lebten.

Prognostisch ungünstig für die Intensivtherapie der COLD-Patienten sind:
- höheres Lebensalter (über 65 Jahre),
- fehlender Nachweis einer Superinfektion,
- hoher Hämatokritwert (>55 %).

Dekompensiertes *Cor pulmonale*, *Superinfektion* und Ausmaß der *Blutgasabweichung* reflektieren lediglich die akute respiratorische Insuffizienz und sind in Maßen *behandelbar.*

prognostisch ungünstige Parameter für die Intensivtherapie: ⇦

prognostisch günstige Parameter ⇦

In der Patientengruppe der COLD sollte man immer primär versuchen die Patienten ohne Beatmung in den Zustand vor dem akuten Schub zurückzubringen, man muß sich dabei aber bewußt sein, daß dies nicht immer gelingt und daß bei diesen Patienten ein solcher Schub einmal lebenslimitierend sein wird.

2.6 Lungenembolie

H. Steppling, D. Gillmann-Blum, R. Ferlinz

Lungenembolie

Definition: Unter einer Lungenembolie versteht man den *akuten Verschluß einer Lungenarterie* durch embolisch verschlepptes Material. Der Embolus besteht dabei meist aus losgelösten Thromben, die dem venösen System, seltener dem rechten Herzen entstammen.
Sehr *viel seltener* sind Lungenembolien anderer Ätiologie wie *Fettembolie, Fruchtwasserembolie, Luftembolie, septische Embolie, Tumorembolie* u. a.

Definition
Verschluß einer Lungenarterie durch Embolus (meist Thromboembolie!)

(s. 3.6.4). Die folgenden Ausführungen beziehen sich daher auf die Thromboembolie.

Epidemiologie: Lungenembolien treten wahrscheinlich sehr häufig auf: Kleinere und ältere Embolien wurden bei 64% von Sektionsfällen nachgewiesen. Es ist anzunehmen, daß ca. 80% aller Embolien klinisch nicht erkannt werden, da sie symptomlos verlaufen. Als Todesursache ist eine Lungenembolie bei ca. 2–15% der Verstorbenen anzusehen.

2.6.1 Pathogenese

Pathogenese
Emboliequelle ist meist eine Phlebothrombose im Bein-Beckenbereich

Im Mittelpunkt der Pathogenese der Lungenembolie steht die *Phlebothrombose der unteren Extremitäten.*

Prädisponierende Faktoren für eine Phlebothrombose sind:
- venöse Stase
- Erkrankungen der Venenwand
- Hyperkoagulabilität

Individuen mit einem erhöhten Thromboserisiko weisen gleichzeitig ein hohes Lungenembolierisiko auf, da bis zu 50% aller Phlebothrombosen mit mehr oder weniger ausgeprägten Lungenembolien einhergehen. Bemerkenswert ist dabei der Umstand, daß die Phlebothrombose häufig klinisch inapparent bleibt. *Prädisponierende Faktoren* für eine Phlebothrombose sind:
- Verlangsamung der Blutströmung (venöse Stase)
- Erkrankungen der Venenwand und
- Phasen der Hyperkoagulabilität.

Ein erhöhtes Thromboembolierisiko besteht u. a. bei
venöser Stase (z. B. Bettlägerige, Herzinsuffizienz)
Adipositas, Varikosis
Traumen, postoperative Phase
Schwangerschaft und Geburt
malignen Erkrankungen
Antithrombin-III-Mangel
Einnahme oraler Kontrazeptiva u. Rauchen

Im Rahmen einer akuten Drucksteigerung (z. B. Husten, Pressen beim Stuhlgang, erstes Aufstehen nach längerer Imobilisation) im venösen System oder auch ohne jeden erkennbaren Anlaß können sich Thromben von der Venenwand lösen und zur Lungenembolie führen.

2.6.2 Pathophysiologie

Pathophysiologie

⇨

Folgen der mechanischen Verlegung der Lungenstrombahn sind:
- Verminderung des Rückstromes zum linken Herzen
- inhomogene Ventilations-Perfusionsverteilung mit Zunahme des funktionellen Totraumes in der Lunge
- Druckanstieg im kleinen Kreislauf.

Daraus ergeben sich im systemischen Kreislauf eine *Hypotonie* bis hin zum *Schock*, eine *arterielle Hypoxämie* sowie eine akute Rechtsherzbelastung *(akutes Cor pulmonale).*

Dem primär mechanischen Verschluß folgt eine Mediator-vermittelte *pulmonale Vasokonstriktion*, die für das Gesamtausmaß des pulmonalen Hochdruckes und der Gasaustauschstörung bei Lungenembolie von großer Bedeutung ist. Bedeutsam ist in diesem Zusammenhang die Freisetzung von *Thromboxan* A_2 und *Serotonin* aus aggregierten Thrombozyten. Darüber hinaus entstehen bei periembolischen Gerinnungsvorgängen *Fibrinopeptide* und *-monomere*, die direkt bzw. indirekt vasokonstriktorisch wirken. Schließlich kommt es im Emboliegebiet zu einer Anhäufung von polymorphkernigen *Granulozyten*, deren Sekretionsprodukte (besonders *Leukotriene* und O_2*-Metabolite*) ebenfalls zur Vasokonstriktion führen.
Die *Freisetzung* der oben angegebenen *Mediatoren* sowie eine begleitende *Linksherzinsuffizienz* begünstigen zusätzlich eine generalisierte *Bronchokonstriktion*, die ihrerseits die Hypoxämie verstärken kann. Die arterielle Hypoxämie bei gleichzeitigem Druckabfall im großen Kreislauf bedingen schließlich eine zunehmende *Koronarinsuffizienz*, die letztlich ein globales *Herzversagen* zur Folge hat. Bei vorbestehender koronarer Herzkrankheit kann eine Lungenembolie deswegen unter dem klinischen Bild eines akuten Myokardinfarktes ablaufen.

Bei *Patienten ohne kardiopulmonale* Vorerkrankungen steigt der pulmonalarterielle Druck erst nach Verlegung von mehr als 50 % des Gesamtlungengefäßquerschnittes durch embolisches Material deutlich an. Bei *kardiopulmonalen Vorerkrankungen,* die bereits per se zu einer vorbestehenden primären oder sekundären pulmonalen Hypertonie geführt haben, können weit geringergradige embolische Verschlüsse den Druck im kleinen Kreislauf stark steigern.

2.6.3 Klinik

Klinik

Leitsymptome

Leitsymptome: Das Leitsymptom einer hämodynamisch und funktionell wirksamen Lungenembolie ist die **Atemnot.**

Atemabhängige Schmerzen lassen an eine mehr peripher gelegene Embolie mit Pleurareizung denken. Weitere mögliche Symptome sind *Husten, Haemoptysen, Zyanose* und selten *Brechreiz.*

- pleuraler Schmerz
- Husten (evtl. Haemoptysen)
- Zyanose

Typische Untersuchungsbefunde: Klinisch imponieren **Tachykardie** und **Tachypnoe**. Je nach Ausmaß der Strombahnverlegung finden sich die Zeichen der *akuten Rechtsherzdekompensation* bei gleichzeitiger *arterieller Hypotonie.* Der Untersuchungsbefund ist meist wenig aussagekräftig: Eventuell betonter II. Herzton auch mit III. Herzton als Ausdruck der Rechtsherzbelastung; der Untersuchungsbefund der Lungen ist häufig unauffällig oder wird durch vorbestehende Erkrankungen überlagert.
Eine Bradykardie mit Schocksymptomatik und Bewußtseinsverlust deutet in der Regel auf eine massive Lungenembolie hin.

Untersuchungsbefunde
- Tachykardie, Tachypnoe
- Rechtsherzdekompensation
- arterielle Hypotonie (→ Schock!)
(insgesamt uncharakteristisch)

2.6.4 Diagnostik

Diagnostik

Durch gezielte **Anamneseerhebung** sollte rasch geklärt werden, ob ein erhöhtes Thromboembolierisiko vorliegt. Nur etwa in einem Drittel der Fälle ist eine vorbestehende *Phlebothrombose* klinisch zu erfassen.

1. Anamnese:
erhöhtes Thromboembolierisiko?

2. Labor:

Der **wichtigste Laborparameter** bei Lungenembolie ist *paO_2*, da ein altersentsprechender O_2-Partialdruck eine hämodynamisch wirksame Lungenembolie ausschließt. Die Erniedrigung des paO_2 spiegelt das *Ausmaß der nachgewiesenen Embolie* sehr gut wider.

Alle übrigen Laborparameter helfen differentialdiagnostisch nicht weiter.
Im **EKG** finden sich oft keine pathologischen Veränderungen oder lediglich eine unspezifische Sinustachykardie. Bei hinreichender Rückwirkung einer Lungenembolie auf ein vorher gesundes Herz ist im EKG eine akute Rechtsherzbelastung erkennbar.

3. EKG:
- akute Rechtsherzbelastung
- **oft normale oder uncharakteristische Befunde**

Ein normales EKG schließt eine Lungenembolie keineswegs aus.

Bei vorgeschädigtem Herzen werden gehäuft uncharakteristische Befunde erhoben, die differentialdiagnostisch wenig hilfreich sind. Besteht eine koronare Herzkrankheit, so können tachykarde Rhythmusstörungen sowie linkspräkordiale Erregungsrückbildungsstörungen bis hin zum Bild eines akuten Myokardinfarktes auftreten.
Der **radiologische Befund der Thoraxorgane** ist bei Lungenembolie oft normal und wenig aussagekräftig. Ein *Zwerchfellhochstand* auf der betroffenen Seite, *Pleuraerguß* sowie *basale Durchlüftungsstörungen* können gefunden werden, sind aber unspezifische Befunde. Bei schwerer Lungenembolie mit akutem Cor pulmonale findet man eine *Dilatation des rechten Herzens* mit *Erweiterung der V. cava superior.*

4. Röntgenbild des Thorax:
Oft ohne pathologischen Befund!
Uncharakteristische Befunde sind:
- Zwerchfellhochstand
- Pleuraerguß
- basale Durchlüftungsstörungen
- Dilatation des rechten Herzens
- hilusnahe arterielle Gefäßabbrüche

In einer solchen Situation können auch hilusnahe arterielle Gefäßabbrüche mit *hypovaskularisierten Zonen* der betroffenen Seite gefunden werden. Im Extremfall findet man eine sog. *Hilusamputation* nach Westermark. Die keilförmigen pleuranahen Verdichtungen, wie sie für einen Lungeninfarkt sprechen, sind selten, da nur ca. 10 % aller

Lungenembolien mit -infarkten einhergehen. Schließlich kann der radiologische Befund durch vorbestehende andere Lungenerkrankungen oder auch Folgeerscheinungen der Lungenembolie (z.B. Pneumonie, Linksherzinsuffizienz) erheblich überlagert werden.

Dennoch ist eine Röntgenaufnahme der Thoraxorgane aus differentialdiagnostischen Erwägungen in jedem Falle durchzuführen.

> *Ein normales Röntgenbild schließt eine hämodynamisch gravierende Lungenembolie nicht aus.*

5. Ultraschallkardiographie (UKG):
besser als die konventionelle Röntgendiagnostik, **Befunde:**
- Dilatation von re. Herzen und Pulmonalarterienhauptstamm
- paradoxe Septumbewegungen
- ggf. Embolusnachweis in Pulmonalarterien

Gegenüber der konventionellen Röntgendiagnostik ist die **transthorakale Ultraschallkardiographie** in der Lage, wertvolle diagnostische Hinweise auf das Vorliegen einer Lungenembolie zu geben und sollte daher, falls möglich, in jedem Falle frühzeitig durchgeführt werden. Als *indirekte Hinweise auf eine Lungenembolie* sind anzusehen:
- ein vergrößerter und dilatierter rechter Vorhof und Ventrikel
- paradoxe Septumbewegungen
- Dilatationen des Pulmonalarterienhauptstammes und der Pulmonalarterien.

Besonders die *transösophageale Ultraschallkardiographie* ist geeignet, *embolisches Material* in den zentralen Lungenarterien direkt sichtbar zu machen.

6. Lungenperfusionsszintigraphie:
Bei normalem Befund des Thoraxröntgenbildes diagnostisch hoch spezifisch, ansonsten wertlos

Bei normalem Befund des Thorax-Röntgenbildes und bestehendem Verdacht auf eine Lungenembolie stellt die **Lungenperfusionsszintigraphie** mit ^{99m}Tc markierten Humanalbuminmikrospheren eine große diagnostische Hilfe dar, da Perfusionsausfälle in dieser Situation eine Lungenembolie nahezu beweisen. Finden sich aber bereits in der Röntgen-Thoraxaufnahme infiltrative Veränderungen, so ist die Szintigraphie wertlos, da in solchen Lungenarealen in jedem Fall eine funktionelle Perfusionsminderung angetroffen wird. Die Perfusionsszintigraphie ergibt dann völlig unspezifische Perfusionsausfälle.

Ein normales Perfusionsszintigramm der Lunge schließt eine hämodynamisch bedeutsame Lungenembolie mit über 90 % Wahrscheinlichkeit aus.

7. Pulmonalisangiographie:

> Die *sicherste Methode zum Nachweis einer Lungenembolie* ist die **Pulmonalisangiographie**, ggf. auch in DSA-Technik. Beweisende Befunde sind: *Füllungsabbruch oder -defekte* großer hilärer Gefäße.

Dieses diagnostische Verfahren ist gerade bei Patienten mit schwerer klinischer Symptomatologie (Präschock, Schock) angezeigt, da hiermit ohne große Zeitverzögerung die Diagnose gestellt oder aber verworfen werden

Tab. 3-6: Diagnostisches Vorgehen bei Verdacht auf Lungenembolie

Arterieller Blutdruck normal bis leicht erniedrigt (Schweregrad I und II)	Präschock, Schock (Schweregrad III und IV)
Anamnese EKG pO_2 Thorax-Röntgenbild	pO_2 EKG Pulmonalisangiographie DSA, (UKG)

o. B. → Perfusionsszintigraphie/UKG

pathologisch → UKG

in unklaren Fällen → Angiographie, DSA, CT

kann. Das Risiko einer Angiographie gegenüber dem der vermuteten Grunderkrankung ist zu vernachlässigen. Darüber hinaus kann der Angiographiekatheter im Pulmonalarterienhauptstamm belassen werden und ermöglicht ein korrektes hämodynamisches Monitoring (PA-Druck, HZV etc.).
Die **thorakale Computertomographie** ist prinzipiell ebenfalls sehr gut zur Diagnostik einer Lungenembolie geeignet. Bei instabilen Kreislaufverhältnissen, evt. unter Reanimationsbedingungen, ist dieses bildgegebende Verfahren aber von aufnahmetechnischer Seite nur eingeschränkt brauchbar.
Das diagnostische Vorgehen bei Verdacht auf Lungenembolie ist in Tab. 3-6 zusammengefaßt.

8. CT:
zur Akutdiagnostik weniger geeignet.

Diagnostischer Algorithmus (Tab. 3-6)

2.6.5 Differentialdiagnostik

Differentialdiagnosen

1. **Myokardinfarkt**
2. **hypovolämischer Schock**
3. **Pneumonie**
4. **Pneumothorax**
5. **Asthmaanfall**
6. **Bronchialkarzinom**
7. **Fettembolie, Fruchtwasserembolie, Luftembolie**

Differentialdiagnostisch abzugrenzen sind Krankheitsbilder, die ebenfalls zu akuter Atemnot und Kreislaufzusammenbruch führen: Ein **schwerer Myokardinfarkt** mit linksventrikulärem Pumpversagen läßt sich nach *Anamnese, EKG, Enzymdiagnostik* und Röntgen-Thoraxbild in der Regel abgrenzen. Bei **hypovolämisch-hämorrhagischem Schock** findet man normalerweise *keine* Zeichen des Rechtsherzdekompensation und einen *erniedrigten zentralvenösen Druck.* Eine Ausnahme bildet das dissezeierende Aortenaneurysma mit Einbruch in das Perikard (Perikardtamponade) oder in die A. pulmonalis, da auch hierbei die Zeichen einer akuten Rechtsherzbelastung auftreten.
Das *Röntgen-Thoraxbild* hilft bei der Abgrenzung der Lungenembolie gegenüber **Pneumonien, Pneumothorax** und **Bronchialkarzinom**.
Ein **schwerer Asthmaanfall** kann differentialdiagnostische Probleme bereiten: Hier kann die Anamnese und der Untersuchungsbefund weiterhelfen.
Schließlich ist im Einzelfall auch an eine **Lungenembolie anderer Ätiologie** zu denken:
Nach *Frakturen im Beckenbereich* oder der langen *Röhrenknochen* der unteren Extremitäten kommt es relativ selten zu einer klinisch manifesten **Fettembolie** der Lungen. Etwa 2–3 Tage nach solchen Frakturen treten bei diesen Patienten Tachykardie, Fieber und Atemnot auf. Häufig werden petechiale Blutungen gefunden. Als Ausdruck von Fettembolien in das Gehirn können zentralvenöse Symptome (Verwirrtheit, Somnolenz, Koma) auftreten. Der Röntgen-Thoraxbefund ist uncharakteristisch und sehr variabel. Laborchemisch findet man häufig eine Thrombozytopenie, Hypokalziämie sowie eine Erhöhung der Serumlipase.
Tritt *unter der Geburt* plötzlich schwere Atemnot einhergehend mit Schock und Zyanose auf, so ist an eine **Fruchtwasserembolie** zu denken. Radiologisch finden sich die Zeichen eines Lungenödems. Die *Prognose* ist in der Regel infaust.
Durch *Thoraxtraumen* oder *Manipulationen* an den großen *thorakalen Venen* kann Luft in den pulmonalarteriellen Kreislauf gelangen. Größere Mengen an Luft (ca. 50–100 ml) können dabei zur völligen Verlegung der pulmonalarteriellen Strombahn führen. Die Symptomatologie einer solchen **Luftembolie** entspricht der einer schwersten Thromboembolie. Anamnestische Hinweise sind für die Differentialdiagnose dabei wichtig. Die *Prognose* der massiven Luftembolie ist ebenfalls infaust.

2.6.6 Therapie

Therapie

Ist abhängig vom Schweregrad einer Lungenembolie (Tab. 3-7)

Die Therapie ist abhängig vom Ausmaß der Lungenembolie und den sich hieraus ergebenden hämodynamischen Belastungen und der Störung des pulmonalen Gasaustausches. Wichtig zu berücksichtigen sind weiter vorbestehende kardiopulmonale Erkrankungen, Allgemeinzustand und Alter der Patienten.
Als differentialtherapeutische Entscheidungshilfe hat es sich bewährt, die Lungenembolie in vier Schweregrade einzuteilen (Tab. 3-7).

Tab. 3-7: Schweregradeinteilung der akuten Lungenembolie nach Grosser

	Schweregrad I *klein*	Schweregrad II *submassiv*	Schweregrad III *massiv*	Schweregrad IV *fulminant*
Klinik	nur kurzfristige, leichte Symptomatik	anhaltende leichtergradige Symptomatik	anhaltende schwerergradige Symptomatik	wie III plus Kreislaufschock
systemarterieller Druck (mm Hg)	normal	normal bis leicht erniedrigt	erniedrigt	stark erniedrigt
pulmonalarterieller Druck (mm Hg)	normal	normal bis leicht erhöht	PA-Mitteldruck >25–30	PA-Mitteldruck >30
paO_2 (mm Hg) **wichtig:** Normwerte altersabhängig!	normal	normal	erniedrigt	stark erniedrigt

Schweregrade I, II

Antikoagulation mit Heparin:
- initial 5000–10000 E. i.v. als Bolus
- anschließend Heparindauerinfusion ca. 1000 E/h

2.6.6.1 Schweregrade I, II

Bei Schweregrad I und II ist eine **Antikoagulantientherapie mit Heparin** ausreichend. Heparin wirkt zwar nicht direkt thrombolytisch, verhütet aber ein *appositionelles Wachstum* der in die Lungenstrombahn verschleppten Thromben sowie die *Neuentstehung venöser Thromben* und dient damit der Rezidivprophylaxe. Die Heparintherapie beginnt mit einer i.v. *Bolusapplikation* von 5000–10000 E, gefolgt von einer Dauerinfusion von 400–500 E/kg Körpergewicht/24 h über ca. 8 Tage. Unter der Heparintherapie soll die Thrombinzeit etwa auf das Doppelte des Normwertes erhöht sein.
Kontraindikationen für eine therapeutische Heparinisierung sind: manifeste *hämorrhagische Diathese*, frische gastrointestinale oder cerebrale *Blutung*, maligne arterielle *Hypertonie*, frische bakterielle *Endokarditis* u. a.

2.6.6.2 Schweregrade III, IV

Schweregrade III, IV
Thrombolyse-Therapie

⇨

Bei Schweregrad III und IV ist eine **umgehende Desobliteration der verlegten Lungenstrombahn** erforderlich. Dies ist durch *Thrombolyse* **(Streptokinase, Urokinase)** oder auf *chirurgischem Wege* möglich. Die Dosierung der Lysetherapie richtet sich ebenfalls nach dem Schweregrad der Lungenembolie.

Schweregrad III

Im **Stadium III** werden initial 250000 E Streptokinase oder Urokinase über 20 min i.v. infundiert. Urokinase kann als Bolus gegeben werden. Danach werden über 24 Stunden 100000 E Streptokinase oder Urokinase pro Stunde i.v. infundiert.

Schweregrad IV

Bei **Schweregrad IV** (Schocksymptomatik, Reanimation) können bis zu 1,5 Mio. E Streptokinase über 30 min infundiert oder 1,5 Mio. E Urokinase als Bolus i.v. gegeben werden. Anschließend wird wie o. a. mit 100000 E/h über 24 Stunden weiter therapiert. Im Anschluß an die Lysetherapie wird in jedem Falle eine Antikoagulation mit Heparin wie bei Schweregrad I, II angeschlossen.

Lyse mit PTA

⇨

Die thrombolytische Therapie mit **Gewebe-Plasminogen-Aktivator (PTA)**, 100 mg i.v. über 2 h, bei Lungenembolie scheint schneller und effektiver zu wirken und ist möglicherweise mit einem geringeren Blutungsrisiko als die Therapie mit Streptokinase oder Urokinase behaftet. Diese Form der Thrombolyse ist daher als wertvolle Alternative zur Therapie mit Streptokinase oder Urokinase anzusehen.

Kontraindikationen der Lysetherapie sind:
- *chirurgischer Eingriff* innerhalb der letzten 10 Tage
- schlecht eingestellte arterielle *Hypertonie*
- *zerebrovaskulärer Insult* innerhalb der letzten 2 Monate
- akute *Blutungen, hämorrhagische Diathese*
- schwere *Leber-* und *Niereninsuffizienz*
- *Gravidität*
- frische bakterielle *Endokarditis* und
- proliferative *diabetische Retinopathie.*

Erst bei Verschlechterung des Zustandes trotz thrombolytischer Therapie oder bei Kontraindikationen zur Thrombolyse muß eine **chirurgische Embolektomie** erwogen werden.

Kontraindikation der Lyse:
- Op. bis 10 Tage vorher
- Insult bis 8 Wo. vorher
- Blutungen, hämorrhagische Diathese
- Leber-, Niereninsuffizienz
- Gravidität
- Endokarditis, Retinopathie

Ultima ratio:
Embolektomie bei Versagen der Thrombolyse

Neben der Heparin- und Thrombolysetherapie kommen **symptomatische Therapiemaßnahmen** zum Einsatz:
- Ruhigstellung, Oberkörper leicht hochlagern
- Analgetika (Alkaloide)
- O_2-Therapie, Intubation, Beatmung je nach paO_2
- Schocktherapie (Volumenersatz nach ZVD, Katecholamine).

Flankierende Therapiemaßnahmen

⇐

2.7 Lungenödem

H. Steppling, R. Ferlinz

Lungenödem

Definition: Unter Lungenödem versteht man ein meist *akut*, aber auch *subakut* oder *chronisch* verlaufendes *Krankheitsbild*, das durch den Austritt von Flüssigkeit aus den Lungenkapillaren in das Lungeninterstitium (*interstitielles* Lungenödem) oder in den Alveolarraum (*alveoläres* Lungenödem) charakterisiert ist.

Definition
Flüssigkeitsaustritt aus den Lungenkapillaren in -interstitium oder in den Alveolarraum.

2.7.1 Pathogenese

Pathogenese

Die *häufigste Ursache* des akuten Lungenödems ist die **Linksherzinsuffizienz**. (s. Kapitel IV/2.4)

Nicht kardiogen bedingte Ursachen sind:
a) *Überwässerungslunge* („fluid lung") bei Nierenversagen mit und ohne Hypoproteinämie oder bei Übertransfusion, Verbrennungen (Dysproteinämie),
b) sog. *zentrales Lungenödem* bei Schädel-Hirn-Trauma oder Erkrankungen mit erhöhtem Hirndruck,
c) *primäre Erkrankungen der Lungenvenen* („veno-occlusive disease"), selten!,
d) *Inhalation toxischer Substanzen* (z. B. Reizgase!),
e) *Drogenintoxikation* (z. B. Heroin!),
f) *Aspiration von* saurem *Mageninhalt* (Mendelson-Syndrom),
g) *Wasseraspiration* (Fast-Ertrinken!),
h) Lungenödem bei akuter respiratorischer Insuffizienz des Erwachsenen *(ARDS)*.

Häufigste Form ist das Lungenödem bei Linksherzinsuffizienz.
Andere Ursachen:
1. Überwässerungslunge
2. zentrales Lungenödem
3. Intoxikationen
4. Aspiration
5. Ertrinken
6. ARDS

2.7.2 Pathophysiologie

Pathophysiologie

Die Ursache für ein **kardiogen** bedingtes sowie für die unter **a) bis c)** angegebenen Formen eines Lungenödems liegt in einer *Druckerhöhung im pulmonalvenösen und kapillären System.* Übersteigt der Druck in den Lungenkapillaren durch Anstieg des hydrostatischen oder Abnahme des kolloidosmotischen Druckes (Eiweißverluste!) den interstitiellen Gewebedruck, so kommt es zu einem *Flüssigkeitsaustritt* zunächst in das Lungeninterstitium und bei weiterem Druckanstieg im Kapillarbereich auch in den Alveolarraum.

- Druckerhöhung im pulmonalvenösen und kapillären System (z. B. Linksherzinsuffizienz)

oder
- Permeabilitätserhöhung der alveolokapillären Membran (z. B. Intoxikationen, ARDS)

Bei den nichtkardialen Formen des Lungenödems **(d–h)** liegt der *pulmonale Kapillardruck im Normbereich.* Der Austritt von Flüssigkeit in Interstitium und Alveolarraum ist durch eine *Permeabilitätserhöhung der alveolo-kapillären Membran* zu erklären. Die Ursache dieser primären *„Schrankenstörung"* kann in der Inhalation direkt lungentoxischer Gase und Substanzen liegen wie z. B. Amoniak, Ammoniumchlorid, Chlor, Salz-

säure, NO_2, SO_2, CO u. a. Weitere Ursachen sind *systemische Intoxikationen* wie z. B. durch Schlangengifte und Narkotikaüberdosierung.
Die Pathogenese des **Lungenödems bei Höhenkrankheit, Heroinintoxikation sowie bei ARDS** ist noch nicht völlig aufgeklärt. Der Austritt von Flüssigkeit in Lungeninterstitium und Alveolarraum führt auf jeden Fall zu einer Beeinträchtigung des pulmonalen Gasaustausches. Je nach Ausmaß resultiert eine respiratorische Partial- bis Globalinsuffizienz.

Klinik

2.7.3 Klinik

Leitsymptom Atemnot

Leitsymptome: Die klinische Symptomatik ist unabhängig von der Genese eines Lungenödems geprägt durch mehr oder minder starke *Atemnot und Hustenreiz.* Hinzutreten können Symptome der auslösenden Grunderkrankung (z. B. präkordialer Druckschmerz bei Myokardinfarkt).

Untersuchungsbefunde
- **Orthopnoe, Zyanose**
- evtl. Blutdruckabfall
- bei toxischem Lungenödem oft Latenzzeit bis zu 36 h
- **trockene** oder **feuchte RG**

Typische Untersuchungsbefunde: Der Patient zeigt häufig das Bild einer *Orthopnoe*, ist *unruhig* und *zyanotisch. Tachykardie* und *Blutdruckabfall* (kardiogener Schock!) sind weitere Befunde.
Bei **toxischem Lungenödem** infolge Inhalation von Noxen kann bei geringen bis mittleren Inhalationskonzentrationen ein *phasischer Verlauf* der Symptome auftreten: Mit einer Latenzzeit von 3 bis 36 Stunden treten zunächst bronchiale Symptome *(Husten und Auswurf)* und dann erst die *Atemnot* auf. Uncharakteristische Prodromi sind Kopfschmerzen, Schwindel und allgemeine Schwäche.
Bei **interstitiellem Lungenödem** können über den Lungen trockene Rasselgeräusche auskultiert werden *(Asthma cardiale!).* Überwiegt das alveoläre Ödem, stehen je nach Ausmaß beidseitige feinblasige nicht klingende Rasselgeräusche bis hin zu mittel- und grobblasigen *Rasselgeräuschen* im Vordergrund des Untersuchungsbefundes.

Diagnostik
- Anamnese
- Auskultationsbefund
- Röntgenbild
- EKG (Infarkt?, KHK? etc.)
- UKG
- Rechtsherzkatheter

2.7.4 Diagnostik

So weit möglich, muß eine genaue **Anamneseerhebung** bezüglich kardialer, renaler und neurologischer Vorerkrankungen erfolgen. Schädel-Hirn-Traumen sind in der Regel leicht zu eruieren. Das gleiche gilt für inhalative Intoxikationen. Bei der Diagnostik eines ARDS ist es wichtig, die auslösenden Grunderkrankungen zu kennen (Schock, Traumata, Sepsis, Verbrennungen, u. a., s. Kap. VIII/2).
Neben dem **Auskultationsbefund** der Lungen ist für die Diagnostik des Lungenödems die **Röntgenuntersuchung** der Thoraxorgane von entscheidender Bedeutung: Bei *interstitiellem Ödem* findet sich eine interstitielle Infiltratbildung (sog. *Kerley A und B Linien*) ggf. mit den Zeichen einer pulmonalvenösen Stauung (Umverteilung der Lungendurchblutung nach appikal, Zunahme des Kalibers der Gefäße in den Lungenoberfeldern bei Linksherzinsuffizienz.
Das *alveoläre Lungenödem* geht mit beidseitigen, zunächst *unterfeldbetonten alveolären Fleckschatten* einher, die konfluieren und schließlich großfleckige homogene Verschattungen aufweisen können. Nicht selten findet man die radiomorphologischen Zeichen des interstitilellen und alveolären Lungenödems gleichzeitig. Eine normale Herzgröße oder einseitige Röntgenbefunde lassen eher an ein nicht kardiogen bedingtes Lungenödem denken. Zur weiteren ätiologischen Abklärung eines Lungenödems sind **EKG** (KHK?, Infarkt?, Myokarditis? etc.) und **Laborparameter** (SGOT, CK, Kreatinin) wertvoll.
Weiterführende diagnostische Maßnahmen sind *UKG, kraniales CT* und ggf. *forensisch-toxikologische Untersuchungen.* Über das Ausmaß der pulmonalen Gasaustauschstörung gibt die **arterielle Blutgasanalyse** Aufschluß.

Differentialdiagnosen

2.7.5 Differentialdiagnostik

Bei kardial bedingtem, interstitiellem Lungenödem können klinisches Bild und Untersuchungsbefund einem schweren Anfall eines Asthma bronchiale

täuschend ähnlich sein (Asthma cardiale!). Die Röntgenuntersuchung des Thorax ermöglicht eine rasche Differentialdiagnose.
Weiter kommen alle Krankheitsbilder in Betracht, die mit akuter Atemnot einhergehen können: **Lungenembolie**, ausgeprägte **Pneumonien, Pneumothorax, Pleuraergüsse**. Differentialdiagnostisch hilfreich sind neben der Anamneseerhebung der Untersuchungsbefund sowie das Röntgenbild der Thoraxorgane.

1. schwerer Asthmaanfall
2. Lungenembolie
3. Pneumonie
4. Pneumothorax
5. Pleuraerguß

2.7.6 Therapie

Die Therapie des Lungenödems hat unabhängig von der Ursache eine Verbesserung des pulmonalen Gasaustausches zum Ziel. Die Sofortmaßnahmen entsprechen dabei in jedem Falle der Therapie des kardialen Lungenödems, da es auch bei primär nicht kardiogenem Lungenödem immer sekundär zu einer Beeinträchtigung der kardialen Funktion kommt.

Nach **Reizgasinhalation** sollte möglichst rasch mit einem lokal wirksamen *Glukokortikoid-Dosieraerosol* therapiert werden, z. B. Dexamethasonisonicotinat, Beclometasondipropionat oder Budesonid. Zu Beginn dieser Therapie sind sofort 5–10 Hübe zu inhalieren. Je nach Beschwerdebild werden über eine Stunde in 5–10minütigen Abständen jeweils 5 weitere Hübe inhaliert. Die Dosis kann dann reduziert werden. Bei Bedarf kann die ganze Patrone innerhalb weniger Stunden inhaliert werden. Kommt es trotz der inhalativen Steroidtherapie zur Verschlechterung des klinischen Bildes mit Entwicklung eines toxischen Lungenödems, sind zusätzlich *Glukokortikoide hochdosiert i.v.* angezeigt: z. B. 3 × 1000 mg Methylprednisolon über 24 Stunden i.v. In Abhängigkeit vom weiteren Verlauf des Krankheitsbildes (Klinik, Röntgen-Thoraxbild und Blutgasanalyse) können die systematischen Steroide dann meist rasch reduziert werden. Die inhalative Steroidtherapie sollte in normaler Dosierung (ca. 2–4 × 2 Hübe) über einige Wochen fortgeführt werden.

Therapie

- Vorlastsenkung
- O_2
- Sedierung
- Diuretika
- Digitalisierung
- evtl. Beatmung, Hämodialyse oder Hämofiltration

Therapie nach Reizgasinhalation
- Glukokortikoid-DA (Prophylaxe!)
- hochdosiert Glukokortikoide i.v. bei manifestem Lungenödem (3 × 1000 mg Prednisolonaequivalent i.v. über 24 h)

2.8 Pleuraerguß

H. Steppling, R. Ferlinz

Vorbemerkungen, Definition: Der Pleuraerguß ist eine *Flüssigkeitsansammlung im Pleuraspalt.* Pleuraergüsse können *ein- oder beidseitig* auftreten. Wesentlich ist die Unterscheidung, ob ein **Transsudat** (Hydrothorax) oder ein **Exsudat** vorliegt (Tab. 3-8).
Sonderformen sind der eitrige Pleuraerguß *(Pleuraempyem)*, der chylöse Pleuraerguß *(Chylothorax)* sowie die Einblutung in die Pleurahöhle *(Hämatothorax).*

Pleuraerguß

Definition: Flüssigkeitsansammlung im Pleuraspalt.
Wichtig ist die Differenzierung von
- Pleuratranssudat und
- Pleuraexsudat (s. Tab. 3-8)

Tab. 3-8: Unterscheidungsmerkmale beim Pleuraerguß

Transsudat:	spezifisches Gewicht	<1,015
	Eiweißgehalt	<3 g/dl
	LDH	<200 E/L
Exsudat:	spezifisches Gewicht	>1,016
	Eiweißgehalt	>3,0 g/dl
	LDH	>200 E/l

2.8.1 Pathogenese

Pathogenese

Die *häufigste Ursache eines Pleuratranssudates* ist die **dekompensierte** globale **Herzinsuffizienz.**

1. Pleuratranssudat:

Hierbei treten die Pleuraergüsse häufig *rechtsseitig* oder *beidseitig* auf. Die alleinige linksseitige Ergußbildung ist aber ebenfalls möglich.

2. Pleuraexsudat:
vielfältige Ursachen
– entzündliche Genese
– Tumorinvasion der Pleura

Weitere Ursachen eines Hydrothorax können sein: Pericarditis constrictiva, Hydrothorax bei dekompensierter Leberzirrhose, nephrotisches Syndrom, Eiweißmangelernährung, Meigs-Syndrom und Kompression von Venen oder Lymphgefäßen durch Tumoren im Mediastinalraum. Die Ursachen von Exsudationen in den Pleuraraum sind außerordentlich vielgestaltig. Pleuraexsudate können sowohl *entzündlicher Natur* als auch *maligner Genese* sein.

Pathophysiologie

1. Pleuratranssudat: hydrostatischer pleuraler Kapillardruck erhöht und/oder kolloidosmotischer Druck erniedrigt

2. Pleuraexsudat: pleurale
– Hyperämie, erhöhte Kapillarpermeaabilität
– Tumorinvasion

2.8.2 Pathophysiologie

Die **Ursache eines Pleuratranssudates** liegt in einem *Überwiegen des hydrostatischen Druckes* im pleuralen Kapillarbereich über den kolloidosmotischen Druck. Dabei kann primär der hydrostatische Druck erhöht (z. B. globale Herzinsuffizienz) oder aber der kolloidosmotische Druck erniedrigt sein (z. B. nephrotisches Syndrom, Leberzirrhose).

Entzündliche Pleuraexsudate entstehen durch eine *pleurale Hyperämie* bei gleichzeitig erhöhter Kapillarpermeabilität. Bei **malignen Pleuraergüssen** ist die *Exsudation* zusätzlich Folge der pleuralen Tumorinvasion. Je nach Ausmaß eines Pleuraergusses kann dieser zu einer restriktiven Ventilationsstörung führen.

Klinik

Leitsymptome
• **kleine Ergüsse** symptomlos!
• **große Ergüsse:**
  – Atemnot
  – thorakales Druckgefühl
  – thorakale Schmerzen (Malignome!)

2.8.3 Klinik

Leitsymptome: Kleinere Pleuraergüsse führen in der Regel zu keinen Beschwerden. Die Symptomatologie wird vielmehr durch die Grunderkrankung geprägt. Nimmt der Erguß an Ausmaß zu, so stellt sich in Abhängigkeit von der damit verbundenen restriktiven Ventilationsstörung *Atemnot* ein. Dies gilt besonders für beidseitige ausgedehnte Pleuraergüsse. Zu beachten ist dabei, daß bei vorbestehenden anderen Erkrankungen des kardiopulmonalen Systems (z. B. chronisch obstruktive Atemwegserkrankungen, Emphysem, Herzinsuffizienz etc.) auch schon kleinere Pleuraergüsse Symptome hervorrufen können. Gelegentlich wird im Bereich der betroffenen Seite ein *thorakales Druckgefühl* angegeben. Bei Pleurakarzinose sind *thorakale Schmerzen* nicht selten.

Untersuchungsbefunde
– eingeschränkte Atemexkursionen
– Verwölbung der Interkostalräume
– gedämpfter KS
– abgeschwächtes AG

Typische Untersuchungsbefunde: Bei großen Pleuraergüssen sind die *Atemexkursionen* der betroffenen Seite *eingeschränkt.* Evtl. findet sich eine Vorwölbung der Interkostalräume. Die Perkussion ergibt einen *gedämpften Klopfschall* über dem betroffenen Areal. Das *Atemgeräusch* wird durch den Erguß *abgeschwächt. Oberhalb des Ergusses* kann hingegen durch Kompressionseffekte ein verschärftes Atemgeräusch *(Bronchialatmen)* auskultiert werden.

Diagnostik
– Röntgenbild in 2 Ebenen
– diagnostische Pleurapunktionen (Tab. 3-8)
– Tuberkulintestung
– Bronchoskopie
– CT
– Thorakoendoskopie

2.8.4 Diagnostik, Differentialdiagnostik

Neben dem Untersuchungsbefund werden Pleuraergüsse mittels **Röntgenuntersuchung des Thorax in 2 Ebenen** diagnostiziert. Dieses Verfahren gibt häufig wichtige Hinweise auf die Ursache eines Pleuraergusses. Dies gilt besonders für die dekompensierte *Herzinsuffizienz* (globale Herzvergrößerung), *Pneumonie* (pulmonale Infiltratbildungen), *Bronchialkarzinom* oder *pleurale Veränderungen.* In Zweifelsfällen sind **Ergußaufnahmen** (seitlich im Liegen auf der betroffenen Seite) sowie **Sonographie** hilfreich. Zur Differenzierung von Pleuratranssudat und -exsudat ist in jedem Fall eine **diagnostische Pleurapunktion** erforderlich (s. Tab. 3-8). Darüber hinaus kann das dabei gewonnene Material mikrobiologisch, zytologisch und laborchemisch untersucht werden. Weitergehende wichtige Untersuchungsverfahren sind **Tuberkulintestung**, konventionelle **Tomographie**, **CT**, **Bronchoskopie** sowie **Laboruntersuchungen**, z. B. bei Verdacht auf Systemerkrankungen. Gelingt es trotz all dieser Untersuchungsmethoden nicht, die Ursache eines Pleuraergusses zu eruieren, so ist eine **Thorakoendoskopie** mit Inspektion von Pleura visceralis et parietalis angezeigt.

Differentialdiagnostische Probleme bietet der Pleuraerguß durch die Vielzahl der zugrunde liegenden Erkrankungen. Die diagnostischen Maßnahmen werden oben dargelegt. Ob überhaupt ein Pleuraerguß für die vom Patienten geklagten Beschwerden in Betracht kommt oder nicht, ist mittels der Röntgenuntersuchung der Thoraxorgane in 2 Ebenen i. d. R. leicht abzuklären.

Differentialdiagnose

⇦

2.8.5 Therapie

Therapie

Behandlung der auslösenden Grunderkrankung!

Behandlungsziel ist nach Möglichkeit die Beseitigung der Ergußursache (Therapie der Grunderkrankung!) und Verhinderung einer ausgedehnten Verschwartung im besonderen der diaphragmalen Pleuraanteile.

Therapeutische (entlastende) **Pleurapunktion**

⇦

Indikationen zur entlastenden, therapeutischen Pleurapunktion sind:
- zunehmende *Dyspnoe*, *Tachykardie*, obere *Einflußstauung*
- arterielle *Hypoxämie*
- radiologische *Befundprogredienz*, *Mediastinalverdrängung.*

In einer Sitzung werden maximal 1000 ml Ergußflüssigkeit einseitig abpunktiert. Die Ergußseite sollte nach oben gelagert werden.

Die Therapie der Grunderkrankung steht im Mittelpunkt der therapeutischen Maßnahmen.

Wiederholte Punktionen
Cave: Verlust von Proteinen u.a.

Wiederholte therapeutische **Ergußpunktionen** sollten nur unter *strenger Indikation* erfolgen, da sie zu erheblichen Verlusten von Flüssigkeit, Proteinen und Elektrolyten führen.

bei rasch nachlaufenden großen Pleuraergüssen:
Verklebung des Pleuraspaltes (Pleurodese) mit sauren Tetrazyklinen

Bei **rasch nachlaufenden**, meist malignen **Pleuraergüssen**, die wiederholte Punktionen erforderlich machen, kann die Indikation zur *Pleuraverklebung (Pleurodese)* gegeben sein. Dabei werden wiederholte Instillationen von sauren Tetrazyklinen (z.B. Supramyzin 1 g/Tag) nach vorheriger Entleerung der Pleurahöhle durchgeführt. Hierfür ist die Einlage einer pleuralen Dauerdrainage erforderlich. 7–10 Instillationen reichen zumeist aus, um eine Pleuraverklebung zu zielen. Die Erfolgsrate dieses Verfahrens beträgt ca. 70 %.

Instillationen von Zytostatika und radioaktiven Substanzen wie z.B. ^{198}Gold oder ^{90}Yttrium haben gegenüber Tretrazyklinen keine Vorteile, können aber bei gekammerten Ergüssen unerwünschte lokale Nebenwirkungen haben.

2.9 Spontanpneumothorax

Spontanpneumothorax

H. Steppling, R. Ferlinz

Definition: Luftansammlung im Intrapleuralraum mit partiellem oder totalem Lungenkollaps

Lebensbedrohliche Sonderform:
Spannungspneumothorax

Definition: Unter einem Pneumothorax versteht man eine *Luftansammlung im Intrapleuralraum mit partiellem oder totalem Kollaps der Lunge.* Im Gegensatz zum *traumatischen* oder *iatrogenen* Pneumothorax entwickelt sich der *Spontanpneumothorax* ohne äußere Einwirkung. Eine Sonderform ist der Spannungspneumothorax: Dabei kommt es zu einem zunehmenden Druckanstieg im Pleuraraum durch einen inspiratorischen Ventilmechanismus. Es handelt sich um eine lebensbedrohliche Notfallsituation, die sofortiges Eingreifen erforderlich macht.

2.9.1 Pathogenese, Pathophysiologie

Pathogenese

Idiopathischer Spontanpneumothorax:
- keine greifbare Ursache

Symptomatischer Spontanpneumothorax:
- Ruptur subpleural gelegener Blasen oder Zysten

Pathogenese: Häufig findet sich für einen Spontanpneumothorax *keine greifbare Ursache.* In diesen Fällen spricht man von einem *idiopathischen* Spontanpneumothorax. Betroffen sind meist junge Erwachsene mit leptosomem Habitus.

Krankheitsbilder, die zu einem symptomatischen Spontanpneumothorax prädisponieren, sind
- Lungenemphysem, -zysten, -fibrosen
- intrapulmonale Einschmelzungshöhlen (entzündlich, maligne)

- Asthma bronchiale
- Marfan-Syndrom, Ehlers-Danlos-Syndrom.

Pathophysiologie
Lungenkollaps durch Einstrom von Luft aus der Lunge in den Pleuraspalt

Cave inspiratorischen Ventilmechanismus: Spannungspneumothorax!

Pathophysiologie: Die unter 2.9.1 aufgeführten Krankheitsbilder können zu *subpleural gelegenen Hohlraumbildungen* (z. B. Zysten, Bullae, Zerfallshöhlen etc.) führen. Kommt es zur *Ruptur* eines solchen Gebildes, so dringt Luft aus der Lunge in den Pleuraraum ein. Dadurch geht der Unterdruck im Pleuraraum verloren, der die Lunge entfaltet hält. Die Folge ist ein variabler *Lungenkollaps.* Strömt die Luft dabei durch ein Ventilmechanismus nur einseitig in den Pleuralraum hinein und nicht wieder heraus, so kommt es zu einem starken Druckanstieg im Pleuraraum mit Verdrängung des Mediastinums zur Gegenseite. Die Folge ist eine lebensbedrohliche Verminderung des venösen Rückstromes zum Herzen.

Klinik

2.9.2 Klinik

Leitsymptome
Symptomlose Verläufe möglich!
sonst:
- akute **Atemnot**
- stechende thorakale **Schmerzen**
- **Husten**

Leitsymptome: Der Patient klagt über *akut einsetzende Dyspnoe* häufig zusammen mit einseitigen stechenden thorakalen *Schmerzen,* die in die Schulterregion, seltener auch in das Abdomen, ausstrahlen können. Häufig tritt *Reizhusten* auf. Die Symptomatologie kann sehr variabel sein. Ein Spontanpneumothorax kann auch *völlig symptomlos* auftreten.

Spannungspneumothorax

⇨

> Zunehmende *Dyspnoe, Tachykardie, Zyanose, Vernichtungsgefühl* und *Schocksymptomatik* mit oberer Einflußstauung deuten auf einen **Spannungspneumothorax** hin.

Untersuchungsbefunde
- abgeschwächtes, fehlendes AG
- hypersonorer, tympanitischer KS
- evtl. zentrale **Venendruckerhöhung** (Spannungspneu.)

Typische Untersuchungsbefunde: Je nach Ausmaß des Lungenkollapses ergibt die physikalische Untersuchung der betroffenen Seite ein abgeschwächtes bis *fehlendes Atemgeräusch.* Der *Klopfschall* ist *hypersonor* bis (beim Spannungspneumothorax) tympanitisch. Die *Konturen der Interkostalräume können verstrichen* sein. Eventuell Zeichen der zentralen Venendruckerhöhung (Spannungspneumothorax).

Diagnostik

2.9.3 Diagnostik, Differentialdiagnostik

Röntgenbild der Thoraxorgane ist beweisend!

Der klinische Verdacht wird durch eine *Röntgenaufnahme der Thoraxorgane in Exspiration* bestätigt. Eine Mediastinalverdrängung zur Gegenseite beweist einen Spannungspneumothorax.

Differentialdiagnosen
1. **Myokardinfarkt**
2. **Lungenembolie**
3. **Pleuritis sicca**
4. **Mediastinal- und Zwerchfellhernien**
5. **subphrenischer Abszeß**

Differentialdiagnostisch sind abzugrenzen folgende Krankheitsbilder:
- Herzinfarkt bei linksseitigem Pneumothorax
- Lungenembolie
- Pleuritis sicca
- Mediastinal- und Zwerchfellhernien sowie
- subphrenischer Abszeß.

Das Röntgenbild der Lunge bringt in aller Regel die Diagnose.

Therapie

2.9.4 Therapie

Spannungspneumothorax = lebensbedrohliche Situation!

⇨

> Bei Verdacht auf **Spannungspneumothorax** ist *sofortiges therapeutisches Handeln* angezeigt: Zur Druckentlastung wird eine großlumige Kanüle im *3. oder 4. ICR* zwischen *MCL* und *vorderer Axillarlinie* jeweils am Oberrand der Rippe eingestochen. Das hörbare Entweichen der Luft bestätigt die Diagnose und stellt eine effektive Therapie zum Druckausgleich dar (s. Abb. 3-26, S. 68).

Saugdrainage:
3. ICR in der MCL
Initialsog auf 5–10 cm H_2O begrenzen!

Ggf. Sedierung, Puls- und Blutdrucküberwachung sowie O_2-Therapie (Blutgasanalyse!). Danach Einlage einer großlumigen intrapleuralen Saugdrainage (mindestens 12 Char.) im 3. oder 4. ICR in der MCL. Initiale Sogeinstellung auf ca. 5–10 cm Wassersäule.

Steht der **Spontanpneumothorax** nicht unter Spannung, so hängt die Therapie vom Ausmaß des Pneumothorax ab.
Eine **intrapleurale Dauersaugdrainage ist indiziert** bei:
- Ausbildung eines Sero- oder Hämatothorax
- kardiopulmonalen Vorerkrankungen mit Gefahr einer respiratorischen Insuffizienz
- einem Lungenkollapsvolumen von mehr als 20 % (Schätzung nach Röntgenaufnahme)
- ungenügender Entfaltung eines Mantelpneumothorax nach 3–4tägiger Beobachtung.

Allgemeine Therapiemaßnahmen sind: *Bettruhe, Hustenstillung,* evtl. *O_2-Zufuhr.*

Allgemeine Therapiemaßnahmen:
- Bettruhe
- Hustenstillung
- evtl. O_2-Therapie (Blutgasanalyse!)

Röntgenkontrollen sind bei zunehmender Symptomatik kurzfristig, ansonsten ca. 4 Tage nach Beginn der Dauerdrainagebehandlung angezeigt. Ist die Lunge nach 4 Tagen nicht entfaltet, so kann der Sog auf 15 bis maximal 30 cm H_2O erhöht werden. Ist die Lunge entfaltet, wird die Drainage abgeklemmt. Nach neuerlicher Röntgenkontrolle (nach 24 Stunden) kann die Drainage entfernt werden.
Entfaltet sich die Lunge nach maximal 12tägiger Sogbehandlung nicht, liegt wahrscheinlich eine persistierende **pneumo-pleurale Fistel** vor. In Abhängigkeit von der Grunderkrankung ist dann ein *thoraxchirurgischer Fistelverschluß* zu diskutieren.
Bei **rezidivierenden Spontanpneumothoraces** ist nach dem dritten Spontanpneumothorax der gleichen Seite in jedem Falle eine *chirurgische Intervention* (partielle Pleurektomie) angezeigt.

Bei Persistieren eines Pneumothorax nach 12tägiger Sogbehandlung ist eine thoraxchirurgische Intervention zu diskutieren

IV Akute Störungen der Herz-Kreislauf-Funktion

IV Störungen der Herz-Kreislauf-Funktion

1 Allgemeine Sofortmaßnahmen

H.-P. Schuster

1.1 Sauerstofftherapie

Sauerstofftherapie

Indikation bei Herz-Kreislauf-Störungen:
- **Respiratorische Insuffizienz** durch Lungenstauung bei Rückwärtsversagen
- **Hypoxie** durch periphere Minderperfusion bei Vorwärtsversagen

Dosierung:
Insufflation von 4–6 l/min

Sauerstoff ist wie bei den primär respiratorischen Erkrankungen auch bei akuten Störungen der Herz- und Kreislauffunktion ein wichtiges Notfallmedikament:
- eine insuffiziente Pumpleistung des Herzens führt zu Rückstau von Blut in die Lungenkapillaren und damit zu einer Beeinträchtigung der pulmonalen Sauerstoffaufnahme *(respiratorische Insuffizienz bei Lungenstauung)*
- eine Verminderung der Pumpfunktion des Herzens führt zu einer Verschlechterung der peripheren Perfusion und damit zu einer verminderten Sauerstoffversorgung der Organe *(Hypoxie)*

Die Sauerstoffdosierung beträgt für diese Indikationen in der Regel 4–6 l/min. Sauerstoff wird durch Insufflation über *Nasensonden* oder einen liegenden *Endotrachealtubus* appliziert. Einzelheiten der Technik sowie mögliche Komplikationen sind im Kap. III/1 behandelt.

1.2 Volumen- und Flüssigkeitssubstitution

Flüssigkeitssubstitution

Pathophysiologie
Substitution von Volumen und Flüssigkeit bei:
1. **Hypovolämie** (Verminderung des zirkulierenden Blutvolumens):
Plasmaersatzlösungen (**kolloidale** Lösungen)
2. **Dehydratation**
(allgemeiner Mangel an Extrazellulärflüssigkeit):
Elektrolytlösungen (**kristalline** Lösungen)

Pathophysiologie: Eine Volumen- und Flüssigkeitssubstitution ist bei jeder stärkeren Verminderung des zirkulierenden Blutvolumens *(Hypovolämie)* und Mangel an Extrazellulärflüssigkeit *(Dehydratation)* angezeigt.
Jede Form des Volumenmangels kann zu einer akuten Bedrohung der Vitalfunktionen führen. Die *intravasale Hypovolämie* verursacht **Kreislaufinsuffizienz** und im Extremfall hypovolämischen Schock oder gar volumenmangelbedingten Kreislaufstillstand. Die Hypovolämie kann auf einem *absoluten Volumenmangel* (Verlust an Blut, Plasma, Körperflüssigkeit) oder einem *relativen Volumenmangel* (Gefäßerweiterung mit Erhöhung der Gefäßkapazität) beruhen. Ein Defizit an Extrazellulärflüssigkeit (EZR) führt zu den Symptomen und Komplikationen einer Exsikkose.

Ziel der Therapie ist die Beseitigung der hämodynamischen Auswirkungen des Volumenmangels mit Wiederherstellung einer ausreichenden oder normalen Organperfusion. Notfallmedizinisch hat die Korrektur des Intravasalraumes zur Normalisierung des zirkulierenden Blutvolumens Vorrang. Der initialen Wiederauffüllung des Intravasalraumes folgt erforderlichenfalls in einer zweiten Phase die Wiederauffüllung des gesamten EZR.

1.2.1 Volumenersatzmittel

Volumenersatzmittel

Soforttherapie:
1. Schritt: Normalisierung des intravasalen Volumens
2. Schritt: Wiederauffüllung des EZR

Kolloidale Lösungen (Volumenersatz):
- Künstliche Kolloide
  - Dextrane, Gelatine
  - Hydroxyäthylstärke
- Albumin

Für die **initiale Volumensubstitution** zur Normalisierung des zirkulierenden Blutvolumens eignen sich besonders die *kolloidalen Volumenersatzmittel* in Form von künstlichen Kolloiden (Dextrane, Gelatine, Hydroxyäthylstärke) oder von Albumin. Der initiale Verteilungsraum dieser kolloidalen Lösungen entspricht im wesentlichen dem Intravasalraum, so daß im Rahmen der Soforttherapie ein rascher Volumeneffekt mit Verbesserung der Organperfusion erzielt wird (s. Kap. IV/2.2, S. 133).

Zur **Substitution von Extrazellulärflüssigkeit** dienen *isotone Elektrolytlösungen* (physiologisches Kochsalz, Ringer-Laktat, Vollelektrolytlösungen). Diese kristallinen Lösungen treten rasch aus dem Intravasalraum in den interstitiellen Raum über und eignen sich daher zur Rehydratation bei allen Dehydratationszuständen (s. Kap. VIII/4). Kommen sie als initialer Volumenersatz zur Normalisierung des zirkulierenden Blutvolumens zur Anwendung, so sind die erforderlichen Infusionsmengen im Vergleich zu den kolloidalen Volumenersatzmitteln um das zwei- bis vierfache höher anzunehmen.

Isotone Elektrolytlösungen (Rehydratation):
- 0,9%ige NaCl- Lösung
- Ringer-Laktat- Lösung
- Vollelektrolyt- Lösung

1.3 Vasodilatatoren

Vasodilatatoren

Wirkprinzip: ⇦

Wirkprinzip: Vasodilatatoren werden in der Notfallmedizin in erster Linie zur Behandlung der *akuten Herzinsuffizienz*, vor allem der *Linksherzinsuffizienz mit Lungenstauung* eingesetzt.

1.3.1 Substanzen

Am einfachsten und risikoärmsten zu handhaben sind die **Nitrate**: Glyceroltrinitrat (Nitroglycerin NTG), Isosorbiddinitrat (ISDN), Isosorbidmononitrat (ISMO). Nitrate können im Rahmen der Sofortmaßnahmen sublingual als Sprays appliziert werden; sie stehen darüber hinaus für die weitere Behandlung als Konzentrate für eine kontinuierliche i.v. Applikation zur Verfügung. Ähnlich den Nitraten wirkt das **Molsidomin**. Eine ebenfalls kontinuierlich i. v. zu verabreichende, hoch aktive Substanz ist **Natriumnitroprussid**, das jedoch wegen der Gefahr einer abrupten und ausgeprägten Senkung des arteriellen Blutdrucks nur in der Klinik und unter intraarterieller kontinuierlicher Blutdrucküberwachung eingesetzt werden sollte. In der Klinik kommen zur Behandlung der akuten Herzinsuffizienz auch **ACE (Angiotensin Converting Enzyme)-Hemmer** zur Anwendung.

Neben diesen reinen, myokardneutralen Vasodilatatoren gibt es Pharmaka, bei denen die *vasodilatatorische Wirkung mit einem positiv inotropen Effekt* verbunden ist. Hierzu zählen die **Katecholamine** Dobutamin und Dopexamin sowie die **Phosphodiesterasehemmer** Amrinon, Milrinon und Enoximon. Von diesen Substanzen wurden in der Notfallmedizin bisher nur mit *Dobutamin* größere Erfahrungen gesammelt. Vorwiegend bei chronischer Herzinsuffizienz werden weitere vasodilatatorische wirksame Pharmaka wie *Dihydralazin*, der Alpha-Rezeptorenblocker *Prazosin* und *Kalziumantagonisten* eingesetzt.

1. Substanzen:
- Nitrate
- Molsidomin
- Natriumnitroprussid
- Dobutamin (gleichzeitig positiv inotrop)

Effekte:
- Verminderung der Ventrikelfüllung
- Verbesserung der Ventrikelgeometrie
- Verbesserung der Myokardperfusion
- Verminderung des peripheren Widerstandes
- Verbesserung der Organperfusion

1.3.2 Wirkungsweise

Der günstige Effekt von Vasodilatatoren bei akuter Linksherzinsuffizienz läßt sich folgendermaßen erklären (Abb. 4-1). Durch eine *venöse Vasodilatation* erhöht sich die Kapazität des venösen Gefäßbettes (venöses pooling), dem Herzen wird dadurch eine geringere Blutmenge mit einem *niedrigeren Füllungsdruck* zugeführt. Infolgedessen nimmt die diastolische Füllung des Herzens ab, meßbar an einem Rückgang von enddiastolischem Füllungsdruck und enddiastolischem -volumen **(Vorlastsenkung)**. Dadurch sinkt der intraventrikuläre Druck in der Diastole, der myokardiale Perfusionsdruck als Druckgradient zwischen den intravasalen Druckwerten in den epikardialen

2. Wirkungsweise:
- Venöse Dilatation (Zunahme der venösen Kapazität) und
- arterielle Dilatation (Verminderung des peripheren Widerstandes) →
- Vor- und Nachlastsenkung →
- Entlastung des Herzens

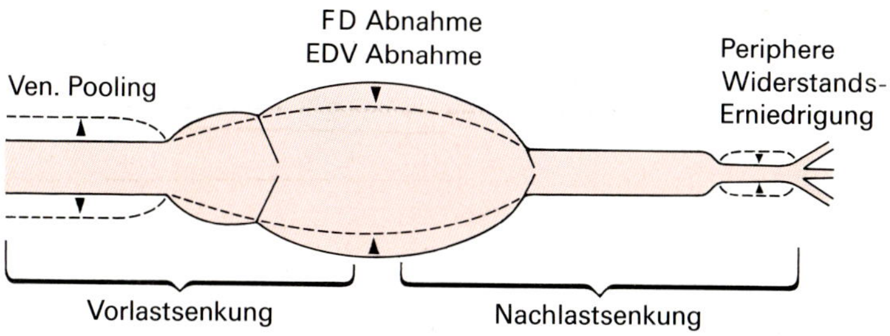

Abb. 4-1: Effekt von Vasodilatatoren

Koronararterien und den subendokardialen Gefäßen nimmt zu, die Myokardperfusion steigt an. Die geringere Füllung des Ventrikels bedeutet darüber hinaus eine für die Kontraktion *günstigere Ventrikelgeometrie*, wodurch die für die Kontraktion notwendige Wandspannung und der Energieverbrauch sinken. Dieser Effekt wird verstärkt durch die Vasodilatation im arteriellen Gefäßbereich. Die *arterioläre Vasodilatation* vermindert den peripheren Strömungswiderstand und damit ebenfalls die zur Förderung des Herzschlagvolumens notwendige maximale Wandspannung **(Nachlastsenkung)**. Das nachfolgend höhere Schlagvolumen verbunden mit der peripheren Gefäßerweiterung verbessert die Organperfusion und damit die Organfunktion.

Nitrate:
- Vorlastsenkung (Abb. 4-2)
- Nachlastsenkung (geringer)

Indikation:
- Stauungsinsuffizienz

- **Nitrate**

Nitrate bewirken eine *Verminderung der Vorlast des Herzens* durch Erweiterung der Kapazität im venösen Stromgebiet. Weniger ausgeprägt ist die Reduktion der Nachlast durch Dilatation der Arteriolen (Abb. 4-2). **Indikation** ist das Herzversagen mit ausgeprägtem Rückwärtsversagen (Stauungsinsuffizienz). Zu beachten ist der arterielle Blutdruck, der bei niedrigen Ausgangswerten kritisch absinken kann.

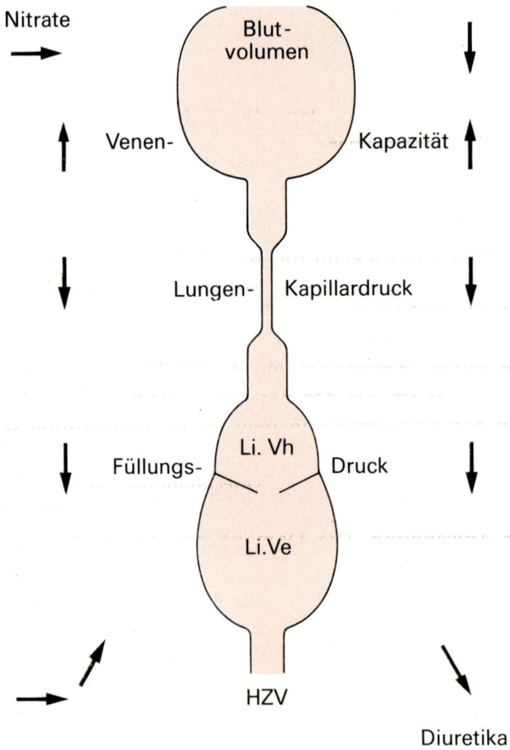

Abb. 4-2: Wirkungsmuster von Nitraten und Diuretika im Vergleich

Dosierung:
0,8–1,6 mg s. l.

Dosierung: Nitroglycerin initial *sublingual* 0,8–1,6 mg. Als *Dauerinfusion* 2–5 mg/Std. Zur Anwendung kommen Nitroglycerin und Isosorbiddinitrat.

Nitroprussidnatrium:
- Vor- und
- Nachlastsenkung

Dosierung:
30–1 000 mcg/min i. v.

- **Nitroprussidnatrium**

Wirkprinzip ist eine *Senkung der Vorlast des Herzens* durch Erweiterung der Kapazitätsgefäße bei gleichzeitiger ausgeprägter *Senkung der Nachlast* durch Abnahme des peripheren Widerstandes infolge direkter Erweiterung der Arteriolen. **Indikationen** sind akutes Herzversagen sowie hypertensive Krisen.

Dosierung: 30–1 000 mcg/min i. v. Bei hohen Dosen (1 000 mcg/min und darüber) besteht die Gefahr einer Zyanidvergiftung.

1.4 Diuretika

Bei akuter Herzinsuffizienz und Krankheitszuständen mit allgemeiner Überwässerung sind rasch wirksame Diuretika indiziert. Geeignete Substanzen sind Schleifendiuretika, in erster Linie *Furosemid* oder *Pirentamid*. Diese Substanzen führen rasch zu einer *Steigerung der Diurese*. Der diuretischen Wirkung geht ein *vasodilatatorischer Effekt* voran, der als Soforteffekt zu einer Verminderung des Lungenkapillardruckes und damit zu einer Entlastung sowohl des linken Ventrikels als auch des Lungeninterstitiums führt.
Ein gewisser Nachteil der Diuretika im Vergleich zu den Vasodilatatoren besteht darin, daß die *Senkung des Füllungsdruckes* des Herzens mit einer zumindest *passageren Verminderung des Herzzeitvolumens* einhergeht, bedingt durch eine Verkleinerung des zirkulierenden Blutvolumens als Folge der akuten Diurese (Abb. 4-2).

Diuretika

Schleifendiuretika bewirken
- sofortige Vasodilatation,
- nachfolgende Diuresesteigerung

Reihenfolge der Medikamente bei akuter Linksherzinsuffizienz:
1. Vasodilatatoren (Nitrate)
2. Diuretika (Furosemid)
3. Katecholamine (Dobutamin)

> In der Therapie der akuten Herzinsuffizienz sollten *primär Vasodilatatoren* zur Senkung der Füllungsdrücke und *sekundär Diuretika* zur Elimination der akkumulierten Ödemflüssigkeit eingesetzt werden.

⇦

1.5 Positiv inotrope Pharmaka

Zu den positiv inotropen Pharmaka zählen die Substanzgruppen der *Katecholamine*, der *Phosphodiesterasehemmer* und der *Herzglykoside*.

Positiv inotrope Pharmaka
- Katecholamine
- Phosphodiesterasehemmer
- Herzglykoside

1.5.1 Substanzen

Substanzen

In der Notfallmedizin kommen überwiegend die *Katecholamine* zur Anwendung. Die Phosphodiesterasehemmer (Amrinon, Milrinon, Enoximon) werden zur Zeit nur in der Klinik, insbesondere im Rahmen der Intensivtherapie eingesetzt. Die *Herzglykoside* werden zur Behandlung der *akuten* Herzinsuffizienz nur noch selten angewendet, da ihr Effekt weniger rasch einsetzt und schlechter steuerbar ist, als der der Katecholamine. Die Domäne der Herzglykoside in der Notfallmedizin liegt in der Behandlung supraventrikulärer tachykarder Herzrhythmusstörungen (s. Antiarrhythmika).
Die in der Notfallmedizin längerfristig erprobten *Katecholamine* sind *Dobutamin* und *Dopamin*. In der Klinik kommt darüber hinaus häufig auch Noradrenalin (Norepinephrin) zur Anwendung. Die Domäne des *Adrenalin* ist die Behandlung des akuten Kreislaufstillstandes. Der jüngste Vertreter dieser Substanzgruppe ist das noch wenig erprobte Dopexamin. *Orciprenalin* wird in der Notfallmedizin nicht mehr als positiv inotrope Substanz, sondern nur noch in bestimmten Situationen zur Behandlung bradykarder Herzrhythmusstörungen verwendet.

Hauptvertreter
- Dobutamin
- Dopamin

1.5.2 Indikationen

Katecholamine werden als *positiv inotrope Substanzen* in der Notfallmedizin in *zwei* Situationen eingesetzt:
- wenn eine **akute Herzinsuffizienz** durch Oberkörperhochlagerung, Gabe von Vasodilatatoren und Diuretika nicht zu kontrollieren ist
- im **kardiogenen Schock** (extrem niedriges Herzzeitvolumen mit peripherer Minderperfusion und arterieller Hypotension).

Hauptindikationen
- Herzinsuffizienz
- Schock
- bradykarde Herzrhythmusstörungen

- **Dobutamin:**

Dobutamin stimuliert vorrangig die *Beta-1-adrenergen*, weniger die Beta-2-adrenergen und nur in geringem Ausmaß die alphaadrenergen Rezeptoren. Es wirkt *positiv inotrop*, in kleinen und mittleren Dosierungen (5–10 mcg/kg KG/min) auch vasodilatatorisch, so daß der periphere Widerstand absinkt oder gleich bleibt, der arterielle Blutdruck gleich bleibt oder gering ansteigt. Erst in hoher Dosierung (15–20 mcg/kg KG/min) ist auch mit einer Zunahme des peripheren Widerstandes und einer deutlichen Blutdrucksteige-

Dobutamin
- Eigenschaften

rung zu rechnen. Eine Herzfrequenzsteigerung und die Induktion von Tachyarrhythmien ist möglich.

– Dosierung

Dobutamin steht in Lösungskonzentraten zu 250 mg zur Verfügung. Die übliche **Dosierung** beträgt 2,5–10 mcg/kg KG/min.

– Indikationen

Indikationen:
schwere Herzinsuffizienz, kardiogener Schock ohne stark reduzierten Blutdruck.

Dopamin
– Eigenschaften

• **Dopamin:**
Dopamin stimuliert die alphaadrenergen, geringer die Beta-1-adrenergen Rezeptoren, spezifisch die dopaminnergen Rezeptoren des Splanchnikusgebietes (mesenteriale und renale Gefäße). Das Wirkungsprofil ist dosisabhängig. In niedrigen Dosen (2,5–5 mcg/kg KG/min) überwiegt der Effekt einer *Steigerung der Nierendurchblutung* und Verbesserung der Nierenfunktion bei nur leichter peripherer Vasokonstriktion und positiv inotroper Wirkung. Im mittleren Dosierungsbereich (5–10 mcg/kg KG/min) zeigt sich neben der ausgeprägten *positiven Inotropie* eine deutliche Steigerung des peripheren Widerstandes, in hohen Dosen (10–15 mcg/kg KG/min) überwiegt die *starke periphere Vasokonstriktion*. Eine Steigerung der Herzfrequenz tritt bei höheren Dosierungen ziemlich regelmäßig auf, die Auslösung von Extrasystolen und Tachyarrhythmien ist möglich.

– Dosierung

Dopamin steht in Lösungskonzentraten zu 50 und 200 mg zur Verfügung. Die **Dosierung** beträgt je nach dem gewünschten Effekt 2,5–10 mcg/kg KG/min.

– Indikationen

Indikationen: kardiogener Schock mit ausgeprägter arterieller Hypotension.

Noradrenalin
– Eigenschaften

• **Noradrenalin:**
Noradrenalin stimuliert überwiegend die *alpha-adrenergen* und in geringerem Maße die Beta-1-adrenergen Rezeptoren. Im Vordergrund der Wirkung steht die *Steigerung des peripheren Widerstandes* und damit *des arteriellen Blutdrucks* durch Vasokonstriktion, die kardiale und zerebrale Durchblutung nehmen zu. Die *Steigerung des Herzzeitvolumens* ist im Vergleich zu den anderen Katecholaminen geringer, die Herzfrequenz bleibt gleich oder nimmt ab.

– Dosierung

Noradrenalin steht in Ampullen zu 1,22 mg zur Verfügung. Die **Dosierung** beträgt 10–100 mcg/kg KG/min.

– Indikationen

Indikationen: in der Notfallmedizin und Intensivmedizin bei starkem Blutdruckabfall, der anders nicht zu beheben ist.

Dopexamin
Amrinon

Dopexamin als neu entwickeltes Katecholamin und **Amrinon** als Phosphodiesterasehemmer verbinden positiv inotrope mit vasodilatatorischen Wirkungen. Sie finden in der Notfallmedizin derzeit noch keine Anwendung und bleiben speziellen Situationen in der Intensivmedizin vorbehalten.

Herzglykoside s. Kap. 1.8, S. 107.

Antihypertensiva

Medikamente der 1. Wahl:
- Nifedipin: 5–10 mg s.l.
- Clonidin: 0,15 mg i.v.
- Dihydralazin: 12,5–25 mg i.v.

Alternativ:
- Diazoxid: 150–300 mg i.v.
- Labetalol: 50–150 mg i.v.
- Phentolamin (bei Phäochromozytom): 2,5–20 mg i.v.

1.6 Antihypertensiva

Pharmaka mit rasch blutdrucksenkender Wirkung werden in der Notfallmedizin bei Patienten mit hypertensiver Krise und hypertensiven Notfällen eingesetzt. Als Pharmaka der ersten Wahl gelten in dieser Situation das *Nifedipin* (5–10 mg s.l.), das *Clonidin* (0,15 mg i.v.), das *Dihydralazin* (12,5–25 mg i.v.). In schwer therapierbaren Fällen können auch *Nitroprussidnatrium* oder Nifedipin kontinuierlich i.v. verabfolgt werden. Alternativ stehen für Fälle mit sonst nicht ausreichend kontrollierbarem Blutdruck auch *Diazoxid* (150–300 mg i.v.), *Labetalol* (50–150 mg i.v.) oder *Urapedil* (25–50 mg i.v.) zur Verfügung.
Bei Phäochromozytomkrisen ist der Alpha-Rezeptorenblocker *Phentolamin* das Mittel der Wahl (2,5–20 mg i.v.).
Sofortmaßnahmen bei hypertensiver Krise s. Kap. 2.4.

Clonidin – α2 Stimulator in ZNS ⇒ antisympathotone W.

1.7 Antiarrhythmika

Antiarrhythmika

Behandlungsbedürftig in der Notfallmedizin sind nur Arrhythmien mit Vitalbedrohung:
- starke hämodynamische Beeinträchtigung
- Synkopen
- Gefahr von Kreislaufstillstand

Die Differentialdiagnose akuter Herzrhythmusstörungen ist ausgesprochen schwierig, die antiarrhythmische Therapie kompliziert. Daher sollte im Rahmen der Notfallmedizin eine antiarrhythmische Sofortbehandlung nur dann eingeleitet werden, wenn die zugrunde liegende Herzrhythmusstörung zu einer akuten Vitalbedrohung geführt hat. Diejenigen Rhythmusstörungen und Faktoren, die im einzelnen ein hohes Notfallpotential bedingen und damit einer Sofortbehandlung bedürfen, sind in Kap. 2.4, S. 156 eingehend dargestellt.
Akut bedrohlich können sowohl ventrikuläre als auch supraventrikuläre Herzrhythmusstörungen sein. **Bedrohliche ventrikuläre Arrhythmien** sind häufige, polymorphe und salvenartige Extrasystolen sowie Kammertachykardien.

1. Bedrohliche ventrikuläre Arrhythmien

Medikamente der 1. Wahl

Das Antiarrhythmikum der Wahl ist *Lidocain* in einer Dosierung von 50–100 mg (etwa 1 mg/kg KG) als i. v. Bolus mit anschließender Dauerinfusion von 2–5 mg/min. Es empfiehlt sich, zur Aufrechterhaltung eines wirksamen Spiegels nach etwa 10 min nochmals einen i. v. Bolus in der halben Dosierung nachzuinjizieren. Alternativ hat sich auch *Ajmalin* (50–75 mg i. v.) bewährt.

2. Bedrohliche supraventrikuläre Arrhythmien:
Medikamente der 1. Wahl

Bedrohliche supraventrikuläre Arrhythmien sind vor allem Vorhofflimmern mit rascher Kammerfrequenz und Vorhofflattern mit 1:1 Überleitung, seltener die paroxysmale supraventrikuläre Tachykardie oder die ektope Vorhoftachykardie.

Medikamente zur Soforttherapie sind *Digoxin* (0,2–0,4 mg i. v.) sowie *Verapamil* (5–10 mg i. v.).

1.8 Herzglykoside

Herzglykoside

Herzglykoside, in der Notfallmedizin vor allem *Digoxin* wirken positiv inotrop. Der *positiv inotrope Effekt* tritt jedoch im Vergleich zu den Katecholaminen weniger rasch und weniger zuverlässig ein, und ist damit weniger gut steuerbar. Daher werden Digitalispräparate heute in der Notfallmedizin kaum noch als positiv inotrope Pharmaka eingesetzt. Vielmehr ist notfallmedizinisch ihre Wirkung auf die Erregungsleitung in Form einer *Verlangsamung der AV-Überleitung* von vorrangiger Bedeutung.

Indikation:

Indikation sind die supraventrikulären Tachykardien (Vorhofflimmern mit rascher Kammerfrequenz, Vorhofflattern mit rascher Überleitung auf die Kammern, paroxysmale supraventrikuläre Tachykardie).

Dosierung: 0,2–0,4 mg i. v.

Die **Dosierung** in der Akutbehandlung beträgt für Digoxin 0,2–0,4 mg i. v. Eine strikte *Kontraindikation* sind Patienten mit Vorhofflimmern bei bekanntem WPW-Syndrom.

2 Spezielle Erscheinungsbilder

Herz-Kreislauf-Stillstand

2.1 Herz-Kreislauf-Stillstand

W. Dick

Definitionen
1. **Apnoe** = Aussetzen der Atmung
2. **Herz-Kreislauf-Stillstand** = Aussetzen der Kreislauffunktion
3. **Primärer-sekundärer Herz-Kreislauf-Stillstand**
4. **kardiopulmonale Reanimation**
5. **kardio-pulmo-zerebrale Reanimation** (CRCP)
6. **einfache lebensrettende Sofortmaßnahmen**
7. **erweiterte lebensrettende Sofortmaßnahmen**
8. kardio-pulmo-zerebrale Reanimation
9. pulmo-kardio-zerebrale Reanimation
10. **prolongierte lebensrettende Sofortmaßnahmen**

2.1.1 Definitionen

Als **Apnoe** bezeichnet man das Aussetzen der Atmung; als **Herz-Kreislauf-Stillstand** gilt das klinische Bild der plötzlichen Unterbrechung der Kreislauffunktion mit Bewußtlosigkeit, Apnoe oder Schnappatmung und Pulslosigkeit; der *klinische Tod* ist die Summation von Koma, Apnoe und Pulslosigkeit, die Hirnfunktion ist zwar erloschen, aber evtl. reversibel.
Man unterscheidet einen **primären Herz-Kreislauf-Stillstand**, bei dem die Unterbrechung der Zirkulation kardial oder kardio-zirkulatorisch ausgelöst ist und zur Apnoe oder Schnappatmung führt von einem **sekundären Herz-Kreislauf-Stillstand**, z. B. als Folge einer Apnoe.

Der Versuch, Apnoe und Herz-Kreislauf-Stillstand zu beheben, wird als kardiopulmonale Reanimation bezeichnet. Da die Überlebenszeit des Hirns im Rahmen der kardiopulmonalen Reanimation der limitierende Faktor ist, wird die kardiopulmonale Reanimation durch spezifische, auf das Überleben des Gehirns ausgerichtete, Zusatzmaßnahmen ergänzt. Folglich spricht man von **kardio-pulmo-zerebraler Reanimation** (CPCR).
In Abhängigkeit von der Verfügbarkeit medikamentöser und instrumenteller Hilfsmittel und in Abhängigkeit vom Ausbildungsstand und der Qualifikation des Ersthelfers differenziert man die kardiopulmonale Reanimation in:
- *einfache lebensrettende Sofortmaßnahmen* (Freimachen, Freihalten der Atemwege, Beatmung, Herzmassage)
- *erweiterte lebensrettende Sofortmaßnahmen* (Freimachen der Atemwege und Beatmung mit Hilfsmitteln, Herzdruckmassage, Katheterisierung von Venen, Applikation von Medikamenten, Defibrillation etc.)
- *kardio-pulmo-zerebrale Reanimation* bei primär kardialem Herz-Kreislauf-Stillstand
- *pulmo-kardio-zerebrale Reanimation* bei primär respiratorischem Herz-Kreislauf-Stillstand (siehe später)
- Sekundärmaßnahmen nach Ablauf der erweiterten lebensrettenden Sofortmaßnahmen sind der Spätphase oder der Phase der *prolongierten lebensrettenden Sofortmaßnahmen* zuzurechnen.

Ursachen:
- primär kardial
- primär respiratorisch oder
- primär zirkulatorisch

z. B. Folge von Koronarsklerose, Hypoxie, Azidose, Medikation, Elektrolytstörungen, Elektrounfall, Arrthythmien

2.1.2 Ursachen

Jeder Herz-Kreislauf-Stillstand kann auf primär-kardiale, primär-respiratorische oder auf zirkulatorische Ursachen incl. toxischer, metabolischer und reflektorischer Prozesse zurückgeführt werden (Tab. 4-1).
Er ist das Ergebnis eines reduzierten Herzzeitvolumens, einer verminderten Koronarperfusion, einer nachlassenden Myokardfunktion oder von kardialen Arrthythmien. Jede dieser Ursachen kann für sich oder zusammen mit anderen eine effektive Zirkulation unterbinden. Unter den Ursachen steht die *Koronarsklerose* an erster Stelle.

Formen des Herz-Kreislauf-Stillstandes

1. **Kammerflimmern** ist beim Erwachsenen häufig, man unterscheidet:
- **grobes**
- **feines** Kammerflimmern
- Kammerflattern

2.1.3 Formen

Unter den primär-kardialen Ursachen ist **Herzkammerflimmern** der häufigste Grund eines plötzlichen Herztodes. Regellose, fortlaufend peristaltische fibrillierende Bewegungen kennzeichnen die Aktionen der Ventrikel. Ein gerichteter Blutstrom ist nicht mehr möglich. Im EKG finden sich Oszillationen ohne intermittierende Kammerkomplexe, -flimmern kann primär und sekundär auftreten infolge einer regionalen Minderdurchblutung des Myokards. Sobald das Kammerflimmern durch Defibrillation beendet wird, nehmen die Kammern – vorausgesetzt, es liegt keine anderweitige Schädigung vor und die Flimmerzeit überschreitet einen bestimmten Grenzwert nicht (siehe später) –, ihre Funktion wieder auf.

Tab. 4-1: Schematische Darstellung der Faktoren, die einen Herz-Kreislauf-Stillstand auslösen können

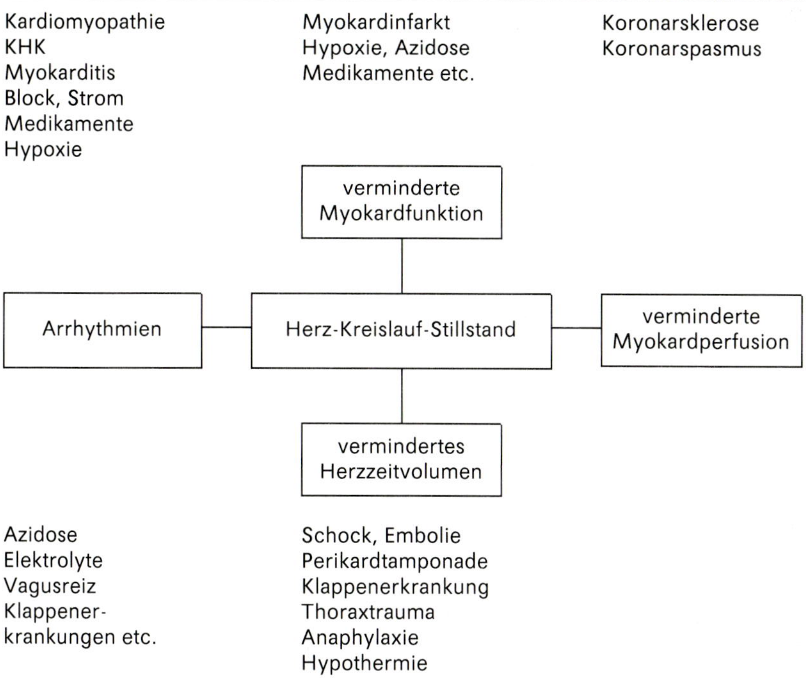

Kammerflimmern kann sowohl in grober als auch in feiner Form vorkommen, die in ihrer Frequenz langsamere Form wird als *Kammerflattern* bezeichnet (Abb. 4-3).

Die **pankardiäle Asystolie** ist gekennzeichnet durch Stillstand sowohl der Vorhöfe als auch der Kammern, die *ventrikuläre Asystolie* durch komplette ventrikuläre Immobilisation bei noch gelegentlichen vorhofähnlichen Reizbildungskomplexen.

Die Asystolie kann primär oder sekundär ausgelöst sein. Häufigste Ursachen sind Hypoxie, massiver Blutverlust, Blockierung des Reizleitungssystems.

2. **pankardiale Asystolie:** Stillstand von Vorhöfen und Kammern
3. **ventrikuläre Asystolie:** Stillstand der Ventrikel

> Eine **Asystolie** kann vorgetäuscht werden durch ein *maskiertes Kammerflimmern.* Die Demaskierung erfolgt durch EKG-Kontrolle mit einer zweiten Ableitungsposition im 90°-Winkel zur ersten.

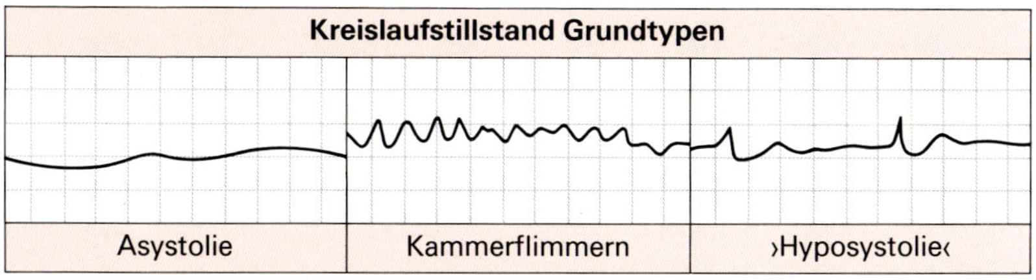

Abb. 4-3: Grundtypen des Herz-Kreislauf-Stillstandes

Die **elektromechanische Dissoziation EMD** (auch kardiovaskulärer Kollaps oder Hyposystolie genannt) kommt einer *mechanischen Asystolie* gleich. Sie manifestiert sich in einer äußerst schwachen, zwar noch weitgehend koordinierten, jedoch arrthythmischen elektrischen Herztätigkeit, ohne synchronisierte Myokardkontraktion, die in ihren klinischen Auswirkungen (fehlendes Herzzeitvolumen) mit einem Herz-Kreislauf-Stillstand identisch ist. Die elektromechanische Dissoziation tritt häufig auf, wenn primäres Kammerflimmern verzögert therapiert wird. Die *Prognose* von Patienten mit elektromechanischer Dissoziation ist schlecht, da die Reaktion auf Medikamente und

4. **elektromechanische Dissoziation:** mechanische Asystolie bei schwacher, unregelmäßiger elektrischer Herztätigkeit
- oft Folge von nicht behandeltem Kammerflimmern
- Prognose: schlecht

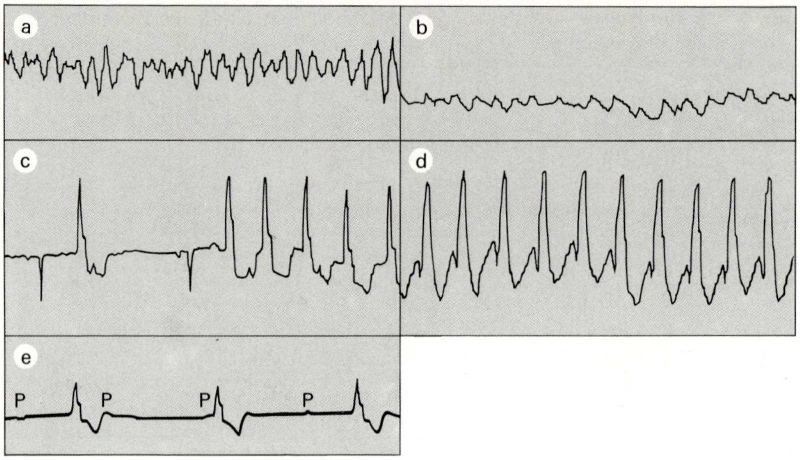

Abb. 4-4: Verschiedene Formen des Kammerflimmerns (a, b), ventrikuläre Tachykardie (c, d) AV-Block (e): P bedeutet Vorhofaktion

auf die Defibrillation deutlich vermindert ist. Die Therapie muß auf die Besserung der Koronarperfusion ausgerichtet sein.

5. **Ventrikuläre Tachykardien** lebensbedrohliche Rhythmusstörungen und gehen oft in Kammerflimmern (Abb. 4-4) über

6. **totale AV-Block:** keine atrio-ventrikuläre Überleitung. Kammerfrequenz: 30–40/min (Abb. 4-4)

Als *lebensbedrohliche Rhythmusstörungen* sind **ventrikuläre Tachykardien** anzusehen, da sie nicht selten in Kammerflimmern übergehen. Das umgekehrte Bild des **totalen AV-Blocks** ist gekennzeichnet durch eine fehlende Überleitung von den Vorhöfen zu den Ventrikeln und einen dadurch ausgelösten Rhythmus mit einer Kammerfrequenz von etwa 30–40/min. Aufgrund mangelnder zerebraler Durchblutung kann es zur plötzlichen Bewußtlosigkeit kommen, aufgrund verminderter myokardialer Perfusion zur ventrikulären Tachykardie oder zum Kammerflimmern (Abb. 4-4). Im Gegensatz zur EMD werden jedoch die elektrischen Impulse des Reizbildungszentrums mit einer myokardialen Kontraktion beantwortet.

Verlauf des Herz-Kreislauf-Stillstandes (HKS)
Die Formen des HKS gehen häufig ineinander über

2.1.4 Verlauf

Nicht selten gehen die verschiedenen Formen des Herz-Kreislauf-Stillstandes ineinander über, wobei meist das Kammerflimmern am Anfang steht, jedoch bei nicht adäquater oder nicht zeitgerechter Behandlung entweder in EMD oder Kammerasystolie mündet.

Reaktionen auf einen HKS (Tierexperiment):
1. Stadium der **ungestörten Funktion** = Latenzzeit (2–30 s)

Im **Tierexperiment** lassen sich etwa folgende Reaktionen auf einen Herz-Kreislauf-Stillstand beobachten.

1. Das Stadium der *ungestörten Funktion* = Latenzzeit (2–30 s für das Herz, für das Hirn eher darunter). Dieses Stadium ist beendet, wenn die Sauerstoffreserven aufgebraucht sind.

2. Stadium der **ersten Störungen** (Beginn nach 10–15 s) mit Bewußtseins-, Tonusverlust der Muskulatur = Überlebenszeit (bis zu 2 min)

2. Die ersten Störungen treten bereits innerhalb von 10–15 s in Form von Bewußtseinsverlust und Muskeltonusverlust auf = Phase der *abnehmenden Funktion* = Latenzzeit = Überlebenszeit = Flimmerzeit des Herzens (bis zu 2 min). In dieser Phase werden massiv Katecholamine freigesetzt. Bei unmittelbarer Behandlung durch Sauerstoffzufuhr und Restauration der Zirkulation kommt es (vielfach auch beim Menschen) zur Restitutio ad integrum.

3. Stadium der **aufgehobenen Funktion** (Beginn nach 45 s).
Im Anfang ist noch eine Erholung möglich

3. Das Stadium der *aufgehobenen Funktion* (bis zu 45 s) ist gekennzeichnet durch generalisierte Krämpfe, bei primär kardialem Herz-Kreislauf-Stillstand kommt es innerhalb von 60 s zum sekundären Atemstillstand oder zur terminalen Schnappatmung. Weite Pupillen können innerhalb von 10 bis 120 s auftreten. In der frühen dritten Phase ist noch eine Erholung möglich, diese erfolgt jedoch mit einer deutlichen Latenz.

Die **Wiederbelebbarkeit** der marginalen Organe liegt im Tierexperiment bei:
- **Hirn** ca. 6–8 min (abhängig von Störungen der postischämischen Phase)

Über die sog. Wiederbelebbarkeit der marginalen Organe können heute weniger denn je verbindliche Aussagen gemacht werden. Unter den üblichen Reanimationsbedingungen ist das *Hirn nach 6–8 min irreversibel geschädigt*, wenn es nicht gelingt, einen adäquaten Kreislauf wiederherzustellen. Dies ist jedoch vorwiegend auf die Störungen der Zirkulation in der unmittelbar postischämischen Phase und die postischämische Hypoperfusion zurückzuführen.

Die kritische Grenze der *Myokarderholung* liegt bei *20–25 min.*
In Abhängigkeit von der primären Genese resultieren sekundär Hypoxämie, Hyperkapnie, metabolische wie respiratorische Adzidose, Hyper- oder Hypokaliämie, Laktatanstieg und andere biochemischen Reaktionen.

- **Myokard** 20–25 min

2.1.5 Symptome und Diagnostik

Symptome des Herz-Kreislauf-Stillstandes

Der Herz-Kreislauf-Stillstand wird diagnostiziert anhand *einfacher* bzw. *erweiterter Kriterien.*
Einfache Kriterien sind Reaktions-, Bewußtlosigkeit, Atemstillstand oder Schnappatmung, Pulslosigkeit in den großen Arterien (Aa carotis, femoralis). Daneben bestehen Zyanose oder extreme Blässe, weite Pupillen ohne Lichtreaktion. Die weiten Pupillen treten jedoch oft erst Minuten nach einem Herz-Kreislauf-Stillstand auf und sind nicht als verläßliches Frühzeichen zu werten. Hinzu kommt, daß bei manchen Patienten eine Pupillenerweiterung generell fehlt oder Größe und Reaktion durch Medikamente verändert sind (z.B. Opiate).

Einfache Symptome:
1. Reaktionslosigkeit
2. Bewußtlosigkeit
3. Apnoe
4. Pulslosigkeit (in den großen Arterien)
5. Zyanose/Blässe
6. (weite Pupillen?)

Weitere Diagnostik unter außerklinischen Bedingungen:
- EKG: Formen des Herz-Kreislauf-Stillstandes;
- direkte Messung des arteriellen Drucks bei Patienten der Intensivstationen

Erweiterte Diagnostik:
1. EKG – Typendifferenzierung
2. arterielle Druckmessung

2.1.6 Prinzipien und Wirkungsweise der kardiopulmonalen Reanimation

Prinzipien und Wirkungsweise

Die Wirksamkeit der lebensrettenden Sofortmaßnahmen hat zur Vorbedingung, daß diese Maßnahmen unverzüglich, ggf. zunächst ohne Hilfsmittel, begonnen werden können, um die kritische Zeitspanne zwischen *klinischem und biologischem Tod* zu überbrücken. **Lebensrettende** Sofortmaßnahmen nach Eintritt des biologischen Todes sind in der Regel ohne Erfolg.

Ihre Wirksamkeit ist zeitabhängig

Die lebensrettenden Sofortmaßnahmen werden von zwischengeschalteten diagnostischen Überprüfungen begleitet, die jedoch zu keiner Gefährdung des ggf. erzielten Erfolges führen dürfen.

Die Maßnahmen müssen durch kurze diagnostische Überprüfungen kontrolliert werden (s. Tab.4-1)

> Ist die **Diagnose** des Herz-Kreislauf-Stillstandes gestellt, werden die Sofortmaßnahmen in der Reihenfolge initiiert:
> 1. Freimachen und Freihalten der Atemwege, ggf. Beatmung,
> 2. externe Thoraxdruckmassage.

⇐

Bisher wurde davon ausgegangen, daß die respiratorische Funktion zunächst deshalb etabliert werden mußte, weil nur über sie Sauerstoff von außen in den Organismus gelangen kann. Die Thoraxdruckmassage ohne freie Atemwege oder ohne Beatmung wird als problematisch bezeichnet. Diese Auffassung ist dann richtig, wenn der Herz-Kreislauf-Stillstand z.B. primär *respiratorischer Genese* ist oder auf einem *Volumenmangel* beruht, im Gefolge von *Ertrinken* aufgetreten ist, durch *Medikamente* mit primären Angriff am *respiratorischem System* ausgelöst wurde. In diesen Fällen muß zuerst die respiratorische Störung behoben und ein Minimum an Sauerstoff zugeführt werden, um sodann mit der Thoraxdruckmassage diesen Sauerstoff zu den Organen zu transportieren.

Erst Beatmung, dann Thoraxdruckmassage, bei:
- respiratorischer Genese
- Volumenmangel
- Ertrinken
- Medikamentenwirkung auf die Atmung

Weitaus die überwiegende Mehrzahl von Herz-Kreislauf-Stillständen ist heute primär-kardialer Genese. In diesen Fällen ist die Zirkulation abrupt unterbrochen, eine Entsättigung des Blutes und ein drastischer Abfall des PaO_2 treten zunächst nicht auf (Abb.4-5). Wird unverzüglich mit der Thoraxdruckmassage begonnen, resultiert erst sekundär ein paO_2-Abfall und eine Entsättigung des Blutes. Diese muß dann sekundär durch Beatmung behandelt werden.

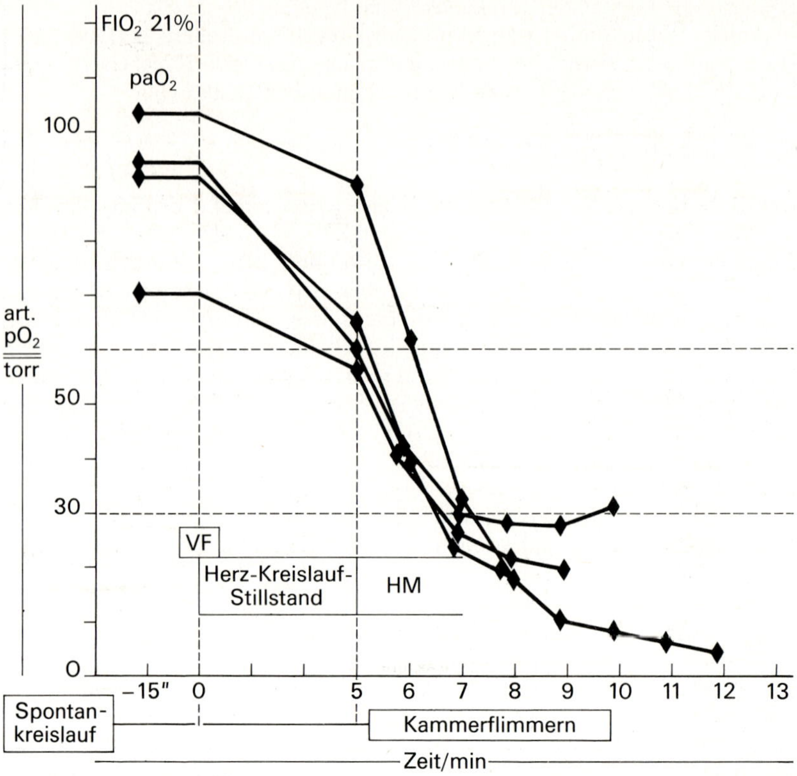

Abb. 4-5: Arterieller paO_2 bei intakter Zirkulation (Spontkreislauf) nach Beginn des Kammerflimmerns (VF) und bei ausschließlicher Thoraxdruckmassage (HM). Man erkennt, daß der paO_2 initial hoch bleibt und mit Beginn der Thoraxdruckmassage abrupt absinkt (aus R. Lesser et al.: Disast. Med. 1 (1983) 239)

⇨

> Bei primär-kardialer Genese ergibt die pathophysiologische Betrachtungsweise eine *Präferenz der primären Thoraxdruckmassage* (für ca. 30 s) *vor der primären respiratorischen Reanimation.*

Diese Schlußfolgerung ist jedoch nur gerechtfertigt, wenn die initiale Thoraxdruckmassage im Sinne des Zeitgewinns durchgeführt wird, im unmittelbaren Anschluß daran jedoch gefolgt von der respiratorischen Reanimation. Pulmokardiale bzw. kardiopulmonale Sequenz unterscheiden sich also nur in der initial ersten Maßnahme; die Zeit zwischen dem Beginn mit der primär-kardialen Reanimation und der sekundär-respiratorischen Reanimation muß unter 30 s liegen.

Thoraxdruckmassage

Die pathophysiologische Erklärung der Wirksamkeit der kardiopulmonalen Reanimation hat sich geändert (Abb. 4-6)

Man differenziert zwischen einem **direkten kardialen** (3/5), einem **direkten thorakalen** (1/5) und einem **abdominalen** (1/5) Druckmechanismus

Der **direkt kardiale** Mechanismus ist – wie seit langem angenommen – der effektivste

2.1.6.1 Thoraxdruckmassage

Revolutionierend hat sich in den letzten Jahren die pathophysiologische Betrachtungsweise der Thoraxdruckmassage selbst geändert. Durch die Thoraxdruckmassage wird eine generelle intrathorakale Druckerhöhung erzeugt und nicht so sehr eine direkte kardiale Kompression (Abb. 4-6).
Man muß zwischen einem direkt *kardialen*, einem *thorakalen* und einem *abdominellen* Anteil der kardipulmonalen Reanimation differenzieren. Der direkt kardiale Anteil erzeugt im Experiment bei einem Reanimationsdruck von *80 mm Hg rund 3 500 ml Blutfluß*, der thorakale Anteil bei gleichem Druck jedoch nur *1 350 ml* und der abdominelle Anteil gar unter *1 000 ml.* Das betrifft nicht nur den Gesamtblutfluß, sondern auch die jeweilige Durchblutung des Herzens (250/75/50 ml) bzw. die des Gehirns (900/500/100 ml).
Daraus folgt, daß von den drei Mechanismen die **direkte kardiale Kompression** die effektivste ist. Daher sind wahrscheinlich dünne Leute sowie Kinder

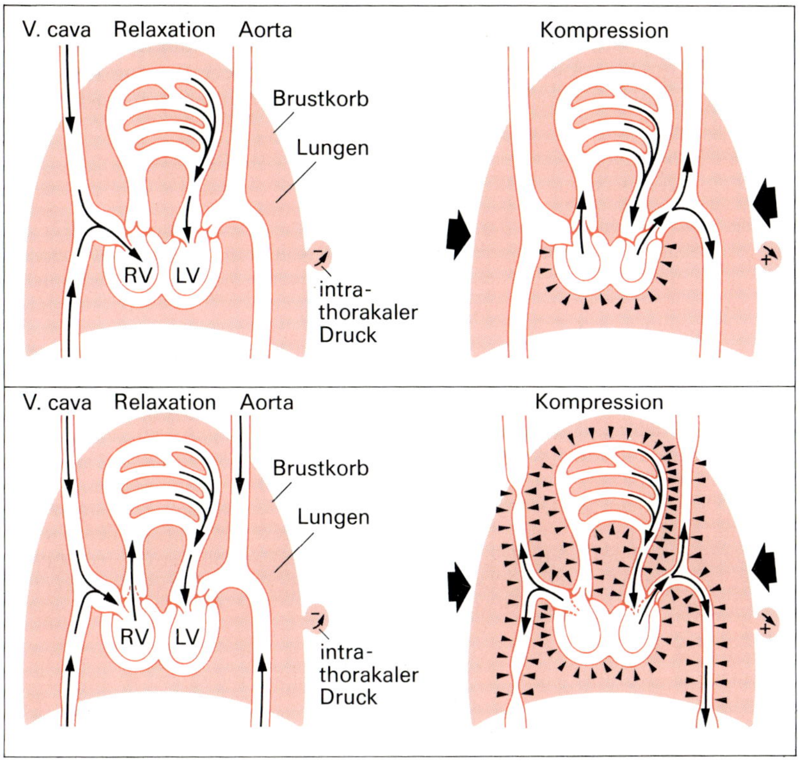

Abb. 4-6: Gegenüberstellung der pathophysiologischen Vorstellungen zur klassischen und neuen kardiopulmonalen Reanimation. Nach der klassischen Vorstellung kommt eine Durchblutung durch die Kompression der Ventrikel und ihre anschließende Erschlaffung zustande. Nach den *neuen Vorstellungen* dienen die Ventrikel lediglich als Durchlauforgan für das Blut, dessen Zirkulation durch die Kompression des Brustkorbes ausgelöst wird (aus J. M. Luce et al.: J. Amer. med. Ass. 244 (1980) 1366)

deshalb begünstigt, weil bei Ihnen dieser direkte Pumpmechanismus wirksam wird. Größere und dickere Leute hingegen würden an der Wirkungslosigkeit oder der eingeschränkten Wirksamkeit der kardiopulmonalen Reanimation leiden müssen, bei ihnen kommen thorakaler Pumpmechanismus und ggf. der abdominale zur Wirkung, beide zusammen erzeugen aber nur die Hälfte der Durchblutung, die der kardiale Pumpmechanismus allein zu bewerkstelligen vermag.

Der **thorakale Pumpmechanismus** drückt infolge des erhöhten Pleuradrucks Blut aus den Lungen durch das Herz in die peripheren Arterien, insbesondere die Aorta und die intrathorakale A. carotis. Während der Kompression (oder auch des Hustenstoßes) sind Mitral- und Aortenklappen geöffnet. Die Druckerhöhung wird fortgeleitet in die extrathorakalen Arterien, also den extrathorakalen Teil der A. carotis und der Aorta und kann so einen vorwärts gerichteten Blutstrom erzeugen.

Unter diesem Mechanismus funktioniert der linke Ventrikel nicht als Pumpe, sondern nur als Durchflußorgan. Die Lungen sind also praktisch die Pumpkammer.

Der linke Ventrikel funktioniert beim thorakalen Mechanismus als Durchflußorgan

Der **abdominelle Kompressionsmechanismus** verschließt durch eine Kompression der abdominellen Aorta die Aortenklappe und treibt Blut in periphere Arterien. Während der Relaxationsphase öffnet die Aortenklappe und die Aorta füllt sich wieder. Wenn diese Kompression zusätzlich zur Brustkorbkompression oder im Wechsel dazu ausgeführt wird, kann der Flow unter Umständen um nahezu 50 % gesteigert werden.

Für sich allein bewirkt der abdominelle Pumpmechanismus nur knapp 30 % der Effektivität des kardialen Pumpmechanismus hinsichtlich des Gesamtflows bzw. 20 % für die Koronardurchblutung und 10 % für die Hirndurchblutung.

Auch der abdominelle Kompressionsmechanismus hat nur eine reduzierte Effektivität

Basierend auf den veränderten Vorstellungen zur Wirkungsweise der extra-

Abdomineller und thorakaler Pumpmechanismus werden im Experiment durch ergänzende Maßnahmen unterstützt:
z. B. **Schockhosen, abdominelle Kompression, aortale Gegenpulsation**, ohne daß bisher die Überlebenserwartung verlängert werden konnte

thorakalen Thoraxdruckmassage im Sinne einer generellen intrathorakalen Druckerhöhung wurden unterschiedliche Versuche unternommen, die durch die Thoraxdruckmassage initiierte intrathorakale Druckerhöhung mit anderen Maßnahmen wirksam *zu unterstützen.* Solche Maßnahmen sind z.B. die

- sog. *Schockhosen,*
- *abdominale Kompression* – kontinuierlich oder intermittierend,
- *aortale Gegenpulsation* etc.

Die sog. Antischockhosen gehen davon aus, daß durch die bis zu etwa 100 mm Hg aufblasbare zirkulär die unteren Extremitäten und das Abdomen umhüllenden kompressiblen Einheiten ein akuter Anstieg des peripheren Gefäßwiderstandes in der unteren Körperhälfte bewirkt wird, der sich sekundär in einem erhöhten mittleren arteriellen Druck auswirkt.
Bisher konnte ein Effekt auf die Überlebensrate nach Herz-Kreislauf-Stillstand nicht bewiesen werden.
Die Methode der **kontinuierlichen oder intermittierenden abdominellen Kompression** bzw. Abbindung während der kardiopulmonalen Reanimation dient dazu, den systemischen Blutdruck und diastolischen intrathorakalen Druck zu erhöhen. Die abdominelle Kompression wurde sowohl im Sinne der Gegenpulsation in der Erholungsphase der Thoraxkompression als simultan eingesetzt. Sie wurde intermittierend und kontinuierlich angewandt und erbrachte deutliche Anstiege der Karotisdurchblutung und des Aortendrucks. Dabei wurde das Herzzeitvolumen nahezu verdoppelt. Allerdings verschlechtert sich mit dieser Technik die zerebrale Perfusion und damit letztlich auch die Legitimation der Methode.

Folgerichtig sind die abdominelle Druckerhöhung sowie die intermittierende abdominelle Kompression während der kardiopulmonalen Reanimation nicht in den Empfehlungen der American Heart Association (AHA) enthalten. Auch für die aortale Ballongegenpulsation ist eine verlängerte Überlebensrate noch nicht bewiesen.

Offene kardiopulmonale Reanimation

ist im Tierexperiment erfolgreicher als die geschlossene kardiopulmonale Reanimation

2.1.6.2 Offene kardiopulmonale Reanimation

Folgt man den bereits zitierten Überlegungen, so *müssen letztlich* alle Versuche, den abdominellen Anteil der CPR zu verbessern, zum Scheitern verurteilt sein, wenn nicht zugleich die direkte Komponente der Kompression ausschlaggebend hoch ist.
In konsequenter Interpretation der inzwischen revidierten oder teilweise revidierten pathophysiologischen Vorstellungen zur Wirkungsweise der externen kardiopulmonalen Reanimation wird der Stellenwert der internen Kompression des Herzens neuerlich ernsthaft diskutiert. Ursache für diese Diskussion sind die nach wie vor schlechten Ergebnisse der geschlossenen mechanischen kardiopulmonalen Reanimation, die durch die neuen pathophysiologischen Vorstellungen zwar erklärbarer wurden, aber kaum verbessert werden konnten.
Die offene kardiopulmonale Reanimation erhöht weder den venösen noch den intrakraniellen Druck, stellt jedoch annähernd *normale zerebrale und systemische Durchblutungs- und Oxygenationsverhältnisse* her. Im Tierversuch zumindest brachte die offene kardiopulmonale Reanimation mit Abklemmen der deszendierenden Aorta die hämodynamisch besten Ergebnisse.

Kombinationen:
Indikationen zur offenen Herzmassage

- Herz-Kreislauf-Stillstand beim offenen Brustkorbtrauma
- Deformitäten der Thoraxwand
- Zustand nach Hyperthermie
- offener Thorax im Operationssaal
- bei ineffektiver geschlossener Herzdruckmassage nach 15–20 min unter klinischen Bedingungen

Verbindung von externer und interner kardiopulmonaler Reanimation
Die offene kardiopulmonale Reanimation ist indiziert (Empfehlung der AHA): Herz-Kreislauf-Stillstand bei *penetrierendem Brustkorbtrauma, Deformitäten des Thorax* und *Emphysem,* Herz-Kreislauf-Stillstand im Anschluß an *schwere Hyperthermie,* an ein *rupturierendes Aortenaneurysma, Herzbeuteltamponade* und Herz-Kreislauf-Stillstand bei *offenem Thorax im Operationssaal.* Es sollte hinzugefügt werden: nach 10–20 min geschlossener Herzdruckmassage ohne Effekt unter *klinischen Bedingungen.*

Durchführung der lebensrettenden Sofortmaßnahmen
Plazieren des Patienten auf harter Unterlage

2.1.7 Durchführung der lebensrettenden Sofortmaßnahmen

Basierend auf den allgemeinen einfachen Zeichen des Herz-Kreislauf-Stillstandes kann mit Hilfe einer – ebenso einfachen Checkliste relativ rasch entschieden werden, welche Maßnahmen eingeleitet werden müssen. Der Patient wird nach der Diagnose des Herz-Kreislauf-Stillstandes sofort auf eine flache harte Unterlage gelegt. Entweder primär oder unmittelbar sekundär werden die Atemwege überprüft und freigemacht.

2.1.7.1 Freimachen der Atemwege – Beatmung

Prüfen und Freimachen der Atemwege

Nicht selten kann bei respiratorisch ausgelöstem Herz-Kreislauf-Stillstand allein das Freimachen der Atemwege den Herz-Kreislauf-Stillstand beheben.

Empfehlungen zur initialen Beatmung

Bei früheren Empfehlungen wurde von einer initial viermaligen Beatmung zu Beginn der Reanimation ausgegangen. Bei diesem Vorgehen werden jedoch rasch Spitzendrücke erzielt und insbesondere bei niedriger Compliance Atmungsluft in hohem Maße in den Magen insuffliert.
Die Empfehlungen der AHA werden folgende Änderungen bringen:

> **Beatmung:** Initial werden 2 langsame Beatmungen von je 2 s Dauer durchgeführt. Dadurch wird die Möglichkeit der Luftinsufflation in den Magen deutlich verringert.

⇦

Bei jedem Herz-Kreislauf-Stillstand sofort Sauerstoff anwenden, möglichst 100 %

Bei jedem Herz-Kreislauf-Stillstand sollte so schnell wie möglich mit höchstmöglichen inspiratorischen **Sauerstoffkonzentrationen** beatmet werden. Ansätze für eine derartige Sauerstoffbeatmung bieten bereits spezielle Masken, die über eine Seitenöffnung eine Insufflation von Sauerstoff unter die Maske zulassen. Spätestens mit dem Beginn der Beutelbeatmung sollten höchstmögliche Sauerstoffkonzentrationen – wünschenswert 100 % – appliziert werden. Selbst unter der Minimalzirkulation einer extrathorakalen Herzmassage resultieren hohe intrapulmonale Shunts mit hohen venösen Beimischungen. Diese können nur durch Beatmung mit 100 % Sauerstoff reduziert werden.

Ggf. werden niedrige positive endexspiratorische Drucke appliziert (ca. 5 cm H_2O)

Eine ebenfalls empfehlenswerte Ergänzung der respiratorischen Reanimation ist die Applikation von wenigen Zentimetern *positiv endexspiratorischen Druckes* (PEEP). Eine solche Beatmungsform ist mit einfachen Hilfsmitteln unter Einsatz der beschriebenen Beatmungsbeutel bei zusätzlicher Verwendung eines PEEP-Ventils möglich. Dadurch läßt sich ein Alveolenkollaps, der in der Exspirationsphase eintreten würde, verhindern. Grundsätzlich sollte, um negative Auswirkungen auf die Kreislauffunktion zu vermeiden, ein endexspiratorischer Druck von 5 cm Wassersäule nicht überschritten werden.

2.1.7.2 Mechanische Herzwiederbelebung

Mechanische Herzwiederbelebung

Von Bedeutung für die Effektivität sind:
- optimaler Druckpunkt
- richtige Kompressionsdauer (50 % des Zyklus)
- richtiges Kompressions-Relaxationsverhältnis
- ausreichende Arbeitsfrequenz (80–100 pro min)

Verschiedene Kriterien sind für die Effektivität der mechanischen Thoraxdruckmassage von Bedeutung:
- optimaler Druckpunkt,
- Zeitdauer der tatsächlichen Kompression bzw. das Verhältnis von Kompression zu Relaxation,
- sog. Arbeitsfrequenz der Herzdruckmassage, d. h. diejenige Frequenz, die in den Phasen der Herzdruckmassage zugrunde gelegt wird (bezogen auf 1 min); die restliche Zeit wird durch die in Ihrer Zeitdauer verlängerte Beatmung in Anspruch genommen (s. 2.1.7.1),
- Wechsel zwischen Beatmung und Thoraxdruckmassage.

Optimaler Druckpunkt

Optimaler Druckpunkt
An der Grenze zwischen unterem und mittlerem Sternumdrittel (s. Abb. 4-7)

Der optimale Druckpunkt zur Erzielung größtmöglicher Druckwerte und Durchblutungsgrößen liegt beim Erwachsenen am Übergang vom *mittleren zum unteren Sternumdrittel.* Beim Aufsuchen des Druckpunktes orientiert man sich am Proc. xiphoideus und setzt den distalen Rand des Handballens hier auf (etwa 2 Querfinger = 3–4 cm) (s. Abb. 4-7).
An dieser Stelle wird – indem eine Hand über die andere gelegt wird – mit senkrecht durchgedrückten Armen der Brustkorb komprimiert. Der Helfer steht dabei seitlich vom Patienten.
Ein falscher Druck kann zur Ineffektivität der Thoraxdruckmassage und zu

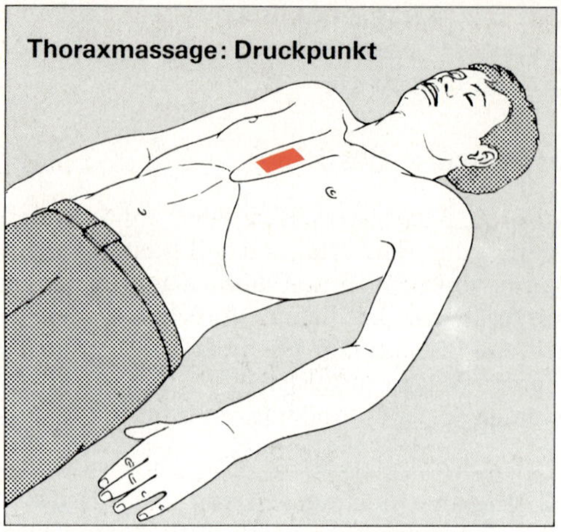

Abb. 4-7: Schematische Darstellung des Druckpunktes zur Thoraxdruckmassage

Verletzungen führen. Nicht durchgedrückte Arme führen u. a. zur raschen Ermüdung des Helfers.

Zeitdauer der Kompression
Die **Kompressionsdauer** muß ungefähr 50% des Kompressions-, Relaxationszyklus betragen, um optimale Perfusionsverhältnisse zu erzielen

Zeitdauer der Kompression
Eine Kompressionsdauer von mindestens 50% des Zyklus ist erforderlich, um eine bestmögliche Durchblutung zu erzielen. Die Empfehlungen der AHA tragen dem Rechnung, in dem sie eine Kompressionsdauer von mindestens 50% des Massagezyklus vorsehen; sie sollte allerdings auch nicht wesentlich darüber hinausgehen, um die Koronardurchblutung nicht zu beeinträchtigen.

Die **Arbeitsfrequenz** der Thoraxdruckmassage muß mindestens 80–100/min betragen = 3 Kompressionen/2 s

Arbeitsfrequenz
Zumindest bei den Reanimationsmaßnahmen, die ohne endotracheale Intubation durchgeführt werden, benötigt die jeweilige Beatmung wesentlich mehr Zeit als bisher angenommen wurde, um eine effektive Ventilation zu erzielen und nicht wesentliche Beatmungsvolumina in den Magen zu insufflieren (s. o.). Dadurch ist der Zeitraum verkürzt worden, der für die Kompressionen zur Verfügung steht. Konsequenterweise kann die Zahl der Kompressionen pro min dann nur dadurch aufrechterhalten werden, daß die Frequenz der Thoraxdruckmassage innerhalb der Kompressionsphasen angehoben wird. Entsprechend empfiehlt die AHA nunmehr, die Arbeitsfrequenz, d. h. diejenige Frequenz, die bei theoretisch kontinuierlicher Massage über 1 min angesetzt werden müßte, auf 80 bis 100 anzuheben. Das bedeutet auch, daß bei den beiden einfachen Reanimationsformen (Ein-Mann-Reanimation und Zwei-Mann-Reanimation ohne endotracheale Intubation) der bisherige Rhythmus von einer Thoraxdruckmassage pro Sekunde auf *drei Thoraxdruckmassagen pro zwei Sekunden* erhöht werden muß.

Wechsel von Beatmung und Thoraxdruckmassage
- **Ein-Mann-Reanimation:** 2 Beatmungen zu 15 Thoraxdruckmassagen
- **Zwei-Mann-Reanimation:** 1 Beatmung zu 5 Thoraxdruckmassagen
- Beim **intubierten Patienten** können Beatmung und Thoraxdruckmassage simultan angewendet werden

Wechsel von Beatmung und Thoraxdruckmassage
Steht **ein Helfer** zur Verfügung, der sowohl Beatmung als auch Thoraxdruckmassage durchführen muß, beginnt er mit initial *2maliger Beatmung* innerhalb von je 1,5–2 s, gefolgt von *15 Thoraxdruckmassagen* (Arbeitsfrequenz 80–100/min). (Abb. 4-8). Stehen **zwei Helfer** zur Verfügung oder wird der Helfer, der initial die Wiederbelebung begonnen hat, durch einen zweiten Helfer unterstützt, so beginnt man wieder mit *2* initialen *Beatmungen*, denen *5 Thoraxdruckmassagen* folgen. Das weitere Verhältnis von Beatmung zu Thoraxdruckmassage beträgt jetzt 1:5 (Abb. 4-9).
Anders liegen die Verhältnisse dann, wenn der Patient **endotracheal intubiert** ist und über einen Endotrachealtubus beatmet wird. Dann besteht nicht mehr die Gefahr der Luftinsufflation in den Magen und der Regurgitation und der Aspiration; jetzt können Beatmung und Thoraxdruckmassage simultan eingesetzt werden. Dadurch lassen sich wesentlich höhere intrathorakale Drucke und damit auch höhere Karotisperfusionsdrucke erzielen, als durch die interponierte bzw. synchronisierte Beatmungs-Massagetechnik in den je-

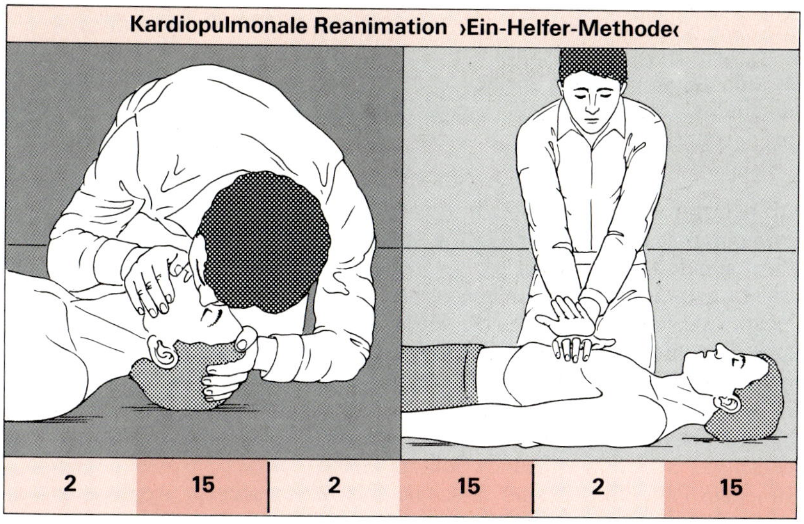

Abb. 4-8: Schematische Darstellung der kardiopulmonalen Reanimation mit der Ein-Helfer-Methode

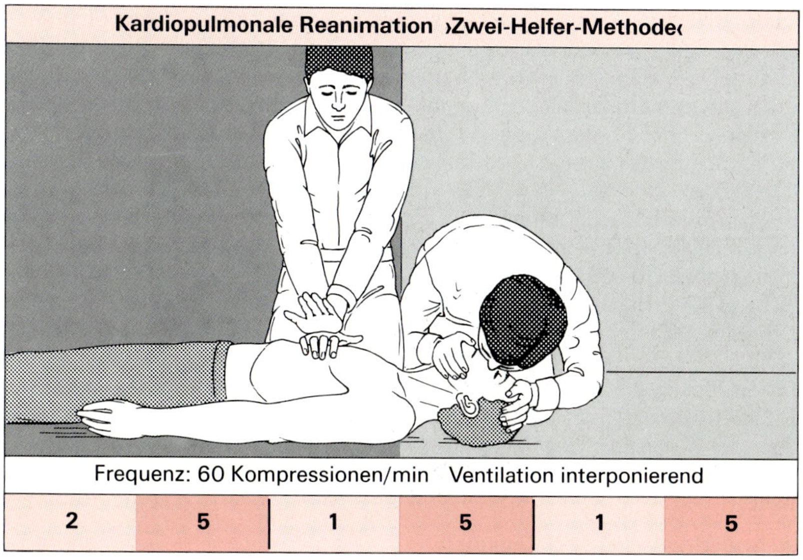

Abb. 4-9: Schematische Darstellung der kardiopulmonalen Reanimation mit der Zwei-Helfer-Methode

weiligen Pausen. Auch die Hirndurchblutung nimmt unter diesen Bedingungen trotz Anstiegs des intrakraniellen Druckes zu, dies insbesondere dann, wenn gleichzeitig durch Katecholamine die Durchblutung im Stromgebiet der A. carotis communis zu Lasten der extrakraniellen Perfusionsbezirke über die A. carotis interna der Hirndurchblutung zugute kommt.
Konkrete Empfehlungen der AHA zur simultanen Beatmung und Kompression sind in den Empfehlungen allerdings nicht enthalten.
Empfohlen wird hingegen, nach jeweils 4 Beatmungs-Massagezyklen die Zirkulation des Notfallpatienten zu überprüfen dadurch, daß der Karotispuls (einfache lebensrettende Sofortmaßnahmen) bzw. ein Spontan-EKG beobachtet wird.
Zur Selbsthilfe empfiehlt die AHA zumindest initial den Versuch einer sog. husteninduzierten Herzaktion durch den Patienten selbst. Dies setzt klinische Bedingungen, Monitorüberwachung und schließlich voraus, daß der Patient noch bei Bewußtsein ist.

Nach 4 Zyklen (Beatmung-Thoraxdruckmassage) muß die Zirkulation durch Palpation der A. carotis oder A. femoralis bzw. durch Ableitung eines EKG überprüft werden

Medikamente zur kardiopulmonalen Reanimation

Applikationswege
- periphervenös
- zentralvenös
- transtracheal

Obsolet sind:
- intrakardiale
- intramuskuläre
- subkutane Applikationen

Außerklinisches Vorgehen:
- Punktion einer peripheren Vene und Einschwemmung der Medikamente (Infusionslösung)
- 2. Wahl: zentralvenöser Zugang: Vv. jug. ext., int. oder im Ausnahmefall subclavia

Klinisches Vorgehen:
Wie außerklinische Maßnahmen. Bei peripherer Applikation ist die Medikamentenkonzentration niedriger als bei zentraler

Endobronchiale Applikation:
Über einen dünnen Katheter z. B. Adrenalin, Atropin, Lidocain

2.1.7.3 Medikamente in der kardiopulmonalen Reanimation

Medikamente ergänzen die mechanischen Reanimationsmaßnahmen baldmöglichst. Ihre theoretische Vielfalt läßt sich vereinfacht unterteilen in wenige obligate Substanzen und verschiedene fakultativ indizierte. (Abb. 12a + b)

Applikationswege
Prinzipiell stehen zur Applikation von Medikamenten unter der Reanimation *periphervenöse* und *zentralvenöse* Zugänge zur Verfügung; sind solche nicht anzulegen, bleibt für bestimmte Medikamente der *transtracheale* Zugang durch einen liegenden Endotrachealtubus mit Hilfe eines Katheters. Die *intrakardiale* Medikamentenapplikation sollte eigentlich obsolet sein, wenngleich sie für diejenigen Fälle erwogen werden kann, in denen weder peripher- noch zentralvenöse Zugänge zur Verfügung stehen und ein Endotrachealtubus nicht eingeführt werden konnte. Die Wahrscheinlichkeit einer derartigen Situation ist jedoch äußerst gering.
In jedem Falle **obsolet** sind *subkutane* oder *intramuskuläre* Applikationsweisen, da die applizierten Substanzen wegen der fehlenden Zirkulation nicht resorbiert werden.
Grundsätzlich ist auch in der außerklinischen Notfallmedizin unter Reanimationsbedingungen davon auszugehen, daß – wenn ein peripheres Gefäß kanülierbar ist – dieses Priorität vor einem zentralvenösen Zugang hat (Verletzungsgefahr, versehentliche Punktion anderer Strukturen – nahezu 14% und mehr –, mangelnde Erfahrung, unsterile Bedingungen etc.). Zwar sollen über einen zentralen Zugang applizierte Medikamente ca. 70 s früher den Wirkort erreichen als periphervenös applizierte. Die Anlage eines periphervenösen Zugangs kann jedoch ungleich schneller erfolgen als die eines zentralvenösen.
Bei periphervenöser wie femoralvenöser Medikamentenapplikation muß deren Transport nach zentral durch Einschwemmung mit Hilfe von Infusionslösungen beschleunigt werden.
Die AHA vertritt die Auffassung, bei Vorhandensein großlumiger Venen am Unterarm und in der Ellenbeuge solche primär zu kanülieren. Man müsse jedoch 1–2 min rechnen, bis selbst unter Einschwemmung mit Hilfe einer Infusionslösung die Medikamente ihre Wirkung entfalten könnten. Trete der Effekt nicht kurzfristig ein, so sollte ein zentralvenöser Zugang, vorzugsweise über die *V. jugularis externa* gewählt werden.
Die nur scheinbar widersprüchlichen Befunde legen folgendes Vorgehen nahe:

- **Außerklinische Notfallmedizin:**
- Punktion einer *peripheren Vene*, wenn möglich und
- Einschwemmung des Medikamentes mit einer Infusion,
- ggf. *zweite Wahl*
- Etablierung eines *zentralvenösen Zugangs* im oberen Hohlvenenbereich nach Stabilisierung der Situation außerhalb oder innerhalb der Klinik dann, wenn die Herzdruckmassage nicht mehr erforderlich ist (s. Kap. VIII/3).

- **Klinische Situation:**

Vorgehen, wie unter außerklinischen Bedingungen, wobei der *zentralvenöse Zugang* im oberen Hohlvenenbereich ggf. erst unter sterilen Bedingungen nach Stabilisierung der Situation sinnvoll erscheint.
Zu beachten ist bei der periphervenösen Medikamentenapplikation, daß die Konzentration der Substanzen bei gleicher Dosierung niedriger ist als nach zentralvenöser Applikation.
In all den Fällen, in denen ein peripher- oder zentralvenöser Zugang nicht sofort oder überhaupt nicht installierbar ist, sollte unverzüglich von der *intratrachealen* oder besser *endobronchialen* Medikamentenapplikation Gebrauch gemacht werden, wenn ein Endotrachealtubus bereits eingeführt wurde. Allerdings können nicht alle Substanzen über diesen Zugangsweg appliziert werden. Er ist *reserviert für Atropin, Adrenalin, Lidocain*, ggf. *Betablocker* etc.

Die einfache endotracheale Applikation dieser Substanzen führt kaum zu einer nachweisbaren Wirkung. Vielmehr müssen diese Medikamente mit Hilfe eines dünnen Katheters über den Endotrachealtubus nach endobronchial gebracht werden.
Zu bedenken ist, daß die Dosierung z.B. von Adrenalin über diesen Applikationsweg höher sein muß als bei der peripher- oder zentralvenösen Applikation. Die endobronchiale Installation von 100 µg/kg Adrenalin in 10 ml physiologischer Kochsalzlösung ist der i. v. Applikation von 10 µg/kg hinsichtlich Latenzzeit bis zum Wirkungsbeginn (10–15 s) und max. Kreislaufwirkung nahezu äquivalent. Die endobronchiale Applikation führt jedoch zu einer deutlichen Verlängerung der Wirkdauer. Eine weitere Dosissteigerung bewirkt keine Wirkungsverstärkung.

Die **Dosierung** bei endobronchialer Applikation muß **doppelt so hoch** sein wie bei i. v. Applikation. Die **Wirkung hält länger an**

2.1.7.4 Medikamente zur Wiederherstellung des Herzrhythmus und der Koronarperfusion

Medikamente zur Wiederherstellung des Herzrhythmus und der Koronarzirkulation

Innerhalb dieser Stoffgruppe stehen eine Reihe von Substanzen zur Verfügung (Tab. 4-2).
Alle *stimulieren das Myokard* direkt. Die wirksamsten Substanzen sind insoweit jedoch *Isoprenalin, Dobutamin und Adrenalin*, eine mittelgradige inotrope Wirkung hat Dopamin; Noradrenalin besitzt nur 5 % der positiv inotropen Wirkung von Isoprenalin; ähnlich wirken Methoxamin und Phenylephrin.
Dopamin wirkt zumindest teilweise durch örtliche Freisetzung von Noradrenalin. Diese inotropen Effekte der Katecholamine sind dann schlecht kalkulierbar, wenn die Gewebsspeicher entleert sind, also z. B. nach der kardiopulmonalen Reanimation.
Die genannten Katecholamine besitzen darüber hinaus *chronotope Eigenschaften*, am stärksten wieder Isoprenalin (Tab. 4-2). Noradrenalin verursacht nach i. v. Applikation gewöhnlich eine Reflexbradykardie als Folge der Vasokonstriktion.

Prinzipiell möglich die in Tab. 4-2 aufgeführten Medikamente

Wirkungen:
positiv inotrop

positiv chronotop

Tab. 4-2: Zusammenstellung der wesentlichen Eigenschaften gängiger Katecholamine

	Inotropie	Chronotropie	Vaso-konstriktion	Vaso-dilatation
Noradrenalin	+	– –	+ + +	–
Adrenalin	+ + +	+ + +	+	+
Isoprenalin	+ + +	+ + +	–	+ +
Dobutamin	+ + +	+ +	–	+
Dopamin	+ +	+ +	+ +	–

Auch die *peripheren Effekte* dieser Katecholamine differieren. *Noradrenalin* ist ein effektiver peripherer Vasokonstriktor, *Adrenalin* besitzt konstriktorische und vasodilatatorische Effekte, *Isoprenalin* (Orziprenalin) nur vasodilatatorische Eigenschaften.
Von wesentlicher Bedeutung ist der Hinweis, daß alle beschriebenen Veränderungen auf Untersuchungen an herzgesunden Patienten beruhen. Bei reduziertem Herzzeitvolumen und reduziertem arteriellem Druck kann jede Substanz, die das Herzzeitvolumen oder den Druck anhebt, auch zu einer Flow-Verbesserung – zumindest in Herz und Nieren – führen.
Für die kardiopulmonale Reanimation scheiden aus den geschilderten Gründen Substanzen wie Isoprenalin, Orziprenalin oder Dobutamin aus.

peripher **vasokonstriktorisch** und alpha-adrenergisch

Für die kardiopulmonale Reanimation ungeeignet sind: Isoprenalin, Orziprenalin und Dobutamin wegen zusätzlicher betaadrenerger Wirkungen

Adrenalin

Adrenalin hingegen *steigert den arteriellen Druck* durch positiv *inotrope* und *chronotope* Wirkung sowie *Vasokonstriktion.* Die Koronardurchblutung wird ebenfalls verbessert.
Der Mechanismus, über den Adrenalin die Reanimationsbemühungen beim asystolischen Herz-Kreislauf-Stillstand unterstützt, ist die *alphaadrenerge Stimulation.* Die auch vorhandenen betaadrenergisch stimulierenden Eigen-

Adrenalin
Die günstigen Wirkungen von Adrenalin sind (Tab. 4-2):
- positiv inotrop
- positiv chronotop
- peripher vasokonstriktorisch

schaften haben – was die Reanimation angeht – keine wesentliche Bedeutung. Die alphaadrenergische Stimulation erhöht den peripheren Widerstand, den diastolischen Blutdruck und damit die Koronarfusion. Darüber hinaus kann eine periphere Venokonstriktion den venösen Rückstrom zum Herzen unterstützen, damit die Füllung des Herzens verbessern und zugleich durch die externe Thoraxdruckmassage eine effektivere Koronardurchblutung bewerkstelligen.

Adrenalindosierung:
Im Tierexperiment sind höhere Dosen als die bisher empfohlenen von günstiger Wirkung

Die adäquate **Dosierung von Adrenalin** wird unterschiedlich beurteilt. Einige Autoren konnten mit einer Steigerung der Dosis über den herkömmlichen Bereich im Tierexperiment deutlich verbesserte Druck- und Perfusionswerte erzielen. In anderen Untersuchungen blieben solche Effekte eher aus. Übereinstimmung herrscht, mit Hilfe höherer Adrenalindosen die neurologischen Ergebnisse nach Reanimation verbessern zu können.

Adrenalin hat geradezu spezifische Eigenschaften hinsichtlich der *Hirndurchblutung.* Adrenalin hebt selektiv den Gefäßwiderstand in allen nicht-zerebralen und nicht-koronaren Stromgebieten an. Durch diese mehr periphere Vasokonstriktion wird der Aortendruck während der Herzkompression erhöht. Da intrakranieller Druck und rechter Vorhofdruck nur wenig ansteigen, wird die zerebrale und myokardiale Perfusion signifikant verbessert. Dieser günstige Effekt tritt insbesondere auch bei verlängerter Reanimation in den Vordergrund (bis zu 50 min). Er ist daher wahrscheinlich auch nutzbar nach einem verzögerten Beginn der Reanimationsmaßnahmen bzw. bei prolongierter Reanimation.
Die Katecholamine entfalten ihren günstigen Effekt nicht nur bei der *Asystolie* sondern auch beim *Kammerflimmern* – insbesondere im Hinblick auf die Defibrillierbarkeit.

Bei Patienten, die man außerhalb der Klinik reanimierte, wurden extrem hohe Plasmaspiegel beobachtet, die bis zum 100fachen der Norm gesteigert waren, ohne daß zuvor Katecholamine zugeführt wurden. Patienten mit Kammerflimmern hatten deutlich höhere Adrenalinkonzentrationen als asystolische Patienten. Ungeachtet dessen wurde beobachtet, daß auch bei hohen endogenen Katecholaminspiegeln die Zufuhr exogener Katecholamine weiterhin ihre Wirkung entfaltet.

Adrenalin ist das Katecholamin der 1. Wahl

Resümiert man diese Untersuchungsbefunde und die Empfehlungen der AHA, so ist *Adrenalin* in einer Dosis von mindestens 1 mg alle 3–5 min i. v. appliziert derzeit die *Medikation der Wahl.* Alternativ kann Adrenalin über einen *Endotrachealtubus* gegeben werden, dazu muß jedoch ein dünner Endobronchialkatheter eingeführt werden. Die Dosis ist um das 2–3fache zu steigern.

Dosierung:
mindestens 1 mg alle 3–5 min i. v. oder das 2–3fache einmalig endobronchial oder/und 1 µg/min per Infusionen

Will man Adrenalin per Infusionen verabreichen, so sollte 10 mg auf 250 ml einer Trägerlösung verteilt und beim Erwachsenen mit 1 µg/min titriert werden.

Die Effektivität von **Dopamin, Noradrenalin, Methoxamin** und **Phenylephrin** wird kontrovers beurteilt.

Noradrenalin wird von der AHA zur primären Reanimation nicht empfohlen, ebensowenig *Dopamin* und *Dobutamin.*

Medikamente zur Korrektur des Säure-Basen-Haushaltes

2.1.7.5 Medikamente zur Korrektur des Säure-Basen- und Elektrolythaushaltes

1. Natriumbikarbonat

Natriumbikarbonat gilt heute nicht mehr als Medikament der ersten Wahl nach Eintritt eines Herz-Kreislauf-Stillstandes und Beginn der Reanimationsmaßnahmen.

Im arteriellen Blut ist häufig ein alkalotischer pH, im gemischtvenösen hingegen ein saurer pH zu messen

Während der kardiopulmonalen Reanimation treten auch beim Menschen relativ hohe arterielle Blut-pH-Werte um 7,4 auf, der Mittelwert im gemischtvenösen Blut liegt jedoch bei 7,15 oder darunter. Die gleichen Differenzen reflektieren sich im pCO_2 mit einem arteriellen Wert von ungefähr 32 mmHg und einem gemischtvenösen um 74 mmHg. Selbst dann, wenn Gelegenheit besteht, über den Zeitpunkt des Herz-Kreislauf-Stillstandes und der Reanimation kontinuierlich zu messen, werden diese Beobachtungen bestätigt, während der pH im gemischtvenösen Blut abfiel und der pCO_2 anstieg. Diese Befunde sind ein Zeichen dafür, daß das Herzzeitvolumen nicht ausreicht, um die anfallende CO_2 in die pulmonale Zirkulation zu transportieren.

Der *arterielle Blutgasstatus* spiegelt also nicht die wahren Bedingungen im Organismus während der Reanimation wider.

Die Applikation von Natriumbikarbonat würde kaum etwas an der arteriellen Situation ändern, jedoch im Rahmen der Freisetzung von CO_2 zu einem *weiteren CO_2-Stau* auf der venösen Seite führen. Hinzu kommen potentielle Probleme oder Gefahren der Bikarbonattherapie wie *Hyperosmolalität, CO_2-Anstieg, Myokarddepression* und *zentralvenöse Azidose* neben der *Alkaliämie*, der *Natriumüberladung* und der *intrakraniellen Drucksteigerung*. Die häufig zitierte Auffassung, daß unter einer metabolischen Azidose die pressorische Wirkung der Katecholamine eingeschränkt sei, ist nicht belegt. Vielmehr wird bis zu einem pH von 7,2 die Wirkung der Katecholamine verbessert, im übrigen findet bis zu diesem pH-Wert eine verbesserte Sauerstoffabgabe im Gewebe statt. Auch die *Defibrillierbarkeit des Herzens ist mehr von der Myokardperfusion* als vom pH-Wert abhängig.

Wenn man davon ausgeht, daß die initialen Maßnahmen der Beatmung und Herzmassage, der endotrachealen Intubation, der Applikation eines venösen Zugangs etc. mindestens 15–20 min in Anspruch nehmen, so ist während dieses Zeitraums keine Indikation für die Zufuhr von Natriumbikarbonat gegeben. Falls der Herz-Kreislauf-Stillstand fortdauert, kann nach diesem Zeitraum die *Applikation von 1 mval/kg erwogen* werden. Wenn eben möglich, sollte keine Blindpufferung erfolgen, d. h. unter klinischen Bedingungen sollte die Bikarbonatzufuhr an die Blutgasanalyse (ggf. im venösen Blut) gekoppelt werden. Unter außerklinischen Bedingungen kann das eben genannte Vorgehen erwogen werden, wobei alle 15 min etwa 0,5 mval Natriumbikarbonat/kg unter der Beobachtung verabfolgt wird, daß der Herz-Kreislauf-Stillstand fortdauert.

Der **arterielle Blutgasstatus ist** zur Beurteilung des Säure-Basen-Haushaltes während des Herz-Kreislauf-Stillstandes **ungeeignet**. Gemessen werden sollte der gemischtvenöse Blutgasstatus

Die unkritische Puffertherapie mit Natriumkarbonat führt
- zum CO_2-Stau,
- zur Hyperosmolalität, Hypernatriämie
- zur Myokarddepression
- zum intrakraniellen Druckanstieg

Katecholamine und die Defibrillierung sind wirksamer unter leicht **sauren** Bedingungen **(pH 7,1–7,2)**

Natriumbikarbonat ist daher frühestens 20 min nach Eintritt eines Herz-Kreislauf-Stillstandes indiziert:
Initialdosis: 1 mval/kgKG
Repetitionsdosis: 0,5 mval/kgKG nach jeweils 15 min

Kalzium: Die AHA warnt in den neuen Empfehlungen eher vor der Anwendung von Kalzium und weist ihm höchstens einen Stellenwert bei nachgewiesener *Hyperkaliämie* und *Hypokalziämie* oder nach *Vergiftungen mit Kalziumblockern* zu.

Kalzium bleibt jedoch ein *Reanimationsmedikament der fakultativen Wahl* bei all den Patienten, bei denen die
- *Dauer* des Herz-Kreislauf-Stillstandes nicht bekannt ist und
- „die durch eine Injektion von Adrenalin alleine nicht reanimierbar sind".

Adrenalin kann nur dann seine volle positive inotrope und alphaadrenerge Wirkung entfalten, wenn genügend Kalzium vorhanden ist. Ein Patient, bei dem die Reanimation unmittelbar begonnen wird, entwickelt keine Hypokalziämie und benötigt daher auch kein Kalzium. Unter den Bedingungen einer nachgewiesenen Hypokalziämie bei einem länger dauernden Herz-Kreislauf-Stillstand, der mit allen anderweitigen Maßnahmen nicht zu durchbrechen ist, können initial 2–5 mg Kalziumchlorid/kgKG verabreicht werden (ca. 2 ml einer 10%igen Kalziumchloridlösung oder 5 ml einer Kalziumglukonatlösung).

2. Kalzium

AHA-Empfehlung:
Kalzium ist nur indiziert bei Hypokalziämie und Hyperkaliämie (Messung!) sowie bei Intoxikation mit Kalziumantagonisten

Kalzium ist ein Medikament der **2. Wahl** und wird ggf. nach Messung der ionisierten Konzentration eingesetzt. Eine Ausnahme ist allenfalls dann indiziert, wenn ein Herz-Kreislauf-Stillstand trotz aller anderen Therapiemaßnahmen nicht durchbrochen werden kann

Dosierung: 2–5 mg/kgKG (= 2 ml 10%iges Kalziumchlorid oder 5 ml Kalziumglukonat)

Eine geradezu *entgegengesetzte Empfehlung* geht von der Überlegung aus, daß der Kalziumeinstrom in die Hirnzellen im Anschluß an einen Herz-Kreislauf-Stillstand die neurologische Erholung erheblich verschlechtere. **Kalziumantagonisten** gehören jedoch keinesfalls zu den Medikamenten der 1. Wahl, nach primär erfolgreicher Reanimation können sie aber u. U. (insbesondere bei stabilen Kreislaufverhältnissen) zu einer *Verbesserung der neurologischen Ergebnisse beitragen.*

Kalziumantagonisten sind keine Medikamente der 1. Wahl im Rahmen der kardiopulmonalen Reanimation. Sie können aber ggf. in der Reperfusionsphase zu einer Verbesserung der neurologischen Ergebnisse beitragen

Kalium: Gelegentlich wird auch Kalium im Rahmen der Reanimation empfohlen. Unter der Reanimation kommt es jedoch nicht selten ohnehin zum *Anstieg der Serumkaliumkonzentration mit zunehmender Reanimationsdauer.* Die

3. Kalium

Serumkaliumwerte normalisieren sich dann, wenn eine Spontanzirkulation zurückkehrt. Dies spricht dafür, daß während der ischämischen Phase ein Kaliumausstrom aus der Zelle erfolgt, der nach Rückkehr adäquater Zirkulationsverhältnisse reversibel ist.
Adrenalin (exogen zugeführtes und endogen freigesetztes) kann ebenfalls zu einer Hypokaliämie führen, die zusammen mit der Rückkehr der Serumkaliumwerte nach Restauration der Zirkulation durchaus in eine Hypokaliämie münden kann, die dann Anlaß zu gezielter Substitution geben muß.

⇨

Kalium ist ebenfalls kein Medikament der *1. Wahl* bei der Behandlung des Herz-Kreislauf-Stillstandes sondern ggf. dann *indiziert*, wenn in der Sekundärphase auf der Basis von Messungen eine *Hypokaliämie* resultiert.

2.1.7.6 Atropin, Volumensubstitution, Glukose

Atropin

Atropin ist ein Parasympathikolytikum, das generell den Vagustonus am Herzen reduziert und die atrioventrikuläre Überleitung erleichtert. Damit besitzt Atropin **primär eine Indikation** bei
- *Sinusbradykardien*,
- Hypotension und Hypoperfusion, die auf eine Bradykardie zurückgehen,
- *AV-Block*.

Indikation:
- Sinusbradykardie
- AV-Block

Gelegentlich wird Atropin beim *asystolischen Herz-Kreislauf-Stillstand* empfohlen. Atropin hebt nicht nur die Herzfrequenz an, sondern auch unter bestimmten Umständen den arteriellen Druck. Auf der anderen Seite erhöht Atropin über die Tachykardie oder Tachyarrhythmie u. U. erheblich den myokardialen Sauerstoffverbrauch, ohne daß die Myokardperfusion steigt.

Potentielle Gefahren sind Erweiterungen von Ischämiezonen beim Herzinfarkt

Derzeit existieren kaum ernstzunehmende Untersuchungen, die den Wert des Atropin bei der Asystolie demonstrieren.
Angesichts der ungeklärten Situation weist die AHA darauf hin, daß beim akuten Myokardinfarkt und damit wohl auch beim Herz-Kreislauf-Stillstand durch den Anstieg der Herzfrequenz eine Vergrößerung möglicher Ischämiezonen resultieren kann. Gelegentlich mag Atropin zu Kammerflimmern bzw. Tachyarrhythmie führen.

Spezielle Indikation:

⇨

Atropin hat derzeit einen Platz nur in der primären Reanimation, wenn eine elektromechanische Dissoziation zugrunde liegt.

Will man Atropin geben, dann sollte eine Dosis von 1 mg i. v. gewählt werden

Zieht man Atropin anstelle von *Adrenalin* bei Asystolie in Erwägung, so sollte die Substanz in einer **Dosis von 1 mg i.v.** appliziert und **alle 5 min wiederholt** werden. Von Bedeutung ist, daß Dosen unter 0,5 mg eine parasympathikomimetische Wirkung auslösen, eine volle Vagusblockade wird mit 2 mg erreicht.

Atropin wird ebenso wie Adrenalin über einen Endotrachealtubus resorbiert.

Eine Volumensubstitution ist bei Herz-Kreislauf-Stillstand indiziert, der durch Blut, Volumen- oder Flüssigkeitsverluste ausgelöst oder mitbedingt wurde

Die **Volumensubstitution** ist primär nicht bei allen Patienten mit Herz-Kreislauf-Stillstand angezeigt. *Indikation* ist der Herz-Kreislauf-Stillstand bzw. die elektromechanische Dissoziation infolge *starker Blutungen* (Unfälle mit Verletzungen etc.). Die Auswahl der Lösung hängt in der Regel von den Begleitumständen ab und kann sowohl *künstliche* wie *natürliche Kolloide* oder *Blut* umfassen. Wenn keine andere Lösung zur Verfügung steht, können auch *kristalloide Lösungen*, wie etwa Ringer-Lactat oder physiologische Kochsalzlösungen verwandt werden.

Glukose

Bei kardiopulmonaler Reanimation besteht keine Indikation für die primäre Zufuhr von Glukose

Die Applikation von **Glukose** hat im Rahmen der primären kardiopulmonalen Reanimation *keinerlei Indikation.*

Sie ist allenfalls *indiziert* bei nachgewiesener *Hypoglykämie*, ansonsten eher schädlich, insbesondere für die neurologische Erholung des Gehirns (Gefahr der Hyperglykämie, der zerebralen Azidose).

Eine zusammenfassende Übersicht obligater und fakultativer Medikamente während der kardiopulmonalen Reanimation vermittelt Abb. 4-10.

1. obligate Medikamente	2. fakultative Medikamente
Adrenalin –1 mg (evt. –2 (–5 mg) repetiert)	Volumen: nach Bedarf
evt. 8,4 % nach 20 min Natriumbikarbonat 1 mval/kg → 0,5 mval/kg alle 2 min	Ca^{++} ?: 2 ml 10% Kalziumchlorid
bei KF Lidocain 50–100 mg 1–3 mg/min	K^{+} ?: –––––––––––
	Atropin ?: 1 mg (ggf. repetiert)

Abb. 4-10: Obligate/fakultative Medikamente zur kardiopulmonalen Reanimation

2.1.7.7 Elektrotherapie und unterstützende Medikation

Elektrotherapie

Indikationen:
- Kammerflimmern
- Kammertachykardie
- Kammerflattern
- Asystolie und bestimmte Blockformen

Die Maßnahmen der Elektrotherapie – *Defibrillation* bzw. *elektrische Stimulation* – werden eingesetzt bei schwerwiegenden *Arrhythmien* wie Kammerflimmern, -tachykardie, Asystolie und höhergradigen Blockformen, ggf. ergänzt durch spezifische Medikamente.

Defibrillation

Defibrillation

⇦

> Da die Defibrillation oft über Tod oder Leben des Patienten entscheidet, bedeutet jede Verzögerung eine Verminderung seiner Überlebenschancen.

Mit Hilfe der Defibrillation werden die in völlig unkoordiniertem elektrischem Zustand befindlichen verschiedenartigen Myokardfasern und Erregungsleitungsanteile durch einen gerichteten Gleichstromstoß gemeinsam depolarisiert und über eine gemeinsame Repolarisation in die synchronisierte Aktion zurückgeführt (Abb. 4-11).

Effektivität u. a. abhängig von:

Für den Erfolg der Defibrillation haben insbesondere folgende Faktoren Bedeutung:
- Dauer des Kammerflimmerns
- Impedanz des Patiententhorax
- verabreichte Stromstärke
- Zusatzmedikamente

1. Dauer des Flimmerns

Dauer des Kammerflimmerns: Der *limitierende Faktor* für Erfolg oder Mißerfolg der Defibrillation ist die Dauer des Kammerflimmerns. Je länger Kammerflimmern andauert, desto größer ist die Wahrscheinlichkeit des Über-

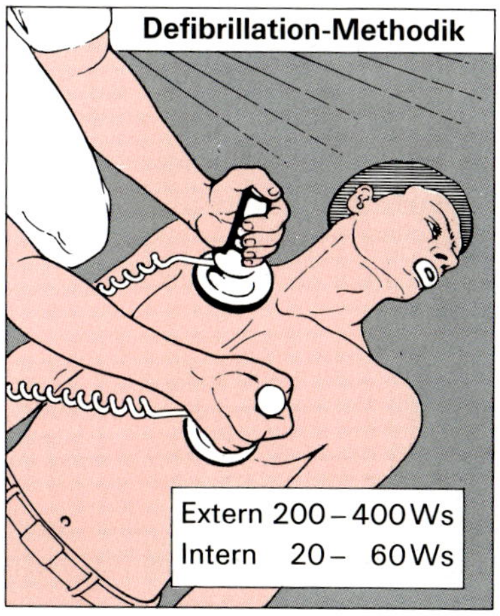

Abb. 4-11: Technik der Defibrillation und Defibrillationsenergie bei externer bzw. interner Defibrillation

gangs in eine Asystolie und desto geringer die Aussicht auf ein neurologisch intaktes Überleben.

2. Thoraximpedanz

Elektrodenplazierung – Elektrodengröße:
1. Elektrode rechts neben dem Sternum unterhalb der Klavikula
2. Elektrode links über dem Herzen
(s. Abb. 4-11)

Thoraximpedanz: Die Impedanz des Thorax spielt insofern eine Rolle, als bei hohen Impedanzwerten niedrige Defibrillationsströme unwirksam sind und unnötig hohe Stromstärken erforderlich werden. Eine unerwünschte *Erhöhung der Impedanz* (normal 15–110 Ohm) resultiert z. B. aus zu großen Elektroden, fehlender Elektrodenpaste, unzureichendem Elektrodenandruck; mit zunehmender Reanimationsdauer und Zahl der Defibrillationsversuche steigt die Impedanz ebenfalls an. Neben der jeweiligen Atemphase kann ein Pneumothorax zu Impedanzveränderungen führen. Zur Reduktion der Impedanz und damit auch zur Reduktion der notwendigen Stromstärken sollte z. B. *in Expiration defibrilliert werden*, eine *exakte Elektrodenposition* gewährleistet sein, *genügend Elektroden*paste aufgetragen werden etc.

Elektrodendurchmesser:
10 cm beim Erwachsenen zur externen Defibrillation, 6 cm zur internen Defibrillation

> Die Elektroden werden bei der **Standarddefibrillation** folgendermaßen plaziert (s. Abb. 4-11).
> 1. Elektrode *rechts neben dem oberen Sternumrand* aber *unterhalb der Klavikula.*
> 2. Elektrode *links über dem Herzen.*
> Alternativ kann die 1. Elektrode am Rücken über dem Herzen positioniert werden.
> Der *optimale Elektrodendurchmesser* für Erwachsene beträgt 10 cm.
> Für die offene Defibrillation sollten *Elektroden mit 6 cm Durchmesser* gewählt werden.

3. Stromstärke:
200–300–360 Joule
bei 3 konsekutiven Defibrillationen in 1,5 bis 2 min.
5 bis 50 J bei der offenen Defibrillation

Stromstärke: Die Stromstärke selbst kann – adäquate Elektrodenposition etc. vorausgesetzt – zunächst *relativ niedrig* gewählt werden.

> **Empfehlungen** (AHA):
> - *initiale* Defibrillation 200 J
> - *folgende* Defibrillation zwischen 200 und 300 J
> - *weitere* Defibrillationen etwa 350 bis 360 J

Zwar steigt die Thoraximpedanz mit zunehmenden Defibrillationen leicht an, dem trägt jedoch die steigende Stromstärke Rechnung.
Es empfiehlt sich ggf., 3–4 rasch aufeinanderfolgende Defibrillationen innerhalb von 1½ bis 2 min zu applizieren.
Die Stromstärke bei offener Defibrillation beginnt mit 5 und endet bei einem Höchstwert von 50 J.

Automatische Defibrillatoren gewinnen zunehmend an Bedeutung

Die neuere Entwicklung konzentriert sich – zumindest für den außerklinischen Notfallmedizinbereich – auf **automatische Defibrillatoren**, die nach Erkennung eines Kammerflimmerns einen automatischen Defibrillationsstoß abgeben. Wenngleich beim Vergleich automatischer Defibrillatoren und gewöhnlicher Geräte die Endergebnisse (Überlebensrate) nicht wesentlich differierten, so war doch die Zeit, die Rettungssanitäter bis zur ersten Defibrillation brauchen, bei automatischen Geräten mit 1,6 min wesentlich kürzer als bei herkömmlichen Geräten mit 2,8 Minuten.
Nach Schätzungen könnte etwa die Hälfte der heute bekannten, von Kammerflimmern gefährdeten Risikopatienten von automatischen Defibrillatoren profitieren.

Eine einzelne Defibrillation kann auch bei Asystolie versucht werden

Gelegentlich wird empfohlen, auch bei **elektrischer Asystolie** in der Annahme zu defibrillieren, daß es sich doch um ein maskiertes Kammerflimmern handele. Eine probatorische *Defibrillation* auch *bei elektrischer Asystolie* ist ohne Schaden und *kann versucht werden.*

4. Medikamente bei Defibrillation:
Lidocain?
Dosierung: 100 mg initial, evtl. wiederholt nach 20 min
Besser per Infusionen 2 mg/min

Zusatzmedikation: Diejenigen Substanzen, die zur Kombination mit der Defibrillation verwendet werden, *heben* die *Defibrillationsschwelle an*, also z. B. *Lidocain.* Die klassischen Antiarrhythmika sollen daher mit Vorsicht zur Defibrillation eingesetzt werden.
Kalium vermindert zwar die Defibrillationsschwelle, produziert aber unerwünschte negativ inotrope Effekte; Digitalis vermindert ebenfalls die Defibrillationsschwelle, aber nur in toxischen Dosen.

Die antiarrhythmische Konzentration von *Lidocain* liegt bei 2–5 mcg/ml, dafür müssen mindestens 100 mg als Initialdosis eingesetzt werden, die ggf. nach 20 min wiederholt werden. Eine anschließende Infusion zur Stabilisierung sollte 2 mg/min ausmachen. Unter diesen Bedingungen ist kein negativ inotroper Effekt zu erwarten.
Im Anschluß an die Defibrillation ist das Wiederingangkommen der Herztätigkeit unerläßlich. Dazu sollte *Adrenalin* eingesetzt werden, auch wenn der endogene Adrenalinspiegel vermutlich hoch ist.

Adrenalin möglichst bald nach Defibrillation, auch wenn vermutlich noch hohe endogene Konzentrationen vorhanden sind

Im *Tierexperiment* ist allerdings während der ersten 5 min des Kammerflimmerns die Zugabe von Adrenalin praktisch ohne Bedeutung; erst jenseits von 10 min nach Eintritt des Kammerflimmerns ist Adrenalin für den Aufbau eines diastolischen Aortendrucks mitbestimmend.

Elektrische Stimulation (Schrittmacher)
Indikationen zur Elektrostimulation sind:
- lebensbedrohliche *Bradykardien*, bei denen jedoch ein palpabler Puls besteht
- *AV-Blockformen* III. Grades, also Situationen, in denen das Myokard noch reaktionsfähig ist und nur die Impulsbildung bzw. Impulsleitung Probleme bereitet.

Beim Herz-Kreislauf-Stillstand hingegen ist die elektrische Stimulation kaum von Erfolg gekrönt und sollte daher eher vermieden werden.
Die einfachste Form der elektrischen Stimulation ist ein *präkordialer Faustschlag.*
Prinzipiell stehen zur elektrischen Stimulation *transvenöse, transthorakale und transkutane Methoden* zur Verfügung; unter den transthorakalen unterscheidet man *epikardiale* und *myokardiale* bzw. *endokardiale* Elektroden. Die Vor- und Nachteile der verschiedenen Methoden sind in Tab. 4-3 zusammengestellt. Die verwendete Energiemenge beträgt 25 bis 150 V für 2–3 ms.

Elektrische Stimulation (Schrittmacher)
Indiziert bei:
- lebensbedrohlichen Bradykardien mit palpablem Puls
- AV-Block III. Grades

Tab. 4-3: Vor- und Nachteile der Elektrostimulationsmethoden

	Vorteile	Nachteile
Transvenöse Stimulation	geringe Energiemengen Elektroden können in situ belassen werden gewöhnlich nicht schmerzhaft	Komplikationen bei der Einführung nicht selten Dislokation des Drahtes häufig ein funktionsfähiges Myokard ist Voraussetzung maximale Energie auf 20 mA begrenzt
Transthorakale Methoden	rasch implantierbar größere Impulsbeantwortung	Fehlplazierung der Nadel kann zu Verletzungen führen kann nicht bei Traumapatienten eingesetzt werden maximale Energie auf 20 mA limitiert
Transkutane Methoden	schnell anlegbar ggf. bessere Impulsantwort als transvenöse Schrittmacher kein Trauma geringe Schmerzen bei der Stimulation sind bei sedierten Patienten erträglich	Herzverletzungen können bei höheren Energien oder längerer Stimulationsdauer auftreten wache Patienten tolerieren den Stimulationsschmerz meist nicht

Unter Notfallbedingungen kommen überwiegend die Methoden der *externen Stimulation* entweder in Form der transkutanen oder der transösophagealen Verfahren in Betracht. Die Elektroden für die transkutane Stimulation sind in den letzten Jahren deutlich verbessert worden, ebenso die dazu zur Verfügung stehenden Geräte. Die transkutane Stimulation kann auch bis zu 30 min nach Eintritt der Asystolie oder der pulslosen Bradykardie in 50 bis 60 % eine Kontraktion erzeugen. Mit Hilfe der externen Stimulation konnten Patienten über rund 3 Stunden am Leben erhalten werden (Tab. 4-3).

Unter Notfallbedingungen externe Stimulationsmethoden anwenden, insbesondere die transkutane Stimulation

Alternative: Transösophageale Stimulation. Die Elektrostimulation sollte immer mit Adrenalin unterstützt werden

Vergleichbare Ergebnisse scheint die transösophageale Stimulation zu bringen, die Ergebnisse größerer Untersuchungsserien müssen jedoch abgewartet werden.

Die elektrische Stimulation sollte mit *Adrenalin* unterstützt werden.

Komplikationen
Im wesentlichen Verbrennungen

Komplikationen der Elektrotherapie
Sie treten hauptsächlich im Gefolge der Defibrillation auf und können *externe Verbrennungen* als Koagulationsnekrosen im *Subepikard mit Blutungen* beinhalten.

Allgemein gilt:

⟹

> Die sofortige Elektrostimulation im Anschluß an eine Asystolie bzw. an eine Defibrillation muß mit mechanischen und medikamentösen Maßnahmen der kardiopulmonalen Reanimation einhergehen.

Zwar greift das Herz den elektrischen Impuls auf, beantwortet ihn jedoch ohne mechanische oder medikamentöse Maßnahmen gewöhnlich nicht mit einer Kontraktion, die in der Peripherie erkennbar wird.

Zerebrale Reanimation

2.1.7.8 Zerebrale Reanimation

Das Gehirn wird im Gefolge des Herz-Kreislauf-Stillstandes und der kardiopulmonalen Reanimation durch Reperfusionsphänomene geschädigt

An sich haben die Neurone des ZNS eine Ischämietoleranz von 20–60 min. Wie in anderen Organen, so führt aber auch im Gehirn die Reperfusion nach Kreislaufstillstand zu einer raschen Umwandlung der ursprünglichen Schädigung in eine Nekrose. Man spricht daher auch von der Reperfusionsschädigung. Weniger die initiale Schädigung als die *Schädigung, die durch die Reperfusion* entsteht, ist nach heutiger Kenntnis für die schlechten neurologischen Ergebnisse nach Reanimation verantwortlich.

Ursachen sind:

- **O_2-Radikale** schädigen Zellmembranen

1. Sauerstoffradikale schädigen Membranen. Membranen sind generell empfindlich gegenüber der Ansammlung von Sauerstoffradikalen, die aus der Peroxydation ungesättigter Fettsäuren entstehen. Diese Peroxydation wird durch Metalle – insbesondere Eisen – katalysiert und unterhalten; dieses Eisen kommt insbesondere im Hirngewebe reichlich vor und ist dort an große Proteine gebunden.

Im Tierexperiment konnten Produkte der Reperfusionsphase erfolgreich blockiert werden

Im *Tierexperiment* konnte beobachtet werden, daß im Rahmen der Reperfusionsschädigung Eisenverbindungen mit niedrigem Molekulargewicht im zentralen Nervensystem stark erhöht sind. Erklärt wird dies dadurch, daß im Rahmen der Reperfusionsphase zelluläres Eisen aus den großen Proteinmolekülen freigesetzt und dann als *freies Eisen* die Entstehung freier Sauerstoffradikale begünstigt und somit die Membranschädigung hervorruft. Versuche, diese freien Eisenionen bzw. die Sauerstoffradikale abzufangen (mit Hilfe der *Chelatbildung* etwa durch *Desoxyferamin*) haben erstaunliche Ergebnisse erbracht.

Die Überprüfung beim Patienten hat die tierexperimentellen Befunde nicht bestätigen können

Leider haben die *tierexperimentellen Studien* einer Überprüfung am Patienten nicht standgehalten. So konnten *keine Unterschiede* des neurologisch intakten Überlebens zwischen Patienten *mit oder ohne Desoxyferaminbehandlung* demonstriert werden.

- Kalziumeinstrom in die Neurone

Verschiedene Kalziumantagonisten haben im Tierexperiment erhebliche Verbesserungen der neurologischen Resultate nach kardiopulmonaler Reanimation erbracht (Verapamil, Nifedipin, Nimodipin etc.). Die klinische Überprüfung hat jedoch diese Ergebnisse bisher nicht verifizieren können

2. Kalziumeinstrom in die Hirnzellen im Rahmen der Hirnschädigung bzw. der Reperfusionsphase.

Im *Hundeversuch* wurde festgestellt, daß eine Kontrollgruppe, die in üblicher Weise reanimiert wurde, über 12 Stunden nach der Reanimation einen schlechteren neurologischen Verlauf erkennen ließ. Im Gegensatz dazu boten Hunde, die im Anschluß an die Reanimation mit Lidoflacin (Kalziumantagonist) behandelt worden waren, eine günstigere neurologische Prognose. Zu ähnlichen Ergebnissen kamen andere Autoren bei Patienten; sie beobachteten, daß bei 6 von 18 Patienten nach Herz-Kreislauf-Stillstand unter Kalziumblocker eine komplette neurologische Erholung erfolgte, jedoch bei keinem von 11 Kontrollpatienten.

Der selektive Kalziumantagonist *Nimodipine* soll den Tonus der Hirngefäße spezifisch senken und dadurch eine Flowverbesserung herbeiführen. Hunde, die mit Nimodipin infundiert wurden, wiesen eine nahezu doppelt so hohe zerebrale Durchblutung in der postischämischen Phase auf als unbehandelte. Verbesserte neurologische Ergebnisse konnten jedoch nur dann erzielt werden, wenn die Hunde *vor* dem Kreislaufstillstand mit Nimodipin behandelt worden waren. An Affen konnte hingegen gezeigt werden, daß auch die Applikation von Nimodipin *nach* einem entsprechenden Ereignis zu wesentlich besseren neurologischen Ergebnissen führte als ohne jegliche Behandlung.

Nach derzeitigem Kenntnisstand ist von der generellen Empfehlung der *Kalziumantagonisten* zur Reanimation *abzuraten*; allenfalls in Einzelfällen wird man ihren Einsatz erwägen können.

Fazit:

Die Applikation von **Barbituraten** wie etwa *Thiopental* in hoher Dosierung kann als *überholt*, wenn nicht gar als **kontraindiziert** angesehen werden. Zwischen solchen Patienten, die im Anschluß an eine Reanimation mit Barbituraten oder mit Placebo behandelt wurden, besteht kein Unterschied. Die hämodynamischen Auswirkungen der Barituratttherapie können sogar die Ergebnisse der unmittelbaren Reanimation verschlechtern (Blutdruckabfall etc.).

Die Applikation von Barbituraten im Rahmen der zerebralen Reanimation ist **nicht** indiziert

2.1.7.9 Kontrolle des Reanimationserfolges

Kontrolle der Reanimation

Die Effektivität der kardiopulmonalen Reanimation kann beurteilt werden anhand *einfacher* und *erweiterter* diagnostischer Kriterien.

Einfache Kriterien sind
- Hautfarbe
- Pupillenzustand und -weite
- Wiederkehr des Karotispulses
- Wiederkehr des Bewußtseins
- Wiederkehr der Spontanaktivität

Einfache Kriterien:
- Hautfarbe
- Pupillenzustand
- Karotispuls
- Bewußtseinslage
- Spontanaktivität

Erweiterte Kriterien sind
- EKG-Aktivität
- blutige Blutdruckmessung
- endexspiratorische CO_2-Konzentration. Mit Anstieg der Perfusion kommt es zur Erhöhung der endexspiratorischen CO_2-Ausscheidung als Ausdruck der Verbesserung des Herzzeitvolumens und des CO_2-Transportes in die pulmonale Zirkulation
- Pulsoxymetrie

Erweiterte Kriterien:
- EKG
- blutige Blutdruckmessung
- endexspiratorische CO_2-Messung
- Pulsoxymetrie

Die derzeitigen Daten zur zerebralen Reanimation lassen sich folgendermaßen **zusammenfassen**:
- Eine schwere **inkomplette** Hirnischämie scheint einen größeren Schaden zu verursachen als eine komplette Ischämie über den gleichen Zeitraum, da die *Mitochondrien stärker geschädigt* werden.
- Die *Schäden der Reperfusionsphase sind* offenbar *gravierender* als die der unmittelbaren Schädigungsphase.
- Eine *Hyperglykämie* während der Ischämie *verstärkt den Schaden.*
- Für den Reperfusionsschaden selbst sind sowohl der *Kalziumeinstrom* in die Hirnzelle als auch *toxische Sauerstoffradikale* verantwortlich. Primär ischämische Schäden scheinen auf Kalziumantagonisten anzusprechen, primär anoxische jedoch nicht. Dieser Unterschied wird auf die Rolle der Azidose zurückgeführt, die allerdings auch durch massive antiazidotische Therapie nicht zu durchbrechen ist.

Die *intensivtherapeutischen Prinzipien* **nach erfolgreicher Reanimation** lassen sich folgendermaßen zusammenfassen:
- Garantie der *Normotension* (mittlerer arterieller Druck 90 bis 100 mmHg) systolischer Blutdruck über 100 mmHg, ggf. unter titriertem Einsatz von Vasopressoren und Normovolämie
- mäßige Hyperventilation mit Hilfe künstlicher Beatmung $PaCO_2$ 25 bis 35 mmHg
- mäßige *Hyperoxie* (PaO_2 über 100 mmHg) aber mit minimal möglichem FIO_2 und geringem positiv-endexspiratorischem Druck ohne Erhöhung des ICP
- Kontrolle des *arteriellen pH-Wertes* zwischen 7,3 und 7,6
- *Immobilisation* (Relaxation)
- Leichte *Sedierung* und Deafferenzierung
- *Antikonvulsive* Prophylaxe
- Normalisierung von *Hämatokrit, Elektrolyten, kolloidosmotischem Druck, Osmolalität* und *Glukose*
- ausreichende *Ernährung*

Prinzipien der Intensivtherapie nach kardiopulmonaler Reanimation:
1. Normo- oder leichte Hypertension
2. mäßige Hyperventilation
3. mäßige Hyperoxygenation
4. Kontrolle des Säure-Basen-Haushaltes
5. Immobilisation
6. leichte Sedierung und Deafferenzierung
7. antikonvulsive Prophylaxe
8. Normalisierung des O_2-Transportes und des Wasser-Elektrolyt-Haushaltes
9. Ernährung
10. ggf. kurzfristige Steroidtherapie (umstritten)
11. ggf. Osmotherapie
12. Temperaturkontrolle
13. ausgedehntes invasives Monitoring
14. neurologisches Monitoring (EEG, EVP)

• kurzfristige *Steroidtherapie* (z. B. 0,2 mg/kg Dexamethason i.v. + 0,04 mg/kg pro 6 h oder 1 mg Methylprednisolon pro kg i.v. 0,2 mg/kg pro 6 h *(umstritten)*
• ggf. *Osmotherapie* zur Senkung des intrakraniellen Druckes. Monitoring des intrakraniellen Druckes und ggf. Einstellung auf unter 15 mmHg
• *Temperaturkontrolle*
• ausgedehntes *hämodynamisches Monitoring* inklusive pulmonalarterieller Druckmessung
• Überwachung der *Komastadien* und regelmäßige EEG-Kontrolle, ggf. Ableitung von EVP

Ergebnisse der kardiopulmonalen Reanimation

Kriterien des Reanimationserfolges

- Erreichen einer **Spontanzirkulation** am Notfallort oder bei Klinikaufnahme
- ausreichende **Hirnfunktion** am Notfallort, bei Klinikaufnahme, **24 Stunden später**, **14 Tage später**
- optimales Ergebnis: Wiederaufnahme früherer Tätigkeiten

2.1.8 Ergebnisse der kardiopulmonalen Reanimation

2.1.8.1 Kriterien des Reanimationserfolges

- stabiler Spontankreislauf
- Krankenhausaufnahme mit Spontankreislauf
- Überleben festgelegter Fristen
- Erwachen aus dem Koma
- Überleben der Reanimationsfolgen
- Überleben reanimationsunabhängiger Komplikationen
- Entlassung aus dem Krankenhaus
- Fehlen schwerer zerebraler Läsionen
- Wiederaufnahme der früheren Aktivitäten
- Langzeit-Überleben

Prognose

2.1.8.2 Prognose

• Faktoren, die die Entlassungs- und Langzeitprognose beeinflussen
Schlechte Prognose: Patienten mit dekompensierter *chronischer Lungenerkrankung* oder ausgedehnter *Lobärpneumonie* überlebten trotz Unterbringung auf einer internistischen Intensivstation und sofortigem Reanimationsbeginn in keinem Falle einen Herz-Kreislauf-Stillstand. Langzeiterfolge lassen sich nur bei kausaltherapierbarer Grundkrankheit erreichen.
Gute Prognose: Hingegen konnten 60 % von Patienten einer Intensivtherapiestation, bei denen der Herz-Kreislauf-Stillstand aus guten Kreislaufverhältnissen heraus im Rahmen eines *Herzinfarktes* eingetreten waren, reanimiert werden.

Schlechte Prognose bei Polytrauma:
Gute Prognose z. B. bei Beinahe-Ertrinken

Eine **schlechte Prognose** haben ebenso *Polytraumatisierte* mit 0–3 % Überlebenden, von denen ein Teil zudem erhebliche neurologische Schäden davonträgt. Eine weitaus **bessere Prognose** haben Patienten nach *Beinahe-Ertrinken* (40–60 %) sowie *Intoxikationen* (um 30 %).

Prognose in Abhängigkeit vom Ort: Die Aussichten für ein Überleben sind relativ gut, wenn der Herz-Kreislauf-Stillstand am Arbeitsplatz (Augenzeugen) oder in der Öffentlichkeit stattfindet.

EKG-Rhythmus bei Reanimationsbeginn
50 % Kammerflimmern oder -flattern beim Erwachsenen

Durch Verkürzung der Latenzzeit bis zur Defibrillation sind Überlebensraten von 40 bis 60 % möglich

Die Prognose der Asystolie ist schlecht, die der idioventrikulären Rhythmen oder Bradykardien etwas besser

Neurologische Folgezustände bestehen bei 7 bis 40 % der Reanimierten

EKG-Rhythmus bei Reanimationsbeginn und Überlebenschancen
Kammerflimmern, -flattern: Abhängig vom Zeitpunkt der Erstdiagnose nach dem Kreislaufzusammenbruch wird Kammerflimmern bzw. -flattern in über 50 % der Patienten vorgefunden. 36 % Überlebende mit *grobem* Kammerflimmern stehen nur 6 % mit *feinem* Kammerflimmern gegenüber. „*Altes* Kammerflimmern" ist prognostisch wesentlich ungünstiger als sog. frisches Kammerflimmern. Durch maximale Verkürzung der Latenzzeit bis zur Defibrillation lassen sich *Überlebensraten bis zu 43 bzw. 61 % erzielen.*
Asystolien haben im Gegensatz dazu nach präklinischer Reanimation Entlassungsprognosen zwischen 0 und 5 %.
Idioventrikuläre Rhythmen oder extreme Bradykardien haben eine etwas günstigere Prognose mit zwischen 3–20 %.
Unter aus der Klinik Entlassenen nach Reanimation bei plötzlichem Herztod wird die *Rate neurologischer Restzustände* zeitabhängig *zwischen etwa 7 und 40 %* angegeben. Neurologisch Geschädigte überleben die ersten Jahre nur zum geringeren Teil. (10 % von 47 % Überlebende nach 3 Jahren).

Art und Ausmaß der kardialen Vorerkrankung haben einen deutlichen Einfluß auf die Langzeitprognose. *Rezidivgefährdet* sind vor allem Patienten mit vorbestehender Herzinsuffizienz, akuten Rhythmusstörungen, auch ohne Infarkt. Eine *bessere Prognose* haben Patienten mit akutem, später unkompliziert verlaufendem Herzinfarkt, in dessen Frühphase es zum Kammerflimmern gekommen war. Für das erste Jahr nach dem Ereignis beträgt die Rate plötzlicher Todesfälle in dieser Gruppe etwa 5 %.

Die **Langzeitprognose** Reanimierter ist abhängig von
- kardialen Vorerkrankungen
- bestehender Herzinsuffizienz und
- bestehenden Rhythmusstörungen

Insgesamt betragen die Überlebensraten der Entlassenen nach einem plötzlichen Herztod etwa 60 % nach 1–2 Jahren und etwa 50 % nach 3–4 Jahren.

⇦

Rettungssystem und Überlebensraten

Rettungssystem und Überlebensraten

Entscheidend ist die Verkürzung der sog. *Latenzzeit* (Patient lag). So berichten Studien über 40 % primäre und mehr als 25 % bis zur Entlassung erfolgreiche Reanimationen.

Die Entlassungsprognose ist signifikant besser, wenn die Ersthilfe in Form von einfachen lebensrettenden Sofortmaßnahmen innerhalb von 4 min bzw. in Form von erweiterten lebensrettenden Sofortmaßnahmen innerhalb von 8 bis 10 min erfolgt. Infauste Prognosen haben nahezu alle Patienten, bei denen es zur Verzögerung der einfachen lebensrettenden Sofortmaßnahmen um 12 min oder der erweiterten lebensrettenden Sofortmaßnahmen um 16 min kommt. Die Sofortreanimation durch Anwesende führt zu schnellerer neurologischer Erholung und günstigeren hämodynamischen Bedingungen. Diese Aussage trifft nur für die ersten 4 bis 6 min nach Eintritt des Ereignisses zu.

Kritische Zeitgrenzen zwischen Herz-Kreislauf-Stillstand und Beginn der Reanimation sind **4 min** für die einfachen Sofortmaßnahmen und **8 min** für die erweiterten lebensrettenden Sofortmaßnahmen. Infaust ist die Prognose nach mehr als 12 min

Im Rahmen der erweiterten lebensrettenden Sofortmaßnahmen ist die Defibrillation innerhalb von 8 bis 10 Minuten entscheidend für die Entlassungs- wie auch die Langzeitprognose. Der neurologische Verlauf ist bei Patienten nach Frühdefibrillation deutlich günstiger als im Vergleichskollektiv.

Entscheidend ist ein **Defibrillations-beginn zwischen 8 und 10 min**

Reanimationsdauer und Langzeitprognose

Reanimationsdauer und Langzeitprognose

Eine Reanimationsdauer (geschlossene Herzmassage) von mehr als 45 min bei Normothermie und unter Ausschluß von Intoxikationen ohne Erreichen einer kardialen Eigenaktivität ist praktisch aussichtslos. Neurologischer Erholungsgrad und Überlebensdauer auf der Intensivstation lassen sich jedoch positiv mit dem endgültigen Überleben korrelieren. Nach einer 24-stündigen Überlebenszeit auf einer Intensivstation besteht bereits eine 40%ige Entlassungschance (Abb. 4-12).

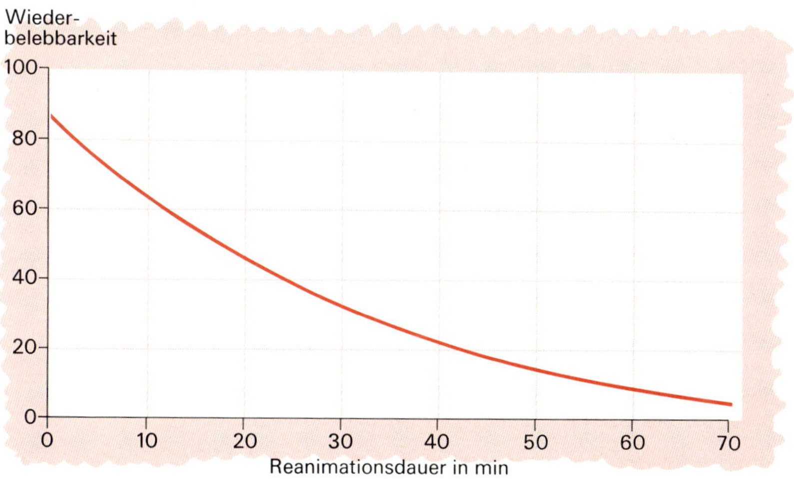

Abb. 4-12: Einfluß der Reanimationsdauer auf den Reanimationserfolg (aus R. S. Pionkowski u. Mitarb.: Ann. Emerg. Med. 12 (1983) 733)

Prognose von Reanimationsverletzungen
Abhängig von
- Grunderkrankung
- Alarmierungszeiten des Rettungssystems
- ggf. einer Augenzeugenreanimation
- 4 bis 8 min Latenzzeiten,
- Herzrhythmus,
- Alter und
- Multimorbidität

Die Langzeitprognose ist überwiegend von der Grunderkrankung abhängig

Reanimationsverletzungen und Prognose
Eine Erhöhung der Letalitätsrate durch von Laien verursachte Reanimationsverletzungen ist bis heute nicht erwiesen.
Zusammenfassend beeinflussen die *Grunderkrankung* des Patienten, die *Alarmierungszeit*, der *Schauplatz* und die *Augenzeugen* des Kreislaufzusammenbruches, die *Zeitdauer* bis zum Beginn der einfachen und der erweiterten lebensrettenden Sofortmaßnahmen (insbesondere Defibrillation), der initial vorgefundene *Herzrhythmus*, die Zeitdauer bis zum *Einsetzen einer Spontanzirkulation*, schließlich das *Alter* bzw. die *Multimorbidität* des Patienten, *Reanimationsverletzungen*, Verlauf der *Intensivtherapiephase* der Rehabilitation sowie *Rezidivprophylaxe*, die Entlassungs- und Langzeiterfolge.
Die *Raten schwerer neurologischer Defektzustände* sind nach Entlassung aus der Akutversorgung niedrig. Sie nehmen in den ersten Jahren nach dem Ereignis noch weiter ab. Etwa die Hälfte bis $\frac{2}{3}$ der entlassenen Reanimationspatienten können wieder einer Erwerbstätigkeit nachgehen, wenngleich auch eingeschränkt. Die Langzeitprognose ist hauptsächlich durch die Grunderkrankung geprägt. Eine längerfristige Verlaufskontrolle dieser Patienten sowie die Nutzung der Möglichkeiten einer Rezidivprophylaxe sind unabdingbar.

Beginn und Beendigung der Reanimation

2.1.9 Indikation für die Reanimation und ihre Beendigung

2.1.9.1 Indikationen zur Einleitung von Reanimationsmaßnahmen

Beginn Indikation:

⇒

> Die *einfachen* und ggf. *erweiterten* lebensrettenden *Sofortmaßnahmen* sind bei **allen** Notfallpatienten mit **Atem- und/oder Herz-Kreislauf-Stillstand** indiziert. Unter *außerklinischen Notfallbedingungen* beginnt man stets mit **Beatmung und Herzmassage**, auch wenn unbekannt ist, wie lange der Herz-Kreislauf-Stillstand zurückliegt.

In der Klinik muß differenziert werden, wenn der Herz-Kreislauf-Stillstand länger zurückliegt oder der Patient eine Reanimation abgelehnt haben würde

Unter *klinischen Bedingungen* hingegen kann eine Differenzierung dahingehend möglich sein, ob die Einleitung lebensrettender Sofortmaßnahmen nach länger zurückliegendem Herz-Kreislauf-Stillstand noch sinnvoll ist bzw. ob der Patient die Einleitung solcher Maßnahmen überhaupt gewünscht hat (Ablehnung durch den Patienten).
Eine Zeitgrenze, innerhalb derer der Beginn von Reanimationsmaßnahmen noch sinnvoll oder nicht mehr sinnvoll ist, ist schwer anzugeben.

Alter und Pupillenzustand sind keine Indikatoren für einen Beginn oder Nichtbeginn einer Reanimation

Keinesfalls sind das Alter des Patienten oder etwa der Pupillenzustand Indikationen dafür, eine Herz-Kreislauf-Reanimation gar nicht erst aufzunehmen.

Entscheidungsfindung

1. außerhalb der Klinik:
a) Unterlassung der Reanimation bei sicheren Kriterien des Todes **(Todeszeichen)**
b) **Abbruch nach mehr als 30 min** effektiver Reanimation und fortbestehender Asystolie oder elektromechanischer Entkopplung

2.1.9.2 Entscheidungsfindung

außerhalb der Klinik:
- **Unterlassung** von Reanimationsmaßnahmen bei sicheren Kriterien des Todes (s. Lehrbuch Pathologie mit Repetitorium),
- **Abbruch** von Reanimationsmaßnahmen bei effektiver Durchführung der einfachen und erweiterten lebensrettenden Sofortmaßnahmen von mehr als 30 min und fortbestehender Asystolie bzw. elektromechanischer Dissoziation,
- **Abbruch** gegebenenfalls auch in Abhängigkeit von der *Grunderkrankung* oder nach Bekanntwerden *spezieller Indikationen* (Ablehnung durch den Patienten oder die Angehörigen, terminales Stadium einer konsumierenden Erkrankung etc.).

2. klinische Bedingungen:
a) Unterlassung bei **terminalen Stadien** maligner Erkrankungen sowie **Ablehnung** des Patienten
b) **Abbruch:** bei irreversiblem Herz-Kreislauf-Stillstand
3. Unter Bedingungen der Intensivmedizin:
a) **Unterlassung:** auf Wunsch des Patienten sowie bei Hirntod

Klinische Bedingungen
- **Unterlassung** von Reanimationsmaßnahmen bei terminalen Stadien maligner Erkrankungen, auf Wunsch des Patienten etc.
- **Abbruch** bei irreversiblem Herz-Kreislauf-Stillstand (s. o.).

Bedingungen der Intensivtherapiestation
- **Unterlassung:** Wunsch des Patienten, bereits erfolgter Abbruch von Intensivmaßnahmen, Hirntod etc.,

• **Abbruch:** Abbruch der Intensivmaßnahmen, Hirntod, irreversibler Herz-Kreislauf-Stillstand, ggf. Multiorganversagen.
Ungeachtet solcher Entscheidungshilfen muß jede Reanimation unter Berücksichtigung der speziellen Begleitumstände sowohl hinsichtlich ihrer Einleitung als ihrer Unterlassung bzw. ihres Abbruchs stets aufs neue analysiert werden. *Allgemeinverbindliche Richtlinien können nicht gegeben werden und sind auch für den Arzt nicht akzeptabel.*

b) **Abbruch:**
- bei Hirntod
- bei irreversiblem Herz-Kreislauf-Stillstand und ggf.
- bei Multiorganversagen

2.1.9.3 Komplikationen der Reanimation

Komplikationen der Reanimation
- Rippenfrakturen
- Pneumo-, Hämothorax
- Weichteilverletzungen
- Rupturen

Wie jede Behandlungsmaßnahme können auch die Verfahren der kardiopulmonalen Reanimation zu unerwünschten Wirkungen bzw. Komplikationen führen. Die wesentlichen Komplikationen der verschiedenen Beatmungsverfahren wurden bereits dort zusammengestellt.
Die **Maßnahmen der extrathorakalen Herzmassage** können zu *Rippenfrakturen, Pneumo-, Hämothorax, Weichteilverletzungen* (Leber- und Milzverletzungen), *Ruptur von Hohlorganen* im Abdominalbereich, *Lungenkontusion* etc. führen.
Komplikationsmöglichkeiten beinhalten auch die **ergänzenden Verfahren** (*Katheterkomplikationen, Medikamentenüberdosierung* bzw. *-verwechslung, -nebenwirkungen* etc.). sowie nicht zuletzt die Elektrotherapie.

Komplikationen der invasiven Medikation (Katheter, Medikamente etc.)

> Am häufigsten und in ihrer Tragweite am bedeutsamsten sind die **mechanischen Verletzungen** durch die *Herzdruckmassage* selbst.

Neue Komplikationsmöglichkeiten sind durch die im einzelnen beschriebenen neueren technischen Vorgehensweisen entstanden.
Die Häufigkeit derartiger Verletzungen wird insbesondere im Hinblick auf die Frage der Laienausbildung diskutiert, die jeweiligen Häufigkeitsangaben sind außerordentlich unterschiedlich und geben nicht selten auch die persönliche Einschätzung der Laienreanimation wieder. Die **schwerwiegendsten Verletzungen** waren *Lungenblutung* und *Leberverletzung.* Die klinischen Zahlen insbesondere zeigen, daß Verletzungen offensichtlich doch recht häufig sind und neben *Rippenfrakturen, Lungenödem* und *-blutung* sowie *Leberverletzungen* insbesondere das *Myokard* mit beeinträchtigen.
Inwieweit ein häufiger und kontrollierter Einsatz von mechanischen Reanimationsgeräten zu einer Verringerung der schwerwiegenden Komplikationsraten führen kann, müssen künftige Untersuchungen zeigen. Sowohl die Effektivität der Reanimation über einen längeren Zeitraum wie auch die Häufigkeit von Komplikationen könnte durch derartige gesteuerte Hilfsgeräte verbessert werden.

Verletzungen sind relativ häufig!

2.1.10 Arbeitsanweisung für den Herz-Kreislauf-Stillstand

Arbeitsanweisung für den Herz-Kreislauf-Stillstand

1. **Diagnose:** Anhand *klinischer Zeichen* und durch das *EKG*, ggf. Differenzierung in Asystolie, Flimmern und elektromechanische Dissoziation.
2. Entscheidung zur **primär kardialen** *(Flimmern)* bzw. **primär respiratorischen** *(Hypoxie)* Reanimation.
3. Bei **primär kardialer** Reanimation:
   - initiale *Defibrillation* und *Herzdruckmassage* (Sekunden bis 1 Minute),
   - dann respiratorische Reanimation,
   - Wechsel von Beatmung und Herzmassage, Medikation etc.
4. Bei **primärer oder sekundärer Reanimation:**
   - *Freimachen* der Atemwege,
   - *2 langsame Beatmungen* (je 2 s) als Mund-zu-Nase- bzw. Mund-zu-Mund-Beatmung,
   - ggf. Kontrolle der Atemwege und erneute Reinigung,
   - Übergang zu *Hilfsmitteln,*

- baldmöglich *endotracheale Intubation*,
- Beatmung mit *100 % O_2 über Beatmungsbeutel*,
- ggf. 5 cm PEEP,
- evtl. automatische Beatmung (nur bei endotrachealer Intubation).

5. Nach **initialer Beatmung** oder bei **primär kardialer Reanimation:**
   - *Extrathorakale Herzdruckmassage*:
     Einhelfer: 2× beatmen, 15× komprimieren
     Zweihelfer: 1× beatmen, 5× komprimieren
     Arbeitsfrequenz: 80–100/min,
     nach endotrachealer Intubation 1× beatmen, 5× komprimieren, auch synchrone Beatmung und Massage möglich, nach jeweils 4 Zyklen Karotispuls kontrollieren, ggf. automatische Kompression und Beatmung.
   - *Intrathorakale Herzmassage* **nur** bei
     Thoraxverletzungen, -deformitäten, Emphysem, tiefer Hypothermie, Herzbeuteltamponade oder Herz-Kreislauf-Stillstand bei offenem Thorax erwägen.
6. Zugangswege und Medikation
   Zugangsweg: 1. Wahl *periphere Venen*
   Medikamente mittels Infusion einschwemmen,
   falls nicht möglich, Applikation ggf. endotracheal
   falls nicht möglich, V. jug. ext. punktieren (Seldinger-Technik empfehlenswert),
   falls nicht möglich, V. jug. int., V. subcl. etc.

Medikation: 1. Wahl *Adrenalin* 1,0 mg alle 3–5 min.
(bei endotrachealer Applikation Dosis verdoppeln), kontinuierliche Zufuhr: 1 microgr/min
2. Wahl ggf. *Puffertherapie* bei:
nachgewiesener metabolischer Azidose oder Herz-Kreislauf-Stillstand >20 min Dauer und laufender mechanischer Reanimation
Dosierung: nach BGA
1 mval/Kg initial
0,5 mval/Kg alle 15 min
Überwachung in der Klinik: BGA
ET CO2 konz.
3. Wahl Kalzium nur bei nachgewiesener Hypokalzämie
Kalium nur bei nachgewiesener Hypokaliämie

7. Elektrotherapie
   Defibrillation: *Frühestmöglich bei Kammerflimmern* (ggf. auch bei Verdacht)
   extern: Initial 3× mit 200 J, 300 J, 360 J.
   intern: 5 J steigend auf max. 50 J.
   spätestens nach 10 min Adrenalin geben.
   Lidocain eher zurückhaltend, da Effekt fraglich.
   Dosierung: 100 mg initial als Bolus
   2 mg/min als Infusion
   Elektrostimulation: Initial extern (transkutan oder transösophageal)
   Spezielles Vorgehen bei Asystolie, Kammerflimmern und elektromechanischer Dissoziation
   - *Asystolie* (verifiziert in 2 Ableitungen):
     - mechanische Reanimation (ggf. Defibrillation bei unklarem Rhythmus)
     - Intubation – venöser Zugang
     - Adrenalin 1 mg alle 3–5 min
     - nach ca. 20 min Puffertherapie
     - bei längerer Dauer ggf. Kalzium erwägen
     - ggf. Schrittmacher
   - *Kammerflimmern/-tachykardie*
     - Defibrillation (200–300–360 J)
     - mechanische Reanimation-Intubation
     - ggf. erneute Defibrillation
     - venöser Zugang

- Adrenalin 1 mg
- ggf. erneute Defibrillation etc. (ggf. Lidocain)
- • *Elektromechanische Dissoziation*
- mechanische Reanimation
- venöser Zugang, Intubation
- Adrenalin 1 mg alle 3–5 min
- nach 20 min Puffertherapie erwägen
- bei längerer Dauer ggf. Kalzium erwägen
- ggf. Schrittmacher

8. Zerebrale Reanimation:
   - Radikalenfänger fraglich
   - Kalziumantagonisten unsicher
   - Barbiturate nicht indiziert
   - Hyperglykämie vermeiden

   s. im übrigen Therapieschema zur Intensivtherapie nach Herz-Kreislauf-Stillstand S. 390
9. Indikationen zur Beendigung der kardiopulmonalen Reanimation s. Schema S. 130

2.2 Schock

W. Heinrichs

2.2.1 Pathophysiologie des Schocks

Definition: Schock ist ein multifaktorielles Krankheitsbild, welches stets mit einer mehr oder weniger generalisierten hämodynamischen Störung einhergeht, die zu einer Verminderung der Gewebedurchblutung führt. Hieraus resultieren metabolische Azidose und Störungen des Zellmetabolismus bis hin zum Zelltod.

Das *pathophysiologische Verhaltensmuster* beim Schock ist nicht einheitlich. Aus diesem Grund ist auch die Abgrenzung verschiedener Schockformen und Schockphasen nicht immer möglich. Es ist jedoch erforderlich, zwischen den *Hauptformen* des Schocks zu unterscheiden.

Mechanismen, die zu den verschiedenen *Hauptformen* des Schocks führen, beruhen auf Störungen einer der drei Hauptregelgrößen des Kreislaufs:

- Herzminutenvolumen (HZV)
- zirkulierendes Blutvolumen,
- Gefäßtonus

Das HZV kann sowohl durch eine Funktionseinschränkung des Herzens selbst (myokardiales Pumpversagen) als auch durch intrathorakale Kreislaufhindernisse (Embolien, Spannungspneumothorax, etc.) pathologisch vermindert sein. Jede Funktionseinschränkung der genannten Größen kann die akute Minderperfusion des Organismus zur Folge haben.

Die *pathophysiologischen Mechanismen* des Schock betreffen Störungen der **Makro-** und **Mikrozirkulation**. Diese sind allerdings beim Schockgeschehen so eng miteinander verzahnt, daß eine strikte Trennung zwischen ihnen kaum möglich ist. Dennoch können die verschiedenen Schockursachen klassifiziert werden. Bei einem primären Volumenverlust, bei einem primären kardialen Versagen und bei intrathorakalen Kreislaufhindernissen stehen die Störungen der Makrozirkulation (Abfall des HZV) am zeitlichen Beginn des Schockgeschehens. Bei einem vasal peripheren Versagen treten die Störungen der Mikrozirkulation zuerst auf (Abb. 4-13).

2.2.1.1 Störungen der Makrozirkulation

Jede Einschränkung des HZV infolge eines Schocks führt zu einer Kreislaufregulation, die allgemein als *„Zentralisation“* bezeichnet wird. Hierunter versteht man die Umverteilung des HZV aus den *Drosselgebieten* in *Vorzugsgebiete* (Abb. 4-14).

Pathophysiologie des Schocks

Schock: Akute generalisierte hämodynamische Störung mit Verminderung der Gewebedurchblutung, metabolischer Azidose und Störungen des Zellmetabolismus bis hin zum Zelltod

Hauptformen des Schocks werden klassifiziert nach Störungen einer der drei Hauptregelgrößen des Kreislaufs:

- HZV
  - myokardiales Pumpversagen
  - intrathorakale Kreislaufhindernisse
- zirkulierendes Blutvolumen
- Gefäßtonus

Die pathophysiologischen Mechanismen des Schocks betreffen

- **Störungen der Makrozirkulation**, initial vor allem bei:
  - primärem Volumenverlust
  - primärem kardialen Versagen
  - intrathorakalen Kreislaufhindernissen
- **Störungen der Mikrozirkulation**, initial vor allem bei:
  - vasal peripherem Versagen

Störungen der Makrozirkulation

Einschränkung des HZV **(hypodynamer Schock)** führt zur **Zentralisation** = Umverteilung des HZV aus **Drossel-** in **Vorzugsgebiete**

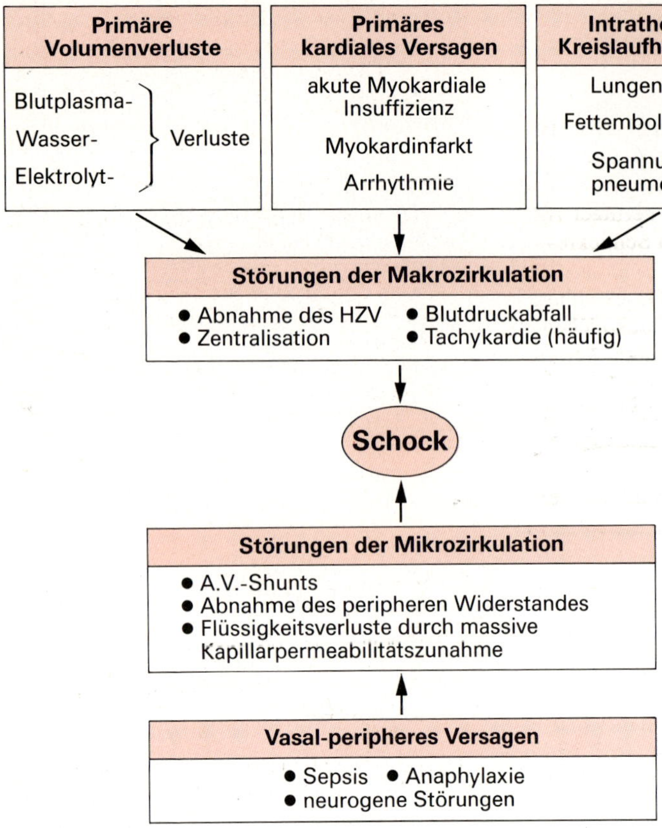

Abb. 4-13: Ursachen und Hauptmechanismen im Schock

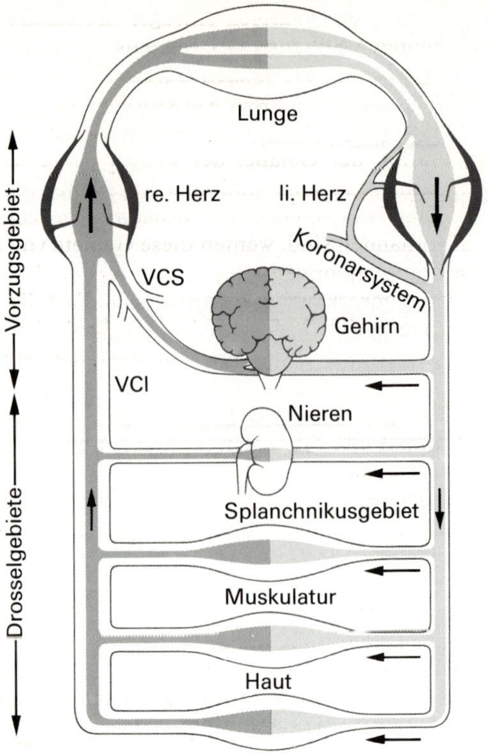

Abb. 4-14: Vorzugs- und Drosselgebiet des Kreislaufs bei Zentralisation. Modifiziert nach Gersmeyer und Yasargil. Schock und hypotone Kreislaufstörungen. Thieme, Stuttgart

Die wichtigsten **Drosselgebiete** sind:
- Haut- und Muskulatur
- Magen, Darm und Leber
- Nieren

Die wichtigsten **Vorzugsgebiete** sind:
- Gehirn
- Koronarsystem
- Nebennieren

⇨

Etwa 80 % des HZV entfallen auf Drosselgebiete, so daß die Zentralisation eine sinnvolle Kreislaufreaktion zum Schutz der beiden Vitalorgane *Gehirn* und *Herz* mit einer überaus großen Reservekapazität darstellt.

Humoral-nervale Steuerung der Zentralisation:
- **Druckrezeptoren** im Aortenbogen und Karotissinus
- **Dehnungsrezeptoren** im Bereich der großen Venen und des rechten Vorhofes
- **Volumen- und Osmorezeptoren** im Niederdrucksystem
- **Renin-Angiotensin-System**
- **Endogene Katecholamine**

Die Zentralisation wird über eine Vielzahl verschiedener nervaler und humoraler Mechanismen gesteuert:
- **Druckrezeptoren** im Aortenbogen und Karotissinus; Verschaltung über das sympathische Nervensystem
- **Dehnungsrezeptoren** im Bereich der großen Venen und des rechten Vorhofes; Verschaltung über das sympathische und parasympathische Nervensystem
- **Volumen- und Osmorezeptoren** im Niederdrucksystem; Verschaltung über Hypothalamus-Hypophysen-System und ADH,
- **Renin-Angiotensin-System**
- **endogene Katecholamine**; Wirkung auf Alpha- und Beta-Rezeptoren der prä- und postkapillären Sphinkter sowie generell auf den Tonus der glatten Gefäßmuskulatur (Arterien, Venen)

Osmorezeptoren: Nc. supraopticus, paraventricularis => Plasmaosmolarität => ADH-Freisetzung ↑
Gauer-Henry-Reflex: Vorhofdehnung ↓ => ADH ↑.

Die durch diese Faktoren erzeugte Kreislaufreaktion besteht in der
- humoralen Stützung des Herzens,
- Vergrößerung des totalen Gefäßwiderstandes,
- Erhöhung des venösen Rückstromes zum Herzen.

Durch die Zentralisation wird erreicht:
- Stützung des Herzens
- Vergrößerung des Gefäßwiderstandes
- Erhöhung des venösen Rückstromes

Die *organspezifische Ausprägung* der Zentralisation hängt vor allem von der Innervation der Gefäße, der Menge der adrenergen Rezeptoren und dem Verhältnis von Alpha- und Beta-Rezeptoren ab. Da solche Rezeptoren in den koronaren und zerebralen Kreisläufen (Vorzugsgebiete) nur in geringer Anzahl vorhanden sind, werden diese Gebiete von den allgemeinen Schockreaktionen ausgenommen:

- Der *Koronarkreislauf* ist direkt vom diastolischen arteriellen Druck abhängig, so daß die Perfusion des Myokards im Schock solange ausreichend bleibt, wie dieser Wert noch in tolerabler Höhe aufrecht erhalten werden kann.
- Die *Gehirndurchblutung* unterliegt der zerebrovaskulären Autoregulation und nimmt erst bei Unterschreitung eines mittleren arteriellen Druckes von 70 mm Hg ab.
- Ferner werden auch die *Nebennieren* als Organe, die das Ausmaß der Zentralisation beeinflussen können, während einer Zentralisationsphase gut durchblutet.

Geringe Ausprägung der Zentralisation in den Vorzugsgebieten:
- **Koronarkreislauf:** hauptsächlich abhängig vom diastolischen arteriellen Druck
- **Gehirndurchblutung:** unterliegt der zerebro-vaskulären Autoregulation
- **Nebennieren:** werden während einer Zentralisationsphase gut durchblutet

In den **Drosselgebieten** werden dagegen frühzeitig Perfusionseinschränkungen wirksam:

- Die Durchblutung des *Splanchnikusgebietes* und der *Nieren* nimmt frühzeitig ab. Störungen in diesen Organen können nach Beseitigung der Schockursache bestehen bleiben (z.B. akutes Nierenversagen).
- Die Durchblutungseinschränkung der *Muskulatur* trägt wesentlich zur Ausprägung der metabolischen Azidose bei. Zentralisationsbedingte Schädigungen der verschiedenen Organe sind eng mit deren individuellem Sauerstoffverbrauch korreliert: So führt Durchblutungseinschränkung der *Haut* nur selten zu manifesten Funktionsausfällen.
- Unklar ist die Frage, inwieweit die *Leberdurchblutung* in das Zentralisationsgeschehen einbezogen ist. Durch die Versorgung aus zwei Kreislaufsystemen wird sie offenbar noch relativ lange im Schock durchblutet. Dennoch sind Störungen der Leberfunktion nach Schockzuständen häufig anzutreffen, oftmals sogar entscheidend für das Überleben.

Starke Ausprägung der Zentralisation in den Drosselgebieten:
- Splanchnikusgebiet
- Nieren (akutes Nierenversagen)
- Muskulatur (Ausprägung der metabolischen Azidose)
- Haut (blaß)

Das Ausmaß der Schäden ist mit dem Sauerstoffverbrauch der Organe und Gewebe korreliert

Der **kleine Kreislauf** wird humoral und nerval in das Geschehen bei der Zentralisation einbezogen. Die Veränderungen in der pulmonalen Strombahn sind durch Konstriktion der Arteriolen und Venolen mit Abnahme der Durchblutung der interalveolären Kapillarnetze gekennzeichnet. Die Abnahme in den sog. *Sheet-flow-Gebieten* geht einher mit einer Durchblutungszunahme durch die nutritiven Gefäße der Lunge und einer hieraus resultierenden intrapulmonalen *Rechts-Links-Shuntbildung*. Da das gesamte HZV auch im Schock durch die pulmonale Strombahn fließen muß, sind diese Umverteilungen zugunsten einer Shuntdurchblutung unerwünschte Reaktionen im Schock.

Im **kleinen Kreislauf** bewirkt die Zentralisation vor allem einen vermehrten Rechts-Links-Shunt

Durch die Zentralisation kann ein Schock zunächst für eine gewisse Zeitvom Organismus kompensiert werden. Prinzipiell wird die Konstriktion der präkapillären Sphinkter in den Drosselgebieten durch die fortschreitende Gewebsazidose wieder aufgehoben. Hierdurch versagen die Kompensationsmechanismen: Es kommt zu einer zunehmenden Dekompensation des gesamten Kreislaufsystems. Nimmt auf diese Weise der gesamte periphere Widerstand wieder ab, resultiert jetzt eine akute und terminale Minderdurchblutung der Vorzugsgebiete.

Die Zentralisation kann einen Schock nur für gewisse Zeit kompensieren: fortschreitende **Gewebeazidose → Dilatation** der präkapillären Sphinkter → **Dekompensation** des gesamten Kreislaufs

Bei fehlender oder erfolgloser Behandlung der Schockursache können jedoch auch weitere pathophysiologische Mechanismen in Gang gesetzt werden, die vor allem auf *Mikrozirkulationsstörungen* beruhen. Durch die Aktivierung der verschiedenen Kaskadensysteme und die Ausbildung von Gerinnungsstörungen resultiert ein bleibendes Strömungshindernis in den Drosselgebieten: Hieraus kann ein terminales Stadium der **fixierten Zentralisation** entstehen. Dieser Begriff sollte jedoch nur für diejenigen Schockformen verwendet werden, bei denen trotz adäquater Therapie eine Zentralisation irreversibel bestehen bleibt.

Die Veränderungen der Makro- bedingen Störungen der Mikrozirkulation: Hieraus kann ein terminales Stadium der **„fixierten Zentralisation"** resultieren = Schockformen bei denen trotz adäquater Therapie eine Zentralisation irreversibel bestehen bleibt

Bei vasal-peripherem Versagen fehlt gewöhnlich eine Zentralisation. Die Kompensation des verminderten peripheren Widerstandes erfolgt durch eine Steigerung des HZV = **hyperdynamer** Schock

Beim Schock aufgrund eines vasal-peripheren Versagens fehlt gewöhnlich eine Zentralisation. Kompensatorisch zu der Verminderung des gesamten peripheren Widerstandes wird in den frühen Phasen i. d. R. eine Steigerung des HZV gefunden. Aus diesem Grund spricht man in diesem Zusammenhang von einem *hyperdynamen* Schock. Erst in einem späteren Stadium kann auch bei einem hyperdynamen Schock eine Zentralisation auftreten (Übergang in die hypodyname Form).

Störungen der Mikrozirkulation

Das eigentliche Schockgeschehen entsteht durch metabolische Veränderungen, die durch Störungen der Mikrozirkulation verursacht werden

2.2.1.2 Störungen der Mikrozirkulation

Das eigentliche Schockgeschehen spielt sich im Bereich der terminalen Strombahn ab. Durch die Störungen in der Mikrozirkulation entstehen die schockspezifischen metabolischen Veränderungen, die sich in der Hauptsache durch eine Störung der Zellversorgung mit energetischen Substraten und Sauerstoff auszeichnen. Die Folge sind Azidose, Störungen des Zellmetabolismus und Zelltod. Die Änderungen der Makrozirkulation im Schock bedingen Störungen in der Endstrombahn, die ihrerseits wieder Störungen der Mikrozirkulation hervorrufen.

- Das Hauptsubstrat des *hypodynamen Schocks* – die Zentralisation – wird durch Konstriktion der prä- und postkapillären Sphinkter hervorgerufen.
- Bei *vasal-peripherem Versagen* überwiegt die erhöhte Permeabilität der Kapillaren, die zu einer Sequestrierung von Flüssigkeit und Eiweiß in das Interstitium führt und so einen intravasalen Volumenmangel zur Folge hat.

Prinzipieller Aufbau der Endstrombahn:
Terminale Arteriolen und Venolen haben glatte Muskulatur = **prä- bzw. postkapilläre Sphinkter**
Neben den nutritiven Kapillarnetzen finden sich Kurzschlüsse zwischen Arteriolen und Venolen = **preferential channel (Vorzugskanäle)**. Sie verfügen über geringere Muskelanteile und werden bei Konstriktion der präkapillären Sphinkter bevorzugt **(Kurzschlußdurchblutung)** perfundiert

Die **Endstrombahn** besteht aus den *terminalen Arteriolen*, den *Kapillaren* und den *Venolen*. Die terminalen Arteriolen besitzen eine durchgehende Muskularis, die für die Widerstandsänderungen verantwortlich ist. Auch in den Venolen können in vielen Geweben noch Züge von glatter Muskulatur nachgewiesen werden. Insgesamt läßt sich das Prinzip der muskulösen Ausstattung von Arteriolen und Venolen am ehesten durch den Ausdruck **„präkapilläre bzw. postkapilläre Sphinkter"** beschreiben. Die Kapillaren bestehen in den meisten Geweben aus dichten, häufig verflochtenen Netzen mit einer Vielzahl von Anastomosen. Neben den nutritiven Kapillarnetzen finden sich Kurzschlüsse zwischen Arteriolen und Venolen, die sog. **„preferential channel" (Vorzugskanäle)**. Sie verfügen über geringere Muskelanteile und werden bei allgemeiner Konstriktion der präkapillären Sphinkter bevorzugt im Sinne einer Kurzschlußdurchblutung perfundiert (Abb. 4-15).

Beeinflussung des Gefäßtonus:
- direkte sympathische Innervation
- Alpha- und Beta-Rezeptoren
- exzitatorische und inhibitorische Einflüsse
- lokale Regelmechanismen
- metabolische Azidose → Vasodilatation

Die *Beeinflussung des Gefäßtonus* erfolgt durch direkte sympathische Innervation, durch Alpha und Beta-Rezeptoren sowie durch exzitatorische und inhibitorische Einflüsse von Substanzen im Blut. Ferner existieren lokale Regel-

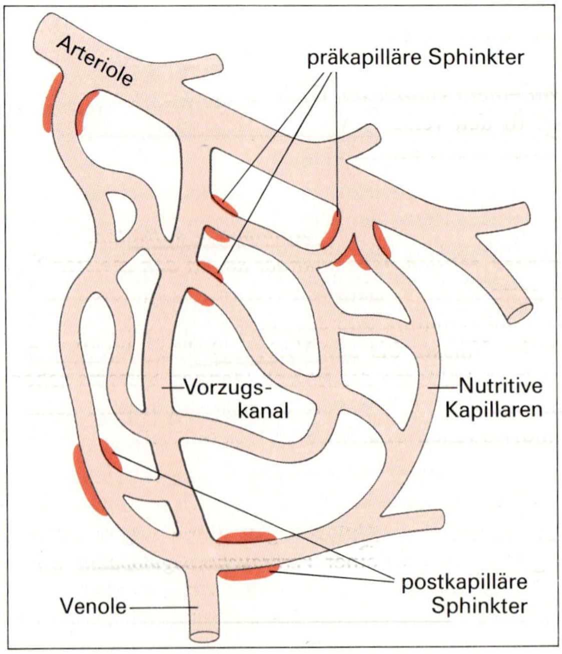

Abb. 4-15: Allgemeines Schema der Mikrozirkulation

mechanismen, die im Sinne einer Rückkopplung den Gefäßinnendruck durch die Wanddehnung konstant halten. Bei metabolischer Azidose wirken saure Metaboliten und verschiedene Stoffwechselprodukte auf die lokalen Regelmechanismen ein und führen zu einer Vasodilatation.

Im Schock lassen sich **3 Phasen der Gefäßreaktion** unterscheiden:

- Phase der *ischämischen Anoxie*
- Phase der *Kapillarstase*
- Phase der *Gefäßparalyse*

3 Phasen der Gefäßreaktion im Schock:
– ischämische Anoxie
– Kapillarstase
– Gefäßparalyse

In der Phase der **ischämischen Anoxie** – sie entspricht der Zentralisation – sind die prä- und postkapillären Sphinkter kontrahiert. Der Blutfluß durch die Kapillargebiete wird stark reduziert. In den Kapillargebieten kommt es zur Strömungsverlangsamung. Da auch die postkapillären Sphinkter von der Reaktion betroffen sind, ist der kapilläre Druck erhöht. Es wird vermehrt Flüssigkeit in das Interstitium filtriert. Hierdurch steigt die Viskosität des Blutes und der stagnierende Einfluß auf die Zirkulation wird im Sinne eines Circulus vitiosus noch verstärkt. Ferner werden die Vorzugskanäle aufgrund ihrer geringeren Muskularis verstärkt durchblutet.

1. Phase der **ischämischen Anoxie**: prä- und postkapilläre Sphinkter sind kontrahiert

In der Phase der **Kapillarstase** kommt es bei anhaltendem Schock zu metabolischen Veränderungen. Diese erweitern die präkapillären Sphinkter während die Kontraktion der postkapillären noch bestehen bleibt. Hierdurch steigt der hydrostatische Druck im Kapillarbett weiter an, mit der Folge, daß Filtration in das Interstitium und Viskosität des Blutes zunehmen. Durch die gleichzeitige Aktivierung der Gerinnungssysteme können in dieser Phase irreversible Verschlüsse des Kapillarbettes resultieren. Dieser Zustand entspricht dann einer *„fixierten" Zentralisation.*

2. Phase der **Kapillarstase** → metabolische Veränderungen → präkapilläre Sphinkter dilatieren → Kontraktion der postkapillären Sphinkter bleibt bestehen.

In der dritten Phase, der allgemeinen **Gefäßparalyse**, dilatieren aufgrund des Zusammenbruchs der Energieversorgung schließlich auch die postkapillären Sphinkter. Das Bild entspricht einem terminalen Schockstadium. Aufgrund der Störungen im Zellmetabolismus und der in der Zwischenzeit abgelaufenen intravasalen Koagulation bedeutet diese Dilatation nicht etwa eine Verbesserung der Gefäßperfusion. Vielmehr entspricht sie dem terminalen Tonusverlust im gesamten Gefäßsystem und geht mit dem terminalen Kreislaufzusammenbruch im Schock einher.

3. Phase der allgemeinen **Gefäßparalyse** → postkapilläre Sphinkter dilatieren → terminaler Tonusverlust im gesamten Gefäßsystem → terminaler Kreislaufzusammenbruch

Die **Phase des hyperdynamen Schocks** beim vasal-peripheren Versagen geht vermutlich auf eine vermehrte Durchblutung der arterio-venösen Anastomosen zurück. Hierdurch wird der periphere Widerstand verringert. Darüber hinaus kommt es zur vermehrten Durchlässigkeit der Kapillaren mit Sequestrierung von Flüssigkeit und Eiweiß in das Interstitium.

Phase des hyperdynamen Schocks (vasal peripheres Versagen):
- arterio-venöse Anastomosendurchblutung ↑
- peripherer Widerstand ↓
- Flüssigkeits- und Eiweißsequestration ↑

2.2.1.3 Störungen der Hämostase

Störungen der Hämostase

durch:
- **Hyperkoagulopathie**
- **Hypokoagulopathie**
- **Hyperfibrinolyse** (fakultativ)

Die Hämostase beruht auf einem komplexen Gleichgewicht zwischen Fibrinbildung und Fibrinolyse. In den verschiedenen Schockformen kann dieses Gleichgewicht auf vielfältige Weise gestört sein:

– *Hyperkoagulopathie*
– *Hypokoagulopathie*
– beide Störungen können mit und ohne *Hyperfibrinolyse* auftreten.

Oftmals laufen die Störungen zeitlich nacheinander ab. In den meisten Fällen ist beim Schock ein gesteigerter Umsatz von Gerinnungsfaktoren zu beobachten. In Abhängigkeit der Dynamik und der Aktivität der gerinnungsfördernden Faktoren kann der Umsatz bis zur Verbrauchskoagulopathie mit Erschöpfung des Potentials an Faktoren des fibrinbildenden Systems gehen. Ob es im Einzelfall beim Schock zu einer Verbrauchskoagulopathie kommt oder nicht, ist von dem individuellen Charakter des Schockzustandes abhängig.

Verbrauchskoagulopathie

⇦

> Generell soll deutlich zwischen einer *Aktivierung der Gerinnung* mit Verbrauch von Gerinnungsfaktoren und einer *Verbrauchskoagulopathie* unterschieden werden.

Übersteigt die Intensität der Gerinnungsaktivierung die reaktive Fibrinolyse → **DIC**

Übersteigt die Intensität der Gerinnungsaktivierung das Ausmaß der reaktiven Fibrinolyse und die Kapazität der Klärfunktion des RHS, so entsteht eine **disseminierte intravasale Gerinnung** (**DIC** = disseminated intravascular coagulation). DIC ist ein fakultatives Schockphänomen bei extremer Steigerung des Umsatzes von Gerinnungsfaktoren und Thrombozyten.

DIC findet bevorzugt in Geweben mit gestörter Mikrozirkulation statt. Im Schock am häufigsten betroffen sind
- Nieren, Lunge
- Gastrointestinaltrakt, Leber, Milz
- Gehirn, Herz

DIC fixiert im Sinne eines Circulus vitiosus die Mikrozirkulationsstörung

Eine ganze Reihe von pathophysiologischen Prozessen beeinflussen beim Schockgeschehen die Gerinnung. Durch Gewebeschäden wird das exogene System stimuliert, Thrombozytenaggregation und Endothelschaden im Kapillarsystem stimulieren das endogene System, und die Klärfunktion des RHS wird auch durch die metabolischen Veränderungen im Schock eingeschränkt. DIC findet aus diesen Gründen bevorzugt in Geweben mit gestörter Mikrozirkulation statt. Im Schock am häufigsten betroffen sind *Nieren, Lunge, Gastrointestinaltrakt, Leber, Milz, Gehirn und Herz.* Durch DIC wird im Sinne eines Circulus vitiosus die Mikrozirkulationsstörung aggraviert und fixiert.
Prädisponierende Faktoren sind:
- Schock jeder Genese
- Sepsis jeder Genese
- Abort, Fruchtwasserembolie, Eklampsie
- operative Eingriffe im kleinen Becken
- verschiedene Malignome (Pankreas-, Bronchial-, Prostatakarzinom)
- Transfusionszwischenfälle
- Leberdekompensation
- Infusion von kolloidalen Volumenersatzmitteln (bes. Dextrane)
- Intoxikationen

2.2.1.4 Schockmediatoren

Schockmediatoren

Definition: Substanzen, die einzeln oder in Kombination in der Lage sind, die zellulären Veränderungen beim Schock auszulösen

Aufgrund von klinischen und tierexperimentellen Untersuchungen kennt man heute verschiedene Substanzen, die einzeln oder in Kombination miteinander in der Lage sind, die zellulären Veränderungen beim Schock auszulösen. Sie werden allgemein als Schockmediatoren bezeichnet und können sowohl frei im Plasma zirkulieren als auch aus den in den Kapillargebieten gestauten und aggregierten Thrombozyten, neutrophilen Granulozyten, Lymphozyten und Makrophagen freigesetzt werden. Bis heute ist der genaue Mechanismus der Mediatorwirkung nur teilweise bekannt.

Primäre und sekundäre Schockmediatoren
Primäre Mediatoren wirken entweder direkt an der Effektorzelle oder triggern andere (Kaskaden-)Systeme
Sekundäre Mediatoren entstammen den verschiedenen Kaskadensystemen

Primäre Schockmediatoren:
- Histamin, Serotonin, Kallikrein
- Katecholamine, Prostaglandine

Sekundäre Schockmediatoren:
- Komplementsystem, Arachidonsäuremetabolite
- Proteasen und Antiproteasen
- Kallikrein-Kininogen-Kinin-System

Man unterscheidet zwischen *primären und sekundären Mediatoren*: Primäre Mediatoren können entweder direkt an der Effektorzelle (z. B. der glatten Muskulatur der Gefäße) wirken oder andere (Kaskaden-)Systeme triggern, sekundäre entstammen den verschiedenen Kaskadensystemen.
Zu den **primären Mediatoren** gehören z. B. Histamin, Serotonin, Kallikrein, die Katecholamine und verschiedene Prostaglandine. Sie haben stimulierende und hemmende Effekte auf ihre spezifischen Rezeptoren. Normalerweise besteht dabei ein Gleichgewicht zwischen stimulierenden und hemmenden Effekten; die klinische Symptomatik ergibt sich aus der Summe der Effekte.
Folgende Substanzen gehören zu den **sekundären Mediatoren** und werden in diesem Zusammenhang angeschuldigt, an der Pathogenese des Schockgeschehens beteiligt zu sein:
- Komplementsystem
- Arachidonsäuremetabolite
- Proteasen und Antiproteasen
- Kallikrein-Kininogen-Kinin-System

Die Aktivierung des **Gerinnungsfaktors XIIa (Hageman-Faktor)** nimmt eine zentrale Stellung in den verschiedenen Kaskadensystemen im Schock ein

Die Aktivierung dieser Systeme ist eng miteinander verknüpft. Es ist bekannt, daß durch die Aktivierung des *Gerinnungsfaktors XIIa (Hageman-Faktor)* oder durch das Properdin („alternative pathway“) das **Komplementsystem** aktiviert werden kann (Abb. 4-16). Eine isolierte Aktivierung des Komplementsystems ist nicht denkbar: Sie geht immer einher mit gleichzeitiger Aktivierung des Gerinnungssystems, der Arachidonsäurekaskade und des Kallikrein-Systems.

Zyklo- und Lipooxigenase wirken direkt auf glatte Muskulatur

Zyklooxigenase und Lipooxigenase – Produkte der **Arachidonsäure** – haben direkte Wirkungen auf die glatte Muskulatur der Gefäße und der Bronchiolen. *Thromboxan* und *Prostaglandin F2a* zeigen unerwünschte, *Prostaglandin E* und *Prostazyklin* erwünschte Wirkungen. Die Synthese aller Prostanoide kann durch Antiphlogistika (Indomethazin und Azetylsalizylsäure)

Kallikrein-Kinin System: intrarenale hormonelle Regulationsmechanismus: Kontrolle d. Nierendurchblutung u. Salz + Wasserausscheidung.

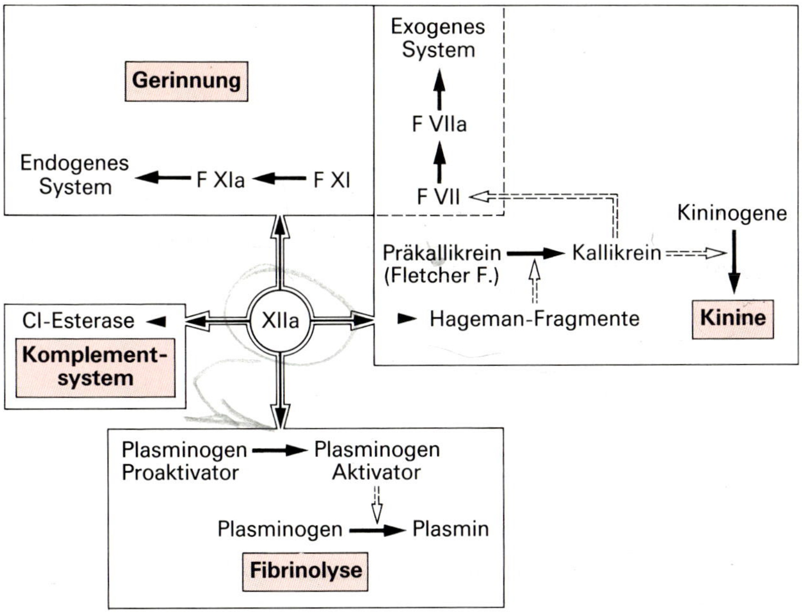

Abb. 4-16: Die zentrale Stellung des Hageman-Faktors (XII a) in den verschiedenen Kaskadensystemen des Organismus. Modifiziert nach Gersmeyer und Yasargil. Schock und hypotone Kreislaufstörungen. Thieme, Stuttgart

gehemmt werden. Allerdings sind von dieser Hemmung erwünschte wie unerwünschte Prostanoide gleichermaßen betroffen.

Proteasen und Antiproteasen stehen normalerweise in einer bestimmten Relation zueinander. Beim Schock wurde eine Freisetzung und Aktivierung verschiedener Proteasen (z. B. *Leukozyten-Elastase*) nachgewiesen, die nicht ausreichend durch endogene Proteinasen-Inhibitoren (*α_2-Makroglobulin, α_1-Proteinase-Inhibitor*) inaktiviert wurden. In diesem Zusammenhang wurde immer wieder versucht, durch die therapeutische Zufuhr von Proteasen-Inhibitoren den Verlauf eines Schocks günstig zu beeinflussen, bis heute jedoch ohne klinisch relevanten Erfolg.

Das physiologische Verhältnis von **Proteasen und Antiproteasen** wird im Schock gestört

Plasma-Kallikrein führt zu einer Aktivierung der neutrophilen Granulozyten und setzt Bradykinin frei. Im Zusammenhang mit dem Hageman-Faktor, der seinerseits durch Kallikrein aktiviert werden kann, ist eine Triggerung der verschiedenen Kaskadensysteme möglich. Die Gerinnungsstörungen, die bei Schockpatienten beobachtet werden, können hierdurch erklärt werden.

Plasma-Kallikrein aktiviert neutrophile Granulozyten und setzt Bradykinin frei. Zusammen mit dem Hageman-Faktor ist eine Triggerung der Kaskadensysteme möglich

2.2.1.5 Organe im Schock

Organe im Schock

Die verschiedenen Organsysteme unterliegen im Schock spezifischen Veränderungen. Teilweise entstehen hieraus wieder Faktoren, die den Schockzustand unterhalten oder gar verstärken können. Früher wurde der *Nierenfunktion* im Schock die größte Bedeutung beigemessen. Das Bild hat sich gewandelt seit man weiß, daß besonders die *Lunge* durch die verschiedenen Störungen der Makro- und Mikrozirkulation sowie die Freisetzung der verschiedensten Mediatoren aktiv und passiv am Schockgeschehen beteiligt ist (s. Kap. VIII/2).

Die Organe im Schock weisen spezifische Veränderungen auf. Früher stand die **Schockniere**, heute steht die **Schocklunge** im Mittelpunkt des Interesses

Das **Herz** ist aktiv am Schockgeschehen beteiligt. Bei primär kardialem Versagen ist die Leistungsminderung des Herzens Schockursache. Das Herz wird aber auch durch verschiedene Mediatoren und andere humorale Faktoren im Schock in seiner Leistung eingeschränkt, was sekundär zu einer Herzinsuffizienz führen kann.

Das **Herz** kann Schockursache sein oder durch den Schock sekundär geschädigt werden

Die Funktion der **Niere** wird vermutlich durch ein polyätiologisches Geschehen im Schock vermindert. Durch die Vasokonstriktion kommt es zur Minderdurchblutung der Nierenrinde und über die lokalen Regelmechanismen zum raschen Sistieren der Primärharnbildung. Oligurie, Anurie und rasche Zunahme der Urämie sind die Folge. Da auch die Ausscheidung von H^+-Io-

Niere: Vasokonstriktion → Minderdurchblutung der Nierenrinde → Sistieren der Primärharnbildung → akutes Nierenversagen nen über Phosphatpuffer bzw. Ammoniumpuffer sistiert, kann die im Schock bestehende metabolische Azidose renal nicht mehr kompensiert werden. Die Veränderungen bleiben nach der erfolgreichen Behebung eines Schockzustandes oft bestehen: Es resultiert ein *akutes Nierenversagen.*

Leber: Cholestase, Anstieg der Leberenzyme, selten: ausgedehnte Leberzellnekrose.
Gastrointestinaltrakt: Magen- und Darmatonie, Sequestrierung von Flüssigkeit in das Lumen (3. Raum), gelegentlich Durchwanderungsperitonitis

Leber und **Intestinum** werden beim Menschen im Schock offenbar reversibel in ihren Funktionen eingeschränkt. Im Schock kommt es in der Leber rasch zur Cholestase, Anstieg der Leberenzyme im Serum, jedoch nur selten zu Zeichen einer ausgedehnten Leberzellnekrose. Der Gastrointestinaltrakt reagiert mit Magen- und Darmatonie, Sequestrierung von Flüssigkeit in das Darmlumen (3. Raum) und gelegentlich einer Durchwanderungsperitonitis. Auch nach schweren Schockzuständen bleiben die Funktionsausfälle in den meisten Fällen reversibel.

ZNS: vor allem durch DIC betroffen. Nach einem überstandenen Schock kann ein Durchgangssyndrom auftreten

Das **ZNS** kann vor allem durch die Folgen einer DIC betroffen sein und hierdurch dauerhaft geschädigt werden. Im präfinalen Schockstadium kommt es offenbar zu zentralen Lähmungen der vegetativen Funktionen. Nach einem überstandenen Schock vermögen Ausfälle zu persistieren; ein „Durchgangssyndrom" ist häufig zu beobachten.

Allgemeine Klinik des Schocks

Hauptursachen des Schocks:
1. **Volumenverluste** (hämorrhagischer Schock, Flüssigkeits- und Elektrolytverluste: Exsikkose, Verbrennungen, akutes Abdomen
2. **kardiales Versagen** oder intrathorakale Kreislaufhindernisse
3. **vasal peripheres Versagen**

2.2.2 Allgemeine Klinik des Schocks

Schock kann durch die folgenden Hauptursachen entstehen:
- *Volumenverluste* (s. Kap. IV/2.2.3):
  - hämorrhagischer Schock
  - Flüssigkeits- und Elektrolytverluste
  - Exsikkose und Verbrennungen
  - akutes Abdomen
- *kardiales Versagen* oder intrathorakale Kreislaufhindernisse (s. Kap. IV/2.3)
- *vasal peripheres Versagen* (s. Kap. IV/2.2.4)

Stadieneinteilung des Schocks

2.2.2.1 Stadieneinteilung des Schocks

Eine exakte Abgrenzung einzelner Stadien des Schocks ist aufgrund der fließenden Übergänge und der komplexen, ineinandergreifenden pathophysiologischen Mechanismen nicht möglich. Bei den hypodynamen Schockformen wurde früher häufig die Ausprägung der Zentralisation zu einer Stadieneinteilung herangezogen. Unter Berücksichtigung auch der hyperdynamen Schockformen kann diese jedoch aufgrund ihres unterschiedlichen Verhaltens beim hypo- und hyperdynamen Schock nicht als Klassifizierungskriterium Verwendung finden. Weitere in der Vergangenheit benutzte Einteilungen beziehen sich auf verschiedene klinische Symptome und können nicht verallgemeinert werden.

Nach pathophysiologischen Kriterien differenziert man:
- kompensierter Schock
- dekompensierter Schock

Nach **pathophysiologischen Kriterien** kann man – mit nur geringer Aussagekraft – unterscheiden: *kompensierter* und *dekompensierter* Schock.
Der *kompensierte Schock* ist bei den hypodynamen Formen im wesentlichen durch die *Zentralisation* charakterisiert; durch sie wird ein ausreichendes Herzminutenvolumen für die vitalen Organe aufrecht erhalten. Beim hyperdynamen Schock meint Kompensation die Steigerung des Herzminutenvolumens, die trotz des peripheren Widerstandsverlustes einen ausreichenden arteriellen Druck gewährleistet.
Bei Versagen der verschiedenen Kompensationsmöglichkeiten (sekundäre Gefäßparalyse, fixierte Zentralisation bei stagnierender Mikrozirkulationsstörung, sekundärer Volumenmangel bei vasal-peripherem Versagen) tritt der Schock in das *dekompensierte Stadium* ein.

Nach klinischen Kriterien:
- Frühphase des Schocks
- vollentwickeltes Schocksyndrom
- Terminalphase des Schocks

Nach **klinischen Gesichtspunkten** unterteilt man eine Frühphase des Schocks, ein vollentwickeltes Schocksyndrom, eine Terminalphase des Schocks.
Bei dieser Klassifizierung werden klinische Symptome zur Charakterisierung der Schockausprägung und nicht die pathophysiologischen Veränderungen verwendet. Die häufigsten Symptome in diesen Schockphasen sind:

- **Frühphase des Schocks**
  - bei Zentralisation: blasse Haut, kühle Akren
  - bei vasalem Versagen: heiße, gerötete Haut
  - Blutdruck normal oder leicht erniedrigt

- meist Tachykardie
- metabolische Azidose
- Oligo-anurie
- Unruhe, Verwirrtheit, „zielloses Umherirren"
- **vollentwickeltes Schocksyndrom**
- bei Zentralisation: blasse, kaltschweißige Haut, livide Verfärbung der Akren, Zyanose möglich
- bei vasalem Versagen: blasse, warme Haut, rasche Ausbildung von Ödemen
- Tachykardie, Blutdruck erniedrigt
- dekompensierte metabolische Azidose, Laktatanstieg
- Dyspnoe, rasche Entwicklung einer akuten respiratorischen Insuffizienz
- meist Anurie
- Gerinnungsstörungen
- deutliche Bewußtseinsstörungen
- **Terminalphase des Schocks**
- grau-zyanotische, kalte Haut
- massiv erniedrigter Blutdruck
- Tachykardie kann in Bradykardie wechseln (Zeichen des drohenden Todes)
- sekundäres kardiales Versagen
- Petechien, Blutungen, Verbrauchskoagulopathie
- Anurie
- Bewußtlosigkeit, Krämpfe, Atemstillstand

2.2.2.2 Schocksymptome und -diagnostik

Die Diagnostik kann oft mittels *Blickdiagnose* erfolgen. Die Abgrenzung in eine der verschiedenen Formen kann anhand *anamnestischer Daten* – notfalls auch durch Erhebung einer Fremdanamnese – durchgeführt werden. Technische Untersuchungen sowie laborchemische Parameter liefern weitere Details und ermöglichen insbesondere eine Kontrolle des Verlaufes bzw. des Therapieerfolges.

Schocksymptome und -diagnostik

Die Diagnose erfolgt aufgrund eindeutiger klinischer und anamnestischer Daten

Klinische Symptome

Klinische Symptome einer **gestörten Makrozirkulation** sind:
- flacher und frequenter *Puls*
- *Hypotonie* mit auffallend niedriger Blutdruckamplitude bei Zentralisation oder Normotonie mit extrem niedrigen diastolischen Werten (somit großer Amplitude) bei vasal-peripherem Versagen
- *mangelnde Venenfüllung* bei Hypovolämie oder gestaute Jugularvenen mit Zyanose des Oberkörpers bei Rechtsherzinsuffizienz, intrathorakalen Kreislaufhindernissen oder langanhaltender Zentralisation
- ausgeprägtes *Durstgefühl* sowie eine trockene, borkig belegte Zunge bei Exsikkose

Klinische Symptome einer gestörten Makrozirkulation
- flacher, frequenter Puls
- Hypotonie
- mangelnde Venenfüllung
- gestaute Jugularvenen mit Zyanose des Oberkörpers
- Durstgefühl

Früher wurde in diesem Zusammenhang der von Allgöwer eingeführte **Schockindex** (Herzfrequenz dividiert durch systolischen Blutdruck; normal ca. 0,5, beginnender Schock 1, manifester Schock 1,5 und mehr) als Parameter der Makrozirkulation im Schock verwendet. Er wurde wegen seiner unspezifischen und geringen Aussagekraft inzwischen wieder verlassen.

Der **Schockindex** (Herzfrequenz dividiert durch systolischen Blutdruckwert) soll nicht mehr verwendet werden

Klinische Symptome einer **gestörten Mikrozirkulation** sind:
- *Fingernagelprobe:* im Schock füllt sich das Kapillarbett unter dem Fingernagel nur stark verzögert (normal: nahezu schlagartig),
- Verminderung der *Urinproduktion unter 30 ml/h* weist auf Mikrozirkulationsstörungen der Niere hin
- *Bewußtseinsstörungen* (Unruhe, Verwirrtheit, unkoordinierte Gedanken, Konzentrationsstörungen) weisen auf eine beginnende Dekompensation der zerebralen Durchblutung hin (sog. „zielloses Umherirren"). Neben Trübung des Bewußtseins bis hin zum Koma können auch Agitiertheit und akute psychotische Zustände auftreten

Klinische Symptome einer gestörten Mikrozirkulation
- Fingernagelprobe = Füllungszeit- und -zustand des Kapillarbettes.
- Urinproduktion <30 ml/h
- Bewußtseinsstörungen, z. B. Verwirrtheit

Differentialdiagnostik der Schockformen

Die Differentialdiagnostik der verschiedenen Schockformen orientiert sich an *typischen Symptomen* und *anamnestischen Befunden*

Differentialdiagnose der Schockformen

1. Volumenmangelschock:
- Anamnese, Unfall, Trauma
- offenkundige Blutungszeichen
- Zentralisation
- Bewußtseinstrübung

2. Kardiogener Schock:
- Anamnese, Herzkrankheit
- akuter Myokardinfarkt
- pathologische Herzgeräusche
- Herzrhythmusstörungen

3. Intrathorakale Kreislaufhindernisse:
- akute Dyspnoe
- Zyanose, Sauerstoff-resistent
- Tachyarrythmie
- obere Einflußstauung
- frühzeitige Bewußtseinsstörung (Krämpfe)

4. Schock bei vasal-peripherem Versagen:
- Hyperventilation
- Hyperthermie, gerötete heiße Haut
- Anamnese
- schlagartiges Einsetzen

Für einen **Volumenmangelschock** spricht:
- Anamnese, Unfall, Trauma und offenkundige Blutungszeichen
- Zentralisation und Bewußtseinstrübung

Für einen **kardiogenen** Schock spricht (s. Kap. 2.4.1):
- *Anamnese*, vorbestehende *Herzkrankheit*, typische Symptome des akuten *Myokardinfarktes, Rhythmusstörungen*, pathologische *Herzgeräusche*

Für einen Schock aufgrund **intrathorakaler Kreislaufhindernisse** spricht:
- akute *Dyspnoe, Zyanose*, die sich durch Sauerstoffgabe nicht bessert (Sauerstoff-resistente Zyanose, hohes Shuntvolumen)
- *Tachyarrythmie* (Dehnung des rechten Vorhofes)
- obere *Einflußstauung*, Zyanose besonders am Oberkörper
- frühzeitige *Bewußtseinsstörung*, Krämpfe, Delir

Für einen Schock bei **vasal-peripherem Versagen** spricht:
- *Hyperventilation, Hyperthermie*, gerötete heiße Haut
- *Anamnese* (vorhergehender operativer Eingriff etc.)
- schlagartiges Einsetzen bei *Anaphylaxie* nach Exposition (Insektenstich, Medikamente, Bluttransfusion etc.); in diesem Fall meist schlagartiger Kreislaufstillstand, Laryngo- und Bronchospasmus sowie Urtikaria

Technische und laborchemische Untersuchungen

a) **Temperatur:** Messung der Haut- und Körpertemperatur. Eine **Differenz >10 °C** spricht für **Zentralisation**

b) **EKG:** zu Beginn und **regelmäßig** im Verlauf der Behandlung ein 12-Kanal EKG **registrieren**

Technische und laborchemische Untersuchungen

- **Temperatur:** Die Messung der Haut- und Körperkerntemperatur gehört zu den Routineuntersuchungen im Schock. Die Körperkerntemperatur ist beim *septischen* Schock meist deutlich erhöht, beim *anaphylaktischen* Schock dagegen im Normbereich. Normalerweise beträgt die Differenz zwischen der Haut- und Körperkerntemperatur weniger als 5 °C. Differenzen von mehr als 10 °C sprechen für eine Zentralisation (Abb. 4-17).
- **EKG:** Das EKG liefert wertvolle und häufig eindeutige Informationen über *Art und Größe von Myokardinfarkten* sowie anderen kardialen Störungen. Bei jedem Patienten mit Schock sollte zu Beginn und regelmäßig im Verlauf der Behandlung ein 12-Kanal EKG registriert werden. Darüber hinaus kommt der *Arrhythmieanalyse* besondere Bedeutung zu. Sie erfolgt entweder auf der Intensivstation durch das Monitoring oder durch kleine tragbare Bat-

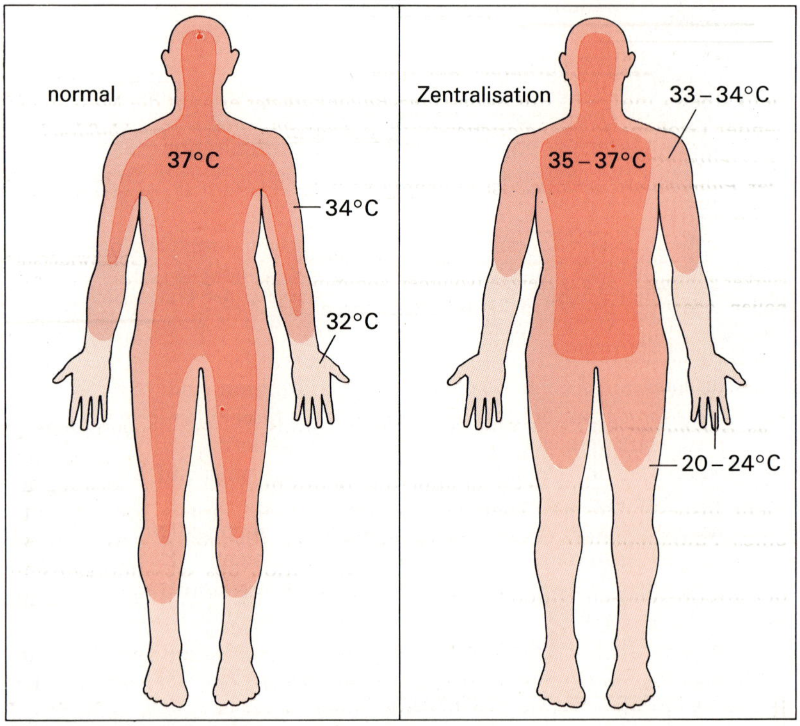

Abb. 4-17: Verschiedene Temperaturzonen bei normalen Kreislaufverhältnissen (links) und bei Zentralisation (rechts). Beachte die große Temperaturdifferenz zwischen der Haut und dem Körperkern bei Zentralisation.

teriegeräte, die in der Lage sind, ein 1- oder 2-Kanal EKG auf einer Magnetkassette zu speichern.

- **Blutdruckmessung:** Die konventionelle Messung des Blutdruckes nach *Riva-Rocci und Korotkoff* erreicht im Schock rasch ihre Grenzen. Bereits bei Drucken unter 90 mmHg systolisch wird der Fehler sehr groß, so daß eine Verlaufsbeurteilung kaum noch möglich ist. Durch die Änderung des Gefäßtonus aufgrund der Zentralisation wird die konventionelle Blutdruckmessung weiter erschwert. Bessere Ergebnisse liefern dann noch *halbautomatische nichtinvasive Geräte*, die nach der Methode der Oszillometrie arbeiten und die registrierten Manschettendruckkurven mikroprozessorgesteuert auswerten. Der Einsatzbereich dieser Geräte reicht mit vertretbarer Genauigkeit bis auf Werte von 60 mmHg systolisch herab. Bei schwerem Schock ist in jedem Fall die *Dauerkanülierung einer Arterie* indiziert. Hierüber kann der Blutdruck direkt („blutig") mit entsprechenden Druckwandlern („Druck-Domen") gemessen werden. Am häufigsten wird eine der beiden Aa. radialis hierfür verwendet. Alternativ kann ein dünner Katheter in eine A. femoralis eingeführt werden. Die Genauigkeit dieses Verfahrens ist unabhängig von der Höhe des Blutdruckes. Neben der kontinuierlichen Registrierung des Blutdruckes erlaubt eine arterielle Verweilkanüle die regelmäßige Entnahme von Blut zur Bestimmung der arteriellen Blutgaswerte. Insgesamt sind die Blutdruckwerte im Schock sehr unterschiedlich und von der individuellen Schockursache abhängig.

c) **Blutdruckmessung:** Die konventionelle Messung nach Riva-Rocci und Korotkoff erreicht im Schock rasch ihre Grenzen. **Oszillometrische Methode** oder die direkte **intraarterielle Messung** sind zu bevorzugen

- **Zentraler Venendruck (ZVD):** Bei allen Schockformen ist die Einlageeines zentralvenösen Katheters indiziert (s. Kap. VIII/3). Der ZVD hängt ab vom venösen Rückfluß zum rechten Herz, von der Leistung des rechten Ventrikels, vom Gefäßwiderstand der pulmonalen Strombahn und der Lagerung des Patienten. Die bei gesunden Probanden nachgewiesene Korrelation zwischen dem zirkulierenden Blutvolumen und der Höhe des ZVD ist bei allen Schockformen aufgehoben. Unter maschineller Beatmung mit intermittierendem oder kontinuierlichem Überdruck werden durchweg höhere ZVD-Werte gemessen als unter Spontanatmung.

d) **Zentraler Venendruck (ZVD):** Bei allen Schockformen ist ein zentralvenöser Katheter indiziert. Die Korrelation zwischen dem zirkulierenden Blutvolumen und der Höhe des ZVD ist bei allen Schockformen aufgehoben

> Der ZVD hat als Absolutwert nur eine geringe Aussagekraft. Sein Wert als Verlaufsparameter ist jedoch groß.

- **Pulmonalarterienkatheter:** Bei schwerem Schock ist ein Pulmonalarterienkatheter indiziert. Ein *Swan-Ganz-Ballonkatheter* erlaubt die Messung folgender Größen: *Pulmonalarteriendruck, pulmonalkapillärer Verschlußdruck und Herzzeitvolumen.*

Der *Pulmonalarteriendruck* ist abhängig vom Herzminutenvolumen und dem pulmonal-vaskulären Widerstand.

e) **Pulmonalarterienkatheter:** bei schwerem Schock indiziert
Ein **Swan-Ganz-Ballonkatheter** erlaubt die Messung folgender Größen:
- Pulmonalarteriendruck
- pulmonalkapillärer Verschlußdruck
- HZV

Im Schock werden häufig erhöhte Werte bestimmt, da der pulmonale Gefäßwiderstand stärker zunimmt, als das Herzzeitvolumen abnimmt. Sehr hohe Werte weisen auf Embolien oder schwere Mikrozirkulationsstörungen hin. Der pulmonalkapilläre Verschlußdruck ist ein Parameter der Vorlast des linken Ventrikels und somit einerseits von der Funktion des linken Herzens und andererseits vom zirkulierenden Blutvolumen abhängig.

Das *Herzminutenvolumen* wird gewöhnlich mittels *Thermodilutionstechnik* gemessen und auf die Körperoberfläche bezogen: *Herzindex = Herzzeitvolumen/Körperoberfläche.* Sein Wert erlaubt die Beurteilung der Herzleistung und dient insbesondere der Therapiekontrolle. Darüber hinaus können mittels eines Pulmonalarterienkatheters *gemischt-venöse Blutproben* gewonnen werden, die zur Bestimmung der Gewebeoxygenation des Gesamtorganismus, der arterio-venösen Differenz und des intrapulmonalen Rechts-Links-Shuntes erforderlich sind.

HZV mittels Thermodilution messen

- **Atemgasmessung:** Die Bestimmung der Sauerstoffaufnahme gilt als *ausgezeichneter Parameter zur Beurteilung der inneren Atmung.* Sie wird in der initialen Phase eines septischen hyperdynamen Schocks erhöht gefunden. In späteren Stadien ist sie verringert und dient als prognostischer Index. Meßtechnisch ist die Bestimmung der Sauerstoffaufnahme beim beatmeten Patienten leider jedoch schwierig und durch viele Einflüsse zu stören.

f) **Atemgasmessung:** Die Bestimmung der O_2-Aufnahme dient zur Beurteilung der **inneren Atmung**. Sie ist in der initialen Phase eines septischen hyperdynamen Schocks erhöht

Thermodilutionsmethode: Wärmeverdünnung: invasive Kreislauffunktionsprobe z. Messg d. HZV. oder Durchblutg einzelner Organe. Durch physiolog. Flüssigkeit (Isotonie), deren Temperatur niedriger als Blut ist wird ein zeitl. begrenzte Absenkung v. Bluttemperatur erzielt, die mit einem Fühler gemessen wird.

g) **Blutgasanalyse, Säure-Basen-Status:** Im Schock findet sich stets eine **metabolische Azidose**, deren Schweregrad mit der Ausprägung des Schocks korreliert ist.
Die O_2-Sättigung sollte gemessen und nicht anhand von Nomogrammen berechnet werden

• **Blutgasanalyse und Säure-Basen-Status:** Die arterielle Blutgasanalyse erlaubt die Beurteilung des Gasaustausches in der Lunge; die gemischtvenösen Blutgasanalyse liefert Informationen über die mittlere Oxygenation der Körpergewebe. Die Bestimmung von pH und Base-excess (alternativ: Standard-Bikarbonatkonzentration) dient zur Kontrolle des Säure-Basen-Haushaltes. Im Schock findet sich stets eine metabolische Azidose, deren Schweregrad mit der Ausprägung des Schocks korreliert ist. Problematisch ist die Berechnung der Sauerstoffsättigung im Schock aus dem Sauerstoffpartialdruck mit Hilfe von Nomogrammen der Sauerstoffbindungskurve. Gerade im Schock wird die Lage der Sauerstoffbindungskurve von vielfältigen Einflüssen verändert. Aus diesem Grund ist die exakte Messung der Sauerstoffsättigung mit entsprechenden Geräten zu bevorzugen. Die arterielle Sättigung kann näherungsweise auch kontinuierlich und nichtinvasiv mit den sog. Pulsoximetern gemessen werden. Bei erheblicher Zentralisation kann diese Messung jedoch aufgrund der erheblich eingeschränkten Hautzirkulation versagen. Zur Blutgasanalyse und Sättigungsbestimmung s. Kap. VIII/2.

h) **Blutzucker:** Initial **erhöht**, bei zunehmender Dekompensation droht **Hypoglykämie**

• **Blutzucker:** In der Initialphase eines Schocks werden erhöhte Glukosekonzentrationen im Serum gefunden. Sie sind im Sinne einer „Streßreaktion“ zu deuten. Bei länger anhaltendem Schock mit Reduktion der Leberperfusion drohen Hypoglykämie und Zusammenbruch des energetischen Stoffwechsels. Engmaschige Kontrollen der Blutzuckerwerte gehören zur Verlaufsbeobachtung und Therapie jedes Schockzustandes.

i) **Serumelektrolytkonzentrationen:** Engmaschige Kontrollen sind erforderlich. Die **Na^+-Konzentration** ist eng mit der Osmolarität des Serums korreliert. Die **K^+-Konzentration** wird von Verlusten in den dritten Raum und Störungen des Säure-Basenhaushaltes beeinflußt

• **Serumelektrolytkonzentrationen:** Die *Serumnatriumkonzentration* ist zusammen mit der Blutzuckerkonzentration eng mit der Osmolarität des Serums korreliert. Ferner gehen hohe Natriumwerte meist mit Wasserdefizit und niedrige Natriumwerte mit Wasserüberschuß einher. Die *Serumkaliumkonzentration* ist bei Azidose erhöht, nach Behandlung des Schocks oft erniedrigt. Erhebliche Verluste von Kalium können in den sog. dritten Raum stattfinden, so daß im Laufe einer Schocktherapie engmaschige Kontrollen angezeigt sind.

j) **Laktatkonzentration im Serum:**
im Schock:

⇨

• **Laktatkonzentration im Serum:** Die Bestimmung der Laktatkonzentration ist von hoher prognostischer Aussagekraft im Schock. Werte von über 10 mmol/l werden praktisch nur in schweren Schockzuständen gefunden, solche von mehr als 15 mmol/l nur selten überlebt.

Die Bestimmung von Laktat muß mit besonderen Röhrchen aus ungestautem Blut erfolgen und unverzüglich analysiert werden. Für den Bereich der Intensivtherapie sind spezielle Geräte erhältlich, die eine sofortige Bestimmung am Bett erlauben.

k) **Enzyme im Serum: Leberdiagnostik** relativ unspezifisch. Durch monoklonale Antikörper frühzeitige **Myokardinfarktdiagnose** möglich

• **Enzyme im Serum:** Die Bestimmung der Transaminasen erlaubt eine – relativ unspezifische – Abschätzung der Leberschädigung während des Schockgeschehens. Die Creatinphosphokinase-MB (CK-MB) dient zur frühzeitigen Erfassung eines Infarktereignisses. Mit Hilfe monoklonaler Antikörper können erhöhte Herzmuskelisoenzyme in den ersten Stunden nach einem Myokardinfarkt nachgewiesen werden.

l) **Blutgerinnung: Obligate** laborchemische **Bestimmungen:**
- Thrombozytenzahl
- Thromboplastinzeit (Quick)
- PTT und TZ
- Fibrinogen-, Antithrombin-III-Konzentration

Fakultative Laborbestimmungen:
- Fibrinogen-Fibrin-Spaltprodukte
- Plasminogenbestimmung
- Einzelfaktorenbestimmung

• **Blutgerinnung:** Die Gerinnungsdiagnostik im Schock unterliegt vielfältigen Einflüssen durch die auslösende Ursache und Mikrozirkulationsstörungen. Von den klinischen Methoden hat nur der *Clot-Observation-Test* noch eine gewisse Bedeutung; Laborbestimmungen können hierdurch jedoch nicht ersetzt werden. Zur *Basisdiagnostik* der Gerinnung gehören:
- Thrombozytenzahl und Thromboplastinzeit (Quick)
- partielle Thromboplastinzeit (PTT) = Prothrombinzeit und Thrombinzeit (TZ)
- Fibrinogen- und Antithrombin-III-Konzentration

Spezielle Laborbestimmungen können die Basisbestimmungen ergänzen:
- Nachweis von Fibrinogen-Fibrin-Spaltprodukten
- Plasminogen- und Einzelfaktorenbestimmung

m) **Spezielle Untersuchung im Schock:**
- radiologische Verfahren, Endoskopie
- Ultraschalldiagnostik, EEG
- bakteriologische Untersuchungen

• **Spezielle Untersuchungen:** Hierzu zählen radiologische Verfahren, Endoskopie, Ultraschalldiagnostik, EEG und bakteriologische Untersuchungen. Sie dienen zur weiteren Abgrenzung des Schockgeschehens, zur Erkennung und Beurteilung von Begleiterkrankungen sowie zur Verlaufsbeobachtung. (Zur besonderen Problematik der Schocklunge s. Kap. VIII/2).

• **Blutkultur:** Beim septischen Schock bzw. Verdacht wird eine Blutkultur abgenommen, um den Nachweis einer Bakteriämie zu führen. Die Blutkultur sollte hierbei sowohl *aerob* als auch *anaerob* und möglichst *vor dem Beginn der antibiotischen Therapie* gewonnen werden. Während ein positiver Befund bei Vorliegen entsprechender klinischer Zeichen beweisend für eine Sepsis ist, schließt ein negativer Befund dieselbe jedoch nicht aus.

n) **Blutkultur:**
– aerob
– anaerob

2.2.3 Volumenmangelschock

Volumenmangelschock

Schock durch Hypovolämie ist die häufigste Schockform überhaupt. Er entsteht durch eine Verminderung des zirkulierenden Blutvolumens

Schock durch Hypovolämie ist die häufigste Schockform überhaupt. Er entsteht durch eine mehr oder weniger akute Verminderung des zirkulierenden Blutvolumens. Hierdurch kommt es primär zu Störungen der Makrozirkulation mit Abnahme des venösen Rückstromes zum Herzen und folglich zur Verminderung des Herzminutenvolumens. Ursachen des Volumenmangelschocks können sowohl reine Blutverluste sein (hämorrhagischer Schock) als auch reine Flüssigkeits- und Elektrolytverluste. Ferner gehen viele akute Krankheitsbilder mit einer Kombination von Blut-, Plasma- und Flüssigkeitsverlusten einher (z. B. bei Verbrennungen, s. Kap. IV/2.6).

2.2.3.1 Hämorrhagischer Schock: Volumenmangel durch Blutverlust

Hämorrhagischer Schock

Klassifikation nach dem Blutverlust

Die Auswirkungen eines akuten Blutverlustes auf den Organismus hängen von der *verlorenen Blutmenge* einerseits und von der *Geschwindigkeit des Blutverlustes* andererseits ab. Ferner disponieren *Vorerkrankungen* des Organismus zu schwereren Verlaufsformen des Schocks. Bei einem hämorrhagischen Schock wird zunächst die Makrozirkulation beeinträchtigt, Störungen der Mikrozirkulation treten sekundär auf.

Klassifizierung

Ein **hämorrhagischer Schock wird klassifiziert** als
- *leicht*, wenn der plötzliche intravasale Blutverlust zwischen 20 und 25 % des Blutvolumens beträgt,
- *mäßig* bei einem plötzlichen Verlust von 30 bis 35 % des Blutvolumens
- *schwer*, wenn ein plötzlicher Verlust von 35 bis 40 % des Blutvolumens vorliegt und
- *vital* bei einem Verlust von mehr als 50 % des Blutvolumens innerhalb weniger Minuten

leicht: 20–25 % des Blutvolumens

mäßig: 30–35 % des Blutvolumens
schwer: 35–40 % des Blutvolumens
vital: mehr als 50 % des Blutvolumens innerhalb weniger min

Die Diagnose eines hämorrhagischen Schocks ist bei Blutungen nach außen einfach zu stellen. In diesen Fällen ist auch die Höhe des Blutverlustes grob abschätzbar. Schwieriger ist die Diagnostik bei Blutungen in Körperhöhlen (s. Kap. 2.9) und in Weichteile.

Blutungen in Weichteile in der Folge von Traumata werden leicht unterschätzt. So ist die Zunahme des Oberarmumfanges um 2 cm mit einem Blutverlust von etwa 1 l, die des Oberschenkels um 2 cm mit einem Blutverlust von etwa 2 l korreliert. Besonders nach Frakturen müssen diese Weichteilblutungen bei der Behandlung berücksichtigt werden. Typische Blutverluste nach den häufigsten Frakturen großer Knochen zeigt Abb. 4-18.

Blutungen in Weichteile in der Folge von Traumata müssen beachtet werden (Abb. 4-18)

Symptomatik

Die typischen Symptome bei akutem hämorrhagischen Schock sind:

• **Abfall** von arteriellem Blutdruck, Herzminutenvolumen, zentralem Venendruck, zentralem Blutvolumen, Herzschlagvolumen, Herzarbeit und Sauerstoffverbrauch

• *Anstieg* von Herzfrequenz, peripherem arteriellen Gesamtwiderstand und arterio-venöser Sauerstoffausnutzung.

Typische Symptome bei akutem hämorrhagischem Schock
– **Abfall** von Blutdruck, HZV, ZVD, Herzschlagvolumen, Herzarbeit und O_2-Verbrauch.
– **Anstieg** von Herzfrequenz, peripherem Gesamtwiderstand, O_2-Ausnutzung

Therapie

Die Grundprinzipien der Therapie bestehen einerseits in der sofortigen *Blutstillung* (nur bei äußeren Blutungen möglich) und andererseits in einer mög-

Therapie des hämorrhagischen Schocks
• sofortige **Blutstillung**
• möglichst frühzeitige **Volumenersatztherapie** bereits am Unfallort

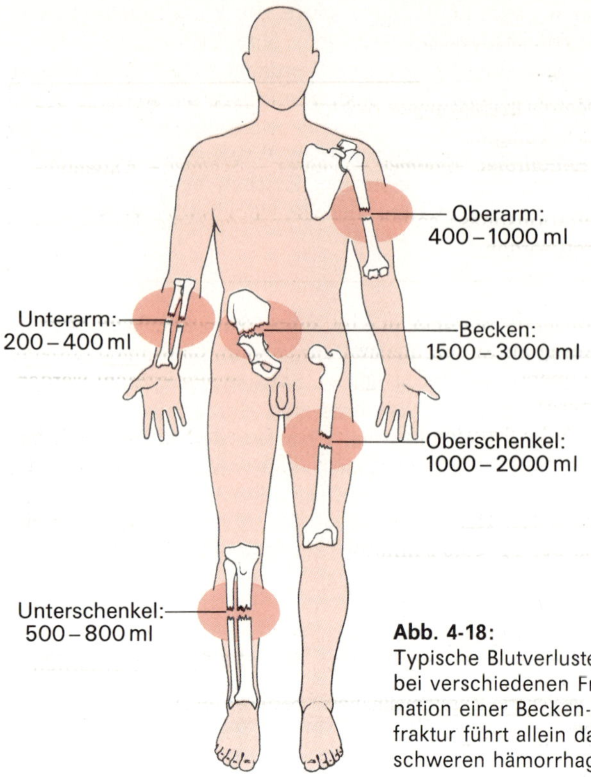

Abb. 4-18:
Typische Blutverluste in die Weichteile bei verschiedenen Frakturen. Die Kombination einer Becken- und Oberschenkelfraktur führt allein dadurch zu einem schweren hämorrhagischen Schock

lichst frühzeitigen adäquaten *Volumenersatztherapie*. Spätere Organkomplikationen wie akutes Nierenversagen oder Entwicklung einer Schocklunge lassen sich durch eine sofort einsetzende und ausreichende Schockbehandlung vermeiden. Diese muß bereits am Unfallort und nicht erst im Krankenhaus begonnen werden. Art und Umfang der einzelnen Maßnahmen hängen sehr von der individuellen Ausprägung des hämorrhagischen Schocks ab. Für die Therapie können daher nur Richtlinien angegeben werden.

Erstmaßnahmen (Notfallort, Transport):
- Blutstillung, Lagerung
- Venenzugänge, Volumenersatz
- ggf. Intubation, Beatmung
- Analgetika

Erstmaßnahmen (Notfallort, Transport zum Krankenhaus):
- Blutungen stillen und Schocklagerung
- mehrere großlumige Venenzugänge und sofortiger Volumenersatz mit kristalloiden und kolloidalen Lösungen
- bei respiratorischer Insuffizienz frühzeitige Intubation und Beatmung
- Analgetika bei starken Schmerzen

Maßnahmen in der Klinik:
- ZVD-Registrierung
- Labor: Hb, Hk
- BE, Säure-Basen-Status
- Röntgen, US, CT
- Volumenersatz, Transfusion
- Gerinnungsdiagnostik
- Heparingabe

In der Klinik zunächst Fortsetzen der Therapie, bis der Kreislauf weitgehend stabilisiert ist *(Stabilisierungsphase)*:
- Zentralvenöser Katheter, *ZVD-Messung*
- *Laboruntersuchungen*, Hb, Hk Verlaufskontrolle
- *Blutgasanalyse* und *Säure-Basen-Status*, ggf. Puffertherapie, Elektrolytkorrektur
- *technische Diagnostik:* Ultraschall, Röntgen, CT
- Fortsetzen der *Volumenersatztherapie, Transfusion* bei Blutverlusten von 20 % und mehr in Abhängigkeit des Allgemeinzustandes, des Alters und von Vor- bzw. Begleiterkrankungen; sofortige *Frischbluttransfusion* bei Blutverlusten von 35 % und mehr; *Frischplasma* bei Massivtransfusion
- *Gerinnungsdiagnostik, Heparin* (low dose), Faktorenersatz bei nachgewiesenem Mangel einzelner Faktoren

Nach der Stabilisierungsphase oder gleichzeitig müssen lebensbedrohliche Blutungen, Verletzungen operativ versorgt werden **(frühe Operationsphase)**

Unmittelbar nach der Stabilisierungsphase, möglicherweise auch gleichzeitig, müssen lebensbedrohliche Blutungen und Verletzungen operativ versorgt werden **(frühe Operationsphase)**:

- Leber-, Milz- oder gastro-intestinale Blutungen
- akute gynäkologische Blutungen
- akute Blutungen des Urogenitalsystems
- Intrathorakale Blutungen, Herz-, Lungenverletzungen

- intrakranielle Blutungen
- Frakturen der großen Röhrenknochen

Priorität bei Mehrfachverletzungen

> Die Priorität bei *Mehrfachverletzungen* richtet sich nach der Schwere der einzelnen Organverletzungen.
> Generell gilt die Reihenfolge: *Abdomen – Thorax – Schädel – Extremitäten.*
> In der frühen Operationsphase sollen nur *lebensbedrohliche* Verletzungen operativ versorgt werden.

Danach **intensivmedizinische Stabilisierung und Behandlung**. Später operative Versorgung der Verletzungen in der **späten Operationsphase**

An die frühe Operationsphase schließt sich die **intensivmedizinische Stabilisierung und Behandlung** an. In den meisten Fällen kann dann nach einigen Tagen die endgültige operative Versorgung der Verletzungen erreicht werden **(späte Operationsphase)**.

Maßnahmen bei Fortbestehen des Schockzustandes

Bei Fortbestehen des Schockzustandes, wenn der Kreislauf nicht stabilisiert werden kann, müssen invasive diagnostische Verfahren und eine erweiterte Therapie zum Einsatz kommen:
- Pulmonalarterienkatheter, HZV- und PCWP-Messung: *Volumenersatz* bis PCWP >10 mmHg, bei CI $<3{,}0$ l/min/m^2 *Katecholamine* (Dopamin)
- maschinelle Beatmung
- parenterale Ernährung
- Einleiten einer längerfristigen Intensivtherapie
- häufig Nierenersatztherapie (Hämofiltration, Hämodialyse) erforderlich

Zusatzmaßnahmen

Wissenschaftlich nicht gesicherte Zusatzmaßnahmen bestehen in:
- Kortikosteroidtherapie
- Therapie mit Osmodiuretika und Proteaseninhibitoren

Kontraindizierte Maßnahmen

> **Kontraindiziert sind:**
> - Katecholamine bei normalem Herzindex
> - Diuretika vor Stabilisierung des Kreislaufes

Häufige Ursachen eines Volumenmangelschocks

Ursachen

Ein Volumenmangelschock entsteht häufig bei den folgenden Krankheitsbildern:

- **Polytrauma** = schwere bzw. lebensbedrohliche Verletzung in mindestens zwei Körperregionen

Polytrauma (schwere bzw. lebensbedrohliche Verletzung im Bereich von mindestens zwei Körperregionen): Durch die ausgedehnten Gewebeverletzungen kommt es neben dem akuten Blutverlust auch zur Freisetzung und Aktivierung der verschiedenen Gerinnungs- bzw. Kaskadensysteme. Die Folgen sind Verbrauchskoagulopathie und intravaskuläre disseminierte Koagulopathie. Bei einer nicht adäquat durchgeführten Schocktherapie im Rahmen eines Polytraumas pfropft sich häufig ein *Fettemboliesyndrom* auf (s. Kap. VI/1).

Intraabdominelle Blutungen, Milzruptur, Leberruptur und stumpfes Bauchtrauma s. Kap. IV/2.9.

- **Blutungen aus offenen Gefäßverletzungen**

Blutungen aus offenen Gefäßverletzungen mit Eröffnung größerer Arterien können in der Regel vom Organismus nicht selbst zum Stillstand gebracht werden. Erstes Therapieziel muß hierbei die Blutstillung sein (s. Kap. II/1.3). Parallel damit setzt die Volumenersatztherapie ein.

- **Häufige Thoraxverletzungen**

Thoraxverletzungen: Bei Thoraxverletzungen sind außer Art und Höhe eines Blutverlustes auch die funktionellen Folgen der Blutung und deren Einwirkung auf Herz und Lunge zu beachten.

Die *häufigsten Verletzungen* sind:
- Rippenserienfrakturen, Hämato-Pneumothorax, Lungenverletzungen
- Verletzungen des Herzens und der großen Gefäße
- Tracheobronchialein- bzw. -abrisse und
- Ösophagusruptur

Bei **Hämatothorax** und **Lungenparenchymverletzung** erheblicher Blutverlust in den Pleuraraum möglich.

Besonders bei *Hämatothorax* und *Lungenparenchymverletzung* können erhebliche Blutmengen in den Pleuraspalt gelangen. Sie komprimieren die Lunge und führen damit zu einer akuten Störung der Atmung. Insgesamt kann der

Therapie:
Zunächst Volumenersatz, danach langsame Drainage

Bei Herzverletzungen, intrathorakalen Gefäßein- oder -abrissen sowie bei Bronchusein- oder -abrissen besteht die Indikation zur **sofortigen Thorakotomie**

- **hypovolämischer Schock bei gleichzeitigen Blut- und Plasmaverlusten:**
  Möglich bei akutem Verschluß großer Venen, besonders im Bauch-Becken-Oberschenkelbereich

Thorax jedoch 30 bis 40 % des Blutvolumens aufnehmen, ohne daß eine wesentliche Zunahme des Atemwiderstandes zu verzeichnen wäre. Da der Patient primär durch den Volumenverlust gefährdet ist, besteht die Therapie zunächst in einer adäquaten Volumenersatztherapie und der sekundären und langsamen Drainage des Thorax. Bei Herzverletzungen, intrathorakalen Gefäßein- oder -abrissen sowie bei Bronchusein- oder -abrissen besteht die Indikation zur *sofortigen Thorakotomie.*

Hypovolämischer Schock bei gleichzeitigen Blut- und Plasmaverlusten:
Bei *akuten Thrombosen* der großen Venen kommt es zunächst zur Sequestration von Blut in der abflußbehinderten Region. Kurze Zeit später wird durch den erhöhten intrakapillären Druck Plasma in das Interstitium abgepreßt. Handelt es sich um den Verschluß einer Vene mit großem Zulaufgebiet kann sich ein Schock entwickeln. Bei einem Erwachsenen ist dieses Bild jedoch selten zu beobachten.

> Ein Schock kann bei einem Verschluß der *V. cava inferior* und der *V. portae,* bei einer *Mesenterialvenenthrombose* sowie bei einem hohen Verschluß der *Iliofemoralvenen* entstehen.

Therapie:
- Heparin, evtl. Fibrinolyse
- Op. (Thrombektomie)
- Laparotomie (Vv. mesentericae, portae)

Thrombosen der *V. cava superior* sind selten und führen nur über die dabei resultierende Hirndrucksteigerung zu Kreislaufveränderungen. Bei der Thrombose eines *Hirnsinus* kommt es durch die Erhöhung des kapillären Druckes zu einem Hirnödem, zu Stauungsblutungen und in der Folge häufig zu einem sekundären neurogenen Schock. Die Therapie besteht in einem frühzeitigen Volumenersatz, wobei der Ort der Volumengabe so gewählt werden muß, daß ein freier Abfluß zum Herzen gewährleistet ist. Zusätzlich muß eine Thrombosetherapie eingeleitet werden:
- *Heparinisierung,* ggf. frühzeitige *Fibrinolysetherapie*
- evtl. *operative Ausräumung* des Thrombus
- bei Mesenterialvenen- oder Pfortaderthrombose ist die frühzeitige *Laparotomie* mit rechtzeitiger Resektion der betroffenen Darmabschnitte erforderlich.

Volumenmangelschock durch Flüssigkeits- und Elektrolytverluste (s. Kap. VIII/4)

- Isotone Dehydratation
- Hypotone Dehydratation
- Hypertone Dehydratation

2.2.3.2 Volumenmangelschock durch Flüssigkeits- und Elektrolytverluste (s. Kap. VIII/4)

Man unterscheidet:
- isotone Dehydratation
- hypotone Dehydratation
- hypertone Dehydratation

Tab. 4-4 faßt die diagnostischen Befunde bei den verschiedenen Dehydratationen zusammen.

Tab. 4-4: Typische Befunde bei den verschiedenen Dehydratationsformen

	Isoton	Hyperton	Hypoton
MCV	n	– –	+ +
MCHC	n	+ +	– –
Natrium im Serum	n	+ +	–
Osmolalität im Serum	n	+ +	– –
Hämoglobinkonzentration	+	+	+
Hämatokritwert	+	+	+ +
Blutvolumen	– –	–	n
Durstgefühl	mäßig	stark	nicht vorhanden

n = normal
\+ = normal oder mäßig erhöht
\+ + = deutlich erhöht
– = normal oder mäßig erniedrigt
– – = deutlich erniedrigt

Isotone Dehydratation

Bei der *isotonen Dehydratation* kommt es zum mehr oder weniger *reinen Verlust von extrazellulärer Flüssigkeit.* Der intrazelluläre Raum ist unbeeinflußt. Intra- und extrazellulärer Raum stehen unter physiologischen Umständen in einem Verhältnis von etwa 1:4–1:5 zueinander. Dies bedeutet eine Einschränkung des zirkulierenden Blutvolumens von 1 000 ml bei einem Verlust von extrazellulärer Flüssigkeit von 4 000–5 000 ml. Durch diese enge Relation kommt es bei der isotonen Dehydratation sehr frühzeitig zu den Zeichen eines Volumenmangelschocks.
Häufige **Ursachen** sind: *Erbrechen* und *Durchfall, Verbrennungen,* akute *Pankreatitis* und *Peritonitis,* Therapie mit *Diuretika, Aszites,* ausgedehnte *Pleuraergüsse, Schwitzen.*

Typische **Symptome** sind:
- Ausgeprägtes Durstgefühl
- Müdigkeit, Bewußtseinstrübung
- Störungen der orthostatischen Blutdruckregulation
- Volumenmangelschock: Tachykardie, Blutdruckabfall, Verminderung des ZVD, Zentralisation, Oligurie, Anurie.

Die Therapie besteht in der adäquaten Volumenersatztherapie mit normotoner Flüssigkeit (Ringerlösung). Häufig kann das Ausmaß des Volumenmangels nicht exakt ermittelt werden (z. B. bei Verlusten in den dritten Raum, Ileus, Durchfallverluste etc.). Die nicht adäquate Therapie ist dann meist überschießend; aus der isotonen Dehydratation wird eine isotone Hyperhydratation.
In diesen Fällen kann durch die Bestimmung des zirkulierenden Blutvolumens der extrazelluläre Flüssigkeitsverlust ausreichend genau geschätzt werden: Man ermittelt anhand von Tabellen (Tab. 4-5) das normale Blut- bzw. Plasmavolumen des Patienten. Anhand des gemessenen Blutvolumens und des Hämatokritwertes kann das aktuelle Plasmavolumen berechnet werden:
Plasmavolumen = Blutvolumen × (1 − Hämatokritwert)
Die Höhe des Verlustes ergibt sich aus der Differenz des aktuellen und des normalen Plasmavolumens multipliziert mit einem Faktor von 4–5.

Isotone Dehydratation
entsteht durch den Verlust von isotoner Flüssigkeit

Ursachen:
- Erbrechen, Durchfall
- Diuretikatherapie
- Schwitzen
- Verbrennungen, Pankreatitis

Symptome:
- Durst
- Müdigkeit
- Orthostasereaktion
- Volumenmangelschock

Therapie:
- Volumenersatztherapie mit normotoner Flüssigkeit (Ringerlösung)

Tab. 4-5: Normalwerte des zirkulierenden Blutvolumens in Prozent des Körpergewichtes

Körperbau	Normal	Fett	Dünn	Muskulös
Männer	7,0	6,0	6,5	7,5
Frauen	6,5	5,5	6,0	7,0
z. B. bei einem Patienten mit 75 kg (ml):				
Mann	5 250	4 500	4 870	5 620
Frau	4 870	4 120	4 500	5 250

Hypotone Dehydratation

Die *hypotone Dehydratation* entsteht durch einen überwiegenden Natriumverlust. Durch den höheren osmotischen Druck im intrazellulären Raum kommt es dabei zu einem Wasserverlust vom extrazellulären in den intrazellulären Raum: Zellödeme sind die unmittelbare Folge. Die hypotone Dehydratation kann sich auch aus einer isotonen Dehydratation entwickeln, wenn entweder durch Kompensationsvorgänge in der Niere freies Wasser retiniert oder eine falsche Therapie (hypotone Lösungen wie Zuckerlösungen anstelle von Normelektrolytlösungen) eingeleitet wird.
Primäre **Ursachen** sind: *Nebenniereninsuffizienz, Diuretikatherapie, Natriumverlust-Nephritis,* selten, ätiologisch noch *ungeklärte Hirnerkrankungen, iatrogen* (s. oben).

Typische **Symptome** sind:
- Kopfschmerzen, Apathie, Schwindel (Hirnödem)
- kein Durstgefühl
- frühzeitige Bewußtseinsstörungen
- Volumenmangelschock (Wasserverlust im extrazellulären Raum)

Hypotone Dehydratation
entsteht durch einen überwiegenden Natriumverlust

Gefahr von Zellödemen

Ursachen:
- NNR-Insuffizienz
- Diuretikatherapie
- Nephritis
- iatrogen

Symptome:
- Hirnödem-Symptome
- **kein** Durst
- frühe Bewußtseinsstörung
- Volumenmangelschock

Blutvolumenbest.: durch simultane Bestimmung d. zellulären + flüssigen Anteil des Blutes durch Radioindik. Erys mit 99Tc + I-Albumin. durch Isotopenverdünnungsmethode oder nur der EV.
PV = EV × (1 − HKT)/HKT
Blutvolumen = EV × 1/HKT

Therapie

Die **Therapie** soll sich an den Natriumverlusten einerseits und an der Zeitdauer der Störung andererseits orientieren.

Das Natriumdefizit wird nach der folgenden Formel berechnet:
Natriumdefizit = 0,2 × Körpergewicht × (Na_{soll}-Na_{ist})

– Vollelektrolytlösungen mit **zusätzlicher Gabe von Natrium**

Zur Therapie werden Vollelektrolytlösungen mit zusätzlicher Gabe von Natrium verwendet. Die Zeitdauer der Ersatztherapie soll möglichst der Zeitdauer der Entstehung der Störung angepaßt werden. Je länger eine hypotone Dehydratation bestand, desto langsamer muß die Natriumzufuhr erfolgen.

Hypertone Dehydratation entsteht durch übermäßige Wasserverluste oder mangelnde Wasserzufuhr

Hypertone Dehydratation

Die *hypertone Dehydratation* entsteht durch übermäßige Wasserverluste oder mangelnde Wasserzufuhr. Hierbei wird der Wassergehalt im extra- und intrazellulären Raum vermindert, die Osmolarität beider Räume erhöht. Da der Verlust aus dem Gesamtkörperwasser gedeckt wird, sind Störungen des Kreislaufes und Schockzustände bei der hypertonen Dehydratation eher selten. (zur Exsikkose siehe 4.2.4)

Ursachen:
- Wasserzufuhr ↓
- Coma diabeticum, Diabetes insipidus
- Schwitzen, Hyperventilation

Häufige **Ursachen** sind:
mangelhafte Wasserzufuhr (alte und bewußtseinsgestörte Patienten), profuses *Schwitzen, Hyperventilation, Coma diabeticum, Diabetes insipidus*

Symptome:
- Durstgefühl
- Haut exsikkiert
- Hyperthermie
- Bewußtseinsstörungen
- Hypertonie

Typische **Symptome** sind:
- starkes Durstgefühl
- Trockenheit der Haut (Hautfaltenprobe)
- Hyperthermie
- Bewußtseinsstörungen bis hin zum hyperosmolaren Koma
- häufig Hypertonie, selten Volumenmangelschock

Therapie:
- unter großer Vorsicht: Gefahr von intrazellulären Ödemen
- Natriumkonzentration der Infusionslösung soll stets 5–10 % unter der Serumnatriumkonzentration liegen
- Berechnung des Wasserdefizites im extrazellulären Raum:

Die **Therapie** muß unter großer Vorsicht erfolgen: jede rasche Rehydrierung ist mit der potentiellen Gefahr von intrazellulären Ödemen (Hirnödem) belastet. Zu Beginn werden daher hypertone Infusionslösungen verwendet, wobei die Natriumkonzentration der Lösung stets 5–10 % unter der Serumnatriumkonzentration liegen sollte. Aus Sicherheitsgründen sollen hypotone Lösungen **nicht** verwendet werden.
Die Berechnung des Wasserdefizites im extrazellulären Raum kann anhand der Serumnatriumkonzentration erfolgen:

Extrazelluläres Wasserdefizit =
0,2 × Körper-Soll-Gewicht × (Na_{ist}-Na_{soll})/Na_{soll})
Das *intrazelluläre Wasserdefizit* ist etwa doppelt so hoch wie das extrazelluläre.
Zu den speziellen Erscheinungsbildern bei Wasser- und Elektrolytverlusten s. Kap. IV/2.5, 2.6, V/2, VIII/4

Störungen des Natrium- und Wasserhaushaltes im Schock oft gleichzeitige Störungen des **Kalium- und Säure-Basenhaushaltes**

Natrium- und Wasserhaushalt

Die Störungen des Natrium- und Wasserhaushaltes im Schock sind eng mit Störungen des **Kalium- und Säure-Basenhaushaltes** verknüpft. Aufgrund der Abhängigkeit des transzellulären Natrium- und Kaliumaustausches vom pH-Wert beeinflußt die im Schock regelmäßig anzutreffende metabolische Azidose die Serumkaliumkonzentration.

⟹

Richtlinien zur Korrektur des Kaliumhaushaltes im Schock:
- Die Kontrolle des Säuren-Basen-Haushaltes und der Serumkaliumkonzentration soll bei der Schockbehandlung engmaschig erfolgen.
- Eine Hypo- oder Hyperkaliämie kann nur nach Ausgleich des Säuren-Basen-Haushaltes sicher diagnostiziert werden.
- Eine begleitende Hyperkaliämie soll solange nicht therapiert werden, wie ein Schock bzw. eine Azidose besteht.
- Nach Behebung des Schockzustandes ist eine evtl. Hypokaliämie energisch zu behandeln.

2.2.4 Schock bei vasal-peripherem Versagen

Schock infolge vasal-peripheren Versagens entsteht durch den Angriff der Noxe entweder am Gefäß selbst oder an einem übergeordneten Vasomotorenzentrum.
Die *häufigsten Ursachen* sind:
- septischer Schock, Schock durch Endotoxine
- exogene Intoxikationen (s. Kap. V/2.3)
- anaphylaktischer Schock
- neurogener Schock

Schock bei vasal-peripherem Versagen

Ursachen:
- Sepsis, Schock durch Endotoxine
- exogene Intoxikationen
- anaphylaktischer Schock
- neurogener Schock

2.2.4.1 Septischer Schock

Die Übergänge zwischen einer Sepsis und einem septischen Schock sind fließend.

Der Begriff **Endotoxinschock** entstammt der tierexperimentellen Medizin und beschreibt einen akuten Schock nach Injektion von Endotoxinen. Diese Schockform soll daher beim Menschen nicht genannt werden, obwohl das Bild des septischen Schocks dem des tierexperimentellen Endotoxinschocks sehr ähnlich ist.

Warum aus einer Sepsis ein septischer Schock wird, ist nicht vollständig geklärt: Es handelt sich offenbar um ein multifaktorielles Geschehen, an dem eine Vielzahl von endogenen Faktoren und die körpereigenen Kaskadensysteme beteiligt sind.

Septischer Schock

Der septische Schock kann aus einer Sepsis entstehen. Der Begriff **Endotoxinschock** entstammt der tierexperimentellen Medizin und soll beim Menschen nicht verwendet werden

Pathophysiologie, Ursachen
Der septische Schock unterscheidet sich vom Volumenmangelschock durch eine Vorphase vor dem eigentlichen Schock mit Kreislaufzusammenbruch: der *hyperdynamen Phase*, die mit einem erhöhten Herzzeitvolumen einhergeht. Erst später kommt es beim septischen Schock zu einer zweiten *hypodynamen Phase*, die sich kaum von anderen hypodynamen Schockformen unterscheidet.
Die Kreislaufveränderungen in der **hyperdynamen Phase** sind folgendermaßen charakterisiert:
- *Hyperthermie*, manchmal Schüttelfrost, *warme*, gerötete *Haut*
- der *arterielle Blutdruck* ist normal oder nur leicht erniedrigt
- *Tachykardie* mit Werten von mehr als 120/min
- das *Herzminutenvolumen* ist bis auf das Doppelte der Norm oder mehr erhöht
- der *periphere Widerstand* ist erniedrigt
- der *pulmonalarterielle Druck* ist meist erhöht, der *pulmonalkapilläre Verschlußdruck* ist infolge des hohen HZV und des niedrigen Gesamtwiderstandes erniedrigt
- es kommt zu einer erhöhten *Kapillarpermeabilität* mit erheblichen Plasmaverlusten in das interstitielle Gewebe.

Aufgrund der Plasmaverluste geht die – unbehandelte – hyperdyname Schockform rasch in eine *hypodyname* mit den sekundären Zeichen des Volumenmangels über. **Metabolisch** ist der septische Schock durch einen meist erhöhten Sauerstoffverbrauch der Gewebe gekennzeichnet. Kann diesem Bedarf durch die Steigerung des HZV – möglicherweise bei gleichzeitigem Einsetzen einer akuten respiratorischen Insuffizienz – nicht mehr Rechnung getragen werden, entsteht eine *Laktazidose*, deren Ausprägung mit der Letalität des Krankheitsbildes eng korreliert ist.
Ursächlich liegt einem septischen Schock meist eine *bakterielle Infektion* zugrunde. Nur in Ausnahmefällen und überwiegend bei Säuglingen, alten Patienten und Patienten mit geschwächtem Immunsystem können auch Pilze, Viren, Rickettsien oder Protozoen eine Sepsis auslösen. Zahlenmäßig werden etwa 95% der Septitiden von *gramnegativen Keimen* verursacht und nur ein geringer Teil von grampositiven oder Anaerobiern. Durch die Verbesserung der Methoden gelingt heute der Nachweis einer durch Anaerobier ausgelösten Sepsis jedoch wesentlich häufiger als früher. Die gramnegativen Keime sind in der Mehrzahl Toxinbildner.

Pathophysiologie
Der septische Schock unterscheidet sich vom Volumenmangelschock durch die hyperdyname Phase, die mit einem erhöhten HZV einhergeht

Kreislaufveränderungen in der hyperdynamen Phase:
- Hyperthermie, (Schüttelfrost)
- Blutdruck normal
- Tachykardie >120/min
- HZV ↑
- peripherer Widerstand ↓
- pulmonalarterieller Druck ↑
- Kapillarpermeabilität gesteigert → **Plasmaverlust:** hyperdynamer → hypodynamer Schock mit sekundären Zeichen des Volumenmangels

Metabolisch ist der septische Schock durch einen meist erhöhten O_2-Verbrauch der Gewebe gekennzeichnet → **Laktazidose**

Ursachen des septischen Schocks:
95% durch gramnegative Keime
Der Nachweis von anaeroben Keimen gelingt aufgrund besserer Nachweismethoden häufiger

Häufigkeit gramnegativer Keime bei Sepsis:

Mischinfektionen mit 2 und mehr Keimen sind bei ca. 30 % der Septitiden zu beobachten

Die häufigsten bei einer *gramnegativen Sepsis* festgestellten Keime sind:
- E. coli (ca. 40 %)
- Klebsiellen, Enterobakter, Serratia (ca. 30 %)
- Pseudomonas (20–25 %)
- Proteus (10 %)

Ebenso kommen Mischinfektionen mit 2 und mehr Keimen häufig (ca. 30 %) vor.

Ausgang einer Septikämie sind die folgenden Organsysteme:

⇨

Ausgang einer Septikämie sind die folgenden Organsysteme:
- Urogenitalsystem (ca. 50 %)
- Respirationssystem (ca. 10 %)
- Gastrointestinales System mit Leber und Gallenblase (ca. 10 %)
- iatrogene Ursachen (Implantate, Operationen, intravasale Katheter etc.). Die Häufigkeit kann nur schwer geschätzt werden, es ist eine zunehmende Tendenz zu beobachten.

Diagnostik
Die Diagnose eines septischen Schocks kann nur anhand der klinischen Symptome unter Ausschluß anderer akuter Erkrankungen erfolgen.

Symptome eines septischen Schocks:
- **Hyperventilation** (= Leitsymptom)
- Schüttelfrost, Fieber
- Tachykardie, Blutdruck normal
- hämodynamische Zeichen
- metabolische Azidose

Labor:
- Thrombopenie
- Leukozytose
- Hypophosphatämie
- Hyperkoagulolabilität
- Bakteriämie

Diagnostik

Die Diagnose eines septischen Schocks zu stellen ist häufig schwierig und kann in der Regel nur anhand der klinischen Symptome unter Ausschluß anderer akuter Erkrankungen erfolgen. In der Frühphase (sie entspricht der teilweisen Ausprägung der hyperdynamen Schockphase) finden sich gewöhnlich die folgenden Symptome:
- *Hyperventilation* (Leitsymptom, wenn nicht anderweitig zu erklären) mit respiratorischer Alkalose (Ursache: erhöhter Sauerstoffverbrauch der Gewebe).
- *Schüttelfrost, Fieber*
- *Zyanose* der Akren, jedoch warme und *trockene Haut*
- *Tachykardie, normaler Blutdruck*
- *hämodynamische Zeichen:* HZV erhöht, peripherer Widerstand erniedrigt, pulmonal-arterieller Widerstand normal oder erhöht

Bei Zunahme der Schockausprägung kommt eine rasch einsetzende *metabolische Azidose* hinzu. Parallel hierzu ändern sich die Befunde und entsprechen dem Bild eines hypodynamen Schocks.

Die **laborchemischen Parameter** sind ebenfalls wenig charakteristisch:
- *Thrombopenie* und *Leukozytose* mit Linksverschiebung, aber auch Leukopenie (!)
- *Hypophosphatämie* (Ursache unbekannt)
- *Hyperkoagulolabilität*, später Hypokoagulolabilität

Bei Vorliegen dieses Symptomenkomplexes muß stets an die Möglichkeit einer Sepsis und die Ausbildung eines septischen Schocks gedacht werden. Die Suche nach **Sepsisherden** kann weitere Aufschlüsse geben, insbesondere wenn durch vorausgegangene Operationen Hinweise auf abgegrenzte Infektionen vorhanden sind. Besonders bei vorausgegangenen abdominellen oder retroperitonealen Eingriffen soll eine frühzeitige Revision angestrebt werden, um die Drainage eines Sepsisherdes zu ermöglichen.

Die Diagnose eines septischen Schocks kann durch den Nachweis einer *Bakteriämie* mit Hilfe der **Blutkultur** gesichert werden. Zur Auswertung der Kultur vergeht jedoch eine zu lange Zeitspanne, in der bei vollausgeprägter Sepsis nicht auf das Eintreffen bakteriologischer Befunde gewartet werden kann.

V. a. Sepsis:

⇨

In der Praxis soll bei der Trias *Hyperventilation, Tachykardie und hyperdynamer Kreislauf* die Arbeitsdiagnose Sepsis gestellt und die Therapie eingeleitet werden, bis andere Ursachen ausgeschlossen werden.

Therapie des septischen Schocks
- Sanierung des Herdes
- Volumenersatz (Eiweiß)
- Antibiotika
- O_2-Gabe, ggf. Beatmung
- Heparin (low dose)
- vasoaktive Medikamente

Therapie

Die Therapie des septischen Schocks muß sich an der individuellen Situation des Patienten orientieren. Die Grundmaßnahmen sind:
- *Sanierung eines Sepsisherdes* (Erneuerung aller intravasalen Katheter, chirurgische Sanierung)
- *Volumenersatztherapie* um den Flüssigkeitsverlust in das interstitielle Gewebe zu kompensieren. Hierbei besonders an die *Gabe von Eiweiß* denken (Serumeiweißkonserven), da durch die Störung der kapillären Membranen

nicht nur Flüssigkeit sondern auch Eiweißmoleküle in das Gewebe sequestriert werden.

- *Antibiotika* (nach Abnahme einer Blutkultur). Die Auswahl richtet sich nach dem erwarteten Keimspektrum. Sie soll bei unbekannten Erregern so gestaltet werden, daß grampositive, gramnegative und anaerobe Keime erfaßt werden. Nach Eingang der Keimbestimmung aus der Blutkultur gezielter Einsatz von Antibiotika
- Behandlung der respiratorischen Insuffizienz: *Sauerstoffgabe*, frühzeitige *Intubation* und *Beatmung*
- *Korrektur der Hypophosphatämie* und *metabolischen Azidose*
- *Heparinprophylaxe* bzw. Therapie der Gerinnungsstörungen (Ersatz einzelner Gerinnungsfaktoren nur bei nachgewiesenem Mangel und gleichzeitiger Heparinmedikation)
- *vasoaktive Medikamente* (Katecholamine bzw. Derivate) nur *nach* Volumenersatztherapie bzw. in der hypodynamen Schockphase, wenn das Herzzeitvolumen *erniedrigt* ist, ggf. *Kortikosteroide* (umstritten)

Im Verlauf bzw. nach der Stabilisierungsphase eines septischen Schocks treten häufig Komplikationen und Funktionsstörungen anderer Organsysteme hinzu. Die häufigsten sind:

- *respiratorische und Niereninsuffizienz*,
- Leber- und zerebrales Versagen (Deliranz, Durchgangssyndrom)

Häufige Organkomplikationen:
- Lungen, Nieren
- Leber, ZNS

Die Therapie dieser Begleiterkrankungen soll möglichst frühzeitig begonnen werden, um die Kette der Schadenereignisse beim septischen Schock zu durchbrechen. Dies gilt besonders für die *respiratorische Insuffizienz* und das *akute Nierenversagen*. Die Prognose ist um so schlechter, je mehr Organsysteme von dem Krankheitsbild betroffen werden (sog. **Multiorganversagen**). Bei Versagen von 2 Organsystemen sterben ca. 50–70% der Patienten, bei 3 Organsystemen bis zu 90% und bei 4 und mehr Organsystemen fast alle.

Therapie der Begleiterkrankungen frühzeitig beginnen

2.2.4.2 AnaphylaktischerSchock

Anaphylaktischer Schock

Der anaphylaktische Schock ist die *zweithäufigste Schockform mit vasal-peripherem Versagen*. Er beruht auf einer Soforttypreaktion von Antikörpern auf plötzlich in den Organismus gelangte Antigene. Unter anaphylaktoiden Reaktionen versteht man dagegen einen vergleichbaren Symptomenkomplex ohne den gleichzeitigen Nachweis von Antikörpern. Die akuten Reaktionsmechanismen beruhen vor allem auf der plötzlichen Freisetzung vasoaktiver Substanzen. Von diesen kommt dem *Histamin* und dem *Serotonin* ein besonderer Stellenwert zu.

Der anaphylaktische Schock ist die zweithäufigste Schockform mit vasal-peripherem Versagen

Ursache: Soforttypreaktion von Antikörpern auf plötzlich in den Organismus gelangte Antigene (plötzliche Freisetzung vasoaktiver Substanzen, vor allem Histamin)

Allergene, die häufig einen anaphylaktischen/anaphylaktoiden Schock auslösen können, sind:

- Antibiotika
- Röntgenkontrastmittel
- Anästhetika und Lokalanästhetika
- Volumenersatzmittel (Dextrane, Gelatine, Hydroxyäthylstärke in unterschiedlicher Häufigkeit und unterschiedlichem Schweregrad; Dextrane sind am häufigsten betroffen)
- Eiweißlösungen aller Arten
- Blutpräparate (Blutgruppeninkompatibilität)
- Fremdsubstanzen bzw. -eiweiße: Schlangengifte, Insektengifte.

Häufige Allergene

Die klinischen Symptome können mannigfaltig sein und sind in ihrer Ausprägung wie ihrem zeitlichen Ablauf unterschiedlich. Im schlimmsten Fall kommt es innerhalb weniger Minuten nach Inkorporierung des Allergens zu einem völligen Zusammenbruch des Kreislaufs mit Atem- und Herzstillstand.

Allgemeine klinische Symptome sind (meist nur bei weniger akuten Verlaufsformen oder nur kurzfristig zu beobachten):

- Hautrötung, Schwellung der Schleimhäute, Juckreiz
- Tränenfluß, Gesichtsschwellung
- Bronchospasmus

Allgemeine klinische Symptome (flüchtig):
- Hautrötung, Schleimhautschwellung
- Juckreiz
- Tränenfluß, Gesichtsschwellung
- Bronchospasmus

Symptome bei schweren Verlaufsformen:
- verstärkte Symptomatik (s. o.)
- Kreislauf- und Bewußtseinsstörungen

Bei **schweren Verlaufsformen** dominieren die durch die generalisierte Vasodilatation und erhöhte Kapillarpermeabilität ausgelösten Symptome:
- generalisierte Urtikaria, Quincke-Ödem, generalisierte Schleimhautschwellungen
- ausgeprägte Bronchospastik
- Blutdruckabfall, Tachykardie
- Bewußtseinsstörungen, Krämpfe
- Herz-, Kreislauf- und Atemstillstand

Die Symptome sind meist in den kausalen Zusammenhang mit einer Allergenexposition zu bringen, so daß die Diagnose unschwer gestellt werden kann.

Sofortige Therapie:

⇨

Die **Therapie muß sofort einsetzen**:
- Reanimation
- Adrenalin, Kortikosteroide, Volumensubstitution, H_1- und H_2-Rezeptorenantagonisten
- Sedierung bzw. Krampfprophylaxe mit Benzodiazepinen

Prophylaxe eines anaphylaktischen Geschehens ist möglich durch die vorherige Injektion von H_1- und H_2-Rezeptorenblockern

30 min vor der erwarteten Exposition:
- 0,1 mg/kgKG Dimetindenmaleat
- 5 mg/kgKG Cimetidin
- 0,5–1 mg/kgKG Methylprednisolon

Die beste Therapie eines anaphylaktischen Geschehens besteht jedoch in einer **Prophylaxe**. Da diese Reaktionen über biogene Amine bzw. H_1- und H_2-Rezeptoren vermittelt werden, können sie durch die vorherige Injektion von H_1- und H_2-Blockern gemildert bzw. gänzlich vermieden werden. Empfehlenswert ist die i.v. Injektion folgender Medikamente 10–30 min vor der erwarteten Exposition (z. B. vor Röntgenkontrastmittelinjektion): 0,1 mg/kgKG *Dimetindenmaleat*, 5 mg/kgKG *Cimetidin*, evtl. 0,5–1 mg/kgKG *Methylprednisolon*.

In einigen Studien konnte die Wirksamkeit dieser Prophylaxe bewiesen werden. Es war sogar möglich Patienten nach durchstandener anaphylaktischer Reaktion ein zweites Mal (unter dieser Prophylaxe) symptomlos mit dem gleichen Allergen zu belasten!

Neurogener Schock

= akute Störung des ZNS mit **Ausfall der sympathischen Gefäßinnervation, periphere Vasodilatation** ohne die initialen Symptome von Mikrozirkulationsstörungen oder der Kapillarschäden

Ursachen:
- Schädel-Hirn-Verletzungen
- Rückenmarksverletzungen

Prognose ist von der Grundkrankheit abhängig

2.2.4.3 Neurogener Schock

Das Bild des neurogenen Schocks ist durch eine akute Störung des ZNS mit Ausfall der sympathischen Gefäßinnervation gekennzeichnet. Dieser Ausfall kann zentral (z. B. bei Schädel-Hirn-Verletzungen) oder auf Rückenmarksebene (z. B. bei akutem Querschnittssyndrom) lokalisiert sein. Der neurogene Schock geht mit einer peripheren Vasodilatation einher, jedoch ohne die initialen Symptome von Mikrozirkulationsstörungen oder Kapillarschäden. Bei rechtzeitiger Diagnostik sowie Therapie mit Volumenersatzmitteln und vasoaktiven Substanzen ist der Schockzustand leicht zu durchbrechen. Die Prognose des Patienten hängt danach nahezu ausschließlich von der Grundkrankheit, die zu dem Schockgeschehen führte bzw. der Ausdehnung des Traumas ab.

Hypertensive Krise

Merkmale:
- plötzlicher Blutdruckanstieg
- Beeinträchtigung der Funktion von:
  - ZNS
  - Herz
  - Nieren

2.3 Hypertensive Krise

T. Pop

Definition: Die hypertensive Krise ist durch einen *plötzlichen Blutdruckanstieg*, der zur Beeinträchtigung der Funktionen von ZNS, Herz und Nieren führt, gekennzeichnet.

Der kritische Blutdruckwert, der zur hypertensiven Krise führt, liegt bei Werten von etwa **200/120 mm Hg** oder höher. Er ist von *zwei Faktoren* abhängig:
- *morphologische Veränderungen des arteriellen Systems* beeinträchtigen die in manchen Organen operierende Autoregulation des Blutflusses (z. B. Hirn und Nieren). In diesem Falle treten Beschwerden schon bei niedrigeren Blutdruckwerten auf.
- *morphologische Veränderungen der drei Zielorgane:* Hirn, Herz und Nieren. Auch in diesem Falle kommt es bei geringerem Blutdruckanstieg zu Funktionsstörungen.

2.3.1 Diagnostik

Folgende Leitsymptome *(ZNS, Herz, Nieren)* können auftreten:
• Die zentralnervösen Erscheinungen werden unter dem Begriff der *hypertensiven Enzephalopathie* subsummiert. Dazu gehören: Kopfschmerzen, Brechreiz, Erbrechen, Flimmern vor den Augen, Paresen, Aphasie, Skotome bis Amaurose, epileptiforme Krämpfe, Apathie, Somnolenz bis Koma.
• kardiale Erscheinungen sind: *Angina pectoris, Herzinfarkt, Ruhedyspnoe* und *Lungenödem.*
• Die renale Beteiligung äußert sich als *Niereninsuffizienz* mit *Oligurie.*

Klinischer Befund: Der Blutdruck weist Werte *über 200/120 mm Hg* auf. Darüber hinaus finden sich die spezifischen Manifestationen von seiten der Zielorgane.
Die Augenhintergrunduntersuchung zeigt die Merkmale eines *Fundus hypertonicus* (oft Papillenödem, Retinablutungen, Exsudate).
EKG und Echokardiogramm: meist Zeichen der *Linksherzhypertrophie.*

Differentialdiagnose: Der *apoplektische Insult* und die *Hyperthyreose* können gelegentlich eine hypertensive Krise vortäuschen. Bei beiden fehlt jedoch der plötzliche Blutdruckanstieg.

Diagnostik

Leitsymptome:
• hypertensive Enzephalopathie
• Angina pectoris
• Herzinfarkt
• Lungenödem
• Niereninsuffizienz

Klinik:
– Blutdruck über 200/120 mm Hg
– Fundus hypertonicus

EKG:
Linksherzhypertrophie
Differentialdiagnose
– apoplektischer Insult
– Hyperthyreose

2.3.2 Therapie

Sofortmaßnahmen: Zweck der Therapie ist die *Senkung des erhöhten Blutdrucks* auf Werte um 140/100 mm Hg. Bei Vorliegen einer hypertensiven Enzephalopathie sollen Blutdruckwerte von 170/100 mm Hg nicht unterschritten werden. Es droht sonst die Gefahr der zerebralen und okulären Minderdurchblutung.
Folgende Medikamente werden heute empfohlen (Tab. 4-6):

1. **Nifedipin** (Adalat) 20 mg sublingual, falls erforderlich Wiederholung nach 5–20 min
2. **Clonidin** (Catapresan) 0,15 mg i. v. oder i. m., wenn unwirksam nach 30 min 0,3 mg i. v. oder i. m.
3. Wenn eines der o. g. Medikamente unwirksam ist, kann **Dihydralazin** (Nepresol 12,5 mg i. v. oder i. m.) appliziert werden, ggf. nach 30 min Dosissteigerung auf 25 mg.
4. Auch die sublinguale Gabe von **Captopril** (Lopirin, Tensobon) 25 mg ist nach neueren Untersuchungen erfolgversprechend.
5. In sehr hartnäckigen Fällen kann **Natriumnitroprussid** per infusionem, beginnend mit 20 µg/min, verabreicht werden.
6. Die Wirkung aller o. g. Substanzen sollte durch die i. v. Gabe von **Furosemid** (Lasix) 20–40 mg verstärkt werden.
7. Bei Phäochromozytom spricht der erhöhte Blutdruck lediglich auf **Phentolamin** (Regitin) 5 mg i. v. an.

Therapie
– Senkung des Blutdrucks auf Werte um 140/100 mm Hg

Medikamente (Tab. 4-6):
• **Nifedipin**
• **Clonidin**
• **Dihydralazin**
• **Captopril**
• **Natriumnitroprussid**
• **Furosemid**
• **Phentolamin**

Tab. 4-6: Antihypertensiva: Pharmakodynamik und Dosierung

Substanz	Wirkungsbeginn	Wirkungsdauer	Dosierung
Nifedipin (sublingual)	2– 3 min	4–6 h	20 mg
Clonidin (i. v.)	1– 2 min	2–5 h	0,15–0,3 mg
Dihydralazin (i. v.)	5–10 min	3–6 h	12,5–25 mg
Captopril (sublingual)	10–12 min	2,5–3 h	25 mg
Natriumnitroprussid (per infusionem)	sofort	Infusionsdauer	ab 20 µg/min max. 900 µg/min

2.4 Akute Störungen der Herzfunktion

T. Pop

2.4.1 Kardiogener Schock

Definition: Der kardiogene Schock ist ein akutes Kreislaufversagen im Sinne einer verminderten Organdurchblutung infolge herabgesetzter Herzpumpleistung.

2.4.1.1 Ätiopathogenese

Folgende ätiologische Faktoren führen zu einer *Herabsetzung der Herzpumpleistung*:

• **Verlust an kontraktiler Masse.** Der plötzliche Ausfall einer kritischen Masse des linken Ventrikels kann die Herzpumpfunktion stark beeinträchtigen. Beim kardiogenen Schock liegt dieser Wert bei 40% oder mehr. Das typische Beispiel hierfür ist der *akute Herzinfarkt*. Seltener handelt es sich um entzündliche *Myokarditis)* oder *infiltrative Prozesse*.

• **Mechanische Komplikationen des akuten Herzinfarktes** wie *Ventrikelseptumruptur* oder *Papillarmuskelruptur*. Eine plötzlich entstehende Verbindung zwischen dem linken und dem rechten Ventrikel findet den Kreislauf dafür nicht adaptiert. Das Blut wird vom linken Ventrikel aus vornehmlich in den rechten Ventrikel und weniger in die Aorta ausgeworfen. Der Grund dafür ist der geringere Widerstand im rechten Ventrikel gegenüber dem großen Kreislauf.

Bei der Papillarmuskelruptur entleert sich der linke Ventrikel erheblich in den linken Vorhof (geringerer Widerstand) zu Lasten der Aorta (höherer Widerstand). In beiden Fällen entsteht eine akute Volumenbelastung des Herzens, zu der auch der Verlust an kontraktiler Masse erschwerend hinzukommt.

• Akutes Auftreten oder Verschlimmerung eines chronischen Vitiums durch **bakterielle Endokarditis.**

• **Herzbeuteltamponade.** Durch die gestörte und unvollständige Ventrikelfüllung kann die Herzpumpleistung stark absinken.

• **Tachykarde Rhythmusstörungen** führen durch die Verkürzung der Diastole eher zur Verschlechterung einer schon gestörten Herzpumpleistung. Sie sind weniger ein selbständiger ätiologischer Faktor.

2.4.1.2 Diagnostik

Leitsymptome: Im Vordergrund stehen die Zeichen der Minderdurchblutung der Organe. Dazu gehören *Unruhe, Verwirrtheit, Benommenheit* als Ausdruck der Abnahme der Hirndurchblutung. Bei erhöhtem Ventrikelfüllungsdruck entsteht *Dyspnoe*.

Klinischer Befund: Für den kardiogenen Schock typisch ist die **Trias**: *Hypotonie, Tachykardie, Oligurie*.

Der **Blutdruck** liegt unter 90 mm Hg systolisch, die Blutdruckamplitude ist reduziert. Die indirekte Blutdruckmessung (Manschettenmessung) gibt eher zu niedrige Werte an, die durch die Vasokonstriktion zu erklären sind. *Daher gilt es, bei Patienten im kardiogenen Schock den arteriellen Druck blutig zu messen* (s. Kap. VIII/3).

Die **Tachykardie** ist als kompensatorisch anzusehen, da infolge herabgesetzter Herzpumpleistung das Schlagvolumen nicht mehr angehoben werden kann.

Die **herabgesetzte Nierendurchblutung** äußert sich in einer Abnahme der Urinproduktion unter 20 ml/h.

Durch die Minderdurchblutung ist die Haut kalt und feucht, zyanotisch oder marmoriert. Daneben liegen auch Zeichen der Herzinsuffizienz vor wie: feuchte Rasselgeräusche und III. Herzton. Darüber hinaus finden sich die typischen Merkmale der zugrunde liegenden Herzerkrankung (siehe weiter).

Akute Störungen der Herzfunktion

Kardiogener Schock

Merkmale:
Verminderte Organdurchblutung infolge herabgesetzter Herzpumpleistung

Ursachen

1. Verlust an kontraktiler Masse:
- Herzinfarkt
- Myokarditis
- infiltrative Kardiomyopathie

2. Mechanische Komplikationen des Herzinfarktes:
- Ventrikelseptum-,
- Papillarmuskelruptur

3. bakterielle Endokarditis

4. Herzbeuteltamponade

5. tachykarde Rhythmusstörungen

Diagnostik

Leitsymptome:
- Unruhe, Verwirrtheit, Benommenheit
- Dyspnoe

Klinik:
Trias:
- **Hypotonie**
- **Tachykardie**
- **Oligurie**

Weitere Befunde: Ein *Pulmonaliskatheter* sollte so schnell wie möglich plaziert werden, um die Diagnose zu sichern und eine zuverlässige Therapiekontrolle zu erlauben. Ausdruck der gestörten Pumpleistung des Herzens ist ein *erniedrigter Herzindex* (unter 2,2 $l/min/m^2$) trotz erhöhten linksventrikulären Füllungsdrucks (über 20 mm Hg). Als Parameter für den linksventrikulären Füllungsdruck wird der *diastolische Pulmonalarteriendruck* herangezogen. Die **anderen Untersuchungsmethoden** ergeben unterschiedliche Informationen, je nach Ursache, und werden im nächsten Abschnitt abgehandelt.

Pulmonaliskatheter
- Herzindex unter 2,2 $l/min/m^2$
- Füllungsdruck über 20 mm Hg

2.4.1.3 Spezialformen des kardiogenen Schocks

Spezialformen des kardiogenen Schocks

Herzinfarkt
Der Myokardinfarkt stellt die *Hauptursache des kardiogenen Schocks* dar. Als Pathomechanismus steht der *Verlust an kontraktiler Masse* im Vordergrund. Daher ist mit einem kardiogenen Schock bei ausgedehnten Infarzierungen zu rechnen, somit eher beim Vorderwand- als beim Hinterwandinfarkt. Klinisch fallen der 3. Herzton sowie die Zeichen der Lungenstauung (Dyspnoe, feuchte Rasselgeräusche) auf. Als diagnostische Hilfe zur Klärung der Ätiologie werden das **EKG** und die **Enzymparameter** eingesetzt.

1. Herzinfarkt
- Dyspnoe
- 3. Herzton
- feuchte RG.
- EKG
- CK-Anstieg

Hinterwandinfarkt
Der Hinterwandinfarkt mit rechtsventrikulärer Beteiligung stellt eine Sonderform dar, da die Tachykardie meist fehlt. Dieser Infarktlokalisation liegt im allgemeinen der *proximale Verschluß einer dominanten rechten Kranzarterie zugrunde*. Erschwerend kommt meist die niedrige Herzfrequenz infolge *„Sinusbradykardie"* (Herzfrequenzen um 60–70/min) oder *höhergradige AV-Blockierungen* hinzu. Auf die rechtsventrikuläre Beteiligung deuten evtl. Zeichen der Rechtsherzbelastung wie: obere Einflußstauung und 3. Herzton am linken Sternalrand hin. Hämodynamisch auffallend ist die Diskrepanz zwischen dem annähernd normalen pulmonalarteriellen Druck und dem erhöhten Druck im rechten Vorhof (meist über 10 mm Hg im Mittel).
Elektrokardiographisch finden sich in den rechten thorakalen Brustwandableitungen (V_4R) *ST-Strecken-Hebungen*. Die Art der *Bradykardie* (Sinusbradykardie, AV-Block II. oder III. Grades) wird ebenfalls durch das EKG belegt.

a) Hinterwandinfarkt mit rechtsventrikulärer Beteiligung:
- Neigung zu Bradykardie
- obere Einflußstauung
- III. Herzton li. parasternal
- rechtsatrialer Druck erhöht
- PA-Druck normal

Die zweidimensionale **Echokardiographie** zeigt einen vergrößerten und *schlecht kontrahierenden rechten Ventrikel*, der *rechte Vorhof* ist ebenfalls *dilatiert*.

EKG:
- ST-Hebung in V_4R
- Sinusbradykardie
- AV-Block II. oder III. Grades

Echokardiogramm:
- re. Vorhof, Ventrikel vergrößert

Ventrikelseptumruptur
Eine Ventrikelseptumruptur kann sowohl bei Vorder- als auch bei Hinterwandinfarkt auftreten. Die Auskultation ergibt ein neu aufgetretenes lautes *links-parasternales holosystolisches Geräusch mit Schwirren*. Die Verdachtsdiagnose kann mit Hilfe der **Sauerstoffsättigungsmessung** über den Pulmonaliskatheter gesichert werden. Bei der Ventrikelseptumruptur kommt es zu einem Links-Rechts-Shunt auf Ventrikelebene: die Sauerstoffsättigung in der Ausflußbahn des rechten Ventrikels und in der Pulmonalarterie ist deutlich höher als im rechten Vorhof.
Auch mit Hilfe des **Echokardiogramms** kann eine Ventrikelseptumperforation diagnostiziert werden. Oft ist die Perforationsstelle selbst sichtbar. Ansonsten fallen der vergrößerte rechte Ventrikel sowie die erweiterte Pulmonalarterie auf. Mit Hilfe der *Kontrastechokardiographie* (z. B. durch die i. v. Gabe von Gelifundol) kann der Shunt selbst aufgedeckt werden.

b) Ventrikelseptumruptur
- linksparasternales Geräusch
- Schwirren
- O_2-Sättigungssprung auf Ventrikelebene

Echokardiogramm:
- Perforationsstelle sichtbar
- Kontrastecho

Papillarmuskelruptur
Bei der Papillarmuskelruptur hört man ein *links-parasternales oder apikales holosystolisches Geräusch*. Im Gegensatz zur Ventrikelseptumruptur *fehlt das Schwirren*. Bei der hämodynamischen Messung imponiert die hohe „v"-Welle in Pulmonalkapillarverschlußposition. **Echokardiographisch** erkennt man den abgerissenen Papillarmuskel, ebenfalls fällt die abnorme systolische Bewegung der Mitralklappe auf.

c) Papillarmuskelruptur
- holosystolisches Geräusch
- „v"-Welle
- **Echokardiogramm:** Rupturstelle sichtbar

Dekompensierte Herzvitien
- Änderung des Geräuschbefundes
- neu aufgetretenes Geräusch
- Echokardiographie: Klappenbefall

Dekompensierte Herzvitien
Akute **Klappeninsuffizienzen** treten überwiegend bei bakterieller Endokarditis auf. Bei der klinischen Untersuchung fällt auf, daß das Geräuschphänomen sich geändert hat oder neu aufgetreten ist. Die *Echokardiographie* ist meist imstande, die erhebliche Störung der Klappenfunktion zu dokumentieren.

Perikardtamponade
Trias:
- Pulsus paradoxus
- erhöhter Venendruck
- Hypotonie

EKG: Niederspannung
Alternans
Echokardiogramm:
- Flüssigkeit
- Tamponadezeichen

Hämodynamik: Zunahme des RA- und RV-Drucks im Inspirium

Perikardtamponade
Klinisch auffallend ist die *Trias*:
- *Pulsus paradoxus* (inspiratorischer Abfall des systolischen Blutdrucks um 10 mm Hg oder mehr),
- *erhöhter Venendruck*: obere Einflußstauung,
- *erniedrigter arterieller Druck*.

Im **EKG** findet man häufig Niederspannung, evtl. einen elektrischen Alternans.
Das **Echokardiogramm** zeigt zum einen die *Flüssigkeitsansammlung* zwischen Epi- und Perikard, zum anderen die Merkmale der *Tamponade*. Dazu gehören die Eindrückung der rechten Herzhöhlen sowie die inspiratorische Zunahme des rechts- und die Abnahme des linksventrikulären Durchmessers.
Die Druckmessung im kleinen Kreislauf zeigt einen erhöhten rechtsatrialen und -ventrikulären Druck mit weiterer Zunahme während Inspiration bei normalem Pulmonalarteriendruck.

Tachykarde Rhythmusstörungen
- Kammertachykardie
- Vorhofflimmern
- Vorhofflattern

Tachykarde Rhythmusstörungen
Tachykardien spielen eher die Rolle eines Begleitfaktors als die eines eigenständigen ursächlichen Faktors in der Entstehung des kardiogenen Schocks. Während bei der klinischen Untersuchung lediglich die *hohe Herzfrequenz* auffällt, kann das EKG die Art der Rhythmusstörung aufdecken (meist Kammertachykardie).

Differentialdiagnose

hypovolämischer Schock:
- keine Stauungszeichen
- Ursache des Volumenmangels erkennbar

2.4.1.4 Differentialdiagnose

• **Hypovolämischer Schock** bei einem Patienten mit einer organischen Herzerkrankung: gemeinsam mit dem kardiogenen Schock ist der niedrige Blutdruck. *Es fehlen jedoch die Zeichen der Stauung.* Die Ursachen, Blutung, Flüssigkeitsverlust usw. sind meistens leicht erkennbar. *Im Zweifelsfall hilft die Messung der hämodynamischen Parameter weiter:* sowohl der Herzindex als auch der linksventrikuläre oder rechtsventrikuläre Füllungsdruck sind erniedrigt.
• **Andere Schockformen** kommen selten in Frage. Auch in diesem Fall hilft die hämodynamische Untersuchung weiter (s. Kap. 2.2).

Therapie

2.4.1.5 Therapie

• **Ziel der Therapie** des kardiogenen Schocks ist die *Anhebung* des *HZV bzw. des Herzindex* und nicht der alleinige Anstieg des Blutdrucks.
Es gilt daher, den Patienten sofort in das Krankenhaus einzuweisen und *unbedingt vor dem Transport einen peripheren Zugang* zu legen (Venen). Kritische Blutdruckabfälle können gelegentlich mit *Dopamin* aufgefangen werden.
Die Therapie erfolgt stufenweise und muß sich nach den hämodynamischen Parametern (Herzindex und Füllungsdruck) richten.

1. Optimierung des Füllungsdruckes
⇨

> Als **erste Maßnahme** gilt es, den *linksventrikulären Füllungsdruck* in den „optimalen Bereich" von etwa *18 mm Hg* zu bringen. Der optimale Füllungsdruck entspricht jenem Wert, bei dem das maximale Herzschlagvolumen erzeugt wird.

– erhöhter Füllungsdruck:
Vasodilatatoren

Bei erhöhtem Füllungsdruck werden *Vasodilatatoren* (Nitroglyzerin oder Natriumnitroprussid, Tab. 4-7) verabreicht. Beide Substanzen senken auch die Nachlast.

Tab. 4-7: Kreislaufwirksame Substanzen

Substanz	Wirkungsweise	Kontraindikationen	Dosierung
Nitroglyzerin	Abnahme der Vorlast (Abnahme der Nachlast)	Füllungsdruck unter 12 mmHg	2–5 (7) mg/h
Natriumnitroprussid	Abnahme der Vorlast Abnahme der Nachlast	Füllungsdruck unter 12 mmHg (Aortenstenose)	10–900 µg/min
Dobutamin	Stimulation der β_1-Rezeptoren (Stimulation der β_2-Rezeptoren) (Stimulation der α-Rezeptoren)	Blutdruck unter 80 mmHg, hypertrophe Kardiomyopathie	2–10 µg/kg/min
Dopamin	Stimulation der α-Rezeptoren, Stimulation der β_1-Rezeptoren, Stimulation der dopaminergen Rezeptoren	hypertrophe Kardiomyopathie	2–10 µg/kg/min

Ist der Füllungsdruck erniedrigt, so soll er durch *Volumenzufuhr* (z. B. niedermolekulares Dextran oder Hydroxyäthalstärke) angehoben werden. Gelegentlich kann durch diese Erstmaßnahmen das HZV ausreichend erhöht werden.

– erniedrigter Füllungsdruck: Volumenzufuhr

Gelingt dies nicht, muß man **Katecholamine** einsetzen (Tab. 4-7). Bei noch ausreichendem Blutdruck kommt *Dobutamin* in Betracht, bei niedrigem Blutdruck *Dopamin*. In der üblichen Dosierung wirkt Dobutamin vorwiegend vasodilatorisch. Dopamin hat überwiegend vasokonstriktorische Eigenschaften. Ein Nachteil der Vasokonstriktion ist die Erhöhung des Füllungsdruckes im linken Ventrikel. Dem kann entweder durch die *Kombination mit Nitroglyzerin* oder mit *Dobutamin* entgegengewirkt werden.

falls negativ:
2. **Katecholamine**
– Dobutamin
– Dopamin

Sofortmaßnahmen in Abhängigkeit von der Ätiologie:
Akuter Herzinfarkt: die i. v. *thrombolytische Therapie* kann durch Wiedereröffnung des verschlossenen Gefäßes den kardiogenen Schock gelegentlich beheben. Noch wirksamer ist die *notfallmäßige Koronardilatation.*

3. Therapie nach der Ätiologie
• **Akuter Herzinfarkt:**
– Thrombolyse
– Dilatation

Akuter Hinterwandinfarkt mit rechtsventrikulärer Beteiligung. Eine Zunahme des Herzindex kann nur durch Erhöhung des rechtsventrikulären Füllungsdruckes (über 10 mm Hg) mittels *Volumenzufuhr* (s. o.) erreicht werden. Vorlastsenkende Mittel wie Nitroglyzerin sind daher kontraindiziert.

• **Hinterwandinfarkt:**
mit rechtsventrikulärer Beteiligung
– Volumenzufuhr

Bei **Ventrikelseptum-** und **Papillarmuskelruptur** im Rahmen eines Herzinfaktes wird zunächst versucht, durch das nachlastsenkende Mittel *Natriumnitroprussid* die bessere Entleerung der linken Herzkammer in die Aorta zu bewirken. Auch die *Katecholamine* (Dobutamin und Dopamin) können gelegentlich eine vorübergehende Besserung der Pumpleistung herbeiführen.

• **Ventrikelseptum- und Papillarmuskelruptur**
– Natriumnitroprussid
– Katecholamine

Akute Klappeninsuffizienz: Auch in diesem Falle kann *Natriumnitroprussid* verabreicht werden.

• **Akute Klappeninsuffizienz:**
– Natriumnitroprussid

Perikardtamponade. Die ätiologische Behandlung besteht in der Perikardpunktion. Wenn sie nicht möglich ist, soll Flüssigkeit zur *Erhöhung des rechtsventrikulären Füllungsdruckes* zugeführt werden. Bei Erfolglosigkeit kann zusätzlich Dobutamin verabreicht werden.

• **Perikardtamponade**
– Punktion
– Flüssigkeitszufuhr
– Dobutamin

Tachykarde Rhythmusstörungen. Im allgemeinen handelt es sich um eine Kammertachykardie. Sie kann medikamentös (Lidocain) oder elektrisch (Kardioversion) behandelt werden. Bei Vorhofflimmern oder -flattern wird man im Notfall am ehesten *kardiovertieren.*

• **Tachykarde Rhythmusstörungen**
– Kardioversion

Rhythmusstörungen

Notfallsituation bei:
1. **Bradykardie**
– Sinusknotensyndrom
– AV-Block III. Grades
2. **Tachykardie**
– PSVT- und WPW-Tachykardie
– Vorhofflimmern und -flattern
– Kammertachykardie

Syndrom des kranken Sinusknotens

Merkmale:
Sinusfrequenz unter 50/min

Einteilung:
– persistierende Sinusbradykardie
– SA-Block
– Bradykardie-Tachykardie-Syndrom
– Sinusstillstand

Notfallsituation, wenn:
– Herzfrequenz **unter 40/min** tagsüber
– **Asystolien** über 3–4 s

Diagnostik
Leitsymptome:
– Schwindel
– Synkope

Klinik
– Bradykardie

EKG:

– persistierende **Sinusbradykardie**

– **SA-Block:**
II. Grades Typ 1

– **SA-Block**
II. Grades Typ 2

– **Bradykardie-Tachykardie-Syndrom:**
Wechsel bradykarde und tachykarde Phasen

– **Sinusstillstand:**
Abnahme der Sinusfrequenz mit Pause

Differentialdiagnose
AV-Block III. Grades
– EKG: keine Beziehung zwischen P und QRS

2.4.2 Rhythmusstörungen

Sieht man von den Arrhythmien, die zum Kreislaufstillstand führen (Kammerflimmern, Asystolie) ab, so können folgende Rhythmusstörungen zu Notfallsituationen führen (s. Abb. 4-4, S. 110):
- **Bradykardien:** *Syndrom des kranken Sinusknotens, AV-Block III. Grades.*
- **Tachykardien:** *paroxysmale supraventrikuläre und WPW-Tachykardie, Vorhofflimmern und -flattern, Kammertachykardie.*

2.4.2.1 Syndrom des kranken Sinusknotens

Definition: Das Syndrom des kranken Sinusknotens geht mit einer transitorischen oder permanenten *Abnahme der Sinusfrequenz* unter 50/min einher. Folgende Rhythmusstörungen werden dem Syndrom des kranken Sinusknotens zugeordnet:
– *persistierende (anhaltende) Sinusbradykardie*
– *sinuatrialer Block II. Grades*
– Bradykardie-Tachykardie-Syndrom
– Sinusstillstand

Mit **Notfallsituationen** ist lediglich bei den letzten drei Formen zu rechnen, da die persistierende Sinusbradykardie fast nie zu einer bedrohlichen Abnahme der Sinusfrequenz (tagsüber unter 40/min, nachts unter 30/min) führt. Bei den übrigen Formen können auch längere Asystolien (über 3–4 s Dauer), die zu Symptomen führen, auftreten.

> *Die häufigste Ursache des Syndroms des kranken Sinusknotens ist die* **koronare Herzkrankheit.**

Diagnostik
Leitsymptome: Bei stark verlangsamter Herzfrequenz oder Asystolie kann es zum *Schwindelgefühl* oder gar zur *Synkope* kommen.

Klinischer Befund: Durch Palpation des Pulses oder Herzauskultation kann eine regelmäßige oder unregelmäßige *Bradykardie* (Herzfrequenz unter 50/min) aufgedeckt werden. Gelegentlich wird ein normofrequenter (SA-Block, Sinusstillstand) oder sogar ein tachykarder Herzschlag (Bradykardie-Tachykardie-Syndrom) beobachtet.

EKG: Diese Untersuchung ermöglicht die Erkennung der jeweiligen Rhythmusstörung.
- **persistierende Sinusbradykardie:** Diese ist durch eine anhaltende Sinusfrequenz von 50/min oder weniger gekennzeichnet
- beim **SA-Block II. Grades Typ 1** (Wenckebach) kommt es zu einer zunehmenden Verkürzung des Abstandes zwischen den P-Wellen. Dem kürzesten PP-Abstand folgt eine Pause, deren Dauer kürzer ist als 2 hintereinander folgende PP-Intervalle
- der **SA-Block II. Grades Typ 2** (Mobitz) ist durch eine unerwartete Pause, deren Dauer das doppelte oder ganzzahlige Vielfache des vorausgehenden PP-Intervalls ausmacht, gekennzeichnet

– für das **Bradykardie-Tachykardie-Syndrom** ist der Wechsel zwischen bradykarden (persistierende Sinusbradykardie, SA-Block) und tachykarden Phasen (Vorhofflimmern, -flattern, -tachykardie) typisch
– der **Sinusstillstand** äußert sich in einer allmählichen Abnahme der Sinusfrequenz, gefolgt von einer Asystolie

Differentialdiagnose: Auch der *AV-Block III. Grades* geht mit einer Bradykardie einher. Im EKG erkennt man jedoch, daß die P-Wellen normofrequent sind und keine Beziehung zu den QRS-Gruppen aufweisen (s. Abb. 4-4, S. 110).

Therapie

Bei weiter bestehender bedrohlicher Bradykardie muß die Herzfrequenz angehoben werden. Dies kann mit *Medikamenten* oder *Elektrostimulation* erfolgen.

Medikamente: Zwei Gruppen von Medikamenten stehen zur Verfügung: die *Vagolytika* (Atropin, Ipratropiumbomid-Itrop) und die *Beta-Stimulatoren* (Orciprenalin-Alupent).
Obwohl die letztgenannte Substanz wirksamer ist, ist deren Anwendung auch mit mehr Nebenwirkungen behaftet (Tab. 4–8).
Die **Elektrostimulation** kann extern, transösophageal oder intern (endokardial) erfolgen (s. Tab. 4-3).

Therapie

Medikamente:
- Atropin,
- Orciprenalin

Elektrostimulation:
- extern
- transösophageal
- intern

Tab. 4-8: Frequenzsteigernde Medikamente

Substanz	Dosis	Indikationen	Kontraindikationen
Atropin und Ipratropiumbromid	1–2 mg i. v.	Syndrom des kranken Sinusknotens AV-Block III. Grades mit schmalen QRS-Gruppen	Glaukom Prostataadenom mit Restharn
Orciprenalin	0,5–1 mg	Syndrom des kranken Sinusknotens AV-Block III. Grades (alle Formen)	Thyreotoxikose hypertrophe Kardiomyopathie

2.4.2.2 AV-Block III. Grades

AV-Block III. Grades

Definition: Der AV-Block III. Grades ist durch eine *völlige Unterbrechung der Leitung zwischen Vorhof und Kammer* gekennzeichnet. Die häufigste Ursache ist die *koronare Herzkrankheit.*

Merkmale:
Leitungsunterbrechung zwischen Vorhof und Kammer

Diagnostik

Leitsymptome: Beim Auftreten des AV-Blocks III. Grades kann es zu lange anhaltenden *Asystolien* und daraus resultierender *Synkope* kommen. Auch bei etabliertem AV-Block III. Grades kann das Ersatzzentrum zeitweise ausfallen und Asystolien herbeiführen. Dies geschieht nur selten bei AV-Knoten-Blockierungen, viel häufiger jedoch bei Blockierungen im intraventrikulären Reizleitungssystem (häufigste Lokalisation der Leitungsunterbrechung beim AV-Block III. Grades!). Bei dieser Lokalisation ist auch mit Herzfrequenzen unter 40/min zu rechnen, was entweder zu *Schwindelgefühl* oder zu Zeichen der *Herzinsuffizienz* führen kann.

Diagnostik
Leitsymptome
- Asystolie mit Synkope
- Schwindelgefühl
- Herzinsuffizienz

Klinischer Befund: Die Herzaktionen sind langsam *(Frequenz unter 50/min),* die Intensität des *1. Herztones* wechselnd (durch die fehlende konstante Beziehung zwischen Vorhof- und Kammersystole).

Klinik
- Bradykardie
- 1. Herzton wechselnd

EKG: Es fehlt jede Beziehung zwischen Vorhof- (P-Wellen) und Kammeraktionen (QRS-Komplexe). Die *Kammerfrequenz* liegt bei *weniger als 50/min,* die Vorhoffrequenz ist bedeutend schneller (s. Abb. 4-4, S. 110).

EKG:
- keine P-QRS-Beziehung

Differentialdiagnose: Beim *Syndrom des kranken Sinusknotens* erkennt man im EKG, daß die Vorhoffrequenz nicht schneller als die Kammerfrequenz ist.

Differentialdiagnose
- Syndrom des kranken Sinusknotens

Therapie

Die Anhebung der Kammerfrequenz erfolgt mit den selben Maßnahmen wie im vorherigen Kapitel beschrieben. Dabei muß berücksichtigt werden, daß *Atropin* und *Ipratropiumbromid* bei Blockierungen mit breiten Kammergruppen *meist unwirksam* sind.

Therapie
- Atropin
- Ipratropiumbromid
- Orciprenalin
- Elektrostimulation

2.4.2.3 Paroxysmale supraventrikuläre Tachykardie und WPW-Tachykardie

Tachykardie

Merkmale:
- Beginn und Ende plötzlich
- Frequenz 150–200/min
- QRS schmal

Mechanismus:
- zwei Leitungsbahnen im AV-Knoten
- akzessorische Bahn (Kent-Bündel)

Definition: Es handelt sich um plötzlich beginnende und sistierende Tachykardien mit Frequenzen von *150–220/min* und meist schmalen Kammergruppen (gleich oder weniger als 0,1 s) im EKG. Diesen Rhythmusstörungen kann eine angeborene Anomalie zugrunde liegen:

Bei der **paroxysmalen supraventrikulären Tachykardie** befinden sich im AV-Knoten zwei funktionell voneinander *unterschiedliche Leitungsbahnen.* Die Erregungswelle durchläuft im Wechsel im Rahmen einer kreisenden Erregung zunächst die eine, danach die andere Bahn.
Beim WPW-Syndrom liegt neben der physiologischen AV-Knoten-His-Achse eine zusätzliche Bahn in Form einer **direkten muskulären Verbindung** zwischen **Vorhof und Kammer** vor (Kent-Bündel). Während des tachykarden Anfalls durchläuft die Erregungswelle den AV-Knoten ventrikelwärts, erregt die Kammer und kehrt zum Vorhof über die muskuläre Bahn zurück.

Diagnostik
Tachykardie:

Klinik
- Tachykardie
- Aktionen rhythmisch

EKG:
- QRS-Gruppen schmal
- P meist nicht sichtbar

Differentialdiagnose:
- **Vorhofflattern**
  - Vorhoffrequenz 300/min
- **Kammertachykardie**
  - QRS breit

Therapie
- Vagusmanöver
- Verapamil
- Digitalis

Diagnostik
Leitsymptome: In der Regel handelt es sich um eine *Tachykardie mit plötzlichem Beginn und Ende.*

Klinischer Befund: Während des tachykarden Anfalls findet man eine *Tachykardie* mit einer Frequenz von 150–220/min vor.

EKG: Die *Kammergruppen* sind in der Regel *schmal konfiguriert,* treten in regelmäßigen Abständen auf und weisen eine Frequenz von 150–220/min auf. Die *P-Wellen* sind meistens in den QRS-Gruppen verborgen.

Differentialdiagnose: *Vorhofflattern* mit 2/1-Überleitung: im EKG sind meist Flatterwellen mit einer Frequenz von 300/min erkennbar. Im Zweifelsfall kann durch Karotissinusmassage die AV-Leitung verlangsamt und dadurch die Flatterwellen sichtbar gemacht werden.

Kammertachykardie: im EKG sind die Kammergruppen breit.

Therapie
Die Tachykardie kann oft durch Vagusmanöver wie *Karotissinusmassage oder Valsalvapreßversuch* beendet werden. Ansonsten wird *Verapamil*(Isoptin) in einer Dosis von 5–10 mg i. v. verabreicht. Bei Patienten, die unter einer oralen Betablockertherapie stehen, soll *Digitalis* i. v. (z. B. Digoxin 0,4–0,6 mg oder Digitoxin 0,4 mg) verabreicht werden.

2.4.2.4 Vorhofflimmern und Vorhofflattern

Vorhofflimmern, Vorhofflattern

Merkmale:
- **Vorhofflimmern:** Vorhoffrequenz 350–600/min
- **Vorhofflattern:** Vorhoffrequenz 300/min
- AV-Blockierung
- Kammeraktionen
  - rhythmisch
  - arrhythmisch

Definition: Es handelt sich um Rhythmusstörungen mit Ursprung im Vorhof, die folgende Merkmale aufweisen:
• **Vorhofflimmern:** unregelmäßige Tachykardie mit einer Frequenz zwischen 350 und 600/min,
• **Vorhofflattern:** regelmäßige Tachykardie mit einer Frequenz um 300/min.

Wegen der hohen Vorhoffrequenz werden nicht alle Vorhofaktionen auf die Kammer übergeleitet. Bei Vorhofflimmern sind durch den unregelmäßigen Charakter der Vorhoftätigkeit die Kammeraktionen immer unregelmäßig. Beim Vorhofflattern können konstante (z. B. 2/1) oder variable AV-Leitungsverhältnisse (z. B. 2/1 im Wechsel mit 3/1 und 4/1 entstehen. Daher kann das Vorhofflattern entweder mit einer rhythmischen oder mit einer arrhythmischen Kammertätigkeit einhergehen.

Beide Vorhofrhythmusstörungen treten als *Notfallsituation dann in Erscheinung,* wenn sie mit einer *erhöhten Kammerfrequenz* einhergehen.
Die häufigsten Ursachen dieser Rhythmusstörungen sind die *koronare Herzkrankheit,* die arterielle *Hypertonie,* die *Mitralklappenfehler* und die *Kardiomyopathien.*

Diagnostik

Leitsymptome: Der Patient klagt über einen *schnellen Herzschlag.* Die Begleiterscheinungen sind abhängig von der Grunderkrankung: *Herzinsuffizienz* (bis hin zum Lungenoedem), *Angina pectoris,* gelegentlich auch Schwindelgefühl oder Synkope (z. B. bei Patienten mit schwerer organischer Herzerkrankung oder WPW-Syndrom).

Klinischer Befund: Bei der Auskultation des Herzens fällt eine *Tachykardie* mit regelmäßigem (Vorhofflattern) oder unregelmäßigem (Vorhofflattern oder -flimmern) Herzschlag auf.

EKG: *Vorhofflimmern:* anstelle von P-Wellen erkennt man unregelmäßige, schnelle (350–600/min) Flimmerwellen. Die Kammeraktionen sind ebenfalls schnell und unregelmäßig (wechselnde RR-Intervalle).
Vorhofflattern: es imponieren die Flatterwellen (Frequenz um 300/min), die am besten in den Ableitungen II, III und aVF sichtbar sind und das typische Bild von „Sägezähnen“ aufweisen. Die Kammerfrequenz ist variabel.
Ein besonderes Bild weisen Vorhofflimmern und -flattern bei Patienten mit *WPW-Syndrom* auf. Das hervorstechende Merkmal ist eine Tachykardie mit breiten Kammergruppen, aber meist wechselndem RR-Intervall.

Differentialdiagnose: *Das Vorhofflimmern* kann gelegentlich mit einem -flattern mit unterschiedlicher AV-Überleitung verwechselt werden. Bei aufmerksamer Betrachtung des EKG erkennt man hier jedoch die Flatterwellen.
Das Vorhofflattern muß gegenüber einer paroxysmalen supraventrikulären Tachykardie abgegrenzt werden. Hier sind Vorhof- und Kammerfrequenz gleich und immer niedriger als 250/min.
Das Vorhofflimmern bzw. -flattern beim *WPW-Syndrom* kann wegen der Verbreiterung der Kammergruppen eine Kammertachykardie vortäuschen. Diese geht jedoch mit einem regelmäßigen Rhythmus einher.

Therapie

Die Sofortmaßnahmen sind davon abhängig, ob ein WPW-Syndrom vorliegt oder nicht.

Vorhofflimmern und -flattern ohne WPW-Syndrom: Zweck der Therapie ist die Senkung der Kammerfrequenz. Dazu kann *Verapamil* (Isoptin) 5–10 mg i. v. oder *Digitalis* (z. B. Digoxin 0,5 mg i. v.) eingesetzt werden. Verapamil verbietet sich bei Patienten, die mit Betablockern vorbehandelt sind.

Vorhofflimmern und -flattern beim WPW-Syndrom: Die Therapie beginnt mit einem „klassischen“ *Antiarrhythmikum* (z. B. Flecainid – Tambocor 40–50 mg i. v., Propafenon – Rhytmonorm 35–70 mg i. v., Ajmalin – Gilurytmal 25–50 mg i. v.). Wenn die Kammergruppen vorwiegend normal konfiguriert sind, die hohe Kammerfrequenz aber weiter besteht, kann *Verapamil* i. v. verabreicht werden.

> **Cave: Digitalis darf nie verabreicht werden**, da es zu einer Abnahme der Refraktärzeit des Kent-Bündels führt und die Kammerfrequenz steigern kann!
> Wird *Verapamil* als erstes Mittel verabreicht, kann es durch die vasodilatatorisch vermittelte Katecholaminausschüttung ebenfalls die Refraktärzeit der akzessorischen Bahn verkürzen.

Wenn **Komplikationen** wie Blutdruckabfall, Myokardischämie, Synkope oder Herzinsuffizienz vorliegen, wird die *Kardioversion* als erste Maßnahme eingesetzt.

2.4.2.5 Kammertachykardie

Definition: Die Kammertachykardie ist eine meist *rhythmische Tachykardie* mit Ursprung in der Kammer und Frequenzen von 150–220/min. Ihr liegt fast immer eine *organische Herzerkrankung* zugrunde wie: koronare Herzkrankheit, Kardiomyopathie, Herzklappenfehler usw.

Diagnostik

Leitsymptome:
- Tachykardie
- Herzinsuffizienz, Angina pectoris
- Schwindelgefühl, Synkope

Klinik
- Tachykardie,
- Herzaktionen rhythmisch oder arrhythmisch

EKG:
- **Vorhofflimmern**
  - keine P-Welle
  - Flimmerwellen
  - wechselnde RR-Intervalle
- **Vorhofflattern**
  - Flatterwellen
- **mit WPW-Syndrom**
  - QRS breit
  - RR-Intervalle meist wechselnd

Differentialdiagnose
- **Vorhofflimmern – Vorhofflattern:**
  - EKG-Bild
- **Kammertachykardie:**
  - RR-Intervalle regelmäßig

Therapie

1. Vorhofflimmern/-flattern
- Verapamil
- Digitalis

2. mit WPW-Syndrom
Flecainid oder Propafenon oder Ajmalin zusätzlich evtl. Verapamil

- **Cave: kein Digitalis**

⇦

3. Kardioversion

Kammertachykardie

Merkmale:
Ursprung in der Kammer, Frequenz 150–220/min

Diagnostik
Leitsymptome:
- Tachykardie
- Herzinsuffizienz, Angina pectoris
- Schwindelgefühl, Synkope

Klinik:
- Tachykardie
- I. Herzton wechselnd laut

EKG:
- QRS über 0,14 s

Differentialdiagnose

- Typisch für **Kammertachykardie:**
- überdrehter Linkstyp
- AV-Dissoziation
- QRS über 0,14 s
- QRS-Konkordanz V_1–V_6

Therapie

Diagnostik

Leitsymptome: Der Patient klagt über einen *schnellen Herzschlag.* Ähnlich wie beim Vorhofflimmern und -flattern sind die Begleiterscheinungen abhängig von der Grunderkrankung und können sich in Form von: Schwindelgefühl, Herzinsuffizienz, Angina pectoris oder Synkope manifestieren.

Klinischer Befund: Die Herzaktionen sind *tachykard* und meist rhythmisch. Wenn eine AV-Dissoziation vorliegt, kann der 1. Herzton eine wechselnde Lautstärke aufweisen.

EKG: Die Frequenz der Vorhöfe ist variabel. Die Kammergruppen sind schnell und über 0,14 s verbreitert.

Differentialdiagnose: Auch die *paroxysmale supraventrikuläre Tachykardie* oder das *Vorhofflattern* können gelegentlich mit breiten Kammergruppen infolge funktionellem Schenkelblock einhergehen.

Folgende EKG-Merkmale sprechen dann jedoch für eine Kammertachykardie:
- überdrehter Linkstyp
- AV-Dissoziation
- QRS-Dauer über 0,14 s
- QRS-Konkordanz in den BWA (d. h. QS-Gruppen von V_1 bis V_6 oder R-Gruppen von V_1 bis V_6)

Therapie

> Die Kammertachykardie ist eine bedrohliche Rhythmusstörung, die so rasch wie möglich behoben werden muß.
> Das Mittel der Wahl ist *Lidocain* 50–100 mg i. v. Die Dosis kann nach 5–10 min wiederholt werden.

- **Antiarrhythmika**
  - Lidocain
  - Ajmalin
  - Flecainid
  - Propafenon
- **Kardioversion**

Andere Antiarrhythmika sind:
- *Ajmalin* (Gilurytmal) ca. 50 mg i. v.
- *Flecainid* (Tambocor) 50–100 mg i. v.
- *Propafenon* (Rytmonorm) ca. 70 mg i. v.

Wenn die medikamentöse Therapie erfolglos ist oder Komplikationen (Blutdruckabfall, Herzinsuffizienz, Synkope, Myokardischämie) vorhanden sind, soll unverzüglich **kardiovertiert** werden (s. Abb. 4-11, S. 123).

Myokardinfarkt

Merkmale:
- akuter Koronarverschluß
- nach 20–30 min Myokardnekrose

2.4.3 Akuter Myokardinfarkt

Definition: Der akute Myokardinfarkt entsteht infolge eines *akuten Koronarverschlusses* auf dem Boden einer Lumeneinengung der Koronararterien. In den meisten Fällen kommt es durch Einriß von atherosklerotischen Plaques zur Koronarthrombose. Die plötzliche Drosselung der Blutzufuhr führt nach etwa 20–30 min zur *Myokardnekrose.* Diese ist nach weiteren 5–8 Stunden abgeschlossen.

Diagnostik

Leitsymptome
- retrosternaler Schmerz oder
- Schmerz im Epigastrium, Unterkiefer, Rücken
- Dauer: mehr als 30 min
- NTG-Effekt: negativ

2.4.3.1 Diagnostik

Leitsymptome: Im Vordergrund steht der *retrosternale Schmerz* mit oder ohne Ausstrahlung in die linke Schulter und den linken Arm. Der Schmerz kann gelegentlich auch im Epigastrium (z. B. beim Hinterwandinfarkt), Unterkiefer, Rücken oder Arm lokalisiert sein. Die Schmerzen haben einen anhaltenden Charakter von *mehr als 30 min. Im Gegensatz zur Angina pectoris persistieren die Schmerzen nach Nitroglyzerin-Applikation.* Sie sind in der Regel sehr ausgeprägt, haben einen vernichtenden Charakter und sind begleitet von Angstgefühl, Atemnot und Schweißausbruch.

Schmerz kann fehlen bei **Diabetes mellitus**

In seltenen Fällen verspüren die Patienten **keine Schmerzen.** Dies geschieht meistens bei Patienten mit *Diabetes mellitus,* bei denen eine Störung der Schmerzempfindung innerer Organe vorliegt.

Hinterwandinfarkt
- Schmerz im Epigastrium

Wie oben erwähnt, kann beim **Hinterwandinfarkt** der Schmerz im Epigastrium lokalisiert sein. Da die Minderdurchblutung der Hinterwand einen Vagusreflex (Betzold-Jarisch-Reflex) auslöst, gehören die *Sinusbradykardie*, der *AV-Block II. bis III. Grades* und die *Hypotonie* zu den Begleiterscheinungen. Seltener kann anstelle des Schmerzes eine akute *Linksherzinsuffizienz* (akutes Lungenödem) durch Herzmuskelausfall das klinische Bild beherrschen. In anderen Fällen steht eine *tachykarde Rhythmusstörung* wie Kammertachykardie, Vorhofflimmern oder -flattern im Vordergrund.

- Sinusbradykardie
- Hypotonie

akutes Lungenödem

Tachykarde Rhythmusstörung

Klinischer Befund: Beim unkomplizierten Herzinfarkt ist die klinische Untersuchung wenig ergiebig. Oft kann ein *4. Herzton* hörbar sein. Bei Patienten mit Vorderwandinfarkt kann gelegentlich eine präkordiale systolische Vorwärtsbewegung („Bulging") getastet werden.

Klinischer Befund:
– 4. Herzton

„Bulging"

Laboruntersuchungen: Typisch für den Herzinfarkt ist der Anstieg der sog. herzspezifischen Enzyme: CK ab der 4. Stunde nach Infarkteintritt auf Werte *über 100 E/l.*

Labor:
- CK über 100 E/l

EKG: Das erste Zeichen des Herzinfarktes ist die Ausbildung einer sog. *„Erstickungs-T-Welle"*. Über dem Infarktareal kommt es zu einer massiven Erhöhung der T-Welle, deren Amplitude die Spitze der vorausgehenden R-Zacke erreicht. Dieses Zeichen wird jedoch nur selten beobachtet, da es sehr *früh auftritt* und *flüchtig* ist.

EKG:
- „Erstickungs-T-Welle"

Das nächste Zeichen der Akutphase ist die *Anhebung der ST-Strecke*, die die Spitze oder den absteigenden Schenkel der R-Zacke und der überhöhten T-Welle miteinander verbindet. In den gegenüberliegenden Ableitungen findet sich eine „spiegelbildliche" ST-Strecken-Senkung. Bei den meisten Patienten ist dies das „typische" EKG-Bild bei Aufnahme im Krankenhaus.

– ST-Hebung

Differentialdiagnose

• **Stabile Angina pectoris:** Definitionsgemäß halten die Schmerzen nicht länger als 20 min an. Sie sprechen fast *immer auf Nitroglyzerin an.* Im EKG findet sich eine ST-Strecken-Senkung. Es fehlt sowohl die überhöhte T-Welle als auch die ST-Strecken-Hebung. Ein Anstieg von CK-MB läßt sich laborchemisch nicht nachweisen.

• **Unstabile Angina pectoris:** Obwohl die Schmerzen bis zu 30 min anhalten können, *fehlen im EKG die Zeichen eines Herzinfarktes.* Die CK steigt nicht über 100 E/l an.

• **Aortendissektion:** Bei Dissektionen im Aszendens- und Aortenbogenbereich ist der linksseitige Puls oft abgeschwächt, und über der Herzbasis ist ein diastolisches Rückstromgeräusch (Aorteninsuffizienz) hörbar. Die Dissektion der Aorta thoracica geht oft mit Schmerzen einher, die auch in den Beckenbereich oder in die Beine ausstrahlen. *Im EKG fehlen die Infarktzeichen*, laborchemisch der Anstieg von CK und CK-MB. Die Diagnose kann heute mit großer Treffsicherheit mittels *transösophagealem Echokardiogramm* gesichert werden.

• **Perikarditis:** Die Schmerzen sind oft atem- und lageabhängig, haben einen anhaltenden Charakter und sprechen auf Nitroglyzerin nicht an. Auskultatorisch imponiert das Perikardreiben. Im EKG finden sich ST-Strecken-Hebungen in fast allen Ableitungen (außer aVR). Sie geht meist vom aufsteigenden Schenkel der S-Zacke aus. Typisch für den Herzinfarkt ist die ST-Strecken-Hebung, vom absteigenden Schenkel der R-Zacke ausgehend. Der Enzymanstieg (CK, CK-MB) fehlt bei der Perikarditis.

• **Pneumothorax:** Der *Schmerz* ist nicht retrosternal, sondern links- oder rechtsthorakal lokalisiert. Außerdem liegt eine starke *Dyspnoe* vor. Bei der Perkussion fällt der hypersonore Klopfschall bis zum Tympanismus auf. Das Atemgeräusch ist abgeschwächt oder aufgehoben.

Lungenembolie: Im Vordergrund steht nicht der Schmerz, sondern die *Dyspnoe.* Wenn vorhanden, ist der Schmerz atemabhängig (Begleitpleuritis). Als Ausdruck der Rechtsherzbelastung imponieren die *Halsvenenstauung*, der vermehrte rechtsventrikuläre Impuls, die Betonung des 2. Herztones über der

Differentialdiagnose

1. Stabile Angina pectoris
   - Schmerzen <20 min
   - NTG-Effekt
   - ST-Senkung
   - kein CK-Anstieg
2. Unstabile Angina pectoris
   - Schmerzen ≤ 30 min
   - EKG: keine Infarktzeichen
   - CK nicht ≤ 100 E/l
3. Aortendissektion
   - linksseitiger Puls abgeschwächt
   - Aorteninsuffizienz
   - Schmerzausstrahlung: Becken, Beine
   - EKG: keine Infarktzeichen
   - kein CK-Anstieg
   - transösophageales Echokardiogramm
4. Perikarditis
   - Schmerzen atem- und lageabhängig
   - Perikardreiben
   - EKG: ST-Hebung
   - kein CK-Anstieg
5. Pneumothorax
   - links- oder rechtsthorakaler Schmerz
   - hypersonorer KS
   - AG abgeschwächt oder aufgehoben
6. Lungenembolie
   - Dyspnoe
   - Rechtsherzbelastung

- EKG: hohe P-Wellen S_IQ_{III}-Typ
- kein CK-Anstieg

Basis sowie ein 3. oder 4. Herzton am unteren linken Sternalrand. Im *EKG* finden sich überhöhte P-Wellen (über 0,25 mV) in II, III und aVF, ein sog. S_IQ_{III}-Typ und erhöhte R-Zacken mit negativen T-Wellen in V_1–V_3. Der Fermentanstieg fehlt.

Therapie

2.4.3.2 Therapie

Der Patient mit Herzinfarkt soll *hospitalisiert* werden. Folgende therapeutische Sofortmaßnahmen sollten eingeleitet werden:

1. Venöser Zugang
- nicht zentralvenös
- Infusion

• **Anlegen einer Infusion:** Die Sicherung eines venösen Zuganges ist wegen der Bedrohung durch unvorhersehbare Komplikationen immer gerechtfertigt.

Es sollen keine zentralvenösen Zugänge an nicht abdrückbaren Venen (Subklavia, Jugularis interna oder externa) gelegt werden, weil sonst später wegen der Blutungsgefahr keine thrombolytische Therapie durchgeführt werden kann.

2. Schmerzbekämpfung
- i.v. Applikation
- Opiate

• **Schmerzbekämpfung:** Die Schmerzen sind in der Regel so intensiv, daß sie die unverzügliche Applikation hochwirksamer Mittel fordern. Daher werden **Opiate** (z.B. Morphin 5–10 mg i.v., Piritramid-Dipidolor 7,5 mg–15 mg i.v.) oder Abkömmlinge (Buprenorphin – Temgesic 0,3 mg i.v.) verabreicht. Die Applikation erfolgt aus drei Gründen *i.v.*: zum einen wegen des schnelleren Wirkungseintritts, zum zweiten, um durch eine i.m. Injektion die Fermentdiagnostik nicht zu verfälschen und zum dritten die Möglichkeit einer thrombolytischen Therapie nicht zu verbauen.

⇨

Heute gilt die intramuskuläre Injektion bei einem Infarktpatienten als *Kunstfehler*, da dadurch dem Patienten eine sehr wirksame Therapieform vorenthalten bleiben muß (s. Kap. II/1.6).

- Nefopam
- Tramadol

Bei starker Hypotension kann *Nefopam* (Ajan 20 mg i.v.) oder *Tramadol* (Tramal 50–100 mg i.v.) appliziert werden.

3. Sedierung
- Diazepam

• **Sedierung:** Diese ist nicht immer erforderlich. Das Mittel der Wahl bleibt *Diazepam* (Valium) 5–10 mg i.v.

4. Thrombolytische Therapie
- i.v.-Applikation
- **Cave:** Kontraindikationen!

• **Thrombolytische Therapie:** Der Herzinfarkt wird in der Regel durch einen thrombotischen Koronararterienverschluß verursacht. Daher kann die rechtzeitig (innerhalb von 4 Stunden nach Schmerzbeginn) eingesetzte thrombolytische Therapie bei Wiedereröffnung des Gefäßes Herzmuskel retten. In den letzten Jahren hat sich immer mehr die i.v. Applikation von

Tab. 4-9: Thrombolytische Therapie bei Herzinfarkt

Substanz	Streptokinase	Urokinase	APSAC	RTPA
Dosis	1,5 mio E	2 mio E	30 E	70–100 mg
Verabreichungsdauer	60 min	Bolus	5 min	90–180 min
Gleichzeitige Heparingabe	nein	ja	nein	ja

Tab. 4-10: Kontraindikationen für die thrombolytische Therapie

- Aortenaneurysma, intrakranielles Aneurysma
- hämorrhagische Diathese
- *apoplektischer Insult* in den letzten 6 Monaten, *Epilepsie*
- diabetische Retinopathie
- arterielle Hypertonie mit diastolischem Blutdruck über 115 mmHg
- Ösophagusvarizen, Ulcus ventriculi oder duodeni
- *chirurgischer Eingriff oder signifikante Verletzung* in den letzten 6 Wochen
- Punktion einer nicht abdrückbaren *Vene, arterielle* Punktion oder *i.m.* Injektion in der letzten Woche
- schwere *Leber-* oder *Niereninsuffizienz, Endokarditis*
- Schwangerschaft
- maligner Tumor
- Dialysepatient

thrombolytischen Substanzen durchgesetzt, die je nach Substanz in bis zu *70 %* der Fälle eine *Rekanalisation der Koronararterie* zur Folge hat (Tab. 4.9). Der Beginn dieser Therapie schon im Notarztwagen wird noch kontrovers diskutiert. Auch ist auf die Kontraindikationen der thrombolytischen Therapie stets zu achten (Tab. 4–10).

• **Andere Maßnahmen:** Diese sind fakultativ und richten sich nach den Begleitsymptomen.
- **Nitroglyzerin** per infusionem (2–5 mg/h) wird in der Regel wegen der günstigen Wirkung durch die *Vorlastsenkung* bei fehlenden Kontraindikationen allen Patienten verabreicht. (Klinik)
- **Atropin** (0,5 mg i. v.) kann bei *Hypotonie* und *Bradykardie* in Verbindung mit einem Hinterwandinfarkt verabreicht werden. Dies soll jedoch nur dann erfolgen, wenn Zeichen einer Minderdurchblutung (kalte, marmorierte Haut) vorliegen. Ansonsten verlangsamen die Bradykardie und die Hypotonie die Infarktausbildung.
- **Lidocain** reduziert signifikant die Inzidenz des *Kammerflimmerns.* Dabei muß jedoch berücksichtigt werden, daß eine initiale Aufsättigung (entweder 200 mg/20 min oder jeweils 100 mg im Abstand von ca. 15 min) erforderlich ist. Dieser Erstdosis muß sich eine Infusion mit einer Geschwindigkeit von 2–4 mg/min anschließen. Da dieses Verfahren relativ aufwendig ist und die Einlieferung des Patienten in das Krankenhaus verzögern kann, wird es nur bei längerer Anfahrtstrecke (über 30 min Fahrtdauer) empfohlen.

5. Weitere Maßnahmen

• **NTG per infusionem**

• **Atropin** bei
- Hypotonie
- Bradykardie

• **Lidocain**
- Cave: Aufsättigung

2.4.4 Unstabile Angina pectoris

Definition: Eine unstabile Angina pectoris liegt vor bei:
• *akutem Beginn* der Angina pectoris bei vorher völliger Beschwerdefreiheit,
• *plötzlicher Zunahme* der Häufigkeit, der Dauer und Intensität bei einer stabilen Angina pectoris
• Auftreten von *Ruhe-* oder *nächtlichen Schmerzattacken.*
Darüber hinaus wird das Auftreten *transitorischer EKG-Veränderungen* gefordert.
Wenn eine stabile Angina pectoris in der Regel ausschließlich durch das Vorliegen organischer Koronararterienstenosen zu erklären ist, so spielen bei der unstabilen Angina pectoris auch andere Faktoren eine Rolle. Dazu gehört das Auftreten von *Thromben* sowie von *Gefäßspasmen.*

Angina pectoris

Merkmale:
• akuter Beginn
• Verschlimmerung
• Ruhe- oder nächtlicher Schmerz
• transitorische EKG-Veränderungen

2.4.4.1 Diagnostik

Leitsymptome: Diese ergeben sich aus der Definition. Im Gegensatz zur stabilen Angina pectoris sind die Schmerzen *„hartnäckiger", halten länger an* und sprechen nicht immer so prompt auf die Gabe von *Nitroglyzerin* an.

Klinischer Befund: Dieser bietet in der Regel keine Besonderheiten.

EKG: Typisch sind *ST-Strecken-Senkungen* oder *-Hebungen,* die gelegentlich Stunden nach Abklingen des Schmerzereignisses weiter persistieren. Nicht selten beobachtet man *negative T-Wellen,* die sich nur langsam zurückbilden. Auch der wechselnde „labile" Charakter dieser Endteilveränderungen ist für die unstabile Angina pectoris typisch.

Laboruntersuchungen: Gelegentlich kann ein *leichter CK-Anstieg* als Ausdruck einer kurzfristigen myokardialen Hypoxie (hypoxische „Fermententgleisung"), jedoch nicht über 100 E/l, beobachtet werden.

Differentialdiagnose: Beim *Herzinfarkt* halten die *Schmerzen* länger als 30 min an und sprechen auf Nitroglyzerin nicht an. Im EKG findet sich eine anhaltende *ST-Strecken-Senkung,* laborchemisch kommt es zum *CK-Anstieg* auf Werte über 100 Einheiten.

Diagnostik

Leitsymptome
„Hartnäckigkeit" der Schmerzen

EKG:
- ST-Senkungen
- ST-Hebungen
- transitorischer Charakter

Labor:
- CK unter 100 E/l

Differentialdiagnose
Herzinfarkt

Therapie

1. Bettruhe
2. NTG
3. Kalziumantagonisten
   - Nifedipin
   - Verapamil
   - Diltiazem
4. Betablocker
5. Heparin
6. ASS

2.4.4.2 Therapie

Auch der Patient mit unstabiler Angina pectoris muß in das Krankenhaus eingeliefert werden. Zweck der Therapie ist die Stabilisierung des Zustandes innerhalb der ersten *24–48 Stunden.* Dies gelingt bei den meisten Patienten durch den Einsatz folgender Maßnahmen:

- *Bettruhe* und, wenn erforderlich, *Sedierung* (z. B. Diazepam oral)
- *Nitroglyzerin* per infusionem (2–6 mg/h) zur Vorlastsenkung und Koronarspasmus-Bekämpfung
- *Kalziumantagonisten* zur Senkung des Sauerstoffbedarfes und Verhinderung des Koronarspasmus:
  - *Nifedipin* oral (20 mg alle 2 Stunden bis maximal 160 mg/die) oder per infusionem (5 mg Adalat in 4–8 Stunden)
  - *Verapamil* oral (80 mg alle 4 Stunden bis maximal 480 mg/die) oder per infusionem (mit 0,1 mg/kg Körpergewicht und Stunde beginnend, Höchstdosis 1,5 mg/kg)
  - *Diltiazem* oral (3× 60–120 mg) oder per infusionem (Initialdosis 0,3 mg/kg Körpergewicht über 2–3 min, danach 0,2–1 mg/min, maximale Tagesdosis 300 mg)
- *Betablocker* zur Reduzierung des Sauerstoffbedarfes: z. B. Metoprolol 2× 50–100 mg oder Atenolol 1× 50–100 mg
- *Heparin* per infusionem in therapeutischer Dosierung wegen der erhöhten Thromboseneigung
- Zur Hemmung der Thrombozytenaggregation wird heute *Azetylsalyzilsäure* 100 mg oral verabreicht

Bei fehlender Besserung (¼ bis ⅓ der Fälle) ist die Durchführung der *Koronarangiographie* indiziert. Danach wird, je nach Koronarbefund, die *konservative Therapie*, die *Koronardilatation* oder die *Operation* gewählt.

Kardiales Lungenödem

Merkmale:
Austritt von Flüssigkeit in
- Interstitium
- Alveolarraum

Ursachen
1. akute Linksherzinsuffizienz
2. Abflußbehinderung an der Mitralklappe

2.4.5 Kardiales Lungenödem

Definition: Das kardiale Lungenödem ist charakterisiert durch den Austritt von Flüssigkeit aus den Lungenkapillaren in das Interstitium (*interstitielles* Lungenödem) und später in den Alveolarraum (*alveoläres* Lungenödem) infolge eines erhöhten pulmonalvenösen Druckes (s. Kap. III/2.7).

Ätiologie

- **akute Linksherzinsuffizienz:** koronare Herzkrankheit, Klappenfehler, arterielle Hypertonie, hypertrophe und dilative Kardiomyopathie.
- **Abflußbehinderung an der Mitralklappe:** Mitralstenose, Vorhofmyxom.

Diagnostik

Leitsymptome
- Dyspnoe
- Husten
- Auswurf

Klinik
- feuchte RG mit aufsteigender Tendenz
- Tachykardie
- 3. Herzton

EKG:
- P sinistroatriale
- Vorhofflimmern

Thoraxröntgen

2.4.5.1 Diagnostik

Leitsymptome: Der Patient klagt über *ausgeprägte Dyspnoe* mit *Orthopnoe.* Später kommt es zu Husten und zu dünnflüssigem, rötlichem und schaumigem *Auswurf.*

Klinischer Befund: Lungen: feuchte, nicht klingende bis *klingende RG* zunächst basal, dann rasch aufsteigend. Gelegentlich kann man auch trockene RG infolge begleitendem Bronchospasmus auskultieren. Das Atemgeräusch ist oft von fern als laut und brodelnd zu hören.
Herz: Bei der Auskultation sind die Herzaktionen meist tachykard, ein *3. Herzton* ist in der Regel vorhanden. Bei Klappenfehlern können Geräuschphänomene wahrgenommen werden.

EKG: Es liegt entweder *Sinusrhythmus* mit P sinistroatriale oder Vorhofflimmern, -flattern vor. Je nach Grundkrankheit finden sich Zeichen eines Herzinfarktes, der linksventrikulären Hypertrophie oder Rhythmusstörungen.

Thoraxröntgen: Die Lungenfelder zeigen meist eine symmetrische *Hilusverschattung* mit Zeichen der *Stauungslunge.* Die Herzsilhouette ist oft verbreitert mit Zunahme der Größe der *linken Herzhöhlen.*

Echokardiogramm

Echokardiographie: Meist fallen erweiterte Pulmonalgefäße sowie die *Rechtsherzvergrößerung* auf.

2.4.5.2 Therapie

Therapie

Sofortmaßnahmen
1. Oberkörper hoch lagern

Lagerung: Der Patient soll mit dem Oberkörper hoch gelagert werden. Die Beine sollen tief liegen.
Rotierende Manschetten (3) zum unblutigen Aderlaß.

2. Sauerstoff

Sauerstoff: 6–10 l/min per Maske.

3. NTG

> **Nitroglyzerin** ist heute als starker *Vorlastsenker* das Mittel der Wahl. Es kann *perlingual* in einer Dosis von 0,8–1,6 mg verabreicht werden. Die Dosis kann nach 5–10 min wiederholt werden. Noch wirksamer ist die Verabreichung des Medikaments *per infusionem* (2–5 mg/h).

4. Furosemid i. v.

Furosemid wird in erster Linie, wie Nitroglyzerin, als *Vorlastsenker* verabreicht. Die Wirkung setzt bei intravenöser Applikation innerhalb von Minuten ein. Erst in zweiter Linie kommt es auf die *diuretische Wirkung* an, die nach etwa 10 min eintritt. Die Dosis beträgt 40–80 mg i. v.

5. Diazepam i. v.

Bei stark unruhigen Patienten kann **Diazepam** (Valium) i. v. 5–10 mg verabreicht werden. Auch das alt bewährte *Morphin* (3–5 mg i. v.) kann zur Sedierung und Senkung des Druckes im kleinen Kreislauf verabreicht werden.

6. Digitalis

Digitalispräparate werden heute lediglich zur Senkung der Kammerfrequenz bei atrialen Tachykardien wie Vorhofflimmern und Vorhofflattern verabreicht (z. B. Digoxin 0,25–0,5 mg i. v.).

7. Nifedipin

Wenn das akute Lungenödem im Rahmen einer *hypertensiven Krise* auftritt, empfiehlt sich die initiale Gabe von **Nifedipin** (Adalat) perlingual.

8. Intubation mit Beatmung

Bei initial *schweren Formen* oder Verschlechterung während der Initialtherapie muß der Patient **intubiert** und mit Überdruck beatmet werden.

2.5 Exsikkose

H.-P. Schuster

Exsikkose

Definition: Als Exsikkose bezeichnet man klinisch den Zustand eines erheblichen Mangels an Extrazellulärflüssigkeit (Dehydratation).

Symptome, Zeichen, Laborbefunde
- Durstgefühl
- trockene Haut und Schleimhäute
- Haut in Falten abhebbar
- Herzfrequenz ↑
- Blutdruckabfall
- Oligurie, konzentrierter Urin
- Temperatursteigerung
- Bewußtseinstrübung
- zentraler Venendruck ↓
- Serum-Kreatinin ↑
- Gesamteiweiß im Serum ↑
- Hb, HK ↑

Symptome: Die Exsikkose ist gekennzeichnet durch *Austrocknung von Haut und Schleimhäuten.* Der Hautturgor ist vermindert, die Haut ist in Falten abhebbar. Bei extremem Flüssigkeitsmangel entsteht das Zeichen der „stehenden Hautfalten", d. h. die abgehobene Hautfalte verstreicht nicht spontan, sondern bleibt über eine etwas längere Zeit bestehen. Die *Urinproduktion geht zurück*, der Urin ist hoch konzentriert. Die Patienten können *gesteigerte Körpertemperatur* und hohes Fieber entwickeln. *Bewußtseinstrübung* ist möglich.

2.5.1 Pathophysiologie, Ätiopathogenese

Pathophysiologie
Drohende Komplikationen:
- Minderperfusion der Organe
- hypovolämischer Schock
- akutes Nierenversagen

Pathophysiologie: Exsikkose bedroht den Patienten einmal durch die mit dem Flüssigkeitsmangel und den Störungen im Na^+-Haushalt einhergehende *Beeinträchtigung des internen Milieus*, zum anderen durch die Rückwirkungen auf das Zirkulationssystem. *Hypovolämie* verursacht Abnahme des Herzschlagvolumens, Zunahme der Herzfrequenz, verminderte Organperfusion und führt im Extremfall zum manifesten hypovolämischen Schock. Als Komplikation droht ein prärenal ausgelöstes akutes Nierenversagen.

Ein **Defizit an Gesamtkörperwasser** von 5 % des Körpergewichtes (8–10 % des Gesamtkörperwassers) führt zu klinisch deutlich erkennbaren Störungen. Ein Defizit von etwa 10 % des Körpergewichtes (15–20 % des Gesamtkörperwassers) verursacht schwere Symptome mit Kreislaufinsuffizienz. Ein Gesamtwasserdefizit über 15 % des Körpergewichtes (über 25 % des Gesamtkörperwasserbestandes) ist bei akutem Auftreten unmittelbar lebensbedrohlich, ein Wasserdefizit von 20 % des Körpergewichtes tödlich.

Nur *selten* findet sich der Zustand eines mehr oder weniger *reinen Wasserverlustes. Zumeist* besteht *zugleich Wasser- und Natriummangel.* Allerdings kann das Ausmaß von Wasser- und Natriumverlusten unterschiedlich sein.

Dehydratation:
- isotone
- hypertone
- hypotone

} Form

Isotone Dehydratation: Wasser und Natrium fehlen in einem physiologisch gleichmäßigen Verhältnis. Die normale Natriumkonzentration im Serum und damit die normale Osmolarität der Extrazellulärflüssigkeit bleibt erhalten.

Hypertone Dehydratation: Überwiegender Wassermangel läßt die Natriumkonzentrationen und damit den osmotischen Druck ansteigen. **Hypotone Dehydratation** überwiegt. Bei sehr ausgedehnten Flüssigkeitsverlusten und überwiegendem Natriummangel entsteht eine Hyponatriämie mit erniedrigtem osmotischen Druck.

Ätiopathogenese

Ätiopathogenese: Folgende Ursachen sind typisch für Dehydratationszustände:

isotone Dehydratation

- **Isotone Dehydratation**

Enterale Verluste: Erbrechen, Durchfälle, Magen-Darm-Drainagen oder Fisteln
Renale Verluste: osmotische Diurese, Saluretika, Salzverlustniere

hypertone Dehydratation

- **Hypertone Dehydratation**

Intestinale und *renale* Verluste, *Schweiß, Diabetes insipitus*
ungenügende Wasseraufnahme: Unmöglichkeit der oralen Wasseraufnahme (Verätzungen, Stenosen im Magen-Darm-Trakt), Invalidität (Schwerkranke, Verunglückte), Bewußtseinsstörung, Verweigerung der oralen Wasseraufnahme (Psychosen)

hypotone Dehydratation

- **Hypotone Dehydratation**

enterale und *renale* Natriumverluste
fehlerhafte Infusionstherapie mit mangelhaftem Natriumersatz

Therapie

2.5.2 Therapie

Erstmaßnahme:
Infusion isotoner Elektrolytlösung bis 1 l/h (isotone Kochsalzlösung, Ringer-Laktat-Lösung, Vollelektrolytlösung)

Klinische Korrektur:
- entsprechend hämodynamischer Meßwerte, Nierenfunktionsgrößen, Serumosmolarität/Natriumspiegel
- Behandlung des Grundleidens

Für die *Soforttherapie* ist die pathophysiologische Unterscheidung nach isotoner, hypertoner und hypotoner Dehydratation weniger bedeutungsvoll. Man kann in jedem Falle von einem Mangel an Wasser und Natrium ausgehen und infundiert **isotone Elektrolytlösungen** (*physiologische Kochsalzlösung, Ringer-Laktat-Lösung* oder *Vollelektrolytlösung*). Die **Dosierung** beträgt in schweren Fällen 1 000 ml innerhalb der ersten Stunde. Allerdings ist besonders bei alten Patienten die Herzfunktion zu beachten und die Auslösung oder Verschlimmerung einer Herzinsuffizienz durch zu rasche Flüssigkeitssubstitution zu vermeiden. In der Klinik erfolgt die weitere Steuerung der Infusionstherapie unter *Überwachung von Blutdruck, Herzfrequenz, zentralem Venendruck und Diurese.* Auch können in der Klinik nach entsprechender Analyse des Wasser-Elektrolyt-Haushaltes ausgeprägt hyperosmolare (Natrium im Serum >155 mval/l) oder ausgeprägt hypoosmolare (Natrium im Serum <125 mval/l) Zustände durch gezielte Infusionstherapie korrigiert werden (s. Kap. VIII/4).
Die Infusionsbehandlung stellt nur eine symptomatische Therapie dar. Es muß gleichzeitig nach der eigentlichen Ursache des Flüssigkeitsverlustes gesucht und das *auslösende Grundleiden* entsprechend behandelt werden.

2.6 Thermische Schäden

Thermische Schäden

2.6.1 Verbrennungen und Verbrühungen

H.-J. Hennes

Verbrennungen und Verbrühungen werden durch thermische Noxen hervorgerufen. Die Noxen sind in ihrer Wirkung zwar unterschiedlich, führen jedoch an Haut und Weichteilen zu vergleichbaren Schäden. Verbrennungen bewirken wie kaum eine andere Unfallart *ausgedehnte Wunden.* Die Haut als schützende Hülle des menschlichen Körpers wird zerstört und somit eine breite *Eintrittspforte für Krankheitserreger* eröffnet. Gleichzeitig kommt es zu einem *Verlust lebenswichtiger Flüssigkeiten* und Substanzen. Bei fortdauernder Hitzeeinwirkung kann sich die Schädigung in die Tiefe der Gewebe fortsetzen. Jede Brandverletzung geht mit starken *Schmerzen* einher, die ein *Schockgeschehen* auslösen bzw. verstärken können.
In Deutschland treten jährlich etwa 13 000 schwere thermische Verletzungen auf. Etwa 1 500 davon müssen zur Behandlung auf eine Intensivstation aufgenommen werden.
Zwei Drittel der Verbrennungen ereignen sich in *Haushalten*, in der *Freizeit* und im *Verkehr*, *ein Drittel* sind *Arbeitsunfällen* zuzurechnen.

Verbrennungen, Verbrühungen
entstehen durch Einwirkung thermischer Noxen. Etwa 13 000 Menschen sind in Deutschland Opfer von Verbrennungen oder Verbrühungen. ⅔ ereignen sich in Haushalten, Freizeit und Verkehr, ⅓ sind Arbeitsunfälle

2.6.1.1 Pathogenese

Thermische Schädigungen der Haut werden in erster Linie durch *Flammen* (Verbrennungen im eigentlichen Sinne), *heiße Flüssigkeiten* und ihre *Dämpfe* (Verbrühungen) verursacht. Sonderfälle stellen Schädigungen durch *elektrischen Strom* oder *Blitzschlag* dar. Hier sind zusätzlich zur Körperoberfläche auch tiefere Strukturen des Körperinneren mitbetroffen, da die Muskulatur und ihre Gefäße den elektrischen Strom besonders gut leiten. Übermäßige *Bestrahlung durch Sonnen- oder Ultraviolettlicht* kann ebenfalls zu ausgedehnten oberflächlichen Verbrennungen führen. Schließlich bewirkt auch *radioaktive Strahlung* u. U. ausgedehnte Hautschäden.
Thermische Schädigungen der Körperoberfläche entstehen durch Wärmestrahlung oder -leitung, wenn die Energiezufuhr in einer bestimmten Zeit das Maß des für die Organgewebe erträglichen überschreitet. *Zwei Faktoren* bestimmen das Ausmaß der thermischen Gewebsschädigung:

- **die Temperatur**, die auf das betroffene Gewebe einwirkt,
- die **Einwirkungsdauer** der Energiequelle.

Entscheidend ist das Produkt aus Temperatur und Einwirkungsdauer. Die Einwirkung relativ niedriger Temperaturen über längere Zeit kann ebenso schwerwiegend sein wie die kurzfristige Einwirkung hoher Temperaturen. Die Art der Energiequelle ist von sekundärer Bedeutung, sofern lediglich thermische Energie vermittelt wird.

- **Primärschäden an der Haut:** Die *Schmerzrezeptoren* der Haut werden bei einer Temperatur von 47 °C erregt. *Blasen* treten bereits bei einer Temperatur von 55 °C auf. Bei weiterer Wärmezufuhr von 60 °C und 60 s Einwirkdauer beginnen die *Kapillaren* im Unterhautgewebe zu *koagulieren.* Daneben kommt es zu einer *Koagulation des Eiweißes* und damit zu einer irreversiblen Schädigung der Haut. Zunächst bilden sich kleine *Bläschen*, die Oberhaut (Epidermis) wird abgehoben, durch Flüssigkeitsaustritt entstehen *große Blasen.* Diese können bei anhaltender Wärmeeinwirkung platzen und austrocknen. Das darunterliegende Gewebe (Corium) wird weiß und trocken. Der Zerstörungsprozeß kann in die Tiefe fortschreiten und zur Entstehung von Nekrosen führen.

Neben dem *Primärschaden an der Haut* läßt sich beim Verbrennungstrauma eine typische Sekundärschädigung unterscheiden, das *Verbrennungssyndrom.*

- **Verbrennungssyndrom** (Verbrennungskrankheit): Ausgedehnte thermische Verletzungen führen zum Verbrennungssyndrom unter Mitbeteiligung aller Organsysteme des Körpers. Das Ausmaß dieses Sekundärschadens wird durch hämodynamische Fehlregulation (vermindertes Herzzeitvolumen, erhöhter peripherer Widerstand, Schock), mechanische Faktoren (Ödem), mi-

Pathogenese

Thermische Schädigungen durch:
- Flammen
- Flüssigkeiten/Dämpfe
- Strom/Blitzschlag
- Sonnenlicht/UV-Licht
- radioaktive Strahlung

Ausmaß der Schädigung ist ein Produkt aus
- Temperatur und
- Einwirkungszeit

Primärschäden an der Haut
Zuordnung der Schädigung zu bestimmten Temperaturen
- Schädigungsgrad I >45 °C
- Schädigungsgrad II >55 °C
- Schädigungsgrad III >60 °C

Verbrennungskrankheit

krozirkulatorische Fehlregulationen und den Einfluß verschiedener Mediatoren bestimmt. Neben einer drohenden *Wundinfektion* erfordert die *allgemeine Abwehrschwäche* besondere Aufmerksamkeit, da Infektionen nach schweren Verbrennungen häufige Komplikationen darstellen.

Schweregrad

2.6.1.2 Schweregrad und Ausdehnung

Schweregrad
Die **Tiefe eines Verbrennungsschadens** wird nach klinischen Untersuchungsbefunden in Graden eingeteilt, denen als pathologisch-anatomisches Substrat Schädigungen verschiedener Hautschichten zugrunde liegen:

- **Schädigungsgrad I:** epidermal lädiert **(= Hautrötung)**

- **Grad I:** Die erstgradige epidermale Verbrennung führt zum *Erythem* (Hautrötung). Histopathologisch findet sich neben einer Denaturierung des Stratum corneum ein Ödem in der übrigen Epidermis, sowie ein Ödem und eine Hyperämie im oberflächlichen Koriumbereich.

- **Schädigungsgrad II:** oberflächlich (II a), tief dermal lädiert (II b) **(= Blasenbildung)**

- **Grad II:** Die zweitgradige Verbrennung sollte eingeteilt werden:
  - *oberflächlich dermal* (Schädigungsgrad II a)
  - *tief dermal* (Schädigungsgrad II b).

Klinisch sind Brandblasen sowie ein roter feuchter Wundgrund charakteristisch. Bei der *oberflächlich dermalen Verbrennung* findet sich histopathologisch eine Nekrose der gesamten Epidermis. Inseln von Basalzellen bleiben vital und reichen wie Finger in das Korium hinein. Von hier aus kann sich die Epidermis innerhalb von 14 Tagen vollständig regenerieren. Bei der *tiefen dermalen Verbrennung* reichen die Nekrosen bis in die Tiefe des Korium. Auch dessen tiefste Abschnitte, die noch vital sein können, zeigen histopathologische Schäden. Die Schmerzrezeptoren sind hier zerstört. Die Epitelregeneration geht von Basalzellen aus, die um Haarwurzeln und Talgdrüsen angeordnet sind. Die lokale Heilung ist oft unbefriedigend, *hypertrophe Narbenbildungen* können die Folge sein.

- **Schädigungsgrad III:** tiefe subdermale Läsion **(= Nekrosen)**

- **Grad III:** Die drittgradige Verbrennung wird durch einen trockenen *grauweißen* oder aber auch *tiefroten* lederartigen *Wundgrund* gekennzeichnet. Es findet sich eine *komplette Nekrose* der Epidermis, des Koriums, sowie einer Zerstörung der epitelialen Hautanhangsgebilde. Die *Blutgefäße* in der Haut sind *thrombosiert* und im Bereich der Subkutis kommt es zu einer Stase. Eine Wundheilung vom Wundgrund her ist unmöglich. Es entsteht nur Granulationsgewebe. Nicht *belastungsfähige Narben* mit einem unbefriedigenden ästhetischen Ergebnis sind die Folge.

- **Schädigungsgrad IV:** zusätzliche Schädigung tieferliegender Strukturen **(Zerstörung von Muskeln und Knochen)** bei elektrischen Verbrennungen

- **Grad IV:** Viertgradige Verbrennungen kommen insbesondere bei *elektrischen Verletzungen* vor. Hier werden nicht nur die Haut, sondern auch die darunter liegenden Strukturen (subkutanes Fettgewebe, Faszien, Muskulatur, Nerven und Sehnen) zerstört.

Ausdehnung

Abschätzung des Ausmaßes nach der „Neuner-Regel" (Abb. 4-19)

Ausdehnung
Die Ausdehnung **einer Verbrennung** wird in Prozenten der Gesamtkörperoberfläche angegeben. Zu deren Ermittlung kann grob orientierend die *„Neuner-Regel"* nach Wallace angewandt werden.
Im *Kindesalter* (bis zum 8. Lebensjahr) gibt es aufgrund unterschiedlicher anatomischer Proportionen Abweichungen von dieser Regel. Insbesondere bei ausgedehnten Verbrennungen muß berücksichtigt werden, daß Rumpf und untere Extremitäten beim Kleinkind zu Gunsten des Kopfes einen geringeren Prozentanteil der Gesamtkörperoberfläche haben (Abb. 4-19).

Pathophysiologie

2.6.1.3 Pathophysiologie

Bei der Entstehung der Verbrennungskrankheit können *primär* wirksame von *sekundär* ausgelösten und mitwirkenden pathogenetischen Faktoren unterschieden werden.

Definition nach Ahnefeld

Definition der Verbrennungskrankheit (Ahnefeld): Die Verbrennungskrankheit wird durch ein thermisches Trauma ausgelöst und bei der Entstehung und im weiteren Verlauf von der örtlichen Schädigung maßgeblich beeinflußt. Unabhängig davon bewirken jedoch die sofort oder in der Folgezeit

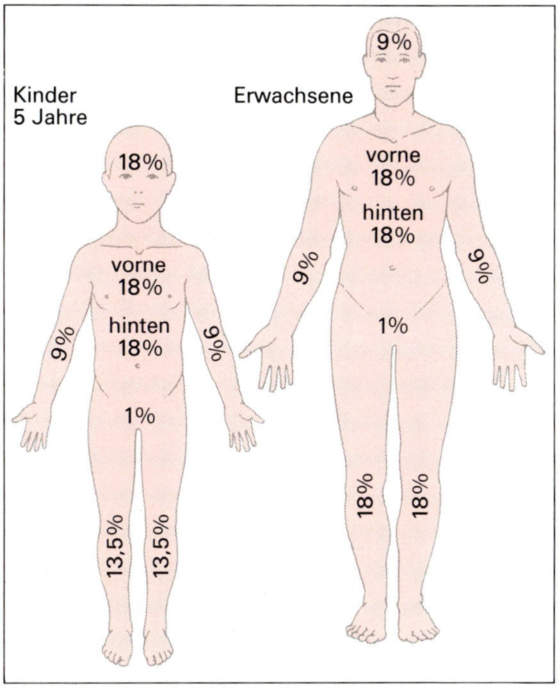

Abb. 4-19: Neuner-Regel beim Kind und Erwachsenen

an allen Organen und Funktionssystemen entstehenden Schäden und Reaktionen ein schweres Krankheitsbild, das einen eigengesetzlichen von Organ- und Funktionsinsuffizienz bestimmten Ablauf nimmt.

Lokale Pathophysiologie

Das thermische Trauma führt zu *Veränderungen* der mikrozirkulatorischen Parameter *(Durchblutung).* Als eine direkte Folge entsteht ein kurzdauernder *Vasospasmus* mit gedrosselter bzw. gänzlich unterbundener Durchblutung. Danach erfolgt eine *Dilatation der Venolen* mit einer Abnahme des peripheren Widerstandes. Der dadurch *gesteigerte hydrostatische Kapillardruck* erzeugt eine vermehrte effektive transkapilläre Filtration und somit ein schnell zunehmendes *Ödem* im Gewebe.

Eine gesteigerte mikrovaskuläre Permeabilität verursacht einen *Ausstrom von Plasmaproteinen,* sowie eine Abnahme des onkotischen Druckes des Plasmas. Die Folge ist ein *erhöhter extravaskulär osmotischer Druck* im geschädigten Gewebe. Neben der Einwanderung von Leukozyten in das thermisch geschädigte Gewebe spielen auch endogene Entzündungsmediatoren (aus dem *Plasma*: Kinin-, Komplement-, Gerinnungssystem; aus dem *Gewebe*: vasoaktive Amine, lysosomale Komponenten, lymphozytäre Produkte) eine wichtige Rolle für die Steigerung der Gefäßpermeabilität.

Lokale Pathophysiologie
Veränderung der Mikrozirkulation:

- Vasospasmus
- Dilatation der Venolen
- peripherer Widerstand ↓
- hydrostatischer Kapillardruck ↑
- transkapilläre Filtration ↑
- Gewebsödem
- Permeabilitätsstörung
- Ausstrom von Plasmaproteinen
- plasma-onkotischer Druck ↓
- gewebs-onkotischer Druck ↑
- endogene Entzündungsmediatoren

Auswirkungen auf den Gesamtorganismus

Die erhöhte Kapillarpermeabilität und das entstehende Ödem führen zu einem *Volumenverlust.* Durch das Zurückhalten der zellulären Blutbestandteile wird das fließende *Blut eingedickt.* Die Folge sind Stase, Erythrozyten- und Thrombozytenaggregation sowie dadurch bedingte *Mikrozirkulationsstörungen.*

Die Abnahme des intravasalen Volumens führt zur direkten *Minderung des Herzzeitvolumens.*

Die Erhöhung der Blutviskosität sowie eine Vasokonstriktion ergeben die *Abnahme der Gewebsperfusion.* In der Folge entstehen *Sauerstoffmangel* und *metabolische Azidose.*

Der Verlust von Eiweißen senkt den kolloidosmotischen Druck und stört damit Austauschvorgänge zwischen Gefäß und Gewebe empfindlich. Diese Faktoren münden in der primären Phase der Verbrennungskrankheit in den

Auswirkungen auf den Gesamtorganismus

- Volumenverlust
- Hämokonzentration
- Mikrozirkulationsstörungen
- Stase
- HZV ↓
- Gewebsperfusion ↓
- Sauerstoffmangel im Gewebe
- metabolische Azidose

Die **Verbrennungskrankheit** führt durch erhebliche Verluste an Wasser, Elektrolyten und Eiweiß über die Wundflächen und das Ödem sehr schnell zum **Verbrennungsschock**

Schock. Die beschriebenen pathophysiologischen Fehlregulationen sowie ein mangelnder Ausgleich der Elektrolyt-, Wasser- und Eiweißverluste führen den initial noch reversiblen in einen *irreversiblen Verbrennungsschock.*

Therapie

Sofortmaßnahmen sind:
1. Ausschalten der Wärmequelle

- Bergung
- Beachtung des Selbstschutzes
- brennende Kleidung löschen
- Entfernung der Kleidung

2.6.1.4 Therapie

Ausschalten der Wärmequelle

Es ist für jeden verständlich, daß die *Ausschaltung der Wärmezufuhr* an erster Stelle steht. Die *Bergung* der betroffenen Person wird häufig wegen der Beachtung des Selbstschutzes, nur durch die Feuerwehr erfolgen können. Brennende Kleidungsstücke müssen schnellstmöglich gelöscht werden. Der Patient wird unmittelbar in *horizontale Lage* gebracht, um zu verhindern, daß die Flammen das Gesicht erfassen und giftige oder heiße Gase eingeatmet werden. Die Flammen werden entweder mit einer übergeworfenen *Decke* erstickt, oder der Betroffene wird am *Boden entlang gerollt.* Die Kleidung wird unverzüglich entfernt, falls sie nicht in der Wunde verklebt ist. In diesen Fällen werden die anhaftenden Teile umschnitten. Bei *Verbrühungen* muß die gesamte Kleidung entfernt werden.

2. Erhaltung der Vitalfunktionen

- **Bewußtsein, Atmung** und **Kreislauf** kontrollieren
  ggf. **Beatmung** oder **Reanimation**

Erhaltung der Vitalfunktionen

Möglichst frühzeitig sollte man sich grob über das Befinden des Patienten orientieren, und zwar zur *Bewußtseinslage,* sowie *Atmung* und *Kreislauf.* Bei Atem- und Kreislaufstörungen muß sofort mit Beatmungs- bzw. Reanimationsmaßnahmen begonnen werden.

3. Untersuchung des Verletzten

- **Abschätzung** der geschädigten Körperoberfläche
- **Erfassung** mechanischer Verletzungen (SHT, Thoraxtrauma, Frakturen)
- **Inhalationstrauma**
- **Dokumentation**

Untersuchung des Verletzten

Die Untersuchung des Verletzten erfolgt unter *zwei Gesichtspunkten*:

- Die Abschätzung der geschädigten Körperoberfläche entsprechend der Neunerregel n. Wallace ist die Grundlage für die erforderliche Infusionstherapie.
- Zur Entscheidung darüber, wohin der Verletzte transportiert wird, sind Kriterien erforderlich.

Die Erfassung mechanischer Verletzungen am Notfallort ist wichtig, da bei einem *Schädel-Hirn-Trauma* oder bei *Verletzungen von Körperhöhlen* die neurochirurgische bzw. chirurgische Versorgung Priorität hat. *Frakturen* und *Luxationen* müssen ebenfalls primär erfaßt werden. Die Entwicklung eines Verbrennungsödems und die Analgetikatherapie bei bestehender Schmerzsymptomatik kann sonst zum Übersehen von Frakturen und Luxationen führen. Auf das Vorliegen eines *Inhalationstraumas* (Häufigkeit bei Verbrennungen 30%) ist zu achten. Die Letalität bei Verbrennungen steigt bei zusätzlichem Inhalationstrauma stark an.
Der *Erstbefund* sowie eine *knappe Anamnese* sollten für den weiterbehandelnden Arzt *dokumentiert* werden.

Soforttherapie am Notfallort
Lokalbehandlung

a) **Kühlbehandlung**

⇨

Soforttherapie am Notfallort
Lokalbehandlung

Kühlbehandlung: Die Haut kann auch nach Ausschalten der Wärmequelle durch anhaltend hohe intradermale Temperaturen weiter geschädigt werden. Aus diesem Grunde ist die verbrannte Haut so schnell wie möglich zu kühlen.

Diese Kühlung kann durch die Verwendung von *kaltem Leitungswasser* erfüllt werden:

- Die Kaltwasserbehandlung sollte unmittelbar, spätestens jedoch nach 15–20 min begonnen werden.
- Sie sollte mit Leitungswasser (15–25 °C) in Form einer *Berieselung* der verbrannten Bereiche erfolgen (Die Berieselung ist dem Eintauchen größerer Körperregionen vorzuziehen).
- Die Behandlung kann bis zum *Nachlassen der Schmerzen,* jedoch *nicht länger als 20 min* durchgeführt werden.

- unmittelbar mit Leitungswasser (15–25 °C)
- nie länger als 20 min

- Bei ausgedehnten Verbrennungen am Körperstamm und insbesondere bei Kleinkindern und Kindern sollte sie wegen der *Gefahr der Unterkühlung* auf wenige Minuten begrenzt werden.

- bei Kindern oder ausgedehnten Verbrennungen auf **Unterkühlung** achten

Die **frühzeitige Kaltwasserbehandlung**
- senkt zuverlässig die erhöhten Temperaturen im Gewebe,
- verringert die biochemischen Veränderungen,
- reduziert die Auswirkungen auf die Hämodynamik,
- beseitigt oder vermindert starke Schmerzen.

b) **Wundverband**
steriles Abdecken der Brandwunden

Wundverband: Die adäquate Erstversorgung der Verbrennungswunde besteht im *sterilen Abdecken.* Eine Lokalbehandlung der Wunden am Unfallort ist überflüssig. Ein steriler Verband aller Wunden kann durch Einsatz von *Brandwundenverbandpäckchen* oder *-tüchern* erreicht werden. *Metalline Tücher* eignen sich ebenfalls zur sterilen Abdeckung.

Infusionstherapie

> *Noch am Nofallort* sollte mit einer Schockprophylaxe durch eine Infusionstherapie mit Vollelektrolytlösungen oder kolloidalen Plasmaersatzmitteln begonnen werden. Dies ist bei *Verbrennungen über 15 bis 20%* der Körperoberfläche indiziert. Bei alten *Menschen* und *Kindern* sollte mit der Infusionstherapie bereits *ab 10%* geschädigter Körperoberfläche begonnen werden.

- Vollelektrolytlösungen
- **Infusionsmenge** nach der Formel:
  Menge/24 Std. = kg KG × % verbrannter KO × 4 ml.
  50% der 24-Std.-Dosis sollte innerhalb der ersten 8 Std. infundiert werden

Für die *intravenöse Zufuhr von Flüssigkeit* ist ein großlumiger, sicher fixierter *peripherer* Zugang zu schaffen (s. Kap. VIII/3).

Volumenzufuhr

Zur **Ermittlung der Volumenzufuhr** werden überwiegend *zwei Formeln* gebraucht:

- *Infusionsschema nach Muir, Barclay und Zellner*

pro Periode:	% verbrannte Körperoberfläche × kg Körpergewicht × 0,5 ml kolloidale Lösung
pro Tag:	3000 bis 4500 ml freies Wasser
1. Tag:	3 Perioden à 4 h 2 Perioden à 6 h
2. Tag:	2 Perioden à 6 h 1 Periode à 12 h
3. Tag:	1 Periode à 24 h

- *Infusionsschema nach Baxter (Parkland-Formel)*

0 bis 24 h	% verbrannte Körperoberfläche × kg Körpergewicht × 4 ml Ringerlactat (½ in den ersten 8 Stunden)
24 bis 48 h	ca. 1 ml/kg/% verbrannte Körperoberfläche Albumin 5% ca. 50 ml/kg freies Wasser

Die *Schocktherapie mit Ringerlactat* ist einfach, erfordert wenig Berechnung und ist damit kaum fehleranfällig. Eiweiß ist erst zu einem späteren Zeitpunkt indiziert.

Initiale Volumenzufuhr

> Zur initialen Berechnung genügt die Formel:
> Menge/24 Stunden = kg KG × % verbrannte KO × 4 ml

Dies trifft jedoch nur dann zu, wenn die Flüssigkeitstherapie sofort einsetzt. Ist der Patient bereits im Schock, müssen größere Mengen gegeben werden, ggf. auch kolloidale Volumenersatzmittel. *Alternativ* kann eine Mischung von Elektrolyt- und Kolloidlösung infundiert werden:
1,5 ml/kg KG × % verbrannte KO Elektrolytlösung und 0,5 ml/kg KG × verbrannte KO Kolloidlösung. Bei Verbrennungen von 15% Körperoberfläche und einer Transportzeit von mehr als 30 min **muß** mit einer Infusionstherapie am Unfallort begonnen werden.

Schmerzbehandlung
Effektive Analgesie und Sedierung z. B.
- Piritramid 7,5–15 mg **i. v.**
- Diazepam 5–10 mg **i. v.**

Schmerzbehandlung: Grundsätzlich sollte am Nofallort eine *effektive Sedierung und Analgesie* erfolgen, um einer Verstärkung des Schockgeschehens durch Schmerz und Angst vorzubeugen. Zur Analgesie können z. B. 7,5 bis 15 mg *Piritramid* (Dipidolor®) und falls erforderlich zur Sedierung 5 bis 10 mg *Diazepam* (Valium®) **i. v.** gegeben werden (s. Kap. II/1.6).

Inhalationstrauma

- Inhalation heißer oder toxischer Gase
- toxisches Lungenödem
- Schleimhautödem der oberen Luftwege
- CO-Vergiftung
- Zyanidvergiftung
- prophylaktische Gabe von **Auxiloson**® 2–4 Hübe initial, in der Folge 1 Hub alle 3 min
- Antidote

2.6.1.5 Inhalationstrauma

Ein Inhalationsschaden tritt in ca. 30 % der Fälle auf. Die respiratorische Insuffizienz am Notfallort ist fast ausschließlich durch Inhalation toxischer Gase und einer Entwicklung eines alveolären Lungenödems bedingt. In diesem Fall ist eine rasche Intubation erforderlich. Der Betroffene wird kontrolliert beatmet, bei Bedarf relaxiert. Die Gabe von *Dexamethason als Aerosol* (Auxiloson®) hat sich beim akuten toxischen Lungenödem bewährt. Es empfiehlt sich bereits die prophylaktische Gabe (2 bis 4 Hübe). Die *systemische Gabe von Kortikoiden* zur Unterstützung der lokalen Therapie kann zusätzlich erfolgen. *Diuretika* in der Schockphase einer Verbrennung sind *kontraindiziert.*
Auch an eine **Kohlenmonoxydvergiftung** muß bei der respiratorischen Insuffizienz gedacht werden.

Symptome (in Abhängigkeit vom *CO-Hb-Gehalt*) sind

5 bis 10 %	leichte, eben meßbare Einschränkung des Visus
10 bis 20 %	leichter Kopfschmerz, Mattigkeit, Unwohlsein, Kurzatmigkeit bei Anstrengung, Herzklopfen
20 bis 30 %	Schwindel, Bewußtseinseinschränkung, Gliederschlaffheit und Lähmung
30 bis 40 %	Haut rosafarben, Bewußtseinsschwund, Atmung verflacht, Kreislaufkollaps
40 bis 60 %	tiefe Bewußtlosigkeit, Lähmung, Cheyne-Stokes-Atmung, Sinken der Körpertemperatur
60 bis 70 %	tödlich in 10 min bis 1 h
über 70 %	tödlich in wenigen Minuten

Nach Bergung aus dem CO-haltigen Bereich ist die *Beatmung mit 100 % Sauerstoff* notwendig.
Bei der Verbrennung von Kunststoffen kann auch **Zyanid** entstehen.
Die Diagnose des Inhalationstraumas sollte jedoch nicht nur aus dem Vorliegen einer Gesichtsverbrennung gestellt werden. Zu überlegen ist die frühzeitige endotracheale Intubation, bei begründetem Verdacht, da es zu einem raschen Zuschwellen der oberen Luftwege nach einem Inhalationstrauma kommen kann.

Transport, Verlegung

- Herstellung der Transportfähigkeit
- Primärversorgung im nächstliegenden Krankenhaus
- Verlegung in ein Brandverletztenzentrum nach den Richtlinien der Berufsgenossenschaften

zentraler Bettennachweis:
Tel: 040/24 82 88-8 37 oder -8 38

2.6.1.6 Transport, Verlegung

Nach Herstellung der Transportfähigkeit soll der Verletzte liegend und schonend in das nächste Krankenhaus mit einer ständig besetzten Notfallaufnahme transportiert werden. Dort sollen erweiterte Diagnostik und primäre Versorgung erfolgen. Anschließend kann die Verlegung in ein Brandverletztenzentrum mit zuverlässigen Informationen und guter Transportvorbereitung des Verletzten erfolgen.

Eine vorherige telefonische Rückfrage über den verfügbaren Platz ist erforderlich. **Telefonnummer** der Leitzentrale über den zentralen Bettennachweis für Schwerbrandverletzte (Hamburg): **040/24 82 88-8 37 oder -8 38**

Der Notarzt veranlaßt den Transport des Verletzten in eine chirurgische Abteilung, wenn nicht innerhalb von 30 min eine Spezialabteilung zur Behandlung Brandverletzter erreicht werden kann. Die Transportzeit vom Notfallort zur Erstversorgung sollte auf jeden Fall unter 30 min liegen. Die Entscheidung über Art und Ort der Weiterbehandlung erfolgt nach den Richtlinien der Berufsgenossenschaften.
Danach werden *folgende Patienten* in eine **Spezialabteilung für Brandverletzungen** verlegt:

- Patienten mit mehr als 20 % zweitgradig verbrannter Körperoberfläche
- Patienten mit mehr als 10 % drittgradig verbrannter Körperoberfläche
- Patienten mit Beteiligung von Gesicht, Händen, Füßen, Genitalien oder sonstiger komplizierter Lokalisation
- Patienten mit Begleitverletzungen
- Patienten mit Inhalationsschaden
- Patienten mit präexistenten Erkrankungen oder einem Alter unter 8 Jahren bzw. über 60 Jahre
- Patienten mit elektrischen Verletzungen.

2.6.1.7 Klinische Weiterbehandlung

Unmittelbare klinische Weiterbehandlung

Eine kontinuierliche und exakte Überwachung des brandverletzten Patienten muß während der Schockphase gewährleistet sein.
Zur Überwachung des Verbrennungspatienten dienen neben den Parametern der *Atmung* und *Hämodynamik*:
- Hämatokrit, *Urinausscheidung*
- zentraler Venendruck (ZVD)
- Säure-Basen-Status, Serumelektrolyte
- Kreatinin, Glukose, Albumin
- kolloidosmotischer Druck (KOD)

Die genannten Laborwerte sollten in der Akutphase mindestens alle 6 Stunden kontrolliert werden.

Monitoring:
- Vitalparameter der Atmung und Hämodynamik
- Hämatokrit und ZVD
- Säure-Basen-Status, Serumelektrolyte
- Kreatinin
- KOD
- Glukose
- Albumin

> Der wichtigste Parameter zur Überwachung der Schockphase ist die *stündliche Urinausscheidung.* Sie sollte beim Erwachsenen *50 ml/Stunde* betragen. Eine nicht ausreichende Urinausscheidung deutet auf einen Volumenmangel hin.

- Urinausscheidung

⇦

Ein weiterer Parameter des gesamten Therapieverlaufs ist das **Gewichtsverhalten**. Vom Ausgangsgewicht ausgehend ist bis zum 4. Tag ein Gewichtsanstieg um bis zu 10 % zu verzeichnen. Ein drastischer Gewichtsanstieg über 20 % ist ein ungünstiges Zeichen und deutet auf einen irreversiblen Schockzustand hin.

- Gewichtsmonitoring

Bei ausgedehnten Verbrennungen muß zur Steuerung der Infusionstherapie insbesondere während der Rückresorptionsphase zur Vermeidung einer Überlastung des intravasalen Raumes auf ein weiterführendes *hämodynamisches Monitoring* zurückgegriffen werden:
- Pulmonalarterienkatheter zur Bestimmung der Pulmonalarteriendrucke und des HZV
- Lungenwasserbestimmung.

Diese sicher nicht zum Routineprogramm gehörenden Untersuchungsmethoden müssen beherrscht und interpretiert werden können.
Medikationen des Patienten mit Verbrennungen:
- Prophylaxe gegen *Tetanus, Streptokokkeninfektion, Thrombose*
- Sauerstoff
- Analgetika, Sedativa
- eigene Medikation

Medikationen
- Tetanus-, Streptokokken-, Thromboseprophylaxe
- Sauerstoff
- Analgetika, Sedativa
- eigene Medikation

2.6.2 Verätzungen

E. Eberle

Verätzungen

Hierbei handelt es sich um akzidentell oder suizidal hervorgerufene Gewebsschädigungen durch Kontakt und Reaktion mit aggressiven Chemikalien, in der Regel mit starken *Säuren und Laugen.* Sie haben weite Verbreitung im Haushalt und als industrielle Arbeitsstoffe.
Phenol bzw. Phosphor sind in ihrer Wirkung Säuren bzw. Laugen vergleichbar.

Ätzende Substanzen:
Reinigungsmittel, industrielle Arbeitsstoffe

Unfallmechanismen:
- akzidentell,
- suizidal

Pathophysiologie: Die Substanzen reagieren chemisch unter Freisetzung von Wärme mit Gewebe. Entscheidend für das Schadensausmaß sind *Art, Menge, Konzentration, pH-Wert* und *Einwirkzeit* der jeweiligen Substanz.

Pathophysiologie:

2.6.2.1 Säuren

Säuren

Vorkommen: Sie sind z. B. in Abflußreinigern, Bleichmitteln oder Säurebatterien enthalten.

Beispiele sind Salzsäure (Metall-, Toiletten-, Swimming Pool-Reiniger), Schwefelsäure (Batteriesäure) oder Salpetersäure, Ameisensäure 25%ig (Kesselsteinentferner), Essigsäure 50–80%ig (Essigessenz), Flußsäure (HF) 30–80%ig (Glasputz- und -ätzmittel) oder Oxalsäure (Fleckentferner, Bleichmittel, Entroster).

- **Koagulationsnekrose** → **Selbstlimitierung**
- flüchtige Säuren (HCl) → Inhalationstrauma

Der **Schädigungsmechanismus** besteht in einer *chemischen* und – aufgrund der Reaktionswärme – *thermischen Denaturierung des Gewebsproteins* mit Ausbildung einer lokalen *Koagulationsnekrose.* Diese begrenzt meist die weitere Ausbreitung der Säurewirkung. Flüchtige Säuren wie HCl bringen zudem die Gefahr von *Inhalationsschäden* mit sich.

Laugen

- **Kolliquationsnekrose**
  → fortschreitende Gewebsdestruktion
  → starke Tiefenausdehnung
  → Organperforationen

2.6.2.2 Laugen

Vorkommen: Konzentrierte Laugen sind im Haushalt sowohl in flüssiger als auch fester Form (Pulver, Tabletten) in Gebrauch, so z. B. als Toilettenreiniger, Spülmaschinenmittel, Bleichmittel, Detergentien. Auch industriell werden sie als Reinigungsmittel eingesetzt.

Beispiele sind Salmiakgeist (Ammoniumhydroxid), Ätzkalk (Kaliumhydroxid), Natronlauge (Natriumhydroxid) oder Lithiumhydroxid (in Photoentwicklern).

Die **chemisch-thermische Schädigung** manifestiert sich in Form einer sog. *Kolliquationsnekrose* mit starker Tiefenausdehnung. Protein wird denaturiert, während Fette verseifen. Dadurch kommt es nicht wie bei Säuren zur Selbstlimitierung, sondern zu einer fortschreitenden Gewebsdestruktion, zu schwerer Ödembildung und zu *Organperforationen.*

Schädigung hängt ab von:
- **Konzentration,**
- Menge
- Einwirkzeit
- **pH-Wert** der Lauge

Das **Ausmaß der Schädigung** ist davon abhängig, *welche Lauge in welcher Konzentration, Menge und Zeitdauer* einwirken konnte: Die wichtigsten Rollen spielen dabei **Konzentration und pH-Wert** der alkalischen Lösung: Laugen mit einer Konzentration von mehr als 1 % oder einem pH von über 11,5 verursachen irreversible Gewebsschäden. Verätzungen der Speiseröhre in ihrer gesamten Wanddicke bilden sich schon innerhalb von *Sekunden bis wenigen Minuten* aus.

Symptome
- lokaler Schmerz,
  nach Ingestion: retrosternal, abdominal
- lokale Haut- oder oropharyngeale Läsionen
- Stridor
- Dysphagie

2.6.2.3 Symptomatik

Verätzungen sind meist, aber nicht immer lokal *schmerzhaft.* Nach Verschlucken ätzender Substanzen kommt es zur *Dysphagie* sowie zu retrosternalen und abdominalen Schmerzen. Ösophageale und gastrale Läsionen gehen meist, aber nicht immer mit *oropharyngealen Begleitverletzungen* einher.

Initial wird die Ausdehnung von Verätzungen häufig unterschätzt, da die Schädigungswirkung noch einige Zeit nach dem Kontakt fortdauert.

1. Säuren:
- lokale Schmerzen
- begrenzte Erytheme oder Ulzerationen
- Ätzschorf (Farbe!)
- begrenzte Tiefenausdehnung

Bei **lokalen Säureverätzungen** imponieren scharf begrenzte *Erytheme* oder *Ulzerationen* mit Belägen. Zerstörtes Gewebe hat eher die Konsistenz geronnenen Eiweißes. Zumeist ist die Haut nicht in ihrer vollen Dicke erfaßt. Die *Farbe des Ätzschorfes* kann Hinweis auf das schädigende Agens geben: So bildet sich auf Salpetersäure ein gelber, auf Salzsäure ein weißer und auf Schwefelsäure typischerweise ein schwarzer Schorf.

Ösophagusverätzungen sind häufig nur oberflächlich, während im Magen aufgrund der längeren Kontaktzeit mehr Schaden angerichtet wird. Ist kein schützender Mageninhalt vorhanden und kommt es zusätzlich zu einem Pylorusspasmus, wird die Verätzung besonders tiefgreifend ausfallen.

2. alkalische Substanzen
- lokale Schmerzen,
  sofort oder nach freiem Intervall
- Läsionen feucht, blaß, ödematös
- **große Tiefenausdehnung**

Nach **Hautverätzung** mit hochkonzentrierten **Laugen**, z. B. 25–50%iger NaOH-Lösung, treten Schmerzen innerhalb weniger Minuten auf; dagegen üben niedrigere Konzentrationen wie 4%ige NaOH-Lösung initial eine lokalanästhetische Wirkung auf die Haut aus; Schmerzen setzen dann erst nach mehreren Stunden ein, so daß die Patienten zu spät auf längst irreversible Läsionen aufmerksam werden.

Laugenverätzungen erscheinen lokal *feucht*, das Gewebe imponiert *blaß* und von lederartiger Beschaffenheit. Die Schleimhäute schwellen glasig an. Die Haut ist oft in ihrer *ganzen Tiefe* betroffen.

Nach **Ingestion** bleiben **feste Alkalisubstanzen** (Granulat) oft im Ösophagus hängen und perforieren dort, während sie im Magen kaum Schäden setzen – es sei denn, sie werden mit Wasser dorthin gespült.

Flüssiges Alkali verätzt dagegen Speiseröhre und Magen gleichermaßen.

Das *Schleimhautödem nach oropharyngealen* Verätzungen und ggf. geringfügiger Begleit-Aspiration kann zur *Verlegung der Luftwege* mit *Stridor* als Leitsymptom führen.

Zusätzlich kann es zu resorptiven *systemischen Intoxikationen* bis hin zu Schock und Kreislaufstillstand kommen.
Beispiele für systemische Wirkungen sind *Tetanien* nach Laugenverätzungen infolge der exogenen Alkalose. Tetaniforme Krämpfe treten aber auch nach Flußsäure-, Zitronensäure- oder Oxalsäureintoxikationen als Ausdruck einer begleitenden Hypokalziämie auf.
Die Ingestion von Ameisen-, Essig- oder Oxalsäure kann eine *Azidose, Hämolyse* sowie *Leber- und Nierenschäden* nach sich ziehen.
Die ingestive Verätzung z. B. mit Lötwasser hat neben der HCl-Wirkung auch eine Intoxikation mit Zink zur Folge. Dies kann Leber- und Nierenschäden induzieren, so daß die Gabe des die Zinkionen komplexierenden D-Penicillamin erforderlich wird.

Systemische Resorption
→ Intoxikationsgefahr!
Beispiele:
Laugen
→ Alkalose, Tetanien
Ameisen-, Essig-, Oxalsäure
→ Azidose, Hämolyse, Leber-, Nierenschäden
Lötwasser-Ingestion
→ Zink-Intoxikation

2.6.2.4 Therapie

Therapie

Erstmaßnahmen: *Trockene* Chemikalienreste werden *abgebürstet*; danach müssen verätzte Stellen *sofort mit großen Mengen Wasser* oder anderen hautverträglichen Flüssigkeiten (Milch, Getränke, Kochsalzlösung) für mindestens 20–30 min gespült werden. Kontaminierte Kleidung ist unter Beachtung von Selbstschutzmaßnahmen (Handschuhe, Instrumente, Schutzkleidung) zu entfernen.
Lokale Neutralisationsmittel wie etwa $NaHCO_3$-Lösung dürfen nicht gegeben werden, da sie zusätzliche Reaktionswärme freisetzen. Ihre Neutralisationswirkung käme ohnedies erst dann zum Tragen, wenn lokale Schäden längst gesetzt sind.
Anamnestisch sollten **Art, Konzentration und Menge der schädigenden Substanz**, ferner der **Zeitpunkt** etwa der Einnahme erfragt werden. Wichtig ist auch, ob der Patient nach Ingestion erbrochen oder Flüssigkeit nachgetrunken hat. Giftreste sind zu asservieren, ggf. können sie mit einem pH-Indikatorpapier (Skala 0–14) rasch untersucht werden.
Bei *ausgedehnten Verätzungen* muß nach Anlegen eines *venösen Zuganges* die *Infusionstherapie* wie bei Verbrennungsfällen mit Hilfe der „Neuner-Regel" geplant und begonnen werden (Vollelektrolytlösung, Volumenersatzmittel). Für eine wirksame **Analgesie** muß gesorgt sein.
An **Begleitverätzungen der Augen** durch Spritzer sowie an Inhalationsschäden, etwa durch Salpetersäure oder freigesetztes Chlorgas, ist immer zu denken.
Das Auge wird nach Ektropionieren ausgiebig mit Wasser gespült (Spritze, Augendusche, Kunststoffkanüle), im Fall von *Laugenverätzungen über 8 Stunden*!
Eine **Reizstoffinhalation** erfordert die sofortige Anwendung von Dexamethason-(Auxiloson®-)Dosier-Aerosol (initial 4 Hübe, danach alle 3 min ein Hub).
Bestehen nach pharyngealen Verätzungen Anzeichen für ein zunehmendes **Glottisödem** (Stridor), so muß der Patient intubiert werden.

1. Erstmaßnahmen
- kontaminierte Kleidung entfernen
- **Abbürsten** trockener Chemikalienreste
- lokale **Spülung** mit **großen Mengen Wasser über 20–30 min**
- Art, Konzentration, Menge, Zeitpunkt des Ätzmittels erfragen
- Venöser Zugang
- Vitalparameter
- Analgesie
- Begleitverätzungen von Augen, Atemwegen, Inhalationsschäden, systemische Resorption bedenken!
- pH-Messung, Giftasservation
- keine Neutralisationsmittel!

Ausgedehnte Verätzungen:
- Infusionstherapie wie bei Verbrennungen

Augenverätzung
- Ektropionieren
- Spülung mit Wasser (Spritze!)
- Lauge im Auge: Dauerirrigation über 8 h

Reizstoffinhalation
- Dexamethason-Dosier-Aerosol

Ingestion: Hat der Patient ätzende Substanzen geschluckt, so sind wegen der Perforationsgefahr für den Ösophagus sowie der erneuten Exposition gegenüber dem Gift die **Auslösung von Erbrechen**, „blindes" Vorschieben von Magensonden oder gar eine Magenspülung **kontraindiziert**, ebenso wie die enterale Gabe von Neutralisationsmitteln.
Eine $NaHCO_3$-Gabe führt zur CO_2-Bildung und kann so eine Ruptur von Hohlorganen provozieren. Außerdem würde freiwerdende Neutralisationswärme zusätzliche Schäden setzen.
Die Ansichten zur Verdünnung des Ätzstoffes durch Nachtrinken von *Wasser* oder *Milch* sind kontrovers: Bei Ingestion starker flüssiger Laugen mit ihrer sekundenschnellen Sofortwirkung kommt diese Verdünnung – zumindest wenn sie erst vom Notarzt begonnen wird – zu spät. Feste Alkalibrocken lösen sich auf und setzen zusätzliche Schäden.
Die langsamer einsetzende Ätzwirkung von Säuren kann, wenn die Verdünnung rasch vorgenommen wird, möglicherweise so noch abgemildert werden; ein sicherer Nachweis hierfür fehlt aber noch.

Ätzmittelingestion:
- **kein** induziertes Erbrechen!
- **keine** Magensonde!
- **keine** Magenspülung!
- **keine** Gabe von Neutralisationsmitteln!
- zunehmender Stridor: Frühe Intubation!

2. Weitere Therapie
- stationäre Abklärung
- notfallmäßiges Wunddebridement
- Therapie systemisch-toxischer Effekte

Ätzmittelingestion:
- Notfallendoskopie in Op.-Bereitschaft
- ggf. Notfall-Laparotomie
- Perforationsgefahr → Intensivstation
- **keine** systemischen Kortikosteroide

Weiterführende Therapiemaßnahmen: Alle Fälle – auch verdachtsweiser – Ingestion oder Inhalation ätzender Substanzen sind immer schnellstmöglich *stationär* abzuklären.

Die Dekontamination wird auf dem Transport und nach Aufnahme in die Klinik fortgesetzt.

Allerdings kann die Ätzwirkung starker Laugen gelegentlich erst durch notfallmäßiges *Wunddebridement* beherrscht werden.

Bei jedem Patienten nach *Ätzmittelingestion* muß in der Klinik notfallmäßig eine flexible, fiberoptische *Ösophagogastroduodenoskopie*, und zwar in Operationsbereitschaft, durchgeführt werden. Dabei können Giftreste entfernt und die gesetzten Schäden – analog zur Graduierung von Verbrennungen – klassifiziert werden.

Solange Perforationsgefahr besteht, erfolgt die weitere Behandlung und Überwachung auf einer Intensivstation.

Die prophylaktische Gabe von *Antibiotika* ist nur bei *drittgradigen*, die gesamte Wanddicke erfassenden Verätzungen oder bei den klinischen Zeichen der *Perforation* des Gastrointestinaltraktes sinnvoll.

Die systemische Gabe von Kortikosteroiden in der Erstbehandlung von Verätzungen wird *nicht* empfohlen, da sie zu einer Schwächung des Immunsystems führt, ohne daß ihr Nutzen erwiesen wäre.

Eine Organperforation nach Verätzung gilt ausdrücklich als Kontraindikation für Steroide.

Eine spezielle Indikation besteht allerdings für die *inhalative Gabe von Dexamethason* (Auxiloson®-Dosier-Aerosol), wenn eine *Inhalation von Lungenreizstoffen* anzunehmen ist.

In schwersten Fällen von Ätzmittelingestionen (häufig Suizidversuche) muß notfallmäßig laparotomiert werden, ggf. müssen der Magen oder andere zerstörte Abschnitte des Gastrointestinaltraktes reseziert werden.

Spätfolgen zweit- und drittgradiger Verätzungen sind narbige Strikturen, z. B. des Ösophagus, die häufig im weiteren Verlauf einer langdauernden Nachbehandlung (Bougierung) und rekonstruktiv-chirurgischer Maßnahmen bedürfen. Die Nahrungszufuhr erfolgt in solchen Fällen zunächst parenteral, später über Flüssigdiäten oder gastrale bzw. jejunale Ernährungsfisteln.

Spezielle Formen

Flußsäure:
- starke Schmerzen
- geringer Lokalbefund
- Gefahr der Fluorid-Intoxikation
- Hautspülung: Polyäthylenglykol, Wasser, Seife
- Kalziumglukonat oral, lokal, i. a.

Oxalsäure-Ingestion
Kalziumglukonat oral und i. v.

Phenol
Dekontamination mit Polyäthylenglykol, Wasser

Phosphor
- Eintauchen in kaltes Wasser
- chirurgische Entfernung von Phosphorresten

2.6.2.5 Spezielle Formen

Flußsäure: Flußsäure-Verätzungen zeichnen sich durch *starke Schmerzhaftigkeit* bei oft nur unscheinbarem Lokalbefund aus.

Im Spezialfall einer Flußsäure-Verätzung wird die Hautspülung mit *Polyäthylenglykol (Roticlean®)* und danach mit Wasser und Seife vorgenommen.

Die toxischen Fluoridionen können durch *Gabe von Kalziumionen* zum nichttoxischen Kalziumfluorid umgesetzt werden.

Gleichzeitig mit der Dekontamination erfolgt daher die orale Gabe von *15 g Kalziumglukonat* sowie die – ggf. wiederholte – lokale Unterspritzung betroffener Hautareale mit 10 ml 10 % Kalziumglukonat und 5 ml 2 % Xylocain.

Die verätzte Stelle ist mit in Kalziumglukonat getränkten kalten Kompressen zu bedecken.

Bei Flußsäureverätzungen an den Händen ist die langsame intraarterielle Injektion von 10 ml 10%igem Kalziumglukonat (5–10 ml/min) in die das verätzte Areal versorgende Arterie indiziert.

Auch **Oxalsäureingestionen** sollen oral und i. v. mit Kalziumglukonat behandelt werden.

Phenol: Für die Spülung von mit Phenol kontaminierten Hautstellen ist ebenfalls das Lösungsmittel *Polyäthylenglykol* (Roticlean®) zu benutzen.

Phosphor: Phosphor entzündet sich bei Kontakt mit Luftsauerstoff von selbst. Gleichzeitig schmilzt er und brennt sich in die Haut ein. Sofortiges Eintauchen der betroffenen Körperstelle in *kaltes Wasser* stoppt den Verbrennungsprozeß durch Unterbrechung der Sauerstoffzufuhr und ist zugleich Initialtherapie der Verbrennung. In die Haut eingebrannte Phosphorreste müssen *chirurgisch entfernt* werden.

2.7 Gefäßverschluß, rupturiertes Aortenaneurysma

J. Grönniger

Gefäßverschluß, rupturiertes Aortenaneurysma

2.7.1 Akuter arterieller Gefäßverschluß

Akuter arterieller Verschluß

Häufigste Ursache eines arteriellen Gefäßverschlusses ist eine **Embolie**, wobei der Embolus zu über 80% aus dem Herzen stammt. Weit *seltener* sind ortsständig entstandene **arterielle Thrombosen** Grund für einen akuten arteriellen Verschluß. Dies bedeutet, daß regelmäßig das Gefäß, meist durch eine arteriosklerotische Verschlußkrankheit vorgeschädigt ist und eine entsprechende Anamnese besteht. Bereits am *dritthäufigsten* folgen **traumatische** Schädigungen, iatrogene Folgen von diagnostischen oder therapeutischen Maßnahmen eingeschlossen. Schließlich können Spasmen der Gefäßwand **funktionelle** Gefäßverschlüsse mit fatalen Folgen auslösen, z. B. beim Raynaud-Syndrom oder beim Ergotismus.

Ursachen:
- Embolie (kardial)
- ortsständige arterielle Thrombose
- traumatisch
- funktionell (Raynaud-Syndrom)

2.7.1.1 Diagnostik

Diagnostik

Die **klassischen Symptome** eines akuten arteriellen Verschlusses in der Peripherie *(Embolie)* sind durch die sog. 6 „P" gekennzeichnet:

Klassische Symptome sind

⇦

Pain	*Schmerz*
Paleness	*Blässe*
Pulslessness	*Pulslosigkeit*
Paralysis	*Lähmung*
Paraesthesia	*Parästhesie*
Prostration	*Schock*

Die Diagnose läßt sich aus dem Symptom bei sorgfältiger Erhebung des Pulsstatus fast regelmäßig bereits für den Erstuntersucher ohne weitere Hilfsmittel stellen.

Diagnosesicherung:
Anamnese, Pulsstatus

2.7.1.2 Therapie

Zunächst ist der arterielle Gefäßverschluß weder im peripheren Stromgebiet noch im abdominalen oder thorakalen Stromgebiet akut lebensbedrohlich. Er erfordert jedoch sofort adäquate Maßnahmen zur Behebung des Strombahnhindernisses, weil sonst deletäre Folgen unausweichlich sind. Bereits bei der Aufzählung der sechs „P" deutet der letzte Punkt (Schock) auf die sicher rasch einstellende lebensbedrohliche Situation hin. Für die **erste Versorgung** bei akutem arteriellen Verschluß genügt die *gepolsterte Lagerung* der ischämischen Extremitäten, um weitere Druckschäden des hochgradig gefährdeten Gewebes zu vermeiden. Die Extremität soll leicht abwärts weisen, um die Perfusion zu verbessern. Dies wird zudem vom Patienten angenehm empfunden. Eine reichliche *Analgetikagabe* ist immer indiziert, aber meist nur von begrenztem Effekt. Der ischämische Schmerz läßt sich mit Analgetika nicht ausreichend angehen. Beim klassischen arteriellen Gefäßverschluß sollte unverzüglich *5–10 000 E Heparin i. v.* als Bolus gegeben werden. Damit ist weder eine *Lysetherapie* noch eine *operative Versorgung* präjudiziert oder ausgeschlossen. Die Heparingabe verfolgt das Ziel, die Bildung von Appositionsthromben zu verhindern.

Therapie
- Schockbehandlung
- Extremität polstern, weist nach unten
- Analgetika
- Heparin i. v. (5 000–10 000 E)
- dringliche Op.

Praktisch alle akuten arteriellen Verschlüsse der Extremitäten sind in Lokalanästhesie von den Leisten bzw. von der Ellenbeuge aus angehbar. Insofern müssen auch keine Bedenken gegen eine Heparingabe geäußert werden hinsichtlich der Narkosemöglichkeiten.

Rupturiertes Aortenaneurysma

⇨

1. Thorakales Aortenaneurysma
- überwiegend dissezierende Aneurysmen

Differentialdiagnose:
- Myokardinfarkt
- Angina pectoris

Leitsymptome:
- Blutdruckdifferenz zwischen re. und li. Arm
- akuter Brustschmerz
- wechselnde Ischämie der Beine, wechselnde Pulsverhältnisse in der Leiste

Therapie:
in der Regel keine Schocksymptomatik, daher:
- Vorsicht mit Volumengabe
- bei Hochdruck Blutdrucksenkung

2. Abdominales Aortenaneurysma
- 90% infrarenal
- ⅔ penetrierend bzw. gedeckt perforiert

Symptome
- plötzlicher Bauchschmerz vorwiegend li.
- häufigste Fehldiagnose:

⇨

- pulsierender Tumor im Abdominalbereich tastbar

Therapie:
- Blutdruckstabilisierung
- Verständigung der Klinik
- keine Versuche der Kompression der Bauchaorta (freie Ruptur)

2.7.2 Rupturiertes Aortenaneurysma

Die Ruptur eines *thorakalen* oder *abdominalen* Aortenaneurysmas bzw. die gedeckte Ruptur oder Penetration ist der klassisch **hochdramatische und eilige medizinische Notfall per exzellenz.** Hierbei handelte es sich, was das *infrarenale Aortenaneurysma* betrifft *(90–95% aller Aortenaneurysmen)* um eine der wenigen Konstellationen, wo eine dringliche definitive operative Versorgung lebensentscheidend ist.

2.7.2.1 Thorakale Aortenaneurysmen

Thorakale Aneurysmen sind ganz überwiegend **dissezierende Aneurysmen,** die im Aortenbogenbereich u. U. schon im Aortenklappenansatzbereich beginnen. Die Dissektion äußert sich für den Patienten als *heftiger einschießender Brustschmerz* wie bei *Angina pectoris* oder *Myokardinfarkt.* Dies sind auch die beiden häufigsten Fehldiagnosen. **Leitsymptom,** das bereits vom Erstuntersucher erkannt werden kann, sind *Blutdruckdifferenz* zwischen linkem und rechten Arm bei Beginn der Dissektion zwischen Ursprung der A. subclavia dextra und sinistra. Wechselnde Durchblutungs- und Pulsverhältnisse der unteren Extremität, je nachdem ob mehr Blut in das Dissekat oder mehr in das Originallumen ausgeworfen wird, sind pathognomonisch. Meist ist der Blutdruck nicht wesentlich gesenkt oder eher hoch. Eine Schocksymptomatik liegt nicht vor, da eine nennenswerte extravasale Blutung nicht stattfindet.
Volumengabe in größerem Umfang ist aus diesem Grunde *kontraindiziert.* Vielmehr sollte eine *Blutdrucksenkung* bereits während des Transportes in die Klinik eingeleitet werden.

2.7.2.2 Abdominales Aortenaneurysma

Rupturierende bzw. penetrierende Aortenaneurysmen verursachen einen *heftigen Bauchschmerz,* der überwiegend *links* empfunden wird. Häufig erfolgt eine Ausstrahlung in die linke Flanke und in die linke Leiste, so daß Verwechslungen mit *Harnleiterkoliken* vorkommen.

Die *„Harnleiterkolik links"* ist die *häufigste Einweisungsdiagnose* bei symptomatischen Aortenaneurysmen.

Die **orientierende Untersuchung** des Abdomens ergibt einen *pulsierenden Tumor,* der auf das Aortenaneurysma hinweist. Einerseits kann jederzeit aus einer zunächst gedeckten eine freie Ruptur werden, die in der Regel nur wenige Sekunden überlebt wird. Andererseits sind wegen des meist riesigen Blutverlustes in die Penetration oder z. T. auch in die freie Bauchhöhle Schockfolgen, insbesondere an den Nieren, zu befürchten. Der *Verdacht auf ein rupturiertes Aortenaneurysma* muß zu höchster Eile bei der Versorgung dieses Patienten führen. Der Patient muß in eine Klinik gebracht werden, die den Eingriff definitiv vornehmen kann. Die Verständigung sollte bereits telefonisch oder über Funk erfolgen, damit entsprechende organisatorische Vorbereitungen in der Klinik anlaufen können. Das Ereignis der freien Ruptur ist nicht vorhersehbar.
Auch bei fehlender Schocksymptomatik sollten suffiziente Venenzugänge vorbereitet werden. Eine prophylaktische Volumengabe ist jedoch wegen der möglichen Blutdruckerhöhung und damit der Gefahr einer freien Ruptur zunächst einmal nicht indiziert. Die Infusion sollte unter sehr sorgfältiger Beobachtung der Blutdruckwerte erfolgen. Bei Schocksymptomatik muß natürlich massiv Volumen gegeben werden.
In der Klinik, respektive bereits über Funk vom Notarztwagen aus, kann die Bereitstellung von ungekreuzten Konserven veranlaßt werden.

2.8 Gynäkologische und geburtshilfliche Notfälle

P. Brockerhoff

Gynäkologische Notfälle

2.8.1 Verletzungen und Blutungen

2.8.1.1 Kohabitationsverletzungen

Ursachen: Die häufigsten Verletzungen im Bereich des Genitale sind Kohabitationsverletzungen, die vorwiegend bei jungen Mädchen als *Deflorationsverletzungen* auftreten. Schwere Rißverletzungen im Bereich des Introitus und der Vagina können jedoch auch bei *Vergewaltigungen* auftreten. Stärkere Blutungen durch tiefe Einrisse im Bereich des Hymens, der Klitoris und des Dammes können direkt sichtbar sein. Häufiger sind jedoch Einrisse der Vaginalwand und des hinteren Scheidengewölbes.

Symptome: *Blutiger Urin* deutet auf eine Verletzung der Blase, *spontaner Stuhlabgang* in die Vagina auf eine Verletzung des Rektums hin.

Maßnahmen: Das Ausmaß der Läsionen läßt sich somit durch die alleinige Inspektion des äußeren Genitale meist nicht feststellen, so daß schnellstmöglich eine *Revision* – möglichst in Narkose – angestrebt werden sollte. Eine *forcierte digitale Untersuchung* der Patientin oder eine *Tamponade der Vagina* ist wegen der damit verbundenen Gefahr der Erweiterung bereits bestehender Verletzung streng **kontraindiziert.**

Kohabitationsverletzungen

Ursache:
- Deflorationsverletzung
- Vergewaltigung

Art:
- Rißverletzung: Introitus, Vagina, Hymen, Klitoris, Damm, Vaginalwand, Scheidengewölbe

Blutiger Urin: Blasenverletzung

Kontraindiziert sind:
- digitale Untersuchung
- Tamponade

2.8.1.2 Vergewaltigung

Insbesondere bei Vergewaltigungen muß darüber hinaus beachtet werden, daß derartige Maßnahmen auch den meist schweren *psychischen Schockzustand* der Patientin noch verstärken können. Letzterer macht unbedingt erforderlich, daß die Patientin unter fachlicher Aufsicht bleibt, da nicht selten auch Suizidgefahr besteht.

> Gleichwohl sollte vor allem nach *Hämatomen, Kratzeffekten* oder *Verletzungen* insbesondere im Bereich der Oberarme, Handgelenke, Mammae, Unterbauch, der Innenseite der Oberschenkel und Vulva geachtet werden, da die Erhebung entsprechender Befunde für die spätere Gerichtsverhandlung bedeutungsvoll sein kann.

Vergewaltigung
- psychisches Trauma beachten!
- an Suizidgefahr denken!

⇦

2.8.1.3 Unfallverletzungen

Bei schweren Unfallverletzungen im Bereiche des kleinen Beckens (z.B. Polytrauma) ist das innere Genitale meist nicht in dem Ausmaß betroffen, wie andere Organsysteme (z.B. ableitende Harnwege, Darm). *Typische gynäkologische Unfallverletzungen* sind jedoch **stumpfe Einwirkungen** von kaudal auf das äußere Genitale. Hier können nach stumpfen oder spitzen Traumen ausgedehnte Hämatome entstehen. Pfählungsverletzungen, bedingt beispielsweise durch einen Sturz von oben auf einen Pfahlzaun oder auf einen Fahrradlenker nach Sturz, treten besonders als Spielunfälle bei Mädchen vor der Pubertät auf.

Unfallverletzungen

Typische gynäkologische Unfallverletzung:
- stumpfe Einwirkung auf das äußere Genitale

Bei Pfählungsverletzungen schwere Blutungen im kleinen Becken möglich!

2.8.1.4 Blutungen

Funktionelle **Hypermenorrhoen** führen nur selten zu einem derartigen Blutverlust, daß hieraus ein akuter Notfall resultiert.
Hinter einer starken **vaginalen Blutung** steckt meist eine organische Blutungsursache: Bei fortgeschrittenen *Karzinomen* des *Corpus* oder des *Collum uteri* kann es insbesondere bei Arrosion eines größeren Gefäßes plötzlich zu einer äußerst heftigen vaginalen Blutung kommen. Das äußere Genitale der Patientinnen ist dann voller Blut, die Vagina voller frischer Koagel. Bei häufig bereits reduziertem Allgemeinzustand der eher älteren Patientinnen und

Blutungen

- Bei vaginaler Blutung aus Genital-Karzinomen
  → frühzeitige Volumensubstitution
  → feste Tamponade
  → **keine** Umstechungsversuche

einer zusätzlich ebenfalls nicht selten bestehenden Tumoranämie kann es schnell zu einer massiven **Schocksymptomatik** kommen.

Maßnahmen: Ist bei bekannten oder bereits behandelten Tumorleiden die Blutungsursache eindeutig, so ist in diesem Falle eine feste *Tamponade der Vagina* indiziert. Von dem Versuch, in dem kaum einen Widerstand bietenden Karzinomgewebe eine lokale Umstechung vorzunehmen, muß abgeraten werden, da hierdurch meist eine Verstärkung der Blutung herbeigeführt wird.

Entzündungen

- Adnexitis
- Akutes Abdomen bei Pelvioperitonitis oder Tuboovarialabszeß

Symptome
- Fieber
- Schmerzen im Unterbauch

2.8.2 Entzündungen, Tumoren

2.8.2.1 Entzündungen

Die akute **Adnexitis** kann – zumal bei nicht ausreichender Behandlung – ebenso zum Bild einer *Pelvioperitonitis* führen wie die Ruptur eines Tuboovaralabszesses. Typische **Symptome** sind neben **Fieber**, zunehmend starke **Schmerzen** im Unterbauch, wobei sich bei der äußeren Untersuchung ein Druckschmerz mit Abwehrspannung unterhalb des Nabels findet. Die Symptomatik kann innerhalb weniger Stunden das volle Bild eines **akuten Abdomens** erreichen.

Tumoren
- Ovarialtumoren
- Myome
- • Akute Stieldrehung als Ursache stärkster abdominaler Symptomatik

Symptome
- Schmerzen, peritoneale Reizerscheinungen
- Übelkeit

Therapie
- Analgetika, Flachlagerung

2.8.2.2 Tumoren

Ovarialtumoren und gestielte **Myome** können infolge von Wachstum und Emporsteigen im Becken eine langsame, bei ruckartig durchgeführten Bewegungen (z. B. beim Sport) eine plötzliche Stieldrehung erfahren. Die Unterbrechung der Blutzufuhr im Bereiche des Zystenstiels führt zu zunehmenden **Schmerzen** im Unterbauch mit **Übelkeit** und **peritonealen Reizerscheinungen**, die im akuten Fall in einen peritonealen Schockzustand übergehen können.

Als **Sofortmaßnahmen** kommen eine Flachlagerung der Patientin und die Gabe von **Analgetika** in Frage.

Aborte

Man unterscheidet:
- drohenden Abort
- beginnenden Abort
- kompletten Abort
- inkompletten Abort

Jede Blutung in der ersten Schwangerschaftshälfte muß als drohender Abort aufgefaßt werden → **konservative Therapie** erforderlich:
- Flachlagerung
- leichte Sedierung

• bei lebensbedrohlicher Blutung → **Kontraktionsmittel**

- bei Abort mit Fieber über 38,5 °C muß mit **septischem Schock** gerechnet werden
- bei Verdacht auf septischen Schock → vitale Gefährdung → Intensivtherapie

2.8.3 Aborte

Entsprechend der Dynamik des Abortgeschehens wird zwischen **drohenden, beginnenden, kompletten** und **inkompletten** Aborten unterschieden. Bei der notfallmäßigen Beurteilung einer Abortblutung muß bedacht werden, daß nicht immer die *intakte Schwangerschaft* in Frage gestellt ist. Auch beim *drohenden* Abort werden mitunter starke vaginale Blutungen beobachtet. Sofern nicht reichlich Abortmaterial ausgestoßen wurde und im akuten Notfall keine Möglichkeit besteht, sich z. B. durch eine Ultraschalluntersuchung von der Intaktheit der bestehenden Schwangerschaft zu überzeugen, sollte jede Blutung in der ersten Schwangerschaftshälfte zunächst als drohender Abort aufgefaßt werden und – zumal bei Kinderwunsch – **konservativ therapiert** werden.

Maßnahmen: Zu den Sofortmaßnahmen zählen in diesem Falle die *Flachlagerung* und die leichte *Sedierung* der Patientin.

• Bei **lebensbedrohlich starken Blutungen** müssen aus mütterlicher Indikation ohne Rücksicht auf das damit verbundene Absterben der Leibesfrucht in hohen Dosierungen *Kontraktionsmittel* gegeben werden (z. B. 50 E Orasthin in 500 ml einer Elektrolyt-Lösung).
• In gleicher Weise sind Kontraktionsmittel bei einer **stärkeren Abortblutung** indiziert, wenn es sich aufgrund reichlich abgegangener Gewebsanteile eindeutig um einen *inkompletten Abort* handelt.
Eine umgehende Einweisung in die Klinik ist erforderlich.
Die besonders gefährliche Form des Abortes ist der **septische Abort.**
• Bei allen Aborten mit Fieber über 38,5 °C oder Schüttelfrost muß mit einer transuterinen Infektion und der Möglichkeit eines **septischen Schocks** der Mutter gerechnet werden.

• **Manipulationen am Uterus** können zum Einschwemmen von thromboplastischem Material aus der Plazenta in den mütterlichen Kreislauf führen mit sekundären *Gerinnungsstörungen* aufgrund einer dissemierten intravasalen Gerinnung mit Verbrauchskoagulopathie. Patientinnen, bei denen der Verdacht auf einen septischen Abort besteht, sind daher **vital gefährdet** und bedürfen einer *Intensivtherapie.* Sie sollten nur in solche Kliniken eingewiesen werden, die über entsprechende Einrichtungen verfügen.

2.8.4 Extrauteringravidität

Wichtige Differentialdiagnose zu einem schmerzhaften Abort ist die Extrauteringravidität (EU). Bei jeder Frau im gefährfähigen Alter mit plötzlich einsetzenden **Schmerzen im Unterbauch** und unklarer Regelanamnese sollte stets an die Möglichkeit einer EU gedacht werden. Hervorzuheben ist, daß ein kurz zuvor durchgeführter negativer Schwangerschaftstest eine EU nicht sicher ausschließt.

Symptome: Die Symptomatik kann im Einzelfall völlig unspezifisch sein: Häufig werden eine *Amenorrhoe* von 5 bis 9 Wochen und eine kurzfristig aufgetretene uterine *Schmierblutung* sowie meist uncharakteristische, gelegentlich einseitige *Unterbauchschmerzen* in der Anamnese angegeben. Zwei *Verlaufsformen* sind zu unterscheiden (Abb. 4-20):
Bei der **Tubarruptur** kommt es zu einem plötzlich auftretenden stechenden *Schmerz im Unterbauch* mit *Angstzuständen* und zunehmender *Kollapsneigung.* In Abhängigkeit von der Stärke der intraabdominellen Blutung tritt zunehmend eine allgemeine Schocksymptomatik mit dem Bild eines akuten Abdomens auf.
Die Patientin ist *blaß,* äußerst *ängstlich* und klagt häufig über *Übelkeit und Brechreiz.* Es besteht ein *Blutdruckabfall,* eine *Tachyardie* und *Tachypnoe* sowie Zeichen der *Kreislaufzentralisierung.* Während sich bei der äußeren Untersuchung zunächst ein einseitiger *Druckschmerz* über der Rupturstelle mit Abwehrspannung konstatieren läßt, ist im weiteren Verlauf nur noch eine *diffuse Abwehrspannung* des gesamten Abdomens – gelegentlich mit Vorwölbung desselben – zu beobachten.
Bei massiver Ruptur wird als **Sofortmaßnahme** eine *Volumensubstitution* mit Plasmaersatzmittel sowie ein *rascher Transport* empfohlen, wobei die Ärzte in der Klinik möglichst bereits telefonisch zwecks Vorbereitung einer Notoperation benachrichtigt werden sollten, da bei einer Tubarruptur nicht selten innerhalb von 30 min 1–2 l Blut verlorengehen können.
Der **Tubarabort** nimmt demgegenüber meist einen weniger dramatischen, protahierten Verlauf: Die Symptome entwickeln sich gewöhnlich langsamer meist über zwei bis drei Wochen hinweg.

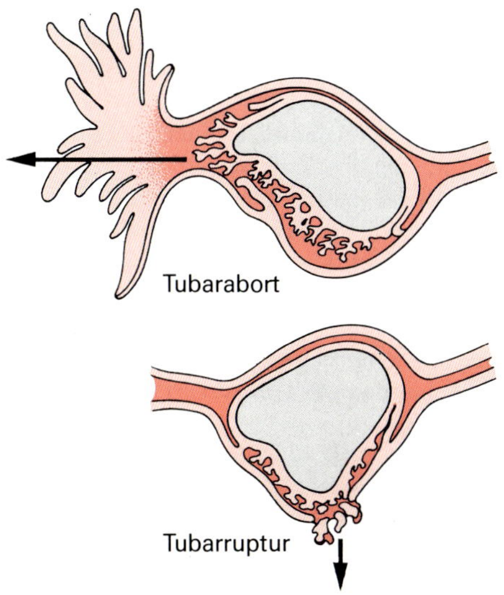

Abb. 4-20: Tubarabort und -ruptur als Verlaufsformen der Extrauteringravidität

Extrauteringravidität (EU)

Bei Symptomentrias:
- Amenorrhoe
- Schmierblutung
- Schmerzen

immer an EU denken!

Symptome
- Amenorrhoe
- uterine Schmierblutung,
- einseitige Unterbauchschmerzen

Zwei Verlaufsformen:

1. Tubarruptur:
- stechender Schmerz im Unterbauch
- Angst
- Kollapsneigung
- **Bild des akuten Abdomens**

Sofortmaßnahmen:
- Volumensubstitution, da Blutverlust bis zu 2 l möglich

2. Tubarabort:
- weniger dramatischer Verlauf

Maßnahmen: Weil dem diskreten Verlauf immer ein ganz akutes Geschehen folgen kann, sollte der bloße Verdacht auf eine EU die umgehende Einweisung erfolgen.

Traumen

Gefahr der vorzeitigen Plazentalösung!
→ retroplazentalem Hämatom

Immer: Auch bei geringem Trauma stationäre Überwachung erforderlich

2.8.5 Traumen in der Spätschwangerschaft

Äußere Gewalteinwirkungen – mit Ausnahme von Pfählungsverletzungen – treffen den Uterus bis zur 16. Schwangerschaftswoche nur selten direkt, der bis zu diesem Zeitpunkt geschützt im Beckenring liegt. Zu einem späteren Gestationsalter kann jedoch ein äußeres Trauma zur Störung der Schwangerschaft führen. Symptome wie **Blutungen** aus dem Uterus oder Fruchtwasserabgang müssen nicht sogleich auftreten, sondern können erst nach Stunden oder Tagen bemerkt werden. Gleiches gilt für die Ausbildung eines **retroplazentaren Hämatoms** bei vorzeitiger **Plazentalösung**, so daß in jedem Falle auch bei nur geringem Trauma eine Schwangere vorübergehend stationär beobachtet werden sollte.

2.9 Akutes Abdomen, gastrointestinale Blutung

J. Grönniger

2.9.1 Akutes Abdomen

Akutes Abdomen

Definition:
Leitsymptome
- Schmerzen
- Palpationsbefund

Akutes Abdomen ist keine Diagnose, sondern die Bezeichnung für eine akut einsetzende Symptomatik von Erkrankungen des Abdomens, die mindestens zwei gemeinsame Symptome aufweisen:
- *Schmerzen im Abdominalbereich*
- *Palpationsbefund*

Der *Schmerzcharakter* kann völlig unterschiedlich von kolikartigen Zuständen bis zu mehr dumpfem, lokalisiertem Schmerz reichen.

Wenn keine zuverlässige Diagnose möglich ist, sollte mit der **Analgetikagabe** bei abdominellen Beschwerden **grundsätzlich zurückhaltend** verfahren werden. Schmerzintensität, -charakter und -lokalisation sind für die weitere klinische Untersuchung richtungsweisend.

Ursachen:
1. funktionelle Störungen und
2. Peritonitis sind initial nicht lebensbedrohend. Entscheidend ist die Einleitung einer
- adäquaten Abklärung und Therapie

Palpatorisch reicht das Spektrum vom brettharten Bauch bis zur eher diskreten Abwehrspannung.
Ursächlich kommen in Frage (Abb. 4-21):
– **Funktionelle Störungen** durch *Kolik*, beim mechanischen Ileus und Tenesmen sowie bei gastrointestinalen Infekten rufen heftige krampfartige Schmerzen hervor, jedoch allenfalls einen diskreten peritonitischen klinischen Befund mit Abwehrspannung.
– **Perforationen und Penetrationen** führen zur *lokalen* oder *diffusen Peritonitis.* Klassisches Beispiel ist die Magenperforation mit schlagartig einsetzenden Schmerzen und diffuser chemischer Peritonitis mit bretthartem Bauch.
Hier kann es schon in der Initialphase zu Kreislaufreaktionen in Form von Tachykardie und Druckabfall aufgrund der Volumenverschiebungen kommen. Die anfänglichen Veränderungen sind jedoch nie lebensbedrohlich.

3. Ischämie (Mesenterialgefäßverschluß)

– **Ischämie** intestinaler Organe, vorwiegend des Dünn- und Dickdarmes, führt zu heftigem Schmerz, ohne daß zunächst peritonitische Veränderungen erhoben werden können. Solche ischämischen Symptome z. B. auf dem Boden eines Mesenterialgefäßverschlusses sind zunächst nicht lebensbedrohlich, sollten jedoch rasch abgeklärt und operativ versorgt werden, da sich sonst über die komplette Darmwandischämie eine diffuse Peritonitis entwikkelt.

4. Blutungen
Diagnostik:
- plötzlich, eher diffuse Bauchschmerzen (intraabdominelle Druckerhöhung)
- rasch einsetzender Volumenmangelschock

– **Blutungen** in die freie Bauchhöhle bei sog. Spontanrupturen der Milz oder beim rupturiertem Aortenaneurysma rufen durch die plötzliche Druckvermehrung und Raumforderung in der freien Bauchhöhle einen heftigen Peritonismus mit Schmerzen und Abwehrspannung hervor. *Hier besteht Lebensgefahr!* Charakteristisch ist in der Regel das plötzliche Einsetzen, die ra-

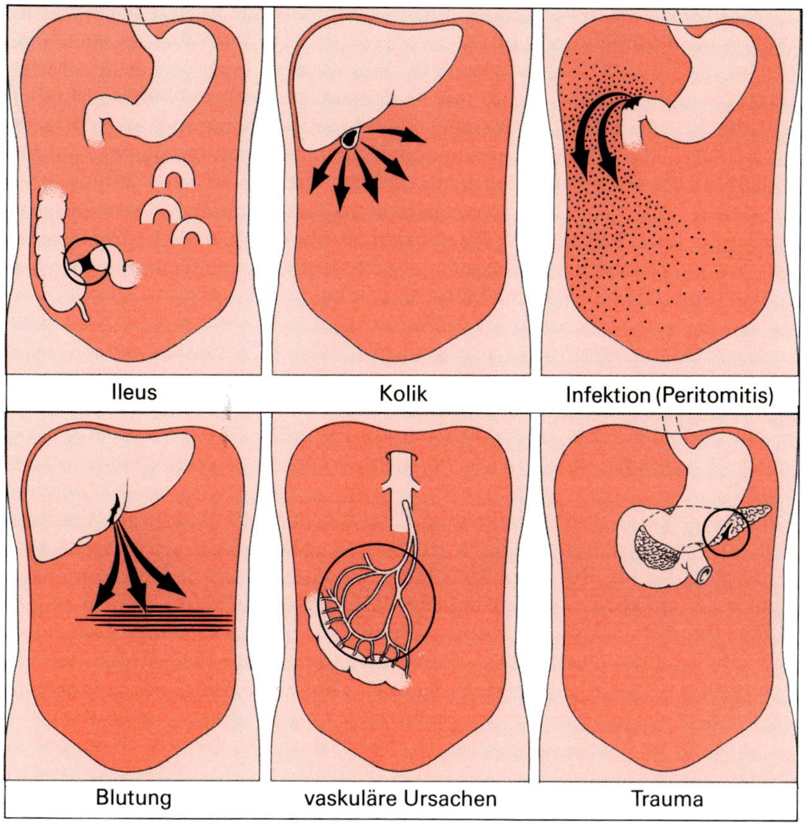

Abb. 4-21: Mögliche Ursachen die sich hinter der Diagnose „akutes Abdomen" verbergen können.

sche Zunahme des Bauchumfanges und das rasche Eintreten von Zeichen des Volumenmangelschocks. Eine ausgeprägte Facies abdominalis findet sich in diesen Fällen fast nie.

Beachte

Jeder Verdacht auf eine intraabdominelle Blutung muß zu einer umgehenden Klinikaufnahme (Chirurgie) führen. Vor Ort sind durch den Notarzt keine weiteren diagnostischen Schritte einzuleiten. In der Klinik ist die dringliche und rasche Abklärung heute durch Ultraschall und Abdominallavage noch im Notfallaufnahmeraum und dann operative Versorgung Behandlungsstandard.

Ein ausreichender *Volumenersatz* während des Transportes und wenn möglich die *Information der Klinik* bereits über Funk sind die beiden wichtigsten und adäquaten Maßnahmen der Erstversorgung.

Therapie

Außer der *intraabdominellen Blutung*, die zu einem akuten Abdomen führt, sind alle anderen Ursachen zwar rasch klärungs- und therapiebedürftig, bedeuten jedoch keine unmittelbare Lebensgefährdung des Patienten. Aus diesem Grunde sind Infusionsbehandlungen, um die zum Teil rasch eintretenden und umfänglichen Volumenverschiebungen in das Darmlumen aufzufangen, ausreichende Behandlungsstrategien.

Jeder Patient mit einem akuten Abdomen muß klinisch behandelt werden.

2.9.1.1 Stumpfes Bauchtrauma

Stumpfes Bauchtrauma

Diagnostik:
- Symptome wie akutes Abdomen

Das stumpfe Bauchtrauma verursacht dieselben *Symptome wie das akute Abdomen.* Bei Blutungen in die freie Bauchhöhle findet sich außerdem eine ra-

- zusätzlich: Bauchumfangsvermehrung (messen!)
- häufig Begleitverletzung, z. B. Rippenfraktur

Therapie:
- Volumensubstitution
- Klinikeinweisung

sche *Zunahme des Bauchumfanges.* Aus diesem Grunde ist bereits bei Vermutung eines stumpfen Bauchtraumas die initiale *Messung des Bauchumfanges* in Nabelhöhe sinnvoll. Insbesondere Begleitverletzungen wie Rippenserienfrakturen auf der linken Seite mit Milzverletzung sollten an diese Möglichkeit denken lassen. Eine besonders sorgfältige Beobachtung dieser Patienten bereits am Unfallort und auch auf dem Transport ist notwendig. Wie bei Blutungen in die freie Bauchhöhle aus anderer Ursache ist der Volumenersatz die einzig sinnvolle notärztliche Therapiemaßnahme. Eine Vorverständigung der Klinik bereits über Funk für das weitere Management sollte immer erfolgen. Bei ausgedehnten Blutungen aus zerrissenen parenchymatösen Organen sind tatsächlich Minuten lebensentscheidend.

Perforierendes Bauchtrauma

Diagnostik:
- Vorfall von Bauchorganen

Therapie:
- steriler Verband → Klinik
- Laparotomie

2.9.1.2 Perforierendes Bauchtrauma

Bei der offensichtlich perforierenden Verletzung mit *Vorfall von Darm* ist die Diagnose einfach. Ein Zurückdringen des Darmes in die Wunde sollte nicht versucht werden. Das *Abdecken mit sterilen Tüchern* ist vollkommen ausreichend.

Verletzungen im Abdominalbereich sind so lange als perforierend anzusehen, bis das Gegenteil bewiesen ist. Das ist in der Regel erst in der Klinik durch eingehende Revision der Wunde in Vollnarkose bzw. Operationsbereitschaft möglich. Oberflächliche Sondierungen ohne ausreichende Schmerzausschaltung sind obsolet. Wenn der Mechanismus der Verletzung, z. B. Stich- oder Schußwunden bekannt ist, sollte, immer laparotomiert werden um intraabdominale Verletzungen zu versorgen bzw. sicher auszuschließen.

Obere gastrointestinale Blutung

Diagnostik:
- **Hämatemesis,** Melaena
- ggf. Fremdanamnese
- keine Magensonde
  Transport in halbsitzender Position

2.9.2 Gastrointestinale Blutungen

Obere gastrointestinale Blutung: Leitsymptom der gastrointestinalen Blutung ist die **Hämatemesis.** Allerdings können auch massive Blutungen aus dem Duodenum, ja selbst aus dem Magen und erst recht natürlich aus dem oberen Dünndarm bei raschem Weitertransport des Blutes ohne Bluterbrechen bleiben.

Es fällt dann eine massive **Melaena** auf. Wird hellrotes Blut in größeren Mengen erbrochen, ist in erster Linie an eine Blutung aus dem Ösophagus- oder Hypopharxynxbereich zu denken.

Ursache

⇨

> Mit Abstand häufigste Ursache solcher Blutungen sind Ösophagusvarizen.

Das von den Varizen drainierte Blut ist Pfortaderblut und weit weniger reduziert als das Blut im Cavakreislauf. Aus diesem Grunde ist es als venöses Blut nicht ohne weiteres zu erkennen. Erbrechen von Blut ist immer ein dramatisches Alarmsymptom, das den Patienten selbst und die Angehörigen in höchstem Maße beunruhigt. Eine Sedierung ist schon aus diesem Grunde angezeigt. Maßnahmen zur Blutstillung sind unabhängig von der Blutungsquelle für den Notarzt nicht möglich. Auch das Legen einer Magensonde für den Transport sollte möglichst unterbleiben, da es hier eher zu einer Aspiration beim Legen der Sonde kommt, als daß durch die Entlastung positive Effekte erwartet werden können. Ggf. sollte eine *Fremdanamnese* von den Angehörigen, nicht versäumt werden. Insbesondere interessieren in diesem Zusammenhang eingenommene Medikamente, frühere Blutungsepisoden bei bekannten oder nachgewiesenen Ulzera oder Lebererkrankungen.

Der Patient sollte mit leicht angehobenem Oberkörper transportiert werden. Bei fortgesetztem Erbrechen ist eine stabile Seitenlagerung anzustreben. Intubation nur im Extremfall, da höchste Aspirationsgefahr besteht.

Therapie:
- Volumensubstitution
- Abklärung in der Klinik

Untere gastrointestinale Blutung
- meist weniger dramatisch

Untere gastrointestinale Blutung: Das Absetzen von Blut per anum beeindruckt den Patienten in der Regel weit weniger, als Bluterbrechen. Selbst größere Mengen werden eher gleichgültig toleriert. Massive lebensbedrohli-

che Blutungen aus den unteren Darmabschnitten sind in der Tat weit seltener lebensbedrohlich als obere gastrointestinale Blutungen. Dennoch muß jede peranale Blutung unter klinischen Bedingungen notfallmäßig abgeklärt und behandelt werden.
Die Inspektion und digital-rektale Untersuchung kann das Vorliegen von *Hämorrhoiden* bestätigen, die im übrigen massiv bluten können. Dies kann zumindest zur Beruhigung des Patienten beitragen. Auch eine solche Blutung ist nur in der Klinik behandelbar, da auch weitere Blutungsursachen ausgeschlossen werden müssen.

> Patienten mit einer gastrointestinalen Blutung müssen unverzüglich klinisch behandelt werden.

(Vgl. auch Kap. IV/2.8)

V Akute Bewußtseinsstörungen

V Akute Störungen des Bewußtseins

Leitsymptome und allgemeine Sofortmaßnahmen

1 Leitsymptome und allgemeine Sofortmaßnahmen

G. Krämer

Definition
- **qualitative**
- **quantitative** Bewußtseinsstörung
  - Benommenheit, Somnolenz
  - Sopor, Koma I–IV

Definitionen: Das Bewußtsein kann *qualitativ* (Wahrnehmung, Orientierung sowie Merk- und Denkfähigkeit) und *quantitativ* gestört sein. Quantitative Bewußtseinsstörungen werden mit zunehmender Ausprägung in *Benommenheit, Somnolenz, Sopor* und *Koma* (Stadium I bis IV) eingeteilt.

Pathophysiologie
- Großhirnhemisphärenstörung
- Hirnstammstörung
  - primär
  - sekundär (meist)

1.1 Pathophysiologie

Eine Bewußtseinsstörung ist Ausdruck einer Funktionsstörung der Großhirnhemisphären, des oberen Hirnstamms oder beider Regionen. *Häufigste Ursache* ist eine sekundäre **Hirnstammschädigung** durch intra- oder extrakranielle Primärerkrankungen. An **intrakraniellen Ursachen** sind lokale oder diffuse zerebrale Prozesse zu nennen, die mit einer Hirndrucksteigerung einhergehen und über eine transtentorielle Einklemmung zu einer Hirnstammschädigung führen können. In diese Gruppe gehören lokale *Ischämien* ebenso wie intrakranielle *Blutungen, Hirntumoren*, zerebrale *Traumen, Enzephalitiden* und *Hirnabszesse.*

Einklemmung
- Falx (Mittellinienverlagerung)
- **transtentoriell**
  - lateral (Unkus)
  - zentral
- untere Einklemmung (im Foramen magnum)

Von den in Abb. 5-7 (S. 203) dargestellten verschiedenen Einklemmungs-Mechanismen bei **supratentoriellen (Großhirn-) Schädigungen** ist diejenige unter der Falx hindurch zur Gegenseite mehr von radiologischem als von klinischem Interesse (sie zeigt sich zum Beispiel im CT als Mittellinienverlagerung). Hingegen geht die **transtentorielle Einklemmung** entsprechend ihrer kranio-kaudalen Ausdehnung mit entsprechenden klinischen Zeichen einer *progredienten Hirnstammschädigung* einher. Vor der Einklemmung bestehen zunächst nur herdförmige, einseitige neurologische Ausfälle wie sensomotorische Funktionsstörungen, Aphasien, Gesichtsfeldausfälle oder fokale Anfälle:

Supratentorielle Schädigung (Großhirn, Stammganglien)

⇨

- Latenz bis zum Komaeintritt: Stunden bis Tage

> **Supratentorielle Schädigung:** fokale *neurologische Ausfälle* → *Einklemmung* → zunehmende *Hirnstammausfälle* (mit kranio-kaudaler Zunahme)

Das durchschnittliche Zeitintervall zwischen primärer Schädigung und Eintritt der Bewußtseinsstörung ist von der Grundkrankheit abhängig. So führen *große Blutungen* innerhalb von wenigen Stunden zum Koma, während dies bei einem ischämischen *Mediainfarkt* in der Regel anderthalb bis drei Tage dauert.

Bei der *selteneren* **primär infratentoriellen Schädigung** stehen zunächst die fokalen Zeichen einer Kleinhirn- oder Hirnstammschädigung im Vordergrund. Dann kommt es jedoch ebenfalls über eine Einklemmung, die z. T. auch nach kranial gerichtet sein kann, zu zunehmenden Hirnstammausfällen:

Infratentorielle Schädigung: fokale *Kleinhirn-* oder *Hirnstammstörung* → *Einklemmung* → zunehmende *Hirnstammausfälle* (meist asymmetrisch)

Infratentorielle Schädigung (Hirnstamm, Kleinhirn)

⇐

Das Zeitintervall zwischen Eintritt der Schädigung und Koma ist wegen der engen anatomischen Verhältnisse kürzer als bei supratentoriellen Läsionen. Bei vielen pontinen Blutungen sind es nur Minuten, bei Kleinhirnblutungen mehrere Stunden und bei Kleinhirninfarkten ein bis drei Tage.

– Latenz bis zum Komaeintritt: Minuten bis Tage

Zu **extrakraniell bedingten Bewußtseinsstörungen** kann es bei *metabolischen Störungen* oder *exogenen Intoxikationen* sowie bei allgemeiner *Hypoxie* kommen:

Toxische/metabolische Schädigung: diffuse *zerebrale Funktionsstörungen* → *Atem-* und *Kreislaufdepression* → zunehmende *Hirnstammausfälle* (meist symmetrisch)

Toxische/metabolische Schädigung

⇐

Der pathophysiologisch wichtigste Mechanismus der meisten Hirndrucksteigerungen ist die Ausbildung eines **Hirnödems**. Dabei ist hauptsächlich zwischen einem „vasogenen" und „zytotoxischen" Ödem zu differenzieren, die dritte Form eines „interstitiellen" Hirnödems kommt nur bei obstruktivem Hydrozephalus mit gestörter Liquorresorption vor. Ein **vasogenes Hirnödem** findet sich in erster Linie bei Tumoren und entzündlichen Prozessen, daneben auch bei Blutungen und evtl. posttraumatisch. Es entsteht durch Aufweitung der kapillären Endothelbrücken und führt zu einem Zusammenbruch der Funktion der Blut-Hirn-Schranke mit Übertritt proteinhaltigen Plasmafiltrates aus dem Gesamtkörperkreislauf in den Extrazellulärraum des Gehirns. Sekundär erhöht sich dann dort der Wassergehalt, was zu einer raumfordernden Wirkung des Ödems führt.

Hirnödem:
- vasogenes Hirnödem
- Tumor
- Entzündung
- Blutung
- posttraumatisch (?)

Ein **zytotoxisches Hirnödem** findet sich vornehmlich bei fokalen (z. B. zerebralen Ischämien) oder diffusen Hypoxien und entsteht durch Zusammenbruch der für die Erhaltung der Membranfunktion erforderlichen Natrium-Kalium-Pumpe. Dadurch reichert sich Natrium in den die Nervenzellen umgebenden Astrozyten an, was zu einer Wassereinlagerung aus dem Extrazellulärraum führt. Erst sekundär kann es auch bei derartigen Prozessen zu einem vasogenen, raumfordernden Hirnödem kommen.

- zytotoxisches Hirnödem (Hypoxie, z. B. Hirninfarkt

1.2 Leitsymptomatik

Leitsymptomatik

1.2.1 Allgemeinsymptome

Allgemeinsymptome

1.2.1.1 Hirndruckerhöhung

1. Hirndruckerhöhung

Hirndruckzeichen sind Ausdruck einer intrakraniellen Druckerhöhung, der das Gehirn innerhalb des knöchernen Schädels nicht ausweichen kann.

Das **typische Beschwerdebild** besteht in der Kombination von *Kopfschmerz, Brechreiz* mit Erbrechen, *Benommenheit, Sehstörungen* mit Verschwommensehen oder auch Doppelbildern, manchmal auch *Nackensteifigkeit.*

Klinische Zeichen:

⇐

Der **Kopfschmerz** bei Hirndrucksteigerung ist weniger von seiner Intensität als von seiner *Entwicklung und Qualität* her bemerkenswert. Oft ist er zunächst intermittierend und nur morgens nach dem Aufstehen vorhanden, schließlich aber mehr oder weniger dauernd in Form eines meist dumpfen Druckgefühls.

– Kopfschmerz

Der **Brechreiz** *tritt* bei einer Hirndrucksteigerung meist erst *relativ spät auf,* Ausnahmen sind die frühzeitige Manifestation eines Verschlußhydrozephalus und primär infratentorielle Schädigungen. Wie beim Kopfschmerz findet

– Brechreiz

sich oft eine *morgendliche Betonung.* Ein oft als typisch beschriebenes „schwallartiges" Erbrechen ist eher die Ausnahme.

– Benommenheit

Hinter einer **Benommenheit** verbergen sich oft Phasen von allgemeiner *Unsicherheit, Konzentrationsstörung* bzw. *„Verwirrung"* oder auch zumeist unsystematischer *Schwindel.*

– Sehstörungen

Bei den **Sehstörungen** ist eigentlich nur eine *Stauungspapille* beweisend für eine Hirndrucksteigerung; diese ist allerdings von in der Fundoskopie Ungeübten nicht mit ausreichender Sicherheit festzustellen. Die meisten Patienten klagen über Verschwommensehen, darüber hinaus sind *Doppelbilder* oder *Gesichtsfeldausfälle* möglich.

2. Meningismus

• häufigste Ursachen:
- Meningitis/Enzephalitis
- Subarachnoidalblutung
- HWS-Frakturen
- intrakranielle Raumforderungen

1.2.1.2 Meningismus

Als Meningismus (Nackensteifigkeit) wird ein unwillkürlicher Widerstand der Nackenmuskulatur gegen passives Beugen nach vorn bezeichnet. Die **häufigsten nicht-traumatischen Ursachen** bestehen in einer *Meningitis* bzw. *Enzephalitis* und einer *Subarachnoidalblutung,* bei Traumen führen *Frakturen im HWS-Bereich* häufig zu einer Nackensteifigkeit. Daneben können auch *raumfordernde intrakranielle Prozesse* infolge einer Hirndrucksteigerung zu einem Meningismus führen. Meist ermöglichen Anamnese, Begleitbeschwerden und körperliche Untersuchung eine vorläufige Differenzierung.

- **Kernig-Zeichen**
- **Brudzinski-Zeichen**

Bei **echtem Meningismus** sind meist auch das *Kernig-Zeichen* (Schmerzen und Widerstand beim Versuch, das im Knie- und Hüftgelenk gebeugte Bein im Knie passiv zu strecken) und das *Brudzinski-Zeichen* (reflektorische Beugung im Knie- und Hüftgelenk bei versuchter Nackenbeugung) positiv.

3. Atemstörungen

Formen

⇨

1.2.1.3 Atemstörungen

Bei bewußtseinsgestörten Patienten lassen sich im wesentlichen **fünf verschiedene Atemstörungen** unterscheiden (s. Abb. 5-9, S. 205):
- Cheyne-Stokes-Atmung
- Hyperventilation
- ataktische Atmung
- Kussmaul-Atmung
- flache Atmung

– Cheyne-Stokes-Atmung
– Hyperventilation
– ataktische Atmung
– Kussmaul-Atmung
– flache Atmung

Die *Cheyne-Stokes-Atmung* ist durch Zyklen mit An- und Abschwellen der Atemtiefe gekennzeichnet, die durch Apnoe-Pausen unterbrochen werden. Bei einer zentralen *Hyperventilation* („Maschinenatmung") besteht eine abnorm schnelle und tiefe Atmung. Eine *ataktische Atmung* ist durch völlig unregelmäßige und oft auch unzureichend tiefe Atmung charakterisiert. Die *Kussmaul-Atmung* kommt meist bei metabolischer Azidose bzw. metabolisch-endokrinologisch bedingten Bewußtseinsstörungen vor. Mit sehr tiefen und häufig auch schnellen Atemzügen bestehen Ähnlichkeiten zu der Hyperventilation. Eine *flache Atmung* ist am ehesten auf eine Intoxikation verdächtig.

4. Hirnstammreflexe

⇨

1.2.1.4 Hirnstammreflexe

Die **wichtigsten** und auch vom Nicht-Neurologen meist ohne Schwierigkeiten beurteilbaren **Hirnstammreflexe** sind
- der *Kornealreflex* sowie
- die *Lichtreaktion* der Pupillen (siehe dazu auch unter Pupillenanomalien).

Darüber hinaus kann eine Untersuchung der *okulo-zephalen* und *vestibulo-okulären Reflexe* sinnvoll sein.

– **Kornealreflex**

Der *Kornealreflex* überprüft mit dem N. trigeminus als Afferenz und dem N. facialis als Efferenz die Funktion dieser beiden Hirnnerven einschließlich ihrer Verschaltung im Hirnstamm. Bei komatösen Patienten ist der Kornealreflex zunächst meist bilateral abgeschwächt, ehe er vollständig ausfällt.

Als *okulo-zephaler Reflex* (oder Puppenkopf-Phänomen) wird eine konjugierte Abweichung der Augen entgegen einer Drehbewegung des Kopfes bezeichnet. Der normale Reflexablauf setzt intakte Hirnstammfunktionen voraus. Im Koma kommt es in Abhängigkeit vom Stadium bzw. den geschädigten Strukturen zum Erlöschen des Reflexes, so daß die Augen der Kopfbewegung folgen (s. Abb. 5-6).
Die Prüfung des *vestibulo-okulären Reflexes* erfolgt (nur bei intaktem Trommelfell, im Zweifelsfall Ohrenspiegelung erforderlich!) durch Spülung des äußeren Gehörganges mit kaltem Wasser. Die normale Reflexantwort besteht in einem *Nystagmus mit schneller Komponente zur Gegenseite.* Mit zunehmender Funktionsstörung des Hirnstamms wird die Reflexantwort schwächer und erlischt (s. Abb. 5-2 bis 5-5).

– okulo-zephaler Reflex (= Puppenkopf-Phänomen)

– vestibulo-okulärer Reflex

1.2.1.5 Motorik

5. Motorik

Allgemeine motorische Zeichen bestehen bei bewußtseinsgestörten Patienten hauptsächlich im Auftreten von pathologischen Haltungsmustern (Abb. 5-1, s. Abb. 5-11, S. 207). **Dienzephale Schädigungen** führen zu *Beugesynergismen* der Arme und *Strecksynergismen* der Beine, was in Analogie zu tierexperimentellen Untersuchungen auch als **Dekortikationshaltung** bezeichnet wird. Bei **mesenzephalen Schädigungen** treten an allen Extremitäten Strecksynergismen mit innenrotierten Armen auf, was ebenfalls in Analogie zu tierexperimentellen Befunden als **Dezerebrationshaltung** bezeichnet wird. Diese Haltungsmuster treten zunächst nur nach Schmerzreizen, später auch spontan auf. Die als Seitenhinweis verwertbaren Lähmungen werden unter den Herdsymptomen besprochen (s. Kap. VI 2.1.4.5).

pathologische Körperhaltungsmuster:
- Beugesynergismen
- Strecksynergismen

führen zu
– Dekortikationshaltung
– Dezerebrationshaltung

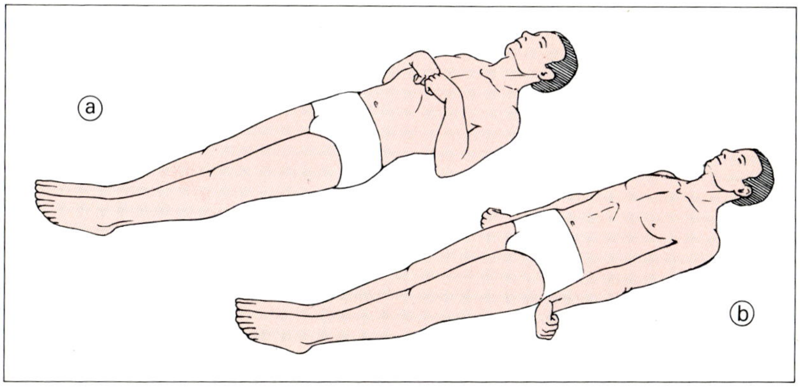

Abb. 5-1: Pathologische Körperhaltungen bei Bewußtlosen mit Hirnstammschädigungen.
a = Beugesynergismen der Arme und Strecksynergismen der Beine (= Dekortikationshaltung)
b = Strecksynergismen aller Extremitäten (= Dezerebrationshaltung) spontan oder auf Schmerzreize

1.2.1.6 Generalisierte epileptische Anfälle

6. Epileptische Anfälle

Generalisierte epileptische Anfälle sind ein unspezifisches Haupt- oder Begleitsymptom unterschiedlicher struktureller oder metabolischer Störungen des Gehirns. Von den verschiedenen Formen generalisierter Anfälle sind für den Notarzt und die Intensivmedizin nahezu ausschließlich die *generalisierten tonisch-klonischen (= Grand mal-) Anfälle* von Bedeutung.
Zu Beginn eines **Grand mal-Anfalles** kommt es mit Eintritt der Bewußtlosigkeit zu einem Tonusverlust der Muskulatur und gegebenenfalls Hinstürzen. An eine meist etwa eine halbe Minute dauernde *tonische Phase* mit Versteifung der Muskulatur schließt sich ein bis zu 3 Minuten dauerndes *klonisches Stadium* mit rhythmischen Zuckungen der Extremitäten an. Am Ende des Anfalls steht eine *postparoxsymale Umdämmerung*, oft mit *Terminalschlaf.*

– Grand mal-Anfälle
Anfallsverlauf: 3 Phasen

Epileptische Anfälle sind zwar einer der häufigsten neurologischen Notfälle, bis zum Eintreffen des Arztes aber meist schon wieder spontan abgeklungen. Daher ist zunächst zu klären, ob es sich tatsächlich um einen epileptischen Anfall oder eine sonstige Störung gehandelt hat. Für einen Anfall sprechen außer einer bekannten Epilepsie entsprechende eigen- oder fremdamamnestische Angaben und Untersuchungsbefunde. Dabei sind häufig als beweisend angesehene Zeichen wie *Zungenbiß* oder *unwillkürlicher Urinabgang* mit Vorbehalt zu bewerten. Zu einem Urinabgang kann es bei vielen verschiedenen Bewußtlosigkeiten bei gefüllter Blase kommen, und bei einem Zungenbiß ist nur ein *lateraler* als Zeichen eines abgelaufenen Anfalls verwertbar.

lateraler Zungenbiß = Anfallsbeweis

7. Komastadien

Gradierung der Bewußtseinsstörungen
- **Benommenheit**
- **Somnolenz**
- **Sopor**
- **Koma**

1.2.1.7 Bewußtseinsstörungen

Ein *benommener Patient* reagiert verlangsamt und unpräzise. Bei *Somnolenz* ist er außerdem schläfrig, reagiert aber auf u. U. laute Ansprache oder leichte Schmerzreize und befolgt einfache Aufforderungen. Der *Sopor* stellt einen tiefschlafähnlichen Zustand dar, aus dem der Patient nur kurzzeitig und durch starke äußere oder Schmerzreize erweckbar ist. Der bewußtlose oder *komatöse Patient* zeigt keine adäquate Reaktion auf äußere Reize und ist aus diesem Zustand auch nicht erweckbar. Zur Überprüfung müssen *starke Schmerzreize* angewandt werden (Kneifen und Drehen einer Hautfalte, Nagelbettdruck oder Kneifen in Nasenseptum).
Lediglich in oberflächlichen Komastadien können starke Schmerzreize noch gezielte Abwehrbewegungen hervorrufen, und die Hirnstammreflexe wie Pupillenreaktion auf Licht und der Kornealreflex sind ebenso wie die Spontanatmung erhalten. Mit zunehmender Komatiefe kommt es zu einem Funktionsverlust zerebraler Strukturen, bei supratentoriellen Prozessen in der Regel absteigend vom Kortex über dienzephale Strukturen bis zum Hirnstamm. Mit fortschreitender Funktionsstörung oder bei Raumforderungen mechanischer Einklemmung von Gehirnteilen (s. Abb. 5-7) lösen Schmerzreize häufiger Beuge- oder Strecksynergismen der Extremitäten aus, die nicht mit zerebralen Anfällen verwechselt werden dürfen. Ausgedehnte primär infratentorielle Prozesse in der hinteren Schädelgrube führen meist rasch zu einer Bewußtseinstrübung bis zum Koma.

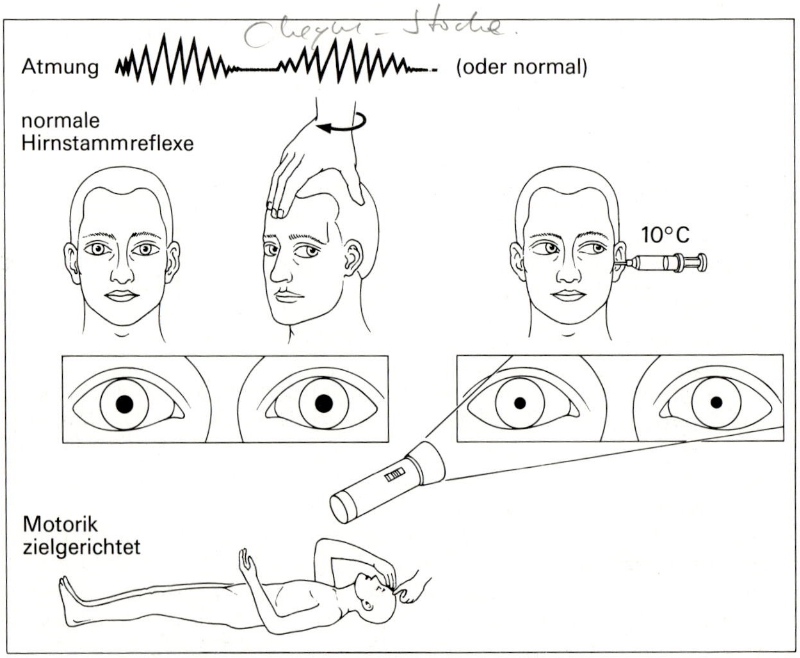

Abb. 5-2: Zerebrale Funktionen im Koma Stadium I
(= dienzephales Syndrom)

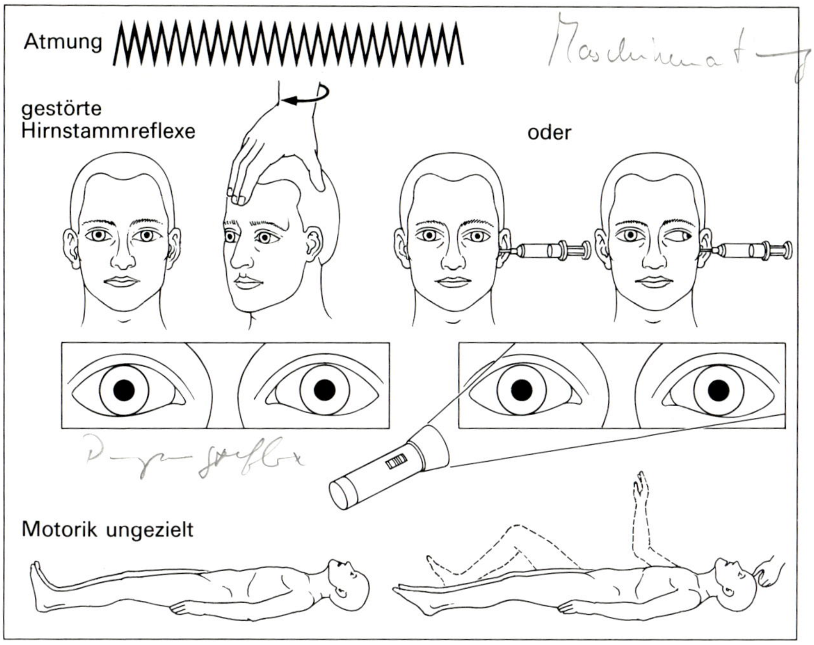

Abb. 5-3: Zerebrale Funktionen im Koma Stadium II (= Mittelhirn-Syndrom)

Zur groben Orientierung hat sich eine **Einteilung der Komatiefe in 4 Stadien** (mit fließenden Übergängen) bewährt:

a) Komastadium I
(dienzephales Syndrom)

• **Komastadium I** (*dienzephales Syndrom*; Abb. 5-2): Der Patient ist zwar nicht erweckbar, *Schmerzreize* werden aber gezielt oder mit *Beugesynergismen abgewehrt.* Die Hirnstammreflexe sind auslösbar und die Bulbusstellung normal. Die Atmung ist meist ebenfalls regelrecht, gelegentlich findet sich eine Cheyne-Stokes-Atmung.

b) Komastadium II
(Mittelhirnsyndrom)

• **Komastadium II** (*Mittelhirnsyndrom*; Abb. 5-3): Auf Schmerzreize finden sich nur noch *ungezielte Abwehrbewegungen oder Strecksynergismen.* Die Okulo-

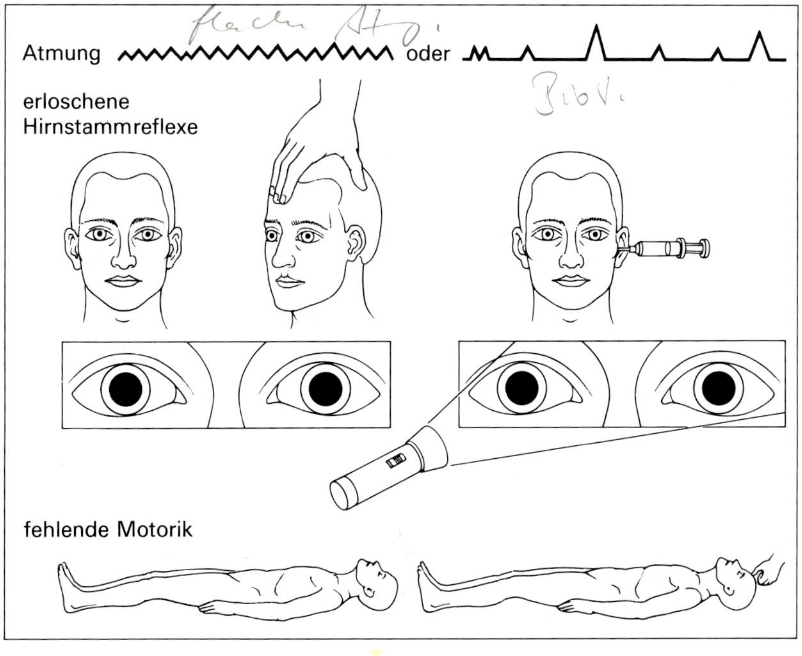

Abb. 5-4: Zerebrale Funktionen im Koma Stadium III (= Bulbärhirn-Syndrom)

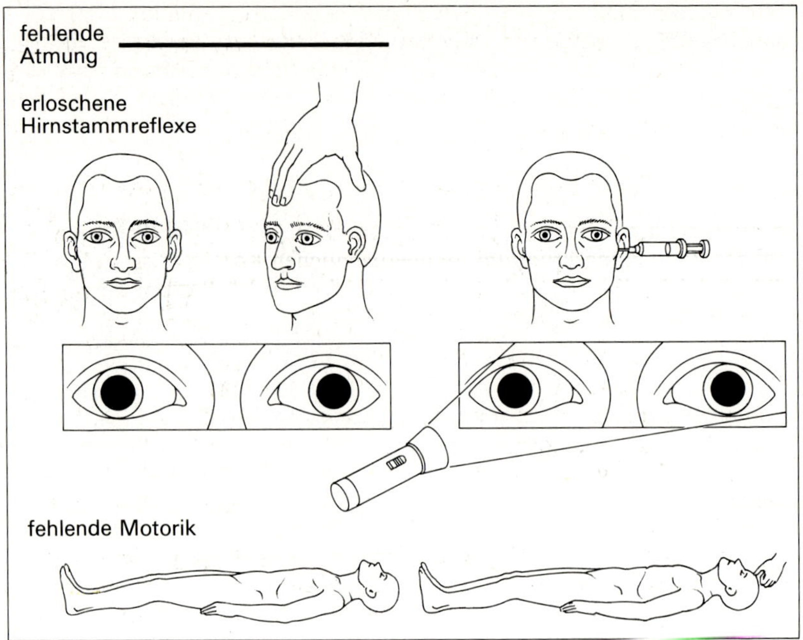

Abb. 5-5: Zerebrale Funktionen im Koma Stadium IV (= Hirntod)

und Pupillomotorik ist gestört. Lokaldiagnostische neurologische Hinweise sind in der Regel nicht mehr zu erheben, meist findet sich eine sog. Maschinenatmung.

c) Komastadium III (Bulbärhirnsyndrom)

• **Komastadium III** (*Bulbärhirnsyndrom*; Abb. 5-4): Es finden sich *keine Abwehrreaktionen* oder sonstigen motorischen Entäußerungen mehr. Die Pupillen sind weit und reagieren nicht auf Licht, auch die sonstigen Hirnstammreflexe sind nicht mehr auslösbar. Die Atmung ist schwach und unregelmäßig (ataktisch).

d) Komastadium IV (Hirntod)

• **Komastadium IV** (*Hirntod*; Abb. 5-5): Sämtliche *Hirnstammreflexe sind erloschen*, es besteht keine Spontanatmung mehr, und die Temperatur- und Blutdruckregulation sind ausgefallen.

Herdsymptome

1.2.2 Herdsymptome

1. Lähmungen

1.2.2.1 Lähmungen

klinische Hinweise:
- paretisches Bein außenrotiert
- fehlende Schmerzreaktion
- rascheres Fallen nach Hochheben

Auch bei komatösen Patienten können schon durch die körperliche Untersuchung *Hemiparesen* nachgewiesen werden. So liegt z. B. ein hochgradig paretisches Bein im Vergleich zum gesunden stärker *außenrotiert*, außerdem fehlen auf der betroffenen Seite *Schmerzreaktionen* oder sind deutlich schwächer. Nach passivem Hochheben der gelähmten Extremitäten fallen diese im Vergleich zur gesunden Seite rascher und heftiger (wie ein „nasser Sack“) auf die Unterlage. Einseitige Pyramidenbahnläsionen sind an fehlenden *Fluchtreaktionen* nach ipsi- und kontralateralen *Schmerzreizen* erkennbar. Ausfall nur bei ipsilateralem Reiz deutet auf eine sensible Halbseitenstörung hin. Bei doppelseitigen Pyramidenbahnstörungen im kaudalen Hirnstamm fehlt jede Reaktion.

- Reflexveränderungen (meist wenig verläßlich)
- Pyramidenbahnzeichen

Während Auffälligkeiten der Muskeleigenreflexe in der Akutphase meist wenig verläßlich sind, ist ein *einseitig positives Babinski-Zeichen* ein wichtiger Halbseitenbefund. Gelegentlich kann der einzige Seitenhinweis in einer unterschiedlichen Lichtreaktion der Pupillen oder Abschwächung des Kornealreflexes bestehen. Bei Intoxikationen, metabolischen Störungen und Hypoxien fehlen Lokalsymptome in der Regel.

- paradoxe Hemiparese Pupillenstörung als Seitenhinweis verläßlicher als Parese

Bei sog. *paradoxen Hemiparesen* findet sich eine erweiterte und auf Licht verzögert reagierende *Pupille* mit einer gleichseitigen Halbseitenlähmung. Hier beruht die Lähmung auf einem Druck des Tentoriums gegen das bei deutlicher Mittellinienverschiebung von der Gegenseite her angepreßte Hirngewebe. Bei fehlender Übereinstimmung zwischen Seite der Lähmung und der Pupillenstörung ist die Pupillenstörung also der verläßlichere Seitenhinweis.

1.2.2.2 Augenbewegungen

2. Augenbewegungen

Die Augenstellung und -motilität ist bei bewußtseinsgestörten Patienten ein wichtiges Beurteilungskriterium. In oberflächlichen Komastadien stehen die Bulbi oft leicht divergent oder zeigen „schwimmende" Bewegungen beider oder auch nur eines Auges in horizontaler, vertikaler bzw. in unterschiedlichen Richtungen. All diese Phänomene sind jedoch ohne lokaldiagnostischen Wert.

Okulomotoriusparese: Eine gestörte Augenmotilität beruht auf Schädigungen der Hirnnerven einschließlich ihrer Kerngebiete oder der übergeordneten Zentren. Bei einer fast immer peripher verursachten **kompletten** *Okulomotoriusparese* findet sich eine *Ptosis* in Verbindung mit einem *Abweichen des gleichseitigen Auges nach außen* (durch Überwiegen des vom N. abducens versorgten M. rectus lateralis) und eine erweiterte, *lichtstarre Pupille* (s. u.). Bei einer in der Regel durch Schädigungen im Kerngebiet verursachten **äußeren** *Okulomotoriusparese* ist die autonome Innervation der Pupille und des Ziliarmuskels erhalten. Im Gegensatz dazu kommt es bei der fast immer peripher verursachten **inneren** *Okulomotoriusparese* bei normaler Bulbusstellung und -motilität nur zur Pupillenerweiterung mit fehlender Lichtreaktion (siehe auch Pupillenanomalien).

- **Okulomotoriusparese**
  - komplett
  - äußere
  - innere

Abduzensparese: Eine ein- oder selten auch beidseitige Abduzensparese ist meist traumatischer Genese. Es findet sich eine Störung der Augenmotilität, bei der das *abduzierende Auge* beim Seitwärtsblick *nicht innerviert werden kann*, während die *Adduktion* (Okulomotorius) *problemlos* möglich ist. Im Gegensatz zur Okulomotoriusparese steckt hinter einer akuten Abduzensparese abgesehen von Traumen nur in Ausnahmefällen schwerwiegende Grunderkrankungen.

- **Abduzensparese**
  - meist traumatisch

Trochlearisparese: Noch seltener kommt es zu einer isolierten Trochlearisparese mit lediglich geringer Fehlstellung des Auges nach oben und innen.

- **Trochlearisparese**
  selten

Blickparesen: Konjugierte Abweichungen der Augen nach einer Seite *(déviation conjuguée)* weisen immer auf eine strukturelle Hirnschädigung hin. Bei hemiparetischen Patienten mit einer **Großhirnläsion** (meist fronto-temporal) erfolgt die *Blickabweichung zur gesunden Seite* – der Patient „schaut seinen Herd an" –, bei einer **Hirnstammläsion** jedoch zur Lähmungsseite. *Beidseitige horizontale Blickparesen* (die Augen können nicht aus der Mittelstellung bewegt werden) beruhen immer auf einer **pontinen Schädigung**, während einseitige konjugierte Augenbewegungen nur in Verbindung mit anderen Befunden von verläßlichem lokaldiagnostischen Wert sind.

- **Blickparese**
  - **déviation conjuguée bei Großhirnläsion** „schaut der Patient seinen Herd an"
  - bei **Hirnstammläsion schaut** der **Patient zur Seite der Lähmung**

1.2.2.3 Pupillenanomalien

3. Pupillenanomalien

> **Pupillenerweiterung:** Bei den Pupillendifferenzen kommt einer **einseitigen Mydriasis** in der Notfallsituation die größte Bedeutung zu. Sie beruht meist auf einer Reizung parasympathischer Fasern des N. III durch eine *Raumforderung* oder ein intrakranielles *Karotisaneurysma.*

- **Mydriasis**

⇦

Sie tritt zwar auch im Rahmen eines harmlosen *Adie-Syndroms* – häufig ohne faßbare Ursache – oder nach direkter traumatischer Schädigung des N. oculomotorius im Orbitabereich akut auf. Bei einem Adie-Syndrom bestehen aber abgesehen von abgeschwächten oder fehlenden Muskeleigenreflexen keine neurologischen Ausfälle und bei direktem Trauma finden sich andere Lokalhinweise. Eine **unilaterale Mydriasis** mit fehlender *Lichtreaktion* und periorbitalen *Schmerzen* ist stets auf ein kurz vor der Ruptur stehendes Aneurysma verdächtig. **Beidseits weite Pupillen** kommen bei vielen Intoxikationen, nach generalisierten tonisch-klonischen (Grand mal-) Anfällen, bei allgemeiner Hypoxie und in tieferen Koma-Stadien (III und IV) vor.

- einseitig: V. a. Aneurysma
  Trauma
  intrakranielle Raumforderung
  DD: Adie-Syndrom
- **beidseitig:** V. a. Intoxikationen
  nach Grand mal-Anfall,
  Hypoxie,
  tiefe Koma-Stadien

- **Miosis**
  - **einseitig** z. B. Horner-Syndrom, Warnzeichen *vor* Einklemmung
  - **beidseitig** z. B. pontine Blutung, medikamentös

Pupillenverengung: Eine starke Miosis kann verschiedene Ursachen haben. Bei einem – meist einseitigen – *Horner-Syndrom* findet sich gleichzeitig eine Ptosis. Eine **einseitig** enge Pupille tritt auch auf der Seite einer *zerebralen Raumforderung* als Warnzeichen vor einer Einklemmung auf. **Beidseits** maximal enge Pupillen ohne Lichtreaktion sind als Hinweis auf eine *pontine Hirnstammschädigung* (meist Blutung) von großer Bedeutung.
Um den Untersuchungsbefund der Pupillenweite und Lichtreaktion nicht zu verschleiern, dürfen zur Beurteilung des Augenhintergrundes **keine Mydriatika** gegeben werden. Man vergibt sich dadurch eins der wichtigsten diagnostischen Zeichen einer drohenden Hirnstammeinklemmung bei progredienter intrakranieller Raumforderung (zunehmende Erweiterung und Reaktionslosigkeit der gleichseitigen Pupille).

medikamentös bedingte Pupillenveränderungen

Bei **Pupillenanomalien** ist stets an die Möglichkeit einer vorbestehenden *lokalen oder systemischen Medikation mit Mydriatika* (neben *Parasympatholytika* z. B. Pethidin, Phenothiazine und einige Antidepressiva) oder *Miotika* (z. B. Opiate, Reserpin oder Cholinesterasehemmer) zu denken und nach Möglichkeit auszuschließen. Zum lokaldiagnostischen Wert von Pupillenveränderungen s. Abb. 5-10, S. 206.

4. Hirnstammreflexe

1.2.2.4 Hirnstammreflexe

Bei intaktem Fazialis (Gesicht symmetrisch, Augenschluß gelingt beidseits) deutet ein **einseitig fehlender Kornealreflex** auf eine kontralaterale *Großhirnhemisphären-* oder ipsilaterale *Hirnstammschädigung* hin.

5. Fokale epileptische Anfälle

1.2.2.5 Fokale epileptische Anfälle

Im Gegensatz zu den lokaldiagnostisch nicht verwertbaren Grand mal-Anfällen sind einfach-fokale Anfälle stets ein Hinweis auf den Ort der Schädigung im Gehirn. Sie werden häufig verallgemeinernd als Jackson-Anfälle bezeichnet, womit eigentlich nur fokal-motorische Anfälle mit Ausbreitung zum Beispiel von der Hand auf den Arm oder eine Körperhälfte („Jackson-Marsch") gemeint sind.

Erstmaßnahmen

- Prophylaxe von Folgeschäden
- Kontrolle/Stabilisierung der **Vitalfunktionen**
- **Fremdanamnese**
- **Medikation/Intoxikation**
- **zeitlicher Ablauf**
- **Trauma**
- **Anfälle**
- **Veränderungen vor Bewußtseinsstörung**

1.3 Erstmaßnahmen

Im Vordergrund der notärztlichen Versorgung des bewußtseinsgestörten Patienten steht noch *vor* einer orientierenden körperlichen und neurologischen Untersuchung die **Kontrolle** und ggf. **Stabilisierung der Vitalfunktionen**. Sofern erhältlich, sind **fremdanamnestische Angaben** über *Vorerkrankungen* sowie Einnahme von *Medikamenten, Alkohol* oder *Drogen* einzuholen. Sehr wichtig sind darüber hinaus die *zeitlichen Umstände* und *Abläufe* wie etwa,
- ob die Bewußtlosigkeit schlagartig, innerhalb von Minuten, Stunden oder gar Tagen eintrat
- ob ein Trauma oder anderes relevantes Ereignis (z. B. „Zucken" oder „Verkrampfen") vorausging oder
- ob der Patient vorher über Beschwerden klagte bzw. auffällig wirkte.

In Abhängigkeit vom Modus des Eintretens der Bewußtlosigkeit und anamnestischen Aspekten sind erste differentialdiagnostische Überlegungen möglich (Tab. 5-1).

- Ausschluß und ggf. Therapie einer **Hypoglykämie**
- **Hautfarbe**
- **Körpertemperatur**
- **Fötor**
- **Atmung**
- **Tablettenreste?**

Eine **Hypoglykämie** sollte bereits vom Notarzt durch Teststreifen diagnostiziert werden, im Zweifelsfall empfiehlt sich eine intravenöse hochprozentige *Glukosegabe* (z. B. 25–50 ml 40%-ige Lösung).
Bei der **körperlichen Untersuchung** können bereits allgemeine Merkmale wie *Hautfarbe* und *-temperatur* und *Atmung* wichtige ätiologische Hinweise geben. Der *Geruch der Ausatmungsluft* kann den Verdacht auf exogene (z. B. Alkohol) oder endogene Intoxikationen (hepatisches, urämisches oder ketotisches Koma) lenken. *Medikamentenschachteln* und *Tablettenreste* (im Mund oder in der Nähe des Fundortes des Patienten) sind auf Intoxikationen verdächtig.
Wenn die **Pupillomotorik** seitengleich regelrecht ist und auch sonst Zeichen einer umschriebenen zerebralen Schädigung fehlen, kann mit recht großer Sicherheit auf eine metabolisch-toxische Grundstörung geschlossen werden. Ein **Meningismus** kann in tieferen Komastadien trotz Vorliegens einer Sub-

Tab. 5-1: Differentialdiagnostische Hinweise auf die Komaursache (nach Mumenthaler)

Entwicklung	Besonderheit	Differentialdiagnose
schlagartig	vorher Kopfschmerz	Subarachnoidalblutung, intrakranielles Hämatom (Angiom oder spontan)
	nach Krampfanfall	postiktales Koma, Anfall und Koma infolge diverser Ursachen
über Minuten bis Stunden	zunehmender Kopfschmerz, Schwindel, Übelkeit	intrazerebrales Hämatom, Meningitis/Enzephalitis, Basilaristhrombose
	vorausgegangene Erregung/Verwirrtheit	Intoxikation, Hypoglykämie
	vorausgegangene Herz-/Thoraxschmerzen	Herzinfarkt oder Rhythmusstörungen mit sekundärer Hirnembolie
über Tage bis Wochen	zunehmender Kopfschmerz, evtl. Schwindel, Übelkeit	Hirntumor (u. U. mit akutem Aufstau mit Verschlußhydrozephalus), chronisches Subduralhämatom (Bagatelltrauma reicht!)
	vorausgegangene Erregung/Verwirrtheit	zusätzliche metabolische Störungen

arachnoidalblutung oder Meningitis fehlen. Als Ausdruck einer **Halbseitensymptomatik** bzw. umschriebenen zerebralen Störung sind nur *einseitige Pyramidenbahnzeichen* (Babinski) verwertbar.
Bei Verdacht auf eine **intrakranielle Drucksteigerung** durch ein vasogenes Hirnödem kann eine probatorische hochdosierte *Kortisongabe* (z. B. 100 mg Dexamethason i. v., dann 12–24 mg alle 4–6 Stunden) sinnvoll sein. Bei Zeichen einer beginnenden oder drohenden **Einklemmung** ist darüber hinaus eine *osmotische Therapie* mit Glyzerin- oder Mannit-Infusionen (z. B. 1–1,5 g/kg Körpergewicht einer 20%igen Mannit-Lösung alle 4–6 Stunden) sowie *Intubation* und *Hyperventilation* indiziert.
Um den **Schweregrad einer Bewußtseinstörung** im Verlauf beurteilen zu können, hat sich unter anderem die kurze und praktikable **Glasgow-Koma-Skala** mit Punktwerten zwischen **minimal 3 und maximal 15** bewährt:

– **Medikation**
evtl. probatorisch **Kortison**, bei drohender Einklemmung
osmotische Therapie
- Glyzerin
- Mannit

Intubation und Hyperventilation

Glasgow-Koma-Skala

Parameter	**Punkte**	
1. Augen öffnen		
spontan	4	
auf Aufforderung	3	
auf Schmerzreiz	2	
nicht	1	
		( )
2. Beste motorische Reaktion		
gezielt (Aufforderung)	6	
gezielt (Schmerzreiz)	5	
ungezielt (Schmerzreiz)	4	
Beugesynergismen (Schmerzreiz)	3	
Strecksynergismen (Schmerzreiz)	2	
keine	1	
		( )
3. Beste verbale Reaktion		
orientiert	5	
desorientiert	4	
inadäquat	3	
unverständlich	2	
keine	1	
		( )
Gesamtpunktzahl		( )

max 15
min 3

Allerdings ist zu bedenken, daß es sich nicht um eine eigentliche Koma-Skala handelt (z. B. Überprüfung verbaler Reaktionen).

2 Spezielle Erscheinungsbilder

2.1 Schädel-Hirn-Traumata (SHT)

P. Witton

Schädel-Hirn-Trauma (SHT)

Definition: Das Schädel-Hirn-Trauma ist eine durch Gewalteinwirkung auf den Kopf bedingte Schädigung des Gehirns, die mit Weichteilverletzungen oder Frakturen des knöchernen Schädels einhergeht.

Unterscheidung von
- geschlossenen (gedeckten) und
- offenen (Duraverletzung) SHT

Je nachdem, ob durch das Trauma die *Dura mater* verletzt wurde und es zu einer Verbindung von Liquor- und Luftraum mit der Gefahr der bakteriellen Kontamination gekommen ist, unterscheidet man
- **geschlossene (gedeckte)** und
- **offene Schädel-Hirn-Verletzungen.**

Schädelprellung
Kopfverletzung ohne Bewußtseinsverlust

Als **Schädelprellung** werden solche Kopfverletzungen bezeichnet, bei denen es nicht zu einer Hirnschädigung, d. h. Bewußtseinsverlust, gekommen ist.

2.1.1 Einteilung

Einteilung

Maßgeblich für Sofortmaßnahmen ist das Ausmaß der Hirnschädigung

Weil für die am Notfallort notwendigen Sofortmaßnahmen weniger die *Weichteil-* und *Knochenverletzungen* als vielmehr das Ausmaß der *Hirnschädigung* maßgebend sind, werden Einteilung, Pathophysiologie und Therapie so dargestellt, wie sie für das geschlossene SHT Gültigkeit haben und prinzipiell auch für das offene SHT zutreffen.

Die Einteilung in **Schweregrade** dient als Basis für die *Beurteilung* der Schädel-Hirn-Verletzung, die *Therapie* und die *Prognose.*

- **Klassische Einteilung des SHT** nach der Morphologie:

  1. Commotio
  2. Contusio
  3. Compressio

  } cerebri

Bevorzugt wird
- SHT 1. Grades ≙ leichtes SHT ≙ Commotio c.
- SHT 2. Grades ≙ mittelschweres SHT ≙ Contusio c.
- SHT 3. Grades ≙ schweres SHT ≙ Compressio c.

Die **klassische Einteilung** nach *makroskopisch morphologischen Gesichtspunkten* in
- *Commotio cerebri* als leichteste Form des SHT ohne Hirnschädigung,
- *Contusio cerebri* als umschriebene oder diffuse Prellung mit Gewebsschäden und
- *Compressio cerebri* bei intrakranieller Drucksteigerung durch Hämatome und Hirnödem

wird zunehmend zugunsten einer **Einteilung nach funktionellen Gesichtspunkten** verlassen.

- **Einteilung des SHT nach der Funktion:**
  - Dauer der Bewußtlosigkeit
  - Hirnstammfunktionsstörung

Danach werden 3 bzw. 4 Schweregrade unterschieden, die sich an der Dauer und Rückbildungsfähigkeit der klinischen Ausfallserscheinungen orientieren. Für die Beurteilung und Behandlung diffuser Schädel-Hirn-Verletzungen im Akutstadium hat sich eine Einteilung in **leichtes, mittelschweres und schweres SHT** bewährt, der die Dauer der Bewußtlosigkeit und eine Hirnstammfunktionsstörung zugrunde liegen.

Gradeinteilung geschlossener Schädel-Hirn-Verletzungen:
- **SHT 1. Grades**, korreliert mit dem Begriff **leichtes SHT** (Gehirnerschütterung, Commotio cerebri): initiale Bewußtlosigkeit bis 15 min, retrograde Amnesie und vegetative Symptome, keine Spätschäden.
- **SHT 2. Grades** (Contusio cerebri): neurologische Ausfallserscheinungen und vegetative Symptome bis zu drei Wochen, bleibende Defekte selten.

Dauer der *Bewußtlosigkeit* und Bewußtseinstrübung bis zu 24 Stunden, in diesem Punkt dem **mittelschweren SHT** entsprechend.
- **SHT 3. Grades:** Dauer der Bewußtlosigkeit über 24 Stunden, entspricht dem **schweren SHT**. Ein schweres SHT liegt auch vor bei einer Dauer der Bewußtlosigkeit von über 6 Stunden, wenn diese mit Zeichen einer Hirnstammbeteiligung einhergeht. Zerebrale Symptomatik länger als 3 Wochen anhaltend, Restbeschwerden häufig.
- **SHT 4. Grades:** Bewußtseinsstörungenn länger als eine Woche andauernd, schwere bleibende zerebrale Schäden.

- Einteilung des SHT nach Tiefe der Bewußtlosigkeit

Auf den aktuellen Hirnfunktionsstörungen basierend, hat der Weltverband neurochirurgischer Gesellschaften eine **Gradeinteilung der Bewußtlosigkeit** vorgeschlagen. Diese berücksichtigt die Bedürfnisse der primären Notfallversorgung, weil zu diesem Zeitpunkt die Rückbildungsfähigkeit der zerebralen Ausfälle häufig noch nicht abschätzbar ist.

2.1.2 Epidemiologie

In Deutschland erleiden jährlich 200 000 Patienten eine Schädel-Hirn-Verletzung, die in 20 % potentiell lebensbedrohlich ist. Je nach Patientenkollektiv findet sich in 30–90 % aller *Polytraumen* ein SHT. Der Kopfverletzung kommt beim Traumapatienten eine besondere Bedeutung zu, weil bei 60–70 % der Verletzten die Prognose vom Schweregrad des SHT abhängt. Die Opfer sind überwiegend (75 %) männlichen Geschlechtes. Die Hauptursache sind *Verkehrsunfälle* (80 %), gefolgt von Sport-, Spiel- sowie Arbeitsunfällen. Bei den Unfällen mit Todesfolge ist *Alkoholeinfluß* häufig (30–50 %).
Die *Anschnall-* und *Helmpflicht* konnte die Häufigkeit des SHT um 50 % senken.

Epidemiologie

Beim Polytrauma bestimmt überwiegend der Schweregrad des SHT die Prognose
Hauptursachen
- Verkehrsunfälle
- Sportunfälle
- Spielunfälle
- Arbeitsunfälle

Senkung der Inzidenz durch
- Anschnallpflicht
- Helmpflicht

> Es wird geschätzt, daß ca. 20 % der tödlichen Verläufe bei optimaler Therapie vermeidbar wären. Die Mortalität bei Patienten über 60 Jahren ist doppelt so hoch wie bei Jugendlichen.

Letalität, Mortalität ⇦

2.1.3 Physiologische und pathophysiologische Grundlagen

2.1.3.1 Hirndurchblutung

Der **zerebrale Blutfluß** (CBF) wird innerhalb bestimmter Blutdruckgrenzen (60–150 mmHg art. Mitteldruck) durch *autoregulative Verengung und Erweiterung der Arteriolen* konstant gehalten. Außerhalb dieses Bereiches oder bei gestörter Autoregulation ist der CBF direkt vom *zerebralen Perfusionsdruck* (CCP, normal 75 mmHg) abhängig. Dieser entspricht der Differenz aus arteriellem Mitteldruck (MAP) und mittlerem intrakraniellen Druck (ICP).
Wird durch Abfall des MAP oder Anstieg des ICP die kritische Grenze des Perfusionsdruckes von 50–60 mmHg unterschritten, kommt es zur *zerebralen Ischämie*.

Physiologie, Pathophysiologie der Schädelverletzungen

Hirndurchblutung (CBF)

Die zerebrale Autoregulation hält die Durchblutung des Gehirns weitgehend konstant

Zerebraler Perfusionsdruck (CCP)
Arterieller Mitteldruck (MAP) vermindert um mittleren intrakraniellen Druck (MAP)
Kritische Grenze: 50–60 mm Hg

2.1.3.2 Intrazerebrales Blutvolumen

Der **$PaCO_2$** ist eine wesentliche Stellgröße der *Hirndurchblutung* und des *zerebralen Blutvolumens*. Die Steuerung des Arteriolenquerschnittes über eine pH-Änderung in der Astroglia erfolgt wahrscheinlich. Ein Anstieg des $PaCO_2$ von 20 auf 80 mmHg geht mit einem fast linearen Anstieg des CBF auf das 4fache einher. Unterhalb eines $PaCO_2$ von 20 mmHg besteht die Gefahr der ischämischen zerebralen Hypoxie.
Eine ausgeprägte **Hypoxie** (PaO_2 <50 mmHg) führt auch zu einem deutlichen Anstieg des CBF, ein PaO_2 >150 mmHg läßt den CBF um 10–15 % sinken.
Die therapeutische **Hyperventilation** zur Senkung des intrakraniellen Druckes ist wegen bereits nach wenigen Stunden einsetzender Adaptation nur von vorübergehender Wirksamkeit.
In geschädigten Hirngebieten kommt es zu einer **Vasoparalyse** und zum Ausfall der zerebralen Autoregulation, die einzelne Areale, aber auch das gesamte Gehirn betreffen kann.

Intrazerebrales Blutvolumen

Beeinflussung der Hirndurchblutung
- $PaCO_2$ verändert pH-abhängig den Kontraktionszustand der Arteriolen; linearer CBF-Anstieg bei Hyperkapnie
- PO_2
- deutlicher Anstieg bei Hypoxie
- geringer Abfall bei PaO_2 >150 mmHg

Hyperventilation
- Senkung des intrakraniellen Druckes durch Hyperventilation zeitlich begrenzt
- **Mechanismus:**

Verminderung des Blutvolumens in Hirnarealen mit intakter Autoregulation durch Vasokonstriktion

> Da innerhalb des Schädels eine Volumenänderung des einen Kompartimentes durch die eines anderen ausgeglichen wird, kann über das Blutvolumen der Hirnareale mit intakter Autoregulation, die einer therapeutischen Beeinflussung zugänglich sind, die Durchblutung in geschädigten Gebieten, deren Durchblutung passiv vom Systemdruck abhängt, verändert werden. Eine Vasokonstriktion im gesunden Gebiet (z. B. durch Hyperventilation) kann zu einer Zunahme des CBF im geschädigten Gebiet führen („Robin-Hood-Effekt“).

⇦

Erhöhung des intrakraniellen Druckes durch
- Jugularvenenkompression
- PEEP

Intrakranielle Druckerhöhung (ICP)

Ursachen:
Blutung, Ödem, Vasoparalyse, Raumforderung, Liquorabflußstops
Erhöhung des ICP auf ≥ 50 mmHg führt zum Tod

Intrakranielle Raumforderung
- Stadium der Kompensation: Verdrängung von Liquor und intrakraniellem Blutvolumen → geringe Erhöhung des intrakraniellen Druckes
- Stadium der Dekompensation: Erschöpfung der Reserveräume → starke Erhöhung des intrakraniellen Druckes Reservevolumen bei Raumforderung: 150 ml (10 % des Schädelkavums)

Gefahren des erhöhten Druckes
- zerebrale Ischiämie
- Hirnmassenverschiebung
  - **laterale Herniation:** Verschiebung von Hirnanteilen unter der Falx zur Gegenseite, Kompression der A. cerebri post.
  - **kaudale Herniation:** Kompression des Mittelhirns in den Tentoriumschlitz **(Mittelhirnsyndrom)**
  - **Einklemmung der Kleinhirntonsillen im F. magnum (Bulbärhirnsyndrom)**

Auch eine Verminderung des venösen Abstroms durch lagerungsbedingte *Kompression der Jugularvenen* und durch Erhöhung des zentralvenösen Druckes bei kontrollierter *Beatmung mit PEEP* kann zu einer intrakraniellen Drucksteigerung beitragen.

2.1.3.3 Intrakranieller Druck (ICP)

Ursachen für eine intrakranielle Drucksteigerung sind:
- intrakranielle Blutung
- Hirnödem
- Vasoparalyse
- raumfordernde Kontusionsherde
- Liquorabflußbehinderung

Ein über längere Zeit erhöhter intrakranieller Druck steigert die Mortalität überproportional, ein ICP von 50 mmHg führt in der Regel zum Tod.
Da die Schädelkapsel (außer beim Kleinkind) unnachgiebig ist, muß – entsprechend dem Monroe-Kellie-Gesetz – eine **intrakranielle Raumforderung** durch *Verdrängung von Liquor* oder *Blut* in extrakranielle Bereiche kompensiert werden. Nach Erschöpfung der Reserveräume, die 6–10 % des Schädelkavums ausmachen, kommt es zu einem exponentiellen Anstieg des intrakraniellen Druckes (Abb. 5-6). Dieser führt zu einer **Beeinträchtigung der zerebralen Durchblutung** und zur **Massenverschiebung** der umgebenden Hirnanteile.

- Lateral gelegene Raumforderungen pressen die unterhalb der Falx gelegenen Hirnteile (Corpus callosum, Gyrus cinguli) auf die Gegenseite (Abb. 5-7 a)
- eine starke allgemeine Drucksteigerung verdrängt die mediobasalen Temporallappenanteile in den Tentoriumschlitz (Abb. 5-7 b) – die einzige Richtung, in die das unter Druck stehende Gehirn ausweichen kann. Die in diesem Bereich befindlichen Hirnanteile (Zwischenhirn, Mittelhirn, Hirnnerven und Gefäße) werden komprimiert mit der Folge des **Mittelhirnsyndroms**, einhergehend mit
  - *tiefer Bewußtlosigkeit* und
  - *Störung der Pupillomotorik*, der *Atmung* und des *Kreislaufes.*

Bei lateraler Herniation führt die *Kompression der A. cerebri posterior* und ihrer den Hirnstamm versorgenden Rr. perforantes zu *strukturellen Hirnstammschäden*, wodurch die Überlebensmöglichkeit erheblich vermindert wird. Bei fortbestehender Drucksteigerung kommt es zu einer weiteren Verschiebung von Hirnanteilen nach kaudal mit *Einklemmung der Kleinhirntonsillen* im Foramen magnum. Die Kompression der Medulla oblongata (Stammhirn) führt zum **Bulbärhirnsyndrom** mit Ausfall der *Pupillomotorik, Areflexie, Atemstillstand* und evtl. *Kreislaufstillstand.*

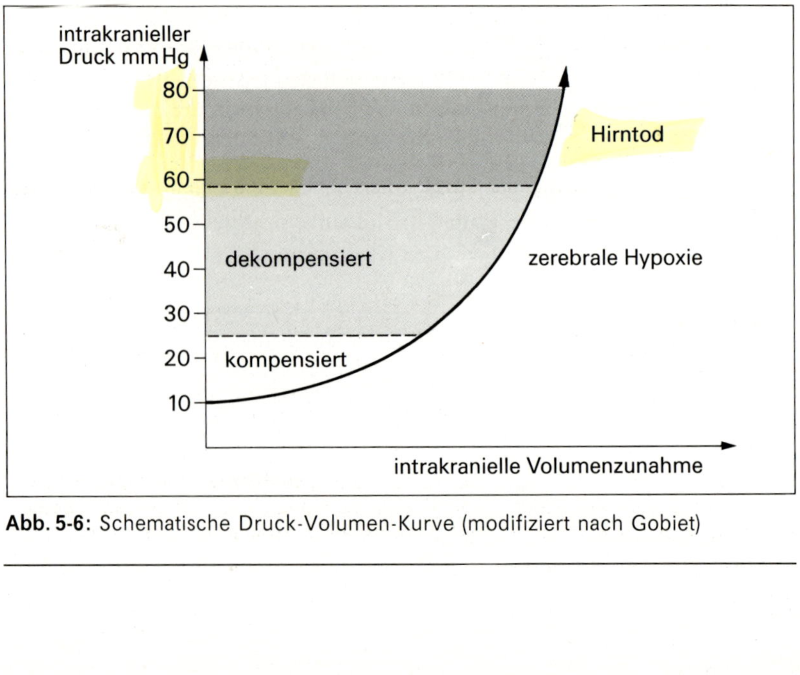

Abb. 5-6: Schematische Druck-Volumen-Kurve (modifiziert nach Gobiet)

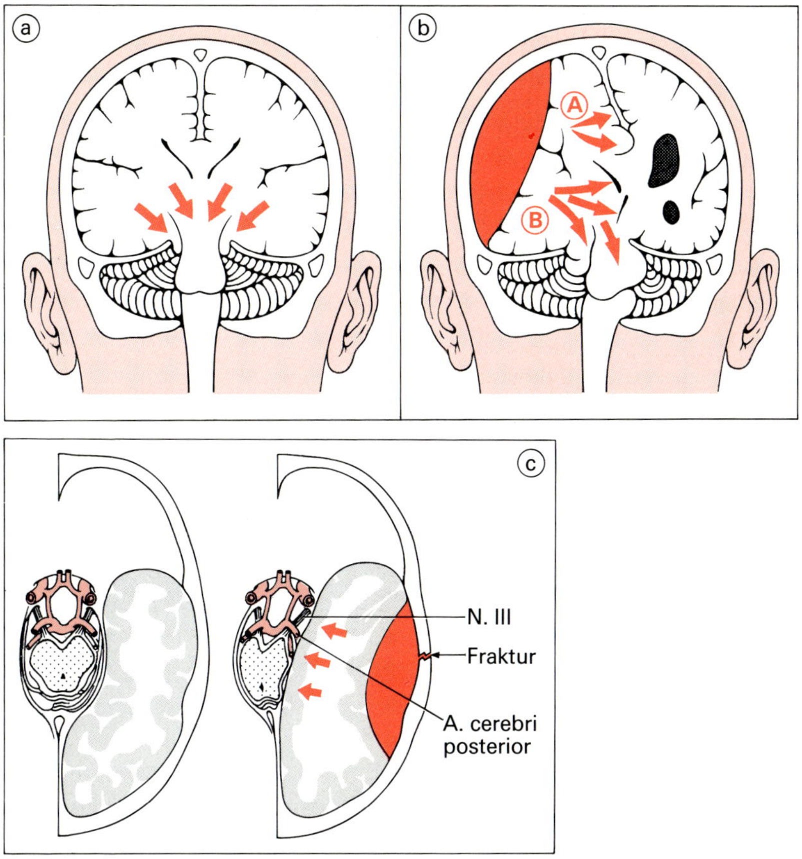

Abb. 5-7: Hirnmassenverschiebung bei supratentorieller Raumforderung. **a:** Tentorielle Herniation bei diffusem Hirnödem, Kompression des Mittelhirns durch mediobasale Anteile des Temporallappens. **b:** Laterale Herniation mit A. Verlagerung des Gyrus cinguli zur Gegenseite, B. Verschiebung und Kompression des Mittelhirns von lateral. **c:** Laterale Herniation mit Kompression der A. cerebri posterior und Dehnung des N. oculomotorius

2.1.3.4 Hirnödem

Hierbei handelt es sich um eine *Vermehrung des zerebralen Wassergehaltes*, der posttraumatisch zwar meist erst im Verlaufe von Stunden auftritt, dessen Ursachen jedoch in der frühen posttraumatischen Phase liegen.

Zellschädigungen unterschiedlicher Art, *direktes Trauma, Hypoxie* und der *Freisetzung von Mediatorsubstanzen*, führen zu einer *Permeabilitätsstörung der Bluthirnschranke*. Durch Auflösung des engen Verbundes von Endothelzellen und Astrozyten kommt es zu einem Flüssigkeitseinstrom in das Interstitium **(vasogenes Ödem)**. Der *hypoxiebedingte Zusammenbruch der Natriumpumpe* führt außerdem zu einer Zunahme der intrazellulären Na^+-Konzentration mit nachfolgendem Wassereinstrom in die Zellen **(zytotoxisches Ödem)**.

Abflußbehinderung des Liquors durch Massenverschiebungen von Hirnanteilen können ebenfalls an der interstitiellen Flüssigkeitsvermehrung beteiligt sein **(interstitielles Ödem)**.

Das **posttraumatische Hirnödem** ist anfangs *perifokal* auf das Gebiet der Schädigung beschränkt. Im Tiermodell erreicht das vasogene Hirnödem nach 1–2 Tagen sein Maximum und bildet sich anschließend spontan zurück, sofern der intrakranielle Druck unterhalb des kritischen Bereiches bleibt. Kommt jedoch eine *zerebrale Hypoxie* hinzu, kann sich daraus ein lebensbedrohliches *diffuses Hirnödem* mit sekundär-ischämischen Schäden entwickeln.

Eine Analyse der Ursachen ergab, daß diese sekundären Schäden durch eine rechtzeitige Korrektur von Ventilations- und Kreislaufkomplikationen sowie durch Beseitigung intrakranieller Raumforderungen in ⅓ der Fälle vermeidbar gewesen wären.

Hirnödem

- **vasogenes Ödem**
  Ursache: Permeabilitätsstörung der Blut-Hirn-Schranke, Aufweitung des Endothelgefüges
- **zytotoxisches Ödem**
  Ursache: Zusammenbruch der Natriumpumpe durch Hypoxie → intrazellulärer Wassereinstrom
- **interstitielles Ödem**
  Ursache: Liquoraufstau → Pressen von Liquor in das Interstitium

Fokales Hirnödem
primär auf Kontusionsherde und ischiämische Bezirke beschränkt; spontane Rückbildung möglich; durch zerebrale Hypoxie Übergang in ein lebensbedrohliches diffuses (generelles) Hirnödem möglich

2.1.3.5 Primäre und sekundäre Hirnschäden

Primäre Hirnschädigung
- mechanische Nervenschädigung
- Prellungsherde (Kontusion)
- Gefäßverletzung

therapeutisch nicht beeinflußbar

Sekundäre Hirnschädigung
- **intrakraniell**
  - Hirnödem
  - Hämatom
- **extrakraniell**
  - Volumenmangelschock
  - Hypoventilation

Nach klinischen Gesichtspunkten ist die (therapeutisch nicht beeinflußbare) primäre Hirnschädigung von der (therapierbaren) sekundären Hirnschädigung abzugrenzen. Fließende Übergänge erschweren, insbesondere am Notfallort, die Differenzierung.

Eine **primäre Hirnschädigung** ist die unmittelbare Folge der Gewalteinwirkung auf das Gehirn. Am Schädel angreifende Beschleunigungskräfte führen an der Aufprallstelle zu einer Druckbelastung *(Coup)* und an der Gegenseite zu einer Unterdruckzone *(Contrecoup)*, in der es zu *mechanischen Schäden der Nervenfasern*, zu Prellungsherden mit Einblutungen und zu Gefäßverletzungen kommt. Diese Schäden sind selten tödlich. Sie können jedoch eine sekundäre Hirnschädigung mit zerebraler Minderperfusion und davon abhängig zerebraler Hypoxie bewirken.

- **Intrakraniell** gefährdet eine *Druckerhöhung* (Hämatom, Hirnödem) die zerebrale Blutversorgung. Dies kann durch eine Hirnmassenverschiebung verstärkt werden.
- **Extrakraniell** können Störungen des Kreislaufs *(Volumenmangelschock)* und der Atmung *(Hypoventilation)* die zerebrale Hypoxie verstärken.

Klinische Leitsymptome bei Schädelverletzungen

2.1.4 Klinische Leitsymptome bei Schädel-Hirn-Verletzungen

Bewußtseinsstörung

2.1.4.1 Bewußtseinsstörung

⇨

> Eine Bewußtseinsstörung ist das *erste und wichtigste Zeichen* einer Hirnschädigung nach einem SHT.

Sie bestimmt das weitere diagnostische und therapeutische Vorgehen. Als **Ursachen** kommen eine *traumatische neurale Paralyse, erhöhter intrakranieller Druck* oder *extrakranielle Faktoren* (zirkulatorische, respiratorische oder toxische) in Frage.

Die **Einteilung des Bewußtseinsniveaus** findet sich im Kap. V/1.2.1.7.

Glasgow-Koma-Skala

Ergänzend wird das Bewußtseinsniveau durch die **Glasgow-Koma-Skala** beschrieben (Kap. V/1.3, S. 199):

⇨

> Drei leicht erfaßbare Reaktionen, die *Augen zu öffnen, zu sprechen* und die *Motorik*, werden beurteilt, und das jeweils beste Ergebnis zu einer Gesamtpunktzahl addiert.

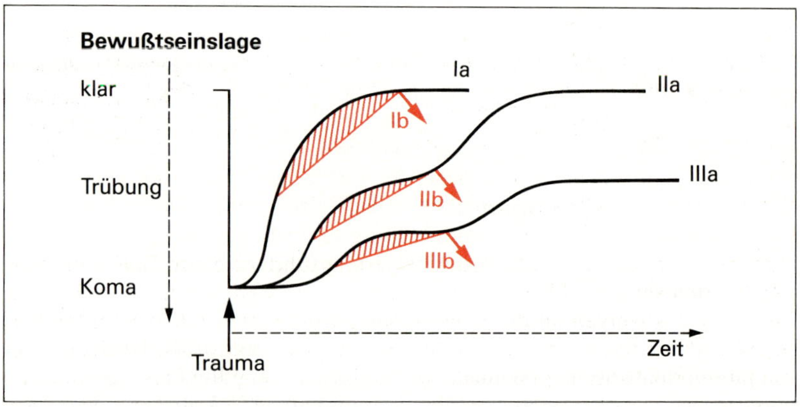

Abb. 5-8: Bewußtseinslage, **a:** bei unkompliziertem SHT (Ia–IIIa). I. leichtes SHT: rasche und vollständige Rückkehr des Bewußtseins. II. mittelschweres SHT: verzögerte Wiederkehr des Bewußtseins. III. schweres SHT: langanhaltende Störung des Bewußtseins mit Besserungstendenz. **b:** bei intrakranieller Raumforderung (Ib–IIIb rot).
Das „freie Intervall" bis zur klinischen Verschlechterung ist rot schraffiert (modifiziert nach Todorow)

Beim typischen Verlauf eines unkomplizierten SHT kommt es zu einer *initialen Bewußtlosigkeit*, die anfangs auch ein tiefes Komastadium erreichen kann. Es folgt eine Zeitspanne ***abnehmender Bewußtseinstrübung*** mit anschließendem Wiedererlangen des Bewußtseins. Dabei korrelieren die Dauer und das Ausmaß der einzelnen Phasen mit der Schwere des Traumas. Die mit den Bewußtseinsstörungen eng gekoppelten neurologischen und vegetativen Symptome lassen Rückschlüsse auf das Niveau der Hirnstammdysfunktion zu. Abweichungen von diesem Verlaufsmuster sind meist durch intra- oder extrakranielle Komplikationen bedingt (Abb. 5-8).

Die Dauer der Bewußtlosigkeit korreliert mit der Schwere des Traumas!

2.1.4.2 Atemstörungen

Atemstörungen

Durch Funktionsstörungen des ZNS hervorgerufene typische Atemstörungen

Funktionsstörungen des ZNS führen zu charakteristischen Veränderungen der Atmung (Abb. 5-9). Bei Vorliegen einer ruhigen und regelmäßigen Atmung ist eine lebensgefährliche Störung des ZNS unwahrscheinlich. Bei Raumforderungen der hinteren Schädelgrube kann es auch ohne Prodromi zur akuten **Atemdepression** kommen (s. Kap. V/1.2.1.3).

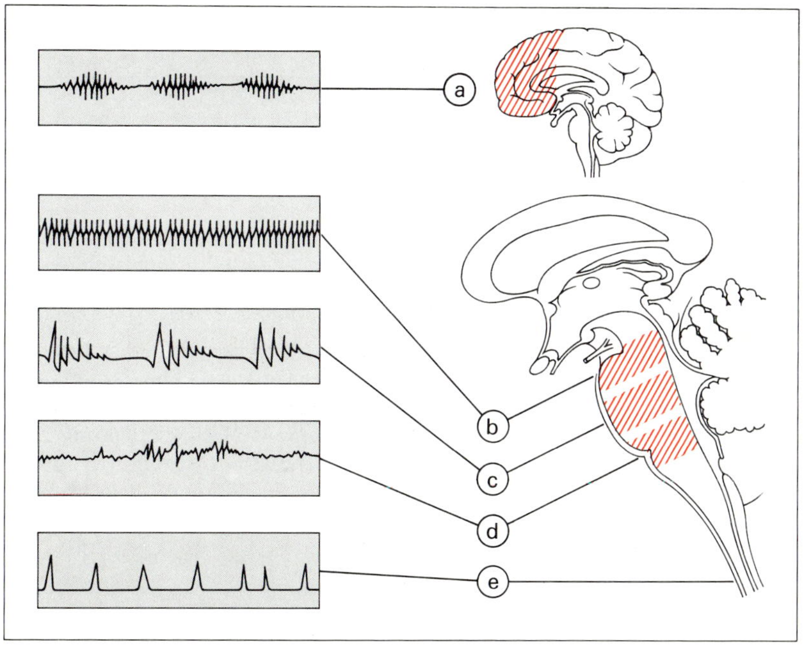

Abb. 5-9: Verschiedene Formen zentraler Atemstörungen. **a:** Cheyne-Stokes-Atmung (diffuse Frontalhirnläsion). **b:** Zentrale neurogene Hyperventilation, „Maschinenatmung" (Mittelhirnschädigung). **c:** Unregelmäßige Atmung mit apnoischen Pausen, Biot-Atmung, (untere Ponsschädigung). **d:** Ataktische Atmung (Medulläläsion). **e:** Schnappatmung (spinale Ersatzatmung bei Ausfall des Atemzentrums)

2.1.4.3 Pupillenstörungen

Pupillenstörungen

Bedeutungsvoll: **Verlaufsbeobachtung!**

- **Anisokorie:** druckbedingte Dehnung des N. III an der Klivuskante → Ausfall der Pupillenkontraktionsfähigkeit

Zunehmende intrakranielle Drucksteigerung führt zu einer *Funktionsstörung des N. oculomotorius.* Als Ursache wird eine durch Hirnmassenverschiebung Dehnung des Nerven an der Klivuskante angenommen („Klivuskanten-Syndrom"). Diese führt zum Ausfall der Pupillenkontraktionsfähigkeit. Da sich die pupillodilatorischen (sympathischen) Fasern dem Nerv erst im Sinus cavernosus anschließen, werden diese meist nicht geschädigt; folglich kommt es zu einer maximalen Weitstellung der Pupille (s. Kap. V/1.2.2.3, S. 197, Abb. 5-10).

Die **unmittelbar posttraumatische Mydriasis** ist durch eine *Hirnstammläsion* oder direkte *Nervenläsion (II, III)* bedingt.

Differentialdiagnostisch müssen auch iatrogene Effekte (Medikamente, Operation) bedacht werden.

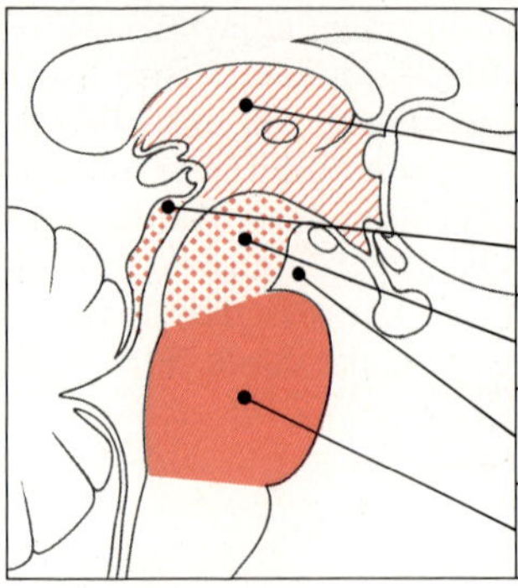

	Weite	Lichtreaktion
Zwischenhirn	eng	+
Tegmentum	weit	–
Mittelhirn	mittelweit	–
laterale Einklemmung	max. weit	–
Pons	eng	–

Abb. 5-10: Pupillenstörungen bei Läsion unterschiedlicher Strukturen

Praxishinweis

⇨

> Eine erst im **weiteren Verlauf auftretende Mydriasis** ist ein Alarmzeichen, das auf eine beginnende Hirnstammeinklemmung hinweist.
> Pupillenstörungen sind nur im Zusammenhang mit Bewußtseins- und anderen Funktionsstörungen des ZNS verwertbar.

Störungen der Augenmotorik

2.1.4.4 Störungen der Augenmotorik (s. Kap. V/1.2.2.2, S. 197)

Störungen von Motorik und Reflexen

- **Babinski-Zeichen**
  positiv bei Unterbrechung der Pyramidenbahn durch intrakranielle Drucksteigerung oder direkte Hirnschädigung
- **Dekortikationshaltung**
  Zwischenhirnläsion → Beugesynergismen
- **Dezerebrationshaltung**
  Mittelhirnläsion → Strecksynergismen
- **Bulbärhirnsyndrom**
  → Tonusminderung und Reflexabschwächung

2.1.4.5 Störungen der Motorik und der Reflexe

Bei einer einseitigen **Unterbrechung der Pyramidenbahn** durch intrakranielle Drucksteigerung oder direkte Schädigung im Großhirnhemisphärenbereich kommt es kontralateral zum positiven **Babinski-Zeichen** und zur Hyperreflexie (Abb. 5-11a).
Die **Dekortikationshaltung**, charakterisiert durch *Beugesynergismen* der oberen Extremität, deutet auf eine Zwischenhirnschädigung (Abb. 5-11b), eine **Dezerebrationshaltung** mit *Strecken* und Außenrotation aller Extremitäten findet sich bei weiter fortschreitender intrakranieller Drucksteigerung bzw. tieferen Schädigungen im Mittelhirnbereich (Mittelhirnsyndrom, Abb. 5-11c). Bei nach kaudal fortschreitender Schädigung *(Bulbärhirnsyndrom)* kommt es zu Tonusminderung und Reflexabschwächung (Abb. 5-11d, Abb. 5-1).

- **Fehlen des Kornealreflexes**

⇨

> Ein Fehlen des **Kornealreflexes**, einhergehend mit reaktionslosen weiten Pupillen, tritt bei einer meist *irreversiblen Schädigung des Hirnstammes* auf.

Vegetative Störungen

- Übelkeit
- Erbrechen
- Salivation

Gefahr bei
- plötzlichem Erbrechen im Schwall
- Temperaturanstieg
- Schweißausbruch

2.1.4.6 Vegetative Störungen

Übelkeit und *Erbrechen* sind typisch für eine Vagusreizung mit Irritation des Brechzentrums und stehen beim leichten SHT im Vordergrund der Beschwerden. Ein späteres Auftreten kann das Zeichen *zunehmenden intrakraniellen Druckes* sein. Plötzliches Erbrechen im Schwall ohne Warnzeichen tritt bei Raumforderungen in der hinteren Schädelgrube auf.
Salivation und *Bronchialsekretion* sind in der Regel erhöht. *Temperaturanstieg* und *Schweißausbrüche* treten bei beginnender **Mittelhirneinklemmung** auf.

Kreislaufveränderungen

2.1.4.7 Kreislaufveränderungen

In der Regel besteht bei Schädel-Hirn-Traumatisierten eine *Hyperaktivität des sympathischen Nervensystems* mit Tachykardie und Anstieg von systemischen und pulmonalarteriellem Druck, unabhängig vom intrakraniellen Druck. Durch die Vasokonstriktion kommt es zu einer Blutumverteilung vom großen Kreislauf in den Pulmonalkreislauf und zu einer Schädigung des

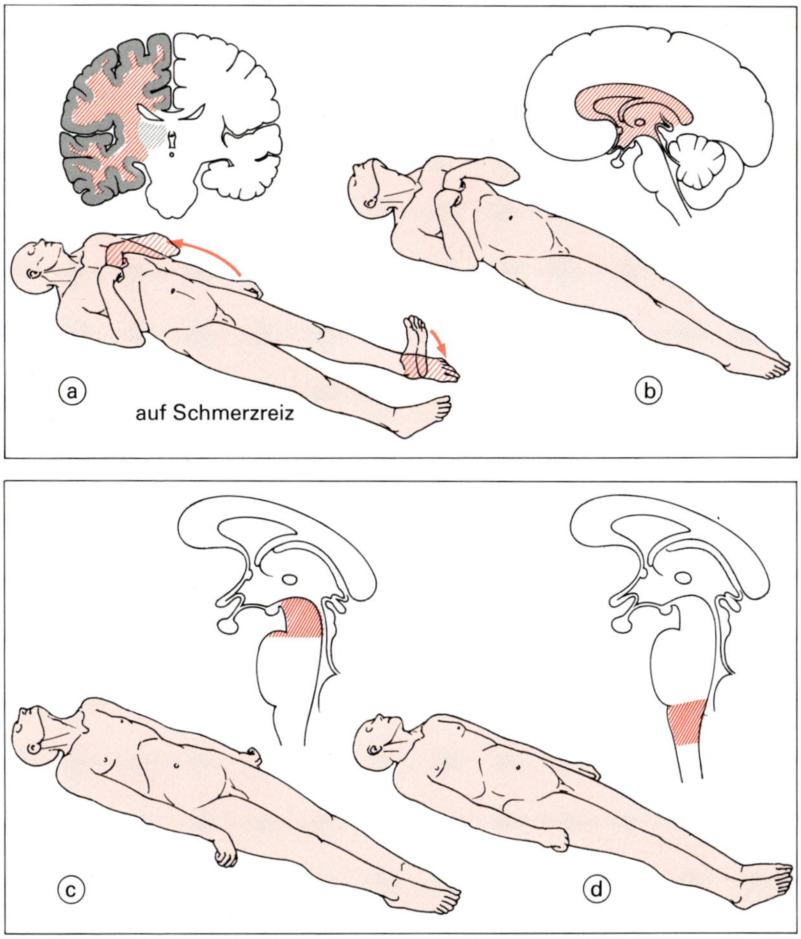

Abb. 5-11: Störungen der Motorik bei fortschreitender Hirnschädigung (modifiziert nach Todorow). **a:** Pyramidenbahnläsion auf Schmerzreiz (rot). **b:** Zwischenhirnläsion (Dekortikationshaltung). **c:** Mittelhirnläsion (Dezerebrationshaltung). **d:** Bulbärhirnläsion

Kapillarendothels mit Erhöhung des extravaskulären Lungenwassers. Ein **Lungenödem** ist bei 20–30% der Patienten nachweisbar.

- **Lungenödem:** bei 20–30% der Patienten

Schwankungen von Blutdruck und Pulsfrequenz, Blässe und Kollapsneigung finden sich auch beim leichten SHT. Beim schwerem SHT mit intrakranieller Drucksteigerung kommt es oft zu einer vasopressorischen Gegenregulation *(Kocher-Cushing-Reflex)*. Der Anstieg des systemischen Blutdruckes reicht jedoch nicht aus, um den zerebralen Perfusionsdruck aufrechtzuerhalten. Ein typischer **„Druckpuls"** mit einer Bradykardie zwischen 40–60 Schlägen/min, wie er bei *langsam ansteigendem intrakraniellem Druck* auftritt, fehlt häufig oder ist nur im Anfangsstadium nachweisbar.

- **„Druckpuls"** mit konstanter Bradykardie fehlt oft;

> Charakteristisch für eine erhebliche intrakranielle Drucksteigerung ist eine *zunehmende Tachykardie* mit kurzzeitigen Pulsfrequenzabfällen in Kombination mit einem *Blutdruckanstieg.*

⇦

Im **Finalstadium** der medullären Paralyse kommt es zu einem abrupten Blutdruckabfall mit ausgeprägter Tachykardie.

Hirnstammsyndrome

2.1.4.8 Hirnstammsyndrome

Die beschriebenen Symptome lassen sich in Abhängigkeit vom Schädigungsort zu Zustandsbildern zusammenfassen, den Hirnstammsyndromen (s. Kap. V/1.2.1.7).

Schädelfrakturen

2.1.5 Schädelfrakturen

1. Kalottenfraktur

Charakteristisch: Kopfschwarte verletzt bei **Schädeldachfraktion**

Impressionsfraktur

2.1.5.1 Kalottenfraktur

Verdacht auf eine **Schädeldachfraktur** besteht, wenn sich bei einer Kopfschwartenverletzung anamnestisch eine entsprechende Gewalteinwirkung findet. Bei **Impressionsfrakturen** mit nur umschriebener Hirnschädigung kann das Bewußtsein erhalten sein. Palpatorisch sind Frakturen oft nur schwer zu erfassen. Ein Hinweis ist eine *Stufenbildung*, die jedoch auch durch eine Unterblutung der Galea vorgetäuscht sein kann.

Praxishinweis

Bei **Frakturverdacht** müssen im Sinne der angemessenen Weiterbehandlung zwei Punkte bedacht werden:

- Das Risiko einer *intrakraniellen Blutung* ist um das 10fache erhöht im Vergleich zum SHT ohne Knochenverletzung
- Impressionsfrakturen bedürfen einer *neurochirurgischen Versorgung* bei
  - *fokalen zerebralen Ausfällen*
  - *Duraverletzung*
  - *Verschiebung der Bruchstücke um mehr als Kalottenbreite* in den Schädelinnenraum

Bei fehlender zerebraler Symptomatik kann die neurochirurgische Versorgung nach primärem Wundverschluß bis zu 24 Std. aufgeschoben werden. Bei fokalen Funktionsstörungen, die in ca. 20 % der Fälle auftreten, müssen durch rasche Hebung des Imprimates die umschriebenen Zirkulationsstörungen beseitigt werden, um Sekundärschäden zu verhindern. Zerebrale *Krampfanfälle* treten bei ca. 10 % der Patienten auf.

2. Offenes SHT

Symptome:
Hirn- bzw. Liquoraustritt; Abgrenzung vom gedeckten SHT oft nicht möglich und für Sofortmaßnahmen weniger bedeutungsvoll

2.1.5.2 Offenes Schädel-Hirn-Trauma

Kriterium des offenen SHT ist die **Duraverletzung** mit einer Verbindung von Liquor- und Luftraum. Hierzu gehören auch die *basalen Frakturen* mit Durazerreißung und *perforierenden Schußverletzungen*. Da es nicht immer zum Austritt von Liquor oder Hirngewebe kommt, ist die Unterscheidung zwischen offenem und gedecktem SHT am Notfallort nicht immer möglich. Sie ist für die Sofortmaßnahmen auch weniger bedeutungsvoll; diese richten sich nach dem klinischen Bild, das durch den Ort der Gewalteinwirkung und das Ausmaß der Hirnschädigung geprägt wird.
Berstungsfrakturen z. B. nach Sturz aus großer Höhe können zu Verletzungen großer Teile des Gehirns führen, die mit dem Leben nicht vereinbar sind. Bei lokal umschriebenen Verletzungen kann das Bewußtsein erhalten sein.

Praxishinweis

Behandlungsgrundsatz ist, eine offene Hirnverletzung in eine geschlossene zu verwandeln.

Bei einer offenen *Kalottenfraktur* werden die Wundränder vor Anlegen eines sterilen Verbandes mit einem Ringpolster umgeben, um direkten Druck auf das Hirngewebe zu vermeiden.
Die operative Wundversorgung und der Verschluß der Dura sollen wegen der Infektionsgefahr zum frühest möglichen Zeitpunkt nach Stabilisierung der Vitalfunktionen erfolgen.

2.1.5.3 Schädelbasisfraktur

Hinweise auf eine Schädelbasisfraktur **mit Durazerreißung** im Frontobasisbereich sind ein *Monokel- oder Brillenhämatom*, eine *Rhinoliquorrhoe* sowie isolierte *Hirnnervenausfälle* (Nn. II, III, VI). Wegen der Infektionsgefahr durch die in den Nasennebenhöhlen vorhandenen Keime werden frontale Liquorfisteln mit „aufgeschobener Dringlichkeit" nach etwa einer Woche operiert. Eine Unterblutung der Bindehaut oberhalb des Tarsus an der Lidrückseite und ihr protrahiertes Entstehen sind sichere Frakturzeichen, im Gegensatz zum einfachen Lidhämatom mit auf die Vorderseite beschränktem Hämatom.
Eine *Blutung* oder *Liquorrhoe* aus dem äußeren Gehörgang findet sich bei Frakturen im Felsenbein. Fisteln in diesem Bereich schließen sich in der Regel spontan und bedürfen keiner operativen Versorgung.
Frakturen der hinteren Schädelgrube, wie sie auch durch Stauchung der HWS verursacht sein können, führen häufig zu einer letalen Verletzung der Medulla oblongata.
Die **Therapie** richtet sich nach dem Ausmaß der Hirnverletzung und evtl. eingetretener Komplikationen. Epidurale und subdurale Hämatome sistieren häufig spontan.

> Eine sofortige neurochirurgische Behandlung ist selten notwendig.

Schädelbasisfraktur

Symptome:
- Monokel-, Brillenhämatom
- Rhinoliquorrhoe
- Blutung und Liquorrhoe (Felsenbein!) aus dem Gehörgang
- Hirnnervenausfälle (Nn. II, III, VI)

Frontobasisfraktur mit Liquoraustritt:

Otogener Liquoraustritt: Spontanheilung, geringe Meningitisgefahr

Frakturen der **hinteren Schädelgrube** durch Stauchung der HWS häufig letal → Verletzung der Medulla oblongata

Therapie

⇦

2.1.5.4 Schußverletzungen

Bei Schußverletzungen geht das Eindringen des Geschosses in die Schädelkapsel mit einer *extremen Druckerhöhung* einher, so daß neben der lokalen Hirnschädigung auch eine diffuse Hirnfunktionsstörung mit Bewußtseinsverlust resultiert. Die Ursache einer neurologischen Verschlechterung ist meist ein *Hirnödem.*
Die **Therapie** entspricht der des offenen SHT. Die neurochirurgische Versorgung beschränkt sich auf eine Wundrevision des Schußkanals.

Schußverletzungen
- lokale und
- diffuse Hirnschädigung durch Druckerhöhung in der Schädelkapsel

Therapie:
neurochirurgische Versorgung meist nur auf Wundrevision beschränkt

2.1.5.5 Gesichtsschädelverletzungen

Gesichtsschädelverletzungen sind durch großflächige, zentrale Gewalteinwirkung bedingt. Ein Großteil der Frakturen läßt sich palpatorisch erfassen (Stufenbildung oder abnorme Beweglichkeit im Bereich der Gesichtsschädelknochen). Wegen der *Aspirationsgefahr* kann schon bei geringen Störungen des Bewußtseins eine *endotracheale Intubation* indiziert sein, die jedoch oft wegen der starken Blutung und der veränderten anatomischen Verhältnisse erschwert ist.

Gesichtsschädelverletzungen

Symptome:
- Stufenbildung
- abnorme Beweglichkeit der Gesichtsschädelknochen
  Cave: Aspirationsgefahr

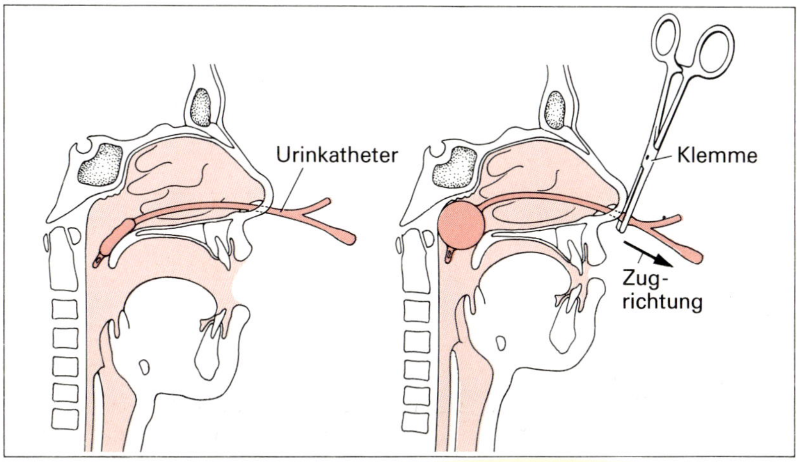

Abb. 5-12: Behelfsmäßiges Legen einer Bellocq-Tamponade

Therapie:
- bei starker Blutung frühzeitige Intubation
- behelfsmäßige Bellocq-Tamponade
- sofortige operative Versorgung nur bei unstillbarer Blutung

Bei **Mittelgesichtsfrakturen** ist eine sofortige Operation dann notwendig, wenn ohne Stabilisierung eine Blutstillung nicht möglich ist. Bei starken Blutungen in den Nasen-Rachen-Raum kann behelfsmäßig eine Bellocq-Tamponade aus zwei Blasenverweilkathetern gelegt werden, deren Ballons mit physiologischer Kochsalzlösung oder Luft gefüllt werden. Sie werden soweit zurückgezogen, bis der Nasen-Rachen-Raum abgedichtet ist, und mit einer Klemme am Naseneingang gesichert (Abb. 5-12).

SHT im Kindesalter

bei intrakranieller Druckerhöhung:
- Vasoparalyse im Vordergrund
- Ödembereitschaft gesteigert
- sekundäre Bewußtseinstrübung und neurologische Verschlechterung häufig nicht durch eine intrazerebrale Blutung verursacht

2.1.6 Schädel-Hirn-Trauma im Kindesalter

Beim SHT im Kindesalter steht pathophysiologisch die *Vasoparalyse* mit der Folge einer akuten intrakraniellen Druckerhöhung im Vordergrund. Zusätzlich ist durch eine erhöhte Permeabilität der Blut-Hirn-Schranke die Ödembereitschaft gesteigert.
Bei Kindern kommt es häufig nach einem freien Intervall von ca. 1 Stunde zu einem *„Einschlafsyndrom"*, aus dem sie nur kurzfristig durch grobe Reize erweckbar sind. In ca. 30 % der Fälle ist dafür eine intrazerebrale Blutung ursächlich. Dabei können eine Bewußtseinsverschlechterung und neurologische Symptome wie Strecksynergismen oder Krampfanfälle akut auftreten. Sie haben jedoch nicht die ernste prognostische Bedeutung wie beim Erwachsenen und sind häufig nur vorübergehend.

Epidurale Blutungen

⇨

Epidurale Blutungen können schon nach geringfügigen Traumen auftreten und weisen häufig einen *subakuten Verlauf* auf. Sie können bei Kleinkindern zum Volumenmangelschock führen; dies gilt auch für ausgeprägte Kopfschwartenhämatome.

Perinatale intrakranielle Blutungen

Perinatale intrakranielle Blutungen werden durch *Schädelkompression* während der Geburt oder durch Hypoxie bei *Plazentainsuffizienz* und *Nabelschnurkomplikationen* ausgelöst.
Symptome sind Atemstörungen, Krampfanfälle, Meningismus und eine gespannte Fontanelle.

Intrakranielle Hämatome

Komplikation eines geschlossenen SHT in 1–5 % der Fälle

Die Gefahr der **Fehlbeurteilung** ist erhöht bei Patienten mit
- Alkoholeinfluß
- schwerem SHT und primärer Bewußtlosigkeit bzw. nach Intubation
- leichtem SHT, bei dem nicht mit Komplikationen gerechnet wird

2.1.7 Intrakranielle Hämatome

Intrakranielle Blutungen *(epi-, subdural, intrazerebral)* treten in 1–5 % der mittelschweren und schweren SHT auf. Sie sind gefürchtete Komplikationen, bei denen die Prognose wesentlich von der zeitgerechten Diagnose und Therapie abhängt.
Die Gefahr, eine raumfordernde intrakranielle Blutung zu übersehen, besteht vor allem bei
- *alkoholisierten Patienten*, deren Bewußtseinslage schwer zu beurteilen ist
- *schwerem SHT*, bei dem eine weitere neurologische Verschlechterung nicht erfaßt wird, wenn der Verletzte intubiert ist
- *leichtem SHT*, bei dem mit keiner Blutung gerechnet wird.

Praxishinweis

⇨

Bei den akuten **subduralen** und den **intrazerebralen** Hämatomen steht klinisch die traumatische Hirnschädigung im Vordergrund mit
- primärer Bewußtlosigkeit
- Pupillendifferenz und
- motorischen Ausfällen.

Die **epidurale** Blutung nimmt (in ca. 50 %) diesen klassischen Verlauf:
- *initiale Bewußtlosigkeit*
- *freies Intervall* und
- *erneute Eintrübung* durch zunehmende **Hirnkompression** (Abb. 5-13).

Wichtigste Hinweise sind die *neurologische Verschlechterung* (Faszialisschwäche, Ptosis) und das Auftreten einer *Anisokorie*.

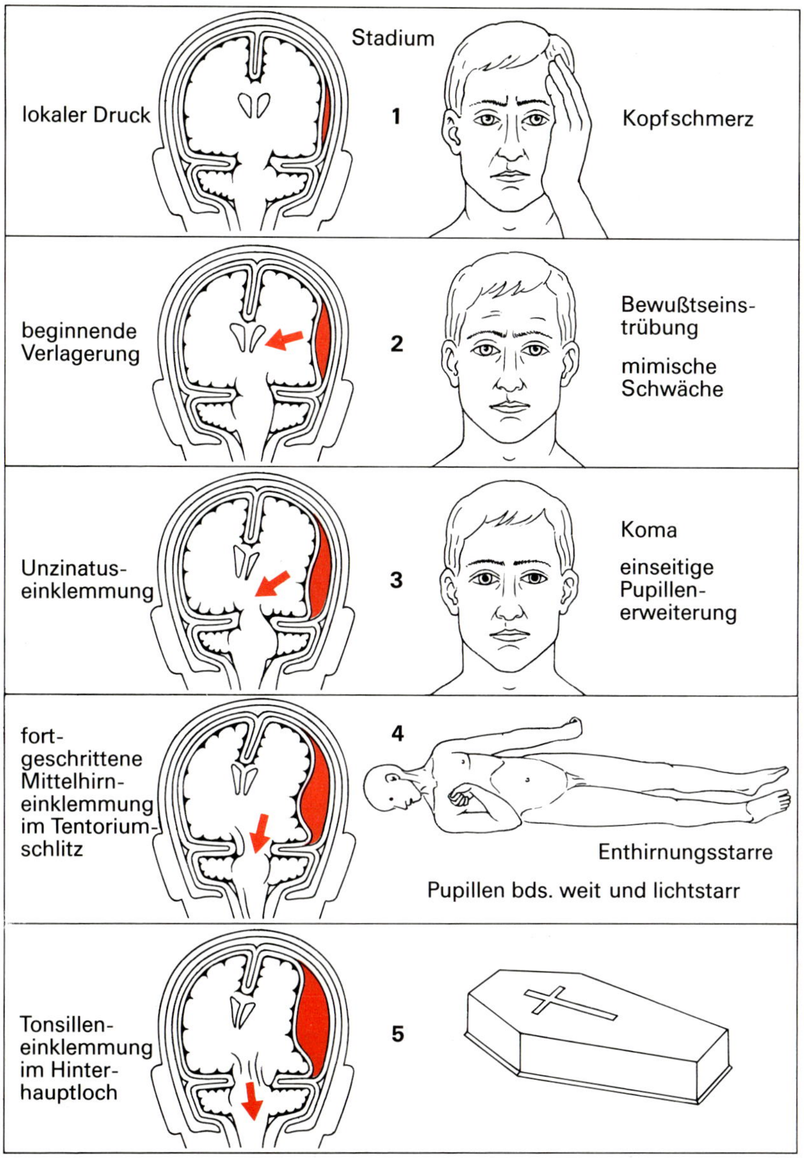

Abb. 5-13: Ablauf eines klassischen epiduralen Hämatoms in der Temporalregion (nach R. S. Hooper)

2.1.7.1 Epidurale Hämatome

Epidurale Hämatome sind zu ⅔ arterielle Blutungen und treten häufig nach temporalen Frakturen auf, wenn die Frakturlinie die *A. meningea media* oder ihre Äste kreuzt. Die Letalität liegt zwischen 8 und 50%.

Die **Prognose** wird wesentlich beeinflußt

- durch den *zeitlichen Verlauf* der neurologischen Befundänderung
- durch den *neurologischen Zustand* zum Zeitpunkt der operativen Entlastung
- durch das Ausmaß der begleitenden *Hirnverletzungen*
- von der *Lokalisation des Hämatoms*; von frontal nach temporal (laterale Einklemmung) und infratentorell zunehmend ungünstigere Prognose
- vom *Alter des Patienten.*

Die möglichst rasche **Druckentlastung** bei neurologischen Symptomen ist für die Prognose von richtungweisender Bedeutung. Bereits nach einer länger als 30–40 min bestehenden beidseitigen Pupillenerweiterung in Kombina-

Epidurale Hämatome

Ursache: ⅔ arterielle Blutungen (am häufigsten: Riß der A. meningea media)
Lokalisation: meist temporoparietal
Verlauf: in ca. 50% klassisch (s. Kasten)
Prognose: Letalität zwischen 8 und 50%

Therapie:
- rasche operative Druckentlastung
- bei Zeichen der Hirnstammeinklemmung **Nottrepanation** erforderlich

tion mit Atemstörungen, bzw. 25–30 min nach zentraler Atemlähmung, ist eine Wiederherstellung der Hirnfunktion nicht mehr zu erwarten.
Machen extrakranielle Verletzungen z. B. abdominale und thorakale Blutungen eine sofortige chirurgische Intervention nötig, so ist bei rascher neurologischer Verschlechterung und beginnenden Zeichen einer Hirnstammeinklemmung auch ohne CT und Transport in eine Fachklinik eine **Nottrepanation** mittels Bohrloch und Druckentlastung indiziert. Hinweise auf die Lokalisation des Hämatoms zur Anlage eines Bohrloches geben die Seite der Pupillenerweiterung (90 %), eine die A. meningea kreuzende Frakturlinie (70–80 %) und äußere Verletzungszeichen.

Epidurale Blutungen der hinteren Schädelgrube atypischer Verlauf mit plötzlichem Atem- und Kreislaufstillstand

Die relativ seltenen Blutungen in die *hintere Schädelgrube* aus dem Sinus transversus und der A. meningea posterior verlaufen häufig atypisch und führen durch Ausbildung eines zerebellären Druckkonus zu plötzlichem Atem- und Kreislaufstillstand.

Subdurale Hämatome

Ursache: Blutungen der Hirnrinde
Lokalisation: häufig am Contrecoup-Herd
Prognose: Letalität: 70–90 %

2.1.7.2 Subdurale Hämatome

Akute subdurale Hämatome, die aus arteriellen und venösen Blutungen der Hirnrinde entstehen – häufig am Contrecoup-Herd – haben aufgrund der begleitenden Hirnkontusionen eine Letalität von 70–90 %.

Verlauf

⇨

Die Patienten sind *meist primär bewußtlos*; je nach Sitz des Hämatoms kommt es zu einer *Halbseitensymptomatik*. Bei weiten lichtstarren Pupillen und Strecksynergismen ist die Prognose infaust.

Therapie: Op. seltener erforderlich

Eine **Operationsindikation** ist im Vergleich zur epiduralen Blutung wesentlich *seltener* gegeben.

Intrazerebrale Hämatome:

Ursache: Kontusionsblutungen
Verlauf: wie subdurale Hämatome
Prognose: Letalität: 50–80 %

2.1.7.3 Intrazerebrale Hämatome

Die **intrazerebralen Hämatome** entwickeln sich meist aus Kontusionsblutungen und sind ebenfalls mit einer hohen Letalität (50 %–80 %) behaftet. Die Ausbildung eines raumfordernden Hämatoms kann sich über Stunden erstrecken, so daß ein in der frühen posttraumatischen Phase durchgeführtes CT die Entwicklung einer Raumforderung möglicherweise nicht erfaßt.

Untersuchungsgang, Dokumentation

Priorität:
- Beurteilung von Atmung und Kreislauf
- Durchführung lebenserhaltender Sofortmaßnahmen

2.1.8 Untersuchungsgang und Dokumentation

Priorität hat die Beurteilung der **Vitalfunktionen** (Atmung und Kreislauf) sowie die Durchführung lebenserhaltender Sofortmaßnahmen. Danach erfolgt eine **orientierende neurologische Befunderhebung**, die innerhalb von 1–2 min abgeschlossen sein sollte. Medikamente, die die Reaktionslage des Patienten verändern (Analgetika, Sedativa) sollten erst nach dieser Untersuchung appliziert werden.

Bewußtseinslage kontrollieren:
- Ansprache
- Schmerzreize

Die **Bewußtseinslage** des Patienten wird durch Ansprechen *(örtliche und zeitliche Orientierung)* oder Schmerzreize beurteilt. Zur Beurteilung der Motorik werden die Art der *Spontanbewegungen* und die *Reaktionen auf Kommandos und Schmerzreize* erfaßt. Die Schmerzreize müssen an Gesicht (z. B. Esmarch-Handgriff) und an beiden Körperseiten (Kneifen in der vorderen Achselfalte) gesetzt werden, um auch Paresen (z. B. Fazialisschwäche, Ptosis) als Zeichen von Hirn- und spinalen Verletzungen zu erfassen.

Neurologische Untersuchung

⇨

Bei **bewußtlosen Patienten** werden die *Pupillengröße, Lichtreaktion*, der *Kornealreflex* sowie *Schluck-, Würge-* und *Hustenreflex* überprüft.

Schock bei SHT (Erwachsene) → extrakranieller Blutverlust

Zunehmende Hirnstammkompression
→ **Hirnstammsyndrome**

Befindet sich ein Erwachsener mit SHT im Schock, ist dies ein Hinweis auf einen größeren extrakraniellen Blutverlust. Auch Weichteilverletzungen des Kopfes können beträchtliche Blutverluste verursachen.
Eine kurze **Anamnese bzw. Rekonstruktion des Unfallherganges** erleichtert die Suche nach Begleitverletzungen. Die Verlaufsbeobachtung und die initiale Bewußtseinslage des Verletzten sind für die Unterscheidung zwischen

primären und sekundären Unfallfolgen von Bedeutung. Es ist auf Hinweise auf *Alkohol-, Medikamenten-* und *Drogeneinnahme* sowie auf *Vorerkrankungen* zu achten. Parallel zur Patientenversorgung muß eine **Befunddokumentation** durchgeführt werden, um eine lückenlose Informationskette vom Ersthelfer über den Rettungssanitäter und Notarzt bis zur aufnehmenden Klinik zu gewährleisten.

Anamnese von Unfallhergang und primärer Bewußtseinslage:
- Lokalisation der Schädigung
- Unterscheidung zwischen primären und sekundären Unfallfolgen
- Hinweise auf Alkohol-, Medikamenten- und Drogeneinnahme beachten

Praxishinweis

⇐

Der **orientierende Neurostatus** erfaßt:
- die Tiefe der Bewußtlosigkeit (Glasgow-Koma-Skala, S. 199)
- die Pupillenweite und Lichtreaktion
- den Kornealreflex
- den Hustenreflex
- die Halbseitensymptome

Bei der **Verlaufsbeobachtung** muß auf *Anzeichen einer Hirnstammschädigung* geachtet werden. Dabei sind Veränderungen von 5 Funktionen von Bedeutung: *Bewußtseinslage, Atemmuster, Willkürmotorik, Pupillenmotorik, Okulomotorik.*
Bei einer Hirnstammkompression durch eine supratentorielle Raumforderung kommt es zunächst zu Ausfällen im oberen Hirnstamm; Dysfunktionen der einzelnen Hirnabschnitte manifestieren sich als charakteristische Syndrome (s. Kap. V/1.1, S. 190).

Verlaufsbeobachtung
- Bewußtseinslage
- Atemmuster
- Willkürmotorik
- Pupillenmotorik
- Okulomotorik

2.1.9 Versorgung des Schädel-Hirn-Verletzten

2.1.9.1 Vor Transportbeginn

Versorgung des Schädel-Hirn-Verletzten (SHV)
Vor Transportbeginn

Der bewußtlose SH-Verletzte ist in zweierlei Hinsicht besonders gefährdet:
• Durch das **Erlöschen der Schutzreflexe** besteht die Gefahr einer Atemwegsverlegung durch Zurückfallen der Zunge oder Aspiration (in ca. 15 % Todesursache, in ca. 25 % am Tod beteiligt). Zusätzlich kann eine direkte Schädigung des Atemzentrums bestehen.
• Bei **erhöhtem intrakraniellen Druck** ist die Sicherheitsbreite eines Blutdruckabfalles eingeschränkt.

Gefährdung des bewußtlosen SHV durch
1. Erlöschen der Schutzreflexe → **Atemwegsverlegung**
2. verminderte Sicherheitsbreite eines Blutdruckabfalles bei erhöhtem intrakraniellem Druck → **zerebrale Ischämie**

Abnehmen eines Sturzhelms (s. Kap. II/1.2)
Unter einem Sturzhelm kann es bei bewußtlosen Patienten zur *Behinderung der Atmung* und zur *Aspiration* kommen. Maßnahmen, zur Sicherung der Atemwege sind nicht durchführbar. Wegen der Häufigkeit begleitender HWS-Verletzungen muß das Abnehmen des Helmes sachgerecht und vorsichtig geschehen, um der Gefahr einer iatrogenen Rückenmarksverletzung zu begegnen.

Abnehmen eines Sturzhelmes
- Gefahren durch Belassen
  - Aspiration bei Bewußtlosigkeit
  - freie Atemwege nicht herstellbar
- Gefahren beim Abnehmen: Schädigung des Rückenmarks bei HWS-Verletzung

Bewußtlosigkeit: absolute Indikation zum Abnehmen des Helmes

Stabilisierung der Atmung (s. Kap. II/1)
Ein *bewußtseinsgetrübter Verletzter* mit erhaltener gezielter Abwehrreaktion und suffizienter Spontanatmung kann in die **stabile Seitenlage** gebracht werden. Dabei ist zu berücksichtigen, daß in 5–10 % der Schädel-Hirn-Verletzten eine begleitende HWS-Verletzung vorliegt. Aus diesem Grund sollen die Atemwege primär durch Vorziehen des Unterkiefers und nicht durch Reklination des Kopfes freigehalten werden.

Stabilisierung der Atmung
- stabile Seitenlage bei suffizienter Spontanatmung
- Freihalten der Atemwege durch Vorziehen des Unterkiefers
- großzügige Indikation zur Intubation

Cave: begleitendes HWS-Trauma (5–10 %)

Wegen der Gefahr *eines Hirnödems durch Hypoxie und Hyperkapnie* ist die **Indikation zur Intubation** *großzügig* zu stellen (in der Regel oral). Dabei sind die Aspekte einer *begleitenden HWS-Verletzung, erhöhten Hirndruckes* und *vollen Magens* zu berücksichtigen.

Technik der Intubation

⇐

Sedierung und Krampfbehandlung (s. Kap. II/1.6; V/2.4.2.2)

Stabilisierung des Kreislaufs (s. Kap. IV/1.2)

Volumenersatz (s. Kap. XIII/4)

Lagerung (s. Kap. II/2)

Medikamentöse Hirnödemprophylaxe

1. Kortikosteroide: umstritten, z.Z. gilt: Dexamethasongabe nicht mehr indiziert

2. Osmotherapie (hyperosmolare Lösungen):
- keine „blinde" Therapie am Notfallort Gefahr: Rebound, Verstärkung einer intrakraniellen Blutung
- indiziert zur kurzfristigen Senkung des intrakraniellen Druckes (vitale Zentren gefährdet!) Bleibende Senkung des intrakraniellen Druckes in ca. 15 % der Fälle möglich

3. Schleifendiuretika
ineffektiv
Gefahr: Blutdruckabfall

2.1.9.2 Medikamentöse Hirnödemprophylaxe

- **Kortikosteroide**

Die Indikation zur hochdosierten Kortisongabe ist umstritten. Als Wirkmechanismus wird ein günstiger Einfluß auf das vasogene und zytotoxische Hirnödem angenommen.
Die zugrundeliegenden Mechanismen führen nicht zu einer sofortigen Drucksenkung, sondern werden erst im Verlauf von Tagen wirksam.
Der Wirkmechanismus läßt demnach auch nur einen therapeutischen Nutzen bei solchen Traumen erwarten, bei denen das *Hirnödem* und nicht die primäre *Hirnstammläsion* oder die *Vasoparalyse* im Vordergrund steht. Wegen unzureichenden Nachweises einer klinischen Wirksamkeit wird der Einsatz von Dexamethason nicht mehr befürwortet.

- **Osmotherapie**

In der Frühphase am Notfallort ist eine Osmotherapie zur „blinden" Senkung des intrakraniellen Druckes nicht indiziert. Die klinische Symptomatik läßt keine zuverlässigen Rückschlüsse auf den intrakraniellen Druck bzw. ein Hirnödem zu, und die Gefahren einer unkontrollierten Therapie überwiegen den potentiellen Nutzen (Tab. 5-2).
Unter kontrollierten Bedingungen kann der intrakranielle Druck durch die parenterale Gabe hyperosmolarer Lösungen (Mannit 20 %, Sorbit 40 % und Glycerosteril®) kurzfristig gesenkt werden, um die Einklemmung und Kompression vitaler Zentren zu verhindern.

Tab. 5-2: Gefahren der Osmotherapie bei SHT

- Bei intrakranieller Drucksteigerung durch Gefäßweitstellung kann der intrakranielle Druck durch die anfängliche Erhöhung des zirkulierenden Blutvolumens weiter ansteigen
- Eine laterale Einklemmung kann durch Verminderung des Gegendruckes der gesunden Seite verstärkt werden
- Bei intrakraniellen Hämatomen kann die kurzzeitige intrakranielle Drucksenkung die Zunahme der Blutung fördern
- Durch Diffusion der Zuckeralkohole ins Interstitium kann es durch Umkehr der Osmose zum Rebound kommen. Eine Rückkehr zum Ausgangsdruck bzw. noch darüber tritt in vielen Fällen auf
- Die durch die forcierte Diurese hervorgerufenen Flüssigkeitsverluste können einen Volumenmangel verstärken
- Es besteht die Gefahr einer osmotischen Nephrose

Als **Wirkmechanismus** wird angenommen, daß – bei intakter Bluthirnschranke – dem Interzellulärraum Flüssigkeit entzogen wird entsprechend dem Osmolaritätsgradienten zwischen Blut und Gehirn. Durch eine Verminderung der Schädigung im Randgebiet und eine Verbesserung der Ödemdrainage ins gesunde Hirngewebe kommt es zu einer allgemeinen Senkung des intrakraniellen Druckes. Die Senkung der Blutviskosität soll auch zu einer Steigerung der O_2-Transportkapazität führen.

Unter klinischen Bedingungen ist eine Infusionsgeschwindigkeit von 125 ml Sorbit 40 % in 20 min günstig. Das Maximum der *Senkung des intrakraniellen Druckes auf bis zu ⅔ des Ausgangswertes* wird nach 60 min erreicht. Die Wirkdauer beträgt 120 min. In ca. 10–15 % der Fälle läßt sich eine bleibende Senkung des intrakraniellen Druckes erreichen.

- **Schleifendiuretika**

Sie reduzieren langsam die Liquorproduktion. In der Akutphase sind sie ungeeignet, weil sie den Blutdruck senken können. Als Monotherapeutika sind sie ineffektiv.

• **Hirnprotektion durch Barbiturate**
Wegen der Kreislaufdepression ist eine Therapie mit hochdosierten Barbituraten in der Akutphase nicht indiziert.

4. hochdosierte Barbiturattherapie
Gefahr: Kreislaufdepression, daher kontraindiziert

2.1.10 Transport und Primärversorgung im Krankenhaus

Transport, klinische Versorgung

2.1.10.1 Transport

Transport des Verletzten (s. Kap. II/1)

Sobald der Verletzte in einen transportfähigen Zustand gebracht worden ist, *soll die Einweisung in die Klinik zügig und schonend erfolgen* (s. Kap. II/1).
Die Entscheidung, mit welchem Rettungsmittel (Notarztwagen oder Hubschrauber) und in welche Klinik der Patient gebracht wird, richtet sich nach den örtlichen Gegebenheiten und dem Zustand des Patienten.
Vorteile des **Hubschraubers:** Der Transport ist schonend und schnell, ohne großen Zeitverzug können auch weiter entfernte Spezialkliniken erreicht werden.
Nachteile: Schlechte Sichtverhältnisse (Nacht, Nebel) machen einen Einsatz unmöglich. Wegen der beengten Räumlichkeiten ist die Versorgung des Patienten erschwert, die Intubation u. U. nicht möglich. Wegen des hohen Geräuschpegels kann nicht auskultiert werden, die Kontrolle der Beatmung und des Kreislaufs ist erschwert.
Das nächste Krankenhaus mit einer **chirurgischen Hauptabteilung** sollte angefahren werden bei Patienten
- im Schock
- mit Verdacht auf abdominelle Blutungen
- mit schweren Thoraxverletzungen

Die *Latenz* bis zur Ausbildung eines **operationspflichtigen Hämatoms** beträgt in der Regel etwa 1 Stunde.

Hubschrauber
- schnell, schonend, Transport in entfernte Spezialkliniken möglich
- Einsatz nicht möglich bei schlechten Sichtverhältnissen
- Einsatz nicht sinnvoll bei langen Anflugzeiten, kurzen Wegstrecken

Nachteile vs. **Notarztwagen**
- beengte Räumlichkeiten
  → Intubation u. U. nicht durchführbar
- hoher Geräuschpegel
  → Überwachung vitaler Funktionen erschwert

Primärtransport in die nächste chirurgische Abteilung bei
- Schock
- V.a. abdominelle Blutung
- schweren Thoraxverletzungen

Die **neurochirurgische Klinik** sollte angefahren werden bei
- Koma oder Eintrübung auf dem Transport
- offenem SHT
- schweren fronto-basalen Verletzungen
  jeweils bei stabilen Kreislaufverhältnissen.

Besteht der **Verdacht auf eine intrakranielle Raumforderung** bei noch unbeeinträchtigter zerebraler Funktion kann auch eine Klinik angefahren werden, die über einen *CT* verfügt.
Kommt es während des Transportes zu Symptomen der Einklemmung, muß die nächste Klinik angefahren werden, in der eine **Nottrepanation** (Bohrlochanlage) durchgeführt werden kann.
Die aufnehmende Klinik muß über Funk über das Verletzungsmuster des Patienten informiert werden, damit eine interdisziplinäre Weiterversorgung im Krankenhaus ohne Verzögerung gewährleistet ist.

Danach **Sekundärverlegung** in eine neurochirurgische Klinik
Primärtransport in die neurochirurgische Klinik bei
- Koma oder Eintrübung
- offenem SHT
- schweren frontobasalen Verletzungen

Voraussetzung: stabiler Kreislauf
Nottrepanation: bei Symptomen der Einklemmung

2.1.10.2 Maßnahmen im Krankenhaus

Maßnahmen im Krankenhaus

Die Behandlungskonzeption gliedert sich in
• Akut- oder Reanimationsphase im Schockraum
• erste Stabilisierungsphase (Diagnostik)
• erste operative Phase

Während der **„Reanimationsphase“** erfolgt die Stabilisierung der vitalen Funktionen und die orientierende Diagnostik. Je nach Schweregrad der Verletzung sind folgende Maßnahmen indiziert:
- Intubation und Beatmung
- periphere- und zentrale *Venenzugänge*, Schockbekämpfung, *arterieller Zugang*
- Blutentnahme für Kreuzblut und Labordiagnostik (Blutgasanalyse, Hb, Hk, Elektrolyte, Gerinnung)
- Blasenkatheter, Magensonde
- Thorax-Röntgen, ggf. Thoraxdrainagen
- Peritoneallavage bzw. Sonographie bei Verdacht auf intraabdominelle Blutung

1. Reanimationsphase
Maßnahmen entsprechend dem Schweregrad der Verletzung

Tab. 5-3: Wertigkeit der Befunderhebung bei SHT

CT:	wichtigstes diagnostisches Hilfsmittel für die Erfassung operationspflichtiger Hämatome und eines Hirnödems
Röntgen:	Frakturdiagnostik an Schädel und HWS
Echoenzephalographie:	nur bei Kindern aussagekräftig
Angiographie:	bei fehlendem CT hilfreich
Lumbalpunktion:	wegen der Gefahr der Hirnstammeinklemmung kontraindiziert
Augenhintergrund:	Stauungszeichen treten nach akuter intrakranieller Drucksteigerung mit einer Latenz von ca. 8 Tagen auf

Sofortoperation, wenn Blutstillung und Schockbekämpfung anders nicht möglich sind

Bei intraabdominellen Massenblutungen oder unkontrollierbaren äußeren Blutungen kann eine **Sofortoperation** notwendig werden, um eine suffiziente Schockbekämpfung zu ermöglichen. Dabei muß die präoperative Diagnostik u. U. auf ein Minimum beschränkt bleiben.

2. erste Stabilisierungsphase
Stufenplan für weiteres diagnostisches und therapeutisches Vorgehen

Nach der hämodynamischen und respiratorischen Stabilisierung **(„erste Stabilisierungsphase")** wird das weitere diagnostische und operative Vorgehen in Abhängigkeit von der Dringlichkeit und der zerebralen Situation des Patienten nach einem Stufenplan festgelegt. **Ziel** ist es, *sekundäre Organschäden zu verhindern* und die *vitalen Funktionen weiter zu stabilisieren:*
- neuroradiologische Diagnostik (CT)
- Konsiliartätigkeit entsprechend der häufig auftretenden Begleitverletzungen (Augen, HNO, ZMK)
- röntgenologische Abklärung der Skelettverletzungen

CT:
bestes diagnostisches Verfahren bei
- operationspflichtigen Hämatomen
- Hirnödem

Ein CT wird je nach Schweregrad des SHT und dem Hämatomrisiko angeordnet (Tab. 5-3). Wichtig ist vor allem die Diagnose eines *operationspflichtigen Hämatoms* oder eines *Hirnödems.*

3. erste operative Phase
Narkoseführung: Medikamentenauswahl unter Berücksichtigung der Auswirkungen auf den intrakraniellen Druck
Cave:
Narkose verschleiert die Symptome bei zunehmender Raumforderung

Bei der anästhesiologischen Versorgung des SHT-Patienten während der **„ersten operativen Phase"** müssen hinsichtlich der Medikamente für die **Narkoseführung** deren Auswirkungen auf den zerebralen Perfusionsdruck berücksichtigt werden.

Geeignet ist eine Basisnarkose mit einem *Opioid* (z. B. Fentanyl), *Relaxierung* und ggf. Supplementierung mit einem Inhalationsanästhetikum (vorzugsweise Isofluran) in niedriger Konzentration. Die Beatmung sollte zu einer mäßigen Hyperventilation führen (Pa CO_2 32–30 mmHg)

Bei der **Versorgung von Begleitverletzungen** ist zu beachten, daß sich während der Operation aus anfänglich kleinen *Kontusionsblutungen raumfordernde Hämatome* entwickeln können, deren rechtzeitiges Erkennen unter Operationsbedingungen schwierig ist. Sind z. B. Frakturen zu versorgen, kann bei mittelschwerem SHT (Bewußtlosigkeit ohne neurologische Ausfälle) eine Osteosynthese von ca. 2 Std. Dauer vertretbar sein. Liegen jedoch zusätzlich neurologische Symptome vor, muß sich die Stabilisierung offener Frakturen u. U. auf eine Wundversorgung und Immobilisierung (Extension bzw. Gips) beschränken.

Sekundärverlegung in eine Klinik mit CT bzw. Neurochirurgie
- komatöser Patient
- Schädelfraktur mit Bewußtseinstrübung
- Zunahme der Bewußtseinstrübung
- neurologische Symptome

Eine **Sekundärverlegung** in eine entsprechend ausgerüstete Klinik bzw. neurochirurgische Abteilung ist dann erforderlich, wenn die Indikation zur CT gegeben ist, z. B. die *Bewußtseinstrübung zunimmt* oder wenn *neurologische Herdsymptome* auftreten. Die Verlegung darf jedoch beim Mehrfachverletzten erst *nach Beseitigung einer vitalen Bedrohung* (Atmung, Kreislauf, innere Blutung) erfolgen.

Stationäre Überwachung

2.1.10.3 Stationäre Überwachung

Eine engmaschige Überwachung d. h. eine mindestens 15minütliche Kontrolle von **Blutdruck, Puls, Bewußtsein und Pupillen**, und wenn möglich kontinuierlich mit Ekg und Pulsoxymeter ist erforderlich bei
- schwerem und mittelschwerem SHT,
- leichtem SHT mit *Schädelfraktur, Bewußtseinstrübung* (inkl. alkoholtoxischer)

2.2 Endokrin-metabolische Komata

G. Müller-Esch, P. C. Scriba

Endokrin-metabolische Komata

Der Begriff *endokrin-metabolische Komata* umfaßt zweierlei:

Begriffsbestimmung

- die als Folge endokriner oder metabolischer Erkrankungen auftretenden **höhergradigen Bewußtseinsstörungen** und
- die **endokrin-metabolischen Krisen** selbst, d. h. akut lebensbedrohliche Entgleisungen oder Exazerbationen endokrin-metabolischer Grundleiden.

Endokrin-metabolisch bedingte Bewußtseinsstörungen können der Gruppe der endokrin-metabolisch bedingten Enzephalopathien zugeordnet werden. Deren neurologisch-psychopathologische Symptomatik ist allerdings wenig spezifisch und kaum jemals allein diagnostisch wegweisend. Nur in Verbindung mit einer differentialdiagnostischen Beurteilung der endokrin-metabolischen Krisen aus internistischer Sicht ist eine rasche Kausalbehandlung, die lebensrettenden Charakter haben kann, möglich. Dieser Umstand räumt den insgesamt *seltenen endokrin-metabolischen Komaformen* gegenüber den anderen, häufigeren Ursachen von akuten Bewußtseinsstörungen eine besondere Stellung ein.
Die wichtigsten, hier zu besprechenden endokrin-metabolischen Krisen, eingeteilt nach Über- bzw. Unterfunktionszuständen, zeigt Tab. 5-4.

Einteilung nach Über- bzw. Unterfunktionszuständen (Tab. 5-4).

Tab. 5.4: Endokrin-metabolische Krisen

Unterfunktion	Überfunktion
Myxödem-Koma	Thyreotoxische Krise
Addison-Krise	akutes Cushing-Syndrom
hypophysäres Koma	
kritischer Diabetes insipidus	Syndrom der inappropriaten ADH-Sekretion (SIADH)
Coma diabeticum	hypoglykämisches Syndrom
akuter Hypoparathyreoidismus	hyperkalzämische Krise
Coma hepaticum	–
Coma uraemicum	–

2.2.1 Thyreotoxische Krise

Thyreotoxische Krise

Definition: Akut-lebensbedrohliche Exazerbation einer Hyperthyreose.

Definition:

2.2.1.1 Ätiopathogenese

Ätiopathogenese

Meist sind es vorbestehende, nicht diagnostizierte, seltener unzureichend eingestellte Hyperthyreosen, die unter Streßbedingungen (Infektionen, Traumata oder extrathyreoidale Operationen) dekompensieren.
Auslösend können sein: TSH-Stimulationstests, Radiojodtherapie und Schilddrüsenoperationen, wenn nicht zuvor eine euthyreote Stoffwechsellage wiederhergestellt wurde.

Mögliche Auslöser:
TSH-Stimulationstests
- Radiojodtherapie
- Schilddrüsen-Op. bei hyperthyreoter Stoffwechsellage
- **Jodexzeß** (jodhaltige Röntgenkontrastmittel)

Gefürchtet, weil häufig therapieresistent und mit hoher Letalität behaftet, sind thyreotoxische Krisen nach **Jodexzeß** (z. B. *Verabfolgung jodhaltiger Röntgenkontrastmittel, jodhaltige Desinfektionsmittel*), die sich mit einer Latenz von Wochen bis Monaten einstellen können.

Von wenigen Ausnahmen abgesehen, muß eine Schilddrüsenerkrankung (Immunhyperthyreose Typ Morbus Basedow oder Schilddrüsenautonomie) als Voraussetzung für die Auslösung vorliegen.

Pathophysiologie

Charakteristika:
- extremer Energiestoffwechsel
- Wirkungsüberschuß von Katecholaminen
- Nebennierenrindeninsuffizienz

2.2.1.2 Pathophysiologie

Die pathophysiologischen, zur krisenhaften Stoffwechseldekompensation führenden Mechanismen sind im Detail nicht erklärt. Vereinfachend läßt sich die thyreotoxische Krise im Hinblick auf klinisch-therapeutische Gesichtspunkte metabolisch charakterisieren durch
- einen *extrem gesteigerten Energiestoffwechsel* infolge Schilddrüsenhormonexzeß,
- einen *Wirkungsüberschuß von Katecholaminen* und
- eine latente oder manifeste *Nebennierenrindeninsuffizienz.*

Klinik

2.2.1.3 Klinik

Die *Lebensbedrohlichkeit* der thyreotoxischen Krise kann nicht genug hervorgehoben werden. Die Letalität beträgt selbst bei rechtzeitigem Einsetzen einer optimalen Therapie unter intensivmedizinischen Bedingungen bis zu 30%. Diese prognostische Angabe ist aber ebenso wie epidemiologische Aussagen durch Schwierigkeiten der Abgrenzung und Dunkelziffer unsicher.

- **Leitsymptome**

⇨

Leitsymptome sind:
- Hyperthermie bis >40 °C
- Tachykardie (>150/min) und Herzrhythmusstörungen (z. B. Vorhofflimmern)
- Hyperhydrosis
- profuse Durchfälle und Dehydratation
- rapider Gewichtsverlust
- Schock

- **Neurologisch:**
- Adynamie
- pseudobulbäre Sprache
- motorische Unruhe, Apathie
- Bewußtseinsstörungen

Neurologisch-psychiatrisch wegweisend sind:
- Adynamie
- pseudobulbäre Sprache
- motorische Unruhe im Wechsel mit Apathie
- jeder Grad von Bewußtseinsstörung bis zum Koma

Diagnostik
- Schilddrüsenanamnese
- **klinische** Symptomatik
- bestehende Struma (evtl. mit Schwirren)
- Schilddrüsensonographie
- Hormonanalytik

2.2.1.4 Diagnostik, Differentialdiagnostik

Die Diagnose der Krise wird stets **klinisch** gestellt. Bei entsprechendem Verdacht (s. **Leitsymptome**) liefern eine positive *Schilddrüsenanamnese* wie auch das Vorhandensein einer *Struma* weitere Hinweise. Ein *Schwirren* über der Schilddrüse ist in Verbindung mit einer *Echoarmut* des Organs *im Sonogramm* auch bei Fehlen einer endokrinen Orbitopathie beweisend für einen Morbus Basedow.
Erhärtet wird die Diagnose durch **Hormonanalytik**: mäßig bis exzessiv erhöhte Schilddrüsenhormonkonzentrationen (T_3, T_4) bei supprimiertem TSH.

Vor Therapie Blutprobe entnehmen!

⇨

Für die meisten endokrin-metabolischen Krisen gilt: Eine frühzeitig, d. h. vor der Therapie abgenommene **Ausgangsblutprobe** ist aus differentialdiagnostischen, therapeutischen und prognostischen Gründen von hoher Relevanz. Auf keinen Fall darf jedoch bei klinischem Verdacht auf eine endokrin-metabolische Krise mit der gezielten Behandlung so lange gewartet werden, bis diese durch Hormon- und Stoffwechselanalytik gesichert ist.

Differentialdiagnostik
- perakute infektiöse Darmerkrankungen
- septischer Schock
- Enzephalitiden
- akute Psychosen
- Alkoholentzugsdelir

Differentialdiagnostik: Die klinische Diagnose ist besonders dann erschwert, wenn die Symptome der auslösenden Erkrankung dominieren, wie dies z. B. bei *perakuten infektiösen Darmerkrankungen, septischem Schock* oder *Enzephalitiden* der Fall sein kann.
Verwechslungen mit *akuten Psychosen* anderer Ätiologie oder auch einem *Alkoholentzugsdelir* kommen vor.

2.2.1.5 Therapie

Therapie

Die stets unter intensivmedizinischen Bedingungen durchzuführende Therapie der thyreotoxischen Krise (Tab. 5-5) ist **polypragmatisch**, läßt sich jedoch der besseren Übersichtlichkeit wegen in **spezifische** und **flankierende** Maßnahmen unterteilen.

Spezifische Maßnahmen: Hier geht es in erster Linie darum, den Pool an Schilddrüsenhormonen zu reduzieren und deren Wirkungen in der Peripherie abzuschwächen: *Thiamazol* blockiert die Schilddrüsenhormonsynthese, *Proloniumjodid* die Hormonausschüttung; *β-Blocker* bewirken eine Konversionshemmung von T_4 zu T_3 und dämpfen die gesteigerte Sympathikuswirkung. Lediglich bei vorangegangener Jodkontamination ist Proloniumjodid wirkungslos bzw. kontraindiziert; in diesen Fällen ist eine i. v. *Lithiumtherapie* unter Kontrolle der Serumspiegel, die zwischen 0,8 und 1,2 mmol/l liegen sollten, angezeigt. Bei schwerer thyreotoxischer Krise bzw. bei Verschlechterung trotz adäquater Basistherapie ist die intermittierende oder kontinuierliche *Plasmapherese* ebenso wie die *Hämoperfusion* geeignet, die Schilddrüsenhormonspiegel im Serum kurzfristig drastisch zu senken. Die begleitende Nebennierenrindeninsuffizienz wird durch hochdosierte *Hydrokortisongabe* substituiert; auch *Glukokortikoide bewirken eine Konversionshemmung.*

Flankierende Maßnahmen: Sie richten sich nach den allgemeinen Prinzipien der internistischen Intensivmedizin. Von großer Bedeutung ist die bilanzierte Sicherstellung einer ausreichenden Flüssigkeits- und Kalorienzufuhr und eine systemische Heparingabe, um dem erhöhten Thrombose- und Embolierisiko zu begegnen.
Die **Dauer** der Intensivtherapie richtet sich nach dem klinischen Verlauf und kann viele Tage, also z. B. 2–3 Wochen lang erforderlich sein. Daher versuchen einige Zentren bei jodinduzierter bedrohlicher Thyreotoxikose eine *frühzeitige Strumaresektion* in den ersten Tagen nach Therapiebeginn, um das marantische Stadium zu vermeiden.

Tab. 5-5: Therapie der thyreotoxischen Krise

Spezifische Maßnahmen	Flankierende Maßnahmen
1. Antithyreoidale Medikamente a) Blockade der Hormonsynthese: – Thiamazol 160–240 mg/die i. v. b) Blockade der Hormonausschüttung – Proloniumjodid 800–1 200 mg/die i. v. – Lithium (bei Jodexzeß) ca. 1,5 g/die i. v. 2. Plasmapherese bzw. Hämoperfusion 3. Sympathikolyse – β-Blocker (z. B. Pindolol 0,1–0,2 mg/h i. v.) 4. Glukokortikosteroide – Hydrokortison 200 mg/die i. v.	1. Bilanzierte Infusionstherapie mit hoher Flüssigkeits- und Kalorienzufuhr 2. Fiebersenkung: Antipyretika und physikalische Kühlung 3. Sedierung: z. B. Promethazin 50 mg i. v. 4. Digitalis (bevorzugt bei Tachyarrhythmia absoluta) 5. Antibiotika 6. Thromboembolieprophylaxe: systemische Heparingabe

2.2.2 Myxödem-Koma

Myxödem-Koma

Definition: Lebensbedrohliche krisenhafte Exazerbation einer chronischen Hypothyreose.

Definition:

2.2.2.1 Ätiopathogenese

Ätiopathogenese

Häufigste Ursache der primären Hypothyreose im Erwachsenenalter ist die chronisch-atrophische *Autoimmunthyreoiditis.* Außerdem sind *iatrogen* bedingte Unterfunktionen von Bedeutung: Zustand nach Schilddrüsenopera-

Ursachen der primären Hypothyreose im Erwachsenenalter:
– atrophische Autoimmunthyreoiditis

– iatrogen bedingte Unterfunktionen (Schilddrüsen-Op., Radiojodbehandlung, antithyreoidale Pharmaka)

tionen und nach Radiojodtherapie oder auch Überdosierung von antithyreoidalen Pharmaka. Der Übergang einer derartigen chronischen Hypothyreose in ein Myxödem-Koma ist allerdings sehr selten und im Einzelfall nicht vorhersehbar.

Pathophysiologie

Auslösende Faktoren:
- Operationen
- Infektionen
- Traumata u. a.

Pathogenetische Faktoren

⇨

Letalität bis zu 50 %

2.2.2.2 Pathophysiologie

Der dramatische Umschlag der vorbestehenden Schilddrüsenunterfunktion in die Stoffwechselkrise bedarf in aller Regel eines Anstoßes durch **auslösende Faktoren** wie z. B. Operationen, Infektionen, Traumata, Kälteexposition oder Medikation mit sedierend wirkenden Pharmaka.

Pathogenetisch spielen eine wesentliche Rolle:
- Stoffwechselverlangsamung und Hypothermie
- Herabsetzung der Hirndurchblutung durch Bradykardie
- respiratorische Insuffizienz infolge alveolärer Hypoventilation

Die *Letalität* ist hoch; sie beträgt selbst bei adäquater intensivmedizinischer Behandlung bis zu 50%.

Klinik

Leitsymptome

⇨

2.2.2.3 Klinik

Leitsymptome sind:
- Zeichen des chronischen Schilddrüsenhormonmangels: *Blässe, trockene schuppige Haut, struppige Haare, Ödemneigung, Verlangsamung der Achillessehnenreflexzeit*
- Hypothermie (Spezialthermometer!)
- Bradykardie, Perikarderguß
- respiratorische Insuffizienz
- Bewußtseinsstörungen
- zerebrale Krampfanfälle

Diagnostik
- Anamnese
- klinische Symptomatik
- Schilddrüsenhormonanalytik

Notfall-Screening:
- Blutgasanalyse und
- Serumelektrolyte vorrangig

Differentialdiagnostik
- Hirnblutungen, Enzephalitiden
- Intoxikationen

Erkrankungen mit primär pulmonaler Insuffizienz (massive Pneumonien, chronisch obstruktive Lungenerkrankungen)

2.2.2.4 Diagnostik, Differentialdiagnostik

Die Diagnose der Krise wird **klinisch** gestellt, wobei die (Fremd-) Anamnese wertvolle Hinweise beisteuern kann. Beweisend ist das Ergebnis der *Schilddrüsenhormonanalytik* (erniedrigte Spiegel von T_3 und T_4 mit kompensatorisch stark erhöhtem basalen TSH).
Im **Notfall-Screening** vorrangig sind *Blutgasanalyse* (CO_2-Narkose mit respiratorischer Azidose) und *Serumelektrolyte* (ausgeprägte Hyponatriämie, wohl infolge inappropriater ADH-Sekretion; s. 2.2.7.). Die beobachteten Enzymerhöhungen, z. B. von CK, HBDH und GOT, sind meist unspezifisch, jedoch für die Differentialdiagnose eines begleitenden bzw. auslösenden Myokardinfarktes von Bedeutung.

Differentialdiagnostik: Sie umfaßt vor allem das breite Spektrum komatöser Bewußtseinsstörungen (z. B. *Hirnblutungen, Enzephalitiden, Intoxikationen*) und andere Ursachen einer respiratorischen Insuffizienz (massive *Pneumonien, chronisch-obstruktive Lungenerkrankungen*).
Die wechselseitige Beeinflussung der Symptomengestaltung zwischen diesen entweder als *Auslöser* oder als *Komplikation* vorliegenden Erkrankungen einerseits und dem Myxödem-Koma andererseits kann die Therapie erschweren.

Therapie

Intensivstation:
- LT_3 75–125 µg/d i. v.
- 200 mg Hydrokortison/d i. v.
- symptomatische Behandlung

2.2.2.5 Therapie

Die Therapie erfolgt stets unter intensivmedizinischen Bedingungen.
Spezifische Maßnahmen sind dabei der Ausgleich des Schilddrüsenhormonmangels und der begleitenden Nebennierenrindenunterfunktion, **flankierende Maßnahmen** die Behandlung der respiratorischen Insuffizienz, bi-

lanzierte Infusionstherapie und die Bekämpfung auslösender oder begleitender Erkrankungen:

Spezifische Maßnahmen
1. Initiale Schilddrüsenhormonsubstitution:
   LT_3 75–125 µg/die i.v.
   alternativ: LT_4 200–500 µg als Bolus initial i.v., danach 200 µg/die
2. Glukokortikosteroide: 200 mg Hydrokortison/die i.v.

Symptomatische Maßnahmen
1. Sauerstoffgabe, Azidoseausgleich, künstliche Beatmung
2. bilanzierte Infusionstherapie
3. Behandlung komplizierter Begleiterkrankungen (z. B. Sepsis, akuter Myokardinfarkt)

Cave bei T_3-, Thyroxingabe:
- maligne ventrikuläre Rhythmusstörungen
- Myokardinfarkt

Zur Beseitigung des Schilddrüsenhormondefizites wird entweder *Trijodthyronin* oder *Thyroxin* eingesetzt. Die Höhe der Initialdosis und die Dauer der Krisentherapie sollten den gewünschten Wirkungseintritt und die Abschätzung des kardialen Risikos berücksichtigen. *Theoretisch* ist die Auslösung eines akuten Myokardinfarktes oder maligner ventrikulärer Rhythmusstörungen unter dem stoffwechselaktiveren LT_3 eher zu erwarten; in der *Praxis* sollte man in jedem Fall – unabhängig vom Substitutionsregime – auf derartige Ereignisse vorbereitet sein (EKG-Monitoring).

2.2.3 Addison-Krise

Addison-Krise

Definition:

Definition: Akut-lebensbedrohliche Nebennierenrindeninsuffizienz (NNRI).

2.2.3.1 Ätiopathogenese

Ätiopathogenese

Häufigste Ursache ist die idiopathische **Autoimmunadrenalitis**

Häufigste **Ursache der** *primären* NNRI *(Morbus Addison)* ist die sog. idiopathische **Autoimmunadrenalitis**; eine Kombination mit anderen organspezifischen Autoimmunerkrankungen, z. B. perniziöser Anämie oder chronisch-atrophischer Immunthyreoiditis *(Schmidt-Syndrom)* ist dabei möglich.
Weiter sind zu nennen:

Weitere Ursachen

⇦

- beidseitige **Einblutung** bei hämorrhagischer Diathese (z. B. Antikoagulantien; *Waterhouse-Friderichsen-Syndrom* bei Meningokokkensepsis),
- beidseitige **NNR-Metastasen** (Bronchialkarzinom),
- **plötzlicher Abbruch einer Glukokortikosteroid-Substitution** bei bekannter chronischer NNRI bzw. **ungenügende Dosisadaptation** in derartigen Fällen **bei erhöhtem Kortikoidbedarf** (Traumata, Operationen, Infektionen)
- sowie **abrupte Beendigung einer langfristigen systemischen Therapie mit Glukokortikoiden bei anderen Grunderkrankungen** (z. B. Kollagenosen, Asthma bronchiale, Sarkoidose).

Die *Nebennierentuberkulose*, früher zahlenmäßig an erster Stelle, ist heute in den Hintergrund getreten.

Pathogenese:
Schock entsteht durch
- Mineralo- und
- Glukokortikosteroid-Mangel

Pathogenese: Die Addison-Krise gehört zu den endokrin-metabolischen Krisen mit **dominierender** Schocksymptomatik. Pathogenetisch sind dafür der *Mineralokortikosteroid-Mangel* mit seinen Folgen (renaler Natriumverlust, metabolische Azidose und Dehydratation) und auf den *Glukokortikosteroid-Mangel* zu beziehende Phänomene (verminderte Katecholaminwirksamkeit, Myokardinsuffizienz, verringertes Ansprechen des Blutdrucks auf Angiotensin II) verantwortlich.

2.2.3.2 Klinik

Klinik

Bei vorbestehender NNRI können Anamnese und Fremdanamnese wichtige Hinweise geben. In diesem Zusammenhang ist auch auf typische **Hyperpigmentierungen** zu achten.
Adynamie, Muskelschmerzen, Übelkeit und **Erbrechen** sind charakteristische **Prodromi** für eine sich anbahnende Krise.

Prodromi:
- Adynamie, Muskelschmerzen
- Übelkeit, Erbrechen

Leitsymptome

⇨

Das **Vollbild** ist gekennzeichnet durch:
- Schock (hypotone Dehydratation)
- Oligurie
- Hypothermie oder auch Fieber
- Pseudoperitonitis
- Zerebrale Krampfanfälle
- Koma

Diagnostik

Labor:
- Hyponatriämie, meist Hyperkaliämie
- metabolische Azidose
- Hypoglykämie

Hormonanalytik:
- **Serumkortisol** nicht meßbar bzw. inadäquat erniedrigt
- **ACTH** ↑ (bei primärer NNRI)

Differentialdiagnostik
- Sepsis, perakute Enteritiden, Peritonitis
- hypoglykämischer Schock
- Schockzustände anderer Ätiologie

2.2.3.3 Diagnostik, Differentialdiagnostik

Laborchemisch wegweisend sind:
- Hyponatriämie, Hyperkaliämie (nicht obligat)
- metabolische Azidose und
- Hypoglykämie.

Hormonanalytisch beweisend sind:
- nicht meßbares bzw. inadäquat niedriges Serumkortisol
- und – bei primärer NNRI – erhöhtes ACTH.

Die Ausgangsblutproben sollten bei klinischem Verdacht unbedingt **vor** der unverzüglich zu beginnenden Substitutionsbehandlung entnommen werden.

Differentialdiagnostik:
- andere Schockformen
- perakut verlaufende infektiöse Darmerkrankungen
- Peritonitis
- Sepsis
- hypoglykämischer Schock.

Therapie

Entscheidend sind
- **Glukokortikosteroidsubstitution**
- **Volumenersatz** und
- **Schockbehandlung**.

Parallel dazu muß die auslösende Ursache gezielt angegangen werden

2.2.3.4 Therapie

Die Grundpfeiler der Therapie sind **Glukokortikosteroidsubstitution, Volumenersatz** und **Schockbehandlung** sowie möglichst gezieltes Angehen der auslösenden Ursache.

Glukokortikosteroidsubstitution
- 100 mg Hydrokortison initial langsam i.v. (alkalische Lösung!), danach 10 mg/h über Perfusor

Infusionstherapie
- kristallin: 0,9%ige NaCl-Lösung
- kolloidal: z. B. HAES (bei ausgeprägtem Volumenmangelschock)
- kalorisch: hochprozentige Glukoselösung

Behandlung auslösender Ursachen (z. B. Sepsis, Gerinnungsstörungen)

Die hochdosierte i.v. *Hydrokortison*substitution wird in Abhängigkeit vom klinischen Verlauf reduziert und auf eine orale Medikation umgestellt. Ein Mineralokortikosteroid (*Aldosteron* 1,5 mg/die i.v.) ist initial nur bei ausgeprägter Hyperkaliämie und Hyponatriämie erforderlich.
Die Höhe des Flüssigkeitsbedarfs richtet sich nach den üblichen intensivmedizinischen Parametern (Blutdruck, Puls, Zentralvenendruck, Harnausscheidung); ein Bedarf von 3 bis 4 l physiologischer Kochsalzlösung in den ersten 6 Stunden ist keine Seltenheit (aber cave Wasserintoxikation). Der Glukosebedarf ist gesteigert; wegen der Gefahr hypoglykämischer Krämpfe ist ein Blutzuckermonitoring unverzichtbar.

Verlauf:
Bei interkurrenten Erkrankungen ist eine etablierte Kortisolsubstitution auf das **bis zu 10fache** zu steigern.
Ein **Notfallausweis** ist obligat

Verlauf und Prognose: Bei rechtzeitig einsetzender adäquater Therapie gutes Ansprechen. Ein großer Teil der Addison-Krisen könnte dadurch verhindert werden, daß eine bereits etablierte Kortisolsubstitutionsbehandlung im Fall interkurrenter Erkrankungen der akuten Belastung angepaßt, d. h. in der Dosis um das bis zu Zehnfache des Normalbedarfs eines Addison-Patienten gesteigert wird. Dieser Hinweis sollte auf dem obligatorischen *Notfallausweis* nicht fehlen.

2.2.4 Hypophysäres Koma

Hypophysäres Koma

Definition: Lebensbedrohliche Stoffwechselkrise infolge akuter oder akut dekompensierter Hypophysenvorderlappeninsuffizienz (HVLI).

2.2.4.1 Ätiopathogenese

Ätiopathogenese

Ursachen:
- traumatische, operative HVL-Schädigung
- Exazerbation einer bestehenden HVLI durch Streßbelastungen
- Hypophysenapoplexie

Das ganz überwiegend von der akuten sekundären Nebennierenrindeninsuffizienz beherrschte klinische Bild entwickelt sich
- entweder akut ohne spezielle Vorgeschichte als Folge einer traumatischen oder operativen HVL-Schädigung oder
- bei bereits vorbestehender HVLI (z. B. Hypophysentumoren, *Sheehan*-Syndrom oder Granulome *(M. Boeck)*) im Rahmen einer durch unterschiedliche Streßbelastungen (z. B. interkurrente Infekte) ausgelösten Exazerbation.

Besonders dramatischen Charakter hat die sog. *Hypophysenapoplexie*, d. h. die durch Einblutung bei Hypophysentumoren hervorgerufene hämorrhagische Hypophysenvorderlappennekrose.

Sehr selten sind jene Fälle, bei denen Zeichen des Myxödem-Komas (s. S. 219) im Vordergrund stehen.

2.2.4.2 Klinik

Klinik
- Hautblässe, fehlende Behaarung (vorbestehende HVLI)
- übrige **Leitsymptome** wie bei M. Addison (s. S. 221)
- heftigste Kopfschmerzen (bei Hypophysenapoplexie)

Bei vorbestehender HVLI imponieren **Hautblässe** und **fehlende Behaarung** als Ausdruck des chronischen hypogonadotropen Hypogonadismus.
Charakteristisch für die Hypophysenapoplexie ist der akute Beginn mit heftigsten Kopfschmerzen.
(Fremd-) anamnestisch kommt einer vorbestehenden Hormonsubstitution (Notfallausweis?) einige Bedeutung zu.
Die klinischen **Leitsymptome** sind im übrigen Ausdruck des Defizits an Nebennierenrindenhormonen, entsprechen daher denjenigen bei der Addison-Krise (s. S. 221), evtl. kombiniert mit Myxödemzeichen.

2.2.4.3 Diagnose, Differentialdiagnose

Diagnose
vgl. Addison-Krise (s. S. 221) Kraniale CT bei Verdacht auf Hypophysenapoplexie

Auch hier gilt das für die Addison-Krise gültige Vorgehen.
Hormonanalytisch sollten in der Akutsituation die HVL-Nebennierenrinden-Achse (Serum-Kortisol und ACTH) ebenso wie die thyreotrope Vorderlappenfunktion (T_3, T_4, TSH) überprüft werden; GH, PRL und Gonadotropine haben zunächst keine therapeutische Relevanz.
Bei Verdacht auf Hypophysenapoplexie sollte die Einblutung computertomographisch gesichert werden.

Differentialdiagnose: *Addison-Krise* (s. S. 221) bzw. *Myxödem-Koma* (s. S. 219).
Insbesondere beim Schädel-Hirn-Trauma kann die klinische Abgrenzung schwierig sein.

Differentialdiagnose
wie
- Addison-Krise (s. S. 221) bzw.
- Myxödem-Koma (s. S. 219)

2.2.4.4 Therapie

Therapie
wie bei
- akuter NNR-Insuffizienz bzw.
- beim Myxödem-Koma
- Op. bei Hypophysenapoplexie.

Die Behandlungsprinzipien entsprechen denen bei *akuter Nebennierenrindeninsuffizienz.*
Im seltenen Fall einer kritischen Hypothyreose wird wie beim *Myxödem-Koma* vorgegangen.
Bei Verdacht auf Hypophysenapoplexie ist nach schnellstmöglicher CT-Sicherung der Diagnose eine neurochirurgische Intervention dringlich.

2.2.5 Akutes Cushing-Syndrom

Akutes Cushing-Syndrom

Definition: Krisenhafte Exazerbation eines Hyperkortizismus.

Ätiopathogenese

Seltenes Krankheitsbild
Mögliche **Ursachen**:
- Hypophysenadenome
- paraneoplastische ACTH-, CRH-Produktion

2.2.5.1 Ätiopathogenese

Das kritische, akute Cushing-Syndrom ist *eine Rarität.* Ursächlich kommen sowohl **Hypophysenadenome** als auch verschiedene Tumoren (z. B. Brochialkarzinom) mit exzessiv erhöhten ACTH-Werten im Plasma infolge **paraneoplastischer Produktion von ACTH** (noch seltener auch von CRH) in Frage.

Klinik
- Adynamie
- Ödemneigung
- Bewußtseinsstörungen, evtl. zerebrale Krampfanfälle
- Pigmentierung (beim ektopischen ACTH-Syndrom

2.2.5.2 Klinik

Bei der körperlichen Untersuchung bieten nicht alle Patienten die bekannten *Zeichen des Hyperkortizismus.* In der Akutsituation prägen meist eine extreme **Adynamie**, eine generalisierte **Ödemneigung** und **Bewußtseinsstörungen** unterschiedlichen Ausmaßes bis hin zum Koma, evtl. in Verbindung mit zerebralen **Krampfanfällen**, das Bild. Beim ektopischen ACTH-Syndrom besteht häufig eine extreme **Pigmentierung**.

Diagnostik
- metabolische Alkalose (Mineralokortikosteroidexzeß)
- erhöhte Serumspiegel von Kortisol, ACTH

2.2.5.3 Diagnostik

Laborchemisches Leitsymptom ist eine ausgeprägte *metabolische Alkalose* als Ausdruck des Mineralokortikosteroidexzesses; **hormonanalytisch** beweisend sind erhöhte Kortisol- und ACTH-Spiegel.

Therapie

Richtet sich nach der Grunderkrankung.
- **Hypophysentumor**: Adenomentfernung (transnasal)
- **inoperables** paraneoplastisches **ACTH-Syndrom**: medikamentöser Versuch mit Aminoglutethimid, Ketoconazol bzw. Etomidate

2.2.5.4 Therapie

Je nach Grunderkrankung: beim Hypophysentumor transnasale Adenomentfernung; beim paraneoplastischen ACTH-Syndrom infolge eines chirurgisch nicht kurativ angehbaren Tumors bzw. bei nicht lokalisierbarem Primärtumor medikamentöser Therapieversuch mit *Aminoglutethimid* (Enzyminhibitor der Kortikoidsynthese), *Ketoconazol* oder *Etomidate* (das wahrscheinlich die früher in verzweifelten Fällen – bei nicht beherrschbarer metabolischer Alkalose – durchgeführte bilaterale Adrenalektomie zu ersetzen vermag).

Kritischer Diabetes insipidus

Definition:

2.2.6 Kritischer Diabetes insipidus

Definition: Akut-lebensbedrohliche Stoffwechselkrise infolge Vasopressinmangels bzw. Vasopressinresistenz.

Ätiopathogenese

1. zentraler D. insipidus:
- Vasopressinmangel Autoimmunerkrankung, Schädel-Hirn-Trauma, Gefäßprozesse, chronisch-granulomatöse Entzündungen bzw. Infektionen des ZNS)

2. nephrogener D. insipidus:
- verminderte oder fehlende Ansprechbarkeit der Niere gegenüber Vasopressin

2.2.6.1 Ätiopathogenese

Der **zentrale (hypothalamische)** Diabetes insipidus beruht auf einem Vasopressinmangel, hervorgerufen durch Schädel-Hirn-Trauma, Gefäßprozesse, chronische granulomatöse Entzündungen oder Infektionen des ZNS. Beim zahlenmäßig führenden sog. *idiopathischen* Diabetes insipidus gelingt in einem Teil der Fälle der Nachweis von Antikörpern gegen Vasopressin produzierende Neurone, so daß eine organspezifische Autoimmunerkrankung angenommen werden kann.
Der **nephrogene** Diabetes insipidus ist charakterisiert durch eine verminderte oder fehlende Ansprechbarkeit der Niere gegenüber Vasopressin. Er findet sich primär als x-chromosomal rezessiv vererbte Störung (selten), sekundär im Gefolge verschiedener Nierenerkrankungen oder bei Hyperkalzämie bzw. medikamentös induziert (Lithium, Demeclocyclin).

Klinik

Leitsymptome:

⇨

2.2.6.2 Klinik

> **Leitsymptome** sind die durch mangelnde Fähigkeit zur Harnkonzentrierung bedingte **Polyurie** und **Polydypsie**.

Patienten mit Diabetes insipidus sind auf eine intakte Durstempfindung angewiesen, um die hypertone Dehydratation auszugleichen. Ist eine ausreichende Flüssigkeitsaufnahme – sei es als Folge von Bewußtseinsstörungen (Schädel-Hirn-Trauma) oder bei zusätzlichem Defekt des hypothalamischen Durstmechanismus – nicht mehr gewährleistet, entwickelt sich schwerste Exsikkose mit Schocksymptomatik, Hypernatriämie (Hyperosmolalität), Hyperpyrexie („Salzfieber") und Koma.

2.2.6.3 Diagnostik

Beim **kritischen** Diabetes insipidus kann die für den stabilen Patienten geltende Funktionsdiagnostik (*Durstversuch* mit Bestimmung von Serum- und Urinosmolalität; *Carter-Robbins-Test* und *Hickey-Hare-Test) nicht zum Einsatz* kommen. Hier sollten (fremd-) anamnestische Angaben in Verbindung mit *Polyurie, hoher Serum- und niedriger Urinosmolalität* sowie bedrohlicher *Exsikkose* Anlaß genug sein, die Verdachtsdiagnose zu stellen.

Diagnostik

Keine Funktionstests beim kritischen Diabetes insipidus!
Beweisend sind:
- Serumosmolalität ↑
- Urinosmolalität ↓
- Polyurie, Exsikkose
- Anamnese

2.2.6.4 Therapie

Zentraler Diabetes insipidus: Vorrangig ist in der krisenhaften Exazerbation die unverzügliche Gabe des **Vasopressin-Analagons DDAVP** i.v. oder, falls es der Zustand gestattet, intranasal. Die Dosierung richtet sich nach dem Ergebnis kurzfristig wiederholter klinischer und laborchemischer Kontrollen des Flüssigkeitshaushaltes.
Die überbrückende Behandlung des Volumenmangelschocks erfolgt unter intensivmedizinischen Bedingungen.
Beim kritischen **nephrogenen Diabetes insipidus** ist DDAVP auch in hoher Dosierung wirkungslos. Statt dessen werden *Thiaziddiuretika* (z. B. Hydrochlorothiazid) gegeben, die über Vasopressin-unabhängige Mechanismen zu einer vermehrten Rückresorption des Glomerulumfiltrates im proximalen Tubulus führen.

Therapie

1. zentraler D. insipidus: DDAVP (Vasopressin-Analogon)
2. nephrogener D. insipidus: Thiaziddiuretika (z. B. Hydrochlorothiazid).
Bei beiden Formen überbrückende Behandlung des Volumenmangelschocks auf der Intensivstation

2.2.7 Syndrom der inappropriaten ADH-Sekretion (SIADH)

Syndrom der inappropriaten ADH-Sekretion (SIADH)
Definition:

Definition: Durch Vasopressinexzeß oder -regulationsstörung bedingtes klinisches Syndrom, charakterisiert durch *Hyponatriämie* und *Wasserretention.*

2.2.7.1 Ätiopathogenese

Ätiopathogenese

Ätiologie und Pathogenese sind uneinheitlich.

Wichtige Ursachen

Wichtige Ursachen sind:
- **paraneoplastische Vasopressinsekretion** (vor allem bei kleinzelligem Bronchialkarzinom)
- *entkoppelte Vasopressinfreisetzung* bei Erkrankungen des ZNS (Enzephalitiden, Hirntumoren, *Guillain-Barré-Syndrom*),
- *medikamentöse Einflüsse* (z. B. *Chlorpropamid, Clofibrat, Thiaziddiuretika, Phenothiazine*)
- **psychiatrische Krankheitsbilder** (z. B. endogene Psychosen; dann meist begleitet von psychogener Polydypsie).

2.2.7.2 Klinik

Eine **krisenhafte Zuspitzung** mit lebensbedrohlichem Charakter ist insgesamt **selten**. Im Vordergrund stehen dann die Auswirkungen einer extremen Hyponatriämie auf das ZNS: **Somnolenz** bzw. **Koma, Cheyne-Stokes-Atmung** und **Krampfanfälle**.

Klinik

Extreme Hyponatriämie führt **klinisch** zu:
- Somnolenz
- Koma
- Cheyne-Stokes-Atmung
- Krampfanfällen

2.2.7.3 Diagnostik

Bei entsprechendem Verdacht *(Hyponatriämie!)* ergibt sich die Diagnose aus der Kombination einer **niedrigen Serumosmolalität** mit einer dafür **inadäquat hohen Urinosmolalität**. Bei Tumorverdacht empfiehlt sich die *Plasmavasopressinbestimmung.*

Diagnostik
Kombination aus:
- niedriger Serumosmolalität mit inadäquat hoher Urinosmolalität
- bei Tumorverdacht: Plasmavasopressinbestimmung

Therapie

1. bei stabilen Patienten **Volumenrestriktion**, evtl. unterstützt durch Antagonisierung der Vasopressineffekte an der Niere (Demeclocyclin)
2. bei kritisch Kranken: **Anhebung des Serumnatriums** auf über 120 mosmol/kg (hypertone Kochsalzlösung)

2.2.7.4 Therapie

Die Therapie muß darauf abzielen, die Wasserretention zu beseitigen und die Hyponatriämie möglichst schonend auszugleichen (bei zu schneller Korrektur Gefahr von Hirnödem oder zentraler pontiner Myelinolyse).
Bei stabilen, nicht kritisch-kranken Patienten steht die *Volumenrestriktion* an erster Stelle, evtl. ergänzt durch medikamentöse Antagonisierung der Vasopressineffekte an der Niere *(Demeclocyclin)*.
In der Krisensituation muß versucht werden, das Serumnatrium auf über 120 mosmol/kg anzuheben, um die deletären neurologischen Auswirkungen der Hyponatriämie einzudämmen. Dies geschieht am besten durch *Infusion hypertoner Kochsalzlösung* (z. B. 3%ige NaCl-Lösung mit einer Geschwindigkeit von 0,1 ml/kg/min).

Coma diabeticum

Definition

2.2.8 Coma diabeticum

Definition: Durch relativen oder absoluten *Insulinmangel* verursachte Stoffwechselkrise.

Einteilung

1. auslösend beim **ketoazidotischen Koma**:
- interkurrente Erkrankungen
- Diätfehler
- inadäquate Insulinbehandlung

2. auslösend beim **hyperosmolaren Koma**:
- Akuterkrankungen
- ungenügende Flüssigkeitsaufnahme
- Medikamente

3. **Laktatazidose** (Biguanide!) sehr selten

2.2.8.1 Ätiologie, Pathogenese und Einteilung

Man unterscheidet zwei Hauptformen: das *ketoazidotische* und das *hyperosmolare* Koma (Tab. 5-6):
Das **ketoazidotische Koma** betrifft überwiegend jüngere Typ I-Diabetiker; in 20 bis 30 % ist es Erstmanifestation eines bisher nicht bekannten Insulinmangeldiabetes. *Bahnend* bzw. *auslösend* sind akute *interkurrente Erkrankungen* (vor allem Infektionen), ferner *Diätfehler* und *inadäquate Insulinbehandlung.*
Das **hyperosmolare Koma** betrifft meist ältere Typ II-Diabetiker; bis zu 50 % der Patienten haben keine Diabetesanamnese. Neben Akuterkrankungen (infektiös, zerebrovaskulär) sind als *Auslöser* von Bedeutung: ungenügende Flüssigkeitsaufnahme, Medikamente (z. B. *Chlorpromazin, Diuretika, Diphenylhydantoin*) und hohe Glukosegaben bei parenteraler Ernährung.
Mischformen sind keine Seltenheit.
Die gefürchtete **Laktatazidose**, früher meist durch *Biguanide* induziert, wird kaum noch beobachtet.

Tab. 5-6: Formen des Coma diabeticum

1. Ketoazidotisches Koma:	Blutzucker >300 mg/dl pH <7,3 Standardbikarbonat <15 mmol/l Basendefizit >20 mmol/l Ketonämie Ketonurie
2. Hyperosmolares Koma:	Blutzucker >600 mg/dl pH <7,3 Standardbikarbonat >15 mmol/l Serumosmolalität >320 mosmol/kg besonders starke Exsikkose
3. Mischform	
(4. Laktatazidose)	

Pathophysiologie
- Insulinmangel
- Insulinantagonismus und
- **Volumendefizit**

greifen vielfältig ineinander.

2.2.8.2 Pathophysiologie

Insulinmangel, -antagonismus und **Volumendefizit** sind vielfältig miteinander verknüpft:

- Die **Hyperglykämie** ist Folge der *erhöhten* hepatischen (evtl. auch der renalen) *Glukoseproduktion* und der *gedrosselten Glukoseutilisation* bei Insulinmangel und -antagonismus; bei manifestem hypovolämischem Schock wirkt sich die dann erniedrigte renale Glukoseelimination zusätzlich aus.
- *Insulindefizit* und *Überwiegen der kontrainsulinären Hormone* (Katechol-

amine, Glukagon, Wachstumshormon, Kortisol) resultieren in einer **gesteigerten Lipolyse** und Produktion der Ketonkörper Azeton, Azetoazetat und β-Hydroxybutyrat.
• Der *vermehrte Anfall der Ketosäuren* führt zur systemischen **Azidose**, die evtl. – bei Kreislaufinsuffizienz und Schock – durch vermehrte Laktatbildung verstärkt wird.
Beim **hyperosmolaren** Koma kommt es im Gegensatz zum ketoazidotischen *nicht zu Ketonämie* und Azidose, da offenbar noch ausreichend hohe Insulinspiegel zur suffizienten Hemmung der Lipolyse aufrechterhalten werden können; hier spielt die *Exsikkose* eine dominierende Rolle.
• Die **Dehydratation** ist zu allererst Folge der ausgeprägten *osmotischen Diurese* bei Hyperglykämie und Ketonämie.

Die mittleren Defizite an Wasser und Elektrolyten sind enorm: etwa 100 ml Wasser, 7 mmol Natrium, 5 mmol Kalium, 5 mmol Chlorid, 0,5 mmol Magnesium und 1 mmol Phosphat pro kg Körpergewicht gehen verloren.

• Die Genese der höhergradigen **Bewußtseinsstörungen** bis hin zum eigentlichen Koma, das jedoch nur bei 10 % der Patienten beobachtet wird, ist multifaktoriell: *Hyperosmolarität* mit osmotischem Gradienten zwischen Plasma und ZNS, *zelluläre Dehydratation*, *O_2-Mangel* und *Azidose* sind von Bedeutung.

2.2.8.3 Klinik

Klinik

Für die Verdachtsdiagnose entscheidend ist eine **sorgfältige Anamnese**.

Wird die *(Fremd)Anamnese* sorgfältig erhoben, läßt bereits die klinische Untersuchung die Verdachtsdiagnose stellen.

Prodromi

Wichtige **Prodromi** sind:
- Polyurie und Polydypsie
- Adynamie
- Erbrechen
- Gewichtsverlust
- Abdominalschmerzen (Pseudoperitonitis)

Das **voll ausgebildete Coma diabeticum** ist gekennzeichnet durch:

Leitsymptome des voll ausgebildeten Coma diabeticum

- Exsikkose
- Kußmaul-Atmung } beim ketoazidotischen Koma
- Azetongeruch der Atemluft } beim ketoazidotischen Koma
- beginnende Schocksymptomatik
- Tachykardie
- Somnolenz bzw. Koma

2.2.8.4 Diagnostik, Differentialdiagnostik

Diagnostik

Präklinisch vorrangig ist die Blutzuckerbestimmung (Teststreifen)

Präklinisch vorrangig ist die Sicherung der Verdachtsdiagnose durch *Blutzuckerbestimmung mittels Teststreifen.*
In der **Klinik** sind zu erfassen:

Wichtige Laborparameter in der Klinik

- arterielle Blutgase, Serumosmolalität, -elektrolyte
- Ketonkörper im Harn
- Serumkreatinin und -harnstoff: meist passagere geringe bis mäßige renale Funktionseinschränkung infolge Hypovolämie
- Leukozyten: Leukozytose auch bei fehlender akuter Begleitinfektion
- Laktat

Erhöhung von *Kreatinkinase* (Phosphatmangel?), *GOT, GPT* und *Amylase* (prärenales Nierenversagen; Speicheldrüsenisoenzym?) sind meist uncharakteristisch; jedoch müssen entsprechende behandlungsbedürftige akute Begleiterkrankungen (Myokardinfarkt, Pankreatitis usw.) ausgeschlossen werden.

EKG:
- Sinustachykardie
- Endstreckenveränderungen durch Azidose bzw. Elektrolytstörungen
- tachykarde Rhythmusstörungen
- passagere monophasische ST-Hebungen (selten)

Differentialdiagnose
- Myokardinfarkt
- Apoplexia cerebri
- „Dyspnoe"
- Peritonitis (Kinder)
- alkoholische Ketoazidose

Therapie

- **Präklinisch**
- unverzügliche **Volumengabe:** 0,9%ige NaCl-Lösung
- bei **Schocksymptomatik:** zusätzlich z. B. HAES

- **Klinische Behandlung**, gliedert sich in:

1. Allgemeine Maßnahmen:
Intensivmedizinische Behandlung obligat

2. Volumentherapie:
Geschätztes **Volumendefizit** mindestens 5 l

3. Insulintherapie:
„Low-dose"-Konzept: i.v. Zufuhr über Perfusor von 8–12/E Altinsulin/h
Bei Absinken des Blutzuckers <250 mg/dl: Infusion von 5%iger Glukoselösung zusätzlich

Elektrokardiographisch findet sich meist eine *Sinustachykardie.* Bei ausgeprägter Azidose, Hyper- oder Hypokaliämie und voll ausgebildetem hypovolämischen Schock finden sich neben *Endstreckenveränderungen Leitungsstörungen* unterschiedlichen Ausmaßes sowie *tachykarde Rhythmusstörungen. Passagere monophasische ST-Deformierungen* wie bei akutem Vorderwandinfarkt kommen vor.

Differentialdiagnose:
- Infarkt, apoplektischer Insult *mit* Koma bei Diabetes
- „Dyspnoe"
- „Peritonitis" bei Kindern
- alkoholische Ketoazidose

2.2.8.5 Therapie

Wichtigste **präklinische** Maßnahme nach Diagnosesicherung ist die *unverzügliche Volumengabe* in Form von 0,9%iger NaCl-Lösung. Während des Transportes werden mindestens 500 ml, bevorzugt über einen großlumigen peripher-venösen Zugang, mit Maximalgeschwindigkeit infundiert. Bei bedrohlicher Schocksymptomatik zusätzlich *kolloidale Plasmaersatzmittel* (z. B. HAES).
Die sofortige i.v. *Gabe von Altinsulin* durch den Hausarzt bzw. Notarzt ist bei kurzen Transportzeiten nicht zwingend erforderlich.
Die Behandlung in der **Klinik** umfaßt:
- allgemeine Maßnahmen
- Volumen- und Insulintherapie
- Korrektur des Säure-Basen- und Elektrolythaushalts
- Verhütung bzw. Behandlung von Komplikationen.

Allgemeine Maßnahmen
Jeder Patient mit Coma diabeticum ist intensivpflege- und intensivüberwachungsbedürftig. Fortlaufende *Puls- und Blutdrucküberwachung, EKG-Monitoring*, exakte *Bilanzierung* sowie engmaschige (anfangs ein- bis zweistündliche), *laborchemische Kontrollen* (Blutzucker, Serumelektrolyte, arterielle Blutgase) sind unumgänglich.

Volumentherapie
Bei einem geschätzten Volumendefizit von 5 l oder mehr sollten in den ersten beiden Stunden jeweils 1 000 ml 0,9%ige *NaCl-Lösung* infundiert werden; ab der dritten Stunde kann die Infusionsgeschwindigkeit auf 500 ml pro Stunde reduziert werden. Danach Anpassung an Zentralvenendruck, Diurese und klinisches Bild. Hypotone (0,45%ige) NaCl-Lösungen finden nur bei ausgeprägter Hypernatriämie (>155 mmol/l) bzw. Hyperosmolalität (>350 mosmol/l) Verwendung. Im *hypovolämischen Schock* sind auch *kolloidale Volumenersatzmittel (Humanalbumin, HAES)* nötig.

Insulintherapie
Die früher übliche hochdosierte Insulingabe ist mit einem erheblichen *Hypokaliämie-* und *Hypoglykämierisiko* behaftet. Sie hat daher dem **„Low-dose"-Konzept**, das eine i. v. kontinuierliche Zufuhr über Perfusor in einer initialen Dosierung von 8 bis 12 IE pro Stunde vorsieht, Platz gemacht. Die dabei erzielten Seruminsulinspiegel genügen in aller Regel für eine ausreichende Suppression von Lipolyse und hepatischer Glukoneogenese. Die weitere Dosierung richtet sich nach dem Ergebnis der Blutzuckerkontrollen.
Bei Absinken des Blutzuckers unter 250 mg/dl wird simultan 5%ige Glukoselösung infundiert.
Nach Überwindung der Akutphase kann langsam auf fraktionierte subkutane Altinsulindosen zu den Mahlzeiten bei vorsichtigem Kostaufbau übergegangen werden; die definitive Insulineinstellung erfolgt erst nach vollständiger Überwindung der Krise und evtl. auslösender Begleitkrankheiten.
Bei erstmaliger Insulinbehandlung *(Manifestationskoma)* sollten nur *Humaninsuline* Verwendung finden.

Behandlung der Säure-Basen- und Elektrolytstörungen
Bikarbonat: Die sog. *„Pufferung“* ist nicht risikolos. Bei zu schnellem und überschießendem Azidoseausgleich drohen Hirnödem (aufgrund paradoxer Liquorazidose) und Hypokaliämie; die O_2-Abgabe im peripheren Gewebe ist erschwert (Linksverschiebung der Hämoglobin-Dissoziationskurve). Bikarbonat sollte daher nur bei einem pH <7,1 infundiert werden, wenn – azidosebedingt – Zusammenbruch des Leberstoffwechsels, Kreislaufinsuffizienz und Insulinresistenz zu befürchten sind.
Berechnung: Bedarf in mmol = 0,3 × kg × Basendefizit. Pro Kurzinfusion sollten dabei nicht mehr als 100 mmol $NaHCO_3$ gegeben werden.

4. Korrektur von Säure-Basen-, Elektrolytstörungen:
- **Pufferung mit Bikarbonat** nur bei pH <7,1

Kalium: Das geschätzte Kaliumdefizit liegt trotz initialer Hyperkaliämie zwischen 3 und 10 mmol/kg Körpergewicht. In die Interpretation des aktuellen Serumkaliumwertes müssen der jeweilige arterielle pH-Wert wie auch die Insulintherapie (intrazellulärer Kaliumeinstrom unter Azidoseausgleich und Insulin) eingehen.
Eine ausreichende Diurese vorausgesetzt, wird bei normalem Serumkalium mit 10 bis 15 mmol pro Stunde substituiert; bei ausgeprägter Hypokaliämie können bis zu 30 mmol pro Stunde erforderlich werden.

- geschätztes **Kalium**defizit: 3–10 mmol/kg Körpergewicht.
  Substitution
  - **Normokaliämie:** 10–15 mmol/h
  - **Hypokaliämie:** bis zu 30 mmol/h

Phosphat: Das Phosphatdefizit kann mit 0,5 bis 1,5 mmol/kg angesetzt werden. Die Phosphatsubstitution ist trotz des theoretisch günstigen Ansatzes (Verschiebung der O_2-Dissoziationskurve durch Bereitstellung von 2,3-Diphosphoglycerat) nicht unumstritten, da Hypokalzämien und Kalziumphosphatpräzipitation drohen.
Intakte Nierenfunktion und engmaschige Kalziumkontrollen sind Voraussetzung für die Zufuhr (Dosierung: 8–10 mmol/h, Gesamtmenge 50–100 mmol).

- **Phosphat**substitution umstritten

2.2.8.6 Komplikationen

5. Komplikationen

- Thrombosen, arterielle Verschlüsse, Gerinnungsstörungen
- Hirnödem (Disäquilibriumsyndrom)
- Sepsis
- Lungenversagen (ARDS)
- obere gastrointestinale Blutungen
- Herzrhythmusstörungen, akuter Myokardinfarkt

Tiefe Venenthrombosen wie auch **arterielle Verschlüsse**, bevorzugt der Hirngefäße, werden begünstigt durch *Hypovolämie*, vorbestehende diabetische *Gefäßschäden*, Erythrozytenrigidität, Thrombozytenfunktionsstörungen und plasmatische Gerinnungsstörungen bis hin zum Vollbild der Verbrauchskoagulopathie. Daher sollte eine kontinuierliche Low-dose-Heparinisierung erfolgen.
Für die Entstehung des gefürchteten **Disäquilibriumsyndroms** (bei Kindern und jugendlichen Typ I-Diabetikern) werden ein zu rascher Ausgleich von Azidose und Hyperglykämie mit nachfolgendem *osmotischen ZNS-Gradienten* und *paradoxer Liquorazidose* angeschuldigt; *kontrollierte Hyperventilation* in Verbindung mit *Barbituraten* und *Flüssigkeitsrestriktion* vermögen am ehesten den Verlauf günstig zu beeinflussen.
Begleitinfektionen (Pyelonephritis, Pneumonie) sind mögliche **Sepsisquellen**; sie müssen möglichst schnell diagnostiziert und antibiotisch behandelt werden.
Beim seltenen, prognostisch ungünstigen **Lungenversagen** spielen Störungen der Kapillarpermeabilität bei Insulinmangel und ein erniedrigter kolloidosmotischer Druck eine pathophysiologische Rolle.

2.2.9 Hypoglykämie-Syndrom

Hypoglykämie-Syndrom

Definition: Infolge Unterzuckerung akut entwickelnde metabolische Enzephalopathie in Verbindung mit Gegenregulationssymptomen

Definition: Eine Hypoglykämie liegt nach klinischem Sprachgebrauch vor, wenn bei pathologisch erniedrigtem Blutzucker (Blutglukose <40 mg/dl) eindeutige *Hypoglykämie-Symptome* bestehen.
Als **Hypoglykämie-Syndrom** oder auch **hypoglykämischen Schock** bezeichnet man die im Gefolge einer Unterzuckerung sich akut entwickelnde meta-

bolische Enzephalopathie in Verbindung mit Gegenregulationssymptomen.

Ätiopathogenese, Einteilung
- **pharmakologisch-toxisch** ausgelöst (häufig)
- **Spontanhypoglykämien** (Fasten- und reaktive, postprandiale Hypoglykämien)

2.2.9.1 Ätiopathogenese, Einteilung

Die Differentialdiagnose der Hypoglykämie ist extrem vielfältig. Aus praktischen Gründen hat sich die Gruppierung in **pharmakologisch-toxisch ausgelöste Unterzuckerungen** und **Spontanhypoglykämien** (unterteilt in *Fasten-* und *reaktiv-postprandiale Hypoglykämien*) bewährt.
Exogene, d. h. pharmakologisch-toxisch ausgelöste Unterzuckerungen sind ungleich häufiger als Fastenhypoglykämien (Tab. 5-7).

Tab. 5-7: Differentialdiagnose der Hypoglykämien

Pharmakologisch-toxische Ursachen
1. Überdosierung von Insulin
2. Überdosierung von Sulfonylharnstoffen
3. Hypoglycaemia factitia
4. Alkohol

Spontanhypoglykämien
A Fastenhypoglykämien
1. Organischer Hyperinsulinismus
2. extrapankreatische Tumoren
3. angeborene Stoffwechseldefekte (Glykogenose Typ I, Fructosurie)
4. Mangel an kontrainsulinären Hormonen (Morbus Addison, Hypophysenvorderlappeninsuffizienz)
5. dekompensierte Niereninsuffizienz
6. Insulinantikörper (Insulin-Autoimmunsyndrom)
7. Insulinrezeptorantikörper

B reaktive (postprandiale) Hypoglykämien

Pathophysiologie, Symptomatologie
- **parasympathikotone** Reaktion
- **sympathoadrenerge** Gegenregulation
- **Neuroglukopenie**

2.2.9.2 Pathophysiologie und Symptomatologie

Zu Beginn einer Hypoglykämie besteht meist eine **passagere parasympathikotone Reaktion.** In der Folge ist das klinische Erscheinungsbild dann beherrscht von der **sympathoadrenergen Gegenregulation** und der **Neuroglukopenie.**

- *Parasympathikotone Reaktion:* Heißhunger, Übelkeit, Erbrechen, Adynamie
- *Sympathikotone Reaktion:* Tachykardie, Schwitzen, Mydriasis, Hypertonie, Unruhe, Hyperventilation
- *Neuroglukopenie:* Kopfschmerzen, Konzentrationsschwäche, Somnolenz, Koordinationsstörungen, fokale Zeichen (Hemiplegie, Jackson-Anfälle), generalisierte Krampfanfälle, Koma, Hypothermie, Atem- und Kreislaufinsuffizienz

Ist die Gegenregulation defekt – z. B. bei langjährigem Typ I-Diabetes mit autonomer Neuropathie oder medikamentös bedingt (ß-Blocker) –, so sind die Patienten durch Fortfall der sympathoadrenergen **Warnsymptome** im Falle einer Unterzuckerung besonders gefährdet.
Neurologisch-psychiatrisch prävalieren je nach individueller Reaktion, Dauer, Schweregrad und zerebrovaskulären Begleiterkrankungen eher uncharakteristische Symptome, fokale neurologische Zeichen, Bewußtseinsstörungen unterschiedlicher Ausprägung bis hin zum tiefen Koma und – häufig verkannt – psychotische Erscheinungen. Besteht die Neuroglukopenie zu lange, so resultiert *u. U.* ein *irreversibles Defektsyndrom* (z. B. posthypoglykämisches Koma oder Demenz).

Diagnostik

2.2.9.3 Diagnostik, Differentialdiagnostik

Gerade wegen der häufig verwirrenden, eher uncharakteristischen klinischen Symptomatik sollte bei *jeder* unklaren Bewußtseinsstörung und *jedem* unklaren Psychosyndrom vom erstversorgenden Arzt unverzüglich eine *Blutzucker-Schnellbestimmung* mit Teststreifen durchgeführt werden.

Dies gilt auch für Alkoholintoxikationen, bei denen zusätzlich eine – dann maskierte – schwere Unterzuckerung vorliegen kann.
Bei Verdacht auf *Hypoglycaemia factitia* oder *Sulfonylharnstoffüberdosierung* empfiehlt es sich, eine zweite Blutprobe für die *Medikamenten-* bzw. *Insulinspiegel*bestimmung abzunehmen.
Bei rezidivierenden *Spontanhypoglykämien* müssen simultan *Insulin* und *C-Peptid* in der Unterzuckerung **vor** Einleitung der Akutbehandlung bestimmt werden.

Bei **Hypoglycaemia factitia** bzw. **Sulfonylharnstoffüberdosierung** Blutprobe für Medikamenten- bzw. Insulinspiegelbestimmung abnehmen

Rezidivierende Spontanhypoglykämien: Simultanbestimmung von Insulin, C-Peptid **vor** Glukosegabe

Differentialdiagnostik: Die exakte Zuordnung einer *pharmakologisch-toxisch* ausgelösten *Hypoglykämie* gelingt meist allein durch Erhebung der (Fremd-) Anamnese.

Dagegen ist die Abklärung dokumentierter *Fastenhypoglykämien* nicht Aufgabe des erstversorgenden Arztes. Sie ist insgesamt aufwendig und sollte im Interesse der Patienten zur Vermeidung überflüssiger, teilweise risikoreicher Untersuchungen endokrinologischen Zentren mit entsprechender Erfahrung vorbehalten bleiben.

Differentialdiagnostik
Pharmakologisch-toxisch ausgelöste Hypoglykämien lassen sich anamnestisch exakt zuordnen
Fastenhypoglykämien müssen endokrinologische Zentren abklären

Das Problem der **reaktiven Hypoglykämien** wird sicherlich überschätzt: So treten Blutzuckerwerte unter 50 mg/dl während eines oralen Glukosetoleranztests ohne klinische Hypoglykämiezeichen bei knapp einem Viertel aller gesunden Probanden auf; umgekehrt gelingt der Nachweis einer biochemischen Hypoglykämie bei Patienten, deren postprandiale Beschwerden an eine Unterzuckerung denken lassen, nur in einem geringen Prozentsatz.
Für den Kliniker hilfreich zu wissen ist, daß reaktive Hypoglykämien (einschließlich des **Spätdumping** nach Magenoperationen) kaum jemals die Zeichen der Neuroglukopenie bieten, die bei Fastenhypoglykämien organischer Ursache die Regel sind.

Reaktive Hypoglykämien und **Spätdumping** gehen nie mit einer Neuroglukopenie einher

2.2.9.4 Therapie

Therapie

> Unabhängig von der zugrundeliegenden Erkrankung ist in der Akutsituation (hypoglykämischer Schock) die **i. v. Gabe von mindestens 30 g einer hochprozentigen Glukoselösung** die erste Sofortmaßnahme. Klart der Patient darunter nicht auf, wird nachinjiziert bzw. -infundiert.

Bei sulfonylharnstoffinduzierten Unterzuckerungen muß mit *protrahierten*, u. U. rezidivierenden *Hypoglykämien* gerechnet werden; die i. v. *Glukoseinfusion* ist daher obligat; hyperglykämische Werte sind aber möglichst zu vermeiden (weitere Stimulation der Insulinsekretion).

i. v. Glukose**infusion** bei protrahierten, harnstoffinduzierten Unterzuckerungen

2.2.10 Hyperkalzämische Krise

Hyperkalzämische Krise

Definition: Dramatische *Stoffwechselentgleisung* infolge Hyperkalzämie mit lebensbedrohlichem Charakter.

2.2.10.1 Ätiopathogenese, Einteilung

Ätiopathogenese, Einteilung

Die häufigsten Ursachen sind **Malignome**, gefolgt vom **primären Hyperparathyreoidismus**; andere Erkrankungen machen zusammen nur einen Anteil von ca. 10 % aus.

- *Malignome*
  - osteolytische Metastasen
  - paraneoplastisch (Pseudohyperparathyreoidismus)
- *primärer Hyperparathyreoidismus*
- *Intoxikation* mit Vitamin D bzw. Vitamin-D-Metaboliten
- *Sarkoidose*

Ursachen:
- Malignome
- primärer Hyperparathyreoidismus
- selten: Vit. D-Intoxikation, Sarkoidose

Die pathophysiologischen Zusammenhänge bei *tumorbedingter Hyperkalzämie* sind komplex:

Die Entwicklung einer Tumorhyperkalzämie hängt weniger vom Ausmaß der Metastasierung als vom Tumortyp ab. Entscheidende Bedeutung kommt der tumorassoziierten

Produktion von lokal oder systemisch wirksamen Mediatoren einer gesteigerten Knochenresorption und -zerstörung zu (Lymphokine, tumor-derived-growth-factors, Prostaglandin E, 1,25-Dihydroxy-Vitamin D 3, Substanzen mit PTH-ähnlicher Wirkung).

An das gleichzeitige Vorliegen einer tumorbedingten Hyperkalzämie und eines primären Hyperparathyreoidismus ist zu denken.

Klinik
- Malignom-bedingtes akutes **Hyperkalzämiesyndrom** meist bei fortgeschrittenem Tumorleiden, schlechte Prognose
- unbehandelter primärer Hyperparathyreoidismus exazerbiert selten plötzlich

2.2.10.2 Klinik

Ein Malignom-bedingtes akutes Hyperkalzämiesyndrom findet sich ganz überwiegend bei *fortgeschrittenen* Tumorleiden mit dann meist schlechter Prognose; dementsprechend ist die maligne Grunderkrankung entweder bereits bekannt oder ohne große Schwierigkeiten zu diagnostizieren.
In Einzelfällen kann der unbehandelte primäre Hyperparathyreoidismus plötzlich und unerwartet kritisch exazerbieren.
Die zentrale Rolle von Kalziumionen bei einer Vielzahl von Zellfunktionen (elektromechanische Kopplung, neuronale Impulsübertragung, Hormonfreisetzung, Steuerung sekretorischer Prozesse, Enzymreaktionen) macht verständlich, warum die hyperkalzämische Krise zu den bedrohlichsten Stoffwechselentgleisungen zählt.

Prämonitorische Symptome:
- Inappetenz, Übelkeit
- Polyurie, Polydypsie
- Reizbarkeit, depressive Verstimmung

Inappetenz, Übelkeit, Polyurie, Polydypsie sowie *Reizbarkeit* und *depressive Verstimmung* als Ausdruck des endokrinen Psychosyndroms kündigen **prämonitorisch** die drohende Exazerbation an.

Leitsymptome (manifeste Krise)

⟹

Leitsymptome der manifesten hyperkalzämischen Krise sind:
- Exsikkose
- Erbrechen, Magen-Darm-Atonie, paralytischer Ileus
- Herzrhythmusstörungen, QT-Verkürzung
- Adynamie
- delirant-halluzinatorische Bilder, Somnolenz bzw. Koma
- zerebrale Krampfanfälle (eher selten)

Diagnostik

beweisend ist die Serumkalziumbestimmung

2.2.10.3 Diagnostik, Differentialdiagnostik

Beweisend bei entsprechendem klinischen Verdacht ist die **Serumkalziumbestimmung** im ungestauten Venenblut. Bei der Interpretation sind das Gesamteiweiß und der Säure-Basen-Status (relative Erniedrigung des physiologisch wirksamen ionisierten Anteils bei Hyperproteinämien und Alkalose) zu berücksichtigen.
Differentialdiagnostisch hilfreich in der Akutsituation ist die (Fremd-)Anamnese, die unbedingt auch die Vormedikation *(Thiazide? Vitamin D? Lithium?)* miteinschließen muß.

Hormonanalytik:
radioimmunologische PTH-Bestimmung

Für das Therapieregime in der Akutphase ist die Hormonanalytik **(radioimmunologische PTH-Bestimmung)** ohne Belang; eine entsprechende Blutprobe sollte allerdings bereits initial abgenommen und rasch analysiert werden.

Lokalisation größerer Nebenschilddrüsenadenome mittels **Sonographie**

Größere, orthotop gelegene **Nebenschilddrüsenadenome** können auch beim Schwerkranken häufig **sonographisch lokalisiert** werden.

Cave: **Hyperkalzämie** >3,5 mmol/l

⟹

Die Korrelation zwischen dem Ausmaß der Hyperkalzämie und dem klinischen Bild ist äußerst variabel, dennoch wird man eine Hyperkalzämie von >3,5 mmol/l in jedem Falle als bedrohlich betrachten.

Therapie

2.2.10.4 Therapie

Jeder Patient mit einer hyperkalzämischen Krise gehört auf eine Intensivstation, die über alle apparativen und personellen Möglichkeiten zur Behandlung der Stoffwechselkatastrophe und möglicher Komplikationen verfügt.
Erste Maßnahme ist die **zügige Korrektur der Exsikkose** durch Infusion von 0,9%iger NaCl-Lösung unter Überwachung von Herzrhythmus, arteriellem

Blutdruck und zentralem Venendruck. Bereits dadurch sinkt häufig der Kalziumspiegel ab.
Nach Rehydrierung wird versucht, die Kalziumausscheidung im Urin durch **„forcierte Diurese"** maximal zu steigern: Pro 24 Stunden werden zwischen 6 und 12 l physiologische Kochsalzlösung infundiert und 120 bis 240 ml Furosemid gegeben. Kontrollen und Substitution von Serumkalium und Magnesium sind dabei unerläßlich.
Universell einsetzbar ist **Kalzitonin**, das die Knochenresorption hemmt und die renale Kalziumausscheidung steigert. Dosierung: 4–8 IE/kg/Tag. Potentielle Nebenwirkungen (Flush-Symptomatik, Erbrechen) sind zu beachten.
Mithramycin unterdrückt bei allen Formen der Hyperkalzämie die Knochenresorption sehr wirksam. Die Nebenwirkungen (Thrombozytopenie, Leberschäden, Gerinnungsstörung, Erbrechen) sind dosis- und dosisintervallabhängig.
Nebenwirkungsarme Applikation: 15 µg/kg als Kurzinfusion über 6 Stunden zusammen mit Metoclopramid (10 mg i.v.).
Glukokortikoide (z.B. 125–250 mg Prednisolon/die) sind bei Vitamin D-Intoxikation und maligner hämatologischer Erkrankung (z.B. Plasmozytom, Non-Hodgkin-Lymphome) wie auch bei Sarkoidose (bei erhöhtem 1,25-Dihydroxycholekalziferol) wirksam.
Die Indikation zur **Dialyse** im Rahmen einer hyperkalzämischen Krise ist **nur bei gleichzeitiger Niereninsuffizienz** gegeben.
Mit Hilfe der medikamentösen Therapie gelingt bei praktisch allen Patienten innerhalb von 1 bis 2 Tagen eine Absenkung des Serum-Kalziums in den Bereich unter 3 mmol/l, der weitere diagnostische und therapeutische Maßnahmen (einschließlich der kurativen Nebenschilddrüsen-Operation beim primären Hyperparathyreoidismus) ermöglicht.
Eine dauerhafte Senkung des Serum-Kalziums bei Malignomen wird nur durch Beherrschung der Grunderkrankung gewährleistet; palliativ kann eine *orale Phosphattherapie* versucht werden.

- Korrektur der Exsikkose (0,9%ige Kochsalzlösung)
- Steigerung der Kalziumausscheidung: forcierte Diurese
- Kalzitonin
- Mithramycin
- Glukokortikoide
- Dialyse (nur bei gleichzeitiger Niereninsuffizienz)
- orale Phosphattherapie (palliativ)

2.2.11 Akuter Hypoparathyreoidismus

Akuter Hypoparathyreoidismus

Definition:

Definition: Stoffwechselkrise infolge *Hypokalzämie* bei Mangel an Parathormon.

2.2.11.1 Ätiopathogenese des akuten Hypoparathyreoidismus

Ätiopathogenese

Ursachen

Ursachen sind:
- **parathyreopriv:** meist *passager* nach Eingriffen an Schilddrüse (Strumaresektion, Thyreoidektomie) und Nebenschilddrüse; seltener
- **persistierend** (z.B. infolge zu ausgiebiger Resektion bei Hyperplasie aller 4 Epithelkörperchen)
- **idiopathisch:** z.T. hereditäre Erkrankung, z.T. den Autoimmunendokrinopathien zuzurechnen; evtl. im Rahmen einer polyglandulären Insuffizienz (hier eher als chronischer Hypoparathyreoidismus imponierend)

2.2.11.2 Klinik

Klinik

Leitsymptome

Leitsymptome des akuten Hypoparathyreoidismus sind:
- **tetanischer Anfall:** Karpopedalspasmen, Grimassieren (Karpfenmund), Abdominalkoliken, Bronchialobstruktion
- **zerebrale Krampfanfälle**
- **endokrines Psychosyndrom:** delirantes, paranoid-halluzinatorisches oder katatones Bild

Für Exazerbation eines **chronischen** Hypoparathyreoidismus sprechen: trophische Störungen an Haut und Nägeln, tetanischer Katarakt, Stauungspapille (Pseudotumor cerebri), Basalganglien- und Kleinhirnverkalkungen.

Diagnostik
- **klinisch**
- **Serumkalziumbestimmung**
- **PTH-Bestimmung** (beweisend)
- **EKG**: verlängerte QT-Zeit (Gefahr maligner ventrikulärer Rhythmusstörungen!)

Differentialdiagnostik
Wichtig ist die initiale Zuordnung zur Gruppe der **normokalzämischen** bzw. **hypokalzämischen** Tetanien durch **Serumkalziumbestimmung.**

2.2.11.3 Diagnostik, Differentialdiagnostik

Die *klinisch* gestellte Verdachtsdiagnose muß durch schnelle Messung des **Serumkalziums** erhärtet werden.
Beweisend ist die **radioimmunologische PTH-Bestimmung:** nicht meßbare oder inadäquat niedrige Serumspiegel.
Im **EKG** findet sich ein verlängertes QT-Intervall, das zu malignen ventrikulären Rhythmusstörungen prädisponiert.

Differentialdiagnostik der Tetanie und der Hypokalzämie: Der große tetanische Anfall wird selten verkannt; hingegen können Formen des tetanischen Symptomenkomplexes differentialdiagnostisch problematisch sein, wenn eine Tetanie nicht besteht oder übersehen wird. So werden z. B. akute exogene Psychosen nach Epithelkörperchenexstirpation gelegentlich falsch eingeordnet.
Die *initiale* Serumkalziumbestimmung klärt die im Hinblick auf die Behandlung entscheidende Frage, ob es sich um eine **normokalzämische** oder aber eine wesentlich seltenere **hypokalzämische** Tetanie handelt.

Bei **hypokalzämischer Tetanie** kommen neben dem Hypoparathyreoidismus u. a. in Betracht: Pseudohypoparathyreoidismus, Malabsorptionssyndrom, Hypomagnesiämie.

Bei *hypokalzämischer Tetanie* kommen ursächlich neben dem Hypoparathyreoidismus u. a. in Betracht:

- **Pseudohypoparathyreoidismus** (Resistenz der Zielorgane gegenüber PTH)
- **Malabsorptionssyndrom** und **Hypomagnesiämie**

Häufigste Tetanieursache

Häufigste Ursache der normokalzämischen Tetanie und zugleich *häufigste Tetanieursache* überhaupt ist die **Hyperventilation** mit respiratorischer Alkalose (Vermeidung durch **rechtzeitige Plastikbeutelrückatmung**).

Weitere Ursachen der normokalzämischen Tetanie: metabolische Alkalose *(Conn-Syndrom)*, Hypomagnesiämie (?), Hyperphosphatämie.

Therapie

bei **tetanischer Krise**:
- 10%iges Kalziumglukonat i. v. bis zum Verschwinden der Tetanieäquivalente
- anschließend Kalziumsubstitution

2.2.11.4 Therapie

Bei tetanischer Krise sofortige Gabe von 10%igem **Kalziumglukonat** über mehrere Minuten langsam i. v. Bis zum Verschwinden der Tetanieäquivalente werden meist 20 ml und mehr benötigt. Anschließend weitere Kalziumsubstitution über i. v.-Infusion unter engmaschiger Elektrolytkontrolle (einschließlich Magnesium). Nach Stabilisierung Übergang auf orale Kalziumgabe, ggf. Behandlung des persistierenden Hypoparathyreoidismus mit Vitamin D.

Zerebrale Krampfanfälle sind antikonvulsiv zu behandeln.

Zerebrale Krampfanfälle sind antikonvulsiv zu behandeln, bis geklärt ist, ob es sich nur um hypokalzämische Gelegenheitskrämpfe handelt.

Coma hepaticum

2.2.12. Coma hepaticum

Definition

Definition: Metabolische *Enzephalopathie* bei akutem oder chronischem Leberversagen.

Ätiologie, auslösende Faktoren

- chronisches Leberversagen (**„Leberausfallskoma"**)
- akutes Leberversagen (**„Leberzerfallkoma"**)

2.2.12.1 Ätiologie, Einteilung, Pathophysiologie

Auslösende Faktoren des Coma hepaticum sind:

akutes Leberversagen
1. fulminante Virushepatitis
2. Alkoholhepatitis
3. Vergiftungen (Knollenblätterpilz, Paracetamol)
4. Halothan-Hepatitis
5. sonstige Arzneimittelschäden
6. akute Schwangerschaftsfettleber
7. Reye-Syndrom

chronisches Leberversagen mit
1. gastrointestinalen Blutungen
2. zu hoher Eiweißzufuhr
3. Alkoholabusus
4. Überdosierung von Diuretika
5. Aszitespunktionen
6. akuten Infektionen

Die **Pathogenese** der hepatischen Enzephalopathie ist noch nicht völlig geklärt. Eine zentrale Rolle spielen Toxine aus dem Aminosäurenstoffwechsel (Ammoniak, Mercaptane, Phenole, freie Fettsäuren), die im Falle des **chronischen Leberversagens („Leberausfallskoma")** über portokavale Anastomosen oder aber im Falle eines **akuten Leberversagens („Leberzerfallskoma")** durch Zusammenbruch der Entgiftungsfunktionen infolge Parenchymuntergangs den Systemkreislauf erreichen und dann im ZNS u. a. Funktionen und Stoffwechsel der Neurotransmitter ungünstig beeinflussen.

2.2.12.2 Klinik

Klinik

Für die exakte Diagnose ist die *Anamnese* von entscheidender Bedeutung. Beim *chronischen* Leberversagen ist die in aller Regel bestehende Zirrhose mit den entsprechenden Zeichen (Spider naevi, Palmarerythem etc.) und die Abgrenzung von auslösenden Akutereignissen (s. o.) wegweisend.
Für ein *akutes* Leberversagen sprechen: fehlende Leberanamnese, fulminanter Verlauf, zu erfragende Exposition mit Hepatotoxinen bzw. Intoxikation.

Anamnese entscheidend:
- **chronisches Leberversagen:** vorbestehende Zirrhose mit den entsprechenden Zeichen; abgrenzbare Akutereignisse als Auslöser
- **akutes Leberversagen:** fehlende Leberanamnese, fulminanter Verlauf. Exposition mit Hepatotoxinen bzw. Intoxikation

Wichtige **Leitsymptome** sind:
- Ikterus
- Aszites (chronisches Leberversagen)
- Foetor hepaticus

Leitsymptome

Die **hepatische Enzephalopathie** selbst wird üblicherweise in **4 Stadien** eingeteilt:

Stadium I *(Somnolenz):* Schläfrigkeit im Wechsel mit vermehrter Unruhe, Verwirrtheit. Neurologisch: deutlicher Flapping-Tremor. Koordinationsstörungen, verwaschene Sprache.

Stadium II *(Sopor):* Lethargie, Sprachzerfall, verzögerte Reaktion auf Schmerzreize. Neurologisch: zusätzlich Kloni und Ataxie.

Stadium III *(Koma):* tiefer Schlaf mit ungerichteter und verminderter Reaktion auf Schmerzreize. Neurologisch: kein Flapping-Tremor mehr. Pyramidenbahnzeichen, kaum Spontanmotorik.

Stadium IV *(terminales Koma):* Keine Reaktion auf Schmerzreize. Kornealreflexe erloschen.

Stadieneinteilung der hepatischen Enzephalopathie

2.2.12.3 Diagnostik

Diagnostik

Folgende **klinisch-chemische Parameter** sind bei der Diagnosestellung hilfreich: *Ammoniak, Quick-Wert, Bilirubin, Cholinesterase, Albumin.*
Extrem erhöhte „Transaminasen" wie auch ein „Transaminasensturz" lassen ein akutes Leberversagen annehmen; das gleiche gilt, wenn kurzlebige Syntheseprodukte der Leber (Gerinnungsfaktoren) erniedrigt, solche mit längeren Halbwertszeiten (Cholinesterase, Albumin) jedoch normal gefunden werden. Die Höhe des Serumbilirubins ist nur bei chronischer Leberinsuffizienz ein guter Maßstab für die Schwere der Erkrankung.
Spezialuntersuchungen (*Aminosäurenmuster, freie Phenole* und *Merkaptane*) erlauben ggf. die Differenzierung zwischen akutem und chronischem Leberversagen.

Labordiagnostik:
- Ammoniak
- Quickwert
- Bilirubin,
- Cholinesterase
- Albumin

Für **akutes Leberversagen** sprechen:
- extrem erhöhte Transaminasen bzw. „Transaminasensturz"
- Erniedrigung der Gerinnungsfaktoren

Weitere Differenzierung

2.2.12.4 Therapie

Therapie

Die **präklinischen** Maßnahmen beschränken sich auf die beim bewußtseinsgestörten Patienten übliche Sicherung der Vitalfunktionen (Atmung!) sowie auf Volumenersatz, ggf. auch Schockbehandlung, bei gastrointestinaler Blutung.
Die **klinische** Behandlung gliedert sich in **Basis-Therapie** und evtl. **Leberassistenz.**

In der **präklinischen** Phase nur symptomatisch:
- Sicherung der Vitalfunktionen
- Volumenersatz
- ggf. Schockbehandlung

Behandlung in der Klinik:
1. Basistherapie
2. (fakultativ) Leberassistenz

Basistherapie
1. Ausschaltung auslösender Noxen (gastrointestinale Blutungen, Infektionen)
2. parenterale Ernährung (hochprozentige Glukose; spezielle Aminosäurengemische nur bei chronischem Leberversagen)
3. Ausgleich von Störungen des Säure-Basen- und Elektrolythaushaltes
4. Darmreinigung (Lactulose, Neomycin)
5. Behandlung von Gerinnungsstörungen

Leberassistenz
im Stadium III und IV: Plasmapherese?

Lebertransplantation ist im Einzelfall zu prüfen.

Die *Letalität* des Coma hepaticum ist selbst bei optimaler Behandlung unter Ausnutzung sämtlicher intensivmedizinischer Möglichkeiten hoch; sie beträgt für das akute Leberversagen mindestens 75 %, für das chronische Leberversagen ca. 30 %. Im Einzelfall ist die Möglichkeit einer *Lebertransplantation* zu prüfen (s. „Chirurgie mit Repetitorium“, 3. Aufl.)

Coma uraemicum

2.2.13 Coma uraemicum

Definition:

Definition: Metabolische *Enzephalopathie* bei akutem Nierenversagen oder chronischer Niereninsuffizienz.

Ätiologie, Einteilung

2.2.13.1 Ätiologie, Einteilung

⇨

> *Wesentlich* ist die Abgrenzung einer exazerbierten **chronischen Niereninsuffizienz vom akuten** Nierenversagen, das weiter in *prärenale, renale* und *postrenale Ursachen* gegliedert werden kann:

Akutes Nierenversagen

prärenal: hypovolämisch (Blutungen, Flüssigkeitsverluste (Gastrointestinaltrakt), Sequestration (Verbrennungen, endokrin-metabolisch)
kardiovaskulär (Schock, Pumpversagen, Sepsis)

renal: akute Glomerulonephritis
vaskuläre Nierenerkrankungen (maligne Hypertonie)
interstitielle Nephritis
Hämolyse
Rhabdomyolyse
nephrotoxische Substanzen (Antibiotika, Schwermetalle, Dextrane, Zytostatika)
monoklonale Gammopathien
EPH-Gestose
Goodpasture-Syndrom
Wegener Granulomatose

postrenal: Abflußstörungen (Nierensteine, Tumoren, Hämatome, retroperitoneale Fibrose)

Chronische Niereninsuffizienz
chronische Glomerulonephritis
arterieller Hypertonus
Nephrosklerose
interstitielle Nephritis
Zystennieren
Amyloidose
irreversibles akutes Nierenversagen

2.2.13.2 Klinik

Klinische Leitsymptome

⇨

> Das Vollbild der Urämie ist durch eine Reihe **klinischer Leitsymptome** charakterisiert:
> - Foetor uraemicus, tiefe Atmung
> - Übelkeit, Erbrechen
> - Apathie, Somnolenz, Koma
> - Myoklonien, akute Krampfanfälle
> - *fakultativ:* Überwässerung (Ödeme, Anasarka, fluid lung) und hämorrhagische Diathese

Im übrigen finden sich die Symptome der auslösenden Grunderkrankung.

2.2.13.3 Diagnostik

Von Wichtigkeit ist eine detaillierte Anamneseerhebung, die bereits häufig in Verbindung mit der klinischen Symptomatik eine ätiologische Einordnung gestattet.
Notfallabor: Kreatinin, Serumelektrolyte, Blutgasanalyse, Blutbild und orientierender Gerinnungsstatus.
Elektrokardiographisch ist auf Hyperkaliämiezeichen und dadurch initiierte maligne Rhythmusstörungen zu achten (Monitoring).
Die abdominelle **Sonographie** leistet bei der differentialdiagnostischen Abklärung wertvolle Dienste (Nierengröße, Harnaufstau etc.).

Diagnostik
- detaillierte Anamneseerhebung
- Notfallabor (Kreatinin, Elektrolyte, Blutgasanalyse, Blutbild, Gerinnungsstatus)
- EKG (Hyperkaliämiezeichen?)
- abdominelle Sonographie

2.2.13.4 Therapie

Bei **chronischer Niereninsuffizienz** im Terminalstadium: **Hämodialyse** bzw. **Hämofiltration.**
Bei **akutem Nierenversagen:** wenn möglich, **ursächliche** Behandlung (Ausgleich einer Hypovolämie, Beseitigung von Abflußstörungen). Liegt eine prärenale Ursache vor, anschließend Versuch der medikamentösen Diuresesteigerung durch Schleifendiuretika (z. B. *Furosemid* 250–500 mg per infusionem) evtl. in Verbindung mit *Dopamin* (2 µg/kg/min). Bei ungenügendem Ansprechen auch hier Hämodialyse.

> In der Intensivmedizin hat sich beim *prärenalen* Nierenversagen die überbrückende kontinuierliche spontane **AV-Filtration** bewährt.

Therapie
Bei **chronischer** Niereninsuffizienz im Terminalstadium: Hämodialyse bzw. Hämofiltration
- **akutes** Nierenversagen: ursächliche Behandlung
- **prärenale Ursache:** Diuresesteigerung durch Schleifendiuretika (Furosemid) und Dopamin.
  Bei ungenügendem Ansprechen auch hier Hämodialyse.

Lebensbedrohliche Hyperkaliämien (Kammertachykardien, -flattern, -flimmern) erfordern zunächst die unverzügliche i. v. Gabe von *Kalziumglukonat* (10%ig) oder *Natriumchlorid* (ebenfalls 10%ig!). Die Einzeldosis von 10 ml muß ggf. repetiert bis zur Rhythmusnormalisierung gegeben werden. Daran anschließend erfolgen die Gabe von *Bikarbonat* (max. 10 mmol 8,4 % über 5 min) und *Glukose-Insulin* (50 ml 50%ige Glukose mit 12 IE Insulin) und Dialyse (s. o.).

Lebensbedrohliche Hyperkaliämien:
1. Kalziumglukonat oder Natriumchlorid (beides 10%ig!) i. v.
2. Bikarbonat
3. Glukose-Insulin
4. Dialyse

2.3 Exogene Intoxikationen

M. Harloff

Exogene Intoxikationen

Definition: Unter akuten exogenen Intoxikationen versteht man die schädigende Wechselwirkung zwischen chemischen, tierischen, pflanzlichen, bakteriellen oder sonstigen Giften mit biologischen Strukturen des Organismus. Während **akute** *Intoxikationen* einen kurzfristigen Kontakt mit den genannten Stoffen bedeuten, wird unter **chronischer** *Intoxikation* der langfristige Einfluß geringer Konzentrationen eines Toxines verstanden. Diese finden sich durch die steigende Umweltbelastung mit Stoffen wie *Schwermetallen, halogenierten Kohlenwasserstoffen* und ähnlichen zunehmend häufiger; aber auch *Medikamente* können bei chronischer Applikation solche Vergiftungen bewirken. Eine chronische Intoxikation als Ursache einer akuten Störung des Bewußtseins ist selten.

Definition: akute oder chronische Einwirkung von Toxinen auf den Organismus

Bewußtlosigkeit ist bei chron. Intoxikationen selten

2.3.1 Epidemiologie

> Exogene Intoxikationen sind die häufigste Ursache akuter nichttraumatisch bedingter Bewußtseinsstörungen.

Epidemiologie

Die genaue Anzahl solcher Vergiftungen pro Jahr ist für Deutschland unbekannt. Ursachen hierfür sind

- fehlende Meldepflicht
- hohe Dunkelziffer, vor allem bei Suizidversuchen
- fließender Übergang von einer erwünschten Medikamentenwirkung zur Intoxikation.

ca. 270 000 akute Vergiftungen/Jahr (Deutschland)

Schätzungen belaufen sich auf jährlich 270 000 akute Vergiftungen, wobei knapp die Hälfte derartiger Fälle Kinder, vorwiegend Kleinkinder, betreffen. 100 000 Patienten müssen in Krankenhäusern behandelt werden. 7–15 % aller Notarztwageneinsätze werden wegen akuter Vergiftungen durchgeführt, 5–50 % aller Patienten auf internistischen Intensivstationen müssen wegen Intoxikationen behandelt werden.

1–2 % der akuten Intoxikationen verlaufen **tödlich**

Die Quote der tödlichen Intoxikationen nimmt durch Verbesserung aller äußerer Umstände ab.

Schwere Intoxikationen mit Todesfolge sind insgesamt selten; sie betragen bei uns 1–2 % aller akuten Vergiftungen. Ähnliche Verhältnisse gelten für die Schweiz, höher ist die Rate in England und Japan, geringer in Frankreich und den USA. Obwohl sich die Zahl der Vergiftungen erhöht, nehmen Todesfälle in Deutschland ab.

Gründe hierfür sind
- verbesserte Behandlungsmöglichkeiten
- Entwicklung neuer Detoxikationsmaßnahmen
- ein (fast) flächendeckendes, modernes und gut ausgestattetes Notarztwagen- und Rettungshubschraubersystem
- Änderungen der Rezeptpflicht
- kindersichere Medikamentenverpackungen
- Entwicklung von Produkten mit geringerer Toxizität
- Gesetze und Verordnungen zur Verringerung toxischer Risiken
- kompetente Auskunft durch die Giftnotrufzentralen.

Die Mehrzahl akuter Intoxikationen geschieht aus **suizidaler Absicht**

Die Mehrzahl akuter Intoxikationen geschieht in **suizidaler Absicht**, wobei Angaben über die Häufigkeit erheblich voneinander abweichen. Dies verwundert bei der hohen Dunkelziffer der als „Suizidversuch" apostrophierten Handlungen nicht.

Giftnotrufzentralen geben Ärzten und der Bevölkerung Auskunft

Mindestens 20 deutsche *Giftnotrufzentralen* geben mit deutlich steigender Tendenz zwischen 3 000- und 30 000mal jährlich telefonische Auskunft.

Das Schweizerische Toxikologische Informationszentrum Zürich bearbeitete im Jahr 1966 noch 1 923 Anrufe, 1987 waren dies 26 515; davon konnten 14 831 ausgewertet und in 752 Fällen (5,1 %) ein schwerer Verlauf oder tödlicher Ausgang beobachtet werden. Die meisten europäischen Länder haben vergleichbare Einrichtungen.

Telefonnummern der Giftnotrufzentralen in Deutschland

Informationszentren für Vergiftungsfälle in Deutschland sind z. B.:
- Berlin 0 30/3 02 30 22 oder 3 03 54 66
- Bonn 02 28/2 60 62 11
- Hamburg 0 40/63 85 33 45
- München 0 89/41 40 22 11

Ätiopathogenese

Alkohol- und Medikamentenintoxikationen sind am häufigsten

Bewußtseinsstörungen entstehen durch:
- direkte Wirkung auf das ZNS
- Störung vitaler Funktionen mit Hypoxie

Parameter für den Verlauf:
- Giftart und -menge
- Giftkombination und -interaktion
- Applikationsweg
- Kontaminationsdauer
- individuelle Giftsensibilität

2.3.2 Ätiopathogenese

Die Palette der fraglichen Toxine ist groß. Neben den häufigen **Alkoholvergiftungen** stehen **Medikamente** weit im Vordergrund. Hier haben *Sedativa* die Gruppe der *Hypnotika* abgelöst. Aber auch **Drogen**, **flüchtige Kohlenwasserstoffe**, und **Gase** wie *Kohlenmonoxid* sind zu nennen. Während ein Teil der Stoffe direkt auf das ZNS einwirkt (z. B. Sedativa, Hypnotika, Halluzinogene), bewirken andere die Bewußtseinsveränderung sekundär durch eine tiefgreifende Störung vitaler Funktionen *(z. B. CO_2, Kardiaka).* Dies bedeutet, Kreislaufstörungen, O_2-Menge, O_2-Transportbehinderungen und ähnliches führen letztlich zu einer zerebralen Fehlfunktion.

„Jed Ding' ist Gift und kein Ding ist ohn' Gift, allein die Menge macht's" (PARACELSUS). Zweifellos sind *Art* und *Dosis* jeder resorbierten Giftsubstanz wichtige Parameter für die Schwere und den Verlauf von Intoxikationen. Daneben sind jedoch weitere Faktoren anzuführen wie die *Giftkombination*, die *-interaktion* (Toxikodynamik), der *Applikationsweg*, die *Kontaminationsdauer* und eine individuelle *Giftsensibilität*, die durch Alter, Geschlecht, Vorerkrankungen und Vormedikation beeinflußt wird. Da diese einzelnen Faktoren von Fall zu Fall variieren, ergeben sich stets neue Situationen.

2.3.3 Symptomatologie und Untersuchungsbefunde

Symptomatologie, Befunde

Intoxikationsverdacht

Eine Intoxikation ist als Ursache von Bewußtseinsstörungen hochverdächtig, wenn bei jungen Menschen
- *Bewußtseinsstörungen* ohne vorangegangenes Trauma auftreten
- Suizidabsichten geäußert wurden
- anamnestisch keine chronischen Erkrankungen bekannt sind.

Leere Tablettenröhrchen, Giftflaschen oder ähnliches erhärten den Verdacht.

Organsymptome
- Nervensystem
- Herz-Kreislauf
- Atmung
- Stoffwechsel

Toxische Wirkungen können zu folgenden Symptomen führen:
- **Nervensystem** → Bewußtseinsstörung, Exzitation, Krämpfe, Lähmungen, Polyneuropathie
- **Herz-Kreislauf** → Herzinsuffizienz, -rhythmusstörungen, Blutdruckalteration, Schock, Herz-Kreislauf-Stillstand
- **Atmung** → Atemdepression, Reduktion der Schutzreflexe, Aspiration, Bronchialobstruktion, alveoläre Exsudation (toxisches Lungenödem)
- **Stoffwechsel** → Azidose, Alkalose, Hypo-, Hyperthermie

Schädigungen anderer Organsysteme wie des Magen-Darm-Traktes, der Leber, der Nieren und der Haut spielen während der akuten Krankheitsphase meist keine wesentliche Rolle.

Giftidentifikation soll am Notfallort geschehen.

Neben der besten und erfolgreichsten diagnostischen Methode, nämlich der Giftidentifikation am Notfallort, gibt es nur wenige Untersuchungsbefunde, die für eine spezifische Intoxikation sprechen.

Indikatorsymptome

„**Indikatorsymptome**" sind beispielsweise
- *Zyanose* bei: Arsenwasserstoff, Isocyanat, Kohlensäure, Methämoglobinbildnern, Nitrosegasen und allen Herz- und Gefäßgiften
- *Harnfarbe:* schwarz-grün bei Phenolen, rot bei Aminophenazon, dunkelrot bei Anilin, Toluol und Nitrobenzol.
- mitunter führt der **Geruch** weiter:

- Alkoholgeruch bei: Alkoholen, Chloralhydrat, Phenolen
- Azeton bei: Lacken
- Bittermandeln bei: Blausäure, Nitrobenzol
- Geranien bei: N-Lost
- Knoblauch bei: Arsen, Parathion, Phosphorwasserstoff
- faules Heu bei: Phosgen
- Senf bei: Schwefellost
- Rettich bei: Diallyläther
- Naphthalin bei: Phenylbenzol.

Diagnostische Hilfsmittel:
- Dräger®-Gasspürgerät

Ein diagnostisches Hilfsmittel auch schon außerhalb des Krankenhauses ist ein **Dräger®-Gasspürgerät** (Abb. 5-14). Hiermit ist eine Überprüfung der *Raumluft* ebenso wie der *Exspirationsluft* des Patienten schnell, unkompliziert und *semiquantitativ* auf *diverse Substanzen* zu testen. Da für verschiedene Stoffgruppen unterschiedliche Teströhrchen verwendet werden müssen, sind gewisse Anhaltspunkte erforderlich. Feuerwehren führen in der Regel solche Gasspürpumpen mit.

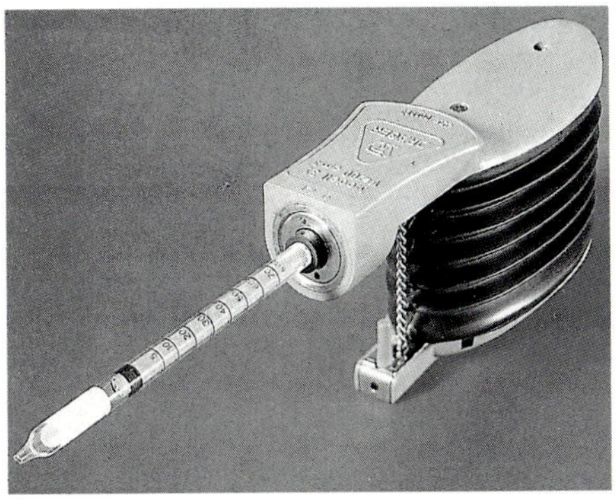

Abb. 5-14:
Dräger Gasspürpumpe

Weitere Hilfsmittel

Ein weiteres diagnostisches Hilfsmittel außerhalb des Krankenhauses ist ein **Blutzuckerschnelltest**, um eine begleitende *Hypoglykämie* zu erkennen. Diese Untersuchung darf niemals vergessen werden!

– unnötige Schnelltests

Weitere Schnelltests wie ein **Alkoholtest** („Tüte"), **Lackmuspapier** und ähnliches sind möglich; wegen fehlender therapeutischer Konsequenzen im Rettungsdienst sind sie jedoch überflüssig.

Suche nach Giftresten am Notfallort führt zumindest zur Verdachtsdiagnose.

Heute stehen in einem Krankenhaus je nach Ausstattung verschiedene Möglichkeiten toxikologischer Untersuchungen zur Verfügung. Deutlich erleichtert wird die Untersuchung, wenn am Notfallort durch genaue Anamnese und Suche nach Giftresten (leere Flaschen, Tablettenröhrchen u. ä.) zumindest eine Verdachtsdiagnose besteht.

Therapie

2.3.4 Therapie

Vitale Funktionen:
- überprüfen
- wiederherstellen, stabilisieren
- überwachen

Eigenschutz ist wichtig!

Bei Überprüfung, Wiederherstellung, Stabilisierung und Überwachung vitaler Funktionen muß stets auf ausreichenden *Eigenschutz* geachtet werden. Grundsätzlich ist bei allen Toxinen, die über Lungen oder Haut- und Schleimhäute resorbiert werden, eine Selbstgefährdung möglich.

Kontraindikationen für Mund-zu-Mund-Beatmung

Eine **Mund-zu-Mund Beatmung** ist **kontraindiziert** bei Vergiftungen mit *Zyaniden, Alkylphosphaten, CO, Bipyridiliumderivaten* (Herbizide). Zumindest Sicherheitsvorkehrungen sind zu treffen bei *Säuren, Laugen* und *Reizgasen.*

Atemwege: vor Aspiration sichern, evtl. endotracheale Intubation.
Reanimation länger durchführen

Auch sind Räume mit fraglichem *Sauerstoffmangel* (Gärsilos etc.) ohne Atemschutzgerät zu meiden. Da vor allem während eines Transportes stets Erbrechen droht, ist die **Indikation zur Intubation** großzügig zu handhaben, um eine Aspiration zu verhüten. Reanimationsmaßnahmen sind, vor allem bei Barbituratintoxikationen, auch nach 1 Stunde Dauer häufig erfolgreich.

Spezifische Detoxikation

- **primäre Detoxikation:** Giftentfernung aus dem Magen-Darm-Trakt, der Haut, den Augen
- **sekundäre Detoxikation:** Giftentfernung aus Blut und Gewebe

Bei der **speziellen Entgiftung** läßt sich eine *primäre* von einer *sekundären Detoxikation* unterscheiden. Die Methoden sind unterschiedlich:
Primäre Detoxikation (Giftentfernung aus dem Magen-Darm-Trakt, der Haut und den Augen)
- provoziertes Erbrechen, Magenspülung, provozierte Diarrhoe
- Antidota
- Hautreinigung und Augenspülung

Sekundäre Detoxikation (Giftentfernung aus Blut und Gewebe)
- forcierte Diurese, Hämodialyse, -perfusion
- Plasmaseparation, Hämofiltration
- forcierte Atmung

1. Provoziertes Erbrechen

2.3.4.1 Provoziertes Erbrechen

Durch eine induzierte Magenentleerung gelingt es, Giftreste weitgehend zu entfernen, selbst wenn diese verklumpt sind oder noch Speisereste im Magen liegen. Die entstehende Retroperistaltik im Duodenum verbessert zusätzlich im Gegensatz zur Magenspülung den Erfolg. Stets muß zwischen dem Erbrechen Wasser getrunken werden, um einen Spüleffekt zu erreichen.

Kontraindikation:
Somnolenz, Koma, Krämpfe, Ingestion von Laugen, Säuren, Schaumbildnern, organischen Lösungsmitteln.

Kontraindiziert ist provoziertes Erbrechen bei
- Somnolenz, Koma, Krämpfen (Aspirationsgefahr)
- Laugen- und Säurenvergiftung (erneute Verätzung)
- Schaumbildnern wie Geschirrhandspülmittel (Erstickungsgefahr)
- organische Lösungsmittel wie Benzin, Benzol u. a. (Aspirationsgefahr mit schweren Pneumonien bis zum ARDS).

Methoden

Erbrechen kann durch *drei Methoden* ausgelöst werden:
Apomorphin, Sirup ipecacuanhae, Kochsalz.

Eigenschaften von
- **Apomorphin**
- **Sirup ipecacuanhae**
- **Kochsalz**

Am schnellsten – wenige Minuten – wirkt **Apomorphin**. Wegen der stets auftretenden *Blutdruckdepression* wird ein Beta-Sympathikomimetikum wie Norfenefrin beigegeben; falls sog. „unstillbares Erbrechen" auftritt, kann dies durch Naloxon antagonisiert werden. Strenge Indikationsstellung im Kindesalter.
Sirup ipecacuanhae hat einen guten emetischen Effekt. Erbrechen setzt in 5–20 min ein. Das Mittel wird vorwiegend bei Kindern eingesetzt.
Auch **Kochsalz** wirkt recht zuverlässig. Für Kinder unter 12 Jahren ist es wegen einer drohenden Salzintoxikation kontraindiziert.
Falls Erbrechen ausbleibt, muß bei den beiden letztgenannten Verfahren immer eine Magenspülung angeschlossen werden, da diese Substanzen selbst toxisch wirken können.

Dosierung der Emetika

Dosierung von Emetika:

• **Apomorphin***	*Erwachsene:* 5–10 mg (i.m., s.c.)
	Kinder: 0,1 mg/kgKG (i.m., s.c.)
• **Sirup ipecacuanhae**	*Erwachsene:* 30 ml
	Kinder bis *1,5 Jahre:* 10 ml
	Kinder bis *5 Jahre:* 15 ml
	Kinder über *5 Jahre:* 30 ml
• **Kochsalz****	1 EL pro Glas Wasser; max. 5 Glas

* simultan Norfenefrin Erwachsene: 5–10 mg
Schulkinder: 0,2 mg/kgKG
Kleinkinder: 0,3 mg/kgKG
** absolute Kontraindikation bei Kindern

2.3.4.2 Magenspülung

2. Magenspülung

Eine Magenspülung am **Notfallort** (Notarztwagen) wird die Ausnahme bedeuten und ist nur bei *längeren Anfahrtswegen* bis zum nächsten Krankenhaus oder bei *Intoxikationen mit Alkylphosphaten* (E605 u.a.), *Zyaniden* und *halogenierten Kohlenwasserstoffen* sinnvoll.

Indikation

> In der **Klinik** ist die *Indikation großzügig zu stellen.* Hier bleibt die Magenspülung für fast alle Ingestionen das Mittel der Wahl, wenn provoziertes Erbrechen kontraindiziert ist. Auch bei Stunden zurückliegender Giftaufnahme ist durch eine häufig auftretende Gastroparese die Magenpassage nicht vollständig erfolgt und eine Spülung sinnvoll.

Bewußtlose Patienten werden zum Aspirationsschutz vor der Spülung *endotracheal intubiert.* Andernfalls ist eine *leichte Kopftieflage* zu empfehlen.

Technik:

Technik: Vorsichtig wird ein großlumiger Magenschlauch durch den Mund geschoben. Nach Erreichen des Magens kommt häufig spontan flüssiger Inhalt zurück; andernfalls wird unter Auskultation des Epigastriums Luft eingeblasen, was bei korrekter Lage zu einem deutlichen „Blubbern" führt. Es folgt Spülung mit lauwarmen Wasser in Einzelportionen von 200–300 ml. Die erste Portion wird asserviert. Die Spülung wird fortgesetzt, bis die Flüssigkeit klar aus dem Magen zurückfließt. Bei **Kindern** empfiehlt es sich, statt Wasser physiologische Kochsalzlösung zu benützen. Zum Abschluß wird Aktivkohle verabreicht.

Provozierte Diarrhoe

Nach jeder Magenentleerung wird eine **Diarrhoe** mit Glaubersalz *provoziert,* um die verbliebenen Giftreste schnell zu entfernen.

2.3.4.3 Antidota

3. Antidota

Antidota sind Mittel zur Detoxikation. Sie spielen gegenüber anderen Detoxikationsmethoden eine vergleichsweise geringe Rolle. Man kann sie nach ihrer Wirkung einteilen in (s. Kap. VII/2.3, S. 310): *giftbindende Stoffe, funktionelle* und *kompetitive Antagonisten, Chelatbildner, stoffwechselaktive Antidota, Reaktivatoren.*

Einteilung:

1. giftbindende Antidota
– Medizinalkohle

Giftbindende Stoffe sind:
• *Medizinalkohle* (Universaladsorbens, grundsätzlich anwendbar außer bei Säuren- oder Laugenvergiftung)

– N-Acetyl-Cystein
– Natriumthiosulfat
– Paraffinöl
– Polyäthylenglykol
– Polysiloxan

• *N-Acetyl-Cystein* (eine Vorstufe des Glutathion, die toxische Paracetamolmetaboliten abfängt)
• *Natriumthiosulfat* (Schwefeldonator, wodurch Zyanidionen zu Thiozyanat metabolisiert werden können)
• *Paraffinöl* (Adsorbens für fettlösliche Gifte; es ist durch Medizinalkohle ersetzbar)
• *Polyäthylenglykol* (Flüssigkeit zum Abwaschen schwer wasserlöslicher Substanzen wie Anilin von der Haut; es kann in manchen Zubereitungen auch als Magenspülzusatz benützt werden)
• *Polysiloxan* (Entschäumer nach Ingestion mit Tensiden)

2. funktionelle Antagonisten
– Biperiden
– Dexamethason

Funktionelle Antagonisten sind:
• *Biperiden* (wirkt der zentralen extrapyramidalen Symptomatik nach Überdosierung von Butyrophenonen und verwandten Stoffen entgegen)
• *Dexamethason-Aerosol* (verhindert die toxische Exsudation im Atmungstrakt nach Inhalation von Reizgasen)

3. kompetitive Antagonisten
– Atropin
– Flumazenil
– Naloxon
– Nikotinsäureamid
– Physostigminsalizylat
– Sauerstoff

Kompetitive Antagonisten sind:
• *Atropin* (wirkt der endogenen Azetylcholinüberschwemmung nach Vergiftungen mit Phosphorsäureestern entgegen)
• *Flumazenil* (verdrängt Benzodiazepine vom Rezeptor)
• *Naloxon* (verdrängt Opioide vom Rezeptor)
• *Nikotinsäureamid* (verdrängt INH kompetitiv vom Rezeptor)
• *Physostigminsalizylat* (sowohl zentrale als auch periphere Auswirkungen eines anticholinergen Syndromes wie Koma, Exzitation, Krämpfe und Herzrhythmusstörungen werden aufgehoben)
• *Sauerstoff* (konkurriert mit CO um die Bindung am Hämoglobin)

4. Chelatbildner
– Berliner Blau
– Kalzium-EDTA

Chelatbildner sind:
• *Berliner Blau* (bindet Thallium und Cäsium)

Tab. 5-8: Richtlinien für die Dosierung von Antidota

• **Obligat:**

Apomorphinhydrochlorid
Erwachsene[1]: 5–10 mg (i. v. oder i. m.)
Kinder[2]: 0,07 mg/kgKG (i. v.)

Atropinsulfat
Erwachsene[3]: 2–5–10 mg (i. v.)
Kinder[3]: 0,1 mg/kgKG (i. v.)

4-DMAP
Erwachsene: max. 3,25 mg/kgKG (i. v.)
Kinder: max. 3,25 mg/kgKG

Dexamethason-Aerosol
Erwachsene: initial 4 Hübe, danach alle 3–5 min 1 Hub
Kinder: initial 2–4 Hübe, danach alle 3–5 min 1 Hub

Medizinalkohle
Erwachsene: 20–30 g
Kinder: 1–2 g/kgKG

Natriumthiosulfat
Erwachsene: 6–12 g(i. v.)
Kinder: 50–100 mg/kgKG (i. v.)

Physostigminsalizylat
Erwachsene[4]: 2 mg (langsam! i. v.)
Kinder[4]: 0,02–0,06 mg/kgKG (langsam! i. v.)

• **Fakultativ:**

Biperiden[5]
Erwachsene: 3–5 mg (i. v.)
Kinder: 0,04 mg/kgKG (i. v.)

Flumazenil
Erwachsene: 0,2 mg sofort + 0,1 mg/min bis max. 1 mg (i. v.)
Kinder: derzeit noch keine verbindlichen Empfehlungen

Naloxon
Erwachsene: 0,2–0,4 mg (i. v.)
Kinder: 0,01 mg/kgKG (i. v.)

Obidoxim[6]
Erwachsene: 250 mg (i. v., i. m.)
Kinder: 4 mg/kg KG (i. m.)

Toluidinblau[7]
Erwachsene: 2–4 mg/kgKG 6i. v.)
Kinder: 2–4 mg/kgKG (i. v.)

Anmerkungen:
1 Stets gleiche Mengen Norfenefrin simultan verabreichen.
2 Kleinkinder 0,3 mg/kgKG Norfenefrin, Schulkinder 0,2 mg/kgKG Norfenefrin.
3 Wirkungsabhängig dosieren, häufig sind in kurzer Zeit Nachdosierungen nötig.
4 Bei Auftreten von Nebenwirkungen Injektion sofort abbrechen (s. Text).
5 Die Injektion muß sehr langsam erfolgen, Medikament verdünnen.
6 5 min nach Atropin injizieren, nur bei speziellen Phosphorsäureestern indiziert!
7 Injektion streng i. v. durchführen.

• *Kalzium-EDTA, Dimercaprol, DMPS* (fängt diverse Schwermetalle aus den zirkulierenden Körperflüssigkeiten ab)

Stoffwechselaktive Antidota
• *Äthanol* (verhindert durch Belegung der Alkoholdehydrogenase die schädliche oxidative Bildung von Ameisensäure bei Vergiftungen mit Methanol oder Äthylenglykol)
• *4-DMAP* (entfernt kompetitiv durch Bildung von Met-Hb Zyanidionen aus der Atmungskette)

5. stoffwechselaktive Antidota
– Äthanol
– 4-Dimethylaminophenol

Reaktivatoren sind:
• *Obidoxim* (kann die Dialkyl-phosphoryl-Seryl-Bindung spalten und dadurch die Cholinesterase reaktivieren, wenn diese durch Alkylphosphate blockiert wurde)
• *Toluidinblau* (beschleunigt die Rückbildung von Met-Hb zu Hämoglobin)

6. Reaktivatoren
– Obidoxim
– Toluidinblau

Im **Rettungsdienst** mit seinen eingeschränkten räumlichen und zeitlichen Möglichkeiten werden nur diejenigen Mittel vorgehalten, die akut lebensrettend sein können. Unverzichtbare und fakultative Antidota nennt Tab. 5-8.

Notwendige und sinnvolle Antidota im Rettungsdienst (Tab. 5-8)

Indikationen, Anwendungsart, Nebenwirkungen und Kontraindikationen müssen beherrscht werden, da sie Notfallmedikamente darstellen, die unter Zeitdruck indiziert sind (Tab. 5-8). Auch sind einige Antidota wie Atropin oder Physostigminsalizylat schwere Gifte und stellen somit selbst eine Gefahr dar. Andere Gegengifte wie Digitalis-Antidot oder Schlangenimmunseren sind in der Regel keine Medikamente, die in der Akutphase eingesetzt werden können.

Antidota können selbst toxisch wirken!

2.3.4.4 Hautreinigung, Augenspülung

Hautreinigung durch:
– Wasser
– Polyäthylenglykolgemisch bei schlecht wasserlöslichen Giften.

Die **Hautreinigung** erfolgt durch Entfernung kontaminierter Kleidung und ausgiebiges Waschen mit Wasser und Seife. Ein *Polyäthylenglykol* als „Lösungsmittel" hilft bei einigen **schlecht wasserlöslichen Substanzen** (Auswahl):

– Alkylphosphate
– Anilin
– Benzol
– Kresole
– Methylchlorid
– Nitrobenzol
– Parathion
– Phenole

Zur **Augenspülung** wird am besten eine *Augendusche* oder ein schwach laufender *Wasserstrahl* benutzt. Wegen des häufig auftretenden Lidkrampfes ist die Applikation eines Lokalanästhetikums vor der Spülung oft sinnvoll.

Augenspülung mit:
– Wasser und Augendusche

2.3.4.5 Forcierte Diurese

Forcierte Diurese

Die forcierte Diurese ist die einfachste sekundäre Detoxikationsmaßnahme. Allerdings ist sie heute eher die Ausnahme und nur bei Stoffen mit hoher renaler Clearence und Eliminationssteigerung indiziert.

Dazu gehören:
– Barbital
– Butobarbital
– Zyklobarbital
– Isoniazid
– Lithiumsalze
– Meprobamat
– Phenobarbital
– Salizylate

Indikation: nur bei Giften mit hoher renaler Clearence;
Anwendung: selten

2.3.4.6 Hämoperfusion, forcierte Atmung

Hämoperfusion

Unter den weiteren Möglichkeiten ist die **Hämoperfusion** als das *effektivste extrakorporale Detoxikationsverfahren* zu nennen. Hierbei wird Patientenblut über einen Adsorber aus Aktivkohle oder Kunstharzaustauscher geleitet. Eine **forcierte Atmung** wird bei Vergiftung mit *Halogenwasserstoffen* angewandt, da diese nur pulmonal eliminiert werden. Durch CO_2-Zusatz in die Einatmungsluft (Nasensonde bei Spontanatmung, Beatmungsgerät-Modulation bei Beatmung, wird das Atemminutenvolumen erhöht und dadurch die

effektivstes sekundäres Detoxikationsverfahren
Forcierte Atmung
bei halogenierten Kohlenwasserstoffen

Gifte schneller ausgeschieden. Die Beatmung ist an erfahrene Zentren gebunden (z. B. Universitäts-Kinderklinik Düsseldorf).

Spezielle Intoxikationen

Einteilung der Toxine mit Wirkung auf die Vigilanz

2.3.5 Spezielle Intoxikationen

Bei fast allen schweren Intoxikationen sind akute Störungen des Bewußtseins möglich. Solche Gifte können eingeteilt werden in: *chemisch-technische und berufliche Stoffe, Drogen, Gase, Insektizide, Medikamente, Pflanzengifte, Tiergifte.*

Praxishinweis

> Ca. ¾ aller schweren oder tödlich verlaufenden Vergiftungen werden durch Medikamente verursacht.

Chemisch-technische und berufliche Stoffe:
- **Äthylalkohol**
  - exzitatorisches, hypnotisches, narkotisches, asphyktisches Stadium

Immer ausschließen:
- Schädel-Hirn-Trauma
- Hypoglykämie

2.3.5.1 Chemisch-technische und berufliche Stoffe

Äthylalkohol gilt als das häufigste Genußgift und ist für viele Intoxikationen allein oder in Kombination mit anderen Stoffen verantwortlich. Es läßt sich ein *exzitatorisches, hypnotisches, narkotisches* und *asphyktisches Stadium* abgrenzen, wobei diese nicht regelhaft durchlaufen werden. Bei *Kindern* kommt es rasch zur Narkose und Ateminsuffizienz. Die Diagnose ist in der Regel einfach zu stellen. Eine Hypoglykämie und ein Schädel-Hirn-Trauma sind stets auszuschließen.

> Die Gefahr für den Patienten wird leicht unterschätzt, ab ca. **4 Promille** besteht für den *Erwachsenen* und ab **2 Promille** für ein *Kind* Lebensgefahr.

Unspezifische Überwachung und Therapie

Neben der *Überwachung* ist in den beiden letzten Stadien eine *Magenentleerung*, evtl. eine *forcierte Diurese* oder *Hämodialyse* anzuschließen.

- **Methylalkohol**

Frühsymptome: Rausch, Sehstörungen
Spätsymptome: Azidose, zerebrale Störungen
Unspezifische Überwachung
Antidot: Äthylalkohol

Methylalkoholvergiftungen entstehen meist durch Verwechslung oder durch Verunreinigung von Äthylalkohol. Nach *Frühsymptomen* wie einem leichten Rausch, *später* auch Sehstörungen, kommt es nach einer Latenzzeit von 6–30 Stunden zu schwerster Azidose mit zerebraler Schädigung. Neben der *Magenentleerung* wird *Äthanol* als „Antidot" benützt, wobei ein Blutspiegel von 1–2 Promille anzustreben ist.

> Schon **10 ml Methanol** können eine dauerhafte Erblindung verursachen und **30 ml** sind die **tödliche Dosis**. Wegen des häufig gleichzeitig getrunkenen Äthylalkoholes variieren diese Angaben stark.

- **andere Alkohole**

Andere Alkohole zeigen ähnliche Symptome wie Äthanol; Intoxikationen kommen selten vor.

- **Glykole und -derivate**

Frühsymptome: Azidose, Koma, Krämpfe
Spätsymptome: kardiopulmonale Komplikationen, Nierenschädigung

Glykole und Glykolderivate werden als Lösungs- und Schmiermittel oder als Antifrostmittel verwendet. Mitunter dienen sie als Alkoholersatz. Symptome der ersten Stunden sind eine metabolische Azidose mit Koma, Krämpfen und weiteren neurologischen Ausfällen. Später gesellen sich kardiopulmonale Komplikationen hinzu, bevor nach 1 bis 3 Tagen eine Nierenschädigung den Verlauf bestimmt. Die *Therapie* ist *symptomatisch*, ein Antidot gibt es nicht.

- **andere Lösungsmittel**

Andere Lösungsmittel mit hoher toxikologischer Relevanz sind einige flüchtige *chlorierte Kohlenwasserstoffe*:

– **halogenierte Kohlenwasserstoffe**

- Dichloräthylen
- Trichloräthylen
- Tetrachloräthylen
- Dichlormethan
- Trichlormethan
- Tetrachlormethan

Kinder sind besonders gefährdet

Therapie: forcierte Atmung (Beatmung)
Aliphat. Kohlenwasserstoffe

Besonders bei *Kindern kennt man gefährliche Vergiftungen* durch solche Kohlenwasserstoffe. Dosisabhängig tritt früh eine Narkose ein, gastrointestinale Symptome, Arrhythmien und ein Schock kommen hinzu. Neben *symptomatischen Maßnahmen* in der Prähospitalphase muß im Krankenhaus eine *forcierte*

Atmung oder *Beatmung* angestrebt werden, da die Stoffe nur über die Atemluft abgegeben werden. *Aliphatische Kohlenwasserstoffe* wie Benzin, Petroleum, Terpentin u. ä. sind relativ untoxisch.

2.3.5.2 Drogen

Opioide bewirken die **klassische Symptomtrias** *Koma, Miosis, Atemdepression* (Therapie siehe Analgetika).
Andere Drogen wie **Kokain**, **Halluzinogene**, **Amphetaminderivate** und **Schnüffelstoffe** führen grundsätzlich zu Änderungen des Bewußtseins; komatöse Zustände sind bei allen schweren Intoxikationen möglich. Die akute Therapie reicht vom „*Herunterreden* = talk down" über *Sedativa* bis zur *Reanimation.* Spezifische Antidote gibt es nicht.

Drogen

- **Opioide**
- **andere Drogen**

2.3.5.3 Gase

Kohlenmonoxid ist ein geruchloses und farbloses Gas, das häufig zu Suizidversuchen (Autoabgase) benützt wird und bei Wohnungsbränden unter Sauerstoffmangel entsteht. Leichte Symptome wie Kopfschmerz, Schwindel und eine gewisse Euphorie gehen – je nach CO-Konzentration – schnell in eine schwere metabolische Azidose mit Bewußtseinsstörungen bis zum Tod über. Therapeutisch ist möglichst *viel Sauerstoff* zu verabreichen. Der *Ausgleich der Azidose* kann schon im Rettungsdienst begonnen werden.
Zu den **Reizgasen** zählen eine Vielzahl verschiedener Stoffe, die alle durch Inhalation zur lokalen Schädigung des Respirationstraktes führen (Auswahl):

Gase

- **Kohlenmonoxid (CO)**
- **Reizgase**

schnelle Wirkung – oberer Respirationstrakt

Acrolein	Formaldehyd
Ammoniak	Phosphorchloride
Chlorwasserstoff	Schwefelwasserstoff
Fluorwasserstoff	Teflondämpfe

späte Wirkung – unterer Respirationstrakt

Dimethylsulfat	Nitrosegase
Kadmiumoxiddämpfe	Ozon
Nickelkarbonyl	Phosgen

Gut **wasserlösliche Stoffe** wie *Ammoniak* reizen den *oberen Atemtrakt* sofort – und sind recht harmlos; gut **fettlösliche Substanzen** reizen den *unteren Atemtrakt* erst spät und werden durch die Ausbildung eines *toxischen Lungenödemes lebensbedrohlich.* Störungen des Bewußtseins sind allenfalls als sekundäre hypoxische Folgen zu beobachten. Therapeutisch wird *Kortison* inhaliert, bei schweren Fällen i. v. appliziert.

Blausäure bzw. viele **ihrer Salze** führen oft zu schweren Vergiftungen. Reine Zyanwasserstoffintoxikationen kommen selten vor; häufiger sind *Mischintoxikationen* mit Reizgasen und Kohlenmonoxid. Ursache hierfür ist die Pyrolyse von verschiedenen Kunststoffen, wie sie heute in allen Haushalten vorhanden sind. Leichte Symptome einer Blausäurevergiftung sind eine Hyperventilation, Erregungszustände, Herz- und Kopfschmerzen, Husten und Kratzen im Hals. Bei Eintreten von Bewußtlosigkeit, Krämpfen und schwerer Atemnot liegt eine ernsthafte Intoxikation vor. Zyanidionen lagern sich an 3wertiges Eisen an und blockieren so die Atmungskette. Wenn man aber 3wertiges Eisen im Überfluß bereitstellt, werden die Atmungsfermente kompetitiv befreit.
Das *Antidot 4-DMAP* (4-Dimethylaminophenol) oxidiert als Met-Hb-Bildner 2wertiges Eisen zu 3wertigem innerhalb von Sekunden und wirkt oft lebensrettend. Die weitere Detoxikation erfolgt mit *Natriumthiosulfat*, das Schwefelgruppen für die Metabolisierung von Zyanid zu dem untoxischen Rhodanid abgibt.
Bei Verbrennung von Kunststoffen darf wegen der potentiellen Mischintoxikation mit CO kein 4-DMAP gegeben werden, weil Met-Hämoglobin – ebenso wie CO-Hb – vom Sauerstofftransport ausscheidet.

- **Blausäure und ihre Salze**

Leichte Symptome:
- Husten, Kratzen im Hals
- Hyperventilation
- Herz- und Kopfschmerzen

Schwere Symptome:
- Bewußtlosigkeit
- Atemnot
- Krämpfe

Antidota können das Leben retten!
leichte Vergiftung → Natriumthiosulfat
schwere Vergiftung → 4-DMAP + Natriumthiosulfat
Mischintoxikation mit Rauchgasen → Natriumthiosulfat

Insektizide

- **Alkylphosphate**

Symptome
– Miosis
– Bradykardie
– Hypersalivation

Therapie:
Unspezifische Maßnahmen + Antidot (Atropin)

2.3.5.4 Insektizide

Insektizide wie **Alkylphosphate** (Phosphorsäureester) haben eine große toxikologische Bedeutung; Vergiftungen enden oft tödlich. Die Gifte entfalten ihre Wirkung vorwiegend an allen Teilen des Nervensystems.

> Als **klassische Symptome** gelten *Bradykardie, Miosis und Speichelfluß.* Schnell treten Bewußtseinsstörungen bis zum Koma hinzu.

Therapeutisch wird neben *unspezifischen Maßnahmen* frühzeitig das *Antidot Atropin* in hoher Dosierung verabreicht. Die übermäßig gesteigerte Schleim- und Speicheldrüsenproduktion gilt als verläßlichstes Zeichen der Vergiftungsschwere und wird als Parameter für die erforderliche Atropindosis gewertet. Sistiert die Sekretion nicht, muß Atropin erneut appliziert werden.

Ein zweites Antidot ist der *Cholinesterasereaktivator Obidoxim.* Er ist aber nur bei einigen Alkylphosphaten indiziert und gilt in der Prähospitalphase als nicht erforderlich.

Medikamente

Analgetika
- **Salizylate**

Letaldosis
⇨

Therapie: symptomatisch

- **Paracetamol**

2.3.5.5 Medikamente

Analgetika
Salizylat-Vergiftungen werden in Deutschland gegenüber den USA selten beobachtet. Leichte Symptome einer Überdosierung sind Kopfschmerzen, Ohrensausen, Verwirrtheit, Hyperventilation Schwitzen, Durst, Übelkeit, auch als *„Salizylismus“* bekannt. Bei mittelschweren Vergiftungen verstärken sich die ZNS-Symptome und gehen bei schwersten Intoxikationen mit zunehmender Eintrübung bis zum Koma und einer ausgeprägten metabolischen Azidose einher.

> Die **Letaldosis** liegt bei 20–40 g beim *Erwachsenen* oder 0,5 g/kgKG beim *Kind.*

Die **Therapie** ist *symptomatisch,* im Krankenhaus kann eine kontrollierte *Alkalidiurese* oder eine *Hämodialyse* bzw. *-perfusion* erforderlich werden.
Auch schwere **Paracetamolvergiftungen** können mit Bewußtseinsstörungen einhergehen. Herausragendes und die Prognose bestimmendes Symptom sind *Leberschädigungen,* die nach wenigen Tagen auftreten.

> Die **Letaldosis** bei *Erwachsenen* liegt bei etwa 20 g.

Neben einer symptomatischen **Akuttherapie** kann das Antidot *N-Acetyl-Cystein* – während der ersten Stunden nach Ingestion verabreicht – den Leberausfall verhindern.

- **Pyrazole**

- **zentralwirkende Analgetika**

Symptomtrias:
– Koma
– Miosis
– Atemdepression

Leichte **Pyrazol-Vergiftungen** fallen durch Ataxie und Somnolenz auf, bei schweren treten bald eine Tachykardie, Hypotonie, Koma und Krämpfe ein. Kinder sind besonders empfindlich.
Opioide, zu denen auch das Rauschgift **Heroin** zählt, sind zentral wirksame Analgetika. Neben Intoxikationen von Drogenabhängigen sind bei Kindern codeinhaltiger Hustensaft oft Ursache schwerer Notfälle. Vergiftungen fallen durch die *Trias Koma, Miosis, Atemdepression* auf. Das Antidot *Naloxon* bessert die Symptome schlagartig; sofort einsetzende Entzugssymptome bei Drogenabhängigen können Probleme bereiten. Bei Heroin kommt es mitunter zum toxischen Lungenödem.

Psychopharmaka
- **Sedativa**
- **Neuroleptika, Thymoleptika**
- **Benzodiazepine**

Psychopharmaka
Intoxikationen mit **Sedativa**, vor allem *Benzodiazepinen* gelten im Gegensatz zu Vergiftungen mit Neuroleptika oder Thymoleptika als harmlos. Benzodiazepine führen zur Sedierung bis zur Bewußtlosigkeit.
Hochpotente Neuroleptika z. B. *Flu- und Perphenazin, Haloperidol, Triflupro-*

mazin können vor allem bei Kindern ein sog. bizarres neurologisches Syndrom hervorrufen. Dieses geht mit unangenehmen Symptomen wie Krämpfen an Auge, Gesicht und Extremitäten, einer mimischen Starre, Schmatzen, Sprachstörungen, Speichelfluß, Zittern und athetotischen Bewegungen einher. Die Prognose ist gut, Bewußtseinsstörungen fehlen. Dagegen führen hohe Dosen von Thymoleptika – vor allem von trizyklischen Antidepressiva – zu lebensgefährlichen Symptomen wie einer antiadrenergen Reaktion mit Blutdruckabfall und negativer Inotropie; hinzu kommt ein *anticholinerges Syndrom.* Dies geht einher mit
– *zentralen Symptomen* wie Unruhe, Erregung, Halluzinationen, Delirium, Krämpfen, Koma, Atemdepression
– *peripheren Symptomen* wie Tachykardie, Herzrhythmusstörungen und trokkenen Schleimhäuten.

bizarres neurologisches Syndrom

• trizyklische Antidepressiva

anticholinerges Syndrom

Neuroleptika und Thymoleptika mit anticholinerger Potenz sind (Auswahl):

Chlorpromazin	Imipramin
Chlorprothixen	Opipramol
Clomipramin	Promethazin
Levomepromazin	Trimipramin

Neuroleptika und Thymoleptika mit anticholinerger Potenz

Das *Antidot Physostigminsalizylat* kann ein anticholinerges Syndrom schnell beseitigen; dieses Gegengift hat jedoch selbst starke Nebenwirkungen und ist mit Vorsicht anzuwenden. Es ist nur bei einem eingetretenen anticholinergen Syndrom und niemals allein bei einer Vergiftung mit potentiell anticholinerg wirkenden Substanzen ohne entsprechende Symptome indiziert.

Schlafmittel gehören ganz unterschiedlichen Stoffklassen an und unterscheiden sich in ihrer Pharmakologie beträchtlich. Alle sind sedativ-hypnotisch, alle werden durch Alkohol in ihrer Wirkung erheblich verstärkt, alle können zu Bewußtlosigkeit, Atemdepression, Aspiration und Schock führen. *Barbiturate* sind arm an spezifischen Komplikationen. *Bromkarbamide* verursachen Herzrhythmusstörungen, ein stark wechselndes neurologisches Verhalten, häufig eine Ateminsuffizienz, mitunter einen plötzlichen Atemstillstand. Im Vordergrund von *Mathaqualon* steht die ausgeprägte Unruhe und Krämpfe. Aspirationen kommen häufig vor. *Diphenhydramin* ist ein häufig angewendetes Schlafmittel mit antihistaminer und anticholinerger Komponente. Eine Überdosierung von *Gluthetimid* verursacht schwere Herzrhythmusstörungen und endet nicht selten letal. Die **Therapie** ist jeweils unspezifisch. Nur bei *Diphenhydramin* wird bei Bedarf Physostigminsalizylat eingesetzt.

• Schlafmittel
–Barbiturate
–Bromkarbamide
–Methaqualon
–Diphenhydramin
–Gluthetimid

Die Gruppe der **Kardiaka** (Antiarrhythmika, Betablocker, Kalziumantagonisten, Digitalis) kann insgesamt zu ausgeprägten Herzrhythmusstörungen und negativer Inotropie mit Abfall des Herzminutenvolumens (Sauerstoffmangelversorgung) führen, wodurch Bewußtseinsstörungen bis zur Bewußtlosigkeit auftreten.

• Kardiaka

2.3.5.6 Pflanzengifte

Pflanzengifte

Schwerwiegende Intoxikationen sind selten. Die Wirkungen der wichtigsten Giftpflanzen sind
– *atropinähnlich* (z. B. Bilsenkraut, Stechapfel, Tollkirsche)
– zentral *erregend* oder *sedierend* (z. B. Eisenhut, Kornrade, Schierling)
– *herzaktiv* (z. B. Digitalis)
– *nikotinähnlich* (z. B. Goldregen).
Die unspezifische Therapie hat entsprechend den Symptomen zu erfolgen.

–atropinähnlich
–zentral erregend oder sedierend

2.3.5.7 Tiergifte

Tiergifte

In unseren Breiten spielen solche Vergiftungen eine untergeordnete Rolle. **Allergische Reaktionen** auf *Insektenstiche* können zur Bewußtlosigkeit führen; eine Intoxikation im engeren Sinn liegt jedoch nicht vor. *Schlangenbisse* sind nicht nur schmerzhaft, sondern verursachen mitunter auch Bewußtlosigkeit und einen Atemstillstand. Bei exotischen Giftschlangen werden neurotoxische und hämolytische Symptome beobachtet.

Insektenstiche
Schlangenbisse

2.4 Sonstige Erkrankungen mit Bewußtseinsstörung

Überhitzungsschäden

2.4.1 Überhitzungsschäden

B. Eberle

Pathophysiologie

Wärmeabgabe durch
1. **Konduktion**
2. **Konvektion**
3. **Abstrahlung**
4. **Verdunstung**

2.4.1.1 Pathophysiologie

Die **Abgabe überschüssiger Wärmeenergie** erfolgt hauptsächlich durch
- **Konduktion**, also die Übertragung an die unmittelbar umgebenden Medien entlang eines *Temperaturgradienten*, z. B. von den Organen an das Blut oder von der Haut an die Luft
- **Konvektion**, d.h. den *Transport* auf dem Blutweg an die Körperoberfläche
- **Abstrahlung** von Energie im *Infrarot-Bereich*
- **Verdunstung** von *Körperwasser.*

Thermoregulation:
- hypothalamische Kontrolle
- endokrine Einflüsse
- Regulationsmechanismen

Auslöser
- feuchte Hitze
- starke körperliche Aktivität
- schlechte Umgebungsventilation
- fehlende Akklimatisation
- Versagen der Schweißproduktion: Dehydratation, medikamentöse Blockade
- kardiovaskuläre Vorerkrankungen u.a.

Hitzeakklimatisation:
- Schweißproduktion ↑
- Elektrolytgehalt ↓
- periphere Vasodilatation
- Herzzeitvolumen ↑
- ADH, Aldosteron ↑

Die **Thermoregulation** steht unter Kontrolle des Hypothalamus; sie wird vom endokrinen System beeinflußt und hauptsächlich über Veränderungen in *Muskelaktivität, Körperschalendurchblutung* und *Schweißsekretion* realisiert.

Überhitzungsschäden bei hohen Umgebungstemperaturen haben häufig ihre **Auslöser** in Form von starker körperlicher Aktivität, mangelnder Umgebungsventilation, Versagen der Schweißproduktion aufgrund von Dehydratation (mangelnder Flüssigkeits- und Elektrolytersatz, Alter, Diuretika) oder auch medikamentöser Blockade (Psychopharmaka, Anticholinergika).
Weitere **Prädispositionen** sind unzureichende Akklimatisation, kardiovaskuläre Vorerkrankungen mit eingeschränkter Leistungsbreite, Alkoholabusus, Adipositas und Infektionen.
Mechanismen der **Hitzeakklimatisation** sind die *Erhöhung der Schweißproduktion* bei gleichzeitiger *Erniedrigung des Elektrolytgehaltes,* eine periphere Vasodilatation bei gleichzeitiger *Steigerung des Herzzeitvolumens* (hyperdyname Zirkulation) sowie ein Anstieg des antidiuretischen Hormons und des Aldosterons. Längerfristig kommt es dadurch zu einer Erhöhung des extrazellulären und intravasalen Volumens.

⇨

> Akklimatisationsvorgänge benötigen meist *einige Tage bis eine Woche* zu ihrer Ausbildung.

Generalisierte Hitzeschäden

2.4.1.2 Formen generalisierter Überhitzungssyndrome

⇨

> **Klinisch** unterscheidet man im allgemeinen **vier Formen**: *Hitzesynkope, Hitzekrämpfe, Hitzeerschöpfung, Hitzschlag* (Anstrengungshitzschlag, klassischer Hitzschlag)

Die Übergänge zwischen diesen Zuständen sind fließend.

1. Hitzesynkope
Ursachen:
- Vasodilatation
- relative Hypovolämie („Pooling")
- absolute Hypovolämie (Dehydratation)
- vagale Kreislaufreaktionen

Hitzesynkope
Nach körperlicher Anstrengung in heißer Umgebung kann es bei unzureichender Adaptation zu kurzen Ohnmachtsepisoden kommen.
Ursachen sind eine
- *Vasodilatation* der Haut- und Muskelgefäße durch Hitze, Muskelarbeit oder Alkohol
- relative *Hypovolämie* durch langdauerndes aufrechtes Stehen („Pooling")
- absolute Hypovolämie durch *Dehydratation*
- *vagale* Kreislaufreaktionen mit Bradykardie.

Symptome

Leitsymptome sind:
- Übelkeit
- Bewußtseinseintrübung
- passagere Hypotension, Bradykardie, orthostatischer Kollaps
- meist kühle feuchte Haut bei
- Fehlen einer ausgeprägten Hyperthermie

Die **Therapie** besteht in
- Flachlagerung mit angehobenen Beinen
- physikalischer Kühlung (Schatten, feuchte Tücher, Luftbewegung)
- oraler Flüssigkeitszufuhr
- Ausschluß anderweitiger Ursachen der Synkope (z. B. TIA, Herzrhythmusstörung, Hypoglykämie) und von Sturzverletzungen.

Soforttherapie
- Flachlagerung, Anheben der Beine
- externe Kühlung
- orale Flüssigkeitszufuhr
- Ausschluß anderer Synkopen
- Sturzverletzungen?

Hitzekrämpfe

Diese Form betrifft meist Personen in guter körperlicher Verfassung. Sie beruht auf einer *Verarmung des Extrazellulärraums an* Na^+*- und* Cl^-*-Ionen* im Sinne einer hypotonen Dehydration. Bei maximaler Schweißproduktion können Nichtakklimatisierte bis zu 1,5 l/h, Akklimatisierte sogar 3 bis 4 l/h an Flüssigkeit verlieren. Mit derart großen Mengen gehen trotz Adaptation auch signifikante Na^+-Verluste einher, die dann häufig nicht ausreichend ersetzt werden.

2. Hitzekrämpfe

Ursachen:
- hypotone Dehydration aufgrund starken Schwitzens mit Flüssigkeitszufuhr, aber unzureichender NaCl-Substitution

Eine typische **Symptomkonstellation** ist längeres starkes Schwitzen bei schwerer körperlicher Arbeit in heißer Umgebung.

Während, meist aber erst nach der Arbeit kommt es zu schmerzhaften Faszikulationen oder Spasmen der Extremitäten- und evtl. der Brust-, manchmal auch der Bauchwandmuskulatur.

Die Fehldiagnose eines akuten Abdomens mit der Folge einer Laparotomie kann einen derart dehydrierten Patienten in Lebensgefahr bringen.

Die Körpertemperatur ist bei Hitzekrämpfen nicht erhöht. Eine *ZNS-Beteiligung fehlt.*

Symptome:
- Muskelfaszikulationen
- starkes Schwitzen
- körperliche Schwerarbeit
- heiße Umgebung
- keine Temperaturerhöhung
- keine ZNS-Beteiligung

Therapie ⇦

> Die **Behandlung** besteht in der **oralen Rehydrierung**, vorzugsweise mit bilanzierten *Elektrolytgetränken* (Mineralgetränke) bzw. *Wasser* (Tee) *unter Zugabe von 2 Teelöffel Kochsalz pro l*, in einer Menge von 1–2 l in der ersten Stunde. Alternativ kann eine Vollelektrolytlösung (Ringer) i. v. infundiert werden (1–2 l in 1–2 h).

Der therapeutische Effekt der *Elektrolytsubstitution* ist oft frappierend. Die Prognose ist generell gut.

Hitzeerschöpfung

Diese Variante ist ein Vorläufer des Hitzschlags. Sie beruht auf einer Dehydration mit *NaCl-Verarmung* (hypotone Dehydration) sowie unzureichender *hämodynamischer Kompensationsmechanismen* bei hoher Umgebungstemperatur.

Häufig sind ältere, unter diuretischer Medikation stehende Patienten betroffen. Zudem treten bei Betroffenen nicht selten auch Erbrechen und Diarrhoe hinzu. Beides führt zu der häufigen Begleiterscheinung der *Hypokaliämie.*

3. Hitzeerschöpfung

Ursachen:
- primär dehydrierte ältere Patienten
- hohe Umgebungstemperaturen
- hypotone Dehydration
- hämodynamische Dekompensation

Symptome der Dehydration sind neben starkem Durstgefühl vor allem zentralnervöse Störungen wie *Agitiertheit, Verwirrungszustände, delirante Bilder* und *Eintrübung* bis zum *Koma.* Es kann zum plötzlichen *Blutdruckabfall,* zur *Oligurie* bis hin zur *Schocksymptomatik* kommen. Folgen des Elektrolytmangels manifestieren sich als *Hitzekrämpfe, Muskelschwäche, Übelkeit, Erbrechen* und *Durchfälle.*

Bei vorherrschender Plasmahypotonie bleibt die Schweißsekretion zunächst noch erhalten; oft sind die Patienten daher „kaltschweißig“. Sowohl Normo- als auch Hyperthermie bis über 39 °C treten auf.

Symptome:
- Erschöpfung, Durst, Erbrechen
- Normo- oder Hyperthermie
- zentralnervöse Störungen
- Elektrolytmangelsymptome
- Blutdruckabfall
- Oligurie
- Schock

Die **Soforttherapie** besteht in der Schocklagerung des Patienten in kühler, schattiger Umgebung.

Sofortherapie ⇦

> Ist der **Patient noch kooperativ** und kreislaufstabil, kann mit einer **oralen Rehydration** (gesalzene Flüssigkeiten mit mindestens 200 mosm/l = 6 g NaCl/l) begonnen werden. Bei allen in ihren **Vitalfunktionen instabilen Patienten** ist ein *venöser Zugang* erforderlich, über den initial 1–1,5 l/h Vollelektrolytlösung (Ringer), ggf. zusammen mit elektrolythaltigen Volumenersatzmitteln (z. B. HAES 6 %), unter Kontrolle von Puls und Blutdruck infundiert werden.

Diese Patienten bedürfen auf jeden Fall einer *Klinikaufnahme*, um den Bewußtseinszustand, die Kreislaufsituation, den Wasser- und Elektrolyt-Haushalt und die Nierenfunktion zu überwachen.

4. Hitzschlag
Pathophysiologie:
- Störung der Thermoregulation
- extreme Hyperthermie
- frühe ZNS-Beteiligung

Auslöser:
- hohe Temperatur, Luftfeuchtigkeit
- körperliche Anstrengung, starkes Schwitzen, unzureichende Flüssigkeitsaufnahme

„Klassischer Hitzschlag"
Prädisposition: höheres Alter, kardiovaskuläre Vorerkrankungen, Diabetes mellitus, Alkoholismus, Diuretika, Anticholinergika (Psychopharmaka)

„Anstrengungs-Hitzschlag"
Prädisposition
- Gesunde ohne Akklimatisation, Schwerstarbeit

Hitzschlag

Hierbei handelt es sich um eine **akut lebensbedrohliche Situation**, die notfallmedizinisches Handeln erfordert. Die pathogenetischen Mechanismen sind im einzelnen noch unvollständig geklärt. Charakteristisch sind die *Störung der zentralen Thermoregulation*, die *extreme Hyperthermie* sowie die frühe *Beteiligung des ZNS*. Unbehandelt führt ein Hitzschlag zum Tod.
Die **Auslöser** sind im allgemeinen
- hohe *Umgebungstemperaturen* und *Luftfeuchtigkeit*
- vorangegangene körperliche *Anstrengung*, starkes *Schwitzen* bei *unzureichender Flüssigkeitsaufnahme.*

Zum sog. **„klassischen Hitzschlag"** prädisponieren höheres *Alter* und chronische kardiovaskuläre *Vorerkrankungen, Diabetes mellitus, Alkoholismus*, diuretische oder anticholinergische *Medikation* (Psychopharmaka!).
Die Ausbildung der Symptomatik erfolgt meist im Zeitraum von 1 bis 2 Tagen, die Dehydration ist stark ausgeprägt. Häufig treten die Fälle in Form von Epidemien auf (Pilgermassen in Mekka; Hitzewellen in städtischen Ballungsgebieten)
Vom sog. **„Anstrengungshitzschlag"** sind dagegen *gesunde*, aber nicht hitzeakklimatisierte Personen unter schwerer körperlicher Belastung (Sportler, Bergleute, Soldaten, Hüttenarbeiter) betroffen. Diese Form tritt eher sporadisch auf und entwickelt sich rasch, im Zeitraum mehrerer Stunden.

Symptome:
1. ZNS:
- Kopfschmerzen, Schwindel, Meningismus
- Apathie, Verwirrtheit, Somnolenz, Koma, Krämpfe
- Pupillenstörungen, Paresen

2. Hyperpyrexie, Anhidrosis:
- Rektaltemperatur >40 °C
- Schweißsekretion: **fehlend** beim klassischen Hitzschlag, **vermindert** beim Anstrengungshitzschlag

3. Hämodynamik:
Initial:
periphere Vasodilatation, gesteigertes HZV
Später: Volumenmangelschock, Herzrhythmusstörungen, Myokardinfarkt (häufig!)

4. Atmung:
- Tachypnoe und Hyperventilation

5. Stoffwechsel: hypertone Dehydratation

Symptomatik

Die **zerebrale Symptomatik** steht häufig am Beginn: Kopfschmerzen, Schwindel, Apathie oder Verwirrtheit fallen auf, später, gelegentlich aber auch schon initial werden die Patienten somnolent, komatös. Generalisierte Krämpfe, Meningismus, Pupillenstörungen und Paresen treten hinzu.

Versagen der Wärmeregulation, Hyperpyrexie: Die *Körpertemperatur* liegt rektal über 40 °C. Beim klassischen Hitzschlag sistiert die *Schweißsekretion* immer, so daß die *Haut* zunächst heiß und trocken erscheint; beim Anstrengungshitzschlag ist die Schweißabgabe zwar vermindert, aber – aufgrund der meist geringeren Dehydration – noch vorhanden.

Hämodynamik: Zunächst herrscht eine hyperdyname Kreislaufsituation mit maximaler peripherer Vasodilatation vor, später entwickelt sich ein *relativer (Vasodilatation)* und *absoluter (Dehydratation) Volumenmangelschock* mit Hypotension, Tachykardie, Vasokonstriktion, Durst und Oligurie. *Herzrhythmusstörungen* und *Myokardinfarkte* sind häufig.
Respiratorische Begleiterscheinungen sind *Tachypnoe* und *Hyperventilation.*

Die **metabolische Entgleisung** manifestiert sich in Form einer hypertonen Dehydratation (Hypernatriämie, Hyperosmolarität, Hämokonzentration). Die initiale respiratorische *Alkalose* weicht rasch einer metabolischen *Laktazidose.*

Verlauf
- klassischer Hitzschlag:
  - irreversible ZNS-Schäden
  - Multiorganversagen
- **Anstrengungshitzschlag:**
  - Multiorganversagen: → Rhabdomyolyse → akutes Nierenversagen → Hyperkaliämie → DIC

Im **Verlauf** entwickelt sich bei beiden Formen rasch ein *Multiorganversagen.*
Bei der **klassischen Form** dominieren dabei eher irreversible *Schäden des ZNS* zusammen mit Komplikationen, die häufig durch die *Vorerkrankungen* bestimmt sind, z. B. Herzinfarkt.
Beim **Anstrengungshitzschlag** stehen dagegen eher generalisierte Organschäden wie *Rhabdomyolyse* mit disseminierter intravasaler Gerinnung und akutem Nierenversagen, aber auch *ZNS-*, *Leber-* und *Herzmuskelzellschäden* im Vordergrund. Muskelzellnekrosen, Laktazidose und Oligurie haben eine bedrohliche *Hyperkaliämie* zur Folge.

Differentialdiagnosen

Differentialdiagnosen sind:
- *Fieber* und *ZNS-Symptome* anderer Genese (z. B. Malaria, Meningitis)
- *Krampfanfälle* anderer Ursache (insbesondere Fieberkrämpfe)

- *Thyreotoxikose*
- hyperdynames Stadium des *septischen Schocks*
- diabetische *Ketoazidose* und hyperosmolares *Koma*
- *Intoxikationen* (z. B. Amphetamine, Atropin)
- *Delirium tremens*
- maligne *Hyperthermie* und *malignes neuroleptisches Syndrom*

Sofortmaßnahmen

• Priorität haben **Kontrolle und Sicherstellung von Atmung und Kreislauf** anhand von Puls, Blutdruck, Hautfarbe und -durchblutung sowie die Überprüfung der Bewußtseinslage. Für die Prognose entscheidend ist dann die rasche Beherrschung der Hyperthermie.

Der Patient muß sofort in eine kühle, schattige Umgebung geborgen und in Schocklagerung, bei Bewußtlosigkeit in stabile Seitenlage gebracht werden. Isolierende Kleidung wird entfernt, die Frischluftzirkulation verbessert (Ventilator) und die Atemluft mit *Sauerstoff* (z. B. 4–6 l/min über Nasensonde) angereichert.

Sofortmaßnahmen:
- Kontrolle der Vitalfunktionen
- Schocklagerung in kühler Umgebung
- Sauerstoffgabe
- Monitoring (Puls, EKG, RR, Temperatur)
- Infusion **isotoner** Vollelektrolytlösung

> *Wichtigste kausale Maßnahme* ist die **Oberflächenkühlung mit Wasser**.

⇐

Am wirksamsten ist das unverzügliche Eintauchen des Patienten in ein *Eiswasserbad.* Alternativen hierzu sind lose Abdeckung mit dünnen, mit Wasser (nicht Alkohol!) angefeuchteten Textillagen und *Ventilation* (Fönen) sowie die Auflage von *Kühlpackungen* (Eisbeutel, Kühlakkus) auf Extremitäten und über große Gefäße (Leisten, Axillen, Hals). Starkes *Kältezittern* als Gegenregulation kann mit Pethidin oder Chlorpromazin (langsam i. v.) unterdrückt werden.

- medikamentöse Unterdrückung von Muskelzittern

Wenn immer möglich, sollte diese Behandlung unter qualifizierter Aufsicht und *Monitoring* (Puls, EKG, RR, Temperaturmessung), bei venösem Zugang und Infusion mit Vollelektrolytlösung erfolgen.

• **Volumentherapie** und gleichzeitig **interne Kühlung** erfolgen durch Infusion gekühlter Lösungen über periphervenöse Zugänge:

Schockzeichen

> Bei *Schockzeichen* sind initial mindestens 1 000 ml einer isotonen Vollelektrolytlösung in ca. 15 min zu geben. Zusätzlich wird unter Kühlung weiter infundiert, bis der Kreislauf stabilisiert ist und eine ausreichende Diurese (1–2 ml/kg/h) einsetzt (Blasenkatheter!).

⇐

In schweren Fällen kann zusätzlich eine *Peritoneallavage* (2 l kalte kaliumfreie Dialysierlösung alle 10–15 min) notwendig werden.

• Bei *Bewußtlosigkeit, Ateminsuffizienz* oder *Krämpfen* wird der Patient **intubiert** und, wenn nötig, hierfür sediert (z. B. mit Etomidate oder Midazolam), und dann mit Sauerstoff beatmet.

• Bei *Hypernatriämie* und *Hyperosmolarität* ist eine rasche Infusion „freien Wassers" (hypotone, Halbelektrolyt- oder reine Kohlenhydratlösungen) zu *vermeiden.* Andernfalls droht die Gefahr eines Dysäquilibrium-Syndroms mit *Hirnödem.* Letzteres entsteht aufgrund des schnellen Wasserübertritts in das hyperosmotische Hirngewebe bei verzögertem Austausch osmotisch aktiver Moleküle über die Blut-Hirn-Schranke.

Praxishinweis

> *Präklinisch* sollten sowohl bei hyper- als auch bei iso- oder hypotonen Dehydrationszuständen **immer isotone Vollelektrolyt-Lösungen** zur Anwendung kommen.

⇐

• Patienten mit Hitzschlag müssen unverzüglich in ärztlicher Begleitung in eine Klinik mit *Intensivbehandlungsmöglichkeiten* verlegt werden.

• Die **klinische Therapie** beinhaltet die Fortführung der *Kühlungsmaßnahmen bis zur Konstanz der Rektaltemperatur* unter 38,5 °C. Die weitere *Rehydration* erfolgt unter Kontrolle des Zentralvenen- oder pulmonalkapillären Ver-

- Klinikverlegung mit ärztlicher Begleitung

Therapie in der Klinik:
- Fortführung der Kühlung bis < 38,5 °C rektal
- kalte Peritoneallavage
- Rehydration unter Kontrolle

– Intensivtherapie von Organkomplikationen

schlußdruckes (Pulmonalarterienkatheter). Der Blutgas- und Säure-Basen-Status muß erhoben und ggf. korrigiert werden. Auf Anzeichen schwerer *Organschädigungen* ist zu achten.

• Die **Prognose** ist schlecht, wenn das Koma trotz effektiver Kühlung fortbesteht. Bei sonst *gesunden Patienten* und gutem Ansprechen auf die Therapie ist sie relativ gut (80–90 % Überlebende), bei *alten, multimorbiden Opfern* von Hitzewellen dagegen eher *ungünstig.*

Sonnenstich (Insolation)

Pathogenese:
Intensive Sonneneinstrahlung auf unbedeckten Kopf
→ meningoenzephalitische Reizung
Symptome:
- roter, heißer Kopf
- Schwindel, Übelkeit, Erbrechen
- Kopfschmerzen, Sehstörungen, Meningismus

Soforttherapie:
- Flachlagerung im Schatten
- Kühlung des Kopfes
- körperliche Untersuchung: Bewußtseinsstörung, Hirndruckzeichen: → Intubation, Hyperventilation
- Krämpfe: → Benzodiazepine, Phenytoin, Thiopental
- Hospitalisierung

2.4.1.3 Schäden durch UV-Einstrahlung: Sonnenstich

Direkte, längerdauernde *Sonneneinstrahlung* (Insolation) *auf den unbedeckten Kopf* kann Auslöser *meningitisch-enzephalitischer Reizerscheinungen* sein. Bevorzugt betroffen sind Säuglinge und Erwachsene mit wenig Kopfbehaarung.

Typische **Symptome** sind ein *hochroter, heißer Kopf, ferner Schwindel* und *Übelkeit, Erbrechen, Kopfschmerzen, Sehstörungen, Meningismus* oder ein orthostatischer *Kollaps.* Eine generalisierte Hyperthermie kann hinzutreten. In schweren Fällen stehen Koma und zerebrale Krampfanfälle im Vordergrund.

Die **Soforttherapie** besteht in Flachlagerung des Patienten mit erhöhtem Oberkörper in schattiger Umgebung. Sein Kopf kann mit feuchten Tüchern lokal gekühlt werden. Ein orientierender körperlicher, insbesondere neurologischer Befund sollte erhoben werden: *Meningitische Zeichen, Bewußtseinsstörungen* oder *Hirndruckzeichen* machen eine **Hospitalisierung** zwingend notwendig.
Ist der Patient **bewußtlos**, muß er in stabile Seitenlage gebracht werden.
Der erfahrene Notarzt wird ihn *intubieren* und, da Verdacht auf eine *Erhöhung des intrakraniellen Drucks* besteht, kontrolliert hyperventilieren.
Konvulsionen können mit der i. v. – Gabe von Benzodiazepinen oder Thiopental (bis 5 mg/kg) unterdrückt werden. Die Wirksamkeit von Dexamethason (1 mg/kg, bei Kindern bis zu 2 mg/kg langsam i. v.) zur Hirnödemtherapie ist bei dieser Indikation umstritten.

Differentialdiagnosen

Differentialdiagnosen sind:
- Überhitzungsschäden
- Meningitis, Subarachnoidalblutung, intrakranielle Raumforderung
- Glaukom-Anfall
- hypertensive Krise
- Alkohol-, CO-, Nitro-Kopfschmerz
- Migräne sowie die übrige vielfältige Differentialdiagnose des Kopfschmerzes.

Unterkühlung
Hypothermie

Definition: Abnahme der Körperkerntemperatur unter 35 °C

Künstlich induzierte Hypothermie: Senkung der Körpertemperatur (Eisbeutel, Kühlmatte, Lavage, Herz-Lungen-Maschine) zum Zwecke der Verminderung des basalen Stoffwechsels oder zur Erzielung einer besseren Ischämietoleranz einzelner Organe

Anwendung:
- Transplantations-, Neuro-, Herzchirurgie
- maligne Hyperthermie
- zentrale Hyperpyrexie nach SHT

2.4.2 Unterkühlung

S. Ellmauer

Definition: Der Mensch ist zur Aufrechterhaltung seiner physiologischen Funktionen auf einen relativ engen Temperaturbereich von 36,4–37,5 °C (97,5–99,5 °F) angewiesen. Als Unterkühlung oder Hypothermie bezeichnet man eine Verminderung der Körperkerntemperatur unter 35 °C (95 °F). *Künstlich induzierte* oder *kontrollierte Hypothermien* dienen der Senkung des basalen Stoffwechsels einzelner Organe (Transplantationschirurgie) oder des gesamten Organismus bei herz- oder neurochirurgischen Eingriffen sowie intensivmedizinischen Problemfällen (z. B. maligne Hyperthermie, zentrale Hyperpyrexie nach SHT). In der Notfall- und Katastrophenmedizin handelt es sich um *akzidentelle Hypothermien.*
Je nach Ausdehnung und Schweregrad unterscheidet man lokale oder örtliche Erfrierungen (Frostbeule, Erfrierung I.–IV. Grades) von allgemeinen Kälteschäden.

Schweregrade

⟹

Schweregrad der allgemeinen Hypothermie:
- **leichte Hypothermie:** Kerntemperatur 36,5–34 °C
- **mäßige Hypothermie:** Kerntemperatur 34–27 °C
- **schwere Hypothermie:** Kerntemperatur unter 27 °C, evtl. bis 15 °C

Örtliche Kälteschäden werden in die Stadien I–IV eingeteilt.

I. Grades: *Erythema congelationis.* Schwellung mit Volumenzunahme der Extremität um bis zu 15 %, Vasodilatation, Rötung und Schmerzen.

II. Grades: *Dermatitis congelationis.* Bei längerdauernder Kälteeinwirkung Schädigung der Kutis und Subkutis mit Blasenbildung.

III. Grades: *Dermatitis congelationis gangraenosa.* Durch arterielle Thrombosen mit Intima- und Medianekrosen entstehen tiefreichende anoxische Hautnekrosen mit ausgedehnter Geschwürsbildung.

IV. Grades: Bei einer *Gangrän ganzer Extremitäten* wird im angloamerikanischen und skandinavischen Schrifttum von einer Erfrierung IV. Grades gesprochen.

Örtliche Kälteschäden:

I. Grades: Erythema congelationis

II. Grades: Dermatitis congelationis

III. Grades: Dermatitis congelationis gangraenosa

IV. Grades: < Dermatitis gangränosa ganzer Extremitäten

2.4.2.1 Epidemiologie

Während Katastrophenfälle wie Schiffsuntergänge, Lawinenunfälle oder Ertrinkungsunfälle in den Medien einen breiten Raum einnehmen, wird die überwiegende Mehrheit der *akzidentellen Hypothermien* in Großstädten beobachtet. Schlechte Lebensbedingungen, chronische Kälteexposition in Kombination mit einer verminderten Abwehr (z. B. *Alkohol, Suizidversuch* mit Schlafmitteln) oder protrahierten Erschöpfungszuständen spielen eine wesentliche Rolle.

In den späten 60er Jahren wurde in Großbritannien eine epidemieartige Serie von Unterkühlungen bei alten Menschen in schlecht geheizten Wohnungen festgestellt, der nach Schätzungen 20 000 Menschen/Jahr zum Opfer fielen. Trotz Behandlung betrug die Mortalität 50 %. **Häufige Komplikationen** waren *Tubulusnekrosen* der Nieren, gastrointestinale *Blutungen, Pankreatitis, Leberversagen, Hypoglykämie, septische* sowie *pulmonale Komplikationen.*

Epidemiologie

akzidentelle Hypothermie

Ursachen:
1. Immersion in kaltem Wasser
2. Exposition in kalter Umgebung
3. Subakuter Kältestreß bei eingeschränkter Thermoregulation

Komplikationen hypothermer Zustände:
- septische und pulmonale Komplikationen
- Hypoglykämie
- Pankreatitis, Leberversagen, renale Tubulusnekrosen
- gastrointestinale Blutungen

2.4.2.2 Physiologie des Wärmehaushaltes

Wärmebildung und Wärmeabgabe befinden sich unter physiologischen Bedingungen im Gleichgewicht. Entscheidend für die Wärmeabgabe ist das radiale Temperaturgefälle zwischen Körperkern und -schale von durchschnittlich 2–3 °C.

Die **Wärmeerzeugung** erfolgt
- willkürlich durch *körperliche Aktivität,*
- vegetativ gesteuert über *Stoffwechselprozesse in der Leber* (bis zu 50 %) sowie
- über den sog. *Wärmetonus* (d. h. zitterfreie Thermogenese) in der Skelettmuskulatur (normal 600–1 200 kcal bzw. 2 500–5 000 kJ), der auf ein mehrfaches seines Wertes gesteigert werden kann.

Die **Wärmeabgabe** erfolgt hauptsächlich durch
- *Wärmestrahlung* (Radiation), abhängig von der nicht bedeckten Körperoberfläche (etwa 60 %),
- *Konvektion* (etwa 12 %),
- *Wärmeleitung* (Konduktion) (etwa 3 %),
- *Evaporation in der Lunge* (20–25 %), abhängig von Luftbewegung, -feuchtigkeit, Wärmeisolation und körperliche Aktivität.

Physiologie des Wärmehaushaltes

Wärmeabgabe und -erzeugung stehen im Gleichgewicht.

Wärmeerzeugung:
1. körperliche Aktivität
2. Stoffwechsel (bis zu 50 %)
3. Wärmetonus der Muskulatur (600–1 200 kcal)

Wärmeabgabe:
1. Wärmestrahlung (60 %)
2. Konvektion (12 %)
3. Wärmeleitung (3 %)
4. Verdunstung (20–25 %)

2.4.2.3 Pathophysiologie

Stoffwechsel

Die **RGT-Regel** (Reaktions-Geschwindigkeit-Temperatur-Regel) gilt für *alle biochemischen Reaktionen* und besagt, daß eine chemische Reaktion bei einer Temperaturerhöhung um 10 °C doppelt so schnell bzw. bei einer Temperaturverminderung um 10 °C halb so schnell abläuft (Abb. 5-15). Entsprechend den unterschiedlichen metabolischen Bedingungen des Organismus zeigen der O_2-Verbrauch bzw. der O_2-Bedarf eine entsprechende Abnahme oder Zunahme.

> Beim Menschen beträgt der *O_2-Bedarf in Ruhe* und einer Körpertemperatur von **36,5 °C** etwa *300 ml/min.* Bei **27 °C** ist der O_2-Bedarf auf die Hälfte reduziert *(etwa 150 ml/min).* Bei **17 °C** ist der *O_2-Bedarf* theoretisch auf ein Viertel vermindert *(etwa 75 ml/min).*

Pathophysiologie

Stoffwechsel

RGT-Regel: Geschwindigkeit chemischer Prozesse im Organismus ist von der Körpertemperatur abhängig (Abb. 5-15)

O_2-Bedarf, -Verbrauch

Abnahme der Körpertemperatur um 10 °C = Verminderung des globalen O_2-Verbrauchs um 50 %

Praxishinweis

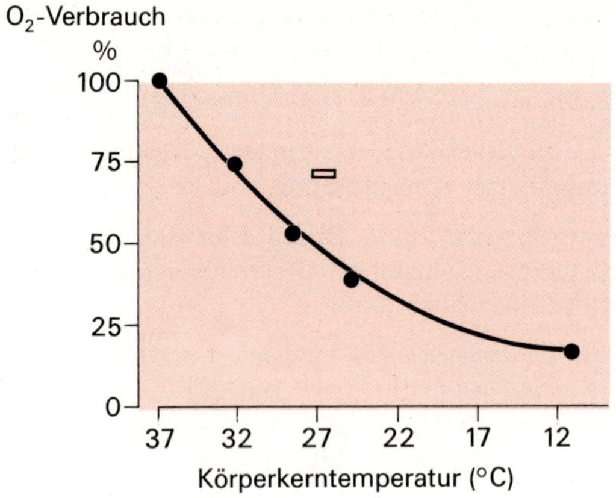

Abb. 5–15: Reduktion der Gesamtsauerstoffaufnahme des Menschen bei abfallender Körpertemperatur (McLean et al. 1977, Rosomoff 1964).

- **anästhesierter Patient:**
- **RGT-Regel beim anästhesierten Patienten voll anwendbar,** da sympatho-adrenerge Gegenregulationsmechanismen fehlen.
- Abnahme des **O_2-Verbrauches** bzw. der **CO_2-Produktion** um 7–9 % pro 1 °C Temperaturabnahme.

Die RGT-Regel ist für den anästhesierten Patienten, bei dem vegetative Regulationsmechanismen ausgeschaltet sind, **voll anwendbar**.
Beim anästhesierten Patienten nehmen der O_2-Verbrauch und die CO_2-Produktion um etwa 7–9 % pro 1 °C Temperaturabnahme ab. Trotz einer Linksverschiebung der O_2-Dissoziationskurve und einer verminderten Gewebsdurchblutung bleiben aerobe Stoffwechselwege erhalten. Die oxydative Phosphorylierung in den Mitochondrien ist im Vergleich zu 37 °C eher besser, was auf eine protektive Wirkung auf zellulärer Ebene hindeutet.

- **wacher Patient:**
→ extreme Steigerung sympatho-adrenerger Gegenregulationsmechanismen → O_2-Verbrauch steigt um bis zu 300 %.

Unter 33 °C Körpertemperatur: Versagen der adrenergen Gegenregulation.

Anders verhält sich jedoch der **wache Patient**. Bei Absinken der Körpertemperatur versucht der Organismus, die Wärmeverluste über eine Erhöhung des Sympathikotonus mit peripherer Vasokonstriktion sowie vermehrter Wärmeproduktion auszugleichen. Dadurch steigt zunächst der O_2-Verbrauch um bis zu 300 % an. Erst bei einer Körpertemperatur **unter 33 °C** versagen diese Kompensationsmechanismen und die Stoffwechselaktivität unterschreitet die erforderliche Wärmeproduktion.

ZNS
- <36,5 °C: Nervosität, Unruhe
- um 35 °C: Kurzzeitgedächtnis beeinträchtigt, Verlangsamung der Motorik
- <33 °C: Abnahme der Vigilanz
- 31 °C: Verwirrtheitszustände
- ab 31 °C: Bewußtseinsverlust
- um 28 °C: keine Stammhirnreflexe **(Schlucken, Beißen, Husten)**
- um 25 °C: zentrale Atemlähmung

Mit sinkender Temperatur Verminderung von zerebraler Durchblutung und O_2-Verbrauch: → **Wiederbelebungszeit zerebraler Strukturen ist unter Hypothermie verlängert**

Zentrales Nervensystem

Nervosität und *Unruhe* charakterisieren die Auswirkungen einer beginnenden Unterkühlung auf das ZNS. Bei **35 °C** wird bereits eine Beeinträchtigung des *Kurzzeitgedächtnisses* beobachtet. Eine progressive Abnahme der *Vigilanz* **(33 °C)** sowie *Verwirrtheitszustände* **(31 °C)** leiten in das Stadium der *„Kältenarkose"* mit Bewußtseinsverlust bei 30 °C über. Parallel zu den Veränderungen des Sensoriums verläuft eine Einschränkung motorischer Funktionsabläufe. Spontane Bewegungsabläufe, der Gleichgewichtssinn, akustische und visuelle Fähigkeiten werden zunächst beeinträchtigt. Nach *Erlöschen der Stammhirnreflexe* (Schlucken, Beißen, Kornealreflex) setzt schließlich bei 25 °C eine *Lähmung des Atemzentrums* ein. Die Aktivität der Chemorezeptoren bleibt bis 21 °C, die der Barorezeptoren bis 20 °C ungestört.
Zerebraler O_2- und Glukosebedarf nehmen bei einer Temperatursenkung von **37 auf 22 °C** linear um 7–10 %/1 °C ab, wodurch die zerebralen Energiereserven (ATP, ADP, Phosphokreatin) geschont werden. Proportional zur Abnahme der zerebralen Stoffwechselaktivität nimmt die zerebrale Durchblutung ab.

Zerebroprotektive Faktoren:
1. O_2-Dissoziationskurve linksverschoben
2. K^+-Efflux ↓ aus ischämisch geschädigten Zellen
3. Löslichkeit ↑ von O_2 in kaltem Blut

Weitere **zerebroprotektive Faktoren** sind
- eine Linksverschiebung der O_2-Dissoziationskurve
- ein verminderter K^+-Efflux aus ischämisch geschädigten Zellen
- eine erhöhte Löslichkeit von O_2 in kaltem Blut.

Dadurch ist die **Wiederbelebungszeit** zentralnervöser Strukturen nach ischämischen Phasen im Vergleich zu Normothermie erheblich verlängert.

Wiederbelebungszeit

⟹

Eine *vollständige neurologische Restitutio ad integrum* wurde bei Ertrinkungsunfällen in sehr kaltem Wasser selbst nach Wiederbelebungszeiten von 25–30 min beobachtet.

Den gleichen Effekt macht man sich bei der *operativen Korrektur* komplexer *kindlicher Vitien* zunutze, bei denen ein vollständiger Kreislaufstillstand bei Kerntemperaturen von **15–10 °C** über maximal 60 min Dauer toleriert wird. Die zerebrale a-vDO_2 bleibt über einen Temperaturbereich von **37–15 °C** im wesentlichen konstant. Auf Grund der breiten physiologischen Reserven ist mit schweren bleibenden Funktionsstörungen nur in Ausnahmefällen zu rechnen.

Herz-Kreislauf-System

Die sympatho-adrenerge Reaktionslage führt beim wachen Patienten zunächst zu einer ausgeprägten peripheren *Vasokonstriktion* mit Anstieg des peripheren Gefäßwiderstandes, Tachykardie, Hypertonie, einem Anstieg des Schlagvolumens sowie des HZV um 30–50%. Mit zunehmender Bewußtseinseintrübung bei **30–28 °C** nimmt der Sympathikotonus ab. In der Folge passen sich Herzfrequenz und HZV den metabolischen Bedürfnissen des Organismus an; Schlagvolumen und Kontraktilität werden kaum beeinträchtigt.

Im **EKG** werden eine zunehmende *Sinusbradykardie*, verlängerte *PR-Intervalle*, verbreiterte *QRS-Komplexe* sowie eine Verlängerung der *QT-Zeit* beobachtet. *Rhythmusstörungen* treten besonders **unter 28 °C** als *Knotenrhythmus, VES, av-Block* oder *Kammerflimmern* auf und stellen für den Patienten eine vitale Bedrohung dar. **Unter 20 °C** sind *Kammerflimmern* oder *Asystolie* obligatorisch. Als Ursachen werden eine Verlängerung der Refraktärperiode, eine Azidose, mechanische Stimuli, Elektrolytstörungen sowie besonders der Einfluß zirkulierender Katecholamine diskutiert. **Unter 28 °C** sprechen Kammerflimmern und Asystolie nur schlecht auf Defibrillation und Schrittmacher-Stimulation an.

Protektiv wirken hingegen eine *respiratorische Alkalose* mit pH-Werten von über 7,40 (bei 37 °C) sowie eine Anhebung der Flimmerschwelle durch die Gabe von *Propranolol.* In der Wiedererwärmungsphase verbessert ein pH von über 7,40 die myokardiale Kontraktilität.

Bei niedrigen Körpertemperaturen ist mit einer erhöhten Sensibilität des Kreislaufsystems auf bestimmte Medikamente zu rechnen:

- Verminderung des MAC-Wertes für Inhalationsanästhetika
- Sensibilisierung des Herzens gegenüber K^+-induziertem Herzstillstand bzw. Ca^{++}-induziertem Kammerflimmern
- Verminderung des Wirkspiegels für Digitalis, Erhöhung der Toxizitätsschwelle
- Bei leichter bis mäßiger Hypothermie Potenzierung der Inotropie und Chronotropie von Sympathomimetika über eine gesteigerte Affinität zu kardialen Beta-Rezeptoren; bei tiefer Hypothermie (<20 °C) nimmt die Ansprechbarkeit des Herzens gegenüber Adrenalin ab.

Herz-Kreislauf-System
Abnahme der Körpertemperatur
→ sympatho-adrenerge **Gegenregulation**
→ **Anstieg** des HR, MAP, TPR, SV und des HZV (um 30–50%)
<30–28 °C:
Sympathikotonus ↓ → Hämodynamik paßt sich metabolischem Bedarf an → Kontraktilität kaum beeinträchtigt.

EKG-Veränderungen:
- progrediente Sinusbradykardie, verlängerte PR-Intervalle, verbreiterte QRS-Komplexe
- <28 °C Knotenrhythmus, AV-Block, VES **Cave** Kammerflimmern oder Asystolie (bei 20 °C obligatorisch), verschlechterte Defibrillationsmöglichkeit

Verbesserung der kardialen Wiederbelebung durch einen *pH von über 7,40* (z. B. resp. Alkalose).
Anhebung der Flimmerschwelle durch Gabe von *Propranolol.*

Pulmonaler Gasaustausch

Mit sinkender Körpertemperatur steigt die Ventilation als Zeichen der sympatho-adrenergen Stimulation beim *wachen Patienten* zunächst an. Genaue Aussagen über den Einfluß einer fortschreitenden Hypothermie auf Atemantrieb und Ventilation beim Menschen sind jedoch nicht möglich, da alle Befunde am anästhesierten Patienten erhoben wurden und alle Anästhetika atemdepressiv wirken. Viele Patienten weisen bei Körpertemperaturen **unter 25 °C** noch Zeichen einer Spontanatmung auf, so daß selbst bei sehr niedrigen Körpertemperaturen eine gewisse Korrelation zwischen Atmung und Gesamtstoffwechsel bestehen dürfte. **Unter 30 °C** nehmen sowohl die Atemfrequenz als auch das Atemzugvolumen ab. Der *physiologische* und *anatomische Totraum* steigen auf Grund einer Bronchodilatation um 28% bzw. 30% an. Die Löslichkeit von CO_2 und O_2 im Blut nimmt zu. Der *pH-Wert steigt* um 0,0147 Einheiten/°C Temperaturabnahme *(Rosenthal-Faktor)* an. Die O_2-Spannung nimmt abhängig von der Sättigung des Blutes zwischen 1,3 (Sätt. >90%) bis 7,0% (Sätt. <90%)/°C Temperaturabnahme ab. Die *O_2-Dissoziationskurve* ist nach links verschoben, was eine leichtere O_2-Aufnahme in der Lunge aber eine erschwerte O_2-Abgabe in der Peripherie zur Folge hat. Dafür sind 3 Gründe ausschlaggebend:

Pulmonaler Gasaustausch
Körpertemperatur <36,3 °C → sympatho-adrenerge Stimulation → Tachypnoe, Hyperventilation

<34 °C Abnahme von Atemfrequenz und -zugvolumen

Spontanatmung kann bis zu 25 °C erhalten bleiben

Durch Bronchodilatation Zunahme des physiologischen und anatomischen Totraumes um 28 bzw. 30%.

Anstieg des pH-Wertes um 0,0147 Einheiten pro 1 °C Temperaturabnahme.

Verschiebung der **O_2-Dissoziationskurve** nach links durch:

1. temperaturabhängige Zunahme der O_2-Affinität gegenüber dem Hb
2. pH-abhängige Zunahme der O_2-Affinität **(Bohr-Effekt)**
3. temperaturabhängige Zunahme der O_2-Löslichkeit im Blut.

Die konstant bleibende **av-DO_2** bei verschiedenen Temperaturen zeigt, daß eine gewisse Koppelung zwischen Respiration und Metabolismus weiterbesteht.

Wasser- und Elektrolythaushalt

Mit abnehmender Körpertemperatur Verschiebung von Flüssigkeit und Elektrolyten in den IZR →
- **Zellödem**
- **Hypokaliämie**
- **Sequestration von Flüssigkeit in die Splanchnikusstrombahn**
- **Hämokonzentration**

Gerinnung

Mit absinkender Körpertemperatur Beeinträchtigung des Gerinnungsstatus durch:
- **Thrombozytensequestration**
- **Abnahme der Gerinnungsfaktoren**
- **Freisetzung von Inhibitoren** der Gerinnungskaskade.

Normalisierung der Thrombozytenfunktion ca. 1 h nach Wiedererwärmung auf 35 °C
Cave: Disseminierte intravasale Gerinnung

Nierenfunktion

sinkende Körpertemperatur:
- GFR ↑ um 25–45 % (sympathoadrenergen Gegenregulation)
- RBF ↑

<33 °C: progrediente Abnahme von
- RBF
- Kreatinin- und PAH-Clearance
- tubulärer K^+-Exkretion.

Normalisierung der Nierenfunktion innerhalb von 24 h nach Wiedererwärmung.

Gastrointestinaltrakt

<34 °C: Abnahme der Darmperistaltik
<28 °C: zunehmende Magen-Darm-Atonie
<33 °C: zunehmende **Hepatomegalie** (Maximum bei 30 °C).

Abnahme der metabolischen und exkretorischen Leberfunktion → **verlängerte Eliminations-HWZ aller Medikamente mit hepatischem Abbau**

- die Affinität des O_2 gegenüber dem Hb ist mit abnehmender Temperatur um 5,7 %/°C gesteigert
- darüber hinaus nimmt die Affinität von O_2 gegenüber Hb mit steigendem pH-Wert um 1,7 %/°C zu *(Bohr-Effekt)*
- bei niederen Temperaturen erfolgt eine geringfügig stärkere Bindung von gelösten O_2 an Hb, welche wiederum von der O_2-Sättigung abhängig ist.

Eine Analyse der av-DO_2-Gehaltsdifferenz bei **18 °C** und **38 °C** zeigt, daß unter hypothermen Bedingungen keine wesentliche O_2-Schuld im Gewebe eingegangen wird.
In der Wiedererwärmungsphase werden erste spontane Atemzüge bei 28 °C und eine reguläre Spontanatmung bei 30 °C beobachtet.

Wasser- und Elektrolythaushalt

Klinisch relevante Veränderungen des Wasser- und Elektrolythaushaltes werden allenfalls beim *wachen Patienten* beobachtet. Der gesteigerte Zellstoffwechsel sowie eine metabolische Azidose führen zunächst zu transmembranösen Ionenverschiebungen mit einem K^+-Anstieg im Plasma. Bei Temperaturen **unter 28 °C** kommt es hingegen zu einem Einstrom von K^+ und Wasser in den Intrazellularraum und das Interstitium. *Hypokaliämien, Zellödem, Hämokonzentration* und eine erhebliche *Flüssigkeitssequestration* in die Splanchnikusstrombahn sind die Folge.

Gerinnung

Mit absinkender Temperatur wird der Gerinnungsstatus durch eine *Sequestration von Thrombozyten* in die Portal- und Splanchnikusstrombahn, eine *Abnahme von Gerinnungsfaktoren* sowie durch die Freisetzung von *Inhibitoren der Gerinnungskaskade* beeinträchtigt. Bei **20 °C** werden praktisch *keine Thrombozyten* mehr in der Blutbahn beobachtet. Die Lebenserwartung der Thrombozyten ist jedoch nicht vermindert. Eine normale Thrombozytenfunktion ist innerhalb 1 h nach Wiedererwärmung auf 35 °C zu erwarten.
Durch ausgedehnte Gewebeschäden kann jedoch gelegentlich eine *disseminierte intravasale Gerinnung* (DIC) ausgelöst werden.

Nierenfunktion

Infolge des hohen Sympathikotonus erfolgt bei leichter Hypothermie zunächst eine *Steigerung* der Nierendurchblutung *(RBF)* und der glomerulären Filtrationsrate *(GFR)* um 20–45 %. **Unter 33 °C** setzt jedoch eine progressive *Verminderung des RBF* und der *GFR* ein. Mit weiterem Temperaturabfall nimmt die Nierendurchblutung im Verhältnis zu anderen Organen überproportional ab. Bei **25 °C** ist die *PAH-Clearance* und der *renale Plasmaflow* um 60 % reduziert; die tubuläre K^+-Exkretion ist um 75 % vermindert, die Konzentrationsfähigkeit der Nieren geht verloren, so daß sich die Osmolalität des Harns der des Plasmas angleicht.
Über einen Temperaturbereich von **37–18 °C** ist die *renale a-vDO_2* jedoch *konstant,* was auf eine verminderte Stoffwechselaktivität in der Niere und nicht auf ein reduziertes O_2-Angebot hindeutet. Mit einer Normalisierung der Nierenfunktion ist erst 24 h nach Wiedererwärmung zu rechnen. Schwere, bleibende Nierenfunktionsstörungen treten selbst bei tiefer Hypothermie nur selten auf.

Gastrointestinaltrakt

Bei **34 °C** ist die *Peristaltik herabgesetzt,* bei **28 °C** kann eine vollständige *Darmlähmung* eintreten. Die **Leberdurchblutung** nimmt proportional zum HZV ab. Durch eine Umverteilung des zirkulierenden Blutvolumens von peripher nach zentral tritt eine *Hepatomegalie* auf, die bei **30 °C** ihr Maximum erreicht. Eine Abnahme der a-vDO_2 um 36 % bei **29 °C** reflektiert den verminderten O_2-Bedarf bei ausreichendem O_2-Angebot.
Die metabolische und exkretorische Funktion der Leber ist unter Hypothermie reduziert. Die Halbwertszeit der meisten Medikamente mit hepatischem Abbau ist verlängert. Mit einer Normalisierung der Leberfunktion ist erst 24 h nach Wiedererwärmung zu rechnen.
Die gesamte Aktivität des **Pankreas** nimmt temperaturabhängig ab. Die *ex-*

kretorische Funktion kommt bei **28 °C** zum Erliegen. Unter **30 °C** wird eine *Hyperglykämie* beobachtet, die auf eine Inhibition der Insulinsekretion zurückgeführt wird. Als mögliche Ursachen werden eine verminderte Durchblutung des Pankreas sowie hohe zirkulierende Katecholaminspiegel diskutiert.

Temperaturabhängige **Abnahme der exkretorischen Pankreasfunktion**, die ab **28 °C** vollständig sistiert.
<30 °C: Hyperglykämie (Insulinsekretion ↓)

Endokrinium
Als Zeichen einer sympatho-adrenergen Gegenregulation steigt die Sekretion von Thyroidea-stimulierendem Hormon **(TSH)**, **Thyroxin** und Katecholaminen **(Adrenalin, Noradrenalin, Dopamin)** beim wachen Patienten zunächst um bis zu 300% an. Mit sinkender Temperatur **(28 °C)** nimmt die Katecholaminausschüttung ab und sistiert bei 18–17 °C vollständig. Ab **20 °C** ist eine Wirkung von Noradrenalin auf die Peripherie nicht mehr nachweisbar. Die **Kortikosteroid**sekretion ist bei leichter Unterkühlung nicht beeinträchtigt. Bei einer Abnahme der Körperkerntemperatur **<28 °C** erfolgt jedoch über eine verminderte ACTH-Ausschüttung eine Abnahme der Kortisolsekretion. In der Wiedererwärmungsphase kann die Kortisolsekretion um bis zu 400% ansteigen.

Endokrinium **durch Gegenregulation:**
- Sekretion ↑ von **TSH, Thyroxin** und **Katecholaminen** (um bis zu 300%)

bei sinkender Körpertemperatur:
- Hormonsekretion ↓

<20 °C: keine Noradrenalinwirkung nachweisbar
<28 °C: Glukokortikoidsekretion ↓

Anstieg der Kortisolsekretion durch Wiedererwärmung um bis zu 400%

2.4.2.3 Grenzen der Wiederbelebung

Allgemein läßt sich nicht sicher vorhersagen, welche Hypothermiestadien vom Menschen überlebt werden.

Grenzen der Wiederbelebung

Im Einzelfall keine sichere Prognose über die Überlebenschancen möglich.

Im Durchschnitt haben **Kerntemperaturen von über 28 °C eine gute Prognose.**

Prognose ⇦

Erfahrungen mit *Berg-* oder *Ertrinkungsunfällen* zeigen ein breites Temperaturspektrum zwischen 30 und 18 °C, bei dem ein Überleben noch möglich war.
Der **plötzliche Immersionstod** wird auf eine akute *Katecholaminausschüttung* auf über 300%, einen extremen *Anstieg* des peripheren *Gefäßwiderstandes*, schwere *Rhythmusstörungen* sowie *Myokardischämien* zurückgeführt. Derzeit bestehen *2 Theorien* über den **Kältetod**:

Bei langsam fortschreitender Unterkühlung kommt es bei intakter Thermoregulation zu einer *progredienten Erschöpfung* der kardio-zirkulatorischen Reserven mit einer Linksverschiebung der O_2-Dissoziationskurve. Andere Autoren machen die *unterschiedlichen Temperaturkoeffizienten der verschiedenen Organe* für ein Sistieren der Austauschvorgänge im Körper mit Zusammenbruch der Organfunktionen verantwortlich.

Der Tod tritt häufig bei *Erwachsenen* **(28 °C)** und *Kindern* **(25 °C)** durch *Kammerflimmern* ein.

Häufigste Todesursache bei Erwachsenen (28 °C) und Kindern (25 °C) ist Kammerflimmern

Immersionstod durch:
- Katecholaminsekretion ↑ (um bis zu 300%)
- TPR ↑
- Rhythmusstörungen
- Myokardischämien

Ursachen des Kältetodes: 2 Theorien
- Erschöpfung der kardiozirkulatorischen Reserven
- Sistieren der Austauschvorgänge im Körper

2.4.2.4 Therapie

Allgemeine Richtlinien

Die **Symptome einer schweren Unterkühlung** wie *kalte Hautoberfläche, Pulslosigkeit, Reflex-* und *Bewußtlosigkeit* und *fehlende Atemexkursionen* beinhalten die Gefahr einer vorzeitigen Feststellung des Todes. **Aus diesem Grunde darf eine Reanimation nur unterlassen bzw. abgebrochen werden, wenn eine irreversible Schädigung unter klinischen Bedingungen beim wiedererwärmten (!) Patienten sicher nachgewiesen wird.**

Therapie

Allgemeine Richtlinien

Cave vorzeitige Feststellung des Todes ⇦

Das Ziel der Primärversorgung ist die
- Therapie unmittelbar lebensbedrohlicher Organstörungen (z.B. Herzrhythmusstörungen, Atem-, Kreislaufinsuffizienz)
- Wiedererwärmung des Patienten

Ziel der Primärversorgung:
- Behandlung gestörter Vitalfunktionen
- Wiedererwärmung
- Vermeidung von Komplikationen

Tab. 5-9: Notfallbehandlung von Unterkühlungen

I 36,5–34 °C	behutsam entkleiden, abtrocknen, erwärmen durch Isolierung, *Schutz vor Wärmeverlust*	
II 34–27 °C	behutsam entkleiden } nur in warmen Räumen abtrocknen erwärmen durch Isolierung, *Schutz vor Wärmeverlust*, Hibler-Packung, Warmluftatmung (CBRM) bei Kreislaufversagen → III b	
III <27 °C	*Vitalfunktionen überprüfen* *Schutz vor Wärmeverlust* A) **Kreislauf intakt** nicht entkleiden Isolierung Hibler-Packung Warmluftatmung	B) **Kreislaufstillstand** nicht entkleiden, Intubation, Beatmung äußere Herzmassage keine Infusionstherapie kein $NaHCO_3$ keine Defibrillation Isolierung keine Wärmezufuhr Krankenhaus keine Todesfeststellung!

Tab. 5-10: Überwachungsmaßnahmen bei Unterkühlung

1. Rö-Thorax:	Herzgröße, Lungenstauung, Lungenödem
2. Rö-Abdomen-Übersicht:	Ileus, Magendilatation, abdominelle Perforationen
3. EKG:	unterkühlungsbedingte Veränderungen, präexistente Herzerkrankungen, kardiale Komplikationen
4. Laboruntersuchungen:	
Hb, Hkt, Ery, Leuko:	Beurteilung des Wasserhaushaltes
Gerinnungsstatus, Thrombozyten:	Ausschluß einer Gerinnungsstörung
Harnstoff, Kreatinin, Kreatininclearance:	Nierenfunktion
Kurzfristige Elektrolytkontrollen:	Elektrolytverschiebungen
Blutzucker, Ketonkörper im Urin:	Diabetes, Hypoglykämie!
Creatinphosphokinase:	Myxödem
Blutgasanalyse	

- Prophylaxe sekundärer Komplikationen (Leber, Niere, Pankreas etc.).

Die klinische Symptomatik vermittelt bereits eine grobe Einschätzung des Ausmaßes der Unterkühlung.

Klinische Symptomatik entspricht dem Schweregrad der Unterkühlung:
>34 °C (I): Patient orientiert, Muskelzittern
34–27 °C (II): zunehmende Bewußtseinstrübung
<27 °C (III): Patient bewußtlos

Grad I: **Körperkerntemperatur 36,5 bis 34 °C:** *bewußtseinsklar, Muskelzittern, Puls und Blutdruck* erhöht oder unverändert

Grad II: **Körperkerntemperatur 34 bis 27 °C:** *kein Muskelzittern,* stufenweise *Einschränkung der Bewußtseinslage*

Grad III: **Körperkerntemperatur <27 °C:** *ohne Bewußtsein, Scheintod* (vita minima)

Bestimmung der Körpertemperatur:
– **Frühgeborenenthermometer** oder
– **elektronische Temperatursonden**

Zur genauen Bestimmung der Körpertemperatur sind die normalen Thermometer wegen ihrer unteren Skalengrenze von 35 °C ungeeignet; besser eignen sich **Frühgeborenenthermometer** mit einer unteren Skalengrenze von 25 °C sowie **elektronische Temperatursonden.**

Notfallversorgung (Tab. 5-9)
– Isolierung
– Stabilisierung d. kardiorespiratorischen Funktionen
– Kammerflimmern häufig

Naturgemäß muß sich die Erstversorgung von Patienten an der Qualifikation des Retters sowie den materiellen Möglichkeiten orientieren (Tab. 5-9). Neben der Isolierung des Patienten zur Vermeidung weiterer Wärmeverluste und den verschiedenen Wiedererwärmungsverfahren zielt die Erstversorgung von Notfallpatienten auf die **Stabilisierung kardiorespiratorischen Funktionen** ab. Bei einer Verlegung der Atemwege oder manifesten respiratorischen Insuffizienz ist eine *Intubation* mit kontrollierter *Beatmung* erforderlich. *Hypotensionen* im Sinne eines Wiedererwärmungsschockes bedürfen einer Volumenzufuhr, ggf. einer Verlangsamung der Wiedererwärmungsphase sowie einer Katecholaminapplikation. *Kammerflimmern* stellt eine häufige, lebensbedrohliche Komplikation dar, die bei Körperkerntemperaturen unter 30 °C bereits durch banale mechanische Manipulationen ausgelöst werden kann. Protrahierte *Hypoglykämien, -kaliämien* oder Störungen des Säure-Basen-Haushaltes sind keine Seltenheit und treten teilweise erst nach wenigen Tagen auf. Als Zeichen der sympatho-adrenergen Gegenregulation steigt mit Wiedererwärmung der O_2-Verbrauch an. Anstiege um bis zu 500 % sind bei starkem Muskelzittern keine Seltenheit und sollten nicht durch die Gabe zentralwirksamer Medikamente unterdrückt werden. Im weiteren Verlauf ist mit einem Abfall der Körpertemperatur, dem „Afterdrop", zu rechnen, so daß selbst nach Erreichen der Normtemperatur die stationäre Weiterbehandlung über 24–48 Stunden fortgeführt werden sollte.

Achtung: „Afterdrop"

Neben der **behutsamen klinischen Untersuchung**, die auch unter Notfallbedingungen möglich ist, stehen unter stationären Verhältnissen weitere diagnostische Maßnahmen zur Verfügung (Tab. 5-10).

Maßnahmen zur Wiedererwärmung

Maßnahmen der Wiedererwärmung

Die verschiedenen Techniken der Wiedererwärmung unterscheiden sich im Hinblick auf ihre Effektivität und ihren materiellen Aufwand. Unter Notfallbedingungen stehen einige Verfahren nicht oder nur mit Einschränkungen zur Verfügung.

1. passive Wiedererwärmung

Steigerung der Körpertemperatur um 0,5–1 °C/Std. durch endogene Stoffwechselaktivität des Organismus und Minimierung der Wärmeverluste (warme Umgebung, gute Isolierung etc.)

- Die einfachste Methode stellt die **passive Wiedererwärmung** dar, die die endogene Wärmeproduktion zum Wiederanstieg der Körpertemperatur ausnützt. Je nach Konstitution und Stoffwechselaktivität sind **Steigerungen der Körpertemperatur um 0,5–1,0 °C pro Stunde möglich**. Voraussetzung ist eine Minimierung weiterer Wärmeverluste durch Lagerung des Patienten in einem geschlossenen, möglichst warmen Raum, eine Isolierung in warmen Decken, isolierenden Metallfolien oder aluminiumbeschichteten Kälteschutzsäcken, wie sie von der Bergrettung oder der Seeberufsgenossenschaft verwendet werden.

Die passive Wiedererwärmung stellt bis zu Temperaturen oberhalb 30 °C ein sicheres und komplikationsarmes Verfahren dar.

2. aktive Wiedererwärmung

durch **externe** oder **interne** Wärmezufuhr

- Aktive Wiedererwärmung: Bei aktiven Wiedererwärmungsverfahren wird dem Organismus zusätzlich durch *externe* oder (invasivere) *interne* Verfahren Wärme zugeführt.

a) externe Wiedererwärmung: Wiedererwärmung der Körperoberfläche

Externe Verfahren haben eine Erwärmung der *Körperoberfläche*, also der Haut des Rumpfes und der Extremitäten zum Ziel. Hierbei besteht die Gefahr einer plötzlichen peripheren Vasodilatation mit Blutdruckabfall, dem sog. *Wiedererwärmungsschock*; weiterhin kann durch die zentrale Einschwemmung kalten Blutes aus der Körperperipherie ein sekundärer Temperaturabfall des Körperkerns, besonders des Herzens, erfolgen und die Ursache einer vitalen Gefährdung durch Kammerflimmern sein.

Cave:
- plötzliche **Vasodilatation** mit Blutdruckabfall
- **„Wiedererwärmungsschock"**
- Kammerflimmern
- **„Afterdrop"**

Praxishinweis

⇦

> Die **effektivste Form der externen Wiedererwärmung ist das Heißwasserbad**, bei dem der bekleidete Patient in 40–44 °C warmes Wasser bzw. der unbekleidete in 30 °C warmes Wasser gelegt wird.

Wegen des raschen Abfalles der Wassertemperatur muß ständig warmes Wasser nachgegeben werden. Angestrebt wird eine Steigerung der Wassertemperatur auf 40 °C innerhalb von 30 min. Dadurch sind Anstiege der Körperkerntemperatur um bis zu 5 °C pro Stunde möglich.

Steigerung der Wassertemperatur auf 40 °C innerhalb von 30 min. Anstieg der Körpertemperatur um bis zu 5 °C/h möglich

Die *Nachteile* der Methode bestehen in ihrem relativ hohen technischen und personellen Aufwand, der großen Gefahr eines Wiedererwärmungsschockes während der gesamten Aufwärmphase sowie der Auslösung von Kammerflimmern durch Manipulationen am Patienten. Aus diesem Grunde sollten alle Tätigkeiten mit äußerster Behutsamkeit durchgeführt werden. Zur Prophylaxe eines Kreislaufschocks sollten die Extremitäten aus der Badewanne heraushängen.

Cave: „Wiedererwärmungsschock", Kammerflimmern

Vermeidung einer plötzlichen Vasodilatation mit „Wiedererwärmungsschock" durch Heraushängen der Extremitäten aus dem Warmwasserbad

Praxishinweis

⇨

Eine effektive Wiedererwärmung ist auch durch die **Applikation von Wärmflaschen, Wärmematten oder warmen Tüchern am Rumpf** möglich, wodurch **Steigerungen der Körperkerntemperatur um 1 °C pro Stunde** erzielt werden.

Cave: thermische Schäden der Haut, keine Applikation direkt auf Hautoberfläche!

Voraussetzung ist eine gute Isolierung des Patienten. Zur Prävention thermischer Hautschäden sollte eine Unterpolsterung durch Tücher oder Kleidungsstücke erfolgen und von einer direkten Applikation auf der Hautoberfläche abgesehen werden.

Hibler-Packung: Plazierung heißer Leinentücher am Patienten direkt auf der Unterwäsche.

Ebenso effektiv wie universell durchführbar ist die **„Hibler-Packung“**, bei der ein mehrfach gefaltetes Leinentuch mit heißem Wasser angefeuchtet und über der Unterwäsche auf dem Rumpf des Patienten plaziert wird. Auch hierbei ist eine gute Isolierung durch zusätzliche Kleidungsstücke, Decken, Aluminiumfolien oder einen Biwaksack notwendig.

Temperaturanstiege um bis zu 2 °C/h möglich. Wärmeschock eher selten.

Die Packung muß stündlich erneuert werden. **Temperaturanstiege um bis zu 2 °C pro Stunde** sind möglich. Ein Wärmeschock tritt eher selten auf. Experimentelle und vereinzelte klinische Untersuchungen deuten auf eine effiziente Wiedererwärmung durch die Verwendung von **Ultrakurzwellen** hin. Anstiege der Körperkerntemperatur von 3,5–4,0 °C/h sind möglich. Die geringen Erfahrungen bei einem klinischen Patientengut sowie der hohe technische Aufwand lassen eine endgültige Wertung der Technik zum gegenwärtigen Zeitpunkt nicht zu.

Ultrakurzwelle:
Vorteil: Wiedererwärmung um 3,5–4 °C/h
Nachteil: hoher technischer Aufwand

b) aktive interne Wiedererwärmungsverfahren:
- **„Central Body Rewarming Method“**

Prinzip: Rückatmung eines mit O_2 angereichertem warmen Atemgemisches (Atemkalkadsorber)
Nachteil: Anstieg des inspiratorischen CO_2 um 1,0–1,5 Vol% (klinisch geringe Relevanz)

Das Prinzip der **aktiven internen Wiedererwärmung** besteht in einer bevorzugten Erwärmung der inneren Organe. Dadurch wird das Auftreten eines Wiedererwärmungsschocks ausgeschlossen. Mit Ausnahme der **„central body rewarming method“** (CBRM) stehen alle internen Wiedererwärmungsverfahren nur in der Klinik zur Verfügung. Bei der CBRM erfolgt eine Anwärmung der Atemluft durch Rückatmung von O_2-angereicherter Luft aus einem Atemkalk-Adsorber. Inspiratorische Temperaturen von 60 °C werden mit dieser Technik erzeugt, die vom Patienten gut toleriert wird. Ein Anstieg des inspiratorischen CO_2 um 1,0–1,5 Vol% wird dabei in Kauf genommen, spielt aber für die klinische Praxis keine weitere Rolle. In der Intensivmedizin läßt sich ein ähnlicher Effekt durch maximale Aufwärmung und Anfeuchtung in Bennet-Kaskaden erreichen. Weitere Alternativen sind eine **Erwärmung durch Magen- oder Dickdarmspülungen** mit erwärmten Elektrolytlösungen. Während die Effektivität dieser Methoden einer CBRM oder Hibler-Packung entspricht, muß die hohe Inzidenz eines mechanisch ausgelösten Kammerflimmerns berücksichtigt werden.

alternativ:
- Wiedererwärmung der Atemluft in mehreren **Bennet-Kaskaden**
- **Magen- oder Dickdarmspülungen** ebenso effektiv wie CBRM oder Hibler-Packung

Cave: Kammerflimmern (häufig!)

Wesentlich effektiver ist eine **Peritoneallavage**. Dabei werden 2 l einer auf 38–43 °C angewärmten Elektrolytlösung in die Bauchhöhle instilliert und nach jeweils 15 min wiederholt. **Anstiege der Körperkerntemperatur um bis zu 4 °C pro Stunde** sind möglich. Engmaschige Kontrollen des Elektrolyt- und Säure-Basen-Haushaltes sind jedoch notwendig. Das Risiko eines Wiedererwärmungsschocks wird als gering beurteilt. Der *Vorteil* dieser Methode liegt trotz des relativ invasiven Vorgehens in der guten Durchführbarkeit selbst bei Auftreten von Komplikationen, die eine Reanimation notwendig machen.

- **Peritoneallavage:** Instillation von 2 l Elektrolytlösung (Temp. 38–43 °C)

Nachteil: invasive Maßnahme
Vorteil:
- sehr effektiv! Temperatursteigerung um bis zu 4 °C/h
- einfache Durchführbarkeit
- geringe Komplikationsrate (besonders Kammerflimmern)

Als *Maßnahmen der letzten Wahl* gelten die Aufwärmung des Patienten mit Hilfe einer **partiellen extrakorporalen Zirkulation** (femoro-femoraler Bypass) sowie die **direkte Erwärmung des Herzens über eine mediane oder anterolaterale Thorakotomie und Spülung des Herzbeutels** mit bis zu 40 °C warmer Kochsalzlösung. Anstiege der Körperkerntemperatur um über 8 °C sind möglich. Die **Indikation** zu diesen Maßnahmen beschränkt sich jedoch auf schwere Unterkühlungszustände mit Temperaturen unter 24 °C und einer entsprechenden materiellen und personellen Ausstattung. Wegen der guten Überlebenszeit lebenswichtiger Organe unter Hypothermie werden die Erfolgsaussichten dieser invasiven Methoden selbst bei protrahierten Kreislaufstillständen als aussichtsreich beurteilt. **Kontraindikationen** sind wegen der erforderlichen Vollheparinisierung das *Schädel-Hirn-Trauma* sowie das *Polytrauma.*

- **direkte Wiedererwärmung des Herzens durch Spülungen des Herzbeutels** nach anterolateraler oder medianer Sternotomie;
- **Wiedererwärmung mittels extrakorporaler Zirkulation** (femoro-femoraler Bypass)

Kontraindikationen: SHT, Polytrauma

2.4.3 Status epilepticus

G. Krämer

Status epilepticus

Definition

Definition: Als Status epilepticus werden *epileptische Anfälle* bezeichnet, die *länger als 30 Minuten* dauern oder sich in so kurzen Abständen wiederholen, daß sich daraus ein *„andauernder epileptischer Zustand"* ergibt. Jede Form epileptischer Anfälle kann auch als Status auftreten.

Klassifikation

Die **häufigsten Formen** eines Status epilepticus im Erwachsenenalter sind:
- **konvulsiver Status epilepticus**
  - *generalisiert:* tonisch-klonisch **(= Grand-mal-Status)**, tonisch, myoklonisch
  - *fokal:* motorisch (= Jackson-Status)
- **nicht-konvulsiver Status epilepticus**
  - *generalisiert:* Absence (= „Petit mal-Status")
  - *fokal:* einfach-fokal (sensibel, sensorisch, aphasisch) komplex-fokal (= Status psychomotoricus)

Die Aneinanderreihung mehrerer generalisierter tonisch-klonischer Anfälle ohne zwischenzeitliches Wiedererlangen des Bewußtseins stellt den **konvulsiven Status epilepticus** als häufigste und bedrohlichste Form dar. Auch die anderen konvulsiven Staten gehen mit klinisch sichtbaren Krämpfen einher und sind so leicht erkennbar, während dies bei den nicht-konvulsiven Formen nicht der Fall ist. Hier kann klinisch nur eine Verdachtsdiagnose gestellt werden, zur Sicherung ist eine *EEG-Ableitung* erforderlich.

Pathophysiologie
Ätiologie vieldeutig, u.a.:
- Schädel-Hirn-Trauma
- Hirntumor
- Enzephalitis/Meningitis
- Schlaganfall
- Eklampsie
- Stoffwechselentgleisung
- Intoxikation incl. Entzug
- Medikationsfehler (bei vorbestehender Epilepsie **häufigste Ursache**!)

Nie Status als Erstmanifestation eines idiopathischen Anfallsleidens!

Pathophysiologie: Ein Status epilepticus beruht wie epileptische Anfälle allgemein auf *abnormen, synchronen elektrischen Entladungen* größerer Nervenzellverbände des Gehirns aufgrund pathologischer neurophysiologisch-chemischer Vorgänge. Neben einer **idiopathischen Genese** bei bekanntem, u.U. genetisch determiniertem Anfallsleiden können zahlreiche **akute zerebrale Schädigungen auslösend** sein, unter anderem:
- Schädel-Hirn-Trauma, Hirntumor
- Enzephalitis/Meningitis,
- Schlaganfall (Ischämie/Blutung), Hirnvenen- und Sinusthrombose
- Eklampsie
- Stoffwechselentgleisung
- Medikamente/Alkohol/Drogen (auch Entzug).

Ein **Status epilepticus steht nie am Anfang eines idiopathischen Anfallsleidens**, d.h. bei fehlender Epilepsie-Anamnese liegt stets eine ursächliche aktuelle Schädigung des Gehirns vor. Bei bestehendem chronischem Anfallsleiden wird ein Status meist durch Einnahmefehler der antikonvulsiven Medikation provoziert.

2.4.3.1 Leitsymptomatik

Leitsymptome

1. konvulsive Staten

Konvulsive Staten: Ein Status generalisierter tonisch-klonischer Anfälle **(= Grand-mal-Status)** stellt die häufigste und zugleich schwerwiegendste Form dar.

Die Anfälle können von Anfang an (primär) generalisiert sein oder sich aus fokalen Anfällen entwickeln. Typischerweise kommt es zu *4–5 Anfällen pro Stunde*, ohne daß zwischenzeitlich das Bewußtsein wiedererlangt wird.

- Status tonischer Anfälle
- Status myoklonischer Anfälle
- fokal-motorischer Status (= Jackson-Status)
- Epilepsia partialis continua (Kojevnikov-Epilepsie)

Tonische und **myoklonische** epileptische Staten sind im Erwachsenenalter selten und kommen praktisch nur bei bekannten Epilepsien oder metabolischen Enzephalopathien vor.

Ein *fokal-motorischer Status* **(Jackson-Status)** ist durch rezidivierende Anfälle mit oder ohne Ausbreitung des Krampfens (Jackson-Marsch) gekennzeichnet.

Die seltene Sonderform kontinuierlicher, eng umschriebener Muskelzuckungen (z.B. im Daumen und Zeigefinger einer Hand) wird als *Epilepsia partialis continua* oder **Kojevnikov-Epilepsie** bezeichnet.

2. Nicht konvulsive Staten
- Petit-mal-Status
- psychomotorischer Status

Nicht-konvulsive Staten: Ein *Absence-* oder **Petit-mal-Status** kann ebenso wie ein Status psychomotorischer Anfälle **(Status psychomotoricus)** vom Notarzt dann vermutet werden, wenn ein Anfallsleiden bekannt ist. Allerdings kann es gerade bei älteren Patienten auch ohne Epilepsie-Anamnese dazu kommen. Die *klinische Symptomatik* beinhaltet neben stuporösen Bildern mit Lethargie oder Somnolenz stereotype verbale oder sonstige reaktive Automatismen, kann aber auch nur minimale Auffälligkeiten zeigen. Die meisten Patienten können sich selbst versorgen (Essen, Trinken, Umherlaufen etc.) und befolgen zum Teil auch einfache Aufforderungen.

- fokal-sensible Staten
- fokal-sensorische Staten

Sensible oder sensorische fokale epileptische Staten gehen lediglich mit entsprechenden sensiblen oder sensorischen Reizerscheinungen einher. Bei der Unterscheidung gegenüber zerebrovaskulären Störungen kann nützlich sein, wenn sich die Anfälle zeitlich und örtlich ausbreiten. Außerdem stellen sie sich nicht „schlagartig" mit ihrer maximalen Ausprägung ein. Ein **aphasischer Status epilepticus** imponiert klinisch als Sprechhemmung oder -störung und ist noch schwieriger von einer zerebralen Ischämie zu unterscheiden.

Auch ein **Status psychomotorischer Anfälle** manifestiert sich als Verwirrtheitszustand, allerdings treten zusätzliche psychomotorische (z. B. Kau-, Schmatzautomatismen oder Nesteln an der Kleidung), vegetative oder affektive Phänomene (z. B. Angstgefühle) auf. Oft kommt es auch zu einem Abwechseln von Anfällen und postiktalen Verwirrtheitszuständen mit teilweiser Ansprechbarkeit. Dies erlaubt auch eine klinische Unterscheidung gegenüber einem Absence-Status.

2.4.3.2 Erstmaßnahmen

Therapie
- **Sicherung der Vitalfunktion**
- **Benzodiazepingabe** i. v.
  - Diazepam/Clonazepam/Lorazepam
  - Midazolam auch i. m.
  - Diazepam (bei Kindern) rektal
- **bei konvulsiven Staten simultane Phenytoininfusion**
- bei **Therapieresistenz** Lidocain, Clomethiazol, Barbituratnarkose

Konvulsive epileptische Staten sind im Gegensatz zu einem selbstlimitierenden, in der Regel nicht behandlungsbedürftigen einzelnen Anfall wegen der nach wie vor noch bei rund *zehn Prozent liegenden Letalität* stets eine **Indikation zur medikamentösen Soforttherapie und stationären Einweisung.** Spezifische medikamentöse Erstmaßnahme nach Sicherung der Vitalfunktionen ist die bei Bedarf einige Male wiederholbare **Applikation eines Benzodiazepins**, entweder i. v. (*Diazepam, Clonazepam* oder *Lorazepam*) oder i. m. *(Midazolam)* bzw. bei Kindern rektal *(Diazepam Rectiole).*

Beim konvulsiven Status epilepticus ist darüber hinaus parallel zur Sicherstellung der vitalen Funktionen eine hochdosierte i. v. **Phenytoingabe** erforderlich. Dies erfolgt am besten mit einem speziellen Infusionskonzentrat (750 mg), das im Vergleich zu den üblichen Ampullen rascher gegeben werden kann (in 5 bis 20 min). Bei Nichtansprechen innerhalb von maximal einer halben Stunde oder Phenytoin-Kontraindikationen (bekannte Überempfindlichkeit, Sinusbradykardie, AV-Block II. und III. Grades, Hypotension und schwere Herzinsuffizienz) werden 100–200 mg **Phenobarbital** i. v. verabreicht.

Führt auch dies zu keiner Unterbrechung des Status, ist (im Krankenhaus) bei Ansprechen auf eine i. v. **Lidocain-Testdosis** eine entsprechende Dauerinfusion oder die i. v. Gabe von **Clomethiazol** zu empfehlen. Versagt auch dies, ist die Einleitung einer **Barbituratnarkose** unumgänglich.

Therapiefehler ⇨

> **Häufigster Therapiefehler** beim Status epilepticus ist eine zu zögernde oder zu niedrig dosierte Medikation in der Anfangsphase.

Komatöse Zustände i. d. Schwangerschaft

2.4.4 Komata und Krampfanfälle in der Schwangerschaft

P. Brockerhoff

2.4.4.1 Komata

Bei allen komatösen Zuständen in der Schwangerschaft sogleich Linksseitenlagerung anstreben!

Hypoton-orthostatische Dysregulationen des Kreislaufes treten in der Schwangerschaft insbesondere bei Frauen auf, bei denen auch vor der Schwangerschaft die Neigung zur Hypotonie bestand. Eine vorübergehende

Bewußtlosigkeit kann somit durchaus Ausdruck einer derartigen Dysregulation sein.

– Hypoton-orthostatische Dysregulation

⇦

> Eine besondere Form dieser Dysregulation ist das aortokavale Syndrom *(V. cava-Kompressionssyndrom).*

Besonders im dritten Trimenon nimmt bei Rückenlagerung der Schwangeren durch eine Verminderung des venösen Rückstromes zum Herzen das Herzzeitvolumen ab, so daß eine Minderdurchblutung der peripheren Organe, u. U. ein **Schock** resultieren kann. Die Symptome sind jedoch nach Lageänderung der Schwangeren in Linksseitenlage meist reversibel, so daß im allgemeinen keine weiteren Sofortmaßnahmen erforderlich sind.

– Minderdurchblutung der peripheren Organe bis zur Schocksymptomatik → Seitenlagerung

Eine weitere wichtige Differentialdiagnose ist das Koma bei **Diabetes mellitus** (s. 2.2.8). Aufgrund der zahlreichen endokrinen und metabolischen Veränderungen in der Schwangerschaft kommt es bei der Schwangeren mit Diabetes mellitus besonders häufig zur Entgleisung des Kohlenhydratstoffwechsels. Diagnostik und Sofortmaßnahmen entsprechen dabei den üblichen Richtlinien für das Coma diabeticum bzw. das hypoglykämische Koma (s. 2.2.9).

– Coma diabeticum

2.4.4.2 Krampfanfälle in der Schwangerschaft

Krampfanfälle in der Schwangerschaft

Wichtigste DD:
– Epilepsie → Abgrenzung zu eklamptischen Anfällen

Hinsichtlich der Krampfanfälle von Schwangeren muß differentialdiagnostisch zunächst an eine Epilepsie gedacht werden. Ihre Diagnostik ist dann schwierig, wenn die Krampfanfälle als Erstmanifestation ohne bisher bekanntes Krampfleiden auftreten. Bei bekannter Epilepsie-Anamnese bereitet demgegenüber die Diagnostik meist keine Schwierigkeiten. Bei dem weitaus größten Anteil aller Schwangeren mit Epilepsie ändert sich das Krankheitsbild nur unwesentlich. Lediglich bei weniger als einem Viertel wird eine Zunahme von Anfallintensität und -häufigkeit beobachtet, wobei auch die Angst vor der Einnahme von Antikonvulsiva (Reduktion oder Absetzen der bisherigen Therapie) eine Rolle spielt.
Differentialdiagnostisch müssen Epilepsien von eklamptischen Anfällen abgegrenzt werden.

Eklampsie

Eklampsie

⇦

> **Eklamptische Anfälle bedeuten eine vitale Gefährdung von Mutter und Kind.** Zerebrale Blutung der Mutter, vorzeitige Plazentalösung mit intrauterinen Fruchttod, akutes Nierenversagen, Lungenödem, Koagulopathien.

Die Eklampsie gehört zum Formenkreis der **EPH-Gestose**, die durch das Auftreten von *Ödemen (E), Proteinurie (P)* und *Hypertonie (H)* in der Schwangerschaft charakterisiert ist. Die Vorstufe einer Eklampsie ist eine **Präeklampsie** mit *Blutdruckwerten* über 160 systolisch bzw. 110 mm Hg diastolisch und *Proteinurie* mehr als 5 g/l im 24-Std.-Urin bei ausgeprägten *Ödemen.* Während des eklamptischen Anfalls häufig *Prodromi* in Form von Blutdruckanstieg, Ödemen, Augenflimmern, Kopf- und Oberbauchschmerzen sowie einer motorischen Unruhe vorausgehen, kann jedoch auch nach geringerer Gestose-Symptomatik ein Anfall überraschend auftreten.
Der Anfall selber besteht aus einer über etwa 10 bis 20 Sekunden andauernden tonischen Phase, der sich unmittelbar eine **klonische Phase** von 1 bis 2 min anschließt.
Hierbei werden in kurzen Intervallen Kontraktionen und Entspannungen der Muskulatur beobachtet. Blutiger Schaum vor dem Mund ist dabei Hinweis auf einen erfolgten Zungenbiß. Die Atmung sistiert abgesehen von einigen wenigen, oft schnarchenden Atemzügen während des Anfalls, so daß eine Zyanose auftritt. Meist tritt nach dem Anfall ein längeres *Koma mit Bewußt-*

Trias aus (EPH-Gestose):
- Ödeme
- Proteinurie
- Hypertonie

Präeklampsie:
– RR ≥ 160/110 mmHg
– Proteinurie 5 g/l/d

Anfall:
– tonische Phase (10–20 s)
– klonische Phase
– Kontraktionen in Intervallen mit Entspannung
– blutiger Schaum → Zungenbiß
– Sistieren der Atmung
– nach Anfall: Koma

seinsverlust auf, wobei für das ganze Geschehen stets eine retrograde Amnesie besteht.

Therapie
Wichtigste Sofortmaßnahmen:
- Gummikeil (Zungenbiß)
- Reizausschaltung (Licht, Lärm)
- zügiger, aber ruhiger Transport
- Sedierung (Diazepam)
- RR-Senkung

Diuretika: kontraindiziert

Therapie

Ziel von Sofortmaßnahmen bei schweren Präeklampsien ist es, eklamptische Anfälle zu verhüten oder zu unterbrechen.

Dringlich sind:

- das Einführen eines *Gummikeils* zwischen die Zähne, um vor einem Zungenbiß zu schützen;
- das Ausschalten von *Licht- und Lärmreizen*, da jede Irritation einen erneuten Anfall auslösen kann;
- ein *Transport in die Klinik* in Begleitung eines Arztes;
- eine ausreichende *Sedierung*, die entweder mit *Diazepam* oder *Trapanal* i.v. erfolgen kann;
- eine *Beatmungsmöglichkeit* (Gefahr der Atemdepression);
- eine *antihypertensive Therapie*, sofern die Blutdruckwerte über 200 mmHg systolisch oder über 100 mmHg diastolisch sind. Hierbei ist jedoch zu beachten, daß bei einer zu hohen Dosierung der Blutdruck sehr schnell in subnormale Werte absinken kann, so daß in Folge einer verminderten plazentaren Durchblutung das fetale Risiko zunimmt. Der Blutdruck ist somit langsam und nicht zu tief zu senken.

Die **Urinausscheidung** ist bei Eklampsien meist sehr gering. Die Gabe von **Diuretika ist jedoch als Initialtherapie kontraindiziert**, da hierdurch die bestehende Hypovolämie und Hämokonzentration ungünstig beeinflußt werden.

Schlaganfall

2.4.5 Schlaganfall (Hirninfarkt und intrazerebrale Blutung)

G. Krämer

Klassifikation:
- **Ischämie**
- **Blutung**
  - intrazerebral
  - subarachnoidal
- **Hirnvenen- oder Sinusthrombose**

Definition: Nach einer epidemiologischen Definition der WHO können einem Schlaganfall zugrunde liegen eine:

- umschriebene *zerebrale Ischämie*
- *intrazerebrale Blutung*
- *Subarachnoidalblutung*
- zerebrale venöse Abflußstörung *(Hirnvenen- oder Sinusthrombose).*

Allen diesen vaskulär verursachten neurologischen Ausfallserscheinungen ist der meist plötzliche, *„schlagartige" Beginn* gemeinsam. In **85 bis 90% der Fälle liegt eine thrombotisch oder embolisch bedingte zerebrale Ischämie zugrunde**, bei den restlichen Ereignissen handelt es sich überwiegend um intrakranielle Blutungen (subarachnoidal oder intrazerebral).

- **TIA:** transitorische ischämische Attacke, Dauer <24 h, meist <1 h
- **(P)RIND:** (prolongiertes) reversibles ischämisches neurologisches Defizit, Dauer 1 Tag bis 3 Wochen
- **kompletter Infarkt**
  Symptome bilden sich nicht vollständig zurück

Als **transitorische ischämische Attacke (TIA)** werden bis zu maximal 24 Stunden anhaltende fokale neurologische Funktionsstörungen ischämischer Genese bezeichnet. Die meisten TIA dauern weniger als 1 Stunde.

Als **reversibles bzw. prolongiertes reversibles neurologisches Defizit (RIND bzw. PRIND)** werden länger als 24 Stunden dauernde ischämische zerebrovaskuläre Störungen bezeichnet, die aber spätestens nach drei Wochen für die Betroffenen folgenlos abgeklungen sind.

Beim **kompletten Schlaganfall** bleiben auf Dauer Symptome bestehen.

Da sie in der Akutsituation von der Anamnese und vom klinischen Befund her nicht sicher differenziert werden können, werden *ischämischer Hirninfarkt* und *intrazerebrale Blutung* hier gemeinsam abgehandelt. Die *Subarachnoidalblutung* und die *Hirnvenen-* und *Sinusthrombose* lassen sich demgegenüber in der Regel klinisch davon abgrenzen und werden daher gesondert dargestellt (zur Subarachnoidalblutung s. S. 212).

Pathophysiologie

2.4.5.1 Pathophysiologie

- **Ischämie:**
  - thrombotisch
  - embolisch

Ischämien: Zerebrale Ischämien können durch lokale *thrombotische Veränderungen* mit Reduktion der Durchblutung in dem betroffenen Gefäßgebiet, durch einen *embolischen Verschluß* eines Gefäßes (aus lokalen Thrombosen vorgeschalteter Gefäße oder kardialen Emboliequellen) oder durch eine

Kombination beider Mechanismen (*„periokklusionelle Embolie“*) entstehen. Nur in Ausnahmefällen stellen disseziierende Aneurysmen, entzündliche oder traumatische Gefäßveränderungen die Ursache dar.

– thrombo-embolisch (periokklusionelle Embolie)
– andere Mechanismen selten

Blutungen: Intrazerebrale Blutungen treten am häufigsten in Form der sog. *hypertonen Massenblutung* mit bevorzugter Lokalisation im *Stammganglienbereich* auf, wo die Hyalinose der kleinen, rechtwinklig abzweigenden Arterien eine Ruptur begünstigt.
Zweithäufigste Ursache – insbesondere bei jüngeren Patienten – sind Blutungen aus *Aneurysmen* oder *Angiomen.* Seltener sind u. a. Blutgerinnungsstörungen einschließlich der Einnahme von Antikoagulantien, Einblutungen in Hirntumore oder entzündliche Gefäßerkrankungen.

- **Blutung:**
  – hypertone Massenblutung
  – Gefäßmalformation
  – andere Mechanismen

2.4.5.2 Leitsymptomatik

Leitsymptomatik

Ischämien

Führendes Symptom einer Ischämie im Bereich der Großhirnhemisphären ist eine **Halbseitenstörung**, die je nach betroffenem Gefäßgebiet mehr arm- und gesichts- *(A. cerebri media)* oder beinbetont *(A. cerebri anterior)* ist. Sie kann rein *motorisch, sensibel* oder *sensomotorisch* mit oder ohne **Gesichtsfeldausfälle** oder **Sprachstörungen** sein. Ischämische Schlaganfälle treten oft *nachts* auf, so daß der Patient damit aufwacht.

Das Vollbild eines schweren Hirninfarktes bereitet selten diagnostische Schwierigkeiten. Problematischer ist die Einordnung leichterer Schädigungen, wenn etwa nur ein Schweregefühl von Arm oder Hand besteht und Reflexauffälligkeiten bzw. Pyramidenbahnzeichen fehlen.

Die neurologischen Ausfälle sind immer auf der Seite kontralateral zur Gefäßläsion.

Einzige Ausnahme bildet die *Amaurosis fugax* mit passagerer monokulärer Visusreduktion ipsilateral zum betroffenen Karotisstromgebiet.
Bei einem *progredienten Hirninfarkt* kommt es nach initial leichteren Störungen mit u. U. schleichendem Beginn zu einer progredienten Zunahme der Ausfälle über Stunden bis Tage. Stark **raumfordernde, „maligne“ Mediainfarkte** entwickeln sich ebenfalls mit einer Verzögerung von 1–3 Tagen nach dem initialen Ereignis. Nach Ausbildung einer schweren *Hemiplegie* mit *Hemianopsie* und bei Befall der dominanten Hemisphäre auch globaler *Aphasie* kommt es meist zu einer zunehmenden *Bewußtseinstrübung* mit ipsilateraler Mydriasis, Cheyne-Stokes-Atmung, Singultus und schließlich *Strecksynergismen.*

– einseitiger Visusverlust (Amaurosis fugax)
– progredienter Infarkt
– raumfordernder, ‚maligner‘ Mediainfarkt

Blutungen

Intrazerebrale Blutungen zeigen im Vergleich zu Ischämien im Durchschnitt einen *schwereren Verlauf.*

Initial kommt es häufiger zu begleitenden Kopfschmerzen und Bewußtseinsstörungen, bei Anschluß an den Subarachnoidalraum auch zu Meningismus. Hirnblutungen treten gegenüber Ischämien häufiger *tagsüber* ein und werden öfter von epileptischen Anfällen begleitet. Fundoskopisch können neben den unspezifischen Zeichen eines Fundus hypertonicus Retinablutungen nachweisbar sein. Für einen Einbruch der Blutung in das Ventrikelsystem sprechen insbesondere ein rasch einsetzendes Koma, frühzeitige Atemstörungen, Pupillenveränderungen oder andere Zeichen einer Hirnstammkompression sowie ein beidseits positiver Babinski.

– häufiger Kopfschmerzen, Bewußtseinsstörungen, Meningismus

Hirnstammsyndrome
- Halbseiten-, gekreuzte, oder Tetrasymptomatik
- Hirnnervenausfälle
- früh Bewußtseinsstörung

Hirnstammsyndrome
Ein spezielles klinisches Bild bieten – unabhängig von der Frage Ischämie oder Blutung – **vaskuläre Läsionen im Bereich des Basilarisstromgebietes,** die je nach Ausprägung mit einer *Hemisymptomatik* oder *Tetraparese, Hirnnervenausfällen* und *Bewußtseinstrübung* bis hin zum *Koma* einhergehen können.

Therapie
- **Blutdrucksenkung nur bei exzessiv erhöhten Werten!**
- präklinisch in der Regel keine spezifische Medikation möglich oder sinnvoll

2.4.5.3 Erstmaßnahmen

Die notfallmäßigen diagnostischen und therapeutischen Erstmaßnahmen bei zerebrovaskulären Ereignissen sind neben der Art und dem Ausmaß der Störung auch vom jeweiligen Patienten abhängig. Eine häufig noch empfohlene generelle rasche Blutdrucksenkung ist wegen der Gefahr, bei der aufgehobenen Autoregulation der Hirndurchblutung das Ausmaß der Schädigung noch zu vergrößern, abzulehnen. Lediglich **bei exzessiven Werten ist eine vorsichtige Senkung auf 170 bis 190 mmHg systolisch und 90 bis 100 mmHg diastolisch** indiziert. Ebenso geht eine präklinische Infusion von *Plasmaexpandern* ohne genaue Kenntnis der Herz-Kreislauf-Situation und der Laborwerte mit einem stark erhöhten Risiko einer kardialen Dekompensation einher. Auch *sonstige Medikamentengaben* sollten in der Akutsituation außerhalb des Krankenhauses unterbleiben, da sie entweder unwirksam sind, infolge einer Durchblutungssteigerung in gesunden Hirnarealen zu Lasten der bereits geschädigten Regionen („steal effect“) sogar schädlich sein können (z. B. Aminophyllin, Papaverin, Nikotinsäure) oder ihre klinische Wirksamkeit nicht ausreichend belegt ist (z. B. Kalziumantagonisten).

Hirnvenen- und Sinusthrombose

2.4.6 Hirnvenen- und Sinusthrombose

G. Krämer

Definition: *Primäre* (blande) oder *sekundäre* (septische) Thrombose in den intrakraniellen Venen und Sinus.

Ätiologie
- entzündliche Nachbarschaftsprozesse
- Gerinnungsstörungen
- Schwangerschaft
- orale Kontrazeption u. a. m.

2.4.6.1 Pathophysiologie

Hirnvenen- und Sinusthrombosen können als Komplikation einer Vielzahl intra- und extrakranieller Erkrankungen auftreten. In Abhängigkeit von der Lokalisation des thrombosierten zerebralen Gefäßes kommt es zu unterschiedlichen klinischen Bildern. Prädisponierende Faktoren sind neben **entzündlichen Nachbarschaftsprozessen** *(Nebenhöhlen, Mittel- oder Innenohr, Felsenbein)* **Gerinnungsstörungen** und **endokrine Veränderungen** im Rahmen von *Schwangerschaft, Wochenbett* und bei *oraler Kontrazeption.* Folge der Thrombosierung, die am häufigsten den *Sinus sagittalis superior* betrifft, sind Erweiterungen kollateraler oberflächlicher Hirnvenen, Ischämien und Stauungsblutungen mit intrakranieller Drucksteigerung.

Leitsymptomatik vieldeutig!
- oft protrahierter oligosymptomatischer Verlauf

2.4.6.2 Leitsymptomatik

Anders als bei arteriellen zerebralen Gefäßprozessen entwickeln sich die Beschwerden bei den meisten Patienten *subakut oder schleichend.* Oft gehen der Manifestation neurologischer Ausfälle Kopfschmerzen um Stunden bis Wochen voraus.

⇨

> **Hochverdächtig** auf eine Sinusthrombose ist die Kombination von *Kopfschmerzen, hirnorganischem Psychosyndrom* und *Stauungszeichen am Augenhintergrund*; Thrombosen der Hirnvenen können aber auch sehr blande verlaufen.

Die meisten Patienten klagen zunächst über *Kopfschmerzen.* Dann entwickelt sich das Bild einer *intrakraniellen Drucksteigerung* mit Übelkeit, Brechreiz und Erbrechen, seltener auch Meningismus und Bewußtseinstrübung. In der Mehrzahl der Fälle kommt es zu *zerebralen Krampfanfällen.* Entweder im Anschluß an Anfälle oder spontan können Halbseitensymptome einschließlich

Aphasie auftreten. Bei septischen Thrombosen infolge fortgeleiteter eitriger Infektionen bestehen zusätzlich die Symptome der Grundkrankheit.
Wegen der relativen Seltenheit des Krankheitsbildes wird die Diagnose einer Hirnvenen- oder Sinusthrombose oft erst spät gestellt. An diese Möglichkeit sollte stets gedacht werden, wenn im Verlauf eines entzündlichen oder septischen Prozesses, einer Gravidität einschließlich Wochenbett, nach einem Schädel-Hirn-Trauma, einer Thrombophlebitis migrans in der Körperperipherie oder in Zusammenhang mit einem anderen der oben genannten Prozesse akut zerebrale Symptome auftreten.

2.4.6.3 Erstmaßnahmen

Therapie
- Einweisung
- Benzodiazepine oder
- Phenytoin i.v.

Bei Verdacht auf eine Hirnvenen- oder Sinusthrombose ist die *sofortige stationäre Einweisung* erforderlich. Die Gabe zentral sedierender Medikamente sollte vermieden werden; bei gehäuften Krampfanfällen können *Benzodiazepine* oder *Phenytoin* i.v. appliziert werden. Wie bei anderen zerebralen Ischämien ist die Gabe von Dexamethason in der Regel nicht indiziert. Antibiotika sind bei blanden Sinus- und Venenthrombosen sinnlos.
Die Diagnosesicherung gelingt mittels *Arteriographie* oder MRT.
Alle anderen Untersuchungen einschließlich der CT sind unspezifisch und zeigen häufig einen falsch-negativen Befund.

2.4.7 Akuter, nichttraumatischer Querschnitt

Akuter, nichttraumatischer Querschnitt

G. Krämer

Definition: Akute, ätiologisch vieldeutige Funktionsstörung des Rückenmarks mit resultierendem inkompletten oder kompletten Querschnitt.

2.4.7.1 Pathophysiologie

Ätiologie
- Myelitis
- spinale Ischämie
- spinale Raumforderung, z.B.
  - Metastasen
  - Hämatome
  - Abszesse

Als akute nichttraumatische Ursachen kommen bei Gesunden in erster Linie **Entzündungen** im Sinne einer *Querschnittsmyelitis* und *spinale Ischämien* in Frage. Spinale Raumforderungen einschließlich metastasierender Karzinome, epiduraler Hämatome und Abszesse zeigen eher einen subakuten, langsam progredienten Verlauf.
Bei Myelitiden handelt es sich um bakteriell, viral oder parainfektiös-immunologisch ausgelöste Prozesse. Bei spinalen Infarkten wirken sich Verschlüsse in der ventralen Verlaufsstrecke der Spinalarterien nur auf die vorderen 2 Drittel des Rückenmarks aus, während die Hinterstränge (für Vibrations- und Lagesinn) nicht gestört werden; ätiologisch liegen verschiedenartige Gefäßprozesse zugrunde. Prädisponierender Faktor epiduraler Abszesse sind Infektionsherde an anderer Stelle; häufigste Erreger sind Staphylokokken und gramnegative Bakterien.

2.4.7.2 Leitsymptomatik

Leitsymptome
- **Paraparese bis -plegie** bei thorakalen und hochlumbalen Läsionen
- **Tetraparese bis -plegie** bei hochzervikalen Läsionen
- **Blasenlähmung** bei Konus-/Kauda-Syndrom

Je nach Höhenlokalisation der querschnittsförmigen Rückenmarksschädigung kommt es zum akuten Auftreten einer *Paraparese bis -plegie* oder *Tetraparese bis -plegie*, einer *Sensibilitätsstörung* der unteren Körperhälfte kaudal des Schädigungsortes sowie einer *Blasen- und Darmlähmung*. Läsionen des Zervikalmarkes prädisponieren zu einer Tetraparese, Läsionen des Thorakolumbalmarkes zu einer Paraparese der Beine. Besonderheit des Konussyndroms ist die akute Blasenlähmung als Leitsymptom (Tab. 5-11).
Bei einer **Querschnittsmyelitis** kommt es meist in Verbindung mit lokalen Schmerzen zu einer progredienten Paraparese der Beine mit Sensibilitätsverlust sowie Blasen- und Mastdarmstörungen. Ein besonderes klinisches Bild bieten die apoplektiform auftretenden **spinalen Infarkte** mit einer dissoziierten Sensibilitätsstörung, d.h. einem Verlust der Schmerz- und Temperaturempfindung bei erhaltenem Lage- und Vibrationssinn. **Epidurale Abszesse** gehen klinisch mit meist hohem Fieber, gelegentlich Desorientiertheit und obligaten Rücken- und Wurzelschmerzen einher. Beim **Konus-Kauda-Syndrom** kommt es zu progredienten schlaffen Paresen der distalen Beinmuskulatur, zuerst der Fuß- und Zehenbeuger, später der Fuß- und Zehenheber. In Tabelle 2 sind die wichtigsten Querschnittssyndrome zusammengefaßt.

Tab. 5-11: Querschnittssyndrome in Abhängigkeit von der Läsionshöhe

Höhe	Motorik	MER(*)	Sensibilität	Blase/Darm
oberes Halsmark	Tetraparese bis -plegie, Ateminsuffizienz	alle gesteigert, Bab. pos.	unterhalb gestört	Kontrollverlust
Brust- und Lendenmark (bis L 3)	Paraparese bis -plegie der Beine	Arme o. B., Beine gesteigert, Bab. pos.	unterhalb gestört	Kontrollverlust
Konus-Kauda	Paraparese bis -plegie der Beine (distal betont, initial oft gering ausgeprägt)	Arme o. B., Beine abgeschwächt, Bab. neg.	unterhalb L 4/5 gestört (besonders Reithose)	Verhaltung, Inkontinenz

(*) Im spinalen Schock vor Reflexsteigerung Areflexie möglich; Bab. = Babinski-Zeichen (pos. = positiv, neg. = negativ); MER = Muskel-Eigen-Reflexe

Therapie
Prüfung der
- Schmerzempfindung bei Konus-/Kauda-Läsion, insbesondere im Sakralbereich **(„Reithose")**

2.4.7.3 Erstmaßnahmen

Bei der Erstuntersuchung Querschnittsgelähmter ist die ungefähre Höhenlokalisation der Querschnittsläsion, d. h. die Zuordnung zum *zervikalen, thorakalen oder Conus medullaris-Niveau* entscheidend.

Bei **Halsmarkläsionen** unterhalb C 5 können die Arme und Schultern noch bewegt werden, die Handmuskeln weisen jedoch eine deutliche Kraftminderung auf. Recht exakt läßt sich das geschädigte Segment durch Prüfung der *Schmerzempfindung* eingrenzen. Die Muskeleigenreflexe sind bei akuten Querschnittslähmungen kaudal der Läsion zunächst erloschen. Bei einer Läsion des **Conus medullaris** ist auf eine umschriebene Sensibilitätsstörung im Sakralbereich („Reithosen"-Anästhesie) zu achten.
Außer bei unmittelbarer Traumatisierung ist bei der akuten Querschnittssymptomatik bis zum Beweis des Gegenteils grundsätzlich von einem raumfordernden, rückenmarkskomprimierenden Prozeß auszugehen. Alle Patienten sind so rasch wie möglich liegend in eine neurologische oder neurochirurgische Klinik zu transportieren, wobei bei nicht ausgeschlossener traumatischer Genese **Flexionsbewegungen der Wirbelsäule zu vermeiden** und während des Transportes auf eine möglichst stabile Lagerung zu achten ist.
Die Akutdiagnostik in der Klinik erfordert nach Röntgen-Nativuntersuchungen meist entweder eine Myelographie (unbedingt mit Liquordiagnostik!) oder eine CT- bzw. MRT.

Bakterielle Meningitis

2.4.8 Bakterielle Meningitis

G. Krämer

Ätiologie
- hämatogen
- fortgeleitet
- direkte Inokulation

Definition und Pathophysiologie: *Bakterielle Entzündung* der weichen Hirnhäute, die auf drei Wegen möglich ist:
- *hämatogen* ausgehend von systemischen Infektionen, z. B. der Lunge
- *fortgeleitet* bei entzündlichen Nachbarschaftsprozessen, z. B. Nasennebenhöhlen
- *direkte Inokulation*, z. B. bei perforierenden Schädel-Hirn-Traumen oder Operationen

Leitsymptome
- Kopfschmerz
- Fieber
- Übelkeit, Erbrechen
- Meningismus
- Kernig-Zeichen
- Brudzinski-Zeichen
- Opisthotonus

2.4.8.1 Leitsymptomatik

Das klinische Vollbild einer bakteriellen Meningitis entspricht einem schwer reduziertem Allgemeinzustand mit heftigen *Kopfschmerzen* in Kombination mit *Fieber*, Licht- und Geräuschempfindlichkeit sowie *Übelkeit und Erbrechen.* Eine ausgeprägte *Vigilanzminderung* spricht für eine entzündliche Beteiligung der Hirnrinde (Meningo-Enzephalitis).

Leitsymptom bei der körperlichen Untersuchung ist der *Meningismus.* Bei unbehandelten bakteriellen Meningitiden ist er meist mit einem positiven *Kernig-Zeichen* (aktive Beugung in den Kniegelenken bei passiver Beugung der gestreckten Beine im Liegen) und *Brudzinski-Zeichen* (Anziehen und Beugen der zuvor gestreckten Beine bei Versuch der Kopfbeugung) vergesellschaftet. In schweren Fällen kommt es zusätzlich zu einem *Opisthotonus* mit Reklination des Kopfes und Überstreckung des Rumpfes. Es muß allerdings bedacht werden, daß ein fehlender Meningismus eine bakterielle Meningitis nicht ausschließt, speziell bei Kleinkindern, älteren Patienten sowie deutlich beeinträchtigter Bewußtseinslage.

2.4.8.2 Erstmaßnahmen

Therapie
- Einweisung
- **keine** präklinische Antibiotikagabe

Da aufgrund von Anamnese und klinischem Untersuchungsbefund keine ausreichend sichere Differenzierung zwischen bakterieller Meningitis und meist harmlosen viralen Hirnhautentzündungen möglich ist, empfiehlt sich stets die *stationäre Einweisung.*
Eine präklinische Gabe von Antibiotika sollte unterbleiben, um die mikrobiologische Erreger- und Resistenztestung im Krankenhaus im Liquor und Blut (stets Blutkultur!) nicht zu erschweren.

2.4.9 Herpes Simplex-Enzephalitis

G. Krämer

Herpes Simplex-Enzephalitis

Infektion mit Herpes simplex Virus I
unbehandelt hohe Mortalität

Definition und Pathophysiologie: Virale Entzündung des Gehirns durch Befall mit dem Herpes simplex Virus Typ I. Die besondere Bedeutung dieser in Mitteleuropa häufigsten schweren Virusenzephalitis besteht in der *hohen Mortalität unbehandelter Fälle (ca. 70 %)* bei Verfügbarkeit einer effektiven antiviralen Therapie.

2.4.9.1 Leitsymptomatik

Leitsymptome
- über Tage progrediente Kopfschmerzen
- Fieber
- Benommenheit
- Krampfanfälle
- Persönlichkeitsveränderungen
- Halbseitenlähmungen
- aphasische Störungen

Die charakteristische Anamnese besteht in nach einer unspezifischen Prodromalphase (z. B. Zeichen eines gestrointestinalen oder tracheopulmonalen Infektes), über Tage langsam zunehmenden *Kopfschmerzen* mit *Benommenheit* und *Fieber* (jeweils >80 %), häufiger begleitet von *Krampfanfällen* und *Veränderungen der Persönlichkeit* wie Vergeßlichkeit, Reizbarkeit oder Halluzinationen (50–70 %), Brechreiz und *Halbseitenlähmungen* (25–50 %) sowie *aphasischen Sprachstörungen* (bei Befall der linken Hirnhälfte). Keines dieser Symptome ist zwar für eine Herpes Simplex-Enzephalitis spezifisch, in ihrer Gesamtheit müssen sie aber stets einen entsprechenden Verdacht begründen.

2.4.9.2 Erstmaßnahmen

Therapie

nur symptomatische Erstmaßnahmen möglich, z. B. Analgetika

Spezifische präklinische Erstmaßnahmen sind nicht möglich, symptomatisch können *Analgetika, Antipyretika und Antikonvulsiva* erforderlich sein.
In der Klinik unterstützt ein negatives CT in den ersten Tagen die klinische Verdachtsdiagnose, früh-positive Befunde ergeben sich in absteigender Wertigkeit mittels MRT, Lumbalpunktion und EEG.

> Bei jedem begründeten Verdachtsfall ist in der Klinik eine umgehende antivirale Therapie mit Aciclovir (3×10 mg/kg KG als Kurzinfusion) einzuleiten

VI Notfälle mit übergreifender Problematik

VI Notfälle mit übergreifender Problematik

Polytrauma

1 Polytrauma

B. Eberle

Definition

⇨

> **Definition:** Unter „Polytrauma" versteht man gleichzeitig entstandene *Verletzungen verschiedener Körperregionen*, wobei wenigstens eine dieser Verletzungen oder aber die Kombination mehrerer *lebensbedrohlich* ist.

Charakteristika:
- **häufig junge Patienten betroffen**
- **hohe Letalität (30 %)**

Die Patienten, die ein Polytrauma erleiden, sind zu *über 75 % jünger als 40 Jahre.* Häufige Verletzungen bzw. Verletzungskombinationen sind Traumata des Bewegungsapparates (70 %), von Schädel und Gehirn (60 %), Thorax (55 %) und Abdomen (28 %). Die *Letalität* beträgt bei diesen – zumeist vor dem Unfall völlig gesunden – Patienten heute *immer noch etwa 30 %.* Die Qualität der notärztlichen Erstversorgung hat entscheidenden Einfluß auf die Höhe der Sterberate.

Pathophysiologie

1.1 Pathophysiologie

akute Vitalgefährdung durch:
- Hypoxie
- Volumenmangelschock
- Herz-, Aortaverletzung
- gesteigerten Hirndruck

Die **akute Lebensbedrohung** resultiert in erster Linie aus folgenden Zuständen:

- Hypoxie durch Atemwegsverlegung, Aspiration, Hämato-, Pneumothorax, Thoraxinstabilität, Lungenkontusion
- hämorrhagischer Schock durch Blutungen nach außen oder in Körperhöhlen
- Verletzungen des Herzens oder der Aorta (Perikardtamponade, massive Blutung)
- intrakranielle Drucksteigerung (Blutung, Ödem)
- Halsmarkverletzungen.

Sofern der Patient die ersten Stunden überlebt, ist er vor allem durch **Komplikationen**, häufig in Form eines **Multiorganversagens**, gefährdet.

Lebensbedrohliche Folgezustände:

Komplikationen mit Organversagen sind:

- zweizeitig auftretende intraabdominelle Blutungen,
- intrakranielle Drucksteigerung (Hirnödem, intrakranielle Blutungen),
- Adult Respiratory Distress Syndrom (ARDS)
- akutes Nierenversagen,
- Verbrauchskoagulopathie
- Fettembolie
- traumatische Extremitätenischämien und Kompartment-Syndrom
- Sepsis, ausgehend von Pneumonien, Peritonitiden, Harnwegsinfekten, Wundinfektionen, Meningitiden nach Schädelbasisfrakturen
- Thrombosen und Embolien

Lebensrettende Sofortmaßnahmen

1.2 Lebensrettende Sofortmaßnahmen

simultan mit **orientierender Untersuchung**:
- **A – Atemwegskontrolle**
- **B – Beatmung**
- **C – Circulation**

Die **Basisdiagnostik** akut lebensbedrohlicher Störungen der **Vitalfunktionen Atmung, Kreislauf und Bewußtsein** muß gleichzeitig mit den ersten, lebensrettenden Sofortmaßnahmen erfolgen.

In der Regel werden diese Maßnahmen *präklinisch*, d. h. schon am Notfallort, durch den *Notarzt und das Rettungspersonal* durchgeführt.

- **D – Dysfunktion des ZNS**
- **E – Exposition (entkleiden, untersuchen)**

1.2.1 A – Atemwegskontrolle, B – Beatmung

A – Atemwegskontrolle (margin summary)

Untersuchung:
- Verlegung
- Aspirationsgefahr
- Intubationshindernisse
- HWS-Trauma

Therapie
Atemwege freimachen und -halten
Cave: HWS-Verletzung
→ keine Überstreckung oder Rotation
→ Kopf in Neutralposition immobilisieren
→ Patienten als Einheit umlagern

A – Atemwegskontrolle: Apnoe, Schnarchen, Gurgeln, Stridor, inspiratorische Einziehungen im supraklavikulären, interkostalen oder epigastrischen Bereich, sowie Blut oder Vomitus im Gesicht sind Zeichen einer *oberen Atemwegsobstruktion.*

Beim **Freimachen und Freihalten der Atemwege** Polytraumatisierter ist immer die Möglichkeit einer *Halswirbelsäulenverletzung* mit der Gefahr der *-markschädigung* in Betracht zu ziehen:
In Abweichung vom üblichen Vorgehen beim Freimachen der Atemwege (s. Kap. III/2.1, S. 62) und bei der Lagerung zur Intubation dürfen *Kopf und Hals weder nach vorn gebeugt noch nach hinten überstreckt* oder gar rotiert werden.
Die Atemwege werden nur durch die Manöver *„Öffnen des Mundes"* und *„Vorziehen des Unterkiefers"* unter Kontrolle gebracht. Ein *Helfer* muß während des Abnehmens eines Sturzhelmes, bei der Mund-zu-Mund- bzw. Maskenbeatmung oder Intubation den **Kopf in Neutralposition immobilisieren**.
Die Atemwege werden mit Sauger und, wenn nötig, Magill-Faßzange gesäubert. Muß der Patient zur Seite gedreht werden, so sind Kopf, Hals und Rumpf gleichzeitig ohne Verwindung der Wirbelsäule zu drehen. Eine Wirbelsäulenimmobilisierung mit semirigider HWS-Stützkrawatte, Vakuummatratze oder Schaufeltrage muß baldmöglichst folgen.

B – Beatmung (margin summary)
Untersuchung:
- respiratorische Insuffizienz
- Spannungspneumothorax
- offener Pneumothorax
- instabiler Thorax

B – Beatmung: Die *orientierende Untersuchung* während und nach Freimachen der Atemwege gibt Auskunft über das Vorliegen einer
- *respiratorischen Insuffizienz* bei Apnoe, Schnappatmung, Stridor, Dyspnoe, Zyanose, paradoxe oder inverse Atmung, interkostale Einziehungen, seitendifferenten Atemexkursionen oder Auskultationsbefunden, offenem Pneumothorax
- *Aspiration* (Vomitus, Blut im Oropharynx)
- eines schon bestehenden oder bei Überdruckbeatmung drohenden *Spannungspneumothorax*
- *instabile Thoraxverhältnisse* (Thoraxwandbruch mit paradoxer Atmung)
- oder von *Intubationshindernissen* (schwere Gesichtsschädelverletzungen, Kontusionen der Halsweichteile, Larynx- oder Trachealverletzungen)

Therapie:
- **Spontanatmung suffizient**
  → O_2
- **Spontanatmung insuffizient**
  → Beatmung (Maske, Intubation, O_2)
  → Thoraxdrainage, wenn indiziert

Atmet der Patient unter Freihaltung der Atemwege *spontan*, muß **Sauerstoff** in maximal möglicher Dosierung (6–10 l/min), z. B. über ein *Maske-Ventil-Beatmungsbeutel-Reservoir-System* oder ein *Narkose-Kreissystem* **insuffliert** werden.
Bleibt die *Spontanatmung insuffizient* oder tritt *Apnoe* ein, wird auf **assistierte oder kontrollierte Maskenatmung** mit O_2 übergegangen. Nach Vorbereitung (Sauger, Instrumentarium, ggf. venöser Zugang) wird – unter Immobilisation der HWS! – orotracheal intubiert und beatmet.
Besteht *klinischer Anhalt* auf das Vorliegen eines **Spannungspneumothorax**, ein unmittelbar lebensbedrohlicher Zustand (s. Kap. III/2.9, S. 99), wird der Pleuraraum mit einer **Kanüle oder Thoraxdrainage** entlastet.

1.2.2 C – Circulation

C – Circulation (margin summary)

Untersuchung:
- Bewußtsein
- zentrale und periphere Pulse
- Hautfarbe, Kapillarfüllung
- massive Blutung nach außen

Mit der Palpation eines zentralen (A. carotis) und peripheren *Pulses* (A. radialis), der Beurteilung des *Bewußtseinszustands*, der *Kapillarperfusion* der Akren (normale Kapillarfüllungszeit ≤ 2 s), von *Hautfarbe* (Blässe, Zyanose) und -temperatur ist eine rasche Orientierung über Vorhandensein und die Qualität eines **Spontankreislaufes** möglich.
Zeichen des **manifesten Schocks** sind Blässe, Unruhe, Kaltschweißigkeit, Tachykardie und Hypotonie, Zentralisation mit kollabierten Venen und Hyperventilation.
Sichtbare und okkulte **Blutverluste** sind abzuschätzen: Spritzende oder pulsierende Blutungsquellen werden sofort lokalisiert und komprimiert.

okkulte Blutverluste: Prellmarken, Frakturen, perforierende Verletzungen

Akzelerations-/Dezelerationstrauma
– Blutdruck, Puls, EKG

Hinweise auf *okkulte Blutverluste* sind:
- Prellmarken an Thorax und Abdomen (Verdacht auf Milzruptur, Leberverletzungen, Hämatothorax, retroperitoneale Blutungen)
- Frakturen der Extremitäten und des Beckens (s. Abb. 4-18, S. 146).
- perforierende Verletzungen der Körperhöhlen
- starke Akzelerations-/Dezelerationstraumata (Gefahr der allerdings meist sofort tödlichen Ruptur der Aorta descendens)

Praxishinweis

⟹

Merke: Ein Schädel-Hirn-Trauma ist (außer – selten – beim Kind) *nie* als alleinige Ursache eines Volumenmangelschocks zu akzeptieren!

Therapie
- **Kreislaufstillstand**
  → kardiopulmonale Reanimation
  (bei penetrierendem Thoraxtrauma: Thorakotomie, offene Herzmassage)

Besteht ein **Kreislaufstillstand** (keine zentralen Pulse), so ist mit dem Ablaufschema der **kardiopulmonalen Reanimation** zu beginnen (s. Kap. IV). Häufiger als bei internistischen Notfällen liegt eine *elektromechanische Entkopplung* vor, z. B. infolge massiver *Ausblutung* (Aortenruptur), *Spannungspneumothorax, Perikardtamponade* oder *Luftembolie.*
Die Reanimationschancen sind nach *stumpfer Gewalteinwirkung extrem gering.*
Nach *penetrierendem Trauma* kann – mit *besseren Ergebnissen* – je nach Ausbildung des Notarztes die Thorakotomie mit Eröffnung des Perikards und *offener Herzmassage* versucht werden; Kreislaufstillstände aufgrund einer Perikardtamponade oder eines Spannungspneumothorax können so evtl. behoben werden.

- **Volumenmangelschock:**
  - direkte Kompression äußerer Blutungen
  - Schocklagerung
  - mindestens 2 großlumige **periphere** Venenzugänge
  - Kreuzprobenblut

Mit einem **Volumenmangelschock** ist beim Polytrauma in jedem Fall zu rechnen. Einen Überblick über die akut zu erwartenden Blutverluste bei verschiedenen Einzelverletzungen gibt die Abb. 4-18, S. 146.
Starke **äußere Blutungen** müssen sofort zum Stillstand gebracht werden, und zwar bevorzugt durch *sterile Abdeckung* und **direkte Kompression** (manuell oder mit Kompressionsverband); bei starken arteriellen Blutungen aus Extremitäten hilft die direkte oder auch proximale Kompression (über einem sterilen Kompressionsverband) mit einer auf 300 mmHg (Oberarm) bis 500 mmHg (Oberschenkel) aufgepumpten *Blutdruckmanschette.*
Tourniquets oder Gefäßklemmen traumatisieren nur zusätzlich; sie sollten nicht benutzt werden (s. Kap. II/3).
Weitere Erstmaßnahmen bestehen in der Herstellung der **Schocklagerung**, d. h. der Hochlagerung der Beine (Beugung im Hüftgelenk um ca. 30°–45°) bei flach gelagertem Rumpf.
Eine Kopftieflagerung wird nicht empfohlen; bei begleitendem Schädel-Hirn-Trauma ist sie kontraindiziert.

- Vollelektrolytlösung (≥ 20 ml/kg · 5 min)
- kolloidale Volumenersatzmittel (≤ 15 ml/kg)

Es folgt die sofortige Kanülierung einer, später zwei bis drei weiterer **peripherer Venen** mittels großlumiger *Kunststoffverweilkanülen* sowie der umgehende Beginn des Ersatzes intravasaler Volumenverluste durch rasche Infusion, ggf. auch Druckinfusion von balanzierten **Vollelektrolytlösungen** (Ringerlösung: Initialdosis ≥ 20 ml/kgKG in 5 min) und **kolloidalen Plasmaersatzlösungen** (Initialdosis: bis 15 ml/kgKG).
Eine erste Blutprobe zur Kreuztestung von Blutkonserven kann schon zu diesem Zeitpunkt asserviert und häufig sogar in die Aufnahmeklinik vorausgeschickt werden.

- Transfusion

⟹

Auswahl von Konservenblut (in der Reihenfolge abnehmender Präferenz und bei zunehmender Dringlichkeit):
- blutgruppengleich, gekreuzt
- blutgruppengleich, ungekreuzt
- 0-rhesusnegative Erythrozytenkonzentrate

- Monitor-EKG, Blutdruckmessung

EKG-Monitoring und *Blutdruckmessung* werden begonnen und engmaschig weitergeführt.

> Mit der **Volumenersatztherapie** ist bei Mehrfachverletzungen – selbst bei noch kompensierten Kreislaufverhältnissen – immer **„aggressiv"** zu beginnen: *„Im Zweifelsfall: Volumen!"*.

Eine wirksame Volumensubstitution ist die *wichtigste Prophylaxe des posttraumatischen Lungenversagens* (ARDS), der *Schockniere*, des *akuten Nierenversagens*, der *Verbrauchskoagulopathie* und der *posttraumatischen Fettembolie.*

• **aggressive Volumensubstitution:**

1.2.3 D – Dysfunktion des ZNS

D – Dysfunktion des ZNS

Die **Bewußtseinslage** wird innerhalb weniger Sekunden durch **Ansprechen des Patienten**, etwa mit den Fragen nach seinem Namen und nach Schmerzen, überprüft. Gleichzeitig erfolgt die Beurteilung der *Pupillen*, der Kornealreflexe sowie der *Reaktionen auf Schmerzreize* (bei der Atemwegseröffnung durch Vorziehen des Unterkiefers, beim Legen des venösen Zugangs). Insbesondere ist auf die *Seitengleichheit von Abwehrreaktionen* der Extremitäten zu achten, um *Herdsymptome und Paresen* nicht zu übersehen (s. Kap. V/1).

Untersuchung:
- wach, Orientierung zu Zeit, Ort, Person
- Reaktion auf Anruf, Schmerz, reaktionslos
- Pupillenweite und -reaktion
- Motorik vorhanden, seitengleich

Erstmaßnahmen umfassen die **Immobilisierung der Halswirbelsäule** bei allen Verletzungen kranial der Schlüsselbeine, bei allen komatösen Unfallopfern und nach allen Hochgeschwindigkeitsunfällen. Dies erfolgt zunächst manuell. Bei Bewußtlosigkeit, d. h. *Fehlen der Atemwegsschutzreflexe*, wird der Patient nach Sauerstoffgabe **unter HWS-Stabilisierung intubiert**. Die definitive Immobilisierung der Wirbelsäule wird mit *semirigidem Stützkragen und Vakuummatratze* vorgenommen (s. Kap. II/1, S. 16).

Therapie:
- HWS-, Wirbelsäulenimmobilisation
- Intubation bei Fehlen der Schutzreflexe (andernfalls: stabile Seitenlagerung, wenn nötig nach Wirbelsäulenimmobilisation)
- rigider Immobilisationskragen, Vakuum-Matratze, Schaufeltrage

1.2.4 E – Exposition

E – Exposition

Nach Ablauf der unmittelbar lebensrettenden Sofortmaßnahmen wird der Patient entkleidet und von *Kopf bis Fuß* systematisch untersucht.

= eingehende körperliche Untersuchung nach den Sofortmaßnahmen und nach Entkleiden.

Am **Kopf** wird nach Zeichen eines offenen oder geschlossenen *Schädel-Hirn-Traumas* gefahndet. Untersucht werden die *Augen* nach Pupillenstatus, Verletzungen, Motilität, grobem Visus und Kontaktlinsen. Anzeichen für Schädelbasis- oder Gesichtsschädelfrakturen, Oto- oder Rhinoliquorrhoe sind zu vermerken. Sie stellen Kontraindikationen für nasale Sonden oder Tuben dar.

Als *dringliche Maßnahme* in dieser Region ist neben den Punkten A–D ggf. die spezielle *Erstversorgung eines Schädel-Hirn-Traumas* erforderlich. Sie erfolgt nach den in Kap. V/2.1 dargelegten Grundsätzen. Wichtigste Einzelaspekte sind die *orale Intubation unter HWS-Immobilisation* (s. 1.3), die *Erhaltung des arteriellen Mitteldrucks* im oberen Normbereich und die *Hirndrucksenkung* durch kontrollierte Hyperventilation mit 100 % O_2, Oberkörperhochlagerung und Vermeidung von Husten und Pressen.

Untersuchung nach Körperregionen:

1. Kopf
- immer **HWS-Mitbeteiligung** annehmen!
- Schädel-Hirn-Trauma (SHT)
- okuläres Trauma
- Gesichtsschädelfrakturen
- Oto-, Rhinoliquorrhoe

evtl. Notinterventionen:
- **A–D,**
- bei SHT: HWS-Immobilisation Intubation, Hyperventilation, Aufrechterhaltung des Blutdrucks, hirndrucksenkende Therapie

Alle Kopf- und **Halsverletzungen** sind verdächtig auf ein *HWS-Trauma bis zu dessen radiologischem Ausschluß.* Traumatisierung der Halsweichteile kann zur Atemwegsverlegung führen. Intaktheit und Mittelstellung von Larynx und Trachea werden palpatorisch geprüft. Hautemphysem, Halsveneneinflußstau und Trachealverlagerung können auf einen Spannungspneumothorax hinweisen.

Spezielle *dringliche Maßnahmen* für diese Region beinhalten neben den Punkten A–D die *HWS-Immobilisation* und ggf. die *Intubation* oder *Koniotomie* (s. 1.3).

Eine *Röntgenaufnahme der HWS* ist sofort bei Ankunft im Schockraum anzufertigen.

2. Hals
- Halsmarkschädigung
- Verlegung der Atemwege
- Einflußstau
- Hautemphysem

Evtl. Notinterventionen:
- A–D,
- HWS-Immobilisation,
- Intubation
- Koniotomie

Dringlich: HWS-Röntgen!

Die Untersuchung des **Thorax** zielt ab auf Schmerzsymptomatik, offene oder geschlossene Verletzungen, Atembewegungen, -geräusche und Klopfschall. Es wird nach Pneumo- oder Hämatothorax, instabilen Segmenten und Hinweisen auf Perikardtamponade oder Zwerchfellruptur gefahndet.

Als *dringliche Maßnahmen* über die Punkte A–D hinaus werden in diesem Bereich ggf. notwendig:

3. Thorax
- Schmerzen, äußere Verletzungen, Instabilität, Atemexkursionen, Atemgeräusche, Klopfschall

Evtl. Notinterventionen:
- A–D,

- Pleuradekompression
- Intubation, Beatmung
- Perikarddekompression

Dringlich: Thorax-Röntgen!

- die sofortige Entlastung eines Spannungspneumothorax mittels *Pleurakanüle und/oder Thoraxdrainage* (s. Kap. III/2.9)
- die *Intubation und Beatmung* bei instabilem Thorax (s. 1.3)
- die *Perikardpunktion* bei Perikardtamponade (s. Kap. IV)
- *Röntgenaufnahmen des Thorax* sind sofort bei Ankunft im Schockraum anzufertigen

4. Abdomen
- Prellmarken, perforierende Verletzung?
- Bauchdeckenspannung?

Evtl. Notinterventionen:
- A–D

Das **Abdomen** wird auf Schmerzen, Prellmarken, Perforationen und pathologische Bauchdeckenspannung hin untersucht.

Die rektale Untersuchung liefert Hinweise auf intestinale Blutungen; eine Verlagerung der Prostata legt den Verdacht auf Urethrabeteiligung bei Bekkenfrakturen nahe und liefert eine Kontraindikation für Blasenkatheterisierungsversuche.

Fehlen des analen Sphinktertonus weist auf eine komplette Querschnittssymptomatik hin.

Dringlich:
- Periteoneallavage
- Magensonde (oral bei Kopfverletzung!)
- Blasenkatheter (außer bei V. a. Urethraverletzung!)

Als *dringliche Maßnahmen* in diesem Zusammenhang sind zu nennen
- das Einführen von *Magensonde* und *Blasenkatheter* – unter Beachtung der Kontraindikationen –
- ggf. die Durchführung einer *diagnostischen Peritoneallavage* baldmöglichst nach Ankunft im Schockraum.

5. Rektum: Blut, Beckenfraktur, Sphinktertonus

6. Extremitäten: Blutung, Fraktur, Ischämie, Pulsstatus, Sensibilität, Motorik

Evtl. Notinterventionen:
- A–D

Dringlich:
- Analgesie, Extension, Immobilisation, Amputatversorgung

Die **Extremitäten** sind auf Blutungen sowie klinische Zeichen von Frakturen, Ischämie oder neurologische Störungen hin zu untersuchen. Pulsstatus, Sensibilität, Motorik und Tourniquet-Zeiten werden dokumentiert.

Dringliche Maßnahmen über A–D hinaus umfassen hier
- die Frakturversorgung durch *Analgesie, leichte Extension* und *Immobilisierung* in Luftkammerschienen und Vakuummatratze
- die Frakturreposition nur bei Gewebsischämie und langen Transportzeiten
- die *sterile Asservierung* und *Kühlung von Amputaten*

7. Neurostatus
- Bewußtseinszustand nach Glasgow-Koma-Skala
- Pupillenstatus
- Hirnstammreflexe, Spontanatmung
- Schmerzreaktion
- Streck-, Beugesynergismen
- Herdsymptomatik, Paresen
- zerebraler Krampfanfall

Evtl. Notinterventionen:
- A–D

Ein orientierender **Neurostatus** (s. Kap. V/1) soll Auskunft geben über
- die Tiefe eines komatösen Zustandes nach der *Glasgow-Koma-Skala* (s. S. 199)
- Pupillendifferenzen als Zeichen einer intrakraniellen Raumforderung
- Korneal-, Schluck-, Husten-, Würgereflexe, Spontanatmung
- Schmerzreaktionen
- Streck- oder Beuge-Synergismen
- grobe Herdsymptome und Paresen
- zerebrale Krämpfe

Praxishinweis

> **Merke:** Weder Schock noch Foetor alcoholicus dürfen – bis zum Beweis des Gegenteils – als Erklärung für eine Bewußtseinstrübung gelten!

Dringlich:
- Therapie des SHT
- Wirbelsäulenimmobilisation

Spinales Trauma

Über die Punkte A–D sowie die für das Schädel-Hirn-Trauma und HWS-Verletzungen geltenden Maßnahmen hinaus können bei Verdacht auf **spinales Trauma** spezielle Vorkehrungen bei *Bergung und Lagerung* notwendig werden:
- Bergung mit vier *Helfern*
- erst manuelle, dann technische *Immobilisierung der ganzen Wirbelsäule* mittels Vakuummatratze und Schaufeltrage.

Eine medikamentöse Therapie beim akuten spinalen Trauma mit hochdosiertem Methylprednisolon (30 mg/kg initial i.v.) sollte mit der zuständigen neurochirurgischen Klinik abgestimmt sein.

8. Kurzanamnese
- Unfallhergang
- Allergien
- Medikamente
- Vorerkrankungen
- Nüchternheit

Eine **Kurzanamnese** konzentriert sich in dieser ersten Phase auf den *Unfallhergang* und *-mechanismus, Allergien, Medikamente* und Drogenabusus, wichtige *Vorerkrankungen* sowie den Nüchternstatus (für evtl. elektive operative Eingriffe); Traumapatienten für Notfalleingriffe sind per se grundsätzlich als *„nicht nüchtern"* zu klassifizieren.

1.3 Intubation und Beatmung bei Polytrauma

Intubation, Beatmung bei Polytrauma

Klinische **Indikationen** zur Notfallintubation Polytraumatisierter sind:

Indikationen

- kardiopulmonale Reanimation, Apnoe
- Verlegung der Atemwege, Aspiration
- respiratorische Insuffizienz (s. u.)
- Koma (Glasgow-Koma-Skala ≤ 8)
- Ausfall der Schutzreflexe
- Hubschraubertransport potentiell instabiler Patienten

Vorteile einer raschen definitiven Sicherung der Atemwege durch endotracheale Intubation sind die Möglichkeiten
- der *kontrollierten Beatmung* und *Hyperventilation*
- des Einsatzes von *100 % Sauerstoff* und *positivem endexspiratorischem Druck*
- der *Obstruktions-* und *Aspirationsprophylaxe*
- der *inneren Schienung* bei instabilem Thorax
- einer effektiven *Schmerztherapie* und *Bronchialtoilette*

Vorteile der Intubation
- O_2-, PEEP-Beatmung möglich
- Aspirationsprophylaxe
- innere Schienung bei Thoraxverletzung
- Absaugung möglich
- bessere Schmerzbehandlung

Konkrete **Risiken** dieser invasiven Maßnahme sind (s. Kap. III/1):
- *Hypoxie* und *Aspiration* bei Intubationsschwierigkeiten
- *Tubusfehllagen* (oesophageal, endobronchial)
- *Hirndrucksteigerung* bei unzureichender Sedierung (Husten, Pressen)
- *Halsmarkschädigung* durch Lagerungsfehler
- Ausbildung oder Verschlimmerung eines *Spannungspneumothorax* bei Überdruckbeatmung
- *Larynxverletzungen*
- *Trachealabriß* bei vorbestehendem Trachealeinriß

Risiken

1.3.1 Technisches Vorgehen

Technik

Voraussetzung für Intubation

Grundsätzlich muß einem Intubationsversuch immer die Bereitstellung eines leistungsstarken *Absauggerätes*, die *Präoxygenation* und möglichst die Anlage eines *periphervenösen Zugangs* vorausgehen.
Die **Notfallintubation** erfolgt im Regelfall **orotracheal**.

Bei **Verdacht auf eine HWS-Verletzung** darf der **Kopf nicht überstreckt** werden, sondern muß in **Neutralposition** unter leichter, kranialwärts gerichteter Extension durch einen Helfer manuell **immobilisiert** werden.
Eine blinde nasotracheale Intubation darf in solchen Fällen lediglich vom Geübten versucht werden.

Besteht der Verdacht auf eine **Verletzung der Trachea**, etwa nach einem Trauma der Halsweichteile, so ist nur unter größter Vorsicht mit einem *dünnlumigen Tubus* (Ch. 28) zu intubieren. Andernfalls kann eine partiell eingerissene Trachea komplett abgerissen werden.

- Lagerung: „Schnüffel-Position"

Cave:
- Verdacht auf **HWS-Verletzung**: Kopf **nicht** überstrecken, sondern **Immobilisation** in Neutralposition mit leichter Extension der HWS (Helfer!)
- Verdacht auf **Trauma der Halsweichteile, Trachealverletzung**: **dünnlumiger Tubus, Koniotomie** bei Unmöglichkeit der Intubation

Ist eine *Intubation unmöglich*, z. B. aufgrund schwerster Gesichtsschädelverletzungen oder Unzugänglichkeit des Kopfes, so ist eine **Krikothyreotomie (Koniotomie)** indiziert (s. Kap. III/1, 2.1).

Praxishinweis

Für eine *Nottracheotomie* gibt es heute *keine Indikation* mehr.

Die Intubation sollte insbesondere beim Schädel-Hirn-Trauma – außer bei reaktionslosen Patienten – möglichst unter kurzwirksamer i.v. **Sedierung und ggf. Muskelrelaxierung** vorgenommen werden, um Abwehrreaktionen und Hirndruckanstiege durch Husten und Pressen zu unterdrücken (s. Kap. III/1 S. 48, V/2.1 S. 200).

Beatmung
- assistierte oder kontrollierte Beatmung
- Hyperventilation bei SHT

- **Beatmungsparameter** (Erwachsene)

1.3.2 Beatmung

Die Indikation zur Intubation bedeutet beim Polytrauma immer auch eine Indikation zur assistierten oder kontrollierten Beatmung.
Die **Beatmungsparameter** sind bis zum Erhalt der ersten Blutgasanalyse schematisch einzustellen *(Anhaltswerte für Erwachsene)*:

- Atemfrequenz: 8–12/min
- Atemzugvolumen: 12–15 ml/kg
- inspiratorischer Flow: ca. 30 l/min
- inspiratorische O_2-Konzentration: 100 %
- positiver enddexspiratorischer Druck: max. +5 cm H_2O

Transport

Voraussetzungen:
- Vitalfunktionen gewährleisten
- O_2-Gabe
- Kreislaufüberwachung, EKG-Monitoring
- Blutstillung
- korrekte Frakturimmobilisation
- Schmerzbekämpfung
- Wärmeschutz
- qualifiziertes Begleitpersonal
- geeignete Auswahl der Aufnahmeklinik (Triage)
- rechtzeitige, detaillierte Information der Aufnahmeklinik **(ärztliche Aufgaben!)**

1.4 Transport

Notwendige *Voraussetzungen* für einen sicheren Transport Polytraumatisierter sind:
- Sicherstellung *stabiler Vitalfunktionen*
- *Kreislaufüberwachung* mit EKG-Monitoring
- *Blutstillung* bei großen äußeren Blutungen
- korrekte *Lagerung und Immobilisation* von Frakturen
- *Schmerzbekämpfung*
- *Wärmeschutz*

Die *aufnehmende Klinik* sollte *vor Transportbeginn* rechtzeitig *informiert* werden. Sie sollte für die fachgerechte Versorgung der vorliegenden Mehrfachverletzung diagnostisch und operativ ausgelegt sein. Sind die Transportzeiten hierfür zu lang, so ist der Patient in das nächste Krankenhaus zu verlegen, in dem zumindest die lebensrettenden Noteingriffe (s. u.) vom Allgemeinchirurgen und Anästhesisten beherrscht werden. *Verlegender und aufnehmender Arzt sollten direkt miteinander kommunizieren.*
Die *Übergabe* des Patienten an das ärztliche Personal der Klinik-Notaufnahme ist vom Notarzt mündlich und schriftlich, meist mittels eines vorgedruckten Einsatzprotokolls, vorzunehmen.

Organisatorisches Konzept

⇨

1.5 Organisation der Versorgung Polytraumatisierter

> Das Polytrauma ist der Prototyp des *außerklinischen, interdisziplinären* Notfalles.

Präklinische Erstversorgung und klinische Weiterbehandlung müssen ein integriertes Konzept darstellen. Die diagnostischen und therapeutischen Prioritäten müssen den Kollegen aller beteiligten Disziplinen geläufig sein.

Rettungskette

- **Laienhilfe**
- **Rettungsdienst**
- **Notarztdienst**
- **technische Hilfsdienste**
- **Transport**

1.5.1 Stationen der präklinischen Erstversorgung („Rettungskette")

- *Laienhilfe:* Absicherung, erste Hilfe, Notruf
- *Rettungsdienst:* Sicherung der Vitalfunktionen mit einfachen Maßnahmen, Monitoring, Lagerung, Blutstillung
- *Notarztdienst:* orientierende klinische *Diagnostik* (Einzelverletzungen und ihre Priorität), *Sicherung der Vitalfunktionen* mit erweiterten Maßnahmen (Volumenersatz, Intubation, Beatmung, Medikamente, Thoraxdrainage)
- *Technische Hilfsdienste:* technische Bergung, Selbstschutz der Retter
- *Transport:* Kontakt mit *Aufnahmeklinik, Überwachung und Therapie* in Notarztwagen, Rettungshubschrauber, *Übergabe*

1.5.2 Stationen der innerklinischen Weiterversorgung (Stufenkonzept n. Spilker)

• *Schockraum:* Überprüfung, ggf. **Ergänzung der präklinischen Maßnahmen** zur Stabilisierung der Vitalfunktionen, Beginn der **Labordiagnostik**, ggf. Beginn der *Bluttransfusion*, eingehende **klinische Untersuchung**
• *Prioritätenfestlegung* (Minuten): **diagnostisch:** Thorax-, HWS-Aufnahme, Abdominallavage, Sonographie, CT
therapeutisch: lebensrettende Noteingriffe
• *lebensrettende Noteingriffe:* **Thoraxdrainage** (Spannungspneu), **Laparotomie** (massive Blutung), **Kraniotomie** (Epiduralhämatom), **Thorakotomie** (Perikardtamponade massive Blutung)
• *Stabilisierungsphase* (Minuten bis wenige Stunden): invasives **Kreislaufmonitoring**, gezielte **Diagnostik der Einzelverletzungen, Optimierung** von Hämodynamik, Beatmung, Wasser-Elektrolyt- und Säure-Basen-Status, Gerinnung, Nierenfunktion
• *Dringliche Operationen*
Prophylaxe lebensbedrohlicher Verletzungskomplikationen (z. B. blutungsgefährdete Milz- oder Niereneinrisse, gedeckte Aortenruptur),
Erhalt von Organen oder Gliedmaßen, z. B. Rückenmarksdekompression, Versorgung offener Frakturen, perforierender Augenverletzungen
• *Intensivtherapiestation* (Stunden bis Tage): Normalisierung aller Organ- und Systemfunktionen zur Herstellung der sicheren Operabilität nicht lebens- oder organbedrohender Traumafolgen
• *Eingeschränkt dringliche Operationen* (nach Stunden bis wenigen Tagen): Definitive, funktionserhaltend-rekonstruktive Versorgung aller Verletzungen (z. B. operativ zu behandelnde Frakturen, HNO- und kieferchirurgische Versorgung)

Klinische Weiterversorgung

- **Schockraum**
- **lebensrettende Notfalloperationen**
- **Stabilisierung**
- **dringliche Operationen**
- **Intensivtherapiestation**
- **eingeschränkt dringliche Operationen**

2. Notfälle unter der Geburt

P. Brockerhoff

Notfälle unter der Geburt

2.1 Vorzeitiger Blasensprung, Nabelschnurvorfall

Bei einer Schwangeren, die **Flüssigkeitsabgang** aus der Scheide angibt, sollte bis zum Beweis des Gegenteils ein vorzeitiger Blasensprung angenommen werden, wenngleich auch häufig ein solcher Flüssigkeitsabgang nur einen unwillkürlichen Urinabgang im letzten Trimenon darstellt. Besonders bei *schwallartigem Abgang von Fruchtwasser* bei Mehrgebärenden, *Hydramnion* und *hochstehendem Kopf* vor der 36. Schwangerschaftswoche ist die Gefahr eines **Nabelschnurvorfalls** groß.
Die **Diagnostik** eines Nabelschnurvorfalls ist nur dann ohne vaginale Untersuchung möglich, wenn die *Nabelschnurschlinge bereits in der Vulva erscheint.* Häufiger jedoch liegt die Nabelschnur bei Vorfall nicht sichtbar in der Vagina und kann nur dort durch die vaginale Untersuchung als *pulsierende Schlinge* vor dem vorangehenden Teil getastet werden.
Der Nabelschnurvorfall stellt eine erhebliche *Gefährdung des Feten* dar, da insbesondere bei Wehentätigkeit durch Kompression der Nabelschnur innerhalb weniger Minuten ein intrauteriner *Fruchttod* eintreten kann.
Maßnahmen:
• Bei **Verdacht auf Blasensprung** sollte die Patientin *flach gelagert* und insbesondere bei massiven Blasensprung alsbald *vaginal untersucht* werden, wobei wegen der Gefahr einer aufsteigenden Infektion bei gesprungener Fruchtblase der Introitus zuvor sorgfältig zu desinfizieren und ein steriler Handschuh zu verwenden ist.

Vorzeitiger Blasensprung
= (schwallartiger) Flüssigkeitsabgang
- intrauteriner Fruchttod kann in wenigen Minuten eintreten!
- Gefahr eines **Nabelschnurvorfalls**

Diagnostik des Nabelschnurvorfalls
- vaginale Untersuchung (pulsierende Schlinge)
- Gefährdung des Feten

Therapie:
- flache Lagerung

> • Der Nabelschnurvorfall erfordert die umgehende Durchführung eines **Kaiserschnittes.**

⇦

Tritt er außerhalb der Klinik auf, so sind Sofortmaßnahmen bis zum Erreichen der nächstliegenden Klinik erforderlich:
Die *Flachlagerung* sollte durch eine *extreme Beckenhochlagerung* ergänzt werden und der vorangehende *kindliche Teil* mit der in die Vagina eingeführten

Während des Transportes
- Becken extrem hoch lagern
- vorangehenden Kindsteil hochschieben
- Notfalltokolyse

Hand (auch auf dem Transport) *zurückgehalten* werden. Eine **Notfalltokolyse** ist indiziert: Hierzu werden z.B. 25 µg *Fenoterol* über 2 bis 3 min i.v. injiziert (Partusisten intrapartal). Alternativ kann auch ein β-mimetischer Spray (z.B. *Berotec-Spray*) mit Gabe von 2 bis 3 Hüben alle 5 min appliziert werden.

Plazenta praevia

Leitsymptom

⇨

Praxishinweis

⇨

Therapie:
- Volumenersatz
- Einweisung

2.2 Placenta praevia

Liegt bei einer Schwangeren keine normal sitzende Plazenta, sondern eine Placenta praevia vor (Abb. 6-1), so ist dies von den routinemäßigen Ultraschalluntersuchungen in der Schwangerschaft meist bekannt und im Mutterpaß vermerkt.

Leitsymptom ist eine *Blutung* im letzten Schwangerschaftsdrittel oder unter der Geburt ohne zunächst ersichtliche Ursache.

Bei der äußerlichen Untersuchung ist der Uterus meist weich, der Leib weder gespannt noch druckschmerzhaft.

Die vaginale oder rektale Untersuchung der Patientin oder Versuch einer Tamponade sind **streng kontraindiziert**, da hierdurch Massivblutungen ausgelöst werden können.

Zu den **Sofortmaßnahmen** bei Verdacht auf Placenta praevia-Blutung gehört neben einer *Volumensubstitution* der umgehende *Transport in die Klinik.*

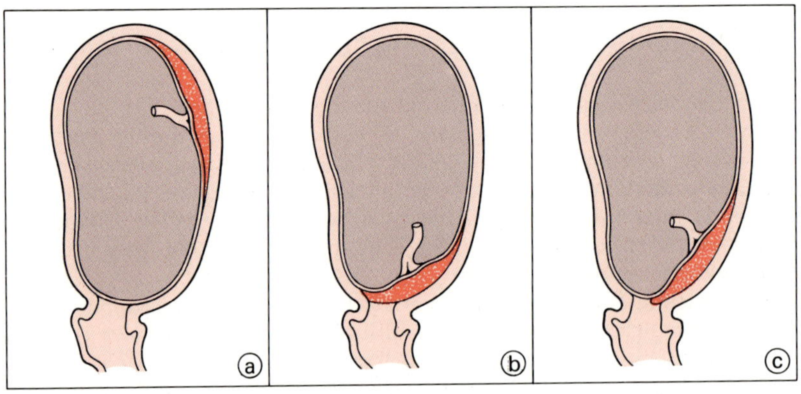

Abb. 6-1: Normal sitzende Plazenta (a), Placenta praevia totalis (b) et partialis (c)

Vorzeitige Plazentalösung

DD: Plazenta praevia
Blutung tritt häufig auf, aber nicht obligat

Gefahr: retroplazentares Hämatom
Typisches Symptom: Dauerschmerz
Folge: Verminderte fetale Versorgung → bis hin zum Fruchttod

Ferner:
- Gefahr der sekundären **Gerinnungsstörung**
- Bild des hypovolämischen Schocks

2.3 Vorzeitige Plazentalösung

Wichtige *Differentialdiagnose* zur Blutung bei *Plazenta praevia* ist die vorzeitige Plazentalösung (Abb. 6-2). Es muß jedoch betont werden, daß eine vaginale Blutung bei der vorzeitigen Plazentalösung zwar häufig auftritt, nicht jedoch obligat ist, da die retroplazentare Blutung nicht unbedingt Anschluß an den Zervikalkanal gewinnen muß.
Von großer pathophysiologischer Bedeutung bei der vorzeitigen Plazentalösung, die besonders häufig bei Patientinnen mit Gestose auftritt, ist die Ausbildung eines **retroplazentaren Hämatoms.**
Typische klinische Symptome sind hierbei der *erhöhte Grundtonus* des Uterus und ein erheblicher *Dauerschmerz.* Mit zunehmender Ausbreitung des Retroplazentoms kommt es zu einer Einschränkung der fetalen Versorgung bis hin zum **intrauterinen Fruchttod.**
Es entwickelt sich oft sehr schnell – im Gegensatz zu einem nicht selten nur geringen Blutverlust nach außen – das typische Bild eines **hypovolämischen**

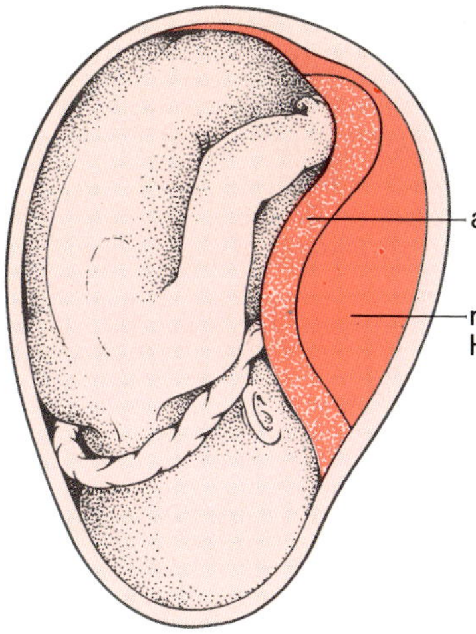

Abb. 6-2: Vorzeitige Plazentalösung

Schocks, wobei zusätzlich durch den Verbrauch von Gerinnungsfaktoren sowie die Einschwemmung von Gerinnungsaktivatoren in den mütterlichen Kreislauf schwere *Gerinnungsstörungen* auftreten können.
Zu den **Sofortmaßnahmen** gehört lediglich eine *vorsichtige äußere Untersuchung* der Patientin. Eine vaginale Untersuchung ist *kontraindiziert*, da eine sichere Abgrenzung gegen eine Placenta praevia häufig zunächst nicht möglich ist.
Bei entsprechender Symptomatik muß eine adäquate *Volumensubstitution* eingeleitet werden.
Eine *Tokolyse* ist im allgemeinen kontraindiziert.

Therapie
- vaginale Untersuchung **kontraindiziert**
- Volumensubstitution
- Tokolyse **kontraindiziert**

2.4 Uterusruptur

Uterusruptur

Eine Uterusruptur setzt meist eine bereits bestehende *Wehentätigkeit* voraus. Dies ist von differentialdiagnostischer Bedeutung. Die heute *häufigste Ursache* der Uterusruptur ist besonders bei relativen Mißverhältnissen zwischen vorangehendem Kopf und Beckeneingang der Zustand nach Sectio.
Aber auch bei allen anderen vorangegangenen Operationen am Myometrium ist das Risiko einer Uterusruptur bei nachfolgender Schwangerschaft erhöht.

häufigste **Ursache:**
Mißverhältnis von vorangehendem Kopf zu Beckeneingang

Typische Symptome bei drohender Uterusruptur sind zunächst
- eine starke **Schmerzhaftigkeit** des unteren Uterinsegments, bei Zustand nach Sectio ein starker Schmerz im Bereich der alten Narbe.
- Nicht selten setzt eine verstärkte Wehentätigkeit im Sinne eines **Wehensturms** ein.
- Nach erfolgter Ruptur kommt es dann zu einem relativ plötzlichen **Sistieren der Wehentätigkeit** und gelegentlich zu einer trügerischen Rückbildung der Symptome, bis dann durch **einsetzende Blutungen** peritonealen Reizsymptome bis hin zum **peritonealen Schock** entstehen.

Eine stärkere Blutung nach außen wird nur selten beobachtet. Gelegentlich kann ein rasch wachsender Tumor neben dem Uterus Hinweis auf ein zunehmendes Hämatom bei inkompletter (gedeckter) Ruptur sein.

Typische Symptome
- starker Schmerz des unteren Uterinsegments
- Wehensturm
- Blutungen nach Sistieren der Wehen
- peritonealer Schockzustand

Im Vordergrund der **Sofortmaßnahmen** dieser für Mutter und Kind lebensbedrohlichen Situation steht die umgehende **Schockbekämpfung** und schnellstmögliche **Schnittentbindung.**
Bei *ausgedehnten* Rupturen ist es dabei mitunter unvermeidlich, die notfallmäßige **Hysterektomie** anzuschließen.

Therapie ⇦

Fruchtwasserembolie

Einschwemmung von Fruchtwasser in den mütterlichen Kreislauf mit Verlegung der pulmonalen Strombahn → in 50 % der Fälle **tödlich**

Typische Symptome
- plötzliche Dyspnoe/Zyanose
- kardiogener Schock
- Bewußtseinstrübung

Therapie:
- respiratorische Reanimation
- Entlastung des rechten Herzens

2.5 Fruchtwasserembolie

Unter Fruchtwasserembolie versteht man die Einschwemmung von Fruchtwasser in den mütterlichen Kreislauf mit Verlegung von Teilen der pulmonalen Strombahn. Sie ist ein zwar seltenes, jedoch in über der Hälfte der Fälle bereits innerhalb der ersten 60 Minuten **tödliches Ereignis.** Es kann nach unauffälligem Schwangerschaftsverlauf ohne Vorzeichen unter der Geburt auftreten.

Typische Symptome sind eine plötzlich einsetzende *Dyspnoe und Zyanose* und ein auf einem akuten Rechtsherzversagen beruhender *kardiogener Schock* mit Bewußtseinstrübung.

Neben der respiratorischen Reanimation ist Ziel der Notfalltherapie die **Entlastung des rechten Herzens.**

Kontraindiziert sind alle Maßnahmen, die zu einer Steigerung des ohnehin erheblich erhöhten zentralvenösen Drucks beitragen können wie z. B. eine unkontrollierte Flüssigkeits- oder Volumensubstitution.

Notfälle bei der Kindesentwicklung

bei Hausentbindungen beachten:
- Dammriß vermeiden durch **Epistiotomie**
- Dammschutz um schnelles Durchtreten des Kindskopfes zu vermeiden
- nicht zu kurz auf Kindesseite abnabeln → Legen von Nabelkatheter

- **Schulterdystokie:** Mißlingen der Schulterentwicklung

Therapie:
- laterale Episiotomie
- Hineindrücken des Schultergürtels in das kleine Becken

2.6 Notfälle bei der Kindesentwicklung

Über 95 % aller Neugeborenen werden in Deutschland in geburtshilflichen Abteilungen geboren. Die Verlagerung der Geburtshilfe in Fachkliniken innerhalb der letzten Jahrzehnte hat dazu geführt, daß heute nicht selten eine Geburt, die sich ungeplant zu Hause oder auf dem Weg in die Klinik ereignet, von dem hinzugerufenen Arzt, der keine spezielle geburtshilfliche Ausbildung hat, als „Notfall“ angesehen wird. Meistens nehmen derartige Geburten jedoch einen so zügigen Verlauf, daß sich dabei keine wesentlichen Probleme hinsichtlich der Kindesentwicklung ergeben.

Um insbesondere bei *Erstgebärenden* ein unkontrolliertes Einreißen des Dammes zu verhindern, empfiehlt sich in einer notfallmäßigen Situation das Anlegen einer **Episiotomie** (Abb. 6-3). Dem gleichen Zwecke dient auch die Durchführung eines **Dammschutzes** (Abb. 6-4), der ein zu schnelles Durchtreten des kindlichen Köpfchens bei der Geburt verhindern soll. Meist ergibt sich jedoch für den hinzugerufenen Arzt nur die Aufgabe der **Kindesabnabelung.** Hierbei sollte die kindliche Seite nicht zu kurz abgenabelt werden, damit ggf. später ein Nabelkatheter gelegt werden kann.

Bei besonders großen Kindern können gelegentlich Probleme bei der Schulterentwicklung im Sinne einer **Schulterdystokie** auftreten: Nach vollständiger Entwicklung des kindlichen Kopfes kann die kindliche Schulter nicht entwickelt werden.

Obwohl es in einer solchen Situation relativ schnell zu einer fetalen Hypoxie kommen kann, bedarf es dennoch eines ruhigen systematischen Vorgehens.

Erster Schritt der **Sofortmaßnahmen** ist das Anlegen einer großen lateralen *Episiotomie* (Abb. 6-3). Notfallmäßig kann auch eine zweite Episiotomie auf

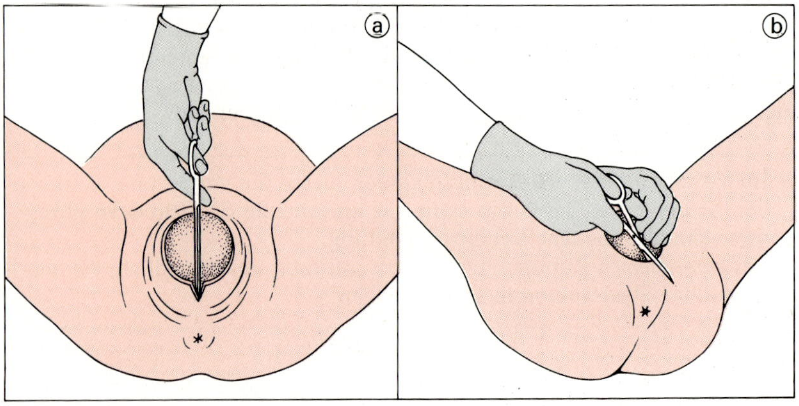

Abb. 6-3: Mediane (a) und laterale Episiotomie (b)

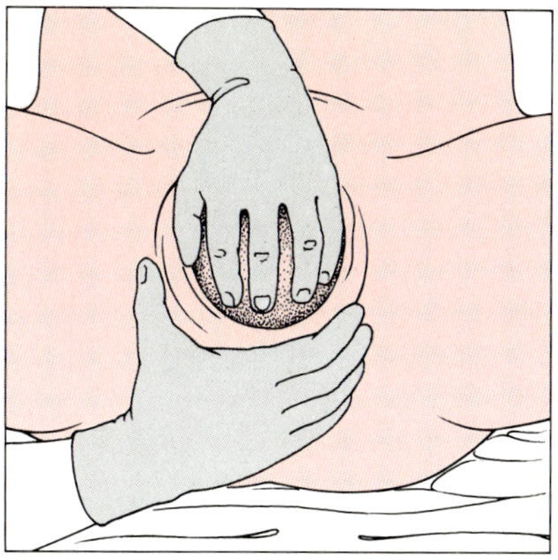

Abb. 6-4:
Dammschutz bei der Geburt

der kontralateralen Seite angelegt werden. Da häufig die vordere Schulter hinter der Symphyse hängt, kann als nächster Schritt versucht werden, durch senkrechten Druck von außen mit der ausgestreckten Hand oberhalb der Symphyse den fetalen *Schultergürtel in das kleine Becken hineinzudrücken.*

Daß es sich bei einer ungeplanten Hausgeburt oder einer Geburt auf dem Weg in die Klinik um eine **Beckenendlagengeburt** handelt, muß heute als ein seltenes Ereignis angesehen werden. Für den hinzugerufenen Arzt gilt auch für diese Geburten, daß sie meistens schnell spontan ablaufen, so daß eine ärztliche Hilfe nur selten erforderlich ist. Bis zum Eintritt des nachfolgenden Kopfes in das Becken ist ein möglichst konservatives Vorgehen angezeigt. Ein ungeduldiges Ziehen am Steiß ist kontraindiziert, da hierdurch Schwierigkeiten durch das Hochschlagen der kindlichen Arme neben den Kopf entstehen können.

2.7 Postpartale Blutungen

Postpartale Blutungen

Die wichtigsten Differentialdiagnosen postpartaler Blutungen sind: *Plazentaretention, atonische Nachblutungen* und *Weichteilverletzungen.*

2.7.1 Plazentaretention, unvollständige Plazenta

1. Plazentaretention

Bei fehlender Plazentaablösung: → manuelle Plazentalösung **nur in der Klinik** vornehmen!
Komplikationen:
- Blutverlust
- Einschleppen von Keimen

Bei starken vaginalen **Blutungen nach der Geburt** ergibt sich als erstes die Frage, ob die Nachgeburt erfolgt ist bzw. ob die Plazenta vollständig nachgeboren war. *Bei nicht erfolgter Plazentalösung und stärkeren Blutungen muß eine manuelle Plazentalösung durchgeführt werden.* Dieser Eingriff sollte jedoch *stets in der Klinik* erfolgen, da er *gefährlicher* ist, als allgemein angenommen wird. Neben erheblichem **Blutverlust** kann es bei dieser Maßnahme zur *Freisetzung von Gerinnungsaktivatoren,* einer peritonealen Reizung und schließlich zum Einschleppen von *Keimen* kommen. Auch bei unvollständiger Plazenta ist eine instrumentelle Ausräumung des Uterus in der Klinik anzustreben. Bei stärkeren Blutungen ist es in beiden Situationen sinnvoll, Oxytozininfusionen zu geben. Es muß jedoch auf die Gabe von Medikamenten verzichtet werden, die einen **Tetanus uteri** auslösen können, da bei einem solchen eine manuelle bzw. instrumentelle Ausräumung des Uterus erschwert bzw. unmöglich wäre.

Praxishinweis ⇦

Bei einer außerklinischen Geburt sollte die Plazenta zur Beurteilung der Vollständigkeit in die Klinik mitgebracht werden.

2.7.2 Atonie

2. Atonie

Definition, Prophylaxe ⇦

Atonische Nachblutungen sind die *häufigsten Ursachen peripartaler stärkerer mütterlicher Blutverluste.* Zur **Prophylaxe** geben heute die meisten Geburtshelfer unmittelbar nach der Entbindung Oxytozin (z. B. 1 Ampulle Syntocinon i. v.).

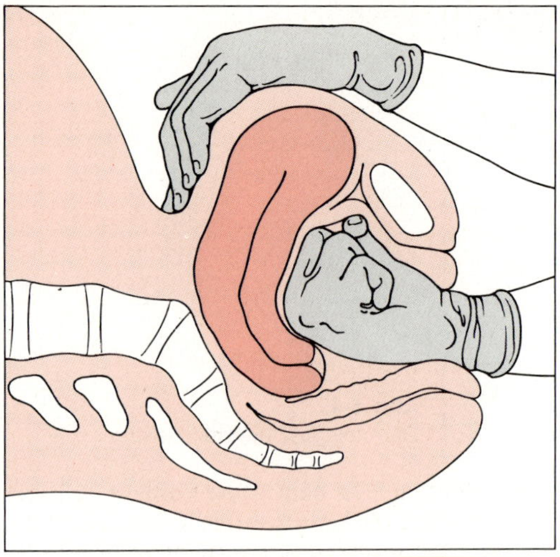

Abb. 6.5: Notfallmäßige Kompression des Uterus bei postpartaler Atonie

Atonische Nachblutungen sind – außer bei Plazentaretention – besonders häufig nach protrahierten Geburtsverläufen, Mehrlingsschwangerschaften, Neugeborenen mit einem Geburtsgewicht von über 4 500 g und bei Multiparae.

Therapie:
- Kontraktionsmittel i. v.
- bimanuelle Uteruskompression

Notfallmäßige Initialtherapie sind **Kontraktionsmittel** i. v.
Gelingt es dadurch nicht eine atonische Nachblutung post partum zum Stehen zu bringen, so kann eine **bimanuelle Kompression** des Uterus versucht werden (Abb. 6-5). Hierzu wird – möglichst nach Abspülen des äußeren Genitale mit Desinfektionslösung – mit der Faust in das vordere Scheidengewölbe eingegangen und damit der Uterus nach oben gegen die äußere Hand gedrückt, die die Bauchdecke oberhalb des Fundus uteri eindrückt. Diese bimanuelle Kompression des Uterus kann über längere Zeit – auch während des Transportes in die Klinik beibehalten werden.

3. Weichteilverletzungen

Ursache:
Zervix- und Vaginalrisse

Therapie:
- Volumensubstitution
- schnelle Klinikeinweisung
- **keine** unkontrollierte Tamponade legen! Perforationsgefahr!

2.7.3 Weichteilverletzungen

Weichteilverletzungen müssen angenommen werden, wenn trotz gut kontrahiertem Uterus und vollständiger Plazenta post partum stärkere vaginale Blutungen bestehen.
Dabei ist in erster Linie an **Zervix- und Vaginalrisse** zu denken, aus denen innerhalb weniger Minuten erhebliche Mengen Blut verloren gehen können.
Eine außerklinische exakte Diagnose ist meist nicht möglich, so daß als **Notfalltherapie** nur eine *Volumensubstitution* und ein rascher Transport ins Krankenhaus zur weiteren Abklärung durch Spiegeleinstellung usw. in Frage kommt.
Das Legen einer *unkontrollierten Tamponade* ist **kontraindiziert**, da hierdurch nur selten eine effektive Blutstillung erreicht werden kann und die Gefahr der Perforation und Infektion besteht.

VII Notfallausrüstung

1. Notfallkoffer und sein Inhalt

M. Lipp

Notfallkoffer

Eine suffiziente Notfallversorgung muß in der Regel am Ort des Geschehens beginnen. Während einfache, lebensrettende *Sofortmaßnahmen* (Lagerung, Blutstillung, Atemspende und Herzdruckmassage) u. U. *auch ohne Hilfsmittel* durchgeführt werden können, erfordern die *erweiterten ärztlichen Sofortmaßnahmen* eine *instrumentelle Grundausstattung* (Absaugmöglichkeit, Beatmungsgerät, Infusionslösungen und Medikamente), die transportabel in einem Notfallkoffer bereitgehalten wird.

Notfallversorgung muß am Ort des Geschehens beginnen
- einfache Sofortmaßnahmen: ohne Hilfsmittel
- erweiterte ärztliche Sofortmaßnahmen: mit instrumenteller Grundausstattung

An **Konzeption** und **Inhalt** eines Notfallkoffers ergeben sich unter dem Aspekt, daß in der Notfallmedizin mit begrenzter Ausrüstung unter oftmals schwierigen Bedingungen eine Versorgung bis zum Einsetzen einer klinischen differenzierten Diagnose und kausalen Therapie notwendig ist, Anforderungen, deren wesentliche Elemente seit Januar 1987 auch in den *DIN-Normen 13 232 (Erwachsene)* und *13 233 (Säuglinge und Kleinkinder)* festgelegt sind:

Allgemeine Anforderungen:

- **Stabiler, in der Handhabung** (Tragen, Öffnen, Schließen) **problemloser, verschließbarer und plombierbarer Koffer.** Unabhängig vom jeweils verwandten Material (Kunststoff, korrosionsfeste Metalle) muß der Koffer formbeständig (auch unter extremen Temperaturen), wasser- und staubdicht gearbeitet sowie einfach zu reinigen sein. Eine Beständigkeit gegen Otto- und Dieselkraftstoff ist vorgeschrieben.
- **Übersichtliche, funktionelle und raumsparende Anordnung** der Instrumente und Medikamente (Abb. 7-1). Die Entnahme einzelner Gegenstände muß schnell und unkompliziert möglich sein. Die Haltevorrichtungen dürfen sich, auch bei längeren und heftigen Erschütterungen (Einsatzfahrt), nicht passiv öffnen.

1. Stabiler, gut handhabbarer, verschließ- und plombierbarer, formbeständiger Koffer. Beständig gegen Wasser, Staub, Otto- und Dieselkraftstoff

2. Übersichtliche, funktionelle und raumsparende Anordnung, Haltevorrichtungen dürfen sich nicht passiv öffnen

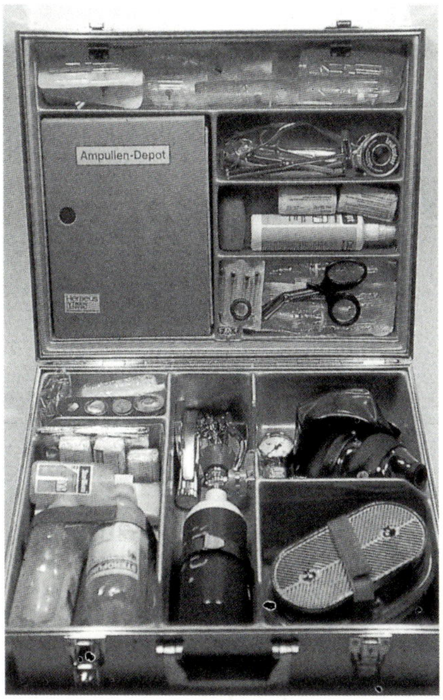

Abb. 7-1:
Notfall-Arztkoffer für Erwachsene (Innenansicht)

3. Begrenzung von Außenmaßen und Gewicht auf praktikable Größen

4. Für die gezielte Therapie akuter Notfälle begrenzte Grundausstattung

5. Kompatibilität der Gegenstände

6. Gemäß DIN 13232/13233 standardisierte Einrichtung

7. Gegenstände müssen hygienisch aufbereitbar sein.
8. Kennzeichnung mit „Notfallarztkoffer" bzw. „Säugling-/Kleinkinder-Notfallkoffer".

- **Begrenzung von Außenmaßen und Gewicht** auf praktikable Größenordnungen. Neben der Übersichtlichkeit ist bei der Anordnung der einzelnen Ausrüstungsgegenstände im Notfallkoffer darauf zu achten, daß der Transport durch eine Person ergonomisch richtig möglich ist.
- **Auf die gezielte Therapie akuter Notfälle begrenzte Grundausstattung**, weitgehender Verzicht auf Materialien der klassischen „ersten Hilfe" wie Verbände, Schienen u. a. Weiterhin ist zu bedenken, daß die in der Notfallversorgung eingesetzten Fahrzeuge (KTW, RTW, NAW) oder Hubschrauber in aller Regel umfangreich instrumentell und medikamentös ausgerüstet sind.
- **Kompatibilität aller Gegenstände** mit der üblichen Ausstattung des Rettungsdienstes. Nur unter dieser Voraussetzung ist die lückenlose Fortführung der primären ärztlichen Versorgung möglich.
- Die **Einrichtung soll** gemäß DIN 13232/13233 **standardisiert sein,** so daß ein Koffer auch von mehreren Anwendern eingesetzt werden kann. Trotzdem ist eine (räumliche) Möglichkeit zur apparativen und medikamentösen Erweiterung entsprechend der besonderen örtlichen, organisatorischen oder medizinischen Erfordernisse vorteilhaft.
- Alle wiederverwendbaren Gegenstände müssen für eine **einwandfreie hygienische Aufbereitung** (Sterilisation oder Autoklavierung) geeignet sein.
- Der Koffer sollte äußerlich neben dem Rettungszeichen als „Notfall-Arztkoffer" bzw. „Säugling-/Kleinkinder-Notfallkoffer" benannt werden; sofern die Normen der DIN 13232 bzw. 13233 erfüllt sind, wird zusätzlich das Verbandszeichen DIN angebracht.

Gliederung des Inhalts in 3 funktionelle Komplexe

- **Diagnostik**
- **Atemfunktion**
- **Kreislauffunktion**

Der **Inhalt des Notfallkoffers** kann in drei funktionelle Komplexe gegliedert werden: Ausrüstung zur *Diagnostik*, Aufrechterhaltung von *Atem-* und *Kreislauffunktion.* Eine zusammenfassende Übersicht geben Tab. 7-1 (Erwachsene) und Tab. 7-2 (Kleinkind, Säugling) am Ende dieses Beitrages.

1. Ausrüstung zur Notfalldiagnostik

1.1 Ausrüstung zur Diagnostik

Für die Notfalldiagnostik sind in dem Koffer mitzuführen: *Blutdruckmanschette, Stethoskop, Reflexhammer, Pupillenleuchte* und *Hämoglukosticks* (als einzige laborchemische Untersuchung am Notfallort).

2. Ausrüstung zur Therapie respiratorischer Notfälle

1.2 Ausrüstung zur Aufrechterhaltung der Atemfunktion

Die Ausrüstung für respiratorische Notfälle kann in *vier Gruppen* unterteilt werden:

- Sauerstoffanreicherung
- Freimachen und -halten der Atemwege
- Beatmung
- Ergänzungsausstattung

- Geräte zur Sauerstoffanreicherung der Atemluft,
- Geräte zum Freimachen und -halten der oberen Luftwege,
- Geräte zur Beatmung und
- Ergänzungsausstattung.

Sauerstoffanreicherung

- Nasensonde
- Insufflation über Nasopharyngealtubus
- **Wirksamste Form:** Benutzung eines Masken-Ventil-Beutel-Systems

1.2.1 Geräte zur Sauerstoffanreicherung der Atemluft

Sauerstoff kann über eine Nasensonde appliziert werden (Abb. 7-2). Mit einem *Nasopharyngealtubus*, dessen Spitze im Epipharynx liegen muß, kann

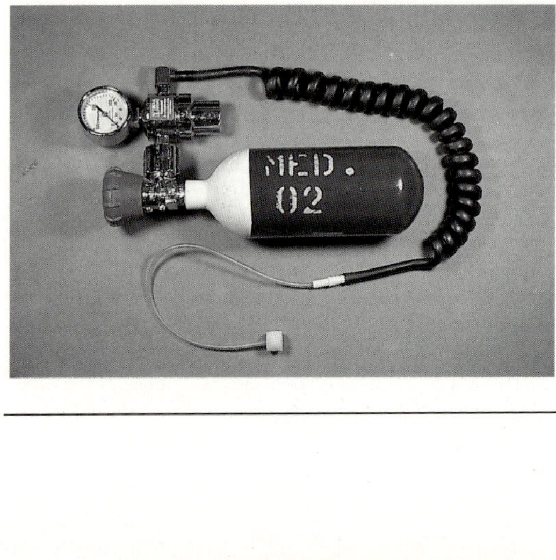

Abb. 7-2: Sauerstoffapplikation per Nasensonde

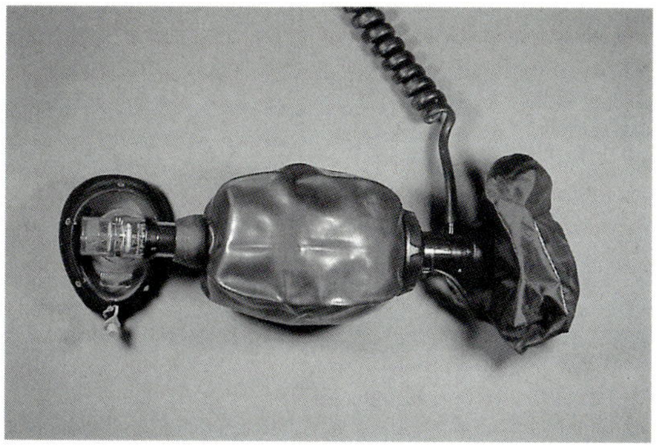

Abb. 7-3:
Maskenventil-Beutelsystem mit Sauerstoffreservoir und -zuführung

ebenfalls Sauerstoff verabreicht werden, mit dieser Methode kann der arterielle Sauerstoffpartialdruck bei einem Frischgasflow von 2–4 l/min zwischen 20 und 50 mm/Hg angehoben werden.
Die wirksamste Form der Sauerstoffapplikation stellt die Benutzung eines *Masken-Ventil-Beutel-Systems* (mit *Sauerstoffreservoir*) dar (Abb. 7-3).

1.2.2 Geräte zum Freimachen und -halten der oberen Luftwege

Freimachen- und -halten der Luftwege
- Absaugpumpe und -katheter
- Magill-Zange
- Laryngoskop

Das Freimachen und -halten der Atemwege ist eine elementare Maßnahme zur Wiederherstellung und Aufrechterhaltung der Vitalfunktion „Atmung". Zum Entfernen von Fremdkörpern sind neben spezifischer Lagerung die Hilfsmittel *Absaugpumpe und -katheter, Magill-Zange* sowie *Laryngoskop* als apparative Ausstattung notwendig.

Absaugpumpe: Zur Mitnahme im Notfallkoffer sind Gewicht und Größe der Pumpe möglichst zu begrenzen. Die derzeit gebräuchlichen Modelle wiegen zwischen 0,4 und 1,2 kg und weisen Außenmaße von etwa 24 × 16 × 13 cm auf. 3 typische Absaugpumpen stellen Abb. 7-4, 5, 6 vor.
Wie auch der Notfallkoffer selbst, müssen die Geräte widerstandsfähig gegen chemische, thermische und physikalische Einflüsse sowie leicht und schnell zu reinigen sein.
Wichtigstes Funktionskriterium ist der zuverlässige Aufbau eines kräftigen Soges.

- **Absaugpumpe:** Gewicht und Größe der Pumpe begrenzen

Widerstandsfähigkeit gegen chemische, thermische und physikalische Einflüsse, leichte Reinigung

Sog muß >0,3 bar sein, moderne Geräte erreichen 0,5–0,8 bar

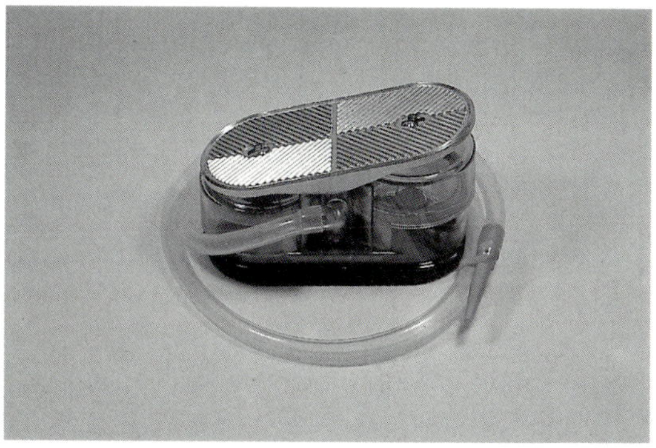

Abb. 7-4:
Ambu-Twinpumpe

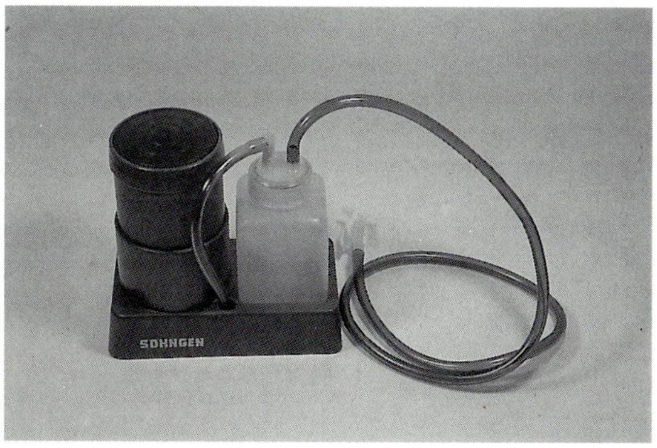

Abb. 7-5:
Söhngen Fußabsaugpumpe

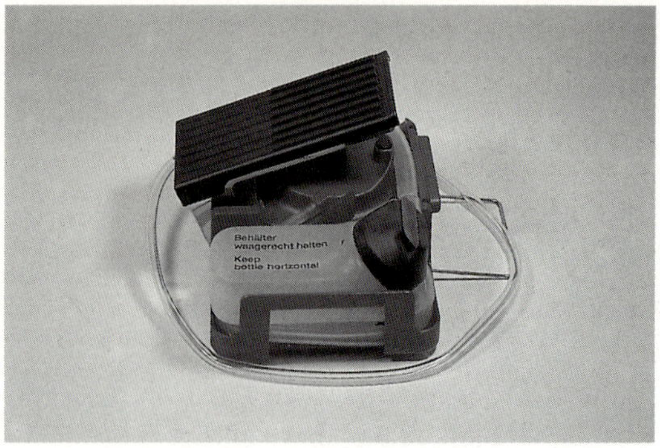

Abb. 7-6:
Weinmann Manuvac

Antrieb:
- Muskelkraft
- Sauerstoff bzw. Druckluft
- Elektrizität

Nach DIN muß er über 0,3 bar betragen, moderne Geräte erreichen unter normalen Funktionsbedingungen zwischen 0,5 und 0,8 bar. Dabei ist es unerheblich, welche Antriebsenergie benutzt wird: Muskelkraft, Sauerstoff bzw. Druckluft oder Elektrizität. Für den Notfallkoffer werden überwiegend *hand- oder fußbetriebene* Absaugpumpen bevorzugt; pneumatisch betriebene Geräte entlasten zwar den Anwender, setzen aber das Mitführen von Sauerstoff im Notfallkoffer voraus und brauchen den im Notfallkoffer stark begrenzten Sauerstoffvorrat rasch auf.

Sichere Funktion auch auf unebenem oder geneigtem Untergrund
- Volumen des Absaugbehälters >200 ml
- Durchmesser der Absaugschläuche >10 mm

Ein wichtiges Qualitätskriterium für die Pumpe ist die sichere Funktion auch auf *unebenem oder geneigtem* Untergrund.
Das Volumen des Absaugbehälters sollte mindestens 200 ml betragen, die (durchsichtigen) Absaugschläuche großlumig (Durchmesser >10 mm) ausgelegt sein (Entfernen von Speiseresten und Fremdkörpern).

Geräte zur Beatmung

1.2.3 Geräte zur Beatmung

Zur apparativen Ausstattung gehören *Beatmungsbeutel* und *-masken, Oro- und Nasopharyngealtuben, Endotrachealtuben* sowie das *Intubationsbesteck.*

1. Beatmungsbeutel und -masken:
Mit dem Handbeatmungsgerät muß eine adäquate Ventilation durchführbar sein

Beatmungsbeutel und Masken: Mit dem Handbeatmungsgerät muß eine adäquate Ventilation des Patienten (mit ausreichender inspiratorischer Sauerstoffkonzentration) durchführbar sein. Das Gesamtgerät, also kompressible Einheit und Patientenventil, sollen den üblichen Anforderungen an notfallmedizinische Geräten entsprechen: sichere Funktion auch bei extremen äußeren Bedingungen, leichte Bedienung, Widerstandsfähigkeit und hygienische Aufbereitungsmöglichkeit.
Bei der *kompressiblen Einheit* lassen sich zwei Bauprinzipien unterscheiden: *„Beutelgeräte"* (z.B. Ambubeutel) und *„Ballgeräte"* (z.B. Weinmann-, Laerdalbeutel).

Bauprinzipien:
- **Beutelgeräte:** zweischichtiger Aufbau, Beatmungsdruck wird durch die dehnbare Außenhülle begrenzt
- **Ballgeräte:** einschichtiger Aufbau, wenig dehnbar, Druckbegrenzung mit sog. pop-off-Ventilen

Beatmungsbeutel haben einen zweischichtigen Aufbau aus einem formstabilen Innenkörper und dehnbarer Außenhülle. *Beatmungsbälle* hingegen sind einschichtig und wenig dehnbar. Der wesentlichste Unterschied zwischen den beiden Prinzipien besteht darin, daß „Bälle" zur Druckbegrenzung mit sog. pop-off-Ventilen ausgerüstet werden, bei „Beuteln" der maximale Beatmungsdruck hingegen durch die dehnbare Außenhülle begrenzt wird.

Vorwärts- und rückwärtsleckagefreie Funktion des Ventils

Für das *Patientenventil* ist primär eine vorwärts- und rückwärtsleckagefreie Funktion sowie ein möglichst kleiner effektiver Totraum zu fordern.

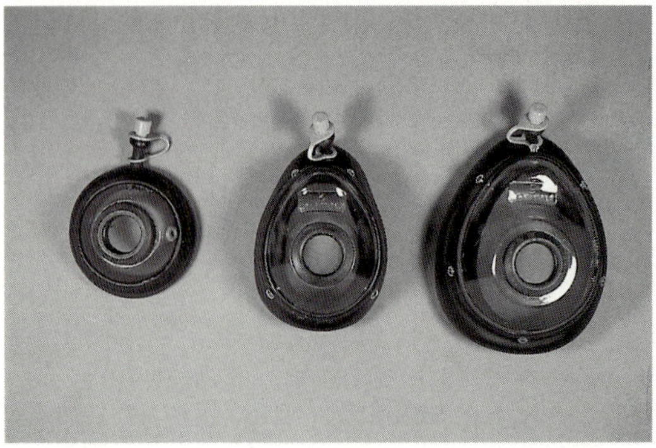

Abb. 7-7:
Beatmungsmasken verschiedener Größen

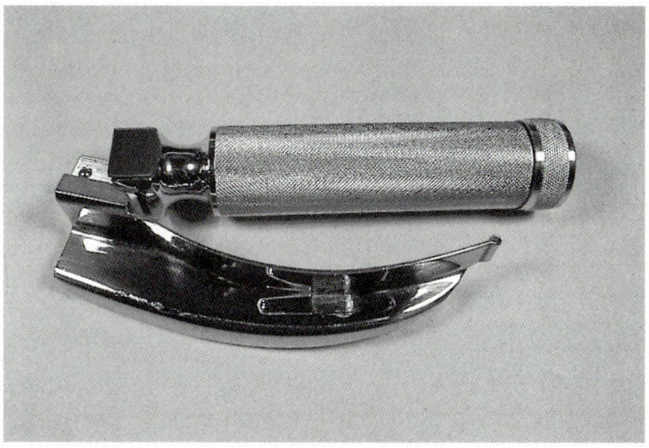

Abb. 7-8:
Laryngoskop

Weiterhin sollten in- und exspiratorischer Ventilationswiderstand möglichst gering sein (bei modernen Modellen liegen diese Werte innerhalb physiologischer Atemvolumina unter 2 mbar).

Ventilationswiderstand sollte gering sein

Neben den selbstverständlichen Kriterien für eine funktionstüchtige *Beatmungsmaske* (der Anatomie von Patienten und Anwender angepaßte Form, selbstfüllender Maskenwulst) ist die Benutzung einer im Dom durchsichtigen Maske sinnvoll: Ein Erbrechen des Patienten unter der Maske bleibt nicht verborgen, die Farbe der Lippen ist beurteilbar und die Ausatmung des Patienten durch Beschlagen des Kunststoffes zu erkennen (Abb. 7-7).

Beatmungsmaske sollte im Dom durchsichtig sein

Mit der Einlage eines *Oropharyngealtubus nach Guedel* oder eines *Nasopharyngealtubus nach Wendel* kann die Maskenbeatmung erleichtert werden.

Intubationsbesteck: Die Ausführung des *Laryngoskops* (Abb. 7-8) sollte – gerade für den Einsatz in der Notfallmedizin – robust, widerstandsfähig und sterilisierbar sein. Es bieten sich daher Laryngoskopgriffe und Spatel aus Metall an. Zumindest drei (Mackintosh-)*spatel* verschiedener Größen (klein, mittel, groß) sind bereitzuhalten, die Montage bzw. der Wechsel der einzelnen Spatel muß schnell und unkompliziert auszuführen sein (Schnapparretierung). Eine ausreichende Anzahl von *Endotrachealtuben* unterschiedlicher Größe sowie passender Führungsstäbe ist essentiell. Wie auch im operativen und intensivpflegerischen Bereich setzen sich in der Notfallmedizin zunehmend *Einmaltuben* durch: der hygienische Vorteil ist entscheidend (s. S. 56).

2. Intubationsbesteck:
- **Laryngoskop:** Spatel in verschiedenen Größen mitführen
- **Endotrachealtuben** in verschiedenen Größen und als Einmaltuben vorhalten

Eine weitere Erleichterung für die endotracheale Intubation stellt die Benutzung von Tuben mit am Pilotballon integriertem *Blockerventil* dar (Abb. 7-9): Das Ventil wird durch Aufsetzen bzw. Abnahme der Blockerspritze gesteuert, somit entfällt nach dem Aufblasen des Cuffs und Entfernung der Spritze vom Blockerventil die Benutzung einer Blockerklemme. Neben der Arbeitserleichterung wird hierdurch auch die Gefahr einer unbemerkten Entblokkung durch Abfallen der Blockerklemme vermindert.

Vorteilhaft ist die Benutzung von Tuben mit am Pilotballon integriertem Blockerventil

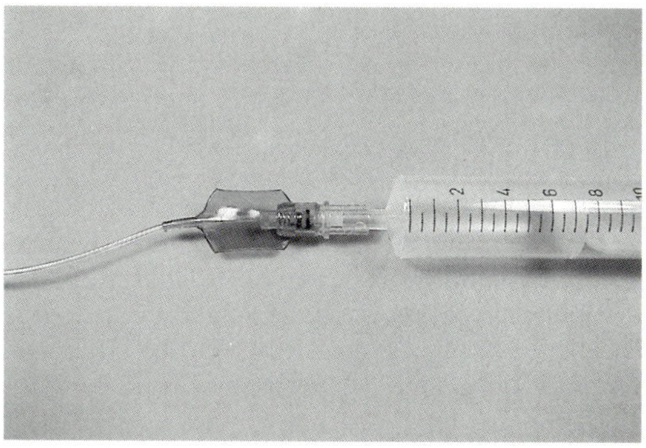

Abb. 7-9:
Blockerventil: durch aufgesetzte Spritze geöffnet

1.2.4 Ergänzungsausstattung

Zusätzliche Gegenstände zur Therapie respiratorischer Störungen sind z. B. das *PEEP-Ventil*, eine *Pneumothoraxnadel, -drainagen* oder *ein Konikotomie-besteck.* Diese ergänzenden Geräte, die nur eingeschränkt zur Anwendung

Ergänzungsausstattung
- PEEP-Ventil
- Pneumothoraxnadel
- Pneumothoraxdrainage
- Konikotomiebesteck

kommen, gehören jedoch nach DIN 13 232 nicht zur allgemeinen Ausstattung eines Notfallkoffers.

Kreislaufstörungen

1.3 Ausrüstung zur Behandlung von Kreislaufstörungen

- **venösen Dauerzugang** schaffen ⇨

Ein **venöser Dauerzugang** ist in der Notfallmedizin die *Methode der Wahl*, um schnell und zuverlässig Medikamente und Infusionslösungen applizieren zu können (s. Kap. VIII/3, S. 365).

Notwendige Gegenstände müssen steril und pyrogenfrei im Notfallkoffer mitgeführt werden

In Abb. 7-10 sind für eine periphere Venenpunktion notwendige Gegenstände dargestellt; selbstverständlich müssen Venenverweilkanülen, Spritzen, Infusionslösungen und -systeme steril und pyrogenfrei zur Anwendung gelangen und entsprechend im Notfallkoffer verpackt mitgeführt werden.

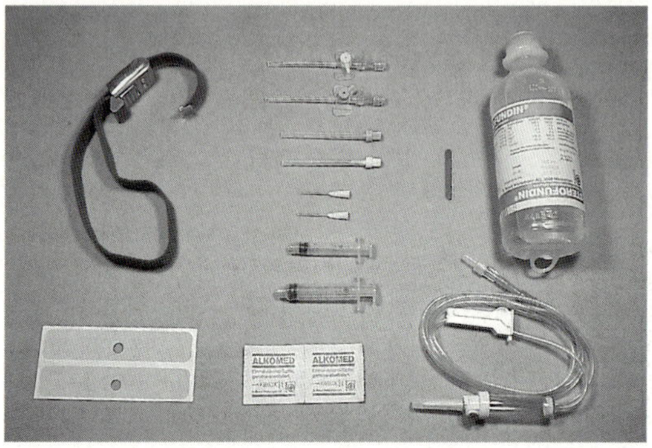

Abb. 7-10: Gegenstände zur Anlage einer Infusion

Venenverweilkanülen sollten aus flexiblen Materialien hergestellt sein

Von Metallkanülen wird abgeraten

Die **Venenverweilkanülen** sollten immer aus einem flexiblen Material hergestellt sein, weiterhin ist ein separates Zuspritzventil zu fordern.
Von der *Verwendung von Metallkanülen* zum venösen Dauerzugang *wird dringend abgeraten:* Insbesondere bei Patientenbewegungen besteht die Gefahr einer Venenperforation. Der angestrebte Nutzen des venösen Zuganges wäre aufgehoben, abgesehen von den Schäden einer paravenösen Infusion oder Injektion. Weiterhin besitzen Metallkanülen keine direkte Zuspritzmöglichkeit.
Als Ergänzung zur DIN-Ausstattung des Notfallkoffers können die Materialien zur Einlage eines zentralvenösen Katheters mitgeführt werden.
In den Tabellen 7-1 und 7-2 sind unter Berücksichtigung der DIN 13 232 bzw. 13 233 die unverzichtbaren und sinnvollen diagnostischen und therapeutischen Ausrüstungsgegenstände aufgezählt.

Eine kleine **Sauerstoffflasche** kann zusätzlich mitgeführt werden

Nachteile:
- Gewichtserhöhung
- Unfallgefahr

In einigen Modellen ist zusätzlich eine kleine *Sauerstoffflasche* eingebaut (160 l bei einem Flaschenvolumen von 0,8 l). Hiermit kann neben der Anreicherung der Beatmungsluft auch eine Absaugeinrichtung betrieben werden. Nachteile sind die beachtliche Gewichtserhöhung des Koffers, bedingt durch die vorgeschriebene Wandstärke der Flasche und die Unfallgefahr durch Ausströmen des Sauerstoffs. Beim transportablen Betrieb können Schäden vor allem am Druckwandler und den Ventilen entstehen. Deshalb findet sich in den meisten Kranken- und Rettungswagen ein transportabler Sauerstoffvorrat (meistens 400 l, 2 l Flaschenvolumen, ca. 6 kg Gewicht) auf einem separaten Brett, oftmals kombiniert mit einem Notfallrespirator.

Tab. 7-1: Inhalt Notfall-Arztkoffer für Erwachsene

Diagnostik:	*Ge- und Verbrauchsmaterial:*
1 Blutdruckmeßgerät	1 Pinzette, anatomisch
1 Bügelstethoskop	1 Pinzette, chirurgisch
1 Diagnostikleuchte	1 Arterienklemme, gerade

1 Reflexhammer
10 Blutzucker-Teststreifen

Respiratorische Störungen:
1 Sekretabsaugpumpe, tragbar, Sog >0,3 bar
3 Einmal-Absaugkatheter, steril
1 Frischluftbeatmungsgerät mit Nichtrückatmungsventil und Anschlußmöglichkeit zur Sauerstoffgabe
3 Beatmungsmasken in 3 Größen
3 Guedeltuben in 3 Größen
3 Wendeltuben in 3 Größen
2 Punktionskanülen für Spannungspneumothorax, steril
1 Laryngoskopgriff
3 Spatel nach Macintosh
1 Magillzange
3 Trachealtuben ohne Ballon, in den Größen 3,5, 4, 4,5 mm (Innendurchm.)
6 Trachealtuben mit Ballon, in den Größen 5, 6, 7,5, 8, 8,5 mm (Innendurchmesser)
3 Einführungsmandrine, Größen 1, 2 und 3
1 Einmalspritze 10 ml
2 Klemmen nach Pean
1 Heftpflaster

1 chirurgische Schere, spitz/stumpf
3 Einmal-Skalpelle, verschiedene Formen, steril
1 Schere
12 Kompressen
2 Fixierbinden elastisch 4 × 8 cm
4 Verbandspäckchen
1 Verbandtuch
1 Wundschnellverband, staubgeschützt, elastisch
1 Heftpflaster
1 metallisierte Polyesterfolie als Decke
2 Paar OP-Handschuhe
10 Paar Untersuchungshandschuhe in verschiedenen Größen
1 Händedesinfektionslösung
5 Einmalspritzen 2 ml, steril
3 Einmalspritzen 5 ml, steril
1 Einmalspritze 10 ml, steril
20 Einmalkanülen, verschiedene Größen, steril

Zirkulatorische Störungen:
1 Packung Desinfektionsmittel
6 Venenverweilkanülen, verschiedene Größen, steril
4 Punktionsmaterial für zentrale Venen, verschiedene Größen, steril
500 ml Volumenersatzmittel
1 000 ml Infusionslösung
250 ml Natrium-Bikarbonat 8,4 %
4 Infusionsgeräte
1 Staubinde, elastisch

Tab. 7-2: Inhalt Notfall-Arztkoffer für Säuglinge und Kleinkinder

Diagnostik:
1 Blutdruckmeßgerät
1 Kinderstethoskop
1 Diagnostikleuchte

Respiratorische Störungen:
1 Handabsaugpumpe
3 Baby-Schleimabsauger, steril
6 Einmal-Absaugkatheter, steril
1 Baby-Beatmungsbeutel
3 Rendell-Baker-Beatmungsmasken in den Größen 0, 1, 2
1 Laryngoskopgriff
2 Spatel für Kleinkinder, 2 Größen
1 Magillzange für Kleinkinder
6 Trachealtuben ohne Ballon in den Größen 2, 2,5, 3, 3,5, 4, 4,5 mm Innendurchmesser
1 Einführungsmandrin

Zirkulatorische Störungen:
4 Flügelkanülen in mindestens 2 Größen, steril
6 Venenverweilkanülen in mindestens 3 Größen, steril
2 Infusionsgeräte nach DIN 58 362, steril
500 ml Volumenersatzflüssigkeit
500 ml Infusionsflüssigkeit

Ge- und Verbrauchsmittel:
1 Pinzette, anatomisch
1 Pinzette, chirurgisch
1 Klemme
1 Chirurgische Schere spitz/stumpf
2 Einmal-Skalpelle, steril
1 Verbandpäckchen
1 Verbandtuch
1 Wundschnellverband, staubgeschützt, elastisch
1 Päckch. Pflasterstrips verschiedene Größen
1 Heftpflaster
2 Fixierbinden, elastisch
12 Kompressen 100 × 100 mm
1 metallisierte Polyesterfolie als Decke
2 Silberwindeln
2 Paar OP-Handschuhe
10 Paar Untersuchungshandschuhe in verschiedenen Größen
1 Händedesinfektionslösung
5 Einmalspritzen 2 ml, steril
3 Einmalspritzen 5 ml, steril
1 Einmalspritze 10 ml, steril
10 Einmalkanülen, verschiedene Größen, steril
250 ml Natrium-Bikarbonat 8,4 %
1 Pckg. Desinfektionsmittel
1 Staubinde

2 Notfallmedikamente, Infusionslösungen, Antidote

H. J. Hennes

2.1 Notfallmedikamente

Notfallmedikamente

Notfallmedikamente dienen in erster Linie der Behandlung lebensbedrohlicher Störungen vitaler Funktionen, die im Verlauf akuter Erkrankungen, Vergiftungen oder Traumen auftreten. Folgende Empfehlungen gelten für Notfallmedikamente:
- Die aufgeführten Medikamente sind Beispiele derzeit gebräuchlicher Notfallmedikamente. Sie können durch wirkungsgleiche Pharmaka anderer Zusammensetzung oder anderer Hersteller ersetzt werden.

Praxishinweis ⇨

> - Die Erfahrung des Einzelnen im Umgang mit bestimmten Medikamenten ist die beste Gewähr für eine effektive und komplikationsarme Therapie.

Die Medikamentenausstattung des NAW oder RTW wird in der Regel von mehreren Ärzten genutzt, so daß bei der Medikamentenauswahl ein Kompromiß gefunden werden muß. Der Umfang der mitgeführten Medikamente sollte auf das erforderliche Minimum beschränkt werden. Je nach Rettungsdienstbereich können aufgrund besonderer regionaler Bedingungen zusätzliche Medikamente oder andere Handelsnamen notwendig sein.
- Kontraindikationen sowie Nebenwirkungen haben in der Notfalltherapie eine andere Wertigkeit als in der Elektivmedizin.

Praxishinweis ⇨

> - Die aufgeführten Medikamente sollten grundsätzlich i. v. zugeführt werden. Einige Medikamente werden ausreichend schnell über die Mund- oder Trachealschleimhaut resorbiert, so daß der Effekt der i. v. Applikation vergleichbar ist (s. u.)

2.1.1 Applikationsformen

Applikationsformen

Arzneimittel gelangen durch *parenterale* und *enterale* Applikation, Resorption via *Haut* und *Schleimhäuten* oder über die *Lungen* an den Wirkort.

2.1.1.1 Parenterale Applikation

1. parenterale Applikation

- intravenöse Zufuhr
  - Injektion
  - Infusion
- intramuskuläre Zufuhr

I. v. Zufuhr: Das Arzneimittel wird in eine Vene injiziert. Danach wird es rasch mit dem Blutstrom verteilt und verdünnt. Mit dem Blut gelangt es zum Zielorgan. Generell sollten Medikamente i. v. *langsam* gegeben werden. In der Notfallmedizin wird die Gabe über eine *Verweilkanüle* der direkten Venenpunktion vorgezogen. Das Arzneimittel sollte *blutisoton* sein. *Steriles Arbeiten* ist erforderlich.

I. m. Zufuhr: Eine gute Muskeldurchblutung vorausgesetzt werden hierbei die Arzneimittel ebenfalls schnell aufgenommen und mit dem Blutstrom verteilt. Es wird eine gewisse *Depotwirkung* erzielt.

2.1.1.2 Enterale Applikation

2. enterale Applikation

- perorale Zufuhr
- rektale Zufuhr

Perorale Zufuhr: In der Notfallmedizin spielen nur die *Zerbeißkapseln* eine Rolle.

Rektale Zufuhr: Die Resorption des Arzneimittels erfolgt über die Darmschleimhaut, möglicherweise unter *Umgehung des Pfortaderkreislaufes.* Die Resorptionsgeschwindigkeit ist nicht sicher vorhersehbar und die resorbierten Substanzmengen lassen sich nicht exakt bestimmen.

2.1.1.3 Resorption durch Haut und Schleimhäute

Sublinguale Zufuhr: Da die Mundschleimhaut gut durchblutet ist, werden Arzneimittel hier *schnell resorbiert.* Sie gelangen unter *Umgehung des Pfortaderkreislaufs* zum Wirkort (Sprays und Zerbeißkapseln).

2.1.1.4 Zufuhr über die Lungen

Gase, Dämpfe: *sehr schnelle Applikationsform*, durch Difusion schneller Wirkungseintritt.

Aerosol: Das Aerosol muß in die *tiefen Luftwege* eindringen, um eine lokale Wirkung zu entfalten. Zumeist wird eine ausschließlich lokale Wirkung gefordert, deshalb werden schwer resorbierbare Arzneimittel eingesetzt. Bei hoher Dosierung können trotzdem *systemische Wirkungen* eintreten.

Lösungen: Eine Reihe von Notfallmedikamenten (Adrenalin, Lidocain, Atropin) können auch *endobronchial* verabreicht werden.

2.1.2 Adrenalin

Freiname: Adrenalin 1 ml = 1 mg, *Handelsname*: Supranin®
Adrenalin unterscheidet sich von anderen Katecholaminen durch eine unterschiedliche Affinität zu den kardiovaskulär bedeutsamen Rezeptoren:

	Rezeptor			
	alpha	$beta_1$	$beta_2$	dopaminerg
• **Adrenalin**	+++	+++	++	–
• **Noradrenalin**	+++	++	–	–
• **Dopamin**	+++	+++	+	+++
• **Dobutamin**	(+)	+++	+	–

Indikation: Im Rahmen der medikamentösen Reanimation ist Adrenalin beim Herz-Kreislauf-Stillstand das Katecholamin der *ersten Wahl* (s. Kap. IV/2.1.7.3). Bei der Behandlung eines schweren anaphylaktischen Schocks ist Adrenalin ebenfalls Mittel der *ersten Wahl* (s. Kap. IV/2.2). Seine Hauptwirkungen sind hier:
- die Bronchodilatation (β_2-Rezeptoren)
- die Vasokonstriktion (Alpha-Rezeptoren)
- direkte Wirkung auf Mastzellen (Membranstabilisierung)

Dosis, Applikation: Die Applikation erfolgt ausschließlich parenteral:
- *i. v.:* Wirkungseintritt innerhalb von Sekunden
- *intratracheal:* schneller Wirkungseintritt mit rascher Resorption über die Bronchialschleimhaut

Dosisbereich: im Rahmen einer Reanimation muß nach Wirkung dosiert werden. Einzeldosen: 1 mg Adrenalin. Beim anaphylaktischen Schock beträgt die Einzeldosis 0,05 bis 0,1 mg.
(Adrenalin 1/1 000 = 1 ml = 1 mg; auf das zehnfache Volumen verdünnen)

Pharmakokinetik: Im Blutkreislauf ist Adrenalin stabil, im Gewebe wird es durch MAO und COMT schnell abgebaut. Parenteral zugeführt tritt die Adrenalinwirkung innerhalb von Sekunden (i. v.) bis wenigen Minuten (endobronchial) ein. Die *Wirkdauer beträgt nur wenige Minuten.*

Nebenwirkungen: Nach Adrenalinzufuhr ist die Automatie im Reizleitungssystem des Herzens erheblich gesteigert, so daß *Rhythmusstörungen* bis zum Kammerflimmern auftreten können.
Nach initialer Therapie mit Adrenalin sollte so bald wie möglich auf ein anderes Katecholamin mit spezifischer Rezeptorwirkung übergegangen werden.

Kontraindikationen: Unter Reanimation und beim anaphylaktischen Schock keine.

3. Resorption durch Haut, Schleimhäute
- sublinguale Zufuhr

4. Zufuhr über die Lungen
- Gase
- Aerosole
- Lösungen

Adrenalin

Wirkspektrum der Katecholamine ⇐

Indikation:
- Kreislaufstillstand
- anaphylaktischer Schock

Dosis:
- i. v. (1 mg)
- intratracheal
  (2 mg, ad 10 ml Aqua dest.)

Nebenwirkung:
- Tachykardie
- Extrasystolen
- Arrhythmien → Kammerflimmern
- Hypertonie

Kontraindikation: unter Reanimation keine

Akrinor

2.1.3 Akrinor

Akrinor ist ein Kombinationspräparat aus Methylxanthinen und Sympathomimetika. *Handelsname:* Akrinor® 2 ml.
Substanz 1: Cafedrinhydrochlorid 200 mg
Substanz 2: Theodrenalinhydrochlorid 10 mg
Indikation: Anhebung und Stabilisierung des arteriellen Blutdrucks bei relativem Volumenmangel (z. B. vasovagale Reaktion).

Indikation:
- Blutdrucksteigerung bei relativem Volumenmangel

Dosis:
- i. v. (0,5–1 ml, **langsam**)

Dosis, Applikation: *Langsame* Injektion von 0,5–1 ml i. v. (nicht als Bolus, fraktioniert spritzen).

Besonderheit der Wirkungsweise:
- Engstellung der peripheren Venen
- HZV ↑

Besonderheit der Pharmakodynamik: Akrinor hat sowohl einen *zentralen* als auch einen *peripheren* sympathomimetischen Angriffspunkt.

Pharmakokinetik: Nach i. v. Applikation von Akrinor kommt es zu einem *sofortigen Wirkungseintritt* mit einem Maximum nach 3 bis 5 min. Die *Wirkdauer* beträgt 1 bis 4 Stunden.

Nebenwirkung:
- Tachykardie
- pektanginöse Beschwerden

Nebenwirkungen: Der Einsatz von Akrinor führt evtl. zur *Tachykardie.* Bei Patienten mit Koronargefäßerkrankungen können *pektanginöse Beschwerden* ausgelöst werden.

Kontraindikation:
- Volumenmangel
- Hypertonie
- kardiogener Schock

Kontraindikationen: Nicht eingesetzt werden sollte das Medikament bei *Hypertonikern* und Patienten mit *Mitralstenose,* da es zu einem deutlichen Anstieg des pulmonalarteriellen Druckes kommen kann. Der Einsatz von Akrinor erfordert einen normovolämischen Patienten, ein absoluter Volumenmangel stellt keine Indikation für das Medikament dar.

Alupent

2.1.4 Alupent

Freiname: Orciprenalin, *Handelsname:* Alupent®.

Indikation: ⇨

> **Indikation:** Die Hauptindikation ist die ausgeprägte **Bradykardie**, wie sie bei *av-Blockierungen* als Adams-Stokes-Anfall oder im Rahmen eines *Sinusknoten-Syndroms* vorliegen.

Erzielt werden soll eine Beschleunigung oder Stabilisierung der Herzfrequenz und eine Verbesserung der Erregungsleitung.

Alupent sollte jedoch *erst nach einem Behandlungsversuch mit Atropin* i.v. eingesetzt werden, das allerdings bei den genannten Indikationen meist ohne Erfolg bleibt.
Alupent kann wegen seiner kardiovaskulären Effekte über β_1-Rezeptoren am Herzen und β_2-Rezeptoren in der Gefäßmuskulatur auch zur Therapie des kardialen Pumpversagens eingesetzt werden. Eine kontinuierliche Infusion führt zu einer *Steigerung der Herzfrequenz*, der *Kontraktilität* und der *kardialen Automatie*, während eine Vasodilatation den peripheren Gefäßwiderstand senkt. Der Nettoeffekt dieser Veränderungen ist ein **Anstieg des Herzzeitvolumens**, sowie ein Anstieg des systolischen Blutdrucks.

Dosis:
- 0,25–1 mg i. v.
- Dauerinfusion (5 mg/500 ml, 30 gtt./min)

Dosis, Applikation: Bei einer Bradykardie wird Alupent in einer Dosis von 0,25 bis 1 mg i. v. appliziert, gefolgt von einer Dauerinfusion. Dazu werden 5 mg in 500 ml Infusionslösung verdünnt und mit einer Rate von 30 Tropfen pro min infundiert.

Wirkungsweise:
- Erhöhung der Herzfrequenz
- Vaso-, Bronchodilatation

Pharmakodynamik: Alupent ist ein reiner β-Rezeptorenstimulator. Es führt zu einer *Herzfrequenzzunahme* (β_1), zu einer *Vaso-* (β_2) und einer *Bronchodilatation* (β_2).

Pharmakokinetik: Nach i. v. Applikation erfolgt der *Wirkungseintritt* nach weniger als 1 min. Das Maximum ist nach 2–3 min erreicht und die Wirkungsdauer beträgt 2 bis 3 min. Wegen dieser rasch eintretenden aber ebenso rasch abklingenden Wirkung einer Einzeldosis wird in der Notfallmedizin in der Regel die kontinuierliche Infusion nach initialer Bolusgabe angewendet.

Nebenwirkung:
- Tachykardie
- Extrasystolen

Nebenwirkungen: Beim Einsatz von Alupent können *tachykarde Herzrhythmusstörungen* auftreten. Unerwünscht ist ebenfalls die *Steigerung des myokardialen Sauerstoffverbrauchs* sowie ein möglicher *Blutdruckabfall* durch Vasodilatation. Die Abnahme des koronaren Blutflusses unter gleichzeitiger Steigerung des myokardialen Sauerstoffbedarfs ist bei Patienten mit koronaren Herzerkrankungen unerwünscht. Dies ist insbesondere beim *akuten Myokardinfarkt* der Fall, wobei die Steigerung des Sauerstoffverbrauchs des ohnehin ischämischen Herzens vermehrt zu *Extrasystolen* führt und den *Infarktbezirk vergrößern* kann.

– Arrhythmien
– Hypotonie

Kontraindikationen: Patienten mit akuter koronarer Ischämie (schwere Angina pectoris oder Infarktverdacht).

Kontraindikation:
– akute KHK

2.1.5 Atropin

Atropin

Freiname: Atropinsulfat, *Handelsname:* Atropinsulfat Drobena®.

Indikation: Die Hauptindikation für den Einsatz von Atropin sind die *Bradykardie, -arrhythmie* und der *Adams-Stokes-Anfall.*
Daneben spielt Atropin als *Antidot* bei der *Alkylphosphatvergiftung* eine Rolle.

Indikation:
– Bradykardie, -arrhythmie
– Intubation, Magenspülung
– Antidot

Dosis, Applikation: Bei der Bradykardie werden 0,5 mg i. v. verabreicht. Nach Wirkung wird die Applikation ggf. wiederholt.

Dosis:
– 0,5 mg i. v. (Bradykardie)

Pharmakodynamik: Primäre Angriffspunkte von Atropin sind das *Herz-Kreislauf-System*, die *Bronchialmuskulatur*, das *ZNS*, die *Drüsen, glatte Muskulatur* der Hohlorgane, deren *Sphinkteren* sowie die *Augenmuskulatur.* Der kardiale Effekt tritt vor der Wirkung an den Speicheldrüsen auf. Für eine komplette kardiale *Vagusblockade* werden 3 mg und mehr benötigt. Bei einer i. v. Gabe von weniger als 0,5 mg Atropin tritt häufig eine Bradykardie auf (zentrale Vaguserregung bei peripherer Vagusblockade). **Erst Dosierungen über 0,5 mg i. v. bewirken einen zuverlässigen Frequenzanstieg.** An der Bronchialmuskulatur sorgt Atropin für eine Widerstandsabnahme und eine bronchiale Flowverbesserung.

Wirkungsweise:
– Vagusdämpfung bei >0,5 mg i. v.

Pharmakokinetik: Bei i. v. Injektionen tritt die Wirkung in wenigen Minuten ein und erreicht ihr Maximum nach ca. 3–5 min. Die Wirkungsdauer beträgt ca. 2 Stunden.

Nebenwirkungen: Nicht selten treten nach i. v. Gabe *polytope Extrasystolen, av-Dissoziationen* oder *supraventrikuläre Arrhythmien* auf. Zu geringe Dosierung führt gehäuft zu *Arrhythmien.* Atropin sollte bei koronarkranken Patienten, bei Hyperthyreosen, bei Hypertonikern sowie bei absoluter Arrhythmie mit Vorhofflimmern und Mitralstenosen zurückhaltend eingesetzt werden. Sekretionshemmung der Schweißdrüsen kann zu einem Wärmestau führen. Bei Engwinkelglaukom kann es zum intraokulären Druckanstieg kommen.

Nebenwirkung:
– Tachykardie
– polytope ES
– Arrhythmien

Kontraindikationen: im Notfall keine.

Kontraindikation: im Notfall keine

2.1.6 Buscopan

Buscopan

Freiname: n-Butyl-scopolaminium bromid, *Handelsname:* Buscopan®.

Indikation: In der Notfallmedizin wird Buscopan bei *Spasmen, Dyskinesien* und *Koliken* des Magen-Darm-, des Urogenitaltraktes und der Gallenwege eingesetzt.

Indikation:
– spastische Schmerzen, z. B. Koliken

Dosis, Applikation: Die Einzeldosis von 20 mg = 1 ml wird langsam i.v. appliziert und kann ggf. wiederholt werden.

Dosis:
– 20 mg = 1 ml i. v.

Pharmakodynamik: Primäres Zielorgan ist die *glatte Muskulatur* der Hohlorgane und deren Schließmuskeln. Erst in zweiter Linie wirkt Buscopan, ähnlich dem Atropin, auf das *Herz-Kreislauf-System, ZNS* und die *Augenmuskulatur.* Durch Abnahme des Muskeltonus der glatten Muskulatur der Hohlorgane kommt es zur **Spasmolyse**.

Wirkungsweise:
– Erschlaffung der glatten Muskulatur

Pharmakokinetik: Nach i. v. Applikation tritt nach wenigen Minuten die Wirkung ein und erreicht nach ca. 20 min ihr Maximum.

Nebenwirkungen: Bei pharmakologisch wirksamen Dosen ist mit atropinartigen Nebenwirkungen zu rechnen. *Mundtrockenheit, Hautrötung* und *Akkommodationsstörungen* sind vorübergehend.

Nebenwirkung:
– Tachykardie
– Sehstörungen
– Mundtrockenheit

Kontraindikation:
- Tachykardie
- Glaukom

Kontraindikationen: Bei vorbestehendem *Engwinkelglaukom* kann ein Glaukomanfall ausgelöst werden. Tachykardie und -arrhythmie sind selten.

Diazepam

2.1.7 Diazepam

Handelsname: Valium®, Diazepam ratiopharm®, Diazepam Desitin® rectal tube.

Indikation:
- Unruhe
- Angst
- Krampfanfälle
- Schmerzzustände
- Lumbago (muskelrelaxierend)

Indikation: Diazepam vermindert Angst und Anspannung des Patienten und erzielt so eine *Dämpfung der vegetativen und endokrinen Antwort* auf emotionale Stimuli. Diazepam wirkt wie alle Benzodiazepine *anxiolytisch, sedierend, antikonvulsiv* und *muskelrelaxierend.*
Zu den Indikationen in der Notfallmedizin gehören:
- *akute Erregungszustände:* psychogene Erregungszustände und Erregung nach Unfällen
- *Status epilepticus* (s. V/2.5.3)
- *akute Schmerzzustände:* Herzinfarkt und Status asthmaticus
- *akute Lumbago*

Dosis:
- 10–20 mg i. v.

Dosis, Applikation: Bei akuten Erregungszuständen oder Krampfanfällen 10–20 mg i. v. bei Erwachsenen, Säuglinge und Kinder 5 bis 10 mg rektal (i. v.).
Bei Krampfanfällen sind häufig Wiederholungsdosen notwendig.

Wirkungsweise:
- Beruhigung
- Entspannung
- krampflösend

Pharmakodynamik: Diazepam vermindert Angst und Spannung; dadurch wird eine Dämpfung der vegetativen und hormonalen Antwort auf emotionale Reize erreicht. Der schlaffördernde Effekt ist Folge dieser Anxiolyse. Darüber hinaus wirkt Diazepam krampflösend und krampfunterdrückend sowie muskelrelaxierend. Dadurch werden zugleich die Wirkungen zentraldämpfender Substanzen verstärkt. Nicht selten ist die Applikation mit einer Amnesie von Minuten bis Stunden verbunden.

Pharmakokinetik: Diazepam gelangt nach i. v. Injektion schnell durch die Blut-Hirn-Schranke, es kommt nach ca. 1 min zur maximalen Wirkstoffkonzentration im ZNS. Danach erfolgt eine rasche Umverteilung mit Einstellung eines Gleichgewichts nach 5 bis 30 min. Diazepam ist gut fettlöslich und wird bevorzugt im Fettgewebe deponiert. Im Blut ist die Substanz zum größten Teil an Proteine gebunden (96–98 %), wobei nur der ungebundene Anteil aktiv ist. Diazepam und seine Metabolite werden nach chemischem Umbau in der Leber als Glukuronide zu zwei Dritteln über die Niere und ein Drittel über die Galle ausgeschieden.

Praxishinweis

Die **Wirkdauer** von Diazepam ist *altersabhängig.* Während sie beim jungen Patienten **30–40 Stunden** beträgt kann sie beim *alten Patienten* **über 100 Stunden** betragen. Bei wiederholter Applikation kann es zur Anhäufung **aktiver Metabolite** (Desmethyldiazepam, Oxazepam) kommen.

Nebenwirkung:
- Atemdepression
- paradoxe Reaktionen

Nebenwirkungen: Bei älteren Patienten mit Arteriosklerose, bei Zustand nach Schädel-Hirn-Trauma und bei frühkindlichen Hirnschäden kann Diazepam *paradoxe Wirkungen* auslösen. Die Folge sind Verwirrtheit, Aggressivität und Verhaltensstörungen. Diazepam führt durch die zentrale Dämpfung zu einer Beeinflussung der zentralen Atemregulation, so daß bei chronisch obstruktiven Atemwegserkrankungen mit dem Auftreten einer *akuten respiratorischen Insuffizienz* gerechnet werden muß. Diazepam überwindet rasch die *Plazentaschranke* und führt im Feten, da hier die Eiweißbindung nur 84 % beträgt, zu einer höheren Wirkstoffkonzentration als bei der Mutter.
Diazepam ist *stets allein* zu *injizieren,* da es mit vielen Substanzen inkompatibel ist.

Kontraindikation:
- Atemstörungen
- Myasthenia gravis

Kontraindikationen: Bei der *Myasthenia gravis* kann es zu einer akuten muskulären Ateminsuffizienz kommen.

2.1.8 Dobutamin

Dobutamin

Handelsname: Dobutrex®.
(Rezeptorwirkung s. Kap. 2.1.2)

Indikation: Dobutamin ist ein synthetisches Sympathomimetikum mit positiv inotroper Wirkung, das bei insuffizienter Myokardfunktion zur Rekompensation eingesetzt wird:
- therapieresistente Myokardinsuffizienz
- kardiogener Schock
- low-output-Syndrom nach Reanimation

Indikation:
- Herzinsuffizienz
- kardiogener Schock

Dosis, Applikation: Dobutamin wird nach i. v. Applikation so schnell abgebaut, daß nur eine kontinuierliche i. v. Zufuhr sinnvoll ist. Dadurch wird auch eine gute Steuerbarkeit erreicht. Therapeutische Dosen liegen zwischen 2,5–10 µg/kg KG/min. Dosisbegrenzungen ergeben sich bei Eintreten unerwünschter Nebenwirkungen.

(250 mg Dobutamin + 500 ml Glukose 5 % = 500 µg/ml, 1 ml = 20 Tropfen bei einem 70 kg schweren Patienten: 20 Trpf/min = 7 µg/kg KG/min)

Dosis:
- Infusion: 2,5–10 µg/kg KG/min

Pharmakodynamik: Dobutamin *stimuliert* direkt die *β_1-Rezeptoren* und weniger ausgeprägt auch die β_2- und α-Rezeptoren. Dobutamin greift nicht am Dopaminrezeptor an und *beeinflußt* ebenfalls die *Noradrenalinfreisetzung* nicht. Dobutamin führt zur *myokardialen Kontraktilitätssteigerung* mit *Anstieg des Schlagvolumens* und des Herzminutenvolumens. Der periphere Widerstand wird nicht erhöht (gleichzeitige β_1- und β_2-Stimulation). Ein *Blutdruckanstieg* kann aus der Steigerung der Herzauswurfleistung resultieren. Der pulmonalkapilläre Widerstand wird ebenso wie der ventrikuläre Füllungsdruck gesenkt.

Wirkungsweise:
- positiv inotrop

Pharmakokinetik: Die Wirkung setzt 1 bis 2 min nach i. v. Applikation ein. 10 min vergehen bis zum Erreichen eines steady state und Wirkungsmaximums. Die Plasmahalbwertszeit beträgt 2 bis 3 min. Der Abbau erfolgt über eine Methylierung mit anschließender Konjugation, die Ausscheidung über Leber und Galle. Bei längerer ununterbrochener Anwendung (72 Stunden) können Toleranzerscheinungen im Rahmen einer Down-Regulierung der β-adrenergen Rezeptoren auftreten.

Nebenwirkungen: Obwohl nicht so stark ausgeprägt wie bei anderen Katecholaminen, kann auch Dobutamin zu einer *Frequenzsteigerung* und *Arrhythmieneigung* führen. Wie alle positiv inotropen Substanzen *erhöht* Dobutamin den *myokardialen Sauerstoffbedarf.* Die *Erhöhung der Herzauswurfleistung* mit einer Steigerung des koronaren Blutflusses kompensiert jedoch diesen Effekt.

Nebenwirkung:
- Tachykardie
- Extrasystolen
- Arrhythmien
- Hypertonie

> Die Anwendung von Dobutamin in der Notfallmedizin bedarf der **strengen Indikationsstellung**, eines *erfahrenen Notarztes* und der Möglichkeit der genauen *EKG- und Blutdrucküberwachung.*

Die Substanz sollte nur über ein exaktes *Dosiersystem* (z. B. Infusionsspritzenpumpe) kontinuierlich zugeführt werden. Außerdem müssen alle Vorrichtungen zur Behandlung möglicher Komplikationen vorhanden sein.

Problematisch ist der **Einsatz von Dobutamin bei Patienten mit:**
- hypovolämischem *Schock*
- *Tachyarrhythmie*
- hypertropher *Kardiomyopathie* mit subvalvuärer Aortenstenose
- *Phäochromozytom*
- *Hyperthyreose.*

Kontraindikationen: im Notfall keine.

Kontraindikation: im Notfall keine

Dopamin

2.1.9 Dopamin

Handelsname: Dopamin-Giulini®, Dopamin Nattermann®.

Indikation:
- Hypotonie
- kardiogener, septischer Schock

Indikation: Dopamin ist wie Adrenalin und Noradrenalin ein endogenes Katecholamin. Es wird bei akuter kardiozirkulatorischer Insuffizienz zur Stabilisierung der Kreislaufverhältnisse eingesetzt. Indikationen ergeben sich bei:
- kardiogenem Schock
- low-output-Syndrom nach Reanimation
- septischem Schock
- niedriger Urinausscheidung.

Dosis:
- Infusion: 0,5–2 (–10) µg/kg KG/min

Dosis, Applikation: Wie bei Dobutamin ist wegen der hohen Abbaugeschwindigkeit nur die i. v. kontinuierliche Applikation über eine Infusionsspritzenpumpe sinnvoll, um therapeutische Plasmaspiegel aufrecht zu erhalten. Die Stimulation der dopaminergen Rezeptoren erfolgt bei niedrigen Dosen von 0,5 bis 2 µg/kg KG/min β_1 und α-Wirkung werden ab 4 bis 10 µg/kg KG/min erreicht (100 mg Dopamin + 500 ml Glukose 5 % = 200 µg/ml).

Wirkungsweise:
- positiv chronotrop
- positiv inotrop

Pharmakodynamik: Dopamin ist ein *Vorläufer der Adrenalinsynthese.* Daneben besitzt es noch eine wichtige eigenständige Rolle als *Neurotransmitter* im ZNS und im peripheren Nervensystem. Exogen zugeführtes Dopamin kann die Blut-Hirn-Schranke nicht überwinden und besitzt somit keine ZNS-Wirkung. Dopamin führt zu einer *Zunahme des Herzzeitvolumens* (β_1) begleitet von einer geringen Zunahme der Herzfrequenz, des Blutdrucks und des peripheren Widerstandes. Das Verhalten des peripheren Gesamtwiderstandes resultiert aus der Vasokonstriktion (α) und der Vasodilatation im Splanchnikusgebiet (Dopaminrezeptoren). Ein starker Anstieg führt zur linksventrikulären *Nachlast-Erhöhung.* Auch im pulmonalen Stromgebiet kann eine Vasokonstriktion ausgelöst werden, was zur *rechtsventrikulären Belastung* führt.

Pharmakokinetik: Schneller Wirkungseintritt nach i. v. Applikation mit stady-state nach ca. 10 min. Die Plasmahalbwertszeit beträgt 2 bis 5 min.

Nebenwirkung:

⇨

> **Nebenwirkungen:** Ebenso wie bei Dobutamin gelten für Dopamin *strenge Indikationskriterien.*

Es muß die Möglichkeit einer differenzierten Überwachung und Behandlung im Notarztwagen vorhanden sein.

- Tachykardie
- Extrasystolen
- Arrhythmien
- Hypertonie

Das **Sympatomimetikum** kann auslösen
- Tachykardie, -arrhythmie
- periphere Vasokonstriktion
- Erhöhung des myocardialen Sauerstoffverbrauchs und
- Erhöhung des pulmonal arteriellen Druckes.

Kontraindikation:
- Tachykardie

Kontraindikationen: *Relative* Kontraindikationen bestehen bei Patienten mit einer Hypovolämie, Tachyarrhythmie, Phäochromozytom, Hyperthyreose und hypertophen Kardiomyopathie mit subvalvulärer Aortenstenose. Dopamin sollte bei Patienten, die MAO-Hemmer einnehmen, nur mit größter Vorsicht eingesetzt werden.

Euphyllin

2.1.10 Euphyllin

Freiname: Theophyllin-Aethylendiamin, *Handelsname:* Euphyllin®.

Indikation:
- Asthma bronchiale
- Bronchiospastik
- (Lungenödem)

Indikation: Euphyllin wird bei schweren *Atemwegsobstruktionen,* beim *Asthmaanfall,* bei der *obstruktiven Bronchitis* und zur Apnoe-Prophylaxe beim Frühgeborenen eingesetzt. Bei der Atemwegsobstruktion sollten jedoch zunächst β_2-Sympathomimetika angewendet werden (s. Kap. III/2.5). Durch eine Steigerung des Herzzeitvolumens und eine Senkung des peripheren Widerstandes kann Euphyllin beim *Lungenödem* wegen Linksherzinsuffizienz sinnvoll eingesetzt werden.

Dosis:
- 5 mg/kg KG i. v. (initial)

Dosis, Applikation: Als initiale Sättigungsdosis können 5 mg/kg KG i.v. appliziert werden. Euphyllin kann auch als Dauerinfusion angewendet werden (0,5 bis 1 mg/kg KG pro Stunde).

Pharmakodynamik: Theophyllin hemmt als Methylxanthinderivat die Phosphordiesterase und erhöht so die Konzentration von cAMP in der Zelle. Dies führt zu *β-adrenergen Effekten.*
Euphyllin verursacht so eine *Erschlaffung der glatten Muskulatur,* vor allem der *Bronchien.* Eine weitere Hauptwirkung ist die *Stimulation des Atemzentrums.* Zusammen mit der zentralnervös erregenden Wirkung kann eine *Tachykardie* durch verstärkte Adrenalinsekretion auftreten.

Wirkungsweise:
- Weitstellung der Bronchien
- Stimulation des Atemzentrums

Pharmakokinetik: Nach i. v. Applikation erfolgt der Wirkungseintritt innerhalb weniger Minuten. Bei unterschiedlicher Eiweißbindung, Eliminationsgeschwindigkeit und geringer therapeutischer Breite ist eine individuelle Dosierung notwendig. Unter normalen Bedingungen beträgt die Halbwertszeit ca. 6 Stunden.

Nebenwirkungen: Wegen der geringen therapeutischen Breite kann es unter Euphyllin zur *Tachykardie, gastrointestinalen Störungen* und zur *Übererregbarkeit des ZNS* bis hin zu *Krampfanfällen* kommen.

Nebenwirkung:
- Tachykardie
- Unruhe
- Übelkeit, Erbrechen

Kontraindikationen: Bei vorbestehender Tachykardie und Hypotonie sollte Euphyllin ebenso wie bei bekannter Krampfneigung des Patienten mit besonderer Vorsicht eingesetzt werden.

Kontraindikation:
- Tachykardie
- Hypotonie
- Epilepsie

2.1.11 Fenoterol

Fenoterol

Handelsname: Berotec® Dosieraerosol, Partusisten®.

Indikation: In der Notfallmedizin wird Fenoterol zur *Relaxierung glatter Muskeln* in verschiedenen Organen eingesetzt:
- *Broncholyse* (Asthma bronchiale)
- Relaxierung der Uterusmuskulatur *(Tokolyse)*
- *Relaxierung der Darmmuskulatur*
- *Vasodilatation*

Indikation:
- Asthma bronchiale
- Tokolyse

Dosis, Applikation: *Berotec-Spray* wird als Dosieraerosol über die Atemwege verabreicht (2–3 Hübe).
Partusisten wird i. v. appliziert.
Bolusapplikation: 1 Ampulle Fenoterol 0,025 mg in 4 ml Glukose 5 % verdünnen (1 ml = 5 μg) und langsam über 5 min injizieren.
Dauerinfusion: Über eine Perfusorspritze (50 ml Glukose 5 % + 1 Amp. Fenoterol 0,5 mg) mit einer Infusionsgeschwindigkeit von 3 bis 25 ml/h.

Dosis:
- Berotec-Spray: 2–3 Hübe
- Fenoterol: Bolus, Infusion

Pharmakodynamik: Fenoterol ist ein β-Sympathomimetikum mit überwiegend β_2- und dosisabhängig *β_1-agonistischen* Wirkungen. Fenoterol stimuliert die Adenylatzyklase und erhöht so den Spiegel an cAMP. In der Folge kommt es zur *Relaxierung glatter Muskeln* in den Bronchien, Gefäßen, im Magen-Darmtrakt und im Uterus. Als β_1-Wirkung am Herzen tritt eine *Frequenzsteigerung* und eine Zunahme des Herzzeitvolumens auf. Der arterielle Druck bleibt unverändert, da gleichzeitig der periphere Widerstand gesenkt wird.

Wirkungsweise:
- Weitstellung der Bronchien
- Spasmolyse
- positiv chronotrop

Pharmakokinetik: Die bronchospasmolytische Wirkung von **Berotec** setzt mit einer Latenz von 15 min ein und hält bei einer Dauer der Maximalwirkung von 2 Stunden 4–6 h an.
Nach einer Bolusinjektion von **Partusisten** tritt die Wirkung innerhalb von 5 min ein.

Nebenwirkungen: Bei β-Sympathikomimetika tritt dosisabhängig durch β_1-Stimulierung eine *Tachykardie* mit Unruhe, Übelkeit und Erbrechen auf.

Nebenwirkung:
- Tachykardie
- Übelkeit, Erbrechen

Kontraindikationen: Bei Patienten mit Herzerkrankungen ist die β-Sympathikomimetika-Therapie nur unter strenger Indikationsstellung und Überwachung durchzuführen. Bei Patientinnen mit EPH-Gestose ist auf die Urinausscheidung zu achten, da hier die Tendenz zur pulmonalen Flüssigkeitseinlagerung besonders groß ist (s. Kap. V/2.4.4, S. 262).

Kontraindikation:
- Tachykardie
- Hypotonie
- Epilepsie, EPH-Gestose

Fentanyl

Indikation:
- schwere Schmerzzustände
- Herzinfarkt
- Traumen

Dosis:
- 1,5 µg/kg KG i.v.
- 5 µg/kg KG i.v. (Anästhesie)

Wirkungsweise:
- Schmerzdämpfung im ZNS
- Induktion von Schlaf

Nebenwirkung:
- Atemdepression
- Vagusreizung
- Übelkeit
- Erbrechen
- Miosis

Praxishinweis

⇨

Kontraindikation:
- Atemdepression (bei Spontanatmung)
- Asthmaanfall
- Koliken, Pankreatitis

2.1.12 Fentanyl

Handelsname: Fentanyl Janssen®.

Indikation: Fentanyl ist ein *synthetisches Opioid* und hat eine Indikation primär zur Unterstützung einer *i.v. Anästhesie* (Toleranz des endotrachealen Tubus) und sekundär zur *Therapie stärkster Schmerzen* (Traumen, Thoraxtrauma, Schädel-Hirn-Trauma, Verbrennungen).

Dosis, Applikation: Fentanyl wird i.v. injiziert. Zur Analgesie (Spontanatmung mit kontinuierlicher Überwachung) können bis zu 1,5 µg/kg KG i.v. appliziert werden. Die initiale Dosis zur Anästhesie beträgt 5 µg/kg KG i.v.

Pharmakodynamik: Die Wirkung von Fentanyl kommt durch Interaktion mit *Opioidrezeptoren im ZNS* und in anderen Geweben zustande.
Alle über die Opiatrezeptoren vermittelten Fentanylwirkungen sind mit Naloxon antagonisierbar.

Pharmakokinetik: Fentanyl verteilt sich nach i.v. Injektion schnell. Die Wirkung setzt nach i.v. Injektion nach ca. 20 s ein und erreicht sein Maximum nach 3–5 min. Die Halbwertszeit beträgt ca. 2 Stunden, die Wirkungsdauer zeigt große interindividuelle Schwankungen: die *hypnotische Wirkung* hält 10 min, die *analgetische Wirkung* 20–30 min, und die *atemdepressive Wirkung* 60 bis 90 min an (Richtwerte). Der Abbau des Fentanyls erfolgt überwiegend in der Leber.

Nebenwirkungen: Zu den wesentlichen Nebenwirkungen des Fentanyls zählt die starke *Atemdepression*, das Auftreten von *Übelkeit und Erbrechen*, das Auslösen einer *Bradykardie* sowie *Miosis*. Thoraxrigidität und Erhöhung des Bronchialwiderstandes sind möglich. Der Einsatz von Fentanyl bei spontan atmenden Patienten ist wegen seiner atemdepressorischen Wirkung problematisch. Insbesondere ältere Patienten können mit einer *Apnoe* reagieren. Auch die Kombination mit anderen zentral dämpfenden Pharmaka (Benzodiazepine) führt rasch zur Ateminsuffizienz. Repetitionsdosen können Kumulation und damit ebenfalls Atemdepression bewirken.

> Bei Patienten, deren Atemwege nicht sicher freigehalten werden können, ist der Einsatz von Fentanyl zum einen wegen der möglichen *Atemdepression*, zum anderen wegen der *Aspirationsgefahr* (emetische Wirkung und Abschwächung des Hustenreflexes) sehr problematisch.

Kontraindikationen: Bei Patienten mit *Gallen-, Ureterkoliken* und *Pankreatitis* bedarf der Einsatz von Fentanyl einer strengen Indikationsstellung. Bei *Asthmatikern* ist wegen der Thoraxrigidität und dem Tonusverlust der Bronchialmuskulatur die Anwendung von Fentanyl umstritten.

Furosemid

Indikation:
- Lungenödem
- dekompensierte Herzinsuffizienz
- Ödeme anderer Genese
- hypertone Krise

Wirkungsweise:
- Na^+-Rückresorption ↓
- Wasser- und Elektrolytausscheidung ↑
- Venodilatation
- Vorlast ↓

2.1.13 Furosemid

Handelsname: Lasix®, Furosemid – Ratiopharm®.

Indikation: Furosemid wird in der Notfallmedizin bei der Herzinsuffizienz, insbesondere der akuten *Linksherzinsuffizienz*, der Ausbildung eines *Lungenödems*, bei hypertoner Krise und bei *Ödemen* verschiedener Ursache eingesetzt:

- hepatische Ödeme, Aszites
- Schwangerschaftsödeme, Ödeme bei der EPH-Gestose und Eklampsie
- renale Ödeme (akute oder chronische Niereninsuffizienz)

Dosis, Applikation: Furosemid wird i. v. zugeführt, die initiale Dosis beträgt 20–40 mg (0,1–1 mg/kg KG).

Pharmakodynamik: Furosemid ist ein Schleifendiuretikum mit einem Hauptangriffspunkt im aufsteigenden Teil der Henle-Schleife. Die dort stattfindende *Natriumreabsorbtion* wird durch Furosemid fast völlig aufgehoben. Daneben führt Furosemid zu einem *Anstieg der Nierendurchblutung* durch Verminderung des renalen Gefäßwiderstandes. Auch extrarenal führt Furosemid zu einer *Venodilatation.* Dies zeigt sich in einer kardialen *Vorlast-Verminderung,* die vor Diuresebeginn einsetzt.

Pharmakokinetik: Nach i.v. Applikation tritt die Wirkung nach wenigen Minuten ein (nach ca. 5 min erfolgt die Vorlast-Verminderung; nach ca. 15 min kommt es zum Anstieg der Ausscheidung). Das Wirkungsmaximum ist nach 60 min erreicht, die Gesamtwirkungsdauer beträgt nach i.v. Gabe 90 bis 120 min. Bei akuter Niereninsuffizienz kann es zur erheblichen Anreicherung der Substanz in der Niere kommen.

Nebenwirkungen: Nebenwirkungen der Schleifendiuretika sind *Störungen im Wasser- und Elektrolythaushalt.* So kann es unter Furosemidtherapie zu einer *Hypokaliämie* kommen, was die Digitalistoxizität verstärken kann. Wie bei jedem Diuretikum sollte Furosemid nur bei *freiem Harnabfluß* appliziert werden. Liegen Miktionsstörungen vor, ist die Anlage eines Blasenkatheters indiziert, da es sonst zum retrograden Harnaufstau kommen kann.

Nebenwirkung:
- Hypokaliämie

Kontraindikationen: Eine besonders strenge Indikationsstellung ist beim *akuten Nierenversagen* erforderlich. Ein evtl. vorbestehender *Volumenmangel* muß beachtet werden.

Kontraindikation: im Notfall keine

2.1.14 Glukose 40%

Glukose 40%

Handelsname: Glukose 40%.

Indikation: Anheben des Blutzuckerspiegels im zirkulierenden Blut bei *Hypoglykämie, Koma unklarer Genese*

Indikation:
- Hypoglykämie
- Koma

Dosis, Applikation: Glukose 40% muß *i.v.* appliziert werden. Eine gut laufende Infusion, vorzugsweise in einer großen Vene, muß wegen der schlechten Venenverträglichkeit gefordert werden. Die Dosis beträgt 40–100 ml nach Wirkung.

Dosis:
- 40–100 ml **i.v.**

Pharmakodynamik: Durch Anheben des Blutzuckerspiegels werden die Symptome einer Hypoglykämie behoben.

Wirkungsweise:
- Blutzuckerspiegel ↑

Pharmakokinetik: Nach i.v. Applikation Wirkungseintritt innerhalb weniger Minuten. Die Glucoseverstoffwechselung macht häufig eine Nachdosierung notwendig.

Nebenwirkungen: Die hohe Osmolarität der Lösung bedingt die *schlechte Venenverträglichkeit.* Eine paravenöse Infusion kann zur *Gewebsnekrose* führen.

Nebenwirkung:
- Venenreizung

Kontraindikationen: bekannte Hyperglykämie.

Kontraindikation: bekannte Hyperglykämie

2.1.15 Glyceroltrinitrat

Glyceroltrinitrat

Freiname: Glyceroltrinitrat, Isosorbidtrinitrat, *Handelsname:* Nitrolingual®, Spray bzw. Kapsel, Trinitrosan®, Perlinganit®, Isoket®.

Indikation: Organische Nitrate (Nitroglyzerin) werden in der Notfallmedizin bei *akuten Formen der koronaren Herzerkrankungen* und den damit verbundenen *Komplikationen* eingesetzt:
- Angina pectoris
- akuter Myokardinfarkt (mit oder ohne Linksherzinsuffizienz)
- akute Linksherzinsuffizienz
- akutes, kardiogenes Lungenödem.

Daneben besteht eine Indikation bei *Spasmen der glatten Muskulatur* (Gallenwegskoliken, Bronchospasmen, spastische Migräne, Spasmen bei Pankreatitis).

Indikation:
- Angina pectoris
- Myokardinfarkt
- kardiales Lungenödem
- Bronchospasmen
- Koliken

Dosis, Applikation: Glyceroltrinitrat kann über verschiedene Applikationswege zugeführt werden:
sublingual: (Beißkapsel oder Spray):
Kapsel: 1–2 zerbeißen lassen
Spray: 1–2 Hübe
i.v.: kontinuierliche Zufuhr von 0,5–5 mg/h unter Überwachung der Hämodynamik.

Dosis:
- 1–2 Kapseln
- 1–2 Hübe
- 0,5–5 mg/h i.v.

Wirkungsweise:
- Senkung der Vor- und Nachlast (HZV ↑)
- Blutdrucksenkung

Pharmakodynamik: Organische Nitrate wie Glyceroltrinitrat haben einen direkten Angriffspunkt an der glatten Muskulatur. Die *Weitstellung* der *venösen Kapazitätsgefäße* führt zu einem peripher venösen Blutpooling und reduziert durch Absenken des zentralen Venendruckes die Herzgröße, die diastolische Ventrikelfüllung sowie die ventrikuläre Wandspannung. Bei höheren Dosen kommt es auch zur Relaxierung der glatten Muskulatur der Arterien, so daß der *arterielle Mitteldruck abnimmt.* Dieser Effekt tritt jedoch später als die Senkung des ventrikulären Füllungsdruckes auf. Alle genannten Effekte führen zu einer *Verbesserung der Herzökonomie* und steigern bei Myokardinsuffizienz das Herzzeitvolumen.

Pharmakokinetik: Das Plasmakonzentrationsmaximum nach sublingualer Zufuhr von Glyceroltrinitrat wird nach 4 min erreicht. Die Wirkungsdauer beträgt 20–45 min. Die i.v. Applikation von Glyceroltrinitrat führt zum sofortigen Wirkungseintritt.

Nebenwirkung:
- Tachykardie
- Übelkeit
- Kopfschmerzen

Nebenwirkungen: Durch starke Reduktion der Füllungsdrucke kann es zu einem *Blutdruckabfall mit reflektorischer Tachykardie* kommen. Der Blutdruckabfall kann insbesondere bei höheren Dosierungen ausgeprägt sein. Eine weitere für den Patienten sehr unangenehme Nebenwirkung kann der *Nitratkopfschmerz* darstellen.

Kontraindikation:
- Hypotonie

Kontraindikationen: Mit besonderer Vorsicht sollten Nitropräparate bei *hypotonen Kreislaufverhältnissen* eingesetzt werden. Die *reflektorische Tachykardie* kann ggf. eine Angina pectoris Symptomatik verstärken.

Hypnomidate

2.1.16 Hypnomidate

Freiname: Etomidat, *Handelsname:* Hypnomidate®.

Indikation:
- Narkoseeinleitung zur Intubation
- (bei schweren Krampfanfällen)

Indikation: Hypnomidate eignet sich zur *Narkoseeinleitung* und zur *Intubation des Notfallpatienten.* Es kann auch bei Patienten mit kardialen Vorerkrankungen und bei Patienten mit erhöhtem Hirndruck eingesetzt werden. Darüber hinaus ist Hypnomidate ein *Antikonvulsium* und dient deshalb zur Durchbrechung eines *Status epilepticus.*

Dosis:
- 0,1–0,3 mg/hg KG **i.v.** (Schlafinduktion)

Dosis, Applikation: Hypnomidate wird ausschließlich i.v. zugeführt. Die Dosierung zur Schlafinduktion beträgt 0,1–0,3 mg/kg KG.

Wirkungsweise:
- Schlafinduktion
- Bewußtlosigkeit
- zentrale Dämpfung

Pharmakodynamik: Hypnomidate ist ein *schnell* und *kurz* wirksames Hypnotikum mit antikonvulsiver Wirkung. Die hypnotische Komponente beruht auf einer *Dämpfung* im ZNS. Als Hauptwirkung wird *Schlaf* induziert. Analgetische Potenz besteht nicht. Die Beeinflussung der Spontanatmung ist gering. Das kardiovaskuläre System wird ebenfalls kaum beeinflußt.

Pharmakokinetik: Nach einer Bolusinjektion von 0,3 mg/kg KG tritt nach wenigen Sekunden (Arm-zu-Gehirn Kreislaufzeit) der *Bewußtseinsverlust* ein, der 3–12 min anhält. Eine Verlängerung der Wirkung kann durch eine höhere Dosis oder die kontinuierliche i.v. Infusion erfolgen. Die sehr gut lipidlösliche Substanz überwindet die Blut-Hirn-Schranke innerhalb 1 min und führt somit schnell zu einer *hohen Gewebskonzentration im Gehirn.* Hypnomidate wird schnell hydrolytisch gespalten. Ein Nachschlafphänomen wie bei den Barbituraten ist für Hypnomidate nicht bekannt, die Erholungsphase beträgt 45–60 min.

Nebenwirkung:
- Atemdepression
- Myoklonien
- Venenschmerzen

Nebenwirkungen: Nach Hypnomidateapplikation kann es zu *Myoklonien* kommen, die auf einer Neuronenenthemmung auf spinaler Ebene beruhen. Bei i.v. Injektion treten häufig *Venenschmerzen* auf. Wegen einer chemischen Unverträglichkeit mit einer Reihe anderer Substanzen (Benzodiazepine, Barbiturate, Furosemid, Penicillin, Cephalosporine, Katecholamine) muß Hypnomidate stets *allein injiziert* werden.

Kontraindikation: im Notfall keine

Kontraindikationen: im Notfall keine.

2.1.17 Isoptin (Verapamil)

Verapamil

Handelsname: Isoptin®.

Indikation: Verapamil gehört als Kalziumantagonist zu den *Antiarrhythmika der Klasse 4.* In der Notfallmedizin wird es zur Therapie *supraventrikulärer Tachykardien* mit rascher Überleitung eingesetzt:
- paroxymales Vorhofflimmern und -flattern
- Knotentachykardien
- andere Formen supraventrikulärer Tachykardien.

Indikation:
- supraventrikuläre **Tachykardien**
- Vorhofflimmern, -flattern

Dosis, Applikation: Isoptin wird ausschließlich i.v. in einer Dosierung von 2,5–5 mg langsam injiziert. Die Substanz sollte stets verdünnt (2:8, NaCl 0,9 %) und fraktioniert gegeben werden.

Dosis:
- 2,5–5 mg **i.v.** (verdünnen)

Pharmakodynamik: Durch Hemmung des transmembranösen Kalziumeinstromes im Myokard und in der glatten Muskulatur führt Verapamil zu einer *Verzögerung der Erregungsüberleitung im AV-Knoten.* Ebenso kommt es zu einer *Verlangsamung* der spontanen *diastolischen Depolarisation* und zu einer *Erhöhung der Reizschwelle.* Darüber hinaus besitzt Isoptin über eine Verminderung der Kontraktionskraft des Arbeitsmyokards einen *negativ inotropen Effekt.* An der glatten Muskulatur führt Verapamil zu einer Dilatation der koronaren und peripheren Gefäße, so daß auch eine *Nachlastsenkung des Herzens* und eine *Blutdrucksenkung* eintritt.

Wirkungsweise:
- Verzögerung der Erregungsüberleitung im AV-Knoten
- negativ bathmotrop, inotrop
- Nachlast ↓, Blutdruck ↓

Pharmakokinetik: Nach einer i.v. Dosis von 75–150 µg/kg KG erfolgt der Wirkungseintritt nach 1–3 min. Das Maximum wird 5–10 min nach Injektion erreicht, die Wirkungsdauer beträgt 45 min. Die Ausscheidung erfolgt überwiegend (70 %) über die Niere; das Auftreten aktiver Metabolite ergibt u. U. (beim Notfallpatienten) verlängerte Halbwertszeiten.

Nebenwirkungen: Bei vorbestehender Herzinsuffizienz kann sich die *negativ inotrope Wirkung* des Verapamil zusätzlich bemerkbar machen. Eine vorbestehende Therapie, bzw. gleichzeitige Zufuhr von β-adrenergen Antagonisten kann zur Ausbildung eines *atrioventrikulären Herzblocks* führen.

Nebenwirkung:
- Bradykardie bis zur Asystolie

Kontraindikationen: Kontraindikationen sind alle *höhergradigen Blockbilder*: AV-Block II. und III. Grades, SA-Block, eine *Sinusbradykardie* und ein *Sinusknotensyndrom.* Bei bereits *reduzierter Herzleistung* (Myokardinsuffizienz, kardiogener Schock, Hypotonie, Vorbehandlung mit β-Rezeptorblockern) sollte Verapamil nicht eingesetzt werden.

Kontraindikation:
- Bradykardie
- AV-Block II., III. Grades
- SA-Block
- Sinusknotensyndrom
- Myokardinsuffizienz

2.1.18 Ketamin

Ketamin

Handelsname: Ketanest®.

Indikation: In der Notfallmedizin wird Ketanest zur *Narkoseeinleitung* von Patienten im *hypovolämischen traumatischen Schock* eingesetzt. Darüber hinaus hat Ketanest eine ausgeprägte *analgetische Komponente.*

Indikation:
- Narkoseeinleitung

Dosis, Applikation: Ketanest wird zur Narkoseeinleitung in einer Dosis von 0,5–2 mg/kg KG i.v. appliziert. Die Dosis kann ggf. wiederholt bzw. nach Wirkung gesteigert werden, oder es kann sich eine Infusion mit 2–6 mg/kg KG/h i.v. anschließen. Zur Analgesie kann eine Dosis von 0,5 mg/kg KG i.v. bzw. i.m. appliziert werden.

Dosis:
- 0,5–2 mg/kg KG i.v.
- 0,5 mg/kg KG (Analgesie)

Pharmakodynamik: Die hypnotische Wirkung von Ketamin kommt über eine Dissoziation zerebraler Funktionen zustande. Es resultiert eine Unterbrechung der Koordination zwischen neokortikal-thalamischen und limbisch-retikulären Hirnstrukturen.

Die Stimulation limbisch-retikulären Hirnstrukturen liegt syergistisch mit einer Vagolyse der kardiozirkulatorischen Stimulation zugrunde. Die Folge sind *Blutdruck- und Herzfrequenzanstieg,* in höheren Dosierungen auch ein *Anstieg des intrakraniellen Druckes.*

Wirkungsweise:
- Schlafinduktion
- Bewußtlosigkeit
- zentrale Dämpfung

Pharmakokinetik: Die maximale Plasmakonzentration wird 1 min nach i.v. und 20 min nach i.m. Injektion erreicht. Ketanest wird z. T. an Plasmaproteine gebunden und durch schnelle Umverteilung aus dem Blut entfernt. Die Eliminationshalbwertszeit von Ketamin beträgt 1–2 h.

Nebenwirkungen
- Atemdepression
- Hirndrucksteigerung (besonders bei SHT)

Nebenwirkungen: Bei Patienten mit *Schädel-Hirn-Trauma* unter Spontanatmung ist Vorsicht beim Einsatz geboten. Bei bereits erhöhtem intrakraniellem Druck kann es zur weiteren Drucksteigerung als Folge einer Hyperkapnie kommen. Dies kann durch Beatmung oder bei Verabreichung von Benzodiazepinen vermieden werden. Wegen des Auftretens von *Alpträumen* sollte Ketanest in der Regel mit einem Sedativum kombiniert werden.

Kontraindikation:
- Hypertonie
- Hirndruck (SHT)

Kontraindikationen: Bei Patienten mit vorbestehender *Hypertonie* und bei Patienten, bei denen ein Verdacht auf *erhöhten Hirndruck* besteht (Schädel-Hirn-Trauma) sollte Ketanest mit Vorsicht angewandt werden.

Kortikoide (Tab. 7-3)

2.1.19 Kortikoide

Indikation:
- Hirnödem
- allergische Reaktionen (Schock)
- Asthma bronchiale
- Pseudokrupp
- Vergiftungen

Indikation: Kortikoide verabfolgt man in der Notfallmedizin bei:
- Schockzuständen (anaphylaktischer, infektiös-toxischer Schock, Schocklunge)
- Asthma bronchiale
- Hirnödem
- akuten Stenosen der oberen Luftwege (Quincke-Ödem, Pseudokrupp)
- Vergiftungen.

Dosis:
- je nach Indikation

Dosis, Applikation: Die Applikation der Kortikoide wird in den meisten Fällen i.v. durchgeführt. Bei *akuter Nebennierenrindeninsuffizienz* werden sofort 100 mg Hydrocortison gegeben (s. Kap. V/2.2). Beim *anaphylaktischen Schock* wird eine Initialdosis von 250 mg Prednisolon empfohlen und ggf. mehrmals wiederholt (s. Kap. IV/2.2). Beim Hirnödem kann eine Initialdosis von 160 mg Dexamethason appliziert werden (s. Kap. V/2.1). Bei Stenosen der oberen Luftwege werden 100 bis 200 mg Prednisolon i.v., evtl. mehrfach wiederholt gegeben. Vergiftungen im Sinne von Reizgasinhalationen werden zur Prophylaxe des Lungenödems konsequent mit lokaler Kortikoidapplikation therapiert (s. 2.2.3.5).

Wirkungsweise:
- Entzündungshemmung
- Unterdrückung der Ödembildung (Membranabdichtung)

Pharmakodynamik: Kortison und seine Derivate diffundieren in die Körperzellen und verbinden sich dort mit den in großer Menge vorhandenen spezifischen Rezeptoren. In hohen Dosen kommt es zu einer *Membranabdichtung,* die für verschiedene klinische Wirkungen verantwortlich ist. Neben einem Großteil physiologischer Wirkungen des Hormons auf den Stoffwechsel, spielt der *permissive Effekt für die Katecholaminwirkung* eine große Rolle.

Pharmakokinetik: Die Halbwertszeit der verschiedenen Derivate ist sehr unterschiedlich (Kortison 90 min, Betamethason 7 Stunden). Die Kortikoide werden in der Leber durch Glukuronidierung und Sulfatierung metabolisiert und überwiegend durch die *Niere* ausgeschieden.
Die entzündungshemmende Wirkung, welche auf molekularem Angriffspunkt basiert, erreicht ihr Wirkungsmaximum erst nach 6–10 Stunden. Eine sofortige Reaktion erzielt man im Hinblick auf die Membraneffekte, sowie bei der Neutralisierung der herabgesetzten Katecholaminempfindlichkeit.

Tab. 7-3: Kortikoide: Präparate, relative Wirkung, biologische Halbwertszeit

Medikament Freiname	Handelsname (Beispiel)	Relative Wirkung	Biol. HWZ (in h)
Kortisol	Hydrocortison-Hoechst®	1	8–12
Prednison	Decortin®	4	12–36
Prednisolon	Solu-Decortin®	4	12–36
Methyl-Prednisolon	Urbason®	5	12–36
Triamzinolon	Volon A solubile®	5	12–36
Dexamethason	Fortecortin® Decadron®	20	26–54

Nebenwirkungen: Mit einer länger anhaltenden Störung des endokrinen Regelkreises muß bei einmaliger Anwendung in der Notfallmedizin nicht gerechnet werden. Alle Kortikoide sind hier gleichwertig, eine Dosisäquivalenz muß jedoch berücksichtigt werden (Tab. 7-3).

Nebenwirkung:
- ggf. Venenreizung

Kontraindikationen: im Notfall keine.

Kontraindikation: im Notfall keine

2.1.20 Lidocain

Lidocain

Handelsname: Xylocain®.

> **Indikation:** Lidocain ist das *Antiarrhythmikum der Wahl* bei **ventrikulären Arrhythmien** und **Extrasystolien**, sowie **ventrikulärer Tachykardie.**

Praxishinweis ⇦

Die Substanz wird auch zur **Prophylaxe von Kammerflimmern** bei akutem Myokardinfarkt eingesetzt.

- Flimmerprophylaxe bei Infarkt

Dosis, Applikation: Lidocain wird in einer Dosis von 1,0–1,5 mg/kg KG i.v. appliziert. Zur Aufrechterhaltung therapeutischer Plasmaspiegel ist anschließend eine kontinuierliche i.v. Infusion möglich.

Dosis:
- 1–1,5 mg/kg KG i.v.
- anschl. Infusion

Pharmakodynamik: Lidocain ist der *Prototyp der Antiarrhythmika der Klasse I.* Es zeichnet sich durch eine *Hemmung der Natriumleitfähigkeit* bzw. des *-einstroms* erregbarer Zellen aus. Dies führt zu einer Verkürzung der Repolarisationszeit, Herabsetzung der Leitungsgeschwindigkeit an geschädigten Fasern (überwiegend Purkinje-Fasern) und zu einer Zunahme der Refraktärzeit ventrikulärer Myokardzellen.

Wirkungsweise:
- Verlangsamung des Ionenaustausches

Pharmakokinetik: Nach i.v. Applikation kommt es zu einem schnellen Wirkungseintritt, der 15–60 min anhält. Die kurze Wirkungsdauer ergibt sich aus der schnellen Umverteilung und Verstoffwechslung. Therapeutisch wirksame Plasmakonzentrationen liegen zwischen 1,5 und 5,0 µg/ml.

Nebenwirkungen: Bei Patienten mit Myokardinsuffizienz sind sowohl im Clearence- als auch Verteilungsvolumen von Lidocain reduziert. Bei der Myokardinsuffizienz sollte sowohl die Aufsättigungsdosis als auch die Dosis der Dauertherapie um 50% reduziert werden. Toxische Plasmakonzentrationen führen zu einer *peripheren Vasodilatation* und einer direkten *myokardialen Depression,* die eine Hypotension zur Folge hat. Eine Verlangsamung der Erregungsleitung führt zu einer *Bradykardie.* Nebenwirkungen im ZNS sind dosisabhängig und treten bereits bei Plasmakonzentrationen von etwa 3 µg/ml (ältere Patienten) auf. *Krämpfe* sind ab Plasmaspiegeln von 5–10 µg/ml möglich.

Nebenwirkung:
- Bradykardie bis zur Asystolie

Kontraindikationen: Bei *Bradykardie* und *AV-Block* II. und III. Grades muß die Indikation zur Lidocainapplikation streng gestellt werden.

Kontraindikation:
- Bradykardie
- AV-Block II., III. Grades

2.1.21 Morphin

Morphin

Freiname: Morphinumhydrochloricum, *Handelsname:* Amphiolen Morphinumhydrochloricum®, Morphin thilo®.

Indikation: Die Hauptindikation im Notfall ist die *Schmerzbekämpfung* bei
- traumatisierten Patienten (Polytrauma, Thoraxtrauma, Schädel-Hirn-Trauma)
- Herzinfarkt
- Myokardinsuffizienz mit Dyspnoe und Lungenödem

Indikation:
- schwere Schmerzzustände
- Traumen
- Herzinfarkt

Dosis, Applikation: Morphin wird i.v. appliziert, mit einer Dosis von 5–10 mg wird eine gute *analgetische Wirkung* erzielt. Bei Dosen über 10–15 mg treten die Nebenwirkungen stärker hervor.

Dosis:
- 5–10 mg i.v.

Pharmakodynamik: Morphin gehört als Hauptalkaloid des Schlafmohns zur Gruppe der *Opiate.* Im ZNS und im Rückenmark wird es an spezifische Rezeptoren gebunden, und wirkt als Agonist bei der *Hemmung der Schmerzlei-*

Wirkungsweise:
- Schmerzdämpfung im ZNS
- Induktion von Schlaf

tung. Im limbischen System und an vegetativen Zentren löst es *Euphorie* und Induktion von *Schlaf* aus. Durch Wirkung auf Opiatrezeptoren außerhalb des ZNS und Rückenmarks (vegetative Plexus) kommt es zu einer Funktionsbeeinträchtigung des Gastrointestinal- und Urogenitaltraktes. So können unter Morphingabe *Spasmen des Pylorus, Sphincter oddi* und der *Ileozaekalklappe* auftreten. Die kardiale Funktion wird relativ wenig beeinflußt: Durch eine dilatierende Wirkung auf die Widerstands- und Kapazitätsgefäße können *Vor- und Nachlast gesenkt* werden.

Pharmakokinetik: Nach i.v. Applikation tritt der maximale analgetische Effekt nach ca. 20 min auf. Die maximale atemdepressorische Wirkung wird bereits nach ca. 7 min erzielt. Die Wirkungsdauer beträgt zwischen 3 und 5 Stunden. Es wird hauptsächlich in der Leber metabolisiert. Bei älteren Patienten kann die Halbwertszeit verlängert sein.

Nebenwirkungen:
- Atemdepression
- Vagusreizung
- Übelkeit, Erbrechen

Nebenwirkungen: Morphin ist wie alle Opiate- bzw. Opioide nur bei stärksten Schmerzen indiziert. Die Auswirkung einer Morphinüberdosierung in einer *zentralen Depression* (Atemlähmung, Koma) können durch Naloxon (Narcanti®) antagonisiert werden (siehe Opiatintoxikation).
Besondere Vorsicht ist geboten bei Patienten mit *Lungenemphysem, Cor pulmonale und Asthma bronchiale* wegen der Hemmung des Atemzentrums. Eine Intubations- und Beatmungsmöglichkeit muß gegeben sein.

Kontraindikationen:
- Atemdepression (bei Spontanatmung)
- Asthmaanfall
- Koliken

Kontraindikationen: Bei Patienten mit *Gallenkolik, Ureterkolik* und *Pankreatitis* sollte Morphin wegen der Gefahr von Sphinkterspasmen mit Vorsicht eingesetzt werden.

Natriumbikarbonat

2.1.22 Natriumbikarbonat

Indikation:
- Kreislaufstillstand nach 20 min erfolgloser Reanimation
- metabolische Azidose
- pH > 7,2

Indikation: Eine Indikation zur Natriumbikarbonatgabe ergibt sich bei *gesicherter metabolischer Azidose* und einem *Abfall des Blut-pH-Wertes unter 7,20.* Die negativen Auswirkungen der metabolischen Azidose (Abfall des Herzzeitvolumens, Steigerung der ektopen Reizbildung am Herzen, Vasodilatation, Erhöhung der Kapillarpermeabilität) sollen damit beseitigt werden.

Dosis:

⇨

Dosis, Applikation: Natriumbikarbonat muß i.v. zugeführt werden.

> Die **Dosis für eine Blindpufferung** ohne Kontrolle des Säure-Basen-Status (Kardiopulmonale Reanimation) ist *1 mval $NaHCO_3$/kg KG* nach den ersten 20 min der Reanimation. Die Hälfte der initialen Dosis (0,5 mval/kg KG) kann jeweils nach weiteren 10 min erfolgloser Reanimation nachgegeben werden (s. Kap. IV/2.1).

Wenn immer möglich sollte die Bestimmung der zu infundierenden Bikarbonatmenge nach der errechneten Basenabweichung *(Blutgasanalyse)* erfolgen.

Wirkungsweise:
- Pufferung der vermehrt anfallenden Wasserstoffionen

Pharmakodynamik: Die Pufferung der anfallenden Ionen durch Natriumbikarbonat läuft nach folgender Gleichung ab:

1. **Pufferung:** $H^+ + A^- + Na^+ + HCO_3^- = Na^+ + A^- + H_2CO_3$
2. **Elimination:** $H_2CO_3 = CO_2 + H_2O$

Unter Natriumbikarbonatgabe steigen die CO_2-Konzentration und der -Partialdruck im venösen Blut stark an.

Pharmakokinetik: Die Wirkung von Natriumbikarbonat setzt unmittelbar ein. Das anfallende CO_2 diffundiert jedoch rascher als die Bikarbonationen durch die Zellmembran, so daß der intrazelluläre pH-Wert trotz Anstiegs des extrazellulären zunächst abfallen kann.

Nebenwirkung:
- bei Überdosierung Alkalose

Nebenwirkungen: Die *Indikation* zum Einsatz von Natriumbikarbonat unter Reanimation muß wegen *ausgeprägter Nebenwirkungen streng* gestellt werden:

- Verschiebung der O_2-Bindungskurve nach links (schlechtere O_2-Abgabe)
- Hyperosmolarität, Hypernatriämie

- paradoxe Azidose (Diffusion von CO_2 nach intrazellulär)
- extrazelluläre Alkalose
- Inaktivierung gleichzeitig zugeführter Katecholamine.

Die Gewährleistung einer adäquaten alveolären Ventilation ist Voraussetzung für den Einsatz von Natriumbikarbonat und führt erst zur Korrektur des Säuren-Basen-Haushaltes.

Kontraindikationen: im Notfall keine.

Kontraindikation: im Notfall keine

2.1.23 Nifedipin

Nifedipin

Handelsname: Adalat®.

Indikation: Der Kalziumantagonisten Nifedipin ist indiziert bei
- der *hypertensiven Krise*
- *Hypertonie*
- vasospastischer *Angina pectoris.*

Indikation:
- hypertone Krise

Dosis, Applikation: Nifedipin wird sublingual oder p.o. in einer Dosis von 10–20 mg verabreicht.

Dosis:
- 10–20 mg sublingual oder p.o.

Pharmakodynamik: Aus der Gruppe der Kalziumantagonisten besitzt Nifedipin die *größte vasodilatatorische Wirkung.* Über eine Hemmung des Kalziumeinstroms in die Gefäßmuskelzelle und die Abnahme des freien Kalziums intrazellulär kommt es zur *Vasodilatation* besonders der *Koronararterien* und der *arteriellen Widerstandsgefäße.* Geringer ist der Nifedipineffekt auf die venösen Kapazitätsgefäße. Die antihypertensive Wirkung beruht daher überwiegend auf einer *Abnahme des peripheren Widerstandes.*

Wirkungsweise:
- Herabsetzung des peripheren Widerstandes
- Weitstellung der peripheren Arterien

Pharmakokinetik: Nach sublingualer Anwendung beginnt die Wirkung nach 3–5 min. Das Wirkungsmaximum wird nach 45 min erreicht; bei p.o. Gabe nach 15 min. Nach i.v. Gabe tritt der blutdrucksenkende Effekt schneller auf. Die Proteinbindung beträgt ca. 90 %, die Metabolisierung erfolgt überwiegend in der Leber mit einer Elimination inaktiver Metabolite im Urin. Die Eliminationshalbwertszeit beträgt 4–6 Stunden.

Nebenwirkungen: Nipedipin hat keinen direkten Einfluß auf die sinuatriale Überleitung oder auf die Aktivität des AV-Knotens. Die Blutdrucksenkung führt reflektorisch über die Barorezeptoren zu einer *Steigerung der Herzfrequenz.* Die gesteigerte Aktivität des sympathischen Nervensystems überspielt die *direkt negativ inotrope, chronotrope* und *dromotrope* Wirkung von Nifedipin. Vorsicht beim Einsatz von Nifedipin ist wegen einer möglichen *myokardialen Depression* geboten, besonders bei Patienten mit *Aortenstenose, linksventrikulärer Funktionseinschränkung* und einer gleichzeitigen *Therapie mit β-adrenergen Antagonisten.*

Nebenwirkungen:
- Tachykardie
- Übelkeit, Erbrechen
- negativ inotrop, chronotrop, dromotrop → Myokarddepression

Kontraindikationen: im Notfall keine.

Kontraindikation: im Notfall keine

2.1.24 Sauerstoff

Sauerstoff

Indikationen: Sauerstoff ist indiziert bei allen Umständen, die mit einer globalen oder lokalen Hypoxämie einhergehen:
- Herz-Kreislauf-Stillstand
- Dyspnoe oder respiratorische Insuffizienz (gleich welcher Ursache)
- Schock (gleich welcher Ursache)
- Koma (gleich welcher Ursache)
- Traumen (insbesondere Thorax- und Schädel-Hirn-Trauma)
- Schlaganfall
- Krampfanfall
- Inhalation toxischer Gase

Indikationen:
- respiratorische Hypoxie
- zirkulatorische Hypoxämie
- Schock
- Koma
- Trauma, Apoplexie

Dosis, Applikation: Bei Kreislauf- und Atemstillstand maximal mögliche Sauerstoffzufuhr: Notfallrespirator $FiO_2 = 1{,}0$
Beatmungsbeutel mit Sauerstoffreservoir $FiO_2 = 0{,}8$
Bei erhaltener Spontanatmung 4 l/min über Maske oder Nasensonde.

Dosis:
- Notfallrespirator: $FiO_2 = 1$
- Nasensonde, Maske: 4 l/min

Pharmakodynamik: Verbesserung der Sauerstoffsättigung im Blut durch Sauerstoffanreicherung der Atemluft.

Wirkungsweise:
- Verbesserung der O_2-Sättigung im Blut

Pharmakokinetik: Die Wirksamkeit der Sauerstoffanreicherung der Inspirationsluft wird begrenzt durch:
- unzureichende alveoläre Ventilation
- Störung der Sauerstoffdiffusion
- unzureichende Perfusion oder Störung des Ventilations-Perfusions-Verhältnisses
- reduziertes Herzzeitvolumen
- verminderte Sauerstofftransportkapazität
- behinderte Sauerstoffabgabe im Gewebe.

Nebenwirkung:
- Senkung der Krampfhemmschwelle

Nebenwirkungen: Bei Patienten mit *chronisch obstruktiven Lungenerkrankungen* oder *Asthma bronchiale* kann unter Spontanatmung eine hohe Sauerstoffanreicherung der Einatemluft zum *Atemstillstand* führen (s. Kap. III/2.4). Durch eine Senkung der Krampfschwelle kann eine *erhöhte Krampfbereitschaft* auftreten.

Kontraindikation: im Notfall keine

Kontraindikationen: im Notfall keine.

Succinylcholin

2.1.25 Succinylcholin

Freiname: Succinylbicholin, *Handelsname:* Lysthenon®, Succinyl Asta®, Pantolax®

Indikation:
zur Muskelerschlaffung bei Intubation, Beatmung

Dosis:
- 1,5–2 mg/kg KG i. v.

Indikation: Succinylcholin dient als *depolarisierendes Muskelrelaxanz* nach Präcurarisierung und Präoxygenierung zur *Erleichterung der Intubation.*

Dosis, Applikation/ i. v. Applikation nach Präcurarisierung (Vorgabe eines kompetitiven Muskelrelaxanz) in einer Intubationsdosis von 1,5–2 mg/kg KG. Bei Kindern kann, wenn nicht anders möglich, eine i. m. Injektion durchgeführt werden.
Succinylcholin wird in Lösung langsam hydrolysiert (Lagerung bei 4 °C verzögert die Hydrolyse).

Wirkungsweise:
Blockierung der Erregungsübertragung zwischen Nerven und Muskeln

Pharmakodynamik: Als Analogon des Acetylcholin depolarisiert Succinylcholin die subsynaptische Membran der motorischen Endplatte. Durch verzögerte Elimination bleibt die Membran danach einige Zeit depolarisiert und unerregbar (Phase-1-Block). Daneben besitzt Succinylcholin parasympathomimetische Effekte. (Bradykardie, Extrasystolie, Asystolie).

Pharmakokinetik: Die Wirkung tritt innerhalb einer Minute nach i. v. Injektion ein. Nach i. m. Gabe dauert es 3–5 min bis zur Relaxierung. Der Abbau beginnt noch vor Erreichen des Wirkortes durch die Pseudocholinesterase im Plasma. Die Halbwertszeit beträgt ca. 2 min.

Nebenwirkungen:
- Atemstillstand
- Bradykardie
- Allergien

Nebenwirkungen: Succinylcholin kann zu *Rhythmusstörungen führen. Eine starke Kaliumfreisetzung* bei Disponierten kann zu *Kammerflimmern* führen. Aus diesem Grund sollte Succinylcholin nur unter Puls-, Blutdruck- oder EKG-Kontrolle zugeführt werden. Zur Prophylaxe und Therapie von Bradykardien, besonders bei Kindern, wird Atropin empfohlen. Die Muskelfaszikulationen können zu einer Steigerung des intrakraniellen, intragastralen und intraokkulären Druckes führen und lassen sich auch durch Präcurarisierung nicht sicher verhindern. Ein Cholinesterasemangel kann eine starke Wirkungsverlängerung verursachen.

Kontraindikationen:
- fehlende Intubations- und Beatmungsmöglichkeit
- Hyperkaliämie

Kontraindikationen: Fehlende Möglichkeiten zu sofortiger Absaugung, Beatmung, Intubation und Reanimation.
Fehlende Erfahrung im Gebrauch von Muskelrelaxantien. Voraussehbare schwierige Intubation.
Wegen der Gefahr massiver Kaliumausschüttung sollten Patienten mit dem Verdacht auf Vorliegen einer *Hyperkaliämie* nicht mit Succinylcholin relaxiert werden (Verbrennungen, Langzeitimmobilisation, neuromuskuläre Störungen und Zustand nach Apoplex).

2.1.26 Tavegil

Freiname: Clemastin, *Handelsname:* Tavegil®.

Indikation: Die Histaminwirkung soll über eine H_1-Rezeptorblockade verhindert werden:
- an Haut und Schleimhäuten (Erythem, Urtikaria, Pruritus)
- in den Atemwegen (Glottisödem, Bronchospasmus)
- am Herz-Kreislauf-System (Hypotonie)

Diese Symptome treten bei anaphylaktoiden Reaktionen auf (Reaktion auf Plasmaersatzmittel, Muskelrelaxantien) sowie bei Insektenstichen und Sonnenbrand.

Dosis, Applikation: Zur Therapie der akuten Histaminwirkung eignet sich nur die i. v. Applikation. Die initiale Dosis beträgt 2 mg i. v.

Pharmakodynamik: Histamin liegt als biogenes Amin präformiert in Mastzellen und basophilen Leukozyten vor. Es spielt als Mediatorsubstanz eine Rolle bei allergischen Reaktionen. Clemastin als H_1-Rezeptorenblocker hemmt die Histaminwirkung kompetitiv.

Pharmakokinetik: Nach i. v. Gabe fällt die Plasmakonzentration nach 30 min rasch ab. Der Antihistamineffekt setzt nach 15–30 min voll ein, die Wirkdauer beträgt etwa 8 Stunden. Clemastin wird hauptsächlich in der Leber metabolisiert und im Urin ausgeschieden.

Nebenwirkungen: Eine allergische Reaktion vom Soforttyp stellt keine Indikation für Clemastin dar. Hier sind Adrenalin und Kortikoide Mittel der ersten Wahl. Substanzspezifische Nebenwirkungen sind: *Zentraldämpfende Wirkung, Mundtrockenheit, Tachykardie* und *Schwindelgefühl.*

Kontraindikationen: Im Notfall keine. Es kann zu einer Wirkungsverstärkung anderer zentralwirkender Substanzen kommen (Analgetika, Hypnotika, Sedativa, Alkohol und Narkotika).

Tavegil

Indikation:
- allergische Reaktionen

Dosis:
- 2 mg i. v.

Wirkungsweise:
- Hemmung der Histaminfreisetzung

Nebenwirkungen:
- zentral dämpfend
- Tachykardie
- Krämpfe
- Mundtrockenheit

Kontraindikation: im Notfall keine

2.1.27 Thiopental

Handelsname: Trapanal®.

Indikationen: Einleitung einer *Allgemeinanästhesie*, zerebrale Krampfanfälle, die mit anderen Notfallmedikamenten nicht beherrschbar sind.

Dosis, Applikation: Thiopental wird üblicherweise als 2,5%ige Lösung (20 ml Aqua dest. + 500 mg Trockensubstanz) i. v. verabreicht. Die Initialdosis zur Narkoseeinleitung beträgt 3–5 mg kgKG.

Thiopental führt als kurz wirksames Barbiturat zu einer *Aktivitätsverminderung im ZNS.* Es kommt zu einer ausgeprägten Dämpfung im Bereich der Formatio reticularis des Hirnstamms. Zerebraler Sauerstoffverbrauch, Hirndurchblutung und intrakranieller Druck werden gesenkt. Das Erreichen einer tiefen *Narkose* geht meist *ohne Exzitationsstadium* einher. Thiopental wirkt *negativ inotrop* und verursacht dosisabhängig einen *Abfall* des arteriellen *Blutdrucks.* Koronardurchblutung und myokardialer Sauerstoffverbrauch nehmen zu. Im Atemzentrum führt Thiopental zu einer Dämpfung.

Pharmakokinetik: Nach i. v. Zufuhr kommt es innerhalb einer Kreislaufzeit zur *Schlafinduktion.* Im Blut ist Thiopental zu ca. 70 % an Proteine gebunden. Nach initialer Anreicherung im Gehirn kommt es in den folgenden Minuten zu einer Umverteilung. Folge der schnellen Umverteilung ist eine relativ *kurze Wirkungsdauer* von 15–30 min. Der Abbau von Thiopental erfolgt zu 99 % in der *Leber.*

Nebenwirkungen: Der pH-Wert der 2,5%igen Lösung ist mit 11 stark alkalisch. Versehentliche paravenöse Injektionen können zu ausgeprägten *Gewebsnekrosen* führen. Die Enzyminduktion in der Leber kann bei der akuten intermittierenden *Porphyrie* zu einem lebensbedrohlichen Anstieg der Porphyrine führen. Die Atemdepression ist besonders ausgeprägt.

Eine Indikation von Thiopental als zerebroprotektive Substanz besteht nach neueren Erkenntnissen nicht.

Thiopental

Indikationen:
- Narkoseeinleitung
- bei schweren Krampfanfällen

Dosis:
- 3–5 mg/kg KG

Wirkungsweise:
- Schlafinduktion
- Bewußtlosigkeit
- zentrale Dämpfung
- Atemdepression
- Blutdruckabfall

Nebenwirkung:
- Atemdepression

Kontraindikationen:
- Hypotonie, Myokardinsuffizienz
- Schock
- Asthma
- Porphyrie

Kontraindikationen: Bei Patienten mit akuter intermittierender *Porphyrie*, schweren *Leberfunktionsstörungen, Sichelzellanämie, Barbituratallergie* sowie bei *Intoxikationen mit Alkohol* oder zentral dämpfenden Substanzen darf Thiopental nicht eingesetzt werden. Bei Vorliegen einer *Herzinsuffizienz*, Myokardinfarkt, *Schockzuständen* jeglicher Ursache, Asthma bronchiale und Atemwegsobstruktion sollte Thiopental nur nach strenger Indikationsstellung gewählt werden.

Urapidil

2.1.28 Urapidil

Handelsname: Ebrantil®.

Indikation:
Hypertone Krise

Dosis:
- 20–50 mg i. v.

Wirkungsweise:
- Herabsetzung des peripheren Widerstandes
- Weitstellung der peripheren Arterien

Indikation: Urapidil wird zur Therapie der *hypertensiven Krise* sowie zur *kontinuierlichen Blutdrucksenkung* bei der arteriellen Hypertonie eingesetzt.

Dosis, Applikation: i. v. Bolusapplikation von 25–50 mg. Die Initialdosis kann repititiv gegeben werden.

Pharmakodynamik: Urapidil führt zentral zu einer *Verminderung des Symphathikotonus* und peripher über eine Blockade der alpha-adrenergen-Rezeptoren zu einer *Vasodilatation.* Durch Abnahme des peripheren Widerstandes erfolgt die Blutdrucksenkung. In der Folge kommt es zu einer *Zunahme von Schlagvolumen* und *Herzzeitvolumen.* Eine reflektorische Tachykardie tritt nur selten auf.

Pharmakokinetik: Nach i. v. Gabe tritt der blutdrucksenkende Effekt nach ca. 5 min ein, die maximale Wirkung wird nach 10–20 min erreicht. Die Halbwertszeit beträgt 35 min. Eine Dauerinfusion zur kontrollierten Blutdrucksenkung ist möglich.

Nebenwirkungen:
- Tachykardie
- Übelkeit, Erbrechen

Nebenwirkungen: *Schwindel, Unruhe* und *Kopfschmerzen.* Bei Auftreten einer Reflextachykardie können pektanginöse Beschwerden ausgelöst werden.

Kontraindikation: im Notfall keine

Kontraindikationen: im Notfall keine.

Vecuronium

2.1.29 Vecuronium

Freiname: Vecuroniumbromid, *Handelsname:* Norcuron®.

Indikation:
zur Muskelerschlaffung bei
- Intubation
- Beatmung

Indikation: Vecuronium ist zur Präcurarisierung vor Succinylcholingabe sowie zur kurzeitigen, auch repetitiven Muskelrelaxierung beim bereits intubierten und beatmeten Notfallpatienten indiziert.
(Transport, häufige Umlagerungen, Gefahr des Hustens und Pressens bei Verdacht auf Hirndrucksteigerung, perforierende Augenverletzungen und penetrierende Abdominal- und Thoraxtraumen)

Dosis:
- 0,1 mg/kg KG

Dosis, Applikation: Vecuronium wird ausschließlich i. v. in einer Intubationsdosis von 0,1 mg/kg KG appliziert. Repetitionsdosen von 0,03 bis 0,05 mg/kg. Präcurarisierungsdosis: 0,01–0,015 mg/kg.

Wirkungsweise:
- Blockierung der Erregungsübertragung zwischen Nerven und Muskeln

Pharmakodynamik: Als kompetitives Muskelrelaxanz blockiert Vecuronium spezifisch und reversibel die cholinergen subsynaptischen Rezeptoren der motorischen Endplatte der Skelettmuskulatur.

Pharmakokinetik: Nach einer i. v. Injektion sind innerhalb von 90–180 Sekunden gute Intubationsbedingungen zu erwarten. Die Wirkungsdauer liegt dosisabhängig um 25–30 min. Die Proteinbindung beträgt 60–80 %. Vecuronium wird schnell umverteilt und metabolisiert. Der Haupteliminationsweg ist die biliäre Ausscheidung.

Nebenwirkungen:
- Atemstillstand
- Blutdruckabfall
- Allergien

Nebenwirkungen: Die Auflösung der Trockensubstanz ist unter Notfallbedingungen mit höherem Aufwand und Zeitverzug verbunden. Zur Blitzintubation ist dem Vecuronium trotz dessen schnellem Wirkungsbeginn Succinylcholin wegen einer größeren Sicherheit bei aspirationsgefährdeten Patienten vorzuziehen. Vecuronium besitzt keine Wirkung auf Ganglien und Rezeptoren des autonomen Nervensystems. Daher sind *kardiovaskuläre Nebenwirkungen nicht zu erwarten.*

Kontraindikationen: Die fehlende Möglichkeit zu sofortiger Absaugung, Beatmung und Intubation. Fehlende Erfahrung im Umgang mit Muskelrelaxantien.
Bei der geplanten Blitzintubation aspirationsgefährdeter Patienten ist der Zeitverzug bis zum Eintritt der Vecuroniumwirkung abzuwägen.

Kontraindikation:
- fehlende Intubations- und Beatmungsmöglichkeit

2.2 Infusionslösungen

Infusionslösungen

Infusionslösungen in der *Notfallmedizin* lassen sich grundsätzlich in **3 Gruppen** einteilen.
- *Elektrolytlösungen*
- *Plasmaersatzlösungen*
- *Trägerlösungen* (Lösungen zum Beimischen von Medikamenten)

3 Gruppen
- Elektrolyt-,
- Plasmaersatz- und
- Trägerlösungen

Ziel der Infusionstherapie ist die Sicherstellung
- der Konstanz des *intravasalen Volumens*
- eines adäquaten *extrazellulären Flüssigkeitsvolumens*
- einer ausreichenden *Diurese*
- des *Sauerstofftransportes*
- eines physiologischen *kolloidosmotischen Druckes*

Praxishinweis

2.2.1 Vollelektrolytlösungen

1. Vollelektrolytlösungen

Handelsname: z. B. Ringer-Laktat, Sterofundin®, Ionosteril®, Ionoka®.
Die Vollelektrolytlösung ist eine *isotone* Lösung mit *Elektrolyten des Blutserums* in physiologischem Mengenverhältnis.
Typische Zusammensetzung (in mval/l): Natrium 147, Kalium 4, Kalzium 4,5 und Chlor 155,5 (Ringer-Lösung, DAB 7).
Ein Teil des Chlorids kann durch alkalisierende Anionen ersetzt werden (Lactat, Azetat, Malat).

Indikationen: Alle *Verluste* extrazellulärer Flüssigkeit (universelle Basisinfusionslösung). *Trägerlösung* für Medikamente bei nachgewiesener Kompatibilität.

Indikationen:
- Flüssigkeitsverluste

Kontraindikationen:
- hypertone Dehydratation (Vollelektrolytlösungen stellen kein freies Wasser zur Verfügung)
- Hyperhydratationszustände (Ödeme)
- Myokardinsuffizienz

Praxishinweis

2.2.2 Plasmaersatzlösungen

2. Plasmaersatzlösungen

In der Notfallmedizin wird beim Ersatz fehlenden Blutes unterschieden, ob ein lebensbedrohlicher Mangel an Erythrozyten oder eine Funktionsstörung auf Grund mangelnden Volumens vorliegt.
In den meisten Notfällen steht nicht die Bedrohung durch Erythrozytenmangel im Vordergrund, sondern vielmehr eine Kreislaufschädigung durch einen **absoluten oder relativen Volumenmangel** (Schock). Für diesen Einsatz haben sich *synthetische Kolloide* bewährt.
- **Dextrane:** (*Handelsname:* Macrodex®, Schiwadex®) Bei dieser Substanz handelt es sich um Polysaccharid-Bruchstücke verschiedenen Molekulargewichts, von denen jedoch das um 60 000–70 000 notfallmedizinisch gebräuchlich ist. Die intravasale Verweildauer beträgt 5–6 Stunden. Dextran wird hauptsächlich über die *Niere* ausgeschieden. Die Substanz besitzt eine Antigeneigenschaft und kann zu *Unverträglichkeitsreaktionen* führen. Weiterhin kann durch Beeinflussung der Blutgerinnung eine *verlängerte Blutungszeit* auftreten. Die *Dosierungsgrenze* beträgt 1,5 g/kg KG entsprechend 1,5–2 l/

Dextrane:
- 1,5–2 l/d

Tag. Durch langsame *Vorinjektion von Promit®* können schwere allergische Reaktionen vermieden werden.

Gelatine

- **Gelatine:** (*Handelsname:* Haemaccel®, Gelifundol®) Die eingesetzten Substanzen bestehen aus vernetzten Gelatinebruchstücken mit einem Molekulargewicht um 30 000. Die intravasale Verweildauer beträgt etwa 4 Stunden. Die Hauptmenge wird mit dem *Urin* ausgeschieden. Bei allen Gelatinepräparaten besteht ebenfalls die Gefahr einer *Unverträglichkeitsreaktion.*

Hydroxyäthylstärke

- **Hydroxyäthylstärke:** (*Handelsname:* z. B. Plasmasteril®, Expafusin®) Diese Kolloidgruppe ist ähnlich dem Dextran ein Polysaccharid, dessen Molekulargewichte zwischen 70 000 und 450 000 variierend (je nach Indikation und Hersteller). Durch im Blut vorhandene Enzyme wird es in kleine Bruchstücke zerlegt und letztlich durch die *Niere* ausgeschieden. Die intravasale Verweildauer beträgt bisher 8 Stunden. Auch bei diesen Präparaten können *allergische Reaktionen* auftreten.

Indikation: intravasaler Volumenmangel

Indikation: intravasaler Volumenmangel

Nebenwirkungen: *Unverträglichkeitsreaktionen* sowie eine *Störung der Blutgerinnung* sind bei den genannten Substanzen unterschiedlich ausgeprägt.

Kontraindikation:
– Allergie gegen die Substanz

Kontraindikationen: *Bekannte Allergie* gegen die betreffende Substanz.

Körpereigene kolloidale Lösungen **(Plasmaproteinlösungen)** kommen in der Notfallmedizin aufgrund der kurzen Haltbarkeitsdauer, den damit verbundenen Lagerungsproblemen und wegen eines hohen finanziellen Aufwandes kaum zur Anwendung.

3. Trägerlösungen

2.2.3 Lösungen zum Beimischen von Medikamenten (Trägerlösung)

Je nach Angabe des Arzneimittelherstellers sind zur Auflösung von Trockensubstanzen sowie zur Verdünnung bestehender Lösungen folgende Möglichkeiten gegeben:

- Aqua dest.
- physiologische Kochsalzlösung
- Glukose 5 %
- Xylit 5 %

Antidote

2.3 Antidote

Als eine besondere Medikamentengruppe sind die Antidote bei Vergiftungen anzusehen. Es ist schwierig eine vollständige Liste der Antidote in der Notfallmedizin zu erstellen. Je nach den jeweiligen örtlichen Gegebenheiten (z. B. chemische Industrie) kann die Liste der bereitzuhaltenden Antidote stark variieren. Obligat für den Rettungsdienst sind (s. Kap. V/2.3, S. 237):

Alkohol (Äthanol 96 %)

Indikation:
– Methylalkoholvergiftung

2.3.1 Alkohol (Äthanol 96 %)

Indikation: Eine Indikation zur Alkoholzufuhr ergibt sich bei Vergiftungen mit *Methylalkohol* und *Glycol* (z. B. Frostschutzmittel).

Dosis: 50 ml (Infusion) in einer Dosierung von 0,1 mg/kg KG und Stunde i. v.

Wirkung: hemmt Abbau von Methylalkohol zu Formaldehyd und Ameisensäure

Wirkung: Der Abbau des Methylalkohols zu Formaldehyd und Ameisensäure wird gehemmt.

Kontraindikation: im Notfall keine

Kontraindikationen: im Notfall keine.

Anexate

2.3.2 Anexate

Freiname: Flumazenil, *Handelsname:* Anexate®

Indikation:
– Intoxikation mit Benzodiazepinen

Indikation: *Intoxikationen* bei denen möglicherweise oder sicher *Benzodiazepine* beteiligt sind. Bewirkt werden soll die Wiedererlangung von Bewußtsein und Spontanatmung.

Dosis: Initialdosis von 0,2–0,3 mg i. v. Falls sich nach 1 min der gewünschte Bewußtseinsgrad nicht einstellt, kann fraktioniert in 0,1 mg-Schritten nachdosiert werden (bis zu einer Gesamtdosis von 1–2 mg).

Dosis:
- 0,2–0,3 mg i. v. (initial)

Wirkung: Aufhebung der zentralen Benzodiazepinwirkung am -rezeptor.

Wirkung:
- Benzodiazepinantagonist

Nebenwirkungen: Neben *Übelkeit* und *Erbrechen* können kardiale Nebenwirkungen auftreten *(Herzfrequenzerhöhung, Blutdruckschwankungen).* Bei abhängigen Patienten können *Entzugserscheinungen* auftreten (Krampfanfälle, Psychosen und Entzugsdelir).

Nebenwirkungen:
- Entzugssyndrom
- kardiale Nebenwirkungen

Kontraindikation: Bei einer *Ateminsuffizienz* steht zunächst die Beseitigung der Hypoxie im Vordergrund. Erst nach suffizienter Beatmung (ggf. Intubation) kann bei komatösen Patienten unter kontrollierter Beatmung der Versuch unternommen werden, Bewußtsein und Spontanatmung wiederzuerlangen.

Kontraindikation:
- Ateminsuffizienz, um eine Intubation zu vermeiden

2.3.3 Anticholium

Anticholium

Freiname: Physostigmin, *Handelsname:* Anticholium®.

Indikation: *Intoxikationen* mit *Psychopharmaka, Atropin, Alkohol, trizyklischen Antidepressiva* und das zentral-anticholinerge Syndrom.

Dosis: Erwachsene: langsam 2 mg i. v., Kinder: 0,5–1 mg i. v. Da Physostigmin schneller eliminiert wird als die Pharmaka, die es antagonisiert, ist eine Wiederkehr der Symptomatik möglich. In diesen Fällen können Repetitionsdosen von 1 mg alle 30–60 min notwendig sein.

Indikation:
Vergiftung mit
- Psychopharmaka
- Atropin
- Alkohol
- trizykl. Antidepressiva

Wirkung: Physostigmin verzögert als reversibler Blocker der Azetylcholinesterase den Abbau von Azetylcholin und erhöht dessen Konzentration im synaptischen Spalt. Es wirkt deshalb **indirekt** *parasympathomimetisch.* Physostigmin überwindet als lipophiles tertiäres Amin leicht die Blut-Hirn-Schranke und *wirkt somit bevorzugt im ZNS.*

Wirkung:
- Stimulierung des parasympathischen Nervensystems

Nebenwirkungen: Physostigmin hat eine *kleine therapeutische Breite.* Aufgrund des gesteigerten Parasympathikotonus sind *Bradykardie,* gesteigerter *Speichelfluß, Schweißausbruch,* gesteigerte *Bronchosekretion, Hyperperistaltik* und *Miosis* möglich.

Nebenwirkungen:
- Speichelfluß, Schwitzen
- Stuhl-, Urinabgang
- Arrhythmien

Kontraindikation: Wegen der potentiellen, vital bedrohlichen Nebenwirkungen *(Rhythmusstörungen, Bradykardie)* sollte die Physostigminapplikation nur äußerst langsam und unter EKG- und Blutdruckkontrolle bei liegender i. v. Verweilkanüle erfolgen.

2.3.4 Atropin

Atropin

Indikation: *Alkylphosphatvergiftung* (Cholinesterasehemmer, z. B. E 605)

Dosis: 2, 4, 10 bis 100 mg i. v., ggf. Wiederholung, je nach Wirkung. (Orientierung: Nachlassen der gesteigerten *Speicheldrüsenüberfunktion*).

Wirkung: Hemmung der Azetylcholinwirkung

Nebenwirkung: Tachykardie

Kontraindikation: im Notfall keine.

Indikation: Alkylphosphatvergiftung

Dosis:
- bis 100 mg i. v.

Wirkung: hemmt Azetylcholinwirkung

Nebenwirkung: Tachykardie

Kontraindikation: im Notfall keine

2.3.5 Auxiloson

Auxiloson

Freiname: Dexamethason-21-isonicotinat, *Handelsname:* Auxiloson®

Indikation: Auxiloson vermindert die entzündlich-destruktiven Reaktionen nach Inhalationsschäden der Lunge, und ist deshalb möglichst frühzeitig *nach Inhalation* von Noxen (Reizgase, Brandgase) indiziert.

Indikation:
- Reizgasinhalation, z. B. Schwelbrände

Dosis: Erwachsene: bei schweren Inhalationsvergiftungen so früh wie möglich initial 4–5 Hübe danach alle 3 min 1 Hub (0,125 mg).

Dosis:
- 4–5 Hübe (initial)

Wirkung:
- Entzündungshemmung
- Lungenödemprophylaxe

Wirkung: Auxiloson wirkt antiexsudativ, membranabdichtend und vermindert die zelluläre Reaktion *(antiproliferativ).*

Probleme: Der Behandlungsbeginn muß so früh wie möglich erfolgen. Eine Verzögerung von nur 1 Stunde vermindert die Therapieaussichten erheblich. Auxiloson hat bei lokaler Anwendung nur eine sehr geringe systemische Wirkung (es wird nur zu einem kleinen Anteil resorbiert). Bei entsprechender Exposition sollte auch ohne erkennbare Symptomatik therapiert werden. Nach der Anwendung inhalativer Kortikoide muß auf eine mögliche Entwicklung von Atemwegsinfektionen geachtet werden.

Kontraindikationen: im Notfall keine

Kontraindikationen: im Notfall keine.

4 DMAP

2.3.6 4 DMAP

Freiname: Dimethylaminophenol, *Handelsname:* 4 DMAP®

Indikation:
- Zyanidvergiftung

Indikation: Vergiftungen mit *Zyaniden* (Blausäure, z. B. Rauchgase bei schwelenden Kunststoffbränden).

Dosis: 3–4 mg/kg KG i. v. Anschließend Natriumthiosulfatgabe.

Wirkung: Neutralisation

Nebenwirkung: Zyanose

Kontraindikation: im Notfall keine

Wirkung: Neutralistion des Zyanids über eine Ferrihämoglobinbildung.

Nebenwirkung: Entwicklung einer Zyanose.

Kontraindikation: im Notfall keine.

Medizinalkohle

2.3.7 Medizinalkohle

Freiname: Carbo medicinalis, *Handelsname:* Kohle Kompretten®, Kohle pulvis®

Indikation: perorale Vergiftung mit wasserlöslichen Substanzen

Indikation: perorale *Vergiftungen mit wasserlöslichen Substanzen* (z. B. Tabletten).

Dosis: 20–50 Stück (eine Komprette/kg KG) in wässriger Lösung p.o. zuführen. Ggf. im Anschluß an eine Magenspülung.

Wirkung: Giftadsorption

Nebenwirkungen: keine

Kontraindikationen: keine

Wirkung: Giftadsorption und Verhinderung der weiteren Resorption.

Nebenwirkungen: keine

Kontraindikationen: im Notfall keine.

Naloxon

2.3.8 Naloxon

Freiname: Naloxonhydrochlorid, *Handelsname:* Narcanti®.

Indikationen:
- Opiatvergiftung, z. B. Heroin

Indikationen: Neben der klassischen Indikation der *Opiatüberdosierung* kann der *prophylaktische Einsatz* von Naloxon bei dem Verdacht einer *Intoxikation mit einer unbekannten Substanz* in Betracht gezogen werden, die mit einer Störung des Bewußtseins oder der Atemfunktion einhergeht.

Dosis: Initialdosis: 0,1 mg i. v. Narcanti sollte grundsätzlich verdünnt (mit physiologischer Kochsalzlösung 1:10) appliziert werden. Die Dosis kann in kurzen Abständen mehrfach wiederholt werden.

Wirkung:
- Opiatantagonist

Wirkung: Naloxon ist ein reiner Opiatantagonist ohne agonistische Eigenschaften und wirkt über eine kompetitive Verdrängung opioidartiger Substanzen am Opiatrezeptor.

Nebenwirkungen:
- Entzugssymptome möglich

Nebenwirkungen: Bei der Antagonisierung der Opiatwirkung können Nebenwirkungen auftreten, die sich auf eine *gesteigerte Katecholaminfreisetzung* zurückführen lassen (Opiatentzugssyndrom):
Hypertension, Vorhoftachykardie, Kammerflimmern, Lungenödem, plötzlicher Herztod.
Bei der Opiatintoxikation sollte durch fraktionierte Naloxongabe stets nur die Atemdepression therapiert werden.

Kontraindikationen: im Notfall keine.

2.3.9 Natriumthiosulfat

Indikation: *Zyanidvergiftungen* nach vorheriger Gabe von 4 DMAP.

Dosis: 50–100 mg/kg KG i. v. (Magenspülung: mit einer 1%igen Lösung)

Wirkung: Natriumthiosulfat führt zu einer Abbindung der Zyanidgruppe (Thiozyanat).

Nebenwirkungen: keine

Kontraindikationen: im Notfall keine.

2.3.10 Paraffinöl

Indikation: Vergiftungen mit *organischen Lösungsmitteln* und *Kohlenwasserstoffen* (z. B. Benzin).

Dosis: 3 ml/kg KG p. o.

Wirkung: Giftbindung (absorbiert fettlösliche Gifte und verhindert die Resorption im Darm).

Nebenwirkungen: keine

Kontraindikationen: im Notfall keine.

2.3.11 Sab simplex

Indikation: Vergiftungen mit *schaumbildenden Substanzen* (z. B. Waschmittel, Spülmittel)

Dosis: 2–3 ml p. o.

Wirkung: Unterdrückung der Schaumbildung.

Nebenwirkung: keine

Kontraindikationen: im Notfall keine.

2.3.12 Medikamente zum Auslösen von Erbrechen
(s. Kap. V/2.3, S. 237)

Kontraindikationen: im Notfall keine

Natriumthiosulfat

Indikation:
- Zyanidvergiftung

Wirkung: Abbindung der Cyanidgruppe

Nebenwirkungen: keine

Kontraindikationen: im Notfall keine

Paraffinöl

Indikation:
- Vergiftung durch Kohlenwasserstoffe: 3 ml/kg KG p. o.

Wirkung: Giftbindung

Nebenwirkungen: keine

Kontraindikationen: keine

Sab simplex

Indikation:
Vergiftung mit schaumbildenden Substanzen

Wirkung: Hemmung der Schaumbildung

Nebenwirkung: keine

Kontraindikationen: Im Notfall keine

Sirup Ipecacuanhae (s. Kap. V/2.3)

VIII Grundlagen der Intensivmedizin

VIII Grundlagen der Intensivmedizin

Aufgabenstellung

1 Aufgabenstellung

F. Brost

Intensivbettenbedarf eines Krankenhauses: **3–5–10 % der Gesamtbetten**

Seit Ende der 60er Jahre haben sich **Intensivstationen** unterschiedlichsten Charakters etabliert, so daß sich heute die gesamte Akut- und Notfallmedizin auf diesen Stationen abspielt.

Als *notwendige Bettenzahl* sind *3–5 %* der Gesamtbetten, für ein Schwerpunktkrankenhaus mit Maximalversorgung sogar *8–10 %*, für Universitätskliniken mehr einzuplanen.

Typen der Intensivstationen:
- interdisziplinäre
- konservativ-internistische
- operativ-anästhesiologische
- pädiatrisch-neonatologische
- fachspezifische

Neben **interdisziplinären** (operativ-konservativen) Intensivstationen – vorwiegend für kleinere Häuser geeignet – exsistieren **konservative internistische, operative interdisziplinäre** (anästhesiologische) und **pädiatrisch-neonatologische Intensivstationen**; bei zunehmendem Bettenbedarf für diese Patienten ist ein Trend zu **fachgebundenen Intensivstationen** zu erkennen.

Der zunehmende Bettenbedarf resultiert unter anderem aus Faktoren wie geriatrischen Patienten, Tumorpatienten, Unfallpatienten und immer subtiler und ausgedehnter werdenden operativen Eingriffen.

Die aufwendigen Intensivstationen dienen in erster Linie dem Gesamtklinikum und sollen durch apparative und personelle Ausstattung ein **Höchstmaß an Behandlungsintensität für akut gefährdete Patienten** bieten.

Verfügbarkeit von Intensivstationen

Aus klinischer Sicht sollen Intensivstationen für folgende Belange zur Verfügung stehen:
- Notfälle
- Ausschöpfung aller therapeutischen Möglichkeiten bei Störung der Vitalfunktionen
- maximale Therapie, wenn die üblichen Maßnahmen nicht ausreichend sind und der Organismus an die Grenzen der Existenzfähigkeit gerät
- nach ausgedehnten operativen Eingriffen
- bei hohem Überwachungs- und Pflegeaufwand
- nach Zwischenfällen
- nach Reanimation.

Indikation zur Intensivtherapie

1.1 Indikation zur Intensivtherapie

Konservative Fälle sind der internistischen, operative und traumatologische Fälle der anästhesiologischen Intensivstation zuzuordnen

Grob orientierend gilt, (DKG 1974) **konservative Fälle** sind **internistischerseits, operative und traumatische Fälle** auf **anästhesiologisch interdisziplinären operativen Stationen** zu versorgen.

Thanatogenetische Indikationen:
Akute Elementargefährdung durch Zweitkrankheiten, die im Krankheitsablauf der Grundkrankheit entstehen **(Thanatogenese)**.
Eine **Indikationsliste** nach nosologischen Gesichtspunkten erfaßt nicht die Probleme der Intensivtherapie

Bei der *thanatogenetischen* Betrachtungsweise **(Entstehung des Todes durch Störung der lebenswichtigen Funktionssysteme)** ergeben sich die Indikationen für die Intensivbehandlung:
- respiratorische Störungen
- kardiozirkulatorische Störungen
- zerebrale Regulationsstörungen
- Störungen des Wasser-Elektrolyt-, Säure-Basen-Haushaltes sowie Nierenversagen
- Störungen der Temperaturregulation und des Energiehaushaltes
- Störungen der Hämostase

– endokrine Entgleisungen
– schwere Infektionen, Sepsis etc.
Desweiteren gilt für die Übernahme auf die Intensivstation die **Einzelbeurteilung**, wobei Alter, Erkrankung, Therapie- und Pflegeaufwand zu berücksichtigen sind. Die *Prognose* spielt bei derartigen Überlegungen eine untergeordnete Rolle; diese ist bei den meisten Intensivpatienten zunächst einmal schlecht und soll durch die Intensivtherapiemaßnahmen gebessert werden. Zwar ist bei Patienten mit malignen, inoperablen Tumoren die Prognose langfristig infaust, dennoch ist die passagere Behandlung auf der Intensivstation gerechtfertigt.
In vielen Fällen hat sich die *prophylaktische Übernahme* bzw. die geplante *postoperative Verlegung* zur intensiven Überwachung bewährt.

1.2 Postoperative Einheiten

Postoperative Einheiten

1.2.1 Aufwachraum

1. Aufwachraum

Der **Aufwachraum** hat heute als **fester Bestandteil einer operativen Einheit** zu gelten. Pro OP-Tisch sind 2 Betten einzukalkulieren

Über die Hälfte aller anästhesiebedingten Todesfälle ereignen sich im Anschluß an Operation und Narkose auf der Allgemeinstation. Deshalb erfolgt die Überwachung anästhesierter Patienten in der unmittelbar postoperativen Phase grundsätzlich in einem Aufwachraum oder einer Aufwacheinheit.

Als *orientierende Größe* des Aufwachraumes gelten 2 Betten pro Operationstisch.

Der **Aufwachraum** hat die Aufgabe eines *Stellwerkes.* Nach einer Verweildauer von 1–3 Stunden wird entschieden, welchem Bereich der Patient zuzuordnen ist, der *Allgemeinstation*, der *Wachstation* oder der *Intensivstation.* Das setzt voraus, daß ein Aufwachraum rund um die Uhr personell besetzt ist.

Aufgabe des Aufwachraumes

Der Aufwachraum gilt als *Zuständigkeitsbereich der Anästhesie* und gewährleistet:
– kurzfristige intensive Überwachung während der Aufwachphase
– Weiterbehandlung kardiopulmonaler Probleme
– übersichtliche Dokumentation des Gesamtverlaufes sowie korrekte Informationsweitergabe an die nachbehandelnden Stationen.

Die **apparative** und **personelle Ausstattung eines Aufwachraumes** muß der einer Intensivstation entsprechen

Ein Aufwachraum muß die apparative Ausstattung einer Intensivstation besitzen und von qualifiziertem Personal betreut werden, zudem muß er in unmittelbar räumlicher Verbindung mit der Operationsabteilung und dem dort tätigen ärztlichen Personal stehen.

Kriterien für Verlegung auf die Allgemeinstationen:
– Wachheitsgrad
– Atemfunktion
– Muskeltonus

Als **Verlegungskriterien** werden der *Wachheitsgrad*, die *Atemfunktion* und der *Muskeltonus* herangezogen:
• **Wachheitsgrad:** Der Patient ist *ansprechbar, orientiert* zu Person, Zeit und Ort, *antwortet* koordiniert und *schläft nicht* sofort nach der Ansprache wieder ein.
• **Atemfunktion:** *Atemfrequenz* über 10 und unter 20; *regelmäßige* und koordinierte *Atmung, freie Atemwege, kein Stridor, keine Zyanose.* Die Vitalkapazität soll 10–15 ml/kg KG betragen, die inspiratorische Kraft mindestens – 25 cm H_2O.
• **Muskeltonus:** Patient *bewegt gezielt alle 4 Extremitäten*; es bestehen keine Anzeichen eines Relaxantienüberhanges: Der Patient soll auf Aufforderung mindestens 5 s lang die *Augen offenhalten*, die *Zunge herausstrecken, die Hand drücken*, den gestreckten *Arm* und den *Kopf heben können.*
Müssen Patienten in der *postoperativen Phase* **nachbeatmet** werden, verbleiben sie entweder längerfristig im Aufwachraum oder werden auf eine Wach- oder Intensivstation in die Verantwortung der dort tätigen Ärzte verlegt.

Grundsätzlich durchläuft **jeder Patient** den Aufwachraum bzw. wird von hier aus weiterverlegt.

Ausnahme: direkte Verlegung auf die Intensivstation

Als *Ausnahme* sind Patienten anzusehen, bei denen ohnehin eine Weiterbehandlung auf der Intensivstation vorgesehen ist und die Verlegung dorthin nahtlos nach Beendigung des operativen Eingriffs durchgeführt werden kann.

Intensivmedizin

1.2.2 Intensivmedizin

In der Intensivmedizin wird zwischen Intensiv*überwachung* und Intensiv*behandlung* unterschieden.

Definition Intensivüberwachung

Intensivüberwachung: Eine Intensivüberwachung ist indiziert für Patienten, die *vorübergehend gefährdet* sind und somit einer intensiven Überwachung und Pflege bedürfen, z. B. frisch Operierte, deren Behandlung zunächst im Aufwachraum, anschließend auf der sog. Wachstation sichergestellt wird.

Definition Intensivbehandlung

Intensivbehandlung: Diese beinhaltet die ärztlichen und pflegerischen Maßnahmen zur Wiederherstellung, Unterstützung oder künstlicher Aufrechterhaltung vitaler Funktionen, die *vorübergehend in lebensbedrohlicher Weise gestört* sind.
Ziel der Intensivtherapie ist die Abwendung einer akuten Bedrohung des Lebens.

Auf einer Intensivbehandlungseinheit überwiegt die *Intensivbehandlung* gegenüber der Intensivüberwachung.

2. Wachstation

Die **Wachstation** gilt als **obligate Einrichtung einer operativen Einheit.** Die Anordnung kann zentral- oder dezentral sein.

Aufgaben:
- Patienten nach ausgedehnten operativen Eingriffen
- gestörter postoperativer Verlauf

Verweildauer: kurzfristig

1.2.2.1 Wachstation

Ebenso wie die Existenz eines Aufwachraumes ist für alle operativ tätigen Fächer eine Wachstation oder Intensivüberwachungsstation anzustreben, um Patienten nach ausgedehnten operativen Eingriffen oder bei gestörtem postoperativem Verlauf eine intensive Überwachung und Versorgung zu bieten.
Sind die operativen Fachgebiete zentral angeordnet, so ist eine **zentrale Wachstation** rationell. Bei dezentralisierten Bedingungen bieten sich eigene **fachgebundene Wachstationen** als Lösung an.
Der *typische Patient* der Wachstation ist der frisch Operierte (s. u.).
Bei meist kurzer Verweildauer und ständiger Aufnahmebereitschaft ergibt sich ein hoher „Durchlauf".
Von ärztlicher Seite ist für die Versorgung einer Wachstation ein **erweiterter Stationsdienst** sowie ein zu jeder Zeit greifbarer kompetenter Fachvertreter erforderlich. Solche Einrichtungen können Probleme auffangen, die sonst eine Verlegung auf die Intensivstation erforderlich machen und tragen damit zu einer Entlastung der Intensivstation bei.

Derartige *postoperative Probleme* sind z. B.:
- große Tumorchirurgie
- Nachblutungsgefahr, Volumenmangelschock
- Hypothermie <35 °C
- Applikation von Lokalanästhetika über Periduralkatheter
- diabetische Stoffwechsellage
- Thrombembolieprophylaxe
- einfache Störungen des Wasser-, Elektrolyt- und Säure-Basen-Haushaltes
- Vasospasmus nach arterieller Kanülierung

3. Intensivstationen

1.2.2.2 Intensivtherapie

Unterteilung in

Intensivtherapiestationen werden üblicherweise unterteilt in
- internistisch-konservative
- operativ-traumatologisch – interdisziplinäre anästhesiologische
- interdisziplinäre Intensiveinheiten

Das Patientengut der postoperativen Intensivtherapiestation rekrutiert sich aus allen operativ tätigen Disziplinen

Das **Patientengut anästhesiologisch-operativer** interdisziplinärer Intensivstationen rekrutiert sich aus allen operativ tätigen Disziplinen (Chirurgie, Urologie, Orthopädie, Gynäkologie, HNO etc.: Risikopatienten, komplizierte postoperative Verläufe, Polytraumatisierte, Störungen der Vitalfunktionen u. a.)

Verweildauer: Tage bis Wochen

Die **Verweildauer** dieser Patienten ist längerfristig (Tage bis Wochen).

Aufwendige Therapie, hohe Komplikationsraten und stete Aufnahmebereitschaft machen die **Präsenz eines erfahrenen Ärzteteams** rund um die Uhr erforderlich.
Spezielle, fachspezifische Intensivstationen mit mehr oder weniger einheitlichem Patientengut haben sich für Bereiche wie *Herzchirurgie, Neurochirurgie, Verbrennungspatienten* und *Querschnittsgelähmte* durchgesetzt.

Fachspezifische Intensivstationen

> **Versorgungszentren** für *Verbrennungskrankheiten* oder *Querschnittslähmungen* werden nur dann *optimal* zu nutzen sein, wenn sie *überregional* angelegt sind.

⇦

1.3 Räumliche Zuordnung, Funktionszonen

Räumliche Zuordnung: Die Intensivstationen sollten als **aseptische Einheit** vom übrigen Klinikbereich getrennt sein, ggf. durch ein Schleusensystem. Unnötiger Durchgangsverkehr schafft zusätzliche Infektionsquellen und gefährdet die Einhaltung der Asepsis.
Verschiedene Intensiveinheiten sollten im Sinne einer **„Intensivschiene“** eng einander zugeordnet sein.
Für den reibungslosen Funktionsablauf wird ein **enges Verbundsystem** mit allen notwendigen Einrichtungen gefordert!

- unmittelbare Nähe zum Operationstrakt bzw. Aufwachraum, möglichst in der selben Ebene
- kurze Wege zu den diagnostischen und therapeutischen Einrichtungen (Radiologie, Herzkatheterlabor, Endoskopie etc.)
- in der Nähe der chirurgischen Poliklinik bzw. zur Notaufnahme
- unweit der Wachstationen
- gute Verbindungen zur Dialyse und anderen Intensivstationen
- gute Verbindungen zum Labor, zur Transfusionszentrale, Mikrobiologie, Biomedizin sowie zu den technischen Einrichtungen des Hauses
- günstige Verbindungen zum Notarztwagen und Hubschrauberlandeplatz
- klare bauliche Trennung von den Allgemeinstationen

Räumliche Zuordnung
- Die Intensivstationen eines Krankenhauses sollten möglichst im Sinne einer **„Intensivschiene“** untergebracht werden;
- **unmittelbare Nähe zum OP-Trakt** und **der Notaufnahme**
- klare **Trennung von den Allgemeinstationen**
- gute Verbindungen zu den Hintergrundseinrichtungen

Funktionszonen: Bautechnisch bietet sich die Unterteilung einer Intensivstation in verschiedene Funktionszonen, – *Kranken-, Betriebs- und Schleusenzone* – die durch Flursysteme abgegrenzt sind, an.

Funktionszonen
- **Krankenzone**
- **Betriebszone**
- **Schleusenzone**
- **Flursysteme**

1.4 Pflege, Überwachung des Intensivpatienten

Pflege und Überwachung des Intensivpatienten

Intensivpflege ist ein wesentlicher Bestandteil der Intensivtherapie.
Schwerkranke Patienten bedürfen neben der Intensivtherapie einer ebenso intensiven **Grund- und Behandlungspflege** sowie einer kontinuierlichen **Überwachung** sämtlicher Vitalparameter. Alle Maßnahmen unterliegen einer exakten Protokollierung. Nur durch den engen Kontakt zwischen Patient, Schwester und Arzt ist eine optimale Überwachung, Versorgung und Behandlung möglich.
Die sog. *„Gruppenpflege“* oder Ganzheitspflege hat sich gegenüber der *„Funktionspflege“* als die angemessenere Form in der Intensivmedizin durchgesetzt.

Gruppenpflege, Funktionspflege

- **Gruppenpflege:** Bei dieser Pflegeform ist die Pflegekraft während ihrer Dienstzeit *ausschließlich für einen Patienten* zuständig und führt alle pflegerischen Maßnahmen eigenständig und -verantwortlich durch. Dies führt einmal zu einer engen Bindung zwischen Patient und Pflegekraft, zum andern wird der Arzt zum direkten Ansprechpartner. Diese ganzheitliche patientennahe Pflege bringt es mit sich, daß das Pflegeteam „seinen Patienten“ durch tägliches Versorgen und Überwachen kennt und sich anbahnende Probleme frühzeitig erkennt. Verantwortungsgefühl, Teamgeist und Kooperation werden hierdurch gestärkt.

Gruppenpflege
Die Verantwortung für den Patienten obliegt einer Pflegekraft bzw. einer Pflegegruppe; **Gruppenpflege gilt als typische Behandlungs- und Überwachungsform für die Intensivtherapie**

Funktionspflege:
Die Pflegekräfte werden für bestimmte Tätigkeiten an unterschiedlichen Patienten eingeteilt. Diese Pflegeform ist wegen der Gefahr der **Kreuzinfektion** und der **diskontinuierlichen Patientenüberwachung** nicht für die Intensivtherapie geeignet
Die **Überwachung** der Patienten erfolgt nicht zentral, sondern **dezentral** am Patientenbett

• **Funktionspflege:** Im Gegensatz zur ganzheitlichen Methode werden bei der arbeitsteiligen Methode von der Stationsschwester die einzelnen Pflegefunktionen auf die verfügbaren Schwestern verteilt, *jede Schwester führt nur bestimmte Tätigkeiten durch.*

• **Überwachung:** Die *elektronische* Überwachung eines Intensivpatienten erfolgt grundsätzlich *dezentralisiert,* d. h. am Bettplatz direkt. *Zentrale Monitoranlagen* bieten zwar für Arzt und Stationsschwester einen orientierenden Überblick, können Alarme melden und registrieren. Erfahrungsgemäß wird jedoch für die zentrale Überwachungsanlage kein Personal zur Verfügung stehen.
Eine **Verkabelung der bettseitigen Monitore untereinander** ist die praktikablere Methode; denn ein unbeaufsichtigter Patient kann so jederzeit auf einem Nebenzimmer-Monitor mitüberwacht werden.

Grundpflege
Alle pflegerischen Verrichtungen sind als integrierter Bestandteil der Gesamttherapie obligat durchzuführen (Tab. 8-1)

1.4.1 Grundpflege bei Intensivpatienten

Der Intensivpatient unterliegt von Anbeginn an einem aufwendigen Pflegeprogramm, das in regelmäßigen Abständen durchgeführt werden muß, um ihn vor weiteren Schäden zu schützen. Alle Maßnahmen sind prophylaktisch durchzuführen und zumeist auch passiv, da eine Mitarbeit von seiten des Patienten nicht zu erwarten ist. Der pflegerische Aufwand soll zum Wohlbefinden des Patienten beitragen und ihm selbst wie dessen Angehörigen ein gepflegtes Erscheinungsbild vermitteln.
Die umfangreichen pflegerischen Maßnahmen haben in erster Linie einen prophylaktischen Charakter, da sich mit längerer Liegezeit eine Reihe von Problemen einstellen können, die den Heilungsverlauf komplizieren. Unsachgemäße pflegerisch-therapeutische Maßnahmen können zusätzliche Schäden verursachen.

⇨

• Alle pflegerischen Verrichtungen sind als *integrierte Bestandteile der Gesamttherapie* zu verstehen.

Zu den obligaten Maßnahmen zählen (Tab. 8-1):

Hautpflege, Körperwäsche

• **Hautpflege und Körperwäsche**

- Hautbeschaffenheit beachten
- Körper regelmäßig einölen
- nach jeder Verschmutzung waschen und trocknen

Tab. 8-1: Zeitplan für Pflege und Behandlungspflege (nach Halmágyi u. Valerius)

Verrichtung	Zeitangabe	Dienst und Dienstübergabe					
		Früh	Übergabe	Spät	Übergabe	Nacht	Übergabe
Körperwäsche	1mal täglich					×	
Hautpflege	1mal täglich						×
Haut einölen	wöchentlich				×		
Wiegen	1mal täglich						×
Wäschewechsel	1mal täglich						×
Lagern	zweistündlich	×		×		×	
Dekubitusbehandlung	nach Bedarf	×		×		×	
Kopf- und Haarpflege	zweiwöchentlich			×			
Augenpflege	1mal täglich	×					
Mund- und Kieferpflege	nach Bedarf	×		×		×	
Absaugen des Rachensekrets	nach Bedarf	×		×		×	
Nasenpflege	3mal täglich	×		×		×	
Ohrenpflege	1mal täglich	×					
Hand- und Fußpflege	wöchentlich			×			
Endotracheales Absaugen	nach Anordnung	×		×		×	
Lungenblähung	nach jedem Absaugen	×		×		×	
Reinigung der Trachelkanüle	3mal täglich		×		×		×
Blasenkatheter öffnen	zweistündlich	×		×		×	

- 1× in 24 Std. Ganzkörperwäsche
- nach jedem Umlagern Rücken und Gesäß einreiben und abklopfen
- Hautfalten trocken halten (Puder, Kompressen)
- Intimpflege
- besonders gefährdete Stellen entsprechend behandeln
- Klebeelektroden bei Hautreizungen täglich wechseln
- tägliche Rasur bei Männern
- Cave Infektion an Punktionsstellen

- **Kopfpflege**

Kopfpflege

- erste Haarwäsche sobald wie möglich
- bei Kopfverletzungen oder Temperaturen nur nach ärztlicher Anordnung
- Haar täglich bürsten, kämmen und langes Haar locker flechten
- Lagerung des Kopfes auf atmungsaktivem, modellierbarem Kissen
- regelmäßige Umlagerung des Kopfes
- um Kopfschwartenwunden herum Haar kurzschneiden bzw. ausrasieren
- Blutverkrustungen mit H_2O_2 lösen

- **Augenpflege**

Augenpflege

- täglich ärztliche Inspektion erforderlich
- bei unvollständigem oder fehlendem Lidschluß 3× täglich Augenspülung und Augensalbe
- Uhrglasverbände müssen nach 30 min eine feuchte Kammer bilden
- auf Infektionen und Ulzera an Kornea und Bindehaut achten
- Verklebung der Lider bei Sekretanfall verhindern
- auf Druckstellen und Fremdkörper achten

- **Mund- und Rachenpflege**

Mund- und Rachenpflege

- täglich mehrfache Inspektionen der Mundhöhle und Schleimhäute mit Spatel und Taschenlampe
- ggf. Einstellung mit dem Laryngoskop durch den Arzt
- Schleimhäute feucht und geschmeidig halten (Glandosan, Glyzerin, Lippenpomade)
- regelmäßig Sekret absaugen; bei Unvermögen, den Mund zu öffnen, Absaugvorgang via unteren Nasengang durchführen
- Zahngehege mit Einmalzahnbürste reinigen oder mit Munddusche sauber sprayen
- mit einem in Reinigungslösung getauchten Stiltupfer Zunge, Gaumen und Wangenschleimhaut gründlich auswischen und mechanisch reinigen
- Irritationen durch Tubus oder Magensonde vermeiden
- auf Pflasterschäden perioral achten
- Kiefer durchbewegen und Kieferwinkel massieren

- **Nasenpflege**

Nasenpflege

- wegen Blutungsgefahr vorsichtig manipulieren
- nur durch den unteren Nasengang absaugen
- bei Neufixierung von Tuben und Sonden kann es zu pathologischen Lageänderungen kommen
- Pflasterreste vorsichtig mit Benzin entfernen
- Ausführungslagen von Tubus oder Sonden täglich anders fixieren, um Druckulzera zu vermeiden
- Naseneingänge mit in Paraffinöl getränktem Watteträger reinigen und einfetten
- bei Blutung und Schwellung 2 stdl. Nasentropfen instillieren

- **Ohrenpflege**

Ohrenpflege

- Ohrenschmalz oder Blutreste mit Wattestäbchen entfernen; nicht zu tief eindringen, nur den vorderen Gehörgang reinigen
- ggf. Arzt mit Otoskop inspizieren lassen
- bei Blut- oder Liquorabgang Gehörgang mit steriler Kompresse abdecken

- **Hand-, Fuß-, Nagelpflege**

Hand-, Fuß-, Nagelpflege

- verschmutzte Finger und Füße mit Hilfe eines Hand- oder Fußbades behandeln und reinigen
- Fingernägel rund, Fußnägel gerade schneiden,
- Nagellack entfernen

- bei starker Hornhautbildung Hornhaut mit Salizylsalbe aufweichen und durch vorsichtiges Abschaben abtragen
- Haut zwischen den Zehen inspizieren, trocken halten und auf Interdigitalmykose achten, ggf. behandeln.

Wiegen

- **Wiegen**

- tägliche Gewichtskontrolle; Ausgangsgewicht zur Errechnung des Grundumsatzes ermitteln; zur Kontrolle der täglichen Bilanz
- Nutzung der Liftwaage als Umbetthilfe und zum Wäschewechseln
- besonders vorsichtige Arbeitsweise bei tracheotomierten Patienten und bei liegenden Sonden und Drainagen;
  Thoraxdrainagen dürfen nur nach ärztlicher Indikation diskonnektiert werden

Wäschewechsel

- **Wäschewechsel**

- Wäschewechsel einmal täglich; bei jeder Verschmutzung sofortige Reinigung des Patienten und Wäschewechsel
- Transsporttuch vom Kreuz bis zu den Oberschenkeln
- Moltexunterlage nur bei Darmtätigkeit im Gesäßbereich vorübergehend unterlegen (Luftzirkulation!)

Lagerung

- **Lagerung**

- die Umlagerung 2stündlich jeweils über den Rücken auf die Seite
- bei instabilem Thorax oder wenn der Patient die Seitenlagerung nicht verträgt, kann eine Seitenbetonung durch Kipplagerung des Bettes nach rechts oder links einen ähnlichen Effekt erzielen. Durch Bettgitter und Polster den Patienten vor dem Herausfallen sichern

Dekubitusprophylaxe

- **Dekubitusprophylaxe**

- häufiger, regelmäßiger Lagewechsel
- Einlegen einer Antidekubitusmatratze bzw. eines flauschigen Felles
- Vermeidung von Feuchtigkeitsbildung durch saugfähige und atmungsaktive Unterlagen (Luftflow)
- kalte Waschungen, kräftiges Frottieren, mit Franzbranntwein abreiben
- zeitweise Druckentlastung der gefährdeten Stellen durch Quaderentfernung aus der Matratze (Lochmatratze) oder mit Hilfsmitteln wie Styropur- oder Hirsekissen, Schaumgummipolster, Kopf- und Fersenringe
- Hautschutz durch absolute Reinlichkeit
- bei Anzeichen geringster Rötung der Haut gezielte Behandlung

Behandlungspflege bei Intensivpatienten

Dekubitusbehandlung

1.4.2 Behandlungspflege bei Intensivpatienten

Dekubitusbehandlung

- bei beginnendem Dekubitus Hautschutzspray
- um den Dekubitus herum mit Alkoholabreibungen und Mercurochrom gerbenden Effekt ausüben
- Wundflächenreinigung, hyperämisierende Maßnahmen
- bei infizierten, nekrotischen Wundverhältnissen enzymatisch reinigende Salben und granulationsfördernde Maßnahmen
- lokaler Sauerstoff-flow – möglichst offene Wundbehandlung
- Patienten mobilisieren
- roborierende Maßnahme, vollwertige Ernährung

Temperaturregulation

1. Kühlen

- **Temperaturregulation**

Kühlen:
- Wattepackungen an Händen und Füßen
- Umgebungstemperatur senken, Patienten aufdecken
- Blutstrom- und Oberflächenkühlung mit Frostoform, Alkoholkompressen, Ventilator
- Kühlmaßnahmen sind nur bei ausreichender **vegetativer Blockade und Sedierung** durchzuführen
- bei adipösen Patienten Kühlmaßnahme 1 °C, bei normgewichtigen Patienten 0,5 °C oberhalb der angestrebten Temperatur einstellen.
- fortlaufende rektale Temperaturkontrolle

Aufwärmen

2. Aufwärmen

- Kältezittern durch vegetative Dämpfung und Vasodilatation ausschalten
- Patienten gut zudecken, vorgewärmtes Bett, Wärmflaschen, Wärmematten, -strahler
- Aufwärmtemperaturen dürfen wegen Verbrennungsgefahr nicht höher als 37–40 °C eingestellt werden
- vorgewärmte Konserven und Infusionen
- Erwärmung erfolgt stufenweise und langsam
- Wärmemaßnahmen bei adipösen 1 °C, bei normalen Patienten 0,5 °C unterhalb der angestrebten Temperatur einstellen
- Cave überschießende Gegenregulation
- fortlaufende rektale Temperaturkontrolle

• Physiotherapeutische Maßnahmen

Physiotherapeutische Maßnahmen

- 2stündlich lagern, Thoraxvibration, -klopfungen, Lagerungsdrainage, Abhusten, Atemschulung
- 2–3mal täglich Gewebsmassage, Durchbewegen der Gelenke, Hochlagerung ödematöser Extremitäten, Lagerung der Gelenke in Mittelstellung, stoffwechselfördernde Maßnahmen an den kleinen Gelenken
- Aktivierung körpereigener Funktionen (Sitzen, Stehen, Laufen)
- Belastungssteigerungen
- schnelle Mobilisierung anstreben
- Atmen mit dem Totraumvergrößerer, Blasübungen
- Dickdarmmassage
- bei bewußtlosen und relaxierten Patienten sind nur passive Maßnahmen durchführbar
- die krankengymnastischen Maßnahmen sind auch vom Pflegepersonal durchzuführen

• Maßnahmen bei tracheotomierten und intubierten Patienten

Maßnahmen bei tracheotomierten und intubierten Patienten

- in Notsituationen adäquates Handeln beim Herausrutschen der Trachealkanüle oder des Tubus
- exakte Handhabung der Blockermanschette, um Aspirationen zu verhindern; Cuffdruckkontrolle
- aseptische Bronchialtoilette
- Bronchiallavage z. B. bei viskösem Sekret
- Aufrechterhaltung der Beatmung beim Absaugvorgang bei relaxierten, hypoxischen Patienten
- Blähen der Lunge nach jedem Absaugvorgang zur Atelektasenprophylaxe
- die ausgeschaltete Funktion des Nasen-Rachenraumes ist durch künstliche Nase und Ultraschallverneblung zu ersetzen
- Assistenz bei Bronchoskopie
- Durchführung der Beatmungsinhalation
- Wahrung absoluter Sterilität bei Manipulation am gesamten Respirationstrakt
- 2× wöchentlich Sekretabnahme für Mikrobiologie

• Umgang mit venösen und arteriellen Kathetern

Umgang mit venösen und arteriellen Kathetern

- tägliche Inspektionen der Punktionsstellen
- Wahrung der Sterilität bei Manipulationen an den Kathetersystemen
- Beherrschung der Technik zur Druckmessung (Nullpunktbestimmung, Eichung von Druckrezeptoren)
- die Durchgängigkeit von Kathetern muß durch kontinuierliche Infusionen gewährleistet sein
- Obstruierte Katheter dürfen nicht durchgespritzt werden
- die i.v. Medikamente müssen zeitgerecht und langsam appliziert werden
- Entnahme von Blutproben für Laboruntersuchungen
- Steuerung des Infusions- und Ernährungsregimes mit Infusionspumpen und automatischen Spritzen
- Verhinderung von Diskonnektion und Luftembolie
- tägliches Wechseln aller an den Katheter angeschlossenen Systeme
- sachgerechte Handhabung und Kenntnisse beim Umgang mit Partikelfiltern (0,2 μ)

Handhabung von Magen- und Dünndarmsonden

- **Handhabung von Magen- und Dünndarmsonden**

– wegen Traumatisierung ist die Sonde möglichst nicht zu wechseln
– die Sonde dient der Kontrolle des Magensaft-pH, der Früherkennung von Streß-Blutungen, dem Nachweis einer Magenatonie, der Aspirationsprophylaxe, der Detoxikation; es erfolgen Spülungen über die Sonde, Medikamentenapplikation, enterale Ernährung etc.
– Nach Operationen bzw. Anastomosen im Hypopharynx, in der Speiseröhre, im Kardia-Magenbereich darf eine Sonde die Schienungs- und Entlastungsfunktion durch versehentliches Entfernen keinesfalls verlieren
– Handhabung der Sengstaken-Blakemore-Sonde bei Ösophagusvarizenblutungen
– Aufrechterhaltung der Sondendurchgängigkeit
– Bolusgabe bei gastraler Ernährung
– kontinuierliche Gabe bei Ernährung über filiforme Dünndarmsonde
– Öffnen der Magensonde im 2-Std.-Rhythmus, Magensaftverlustmengen unter 200 ml werden zurückgegeben, Mengen über 200 ml müssen adäquat ersetzt werden

Blasenkatheter, suprapubische Blasendrainage

- **Blasenkatheter, suprapubische Blasendrainage**

– streng hygienische Kautelen im Umgang mit Blasenkathetern, um aufsteigende Infektionen zu verhindern
– exaktes Erfassen und Registrieren der stündlichen und 24 Std. Urinmenge
– Anwendung von geschlossenem Ableitungssystemen mit Antirefluxventil und Ablaßbeuteln
– 2× wöchentlich Probeentnahme für Mikrobiologie
– bei Blaseninfektion Instillation von antiseptischen Lösungen
– auf Durchgängigkeit des Katheters, Trübung oder Blutbeimischung achten
– tägliche Katheterpflege

sonstige Maßnahmen

- **Sonstige Maßnahmen**

Weitere spezielle pflegerisch-therapeutische Maßnahmen wie Überwachung und Handhabung von Ureterensplints, diversen Drainagen mit und ohne Sog, offene Ventrikel-, Schlürfdrainagen, Spül-Saugdrainagen, Thoraxdrainagen und Periduralkatheter ergeben sich aus dem jeweiligen Krankheitsbild bzw. Operationsstatus.

Hygienische Aspekte

1.5 Hygienische Aspekte

> Die Konzentration und Zentralisation von schwerkranken und infizierten Patienten auf Intensivstationen ist ein großer *Vorteil*; diesem Vorteil stehen jedoch ernsthafte Probleme wie **Hospitalismus, Kreuzinfektionen** und **Erregerresistenzen** gegenüber.

Der Intensivpatient mit verminderter Abwehrlage und gesteigerter Infektanfälligkeit ist hierdurch besonders bedroht.
Die Virulenz der Hospitalkeime kann auch für das Personal gefährlich werden.
Gemäß der im Bundesgesundheitsblatt erschienenen Richtlinie für „Erkennung, Verhütung und Bekämpfung von Krankenhausinfektionen" sind für Planung, Einrichtung und Organisation umfassende hygienische Gesichtspunkte zu berücksichtigen.

Übergeordnete funktionell-bauliche Maßnahmen
– aseptische Einheit
– Einschränkung des Durchgangsverkehrs
– Schleusensysteme
– Unterbringung der Patienten möglichst in Einzelboxen
– aufwendige isoliert arbeitende Klimaanlage
– routinemäßige Raumdesinfektionen bei entsprechender hygienischer Raumausstattung

1.5.1 Forderungen übergeordneter funktionell-baulicher Maßnahmen

– Intensivstationen sind als **aseptische Einheiten** vom übrigen Klinikbereich räumlich zu trennen
– fremder und unnötiger **Durchgangsverkehr** in den Flurbereichen schafft zusätzliche Infektionsquellen und gefährdet die Einhaltung der Asepsis
– **Schleusensysteme** sollen vorhanden sein, damit u. a. pathogene Keime nicht in den allgemeinen Teil des Krankenhauses verschleppt werden
– Einrichtung von **Personalschleusen** mit Trennung in eine reine und unreine Zone; Zwangsführung der Wege im Sinne des Einbahnverkehrs für

das Personal, Einführung einer **konsequenten Händedesinfektion** vor Betreten und Verlassen der Personalschleuse
- Zur Raumausstattung gehört eine völlig isoliert arbeitende **Klima- und Ventilationsanlage**, die im Bedarfsfall auf Überdruck oder Unterdruck umgestellt werden kann. Bei Raumsterilisation darf der übrige Betrieb der Klimaanlage nicht beeinträchtigt werden
- In allen patientenbezogenen Bereichen sind die *Wände abwaschbar* und damit leicht desinfizierbar zu gestalten; unter gleichen Gesichtspunkten sind für diese Räume *fugenlose Fußböden* zu fordern
- **Bettendesinfektion:** sämtliche Betten und Matratzen sind turnusmäßig zu reinigen und zu desinfizieren. Dies sollte grundsätzlich über die hauseigene *Bettendesinfektionszentrale* erfolgen
- *Versorgung* und *Entsorgung* erfolgt möglichst über **Marterialschleusen** bzw. via **Transportflur**

- regelmäßige Betten- und Apparatedesinfektion
- getrennte Versorgungs- und Entsorgungswege

1.5.2 Weitere hygienische Aspekte

Weitere hygienische Aspekte

- *Schutzkleidung* (farblich gekennzeichnet)
- häufige *Händedesinfektion*
- Arbeiten mit *Handschuhen*

2 Respiratorische Insuffizienz

Respiratorische Insuffizienz

W. Heinrichs

Atmung bedeutet allgemein die Sicherstellung des Austausches von *Sauerstoff* und *Kohlendioxid* zwischen den Körperzellen und der äußeren Umgebung des Organismus.
Respiratorische Insuffizienz ist die Unfähigkeit des Organismus, den Zellen den für die energetischen Funktionen und den Stoffwechsel benötigten Sauerstoff bereitzustellen bzw. das im Stoffwechsel entstehende Kohlendioxid zu eliminieren.

Atmung: Austausch von O_2 und CO_2 zwischen Körperzellen und äußerer Umgebung des Organismus

Respiratorische Insuffizienz: Unfähigkeit des Organismus, den Zellen O_2 bereitzustellen bzw. CO_2 zu eliminieren

2.1 Anatomische und physiologische Grundlagen

Anatomie, Physiologie

2.1.1 Anatomische Gesichtspunkte

Anatomische Gesichtspunkte

Die Lungen sind hauptsächlich zusammengesetzt aus den Verzweigungen des Luftweges *(Bronchialbaum und Alveolen)*, den Ästen der *Lungenarterie*, den Wurzeln der *Lungenvenen* und der *Stützmatrix des Bindegewebes*, welches *Lymphgefäße, -knoten* und *Nerven* enthält. Das intra- und extravasale Wasserkompartiment wird durch die dem Gefäßraum zugewandte Zellmembran des kapillären Endothels voneinander getrennt. Das **extravasale Kompartiment** befindet sich vor allem in den interstitiellen Räumen peripherer (alveolärer) und zentraler Abschnitte (in der Wand der Gefäße, in den Bronchien und in den Lymphgefäßen), jedoch auch intraalveolär und -bronchial.

Lungen bestehen aus:
- Bronchialbaum
- Alveolen
- Ästen der Lungenarterie
- Wurzeln der Lungenvenen
- Stützmatrix des Bindegewebes
- Lymphgefäßen
- Lymphknoten
- Nerven

2.1.1.1 Alveolokapilläre Einheit

Alveolokapilläre Einheit

Das Blut der Lungenkapillaren ist durch eine Vielzahl anatomischer Strukturen von der Alveolarluft getrennt. Grundlegende sind:
- **Kapillarendothel** mit Basalmembran
- ein von der Größe her variierender **interstitieller Raum**
- **Alveolarepithel** mit Basalmembran.

Über der Konvexität der Kapillaren verschmelzen Alveolarepithel und Kapillarendothel miteinander; hier ist der interstitielle Raum sehr schmal (30–50 nm), die Diffusionsstrecke für die Atemgase somit sehr kurz. Auf der gegenüberliegenden Seite ist ein mehr oder weniger breiter **interstitieller Raum** zwischengeschaltet, der elastische und kollagene Fasern, Fibroblasten, Makrophagen und andere zelluläre Strukturen enthält. Dieser hat nicht nur Stützfunktion, sondern spielt auch eine außerordentlich wichtige Rolle für den *Flüssigkeitsaustausch.* Flüssigkeiten und Proteine, die sich hier

Bestandteile:
- Kapillarendothel mit Basalmembran
- Interstitium
- Alveolarepithel mit Basalmembran

Über der Konvexität der Kapillaren verschmelzen Alveolar- und Kapillarendothel miteinander; der interstitielle Raum ist mit 30–50 nm sehr schmal.
Der interstitielle Raum auf der Gegenseite enthält elastische und kollagene Fasern, Fibroblasten, Makrophagen und andere zelluläre Strukturen und spielt eine außerordentlich wichtige Rolle für den Flüssigkeitsaustausch.

sammeln, werden entlang eines kontinuierlichen Drainageweges den pulmonalen Lymphgefäßen zugeleitet. Zur Histologie des Kapillarsystems siehe auch Kap. 2.2.2.3.

Lymphgefäßsystem

2.1.1.2 Lymphgefäßsystem

Die Lymphgefäße differenziert man nach ihrer Lage in *zwei Gruppen, die miteinander anastomosieren:*

2 Systeme:
- **Lymphgefäße der Pleura** ohne Verbindung zum Pleuraraum
- **tieferliegende Lymphgefäße** intra- oder interlobulär verlaufend

- **Lymphgefäße der Pleura.** Sie sind zuständig für die Drainage der viszeralen Oberfläche der Lunge und verlaufen entlang der Lungenoberfläche. Über die interlobulären Septen erreichen sie „gebündelt" den Lungenhilus; es besteht keine Verbindung zum Pleuraraum.
- **tieferliegende Lymphgefäße.** Sie verlaufen entweder *intralobulär* gemeinsam mit Bronchien und Arterien oder *interlobulär* entlang der Venen und erreichen die terminalen Bronchien, jedoch nicht die Alveolarwand.

Physiologische Gesichtspunkte

2.1.2 Physiologische Gesichtspunkte

Äußere Atmung

2.1.2.1 Äußere Atmung

bestimmt von 4 Teilprozessen:

Vier Teilprozesse sind bestimmend für die äußere Atmung:
- *Ventilation* und *Perfusion*
- *Diffusion* und *Distribution*

1. Alveoläre Ventilation

2. Perfusion

3. Diffusion

4. Distribution

Ventilation
Die alveoläre Ventilation bezeichnet die Menge Sauerstoff, die je Zeiteinheit in die Alveolen hineingebracht und die entsprechende Menge Kohlendioxid, die aus den Alveolen in die Umgebungsluft heraustransportiert wird. Die **Perfusion** bestimmt die Menge der Gase, die je Zeiteinheit mit dem Blut zur Lunge hin bzw. von der Lunge in den Kreislauf gebracht wird. Die **Diffusion** bestimmt diejenige Gasmenge, die bei einem gegebenen Druckgradienten zwischen Alveolarraum und Blut durch die verschiedenen Membranen ausgetauscht wird. Diese drei Teilprozesse sind in den einzelnen Lungenbezirken selbst beim Gesunden unterschiedlich verteilt; dies wird mit dem Begriff **Distribution** beschrieben.

Statische Lungenvolumina (Tab. 8-2)
Das **Verschlußvolumen** bezeichnet denjenigen Anteil der FRC, bei dem Alveolarbezirke zu kollabieren beginnen (<FRC)
Verschlußvolumen nimmt zu:
- im Alter
- in Rückenlage
- bei Störungen der Lungenfunktion

Die statischen **Lungenvolumina** sind in Tab. 8-2 aufgeführt.
Bei der respiratorischen Insuffizienz kommt dem sog. **Verschlußvolumen** eine besondere Bedeutung zu: Die funktionelle Residualkapazität *(FRC)* bezeichnet das am *Ende der Exspiration* in der Lunge verbleibende Volumen. Unter normalen Bedingungen ist die funktionelle Residualkapazität so groß, daß die meisten Alveolen auch am Ende der Exspiration geöffnet bleiben. Ist die funktionelle Residualkapazität verringert, kollabieren von einem bestimmten Wert an diejenigen Alveolarbezirke, an denen der hydrostatische Druck in den Kapillaren am höchsten ist. Diese Alveolen werden so von der Ventilation abgeschnitten. Das in diesem Zustand noch in der Lunge verbleibende Volumen bezeichnet man als *Verschlußvolumen* (Closing volume bzw. Closing Capacity = *CC*). Im Alter, in Rückenlage und bei einer Vielzahl von pathologischen Störungen der Lungenfunktion kann die FRC ab- und gleichzeitig die CC zunehmen, so daß bestimmte Alveolarbezirke permanent von der Belüftung ausgeschlossen sind. Auf diese Weise entsteht

Tab. 8-2: Normalwerte statischer Lungenvolumina bei Erwachsenen (nach Niemer und Nemes)

Totalkapazität	6000–7000 ml
Vitalkapazität	4200–4800 ml
Residualvolumen	1200–1700 ml
Funktionelle Residualkapazität	2500–3000 ml
Inspirationskapazität	2800–4000 ml
Atemzugvolumen	450– 600 ml (ca. 6 ml/kgKG)
Inspiratorisches Reservevolumen	2500–3500 ml
Exspiratorisches Reservevolumen	800–1200 ml

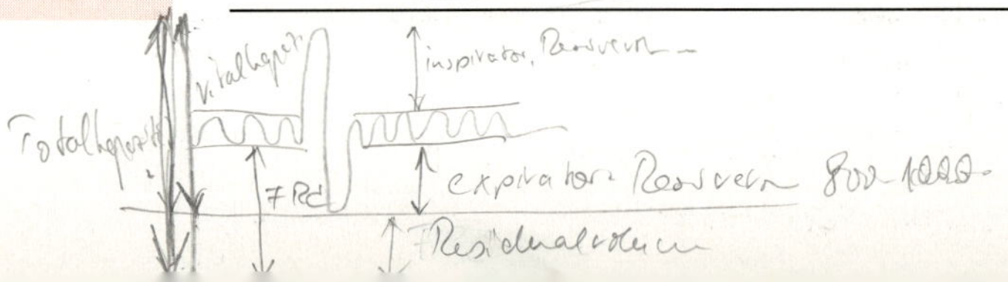

eine Shuntdurchblutung (s. u.). Ziel der Therapie muß in diesen Fällen eine Anhebung der FRC über die CC sein.

Die Ventilation wird auch durch die elastischen und viskösen Atemwiderstände beeinflußt. Die Gesamtheit dieser Widerstände und die Analyse von Druck-Volumenbeziehungen werden durch die **Atemmechanik** beschrieben (s. S. 337).

Elastische Widerstände entstehen durch die *Retraktionskraft* des Lungengewebes und des Thorax sowie durch die *Oberflächenspannung* der Alveolen. Die Oberflächenspannung in den Alveolen ist – bedingt durch die Anwesenheit des Surfactant – kleiner als das bei einer wäßrigen Oberfläche zu erwarten wäre.

Die Atemmechanik bezeichnet die Beeinflussung der Ventilation durch die elastischen und viskösen Atemwiderstände

Elastische Widerstände: Retraktionskraft von Lungengewebe und Thorax sowie **Oberflächenspannung** der Alveolen

> Die elastischen Widerstände werden durch das Maß der **Compliance** beschrieben: Unter Compliance (= Nachgiebigkeit) versteht man den Quotienten zwischen Volumenänderung und korrespondierender Druckänderung: C = aV/dP [l/mbar].

Die Compliance kann für die Lunge allein (Normwert 0,15–0,25 l/mbar) oder für das Gesamtsystem Thorax – Lunge (Normwert 0,06–0,1 l/mbar) angegeben werden.

Normwerte der Compliance:
- Lunge 0,15–0,25 l/mbar
- Gesamtsystem Thorax – Lunge 0,06–0,1 l/mbar

Visköse Widerstände entstehen vor allem durch die Strömungswiderstände in den Atemwegen und die nichtelastischen Gewebswiderstände. Dieser Wert wird gewöhnlich durch die **Resistance** angegeben und bezeichnet den Quotienten aus der Stromstärke (Fluß) und dem treibenden transpulmonalen Druckgradienten (Normwert 1–2 mbar*sec/l): $R = F/(P_{pulmo} - P_{pleura})$

Eine Einschränkung der statischen Lungenvolumina (insbesondere der Vitalkapazität) aufgrund von Bewegungseinschränkungen des Thorax oder raumfordernden intrathorakalen Prozessen bezeichnet man als **Restriktion.** Störungen, die mit erhöhten Strömungswiderständen für das Atemgas einhergehen, heißen demgegenüber **Obstruktion.**

Visköse Widerstände: bedingt durch Strömungswiderstände in den Atemwegen und nichtelastischen Gewebswiderständen. Sie werden als **Resistance** angegeben

Restriktion: Einschränkung der statischen Lungenvolumina

Obstruktion: Störungen, die mit erhöhten Strömungswiderständen für das Atemgas einhergehen

Perfusion

Im Normalfall durchströmen 98 Prozent des Herzminutenvolumens (HZV) die Lungenkapillaren und nehmen am Gasaustausch teil. Die verbleibenden 2 % werden nicht arterialisiert. Diesen Anteil bezeichnet man als **Shuntvolumen** (Qs/Qt) oder als intrapulmonalen Rechts-Links-Shunt. Er wird gewöhnlich in % des HZV angegeben. Das Shuntvolumen bedingt eine Abnahme des Sauerstoffpartialdruckes im arteriellen Blut (im Vergleich zum kapillären Blut). Nimmt das Shuntvolumen unter pathologischen Umständen beträchtlich zu, resultiert eine ausgeprägte arterielle Hypoxie, die auch durch Steigerung der inspiratorischen Sauerstoffkonzentration nicht ausgeglichen werden kann (Abb. 8-1). Bei einem Shuntvolumen von 30 % und mehr bewirkt eine Steigerung der inspiratorischen Sauerstoffkonzentration bis auf 100 % nahezu keine Steigerung des paO_2.

Perfusion

Shuntvolumen: Anteil des HZV (%), der die Lungenkapillaren durchströmt, jedoch nicht arterialisiert wird.
Bei beträchtlicher Zunahme des Shuntvolumen resultiert eine ausgeprägte **arterielle Hypoxie** (Abb. 8-1)

Diffusion

Die Diffusion von Sauerstoff aus der Alveole in den Erythrozyten und umgekehrt für Kohlendioxid aus dem Erythrozyten in die Alveole folgt dem Druckgefälle der beiden Gase vom Ort des höheren zum Ort des niedrigeren Partialdruckes. Als Maß für die Beurteilung der Diffusion in der Lunge dient gewöhnlich die Diffusionskapazität für Sauerstoff; sie beträgt 250–300 ml/min/kPa. Da die Messung der Diffusionskapazität für Sauerstoff nicht unproblematisch ist, wird alternativ häufig die Diffusionskapazität für Kohlenmonoxid bestimmt (Normwert: 113–203 ml/min/kPa). Entscheidend für die Beurteilung ist auch hier das Verhältnis zwischen der regionalen Diffusionskapazität und der regionalen Perfusion (Diffusionskapazitäts-Perfusions-Verhältnis).

Diffusion

Die Diffusion von O_2 und CO_2 ist abhängig vom Partialdruckgefälle. Die Diffusionsstrecke beträgt ca. 1 µm

Diffusionskapazität:
- für O_2: 250–300 ml/min/kPa
- für CO: 113–203 ml/min/kPa

Distribution

Die Distribution beschreibt die Gesamtheit der möglichen Verteilungsstörungen zwischen den übrigen drei Größen (Ventilation, Perfusion, Diffusion). Bei jeder größeren Störung der Distribution resultiert stets eine *arte-*

Distribution

Die Distribution bezeichnet die möglichen Verteilungsstörungen zwischen den übrigen 3 Größen (Ventilation, Perfusion, Diffusion)

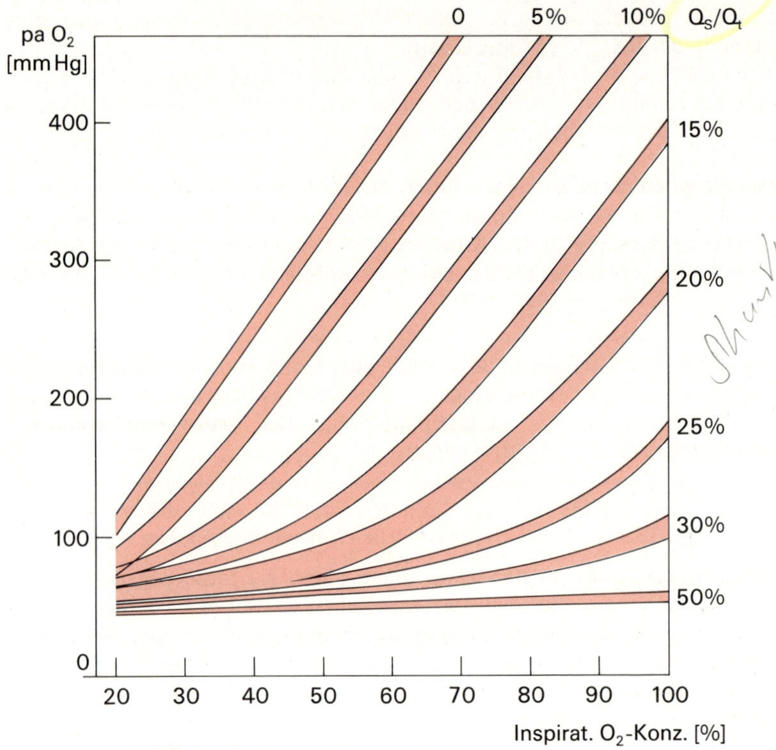

Abb. 8-1: Iso-Shuntdiagramm: Abhängigkeit des paO_2 von der inspiratorischen O_2-Konzentration und dem intrapulmonalen Rechts-Links-Shunt; bei einem Shuntvolumen von 30% und mehr führt eine Steigerung der inspiratorischen Sauerstoffkonzentration nicht mehr zu einem Anstieg des paO_2 (modifiziert nach Nunn)

rielle Hypoxie. Zu einer *arteriellen Hyperkapnie* kommt es im wesentlichen infolge einer Zunahme der Totraumventilation, da hiermit zwangsläufig eine Abnahme der alveolären Ventilation verbunden ist. Diese Effekte kann man folgendermaßen zusammenfassen:

Merke: ⇨

> Die Aufnahme von **Sauerstoff** hängt im wesentlichen von den Verhältnissen *Ventilation-Perfusion* (entspricht Shuntvolumen) sowie von der *Diffusion* ab, die Abgabe von **Kohlendioxid** dagegen von der *Ventilation.*

Transport von O_2 und CO_2
O_2-Angebot = HZV × O_2-Gehalt

Der **Sauerstofftransport** wird vom O_2-Gehalt, weniger vom arteriellen O_2-Partialdruck (paO_2) determiniert

Berechnung des Sauerstoffgehaltes:
- **chemisch gebundener Sauerstoff:** cO_2 (chemisch) = $sO_2 \cdot cHb \cdot 1{,}39/100$
- **physikalisch gelöster Sauerstoff:** cO_2 (physikalisch) = $paO_2 \cdot 0{,}0031$

2.1.2.2 Transport von Sauerstoff und Kohlendioxid

Das **Sauerstoffangebot** (AO_2) ist definiert als das Produkt des Herzzeitvolumens (HZV) und des arteriellen Sauerstoffgehaltes (caO_2). Während für die Diffusion in der Lunge die Partialdruckdifferenz zwischen Alveole und gemischt-venösem Blut entscheidend ist, wird der Sauerstofftransport weniger vom arteriellen Sauerstoffpartialdruck (paO_2) als vom Sauerstoffgehalt determiniert.

Arterieller Sauerstoffpartialdruck und die arterielle -sättigung (saO_2) des Hämoglobins sind durch die Form und Lage der *Sauerstoffbindungskurve* miteinander verknüpft. Der Sauerstoffgehalt des Hämoglobins **(chemisch gebundener Sauerstoff)** kann durch die Multiplikation der Sauerstoffsättigung mit der Hämoglobinkonzentration und mit Hilfe der *Hüfner-Zahl* (1,39 ml O_2/g Hb) berechnet werden. Der **physikalisch gelöste Sauerstoff** wird mittels des Bunsen-Löslichkeitskoeffizienten berechnet: cO_2 (physikalisch) = paO_2 * 0,0031.
Bei Partialdrucken unter 250 mm Hg kann der physikalisch gelöste Anteil vernachlässigt werden (weniger als 1 ml O_2/100 ml Blut), sonst werden die beiden Anteile addiert, um den Sauerstoffgehalt (cO_2; ml/dl) zu berechnen.

Eine Abnahme des paO_2 bezeichnet man als **Hypoxie**, eine Abnahme der saO_2 als **Hypoxygenation** und eine Verringerung der caO_2 als **Hypoxämie.** Die Ursache der Hypoxämie kann **hypoxisch, toxisch** oder **anämisch** sein.

Begriffe

Kohlendioxid wird zu *25 %* in Form einer *Carbaminobindung an das Globin* des Hämoglobins reversibel gebunden. *65 % werden als Bikarbonat gebunden* (im Erythrozyten unter Vermittlung des Enzyms Carboanhydrase). Der *physikalisch gelöste Anteil* des CO_2 ist etwa *10mal* so hoch wie der des Sauerstoffs.

CO_2 wird wie folgt gebunden:
- 25 % reversibel an das Globin des Hämoglobins
- 65 % als Bikarbonat im Erythrozyten

Der physikalisch gelöste Anteil des CO_2 ist etwa 10mal so hoch wie der des O_2

2.1.2.3 Innere Atmung

Innere Atmung

Die innere Atmung ist im wesentlichen durch die *Diffusionskapazität von O_2 und CO_2* von den Gewebekapillaren zu den Zellen und umgekehrt determiniert.

Die *treibende Kraft* besteht – wie in der Lunge – in der **Partialdruckdifferenz** der Gase zwischen dem Blut einerseits und dem Gewebe andererseits. **Generalisierte Ödeme** (z.B. bei der Sepsis), Alkalose, Toxine können diesen Austausch erschweren. Eine **Azidose** des Gewebes wirkt wegen der Rechtsverschiebung der Sauerstoffbindungskurve bis zu einem bestimmten Grad kompensatorisch auf die Sauerstoffabgabe aus dem Hämoglobin.

kann behindert sein durch:
- generalisierte Ödeme
- Sepsis
- Alkalose (Linksverschiebung der O_2-Bindungskurve)
- Toxine, Gifte

2.1.2.4 Flüssigkeitsbewegung zwischen Intravasalraum und Interstitium

Flüssigkeitsbewegung zwischen Intravasalraum und Interstitium

Starling-Gleichung

Die Gesetzmäßigkeiten der Flüssigkeitsbewegung zwischen dem Intravasalraum und dem Interstitium der Lunge werden mit Hilfe der Starling-Gleichung zusammengefaßt (s. Lehrbuch der Physiologie mit Repetitorium).
Ein **Volumenfluß** ist in *beiden Richtungen* der Membran möglich. Aus der Summe der hydrostatischen und onkotischen Kräfte resultiert jedoch unter normalen Bedingungen ein *Flüssigkeitsstrom aus dem Intravasalraum in das Interstitium*; in der gesunden menschlichen Lunge existiert ein *Gradient von etwa 2 mmHg zum Interstitium* hin. Die auf diesem Wege verschobene Flüssigkeit wird über das Lymphsystem abgeleitet. Normalerweise werden in der menschlichen Lunge etwa 10 ml/h drainiert, die Proteinkonzentration der Lymphflüssigkeit ist halb so groß wie die des Plasmas. Im Falle eines erhöhten Flüssigkeitsstroms zum Interstitium hin kann in einer gesunden menschlichen Lunge der Lymphfluß um ein Vielfaches gesteigert werden, bevor es zur Ausbildung eines Ödems kommt.
Das Gleichgewicht, das durch die oben beschriebene Flüssigkeitsbewegung einerseits und durch den Abtransport via Lymphe andererseits gegeben ist, kann durch verschiedene Störfaktoren beeinflußt werden, wodurch es dann zum Auftreten eines **Lungenödems** kommen kann.

Ein **Volumenfluß** ist in beiden Richtungen der Membran möglich.
In der menschlichen Lunge existiert ein Gradient von ca. 2 mmHg zum Interstitium hin. Die auf diesem Wege verschobene Flüssigkeit wird über das Lymphsystem abgeleitet (ca. 10 ml/h)

Bei Störungen des Gleichgewichtes zwischen der transmembranösen Flüssigkeitsbewegung einerseits und dem Abtransport via Lymphe andererseits kann ein Lungenödem entstehen

2.2 Pathophysiologie der akuten respiratorischen Insuffizienz

Pathophysiologie der akuten respiratorischen Insuffizienz

Die Insuffizienz der respiratorischen Funktion wird **Partialinsuffizienz** genannt, wenn die *Sauerstoffaufnahme* im arteriellen Blut *reduziert* ist, die *Kohlendioxidabgabe* (ein Parameter der Ventilation) jedoch noch *im Normbereich* ist.

- **Partialinsuffizienz:** reduzierte O_2-Aufnahme im arteriellen Blut

Eine **Globalinsuffizienz** liegt vor, wenn sowohl *Sauerstoffaufnahme* als auch *Kohlendioxidabgabe* unzureichend sind.

- **Globalinsuffizienz:**

Ätiologie

Unterschiede:
- **primäres Lungenversagen:** Folge einer primären Erkrankung der Lunge
- **sekundäres Lungenversagen:** durch extrapulmonale Erkrankungen verursacht

2.2.1 Ätiologie

Man unterscheidet nach der Ätiologie zwischen dem *primären* und *sekundären* akuten Lungenversagen:
Primäres Lungenversagen entsteht infolge einer primären Erkrankung der Lunge *(pulmonale Ursache)*, das **sekundäre Lungenversagen** beruht auf einer Störung der Lungenfunktion, die durch andere Erkrankungen *(nicht pulmonale Ursache)* verursacht wurde. Ferner kann eine respiratorische Insuffizienz bei intakter Funktion der Lunge auf der Basis nicht pulmonaler Pathologica entstehen.

Primäres Lungenversagen

2.2.1.1 Primäres Lungenversagen

Die *folgenden Erkrankungen* führen bevorzugt zu einem **primären Lungenversagen:**

Ursachen ⇨

- **Pneumonien**
- **akute allergische Alveolitis**
- **akute und chronische Atemwegserkrankungen**
- **traumatologische Schädigung: Lungenkontusion**
- **Aspiration, Mendelsonsyndrom**
- **Infarzierung (hämorrhagisch – nicht hämorrhagisch)**

Sekundäres Lungenversagen

2.2.1.2 Sekundäres Lungenversagen

Zu den *Erkrankungen*, die zu einem **sekundären Lungenversagen** führen, gehören vor allem:

Ursachen ⇨

- kardiales Lungenödem und Hypervolämie
- intrathorakale Kreislaufhindernisse: Embolien, Luftembolien, Fettemboliesyndrom
- traumatologische Schädigung: Pneumothorax, Spannungspneumothorax, instabiler Thorax, Hämatothorax
- Verbrauchskoagulopathie und Sepsis
- akute Pankreatitis
- Intoxikationen

Respiratorische Insuffizienz bei extrapulmonalen Ursachen

2.2.1.3 Respiratorische Insuffizienz durch extrapulmonale Ursachen

Bei den folgenden Störungen kommt es zur **akuten respiratorischen Insuffizienz**, ohne daß die Lungenfunktion als solche bereits geschädigt ist oder wird:

⇨

- myasthenische Krise und Muskelerkrankungen
- Störungen des Atemzentrums und Bewußtlosigkeit jeder Genese
- Intoxikationen bzw. Überhang von Muskelrelaxantien, Opiaten oder Anästhetika

Bei diesen Erkrankungen steht die Behebung der akuten respiratorischen Insuffizienz durch geeignete Maßnahmen (Intubation und Beatmung) im Vordergrund. Erst danach kann und soll das Grundleiden, welches zur Insuffizienz führte, in der adäquaten Weise behandelt werden.

Mendelson-Syndrom: akute Aspirationspneumonie durch Aspiration v. Magensaft. v.a. b. Bewußtlosigkeit od. während Narkose, bes. gefährlich bei (pH <2,5 u. Volumen >25 ml)

Symptome: Bronchopneumonie, ARDS, Lungenabszeß.
Th: Beatmung, AB, Prophylaxe.

2.2.2 Formen des Lungenödems, Atemnotsyndrom des Erwachsenen (= Adult Respiratory Distress Syndrome, ARDS)

2.2.2.1 Formen des Lungenödems

Bilder der akuten pulmonalen Schädigung gehen immer mit der Ausbildung eines pulmonalen Ödems einher. Dies ist Ausdruck der Gewebeschädigung in dem gleichen Maße, in dem ein traumatisches oder entzündliches Ödem in sonstigem Körpergewebe entsteht. Für das Lungenödem und seine Therapie ergeben sich jedoch spezielle Gesichtspunkte, die auf ätiologischen Unterschieden basieren. Im Verlauf eines Lungenödems, gleich welcher Genese, kann man drei verschiedene Phasen unterscheiden:
- **interstitielle Phase:** Es kommt zu *Flüssigkeitsansammlungen* im lockeren Bindegewebe um die extraalveolären Gefäßbahnen und Luftwege herum.
- **Alveolarwandphase:** progressive *Ausweitung der Alveolarwand*, wobei lediglich der Wandanteil betroffen ist, dem sich ein mehr oder weniger breiter interstitieller Raum anschließt. Der Teil, in dem Alveolarepithel und Kapillarendothel miteinander verschmelzen ist offenbar zunächst nicht betroffen.
- **alveoläre Phase:** Es kommt zum *Übertritt von Flüssigkeit in den Intraalveolarraum* und somit innerhalb kürzester Zeit zu einer erheblichen Zunahme des intrapulmonalen Shuntvolumens und Verschlechterung des Ventilations-Perfusionsverhältnisses.

Formen des Lungenödems, ARDS

Formen des Lungenödems

Eine akute pulmonale Schädigung geht mit der Ausbildung eines pulmonalen Ödems einher
Jedes Lungenödem verläuft in 3 Phasen:

1. interstitielle Phase

2. Alveolarwandphase

3. alveoläre Phase
Flüssigkeitsübertritt in den Intraalveolarraum

Hochdrucködem
Die **Ursache** eines Hochdrucködems liegt in einem *Druckanstieg in den Kapillaren* und in den *pulmonalen Venen* (gemäß der Starling-Gleichung ist der hydrostatische Druck in den Kapillaren erhöht), wodurch es zu einer Flüssigkeitsverschiebung in das Interstitium kommt. Der Druckanstieg kann durch eine *Linksherzinsuffizienz* bedingt sein.
Gleichermaßen kann eine *Abnahme des intravasalen onkotischen Druckes* zu einem Ödem führen, indem die Reabsorption aus dem Interstitium in den Intravasalraum vermindert ist.

Hochdrucködem
Ursache:
- Druckanstieg in den Kapillaren und pulmonalen Venen (z.B. Linksherzinsuffizienz) → Flüssigkeitsverschiebung zum Interstitium
- Abnahme des intravasalen onkotischen Druckes → verminderte Reabsorption

Permeabilitätsödem
Eine direkte oder indirekte *Alteration der alveolokapillären Membran* ist die **Ursache** eines Permeabilitätsödems. Für diesen Fall ist der Reflexionskoeffizient in der Starling-Gleichung kleiner als 1; beträgt er 0, so liegt eine komplette Durchlässigkeit für Proteine vor. Diese Alteration kann durch eine Vielzahl von „Schockmediatoren" hervorgerufen werden (s. Kap. 2.2.2.4).

Permeabilitätsödem
Ursache:
Alteration der alveolokapillären Membran durch „Schockmediatoren"

Neurogenes Ödem
Zentralnervöse Prozesse führen über einen gesteigerten Sympathikotonus zu einer Verengung der Kapillaren und somit zur Vasokonstriktion, die eine Erhöhung des hydrostatischen Druckes bedingt.

Neurogenes Ödem
– Sympathikotonus ↑
→ Vasokonstriktion
→ hydrostatischer Druck

2.2.2.2 Definition des ARDS

Nach pathophysiologischen Gesichtspunkten lassen sich viele Formen des akuten Lungenversagens unter einem einheitlichen klinischen Syndrom subsumieren, dem Atemnotsyndrom des Erwachsenen, abgekürzt ARDS. Diese Bezeichnung ist gegenüber der ätiologischen Einteilung in primäres und sekundäres Lungenversagen zu bevorzugen.

Das Syndrom geht vor allem auf die in den Vietnam- und Korea-Kriegen geprägten Synonyma „Schocklunge" u.a. zurück. Insgesamt können weit über 50 verschiedene frühere Definitionen unter dem heutigen Begriff ARDS zusammengenommen werden:
- Schocklunge
- Da-Nang-Lung
- Traumatic Wet Lung
- Post-Transfusions-Lunge
- Progressive pulmonary consolidation
- Oxygen pneumonitis
- Post perfusion lung
- Pump lung
- Respirator lung
- Wet lung
- White lung syndrome
- Interstitielles Lungenödem
- Verbrennungslunge
- Fat embolism
- Fluid lung

Definition des ARDS

Klinischer Verlauf und morphologisches Substrat sind unabhängig von der Ätiologie oft uniform. Gemeinsames Phänomen ist eine Veränderung der kapillären Membranen im Sinne einer erhöhten Durchlässigkeit für Flüssigkeiten und Eiweiße.
ARDS subsumiert mehr als 50 frühere Definitionen!

Das gemeinsame **pathophysiologische Phänomen** der zum ARDS disponierenden Faktoren besteht in einer *Veränderung der kapillären Membranen*, die im ARDS eine erhöhte Durchlässigkeit für Flüssigkeiten und Eiweiße aufweisen.

Merke:

⇨

Ein Kapillarschaden ist die Voraussetzung für ein ARDS.

Symptomatik:

⇨

Symptome des ARDS:

- **akute Atemnot**
- **Hypoxämie**
- **disseminierte interstitielle Lungenveränderungen**
- **rasche Progressivität der Gasaustauschstörung**
- **meist sekundäre Lungenerkrankung**
- **hohe Letalität (zwischen 25 und 75%)**

Pulmonale Erkrankungen mit respiratorischer Insuffizienz, die nicht mit einer Schädigung der alveolokapillären Membranen einhergehen, müssen aus pathophysiologischer Sicht vom ARDS abgegrenzt werden

Unklar ist die Abgrenzung beim neurogenen Lungenödem und bei der primären bakteriellen Pneumonie

Pulmonale Erkrankungen, die zur akuten respiratorischen Insuffizienz führen und nicht mit einer Schädigung der alveolokapillären Membranen einhergehen, müssen aus pathophysiologischer Sicht vom ARDS abgegrenzt werden.

In den folgenden beiden Fällen bleibt die *Abgrenzung fraglich* bzw. unterliegt gewissen Einschränkungen:

- Unklar ist die Einordnung des **neurogenen Lungenödems.** Viele tierexperimentelle Untersuchungen sprechen für das Vorkommen eines Kapillarschadens bei neurogenen Störungen, so daß das Bild des neurogenen Ödems von vielen Autoren eher dem Formenkreis des ARDS zugeordnet wird.
- Eine **primäre bakterielle Pneumonie** kann grundsätzlich ähnliche Komplikationen hervorrufen wie ein extrapulmonal gelegener septischer Herd. In diesem Fall muß die Pneumonie als Sepsis mit ausnahmsweise intrapulmonal gelegenem Herd betrachtet werden. Sie kann dann einen dem ARDS ähnlichen Verlauf pathophysiologischer Veränderungen hervorrufen.

Die wichtigsten ätiologischen Faktoren, die zum ARDS führen sind (modifiziert nach Ashbaugh):

- Schock jeder Genese
- Sepsis
- Polytrauma, Fettemboliesyndrom
- Lungenkontusion
- Verbrauchskoagulopathie
- Aspiration, Mendelson-Syndrom
- Beinahe Ertrinken
- Rauch- und Reizgasinhalation
- Viruspneumonie
- Akute Pankreatitis
- Hepato-Renales Versagen
- Extrakorporaler Kreislauf
- Massivtransfusion
- Intoxikationen (Paraquat, Trizyklische Antidepressiva)

Pathologie, Histopathologie der Lungen im ARDS

3 Hauptstadien des ARDS:
- akute oder exsudative Frühphase
- chronische oder proliferative Phase
- Heilungsphase

1. Frühstadium: tiefrote, schwere Lungen

2. Chronische Phase:
Lungen blaß-grau, Konsistenzvermehrung

3. Heilungsphase:
meist: Bindegewebsvermehrung

Angriffsorte:
Muskelzellen von
– Arteriolen und Sphinkteren

2.2.2.3 Pathologie, Histopathologie der Lungen im ARDS

Der Ablauf eines ARDS wird in *3 Hauptstadien* eingeteilt:
- **akute** oder exsudative **Frühphase**
- **chronische** oder proliferative **Phase**
- **Heilungsphase**

Im **frühen akuten Stadium** findet man tiefrote, schwere, mit Ödemflüssigkeit gefüllte Lungen.

In der **chronischen Phase** haben die Lungen eine blaß-graue Oberfläche, kollabieren nicht spontan und weisen eine Konsistenzvermehrung auf. Umschriebene ödematöse Zonen, Nekroseherde, umschriebene Infarkte und homogene karnifizierte Regionen bestehen nebeneinander.

In der **Heilungsphase** findet sich gelegentlich eine Restitutio ad integrum, meistens jedoch eine Lunge mit verminderter Kapazität, narbigen Strukturen und einer generellen interstitiellen Vermehrung des Bindegewebes.

Primärer Angriffsort der auslösenden Noxen bei einem ARDS sind vor allem die *glatten Muskelzellen* der *pulmonalen Arteriolen* und die *präkapillären Sphinkter.*

Geänderter Blutfluß
- von Netzkapillaren
- zu nutritiven Gefäßen

→ Erythrozytenaggregation

Folgen:
- **Rechts-Links-Shunt ↑**
- **Transsudation**

Da den nutritiven Gefäßen in der Lunge eine durchgehende Muskularisschicht fehlt, entsteht durch die Vasokonstriktion eine *Umverteilung des Blutflusses* von den Netzkapillaren zu den nutritiven Gefäßen. Hieraus resultiert eine Aggregation von Erythrozyten und degranulierten Thrombozyten vor der terminalen Strombahn und eine Zunahme der intrapulmonalen **Rechts-Links-Shunt-Durchblutung.**

Der venöse Abfluß aus den Netzkapillaren wird durch die Erythrozyten- und Thrombozytenaggregate behindert. Durch den erhöhten mikrovaskulären Druck und die beim ARDS frühzeitig zu beobachtende Zunahme der Kapillarpermeabilität entsteht in der Frühphase des ARDS eine ausgeprägte **Transsudation.**

Die *Diffusionsstrecke* wird durch die Extravasation erst beeinträchtigt, wenn sich das Ödem auf die Alveolarsepten ausbreitet.

- **Gerinnungsstörungen** → Azidose
- **Surfactant-Produktion ↓**
- **Hyaline Membranen**

Durch **Gerinnungsstörungen** wird die Mikrozirkulationsstörung fixiert. Hieraus resultiert eine metabolische Azidose, die vor allem die Pneumozyten Typ II betrifft, so daß die *Surfactant-Produktion* gestört wird. Durch die konsekutive Abnahme der Oberflächenspannung kommt es zum Übertritt von Eiweiß und Fibrin in den Alveolarraum und hier zur Bildung von **pulmonalen hyalinen Membranen.**

- **sekundäre Infektionen**

Sekundär pfropfen sich Infektionen auf, die umschriebene pulmonale Abszesse verursachen können.

Prognose

> Die akute Frühphase kann nur überlebt werden, wenn sich die Mikrozirkulationsstörung in der Lunge bessert und die Permeabilität der Kapillarmembran normalisiert.

Die **Heilungsphase** ist durch eine Proliferation der Pneumozyten Typ II gekennzeichnet. Sie übernehmen die Aufgabe der Regeneration der Typ I Zellen.

Bindegewebssprossen wachsen in das Alveolarseptum ein, hieraus resultiert eine *„Splenisation“*.

2.2.2.4 Mediatoren des ARDS

Mediatoren des ARDS

Merke:

> Das *zentrale pathophysiologische Substrat* des ARDS besteht in der generellen **Schädigung der Kapillarendothelien** mit *Zunahme der Permeabilität für Flüssigkeiten und Eiweiße.*

2 Arten von **Schockmediatoren:**

Die verschiedensten Substanzen können die zellulären Veränderungen auslösen, die für das ARDS typisch sind. Sie werden **Schockmediatoren** oder **ARDS-Mediatoren** genannt.

1. primäre

Primäre Mediatoren sind: *Histamin, Serotonin, Kallikrein, Katecholamine, verschiedene Prostaglandine*

2. sekundäre

Sekundäre Mediatoren sind: verschiedene *Faktoren des Komplementsystems, Arachidonsäuremetabolite, Proteasen und Antiproteasen,* das *Kallikrein-Kininogen-Kinin-System, Sauerstoffradikale*

- **Aktivierung der Mediatoren**

> Die *Aktivierung dieser Systeme* ist eng miteinander verknüpft, der **Gerinnungsfaktor XIIa** (Hageman-Faktor) nimmt eine zentrale Stellung ein.

2.2.2.5 Pathophysiologie des ARDS

Pathophysiologie des ARDS

Hämodynamik

Grundkrankheit prägt die Hämodynamik

Hämodynamik

Die Hämodynamik wird während der Entwicklung einer akuten respiratorischen Insuffizienz durch die *Grundkrankheit* geprägt:

- **Volumenmangelschock:**
– Hypotonie, Tachykardie
– Zentralisation
– Mikrozirkulation gestört
– HZV ↓, ZDV ↓, PCWP ↓
– Gefäßwiderstand ↑

Beim **Volumenmangelschock** findet man:
- Hypotonie, Tachykardie
- Zentralisation
- Störungen der Mikrozirkulation
- Erniedrigung des Herzzeitvolumens
- Erhöhung des systemischen und pulmonalen Gefäßwiderstandes
- Häufig Erniedrigung des ZVD und PCWP

- **Sepsis:**
– HZV ↑
– Gefäßwiderstand ↓

Bei einer **Sepsis** findet man:
- einen hyperdynamen Kreislauf
- Erhöhung des Herzzeitvolumens
- Erniedrigung des systemischen Gefäßwiderstandes

- **ARDS-Progredienz:**
– Gefäßwiderstand ↑
– Hypertonie ↑
– Shuntvolumen ↑
– ZVD ↑
– Rechtsherzdilatation

Bei **progredientem ARDS** findet man:
- Zunahme des pulmonalen Gefäßwiderstandes
- Pulmonal-arterielle Hypertonie
- Zunahme des intrapulmonalen Shuntvolumens
- Rechtsherzdilatation
- Erhöhung des ZVD

- **Nierenversagen**
- **Leberversagen**

Die maschinelle Beatmung beeinflußt zusätzlich den Kreislauf, die Nieren- und Leberfunktion, hieraus können resultieren:
- Oligurie, Anurie, akutes Nierenversagen
- Störung der Pfortaderperfusion und des Gallenabflusses, Anstieg der Transaminasen und der Cholestaseenzyme.

Spätphase:
- Anstieg von
– pulmonalem Gefäßwiderstand
– pulmonalarteriellem Druck
– pulmonalem Shuntvolumen
- Rechtsherzinsuffizienz
- HZV ↓ (spät)

In der **Spätphase eines ARDS** kommt es zu einer allmählichen Aggravierung der Veränderungen in der pulmonalen Strombahn: Der *pulmonale Gefäßwiderstand, der pulmonalarterielle Druck* und das *intrapulmonale Shuntvolumen* steigen weiter an. Durch die chronische Belastung des rechten Ventrikels entwickelt sich eine zunehmende *Rechtsherzinsuffizienz.* Da der linke Ventrikel hiervon nur indirekt betroffen wird, nimmt das HZV erst in einer terminalen Phase ab.

Ausheilung:
pulmonale Hypertension oft noch über eine lange Zeit nachzuweisen

Nach der **Ausheilung eines ARDS** kann eine *pulmonale Hypertension* oft noch über eine lange Zeit nachgewiesen werden, da aufgrund der reparatorischen Fibrosierung die Veränderungen im Kapillarsystem der Lunge organisch weitgehend fixiert sind.

Atemmechanik
beeinträchtigt durch:
– interstitielles Ödem
– Surfactant
- **Akutphase**

Atemmechanik

Im ARDS ist die Atemmechanik durch das **interstitielle Ödem** und durch Störungen des **Surfactant** beeinträchtigt.

In der **Akut- bzw. Frühphase:**
- Abnahme der FRC (funktionelle Residualkapazität)
- Abnahme des Atemzugvolumens
- Abnahme der Vitalkapazität
- Tachypnoe
- Totraumanteil (Totraumquotient V_d/V_t) >40 % (normal <30 %)
- Abnahme der Compliance

- Abnahme von FRC und Compliance bewirken
– **Öffnungsphänomene**
– **endinspiratorische Überdehnung**

Abnahme der FRC und der Compliance bewirken unter maschineller Beatmung:
– Öffnungsphänomene (Anstieg des inspiratorischen Teils der Druck-Volumen-Kurve)
– endinspiratorische Überdehnung (bei Beatmung mit erhöhtem Atemzugvolumen oder endexspiratorischen Druckwerten)

Von pathophysiologischer Bedeutung sind in besonderem Maße die Störungen von Synthese und Zusammensetzung des *Surfactant.*

Gasaustausch
durch **arterielle Hypoxämie** gekennzeichnet
Ursache:
erhöhte Shuntdurchblutung

Gasaustausch

Im Vordergrund der Störungen des Gasaustausches steht immer eine arterielle Hypoxämie, die durch Erhöhung der inspiratorischen Sauerstoffkonzentration nur wenig zu beeinflussen ist.

Als Ursache der Hypoxämie kommt vor allem das pathologisch erhöhte intrapulmonale Shuntvolumen in Betracht, welches Werte von über 50 % annehmen kann.

Eine Verminderung bzw. Normalisierung des Shuntvolumens korreliert sehr eng mit dem Beginn der Heilungsphase des ARDS.

Prognostische Bedeutung

⇦

Ferner führt die erhöhte Totraumventilation zu einem Anstieg des arteriellen CO_2-Partialdruckes (im Sinne einer Globalinsuffizienz). Die erhöhte Totraumventilation entsteht durch belüftete Alveolarbezirke, die aufgrund der Mikrozirkulationsstörung nur unzureichend perfundiert werden.

Sekundäre bakterielle Infektion
Im Verlauf eines ARDS prädisponieren Störungen der Zellfunktionen, Mikroatelektasen und Flüssigkeitsansammlungen im Interstitium und den Alveolen zu sekundären bakteriellen Infektionen. Durch die Aufhebung der Filterbarriere der Nasenschleimhaut infolge Intubation und Beatmung ist eine Verschleppung nosokomialer Keime kaum vermeidbar. Außerdem sind die Patienten aufgrund der Schwere des Krankheitsbildes oder der Grundkrankheit, die zum ARDS führte, in besonderem Maße infektionsgefährdet.

Sekundäre bakterielle Infektion
Ursachen:
- Störungen der Zellfunktionen
- Mikroatelektasen
- Flüssigkeitsansammlungen in Interstitium und Alveolen

2.3 Diagnostik und Therapiekontrolle

Diagnostik, Therapiekontrolle

2.3.1 Klinik der akuten respiratorischen Insuffizienz

Aufgrund der vielschichtigen Ätiologie der akuten respiratorischen Insuffizienz ist das klinische Bild nicht einheitlich. **Leitsymptom** sind in jedem Fall *Dyspnoe* und *Tachypnoe*, deren Ursache in einem erhöhten Anteil an Totraumventilation und in einem in der Initialphase erhöhten intrapulmonalen Rechts-Links-Shunt zu finden ist. Reichen die Kompensationsmöglichkeiten des Patienten nicht mehr aus, wird meist eine *Zyanose* sichtbar.
Der Auskultationsbefund ist sehr stark von der Ursache der respiratorischen Insuffizienz abhängig:
• Beim *Hochdrucködem* kommt es schnell zum Übertritt von Flüssigkeit in den Alveolarraum und in die Bronchien, so daß hier grob- und feinblasige feuchte Rasselgeräusche frühzeitig auskultiert werden können.
• Beim *Permeabilitätsödem* hingegen sind die auskultatorischen Befunde in der Anfangsphase der pulmonalen Erkrankung nur diskret. Gelegentlich sind besonders über den basalen Abschnitten der Lungen leichte Krepitationen bzw. Entfaltungsgeräusche hörbar.
• Bei traumatisch bedingter akuter Ateminsuffizienz können diese Befunde durch die einseitige Dämpfung des Atemgeräusches aufgrund eines Pneumo- oder Hämatothorax überlagert werden. In diesem Fall bietet die perkutorische Untersuchung eine weitere Möglichkeit der Differentialdiagnostik.

Klinik der akuten respiratorischen Insuffizienz
Leitsymptome:
- Dyspnoe
- Tachypnoe
- Zyanose

Auskultationsbefund:
- **Hochdrucködem:** grob-, feinblasige feuchte RG
- **Permeabilitätsödem:** diskrete Befunde: leichte Krepitationen bzw. Entfaltungsgeräusche. Später: Bronchialatmen, bei Atelektasen abgeschwächtes AG.
- traumatische Ateminsuffizienz: Überlagerung durch Pneumo- oder Hämatothorax: **Perkussion!**

2.3.2 Röntgenuntersuchung des Thorax

Die Röntgenuntersuchung des Thorax zählt zu den *Standardverfahren* im Rahmen der Diagnostik und Verlaufskontrolle der akuten respiratorischen Insuffizienz.
Die Röntgenuntersuchung ergibt eindeutige Hinweise bei bestimmten Veränderungen der Atmungsorgane: Neben der Beurteilung des *knöchernen Skeletts* werden *Luft- und Flüssigkeitsansammlungen* zwischen den beiden Pleurablättern zuverlässig erkannt. *Pulmonale Infiltrate, Form und Konfiguration des Herzens* können diagnostiziert werden. Darüber hinaus ist die Beurteilung der *Lage von Venenkathetern* oder *Endotrachealtubus* möglich.
Schwieriger ist dagegen die Diagnose und Verlaufsbeurteilung des *interstitiellen Flüssigkeitsgehaltes beim ARDS.* Die Ursache ist in einer limitierten Aussagekraft der Röntgenbilder in der Intensivmedizin zu suchen. Die Aufnahmen können häufig nicht in aufrechter Position und nicht in tiefer Inspiration angefertigt werden. Die Expositionszeiten sind verhältnismäßig lang und die Abstände nicht einheitlich.

Röntgenuntersuchung des Thorax

Standarduntersuchung

Vorteile:
Sichere Beurteilung von:
- knöchernen Befunden
- Luft- und Flüssigkeitsansammlungen
- pulmonalen Infiltraten
- Form und Konfiguration des Herzens
- Lage von Venenkatheter, Endotrachealtubus

Nachteile: Häufig unsichere Beurteilung des Flüssigkeitsgehaltes der Lungen.

Hauptverfahren zur Bewertung des Flüssigkeitsaufkommens in der Lunge:
- Stadieneinteilung nach **Sibbald**
- Bewertung nach **Halperin** (Abb. 8-2)

Zur Bewertung des Flüssigkeitsaufkommens in der Lunge bieten sich **zwei Hauptverfahren** an:

- Stadieneinteilung nach *Sibbald*: Sibbald ordnet bestimmten röntgenmorphologischen Kriterien 5 verschiedene Stadien der Ödemausprägung zu. Stadium 0 entspricht dem normalen Befund, im Stadium 1 sind mögliche bzw. beginnende interstitielle Infiltrationen sichtbar, im Stadium 2 finden sich definitive interstitielle Infiltrate, im Stadium 3 treten zusätzlich fleckige alveoläre Infiltrate auf und im Stadium 4 ist ein diffuses bilaterales alveoläres Ödem sichtbar.
- Bewertung nach *Halperin*: Halperin teilt die Lunge in 6 Felder ein (Abb. 8-2). Jedem dieser Felder wird ein Score zwischen 0 und 65 gemäß der in dieser Lungenregion anzutreffenden Ausprägung der Befunde zugeordnet. 0 entspricht dem normalen Befund, bei einem Score zwischen 10 und 35 sind Stauungszeichen in zunehmender Ausprägung in der Region sichtbar, bis zu einem Score von 45 handelt es sich um ein rein interstitielles Ödem mit Septumlinien, bei höheren Scores bis 65 ist zusätzlich ein alveoläres Ödem mit zunehmendem Ausprägungsgrad in der Region vorhanden. Bei der Auswertung werden die Scores der einzelnen Felder zu einem Summenscore von allen Feldern zusammengefaßt.

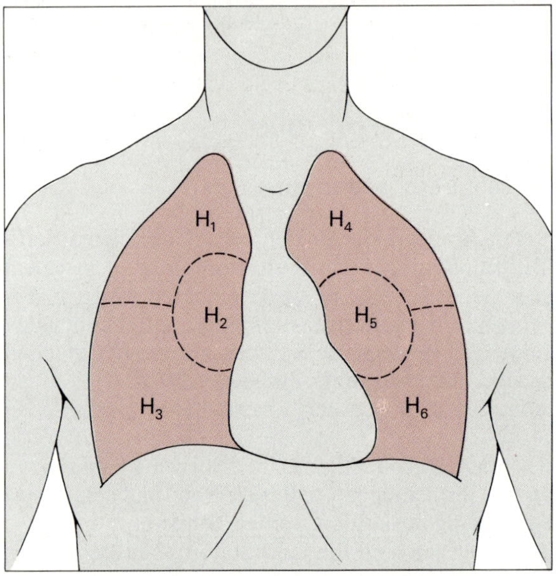

Abb. 8-2: Einteilung der Thoraxröntgenaufnahme nach dem Schema von Halperin: H_1 und H_4 entsprechen dem rechten bzw. linken Lungenoberfeld, H_2 und H_5 der rechten bzw. linken Hilusregion, H_3 und H_6 dem rechten bzw. linken Mittel- und Unterfeld

Überwachung des intrapulmonalen Gasaustausches

Blutgasanalyse

Standardverfahren zur Überprüfung des intrapulmonalen Gasaustausches

Parameter:
- pO_2-Wert
- pCO_2-Wert
- pH-Wert

Die **Sauerstoffsättigung** kann anhand von Nomogrammen berechnet oder in sog. CO-Oxymetern gemessen werden

Der **Sauerstoffgehalt** wird in der Regel berechnet; er kann mit neueren Geräten auch direkt gemessen werden

2.3.3 Überwachung des intrapulmonalen Gasaustausches

2.3.3.1 Blutgasanalyse

Obwohl in den letzten Jahren nichtinvasive kontinuierliche Überwachungsverfahren zur Kontrolle des intrapulmonalen Gasaustausches und der Oxygenation des Blutes auf den Markt gekommen sind (s. 3.3.2), stellt die Blutgasanalyse weiterhin das Standardverfahren zur Überprüfung des intrapulmonalen Gasaustausches dar (s. Kap. VIII/4, S. 396). Essentiell sind: *pO_2-Wert, pCO_2-Wert und pH-Wert.*

Zusätzlich gemessene Parameter: SO_2Wert: Die Sauerstoffsättigung wird bei vielen Geräten anhand von Nomogrammen berechnet; in den sogenannten CO-Oxymetern wird sie mit Hilfe photometrischer Techniken direkt gemessen.

Hämoglobinkonzentration/Hämatokritwert: Diese Parameter werden entweder photometrisch (Zyan-Häm-Methode) gemessen oder aufgrund von elektrischen Leitfähigkeitsmessungen anhand von Nomogrammen berechnet.

cO_2 (Sauerstoffgehalt): Dieser Wert wird in den meisten Fällen (s. Kap. 2.1.2.2) berechnet. In jüngster Zeit stehen photometrisch arbeitende Meßprinzipien zur direkten Sauerstoffgehaltsmessung zur Verfügung.

Die **Blutentnahme zur Blutgasanalyse** kann erfolgen:
- *Arteriell* zur Überwachung des intrapulmonalen Gasaustausches,
- *Venös* zur Überwachung des Gasaustausches im Gewebe (z. B. Beurteilung einer Gewebshypoxie); die venöse Blutentnahme wiederum kann erfolgen zentralvenös (gewöhnlich in der V. cava superior) – sie erfaßt dann das venöse Blut des Gehirns, des Schädels und des Oberkörpers mit der oberen Extremität –, gemischtvenös aus der A. pulmonalis – gemischtvenös bezeichnet den Zusammenfluß aus der V. cava superior, der V. cava inferior sowie dem Sinus coronarius (herzvenöses Blut); das gemischtvenöse Blut repräsentiert den globalen Gewebestatus des gesamten Organismus.

Arterielle Blutproben werden gewöhnlich durch Punktion der *A. radialis* gewonnen. Die verwendete Nadel sollte vom Typ 22G oder kleiner sein. Vor der Punktion soll man sich mittels Allan-Testes davon überzeugen, daß die Perfusion der Hand über die A. ulnaris und die Anastomosen zwischen den A. radialis und A. ulnaris im Bereich der Hand gewährleistet ist.

Verfügen die Patienten über einen arteriellen Zugang, wird die Blutprobe aus dem Katheter bzw. aus der Verweilkanüle abgenommen. Hierbei ist genau wie bei der Entnahme von venösem Blut zur Blutgasanalyse besonders zu beachten, daß die Blutprobe nicht durch Infusionslösungen aus dem Schlauchsystem und der Kanüle verdünnt und exakt luftblasenfrei aufgezogen wird.

Die **Normalwerte** der arteriellen, zentralvenösen und gemischtvenösen Blutgasanalysen sind in Tab. 8-3 aufgeführt.

Die **Blutentnahme zur Blutgasanalyse** kann erfolgen:
- **arteriell** zur Überwachung des **intrapulmonalen** Gasaustausches
- **venös** (zentral-/gemischtvenös) zur Überwachung des Gasaustausches **im Gewebe**

Arterielle Blutproben werden gewöhnlich durch Punktion der **A. radialis** gewonnen. Vorher Allan-Test durchführen

Normalwerte: Tab. 8-3

Tab. 8-3: Normwerte der Blutgasanalyse bei Atmung mit 21% O_2-Konzentration (nach Nunn, Zander)

	Arteriell	Zentralvenös	Gemischtvenös
ph[1]	7,38–7,42	7,34–7,38	7,32–7,40
pCO_2 mmHg	38–42	43–47	44–48
StB mol/l	23,8–24,9	25,2–26,4	25,6–26,8
pO_2[3] mmHg	78–95	32–44[4]	37–42
sO_2[3] %	96	68–82[4]	72–79
cHb g/dl	13,9–15,3	13,9–15,3	13,9–15,3
caO_2[2] ml/dl	18,6–20,4	12,1–15,9	13,6–15,4

[1]) Temperatur = 37 °C
[2]) cHb im Normbereich
[3]) Qs/Qt < 5%
[4]) in Abhängigkeit des Hirnstoffwechsels und der hirnvenösen Sauerstoffausschöpfung

Der arterielle CO_2-Partialdruck und der arterielle pH-Wert ändern sich im Laufe des Lebens nicht. Dagegen zeigt der arterielle Sauerstoffpartialdruck sowohl eine Abhängigkeit vom Alter des Patienten als auch von seinem Körpergewicht. Diese Zusammenhänge sind in Abb. 8-3 dargestellt, wobei der Broca-Index zur Beschreibung von Körpergewicht und Körpergröße benutzt wird.

In der Praxis soll die Blutgasanalyse getrennt nach dem Oxygenierungsstatus und dem Säure-Basen-Status befundet werden.

Die **Beurteilung des Oxygenierungsstatus** erstreckt sich auf den *Sauerstoffpartialdruck*, die *-sättigung* und, falls vorhanden, auf den *-gehalt.* Kritische Grenzwerte der Oxygenierung können nicht allgemeingültig festgelegt werden, da sie sehr von den individuellen Befunden abhängig sind. Bei Patienten wird generell ein Sauerstoffpartialdruck von *50 mm Hg* als absolut *behandlungsbedürftige Grenze* angesehen, weil unterhalb dieses Wertes mit hypoxischen Schädigungen des Gehirns gerechnet werden muß.

Die **Beurteilung des Säure-Basen-Haushaltes** *beginnt* mit der Entscheidung, ob sich der *pH-Wert im Normbereich* befindet, ob eine *Alkalose* oder eine *Azidose* vorliegt.

Im *zweiten Schritt* kann anhand des Kohlendioxidpartialdruckes entschieden werden, ob es sich um eine Normo-, Hyper- oder Hypoventilation handelt.

arterieller CO_2-Partialdruck und arterieller pH-Wert sind unabhängig vom Alter

Abhängigkeit des arteriellen Sauerstoffpartialdruckes vom Alter und Körpergewicht (Abb. 8-3)

Beurteilung des Oxygenierungsstatus nach:
- O_2-Partialdruck
- O_2-Sättigung
- O_2-Gehalt (falls vorhanden)

Beurteilung des Säure-Basen-Haushaltes erfolgt in 3 Schritten:
- **pH-Wert** (Normbereich, Alkalose oder Azidose)
- **CO_2-Partialdruck** (Normo-, Hyper- oder Hypoventilation)

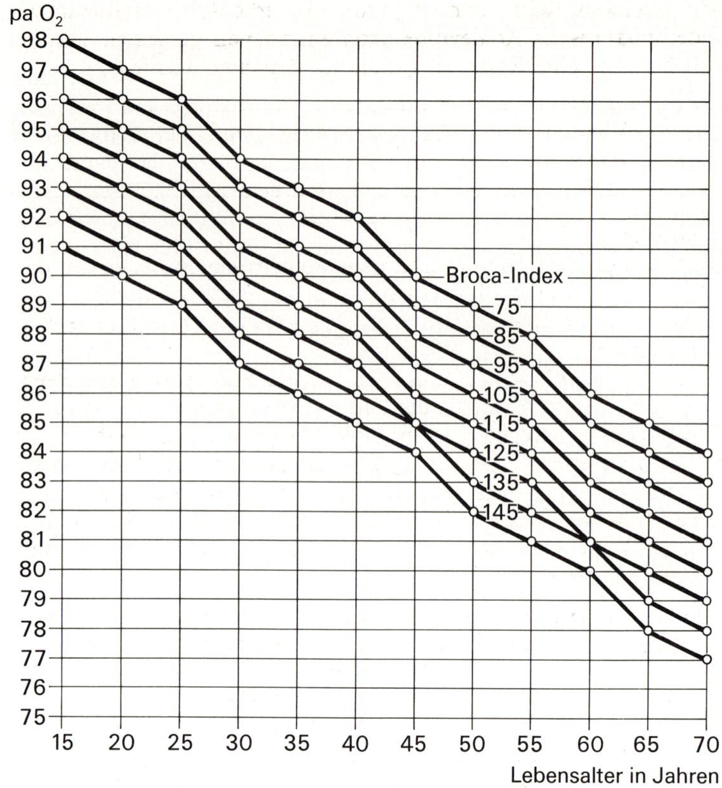

Abb. 8-3: Abhängigkeit des paO_2 vom Alter und vom Broca-Index (nach Ulmer)

- **Standardbikarbonatkonzentration** oder **BE** (metabolische Alkalose oder Azidose)

Im *dritten Schritt* wird schließlich entweder die *Standardbikarbonatkonzentration* oder der *Base Excess* beurteilt, welcher anzeigt, inwieweit eine **metabolische** *Alkalose* oder *Azidose* vorliegt.

Nichtinvasive Überwachungsverfahren

2.3.3.2 Nichtinvasive Überwachungsverfahren

Atemgasanalyse

Durch die Analyse der Atemgase können folgende Parameter erfaßt werden:
- **Sauerstoffaufnahme**
- **Kohlendioxidabgabe**
- **Kapnographie**

Atemgasanalyse

Durch die Analyse der Atemgase kann die Sauerstoffaufnahme durch den Organismus einerseits und die Kohlendioxidabgabe andererseits bestimmt werden. Mit Hilfe der Analyse der Kohlendioxidkonzentration in der Exspirationsluft läßt sich ferner der arterielle Kohlendioxidpartialdruck annähernd bestimmen. Vergleichbares für die Bestimmung des arteriellen Sauerstoffpartialdruckes ist nicht möglich, da eine unmittelbare Korrelation zwischen dem arteriellen Sauerstoffpartialdruck und der exspiratorischen Sauerstoffkonzentration nicht besteht. Darüber hinaus ist die Bestimmung der Sauerstoffaufnahme technisch anspruchsvoll und zählt nicht zur Routineüberwachung von Patienten mit akuter respiratorischer Insuffizienz.
Die Bestimmung der *exspiratorischen Kohlendioxidkonzentration* wird als **Kapnographie** bezeichnet. Sie kann technisch auf verschiedene Weise realisiert werden:

Methoden der Kapnographie:
- Nebenstromverfahren
- Hauptstromverfahren

- Im sog. **Nebenstromverfahren** wird ständig eine kleine Gasmenge aus dem Nasenrachenraum oder – beim intubierten Patienten – möglichst tubusnah abgesaugt und durch ein externes Analysengerät gepumpt.
- Das **Hauptstromverfahren** ist nur beim intubierten Patienten anwendbar. Hierbei befindet sich der Sensor direkt am Tubuskonnektor und wird dort über eine kleine Küvette angeschlossen.

Endexspiratorischer CO_2-Wert korreliert eng mit arteriellem CO_2-Partialdruck, aber nicht bei:
- erhöhter Totraumventilation
- Verteilungsstörungen
- bronchopleuralen Fisteln

Die Analyse des Kohlendioxids erfolgt durch Ultrarotabsorption. Der endexspiratorische Wert korreliert unter normalen Bedingungen eng mit dem arteriellen Kohlendioxidpartialdruck. Bei erhöhter Totraumventilation, bei Verteilungsstörungen und bei bronchopleuralen Fisteln ist diese Korrelation jedoch weitgehend aufgehoben. Die Interpretation der Werte ist auch bei

Tachypnoe erschwert, weil dann aufgrund des erhöhten Totraumanteils kleine endexspiratorische Kohlendioxidkonzentrationen gemessen werden, die fälschlicherweise eine Hyperventilation des Patienten anzeigen.

> Die **Kapnographie** gilt dennoch als wertvolles Monitoringverfahren zur Überwachung des beatmeten Patienten.

Pulsoxymetrie

Unter **Oxymetrie** versteht man die spektralphotometrische Messung der Sauerstoffsättigung. Dieses Verfahren arbeitet auf der Basis unterschiedlicher Absorptions- und Reflexionscharakteristika des Hämoglobins und seiner verschiedenen Derivate.

Die Messung der Sauerstoffsättigung nach diesem Prinzip (Lambert-Beer) wurde zur nichtinvasiven Methodik der Pulsoxymeter erweitert. Die Bezeichnung *„Pulsoxymeter"* soll dabei das spezielle Meßprinzip beschreiben: Die Sättigungsmessung erfolgt am Meßorgan (Ohrläppchen oder Fingerbeere) immer nur während einer Pulswelle. Dem liegt die Vorstellung zugrunde, daß eine Pulswelle das Einströmen von arteriellem Blut in das Kapillarbett sicherstellt, da ja nicht die kapilläre sondern die arterielle Sauerstoffsättigung gemessen werden soll.

Das **Grundprinzip der Messung** besteht ferner darin, daß sichtbares und infrarotes Licht durch das Meßorgan auf einen Sensor fallen. Während bei den sogenannten CO-Oxymetern die verschiedenen Hämoglobinderivate mit 4–7 Wellenlängen ermittelt werden, finden im Rahmen der Pulsoxymetrie nur 2 Wellenlängen Anwendung. Dies hat einige Einschränkungen der Pulsoxymeterwerte für die Praxis zur Folge:

> Die wichtigen Derivate **COHb** und **MetHb** können *nicht erfaßt werden.*

Die Applikation der Sensoren kann auf verschiedene Weise erfolgen, am:
- Finger (Fingersensor)
- hyperämisierten Ohrläppchen
- Nasenrücken

2.3.4 Überwachung der Atemmechanik

Die Überwachung der Atemmechanik im Zusammenhang mit der respiratorischen Insuffizienz wird nahezu ausschließlich an beatmeten Patienten durchgeführt. Die Kenngrößen sind dabei die *Compliance* und die *Resistance.*

Unter den Bedingungen einer Beatmung müssen gewisse Einschränkungen bei der Bestimmung dieser Größen gemacht werden. So versteht man unter der statischen **Compliance** (Compliance im eigentlichen Sinne) die Dehnbarkeit des Lungengewebes. Sie ist nur im Ganzkörperplethysmographen meßbar. Während künstlicher Beatmung kann dagegen nur die *totale Compliance* erfaßt werden, die die Dehnbarkeit des Lungen-Thorax-Systems als funktionelle Einheit beschreibt. Ein zweites Problem ergibt sich aus der Tatsache, daß zur Messung einer statischen Druck-Volumen-Beziehung (statische Compliance) der intrapulmonale Druck gemessen werden muß. Hierfür kann man nur den Atemwegsdruck zu einem Zeitpunkt verwenden, an dem Gas weder zum noch vom Patienten fließt. Da hierfür eine Strömungspause von 5 Sekunden oder mehr nötig wäre, ist die statische Compliance unter normalen Beatmungsbedingungen nicht meßbar.

Aus diesem Grund wurde der Begriff „quasi-statische-Compliance" eingeführt (Abb. 8-4).

Die Berechnung der quasi-statischen-Compliance kann am Krankenbett schnell und einfach durchgeführt werden. Viele Beatmungsgeräte und Monitoringsysteme können diesen Wert auch automatisch errechnen und anzeigen.

Praxishinweis

Pulsoxymetrie
- **Oxymetrie:** spektralphotometrische Messung der Sauerstoffsättigung
- **Pulsoxymetrie:** nichtinvasive kontinuierliche Messung der Sauerstoffsättigung während einer Pulswelle

Meßprinzip

Nachteil

Applikation der Sensoren:
- am Finger (Fingersensor)
- am hyperämisierten Ohrläppchen
- am Nasenrücken

Überwachung der Atemmechanik

Kenngrößen der Atemmechanik am beatmeten Patienten sind:
- **Compliance**
- Resistance

Berechnung der **quasi-statischen Compliance** (Abb. 8-4)

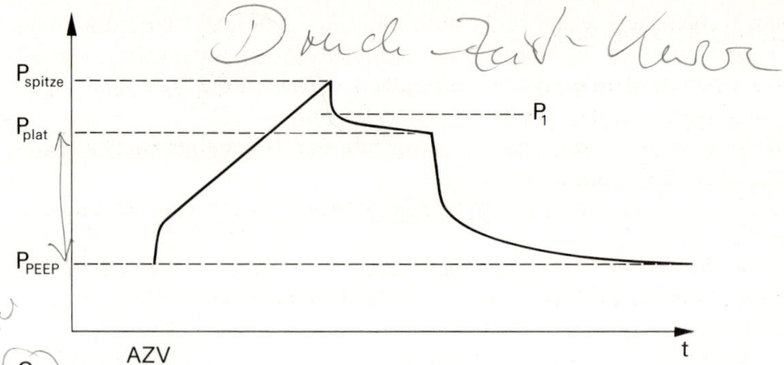

$$C_{qstat} = \frac{AZV}{P_{Plat} - P_{PEEP}}$$

$$R_{ges} = \frac{Flow}{P_{spitze} - \{P_{Peut},\ P_1\}}$$

Abb. 8-4: Berechnung der quasi-statischen-Compliance und des Gesamtwiderstandes während maschineller Beatmung mit Überdruck. Für die Berechnung des Gesamtwiderstandes sollte möglichst der Druck P_1 verwendet werden und nicht der Plateaudruck

Resistance

Die **Resistance** beim beatmeten Patienten kann ebenfalls nicht direkt bestimmt werden.

Normalwerte (unter Beatmungsbedingungen):
Compliance: 60–80 ml/mbar
Resistance: 1–2 l mbar/sec

Die **Normalwerte** für die so ermittelten Größen unter Beatmungsbedingungen betragen:
Compliance: 60–80 ml/mbar
Resistance: 1–2 l mbar/sec

Durch die Trendbeobachtung dieser Parameter können Veränderungen des Lungenparenchyms und der Atemwege erkannt werden. So werden unter den Bedingungen einer akuten respiratorischen Insuffizienz bzw. eines ARDS mit diffusem interstitiellem Ödem teilweise Compliancewerte von nur 5–10 ml/mbar gemessen, die Resistance kann dabei auf 4–12 l mbar/sec oder mehr ansteigen.

Grundprinzipien der Therapie

2.4 Grundprinzipien der Therapie

Das akute Lungenversagen erfordert eine an seinem individuellen Schweregrad orientierte Therapie. Das Spektrum reicht von einfachen Maßnahmen wie der Applikation von Sauerstoff bis hin zur differenzierten maschinellen Beatmung. Eine wesentliche, geradezu zentrale Rolle kommt den verschiedenen atemphysiotherapeutischen Maßnahmen zu, die die Behandlung des akuten Lungenversagens stets begleiten sollten. Eine gute Atemphysiotherapie bewahrt manchen Patienten vor pulmonalen Komplikationen und der Rcspiratorbehandlung!

Applikation von Sauerstoff (isobar)

Sauerstofftherapie
- bei atmosphärischem Druck (**isobare** Sauerstofftherapie)
- unter Überdruck (**hyperbare** Sauerstofftherapie)

Indikation für isobare Sauerstoffapplikation:
– hypoxische Hypoxämie bei ausreichender CO_2-Abatmung (Partialinsuffizienz)

2.4.1 Applikation von Sauerstoff (isobar)

Eine Sauerstofftherapie kann unter den Bedingungen des atmosphärischen Druckes (**isobare** Sauerstofftherapie) oder unter Überdruck (**hyperbare** Sauerstofftherapie) erfolgen.
Liegt eine **hypoxische Hypoxämie** bei ausreichender CO_2-Abatmung (Partialinsuffizienz) vor, ist die *isobare Applikation* von Sauerstoff indiziert.
Sie hat zum Ziel, die Sauerstoffsättigung des verfügbaren Hämoglobins anzuheben bzw. zu normalisieren. Im Falle einer Anämie (anämische Hypoxämie), pathologischer Hämoglobinderivate (toxische Hypoxämie) oder eines verminderten Herzzeitvolumens kann diese Maßnahme nicht ausreichen, um dem Organismus ein ausreichendes Sauerstoffangebot zur Verfügung zu stellen. Diese Zusammenhänge sind bei der Indikationsstellung zu beachten.
Zur Applikation von Sauerstoff s. Kap. III/2.4, S. 70.

2.4.2 Inhalationstherapie

Unter der Inhalationstherapie mit Aerosolen versteht man das Einbringen von Medikamenten in das Tracheobronchialsystem.
Die Eindringtiefe des Medikamentes hängt von der Teilchengröße der vernebelten Flüssigkeitstropfen ab (Abb. 8-5):
– Die Tröpfchen von Sprays gelangen höchstens bis in die Trachea und die Hauptbronchien.
– Aerosole zwischen 2 und 8 µm Tröpfchengröße benetzen das gesamte Tracheobronchialsystem bis hin zu den Bronchioli terminales.
– Aerosole unter 2 µm gelangen auch in die Alveolen
– Dampf befeuchtet die gesamte Lunge.

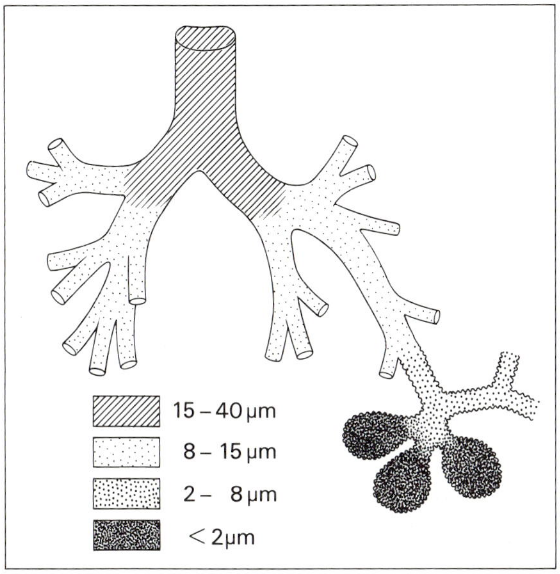

Abb. 8-5: Verteilung verschieden großer Partikel bei der Inhalationstherapie im Bronchialbaum (nach Rügheimer)

> **Hauptziel der Inhalationstherapie** ist die Erzeugung von Aerosolen mit *Teilchengrößen von 2 bis 8 µm*, da diese bis in die kleinen Bronchien gelangen, jedoch nicht zu einer Überflutung der Alveolen führen.

• **Düsenvernebler** (Abb. 8-6): Bei ihnen findet ein Venturiprinzip Verwendung, welches das zu vernebelnde Medikament aus einem Vorratsbehälter ansaugt und unter dem Druck der Düse mit hoher Geschwindigkeit auf eine Kugel aufprallen läßt; auf dieser Kugel wird das Medikament mechanisch zerstäubt, es entstehen hierbei Aerosole mit wenig einheitlichem Durchmesser. Nur etwa 5–10 % der vernebelten Menge kann bis zum Wirkort gelangen. Ist der Patient nicht intubiert, so fallen viele Tropfen in der Mundhöhle aus und werden geschluckt. Bei intubierten bzw. tracheotomierten Patienten werden Düsenvernebler verwendet, da der Düsenstrom vom Beatmungsgerät jeweils in der Einatemphase eingeschaltet werden kann.

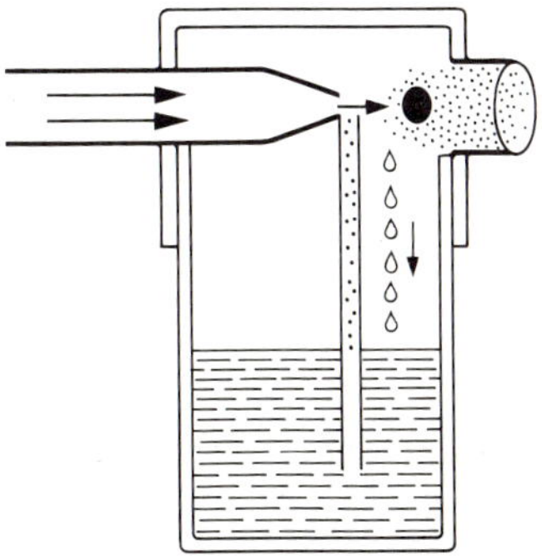

Abb. 8-6:
Prinzipieller Aufbau eines Düsenverneblers. Ein Frischgasfluß saugt mittels einer Venturi-Düse das zu vernebelnde Medikament an und bläst es gegen eine Kugel. An der Kugel wird das Medikament in feine und grobe Tröpfchen zerstäubt. Während die feinen Tröpfchen mit dem Gasstrom zum Patienten mitgenommen werden, fallen große Tropfen zurück in den Vorratsbehälter

Inhalationstherapie

Instillation von Medikamenten in das Tracheobronchialsystem

Eindringtiefe abhängig von **Teilchengröße:**

- Sprays: bis Hauptbronchien
- Aerosole 2–8 µm: bis Bronchioli terminales
- Aerosole <2 µm: bis in Alveolen
- Dampf: bis in Alveolen

Praxishinweis

⇦

Verneblertypen:
– Düsenvernebler
– Ultraschallvernebler

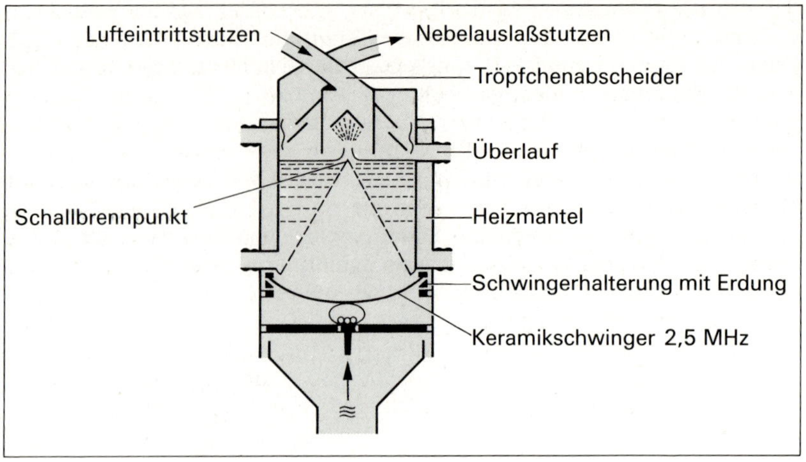

Abb. 8-7: Darstellung des Prinzips eines Ultraschallverneblers (nach Rügheimer).

• **Ultraschallvernebler** (Abb. 8-7): Eine konkave Membran wird durch einen elektronisch getriebenen Keramikschwinger angeregt. Die entstehenden Wellen werden auf die Oberfläche der zu vernebelnden Flüssigkeit fokussiert und führen hier zur Bildung des Aerosols. Ultraschallaerosole zeichnen sich durch äußerst feine Tröpfchen von 0,1–10 µm aus, die eine sehr homogene Größe aufweisen. Darüber hinaus ist die Gesamtleistung von Ultraschallverneblern wesentlich höher als bei Düsenverneblern. Deshalb werden Ultraschallvernebler vor allem bei nicht intubierten Patienten eingesetzt, die aufgrund einer Koordinationsstörung vorwiegend durch den Mund atmen oder deren Nasenschleimhaut gestört ist. Ferner ist es mit Ultraschallaerosolen möglich, eine große Medikamentenmenge bis in die Peripherie der Lunge zu transportieren. Bei falscher Anwendung von Ultraschallverneblern kann es jedoch zu einer Überwässerung der Lunge kommen.

Voraussetzung für den **Erfolg der Inhalationstherapie:**
– obere Luftwege müssen frei sein
– Ventilation muß ausreichend sein
– langsame und tiefe Atmung

Voraussetzung für eine gleichmäßige Verteilung des Aerosols in der Lunge ist eine langsame und tiefe Atmung. Bei frequenter und flacher Atmung würde die Hauptmenge des Aerosols in diejenigen Lungenabschnitte gelangen, die aufgrund weiter und sekretarmer Bronchien am besten belüftet sind. Ziel der Therapie sind jedoch diejenigen Lungenbezirke, in denen es aufgrund von Sekretstau zu Atelektasenbildung kommt.

Applikationsarten:
• Inhalationstherapie (bei aktiver Inhalation)
• Beatmungsinhalation bei Anwendung von intermittierendem Überdruck

Auch die Applikationsart ist für den Erfolg der Inhalationstherapie von besonderer Bedeutung:
• Die erzeugten Aerosole können vom Patienten aktiv inhaliert werden.
• Sie können aber auch unter Anwendung eines positiven Überdruckes mit Hilfe eines modifizierten Beatmungsgerätes in die Lungen eingebracht werden: Dies bezeichnet man als **Beatmungsinhalation**.

Vorteile der Beatmungsinhalation:
• Aufdehnung des Bronchialsystems
• Schleimpfröpfe werden von der Wand gelöst und zerrissen
• Aerosol kann tiefer in die Lunge gelangen

Die *Vorteile der Beatmungsinhalation* bestehen in der Aufdehnung des Bronchialsystems durch die intermittierende Überdruckbeatmung. Hierbei werden Schleimpfröpfe von der Wand gelöst und zerrissen; das Aerosol selbst kann tiefer in die Lunge hineingelangen und dort wirken. Die Beatmungsinhalation soll – wie oben erwähnt – mit einer relativ geringen Atemfrequenz (10–12/min) und einem möglichst hohen Atemzugvolumen durchgeführt werden.

Medikamente zur Aerosoltherapie können in **4 Gruppen** eingeteilt werden

Medikamente zur Aerosoltherapie können im wesentlichen in *vier Gruppen* eingeteilt werden:
• Antiphlogistika
• Sekretolytika
• Broncholytika
• Antibiotika

1. Antiphlogistika:
Dexamethason (Indikationen bei Rauch- oder Reizgasinhalation sowie schwerer allergischer asthmoider Bronchospastik)

Von den **Antiphlogistika** wird vor allem das *Dexamethason* verwendet; Indikationen bestehen insbesondere bei Zuständen nach Rauch- oder Reizgasinhalation (s. Kap. V/2.3, S. 237) sowie schwerer allergischer asthmoider Bronchospastik (s. Kap. III/2.5, S. 72).

Sekretolytika dienen zur Verflüssigung des Trachealsekretes und erleichtern die Expektoration und den mukoziliaren Transport. Häufig verwendete Präparate sind therpinische Öle (Ozothin®), Bromhexin (Bisolvon®), N-Acethylcystein (Fluimucil®), Messner (Mista-Bronco®) sowie Netzmittel (Tacholiquin®).

Broncholytika dienen einerseits zur Therapie einer Bronchospastik, andererseits werden sie in Kombination mit Sekretolytika verwendet, um durch die Erweiterung der Bronchien eine günstigere Applikation der Sekretolytika zu ermöglichen. Häufig verwendete Broncholytika sind Fenoterol (Berotec®), Terbutalin (Bricanyl®), Salbutamol (Sultanol®), Ipratropiumbromid (Atrovent®) sowie die Katecholaminderivate Isoprenalin (Aludrin®) und Orciprenalin (Alupent®) (s. Kap. VII/2).

Bei der Beatmungsinhalation wird während der Einatmung ein positiver Überdruck im Thorax erzeugt. Hierdurch kann akut der venöse Rückstrom zum Herzen verringert werden und zu einer Kreislauflabilität führen. Die Überwachung des Kreislaufes ist daher bei der Beatmungsinhalation sinnvoll.

2. **Sekretolytika:**
- therpinische Öle
- N-Acethylcystein
- Messner
- Netzmittel

3. **Broncholytika:**
- Fenoterol
- Terbutalin
- Salbutamol
- Ipratropiumbromid
- Isoprenalin
- Orciprenalin

4. **Antibiotika**

2.4.3 Atemphysiotherapie

Maßnahmen, die eine vertiefte Atmung fördern sowie die Expektoration von Sekret unterstützen, werden unter atemphysiotherapeutischen Maßnahmen zusammengefaßt. Sie bestehen hauptsächlich in:
- Vibration und Abklopfen
- Lagerungsdrainage
- Totraumvergrößerung
- Atemtraining

Atemphysiotherapie
fördert eine vertiefte Atmung und unterstützt die Expektoration von Sekret:
- Vibration und Abklopfen
- Lagerungsdrainage
- Totraumvergrößerung
- Atemtraining

Vibration: Der Thorax wird mit einem besonderen Gerät vibriert. Das Gerät besitzt eine flache Platte, die von einem Motor in Schwingungen versetzt wird; die Frequenz dieser Schwingungen beträgt gewöhnlich zwischen 5 und 20 Hz. Durch die feinen Erschütterungen wird die Lösung des Sekretes in den Bronchien gefördert. Bei gleichzeitig durchgeführter Inhalation kann das vernebelte Medikament besser wirken. Ferner wird durch die Vibration der mukoziliare Transport aus dem Bronchialsystem heraus unterstützt. Bei einem beatmeten Patienten mit respiratorischer Insuffizienz soll die Vibrationstherapie zusammen mit der Inhalationstherapie in 2stündigem Intervall erfolgen. Die Zeitdauer der Anwendung beträgt etwa 10 Minuten, danach ist eine gründliche Bronchialtoilette vorzunehmen. Steht ein elektrischer Vibrator nicht zur Verfügung, kann man alternativ den Thorax des Patienten abklopfen.

Vibration: Der Thorax wird mit einem besonderen Gerät vibriert

Lagerung: In Rückenlage kommt es durch die Umverteilung des Blutes zu einem Anstieg des interstitiellen Druckes in den dorsalen pulmonalen Bezirken. Hierdurch werden Alveolarbezirke komprimiert und von der Belüftung ausgeschlossen. Durch Wechsel der Lagerung können die Durchblutungsverhältnisse der Lunge geändert und auf diese Weise Atelektasen der dorsalen Bezirke wieder eröffnet werden. Gleichzeitig fördert die seiten-alternierende Lagerung die Schwerkraftdrainage aus dem Bronchialbaum.

Lagerung: Durch Wechsel der Lagerung können die Durchblutungsverhältnisse der Lunge geändert und durch die seiten-alternierende Lagerung die Schwerkraft-Drainage aus dem Bronchialbaum gefördert werden.

Totraumvergrößerung: Die Vertiefung der Spontanatmung durch Totraumvergrößerung beruht auf der Rückatmung von Kohlendioxid und der hiermit verbundenen Stimulation des Atemzentrums. Sie ist nur bei kooperativen Patienten durchführbar. Bei nicht intubierten Patienten verwendet man in der Regel das Giebelrohr (Abb. 8-8), welches durch Zusammenstecken verschieden langer Adapter in seiner Wirksamkeit dem individuellen Bedarf des Patienten angepaßt werden kann. Bei intubierten Patienten, die spontan atmen, können verschieden lange Atemschläuche entsprechende Verwendung finden. Die Therapie mit der Totraumvergrößerung ist auf diese Weise von einem kooperativen Patienten selbst durchführbar.

Totraumvergrößerung: Die Vertiefung der Spontanatmung durch Totraumvergrößerung beruht auf der Rückatmung von CO_2 und der hiermit verbundenen Stimulation des Atemzentrums. Sie ist nur bei kooperativen Patienten durchführbar.

Giebelrohr (Abb. 8-8)

Atemtraining: Unter Atemtraining versteht man das Erlernen einer ökonomischen Atmung. Die Unterrichtung des Patienten wird gewöhnlich von einer Physiotherapeutin übernommen. Sie übt mit dem Patienten eine ru-

Atemtraining: Unterrichtung des Patienten über eine ökonomische Atmung

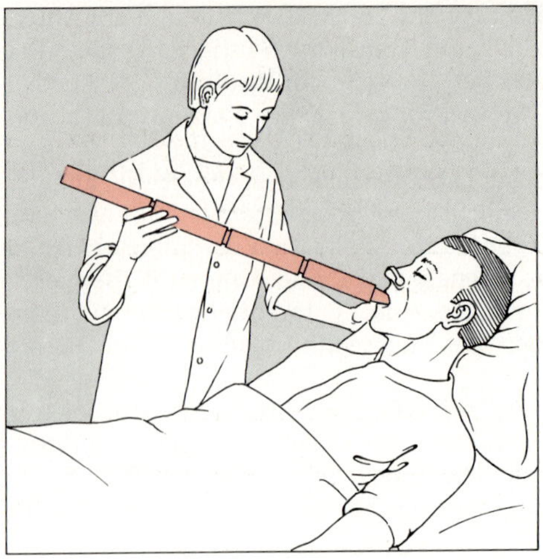

Abb. 8-8: Das Giebelrohr als Totraumvergrößerer zur Atemtherapie

hige und vor allem tiefe Atmung. Ferner kann das Abhusten trainiert und verbessert werden. Bei bestimmten Grundkrankheiten (z. B. Skoliosen) sind auch gezielte Übungen zur Haltungsverbesserung sehr hilfreich.

Praxishinweis ⇨

> Die Wertigkeit der Atemphysiotherapie ist der antibiotischen und der Beatmungstherapie gleichzusetzen. Mit Hilfe einer guten Atemphysiotherapie können viele – vor allem postoperative Komplikationen (z. B. aufgrund von Atelektasenbildung) – vermieden werden. Die Atemphysiotherapie spart andere Behandlungsmaßnahmen ein!

Unterstützte Spontanatmung (CPAP)

CPAP: Spontanatmung unter einem kontinuierlichen positiven Atemwegsdruck (5–10 mbar)

Wirkungen von CPAP:
- Vergrößerung der FRC
- Vergrößerung der Gasaustauschfläche
- Eröffnung von atelektatischen Bezirken
- Verminderung der inspiratorischen Atemarbeit

2.4.4 Unterstützte Spontanatmung (CPAP)

Unter CPAP (continuous positive airway pressure) versteht man die Spontanatmung unter einem kontinuierlichen positiven Atemwegsdruck. Diese Form wird später im Kapitel Beatmung ausführlicher beschrieben. An dieser Stelle soll nur erwähnt werden, daß die intermittierende Applikation von CPAP ebenfalls zu den bevorzugten atemphysiotherapeutischen Maßnahmen gehört.
Durch einfache Geräte kann CPAP mit Hilfe einer luftdicht abschließenden Gesichtsmaske angewendet und durch den Patienten selbst kontrolliert werden. Die Nase wird mit einer Klammer dicht verschlossen. Druckluft und Sauerstoff werden gemischt und füllen ein Reservoir, welches über einen Federmechanismus zusammengedrückt wird. Der Patient atmet an einem T-Stück aus dem Reservoir ein und durch ein Überdruck-Ventil (CPAP-Ventil) wieder aus.

Im Handel sind verschiedene kleine und preiswerte Geräte erhältlich, die nach dem geschilderten Prinzip arbeiten (z.B. Ambu-CPAP®-Gerät, Basel-PEEP-Weaner®). Ferner sind die meisten Beatmungsgeräte mit der Möglichkeit der CPAP-Atmung ausgerüstet.

CPAP wird mit einem positiven Druck von 5–10 mbar angewendet. Höhere Werte belasten den Patienten meist aufgrund erhöhter Ausatemwiderstände. Mit CPAP wird eine Anhebung der funktionellen Residualkapazität erreicht. Auf diese Weise werden Atelektasen geöffnet, und Sekret kann leichter abgehustet werden. Aus der Vergrößerung der Gasaustauschfläche resultiert eine Verbesserung der Sauerstoffaufnahme und der Kohlendioxidabgabe in der Lunge. Vor allem die inspiratorische Atemarbeit des Patienten wird durch diesen positiven Druck reduziert.

2.4.5 Intubation und Tracheotomie

Intubation und Tracheotomie

2.4.5.1 Indikationen zur Intubation (s. Kap. III/1, S. 48)

Indikationen zur Intubation

Zugangswege:
- orotracheal
- naostracheal

Im Rahmen der Behandlung einer akuten respiratorischen Insuffizienz wird in der Regel dem **nasotrachealen Zugangsweg der Vorzug** zu geben sein. Dieser hat gegenüber dem orotrachealen folgende *Vorteile*:

Vorteile des nasotrachealen Zugangsweges ⇦

- Reflexauslösungen durch das Anliegen des Tubus am Zungengrund entfallen
- Fixation des Tubus an der Nase ist einfacher
- Mundpflege wird erleichtert

Folgende *Nachteile* sind bei nasotrachealer Intubation über längere Zeit zu erwarten:

Nachteile des nasotrachealen Zugangsweges ⇦

- Drucknekrosen der Nasenschleimhaut möglich
- ggf. Verlegung der Abflußwege aus den Kiefer- bzw. Stirnhöhlen durch den Tubus: Sinusitiden

Unabhängig von den o.g. Gründen sind **Kontraindikationen** gegen eine nasotracheale Intubation *(Gesichtsschädelverletzungen, Liquorfisteln, Verletzungen im Bereich des Orbitabodens oder der Nase)* zu beachten.

Kontraindikationen des nasotrachealen Zugangsweges:
- Gesichtsschädel- und Verletzungen von Orbitaboden, Nase
- Liquorfisteln

Praxishinweis ⇦

In der **Praxis** hat sich folgendes Vorgehen bewährt:
Zunächst *orotracheale* Intubation, nach 12–24 Stunden *nasotracheale* Umintubation.

2.4.5.2 Prolongierte Intubation

Prolongierte Intubation

Nach Lindholm versteht man unter *prolongierter Intubation* eine Langzeitintubation von mehr als 24stündiger Dauer.
Vorteile der nasotrachealen Langzeitintubation sind:

Langzeitintubation von mehr als 24stündiger Dauer

Vorteile der nasotrachealen Langzeitintubation sind ⇦

- einfache und schnelle Technik
- einfache Fixation und gute Lage des Tubus im Nasen-Rachen-Bereich
- Mundpflege und Schluckakt relativ wenig behindert
- Möglichkeit des Tubuswechsels
- Vermeidung eines operativen Eingriffes (Tracheotomie, s.u.)
- keine tracheotomiebedingten narbigen Stenosen der Trachea

Nachteile der nasotrachealen Langzeitintubation sind:

Nachteile der nasotrachealen Langzeitintubation sind ⇦

- Tubuswechsel ist möglicherweise schwierig (erschwerte Intubation)
- Cuffbeschädigung bei der nasalen Passage
- Keimverschleppung aus dem Nasen-Rachen-Raum in die Trachea
- geringer Tubusquerschnitt mit erhöhtem Strömungswiderstand und erschwerter Bronchialtoilette
- Kompression und Abknickung des Tubus möglich
- Schäden an der Nase, den Nasennebenhöhlen, dem Pharynx, dem Larynx und im subglottischen Bereich möglich

Unter Abwägung der erwähnten Vor- und Nachteile geht man heute davon aus, daß eine prolongierte Intubation über einen Zeitraum von 2–4 Wochen tolerabel und günstiger zu beurteilen ist als eine frühzeitige Tracheotomie.

Eine prolongierte Intubation ist 2 bis 4 Wochen tolerabel und günstiger als eine frühzeitige Tracheotomie.

Indikationen zur Tracheotomie

Ziele (die gleichen wie bei Intubation):
- **primäre Tracheotomie**
  Tracheotomie ohne vorhergehende Intubation
- **sekundäre Tracheotomie**
  Tracheotomie nach prolongierter Intubation

2.4.5.3 Indikationen zur Tracheotomie

Die Ziele der Tracheotomie sind im Prinzip die gleichen wie bei der Intubation. Man unterscheidet zwischen der *primären Tracheotomie* und der *sekundären Tracheotomie.*
Bei der **primären Tracheotomie** wird ohne vorausgegangene Intubation die Tracheotomie durchgeführt. Diese ist heute nur dann indiziert, wenn aufgrund anatomischer Besonderheiten oder entzündlicher bzw. tumoröser Prozesse im Pharynx-Larynx-Bereich eine Intubation unmöglich ist. Man spricht in diesem Zusammenhang auch von *Notfalltracheotomie.*
Unter **sekundärer Tracheotomie** versteht man eine Tracheotomie nach prolongierter Intubation. Einen optimalen Zeitpunkt für die sekundäre Tracheotomie festzulegen bedarf großer klinischer Erfahrung. Generell ist die sekundäre Tracheotomie anzustreben, wenn der Zeitraum der Intubation mehr als 2–4 Wochen beträgt.

Andere Autoren sind der Ansicht, daß bereits nach 48–72 Stunden prolongierter Intubation die Indikation zur sekundären Tracheotomie zu stellen ist, wenn der Patient offensichtlich noch *länger beatmet* werden muß, er sich in einem *schlechten Allgemeinzustand* befindet oder eine *optimale Pflege nicht gewährleistet* ist.

Vorteile der Tracheotomie

⇨

Vorteile der Tracheotomie sind:

- Verminderung des Atemwegswiderstandes, da großlumigere Kanülen (im Vergleich mit nasotrachealen Tuben) verwendet werden können
- Reduktion des anatomischen Totraumes bis auf Werte von etwa 50 ml bei Erwachsenen
- Erleichterung von Bronchialtoilette und Inhalationstherapie
- Kanülenwechsel einfach und rasch möglich
- Trachealkanüle wird gut toleriert
- Schluckakt wird nur geringfügig oder gar nicht behindert
- Schäden an den oberen Luftwegen, am Larynx und insbesondere an den Stimmbändern werden zuverlässig vermieden
- Durch Einsetzen einer Sprechkanüle in der Entwöhnungsphase kann der Patient stufenweise seine normale Atmung wieder aufnehmen.

Nachteile der Tracheotomie
- operativer Eingriff notwendig
- Gefahr von Blutungen
- Infektionen
- Halsphlegmone
- Kavathrombose
- Mediastinitis
- Ösophagusperforation
- Schädigung des N. recurrens
- Aufhebung der knorpeligen Struktur der Trachealwand

Die **Nachteile der Tracheotomie** ergeben sich aus der Notwendigkeit eines operativen Eingriffes im Halsbereich mit verschiedenen Komplikationsmöglichkeiten wie *Blutungen, Infektionen* (Halsphlegmone, Kavathrombose, Mediastinitis), *Ösophagusperforation, Schädigung des N. recurrens* sowie *Aufhebung der knorpeligen Struktur der Trachealwand.*
Die Tracheotomie wird in Allgemeinanästhesie in den meisten Fällen durch eine operative Fachdisziplin (HNO, Chirurgie) ausgeführt.
Nach Entfernung der Kanüle muß die Tracheotomie *sekundär zugranulieren.* Hieraus entstehen kosmetisch unbefriedigende *Narben.* Darüber hinaus treten häufig narbige *Strikturen der Trachea* auf, die in einer Folgeoperation beseitigt werden müssen.

Praxishinweis

⇨

Aus diesen Gründen wird die Indikation zur Tracheotomie in den letzten Jahren zunehmend zurückhaltender gestellt. Sie wird nach Langzeitintubation nur dann durchgeführt, wenn aufgrund der Grundkrankheit eine Beatmung oder Atemtherapie für einen langen Zeitraum erforderlich ist.

Pflege von Tubus und Trachealkanüle

Auswahlkriterien für Tuben bzw. Trachealkanülen sind:
- Größe
- Material
- Konstruktionsprinzip der Blockermanschette.

2.4.5.4 Pflege von Tubus und Trachealkanüle

Auswahlkriterien für Tuben bzw. Trachealkanülen sind vor allem Größe, Material sowie das Konstruktionsprinzip der Blockermanschette.

Größe: Für die nasotracheale Langzeitintubation sollen Tuben mit einer um 1 bis 2 mm geringeren Größe als bei der orotrachealen Intubation verwendet werden, um den Nasengang möglichst wenig zu traumatisieren. Die Größe von Trachealkanülen

soll sich dagegen an den anatomischen Gegebenheiten der Tracheotomie beziehungsweise des Durchmessers der Trachea orientieren. Der Durchmesser der Kanüle sollte so gewählt sein, daß die Kanüle glatt, ohne Kraftaufwand, aber nicht locker in die Trachea hineingleitet.
Bezüglich des **Materials** gelten die gleichen Ansprüche für Tubus und Trachealkanüle: Das Material soll ein gewebeverträglicher und thermoplastischer Kunststoff sein, welcher eine glatte und sekretabweisende Oberfläche aufweist. Eine Formstabilität ist besonders bei den Tuben erforderlich, damit Probleme durch Abknickungen möglichst vermieden werden. Während Tuben aus Metall heute keinerlei Verwendung mehr finden, werden Metall-Trachealkanülen gelegentlich noch während der Entwöhnungsphase in Form der sogenannten Sprechkanülen eingesetzt. Diese Kanülen zeichnen sich durch die Möglichkeit aus, die Luft nicht nur direkt durch das Tracheostoma nach außen zu leiten, sondern durch Umschalten eines kleinen Ventilmechanismus die Luft auf dem natürlichenWege durch den Kehlkopf zu leiten. Dies ermöglicht dem Patienten Sprechübungen bei noch bestehender Tracheotomie. Nachteile der Metall-Trachealkanülen sind vor allem in der großen Gefahr von Schleimhautläsionen der Trachealwand begründet.

Größe: Für die nasotracheale Langzeitintubation sollen Tuben mit einer um 1 bis 2 mm geringeren Größe als bei der orotrachealen Intubation verwendet werden.
Material:
- gewebeverträglicher und thermoplastischer Kunststoff
- glatte und sekretabweisende Oberfläche
- Formstabilität

Das **Funktionsprinzip der Blockermanschette** hat für die Prophylaxe von Trachealläsionen eine zentrale Bedeutung.

Frühere Blockermanschetten (Cuff) waren vorwiegend kugelig konstruiert. Da der Querschnitt der Trachea nicht rund, sondern eher halbkreisförmig ist, ergibt sich nur eine relativ kleine Kontaktfläche zwischen dem Cuff und der Trachealwand. Desweiteren ist die Abdichtung durch einen runden Cuff nur schlecht möglich. Bei herkömmlichen Manschetten mußte ein so hoher Druck zum Blocken der Manschette verwendet werden, daß die Trachea kreisförmig verformt wurde. Dieser Cuffdruck lag dabei regelmäßig über dem normalen Gewebeperfusionsdruck (20–30 mm Hg) und führte wegen der gestörten regionalen Durchblutung zu Läsionen der Trachealschleimhaut und der Trachealwand.

Alle **modernen Tuben** weisen dagegen einen mehr zylindrisch geformten Cuff auf, der aus einem wesentlich dünneren und elastischeren Material hergestellt wird (Abb. 8-9). Diese Cuffs werden auch als „high-volume-low-pressure-Cuffs" (großvolumige Niederdruckmanschetten) bezeichnet. Diese Cuffs ermöglichen eine Abdichtung der Trachea bei wesentlich geringeren Drucken, ohne die Trachea kreisförmig zu verformen.

Blockermanschette:
Möglichst nur noch high-volume bzw. low-pressure Cuffs verwenden (Abb. 8-9)

Der Cuff-Druck muß geringer als der Perfusionsdruck im Gewebe sein, um Nekrosen aufgrund von Durchblutungsstörungen der Trachealschleimhaut zu vermeiden

Der Cuff-Druck soll möglichst mit einem Cuffmanometer überwacht werden

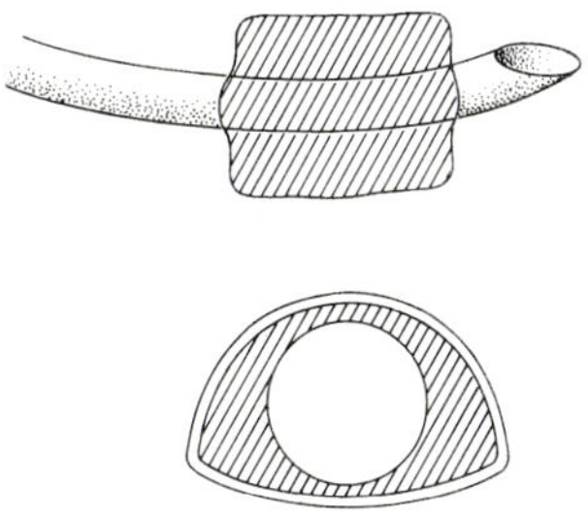

Abb. 8-9: Schematische Darstellung eines modernen high-volume-low-pressure Cuffs. Hierbei wird eine Abdichtung im Querschnitt der Trachea bereits bei niedrigen Drucken und ohne Verformung der Trachea erreicht

Auch bei Verwendung von **low-pressure-Cuffs** ist dem Cuff-Druck besondere Beachtung zu widmen. Der Druck sollte mit einem sog. Cuffmanometer überwacht und so eingestellt werden, daß die Manschetten generell nur mit dem geringstmöglichen Druck gefüllt sind, der gerade eben eine Abdichtung der Trachea garantiert.

Die **Fixation von Tubus** und Trachealkanüle erfolgt am günstigsten mit einem Band, welches um den Tubus bzw. die Kanüle geschlungen und hinter dem Kopf oder dem Hals herumgeführt wird. Die Fixation durch Pflaster am Nasenrücken bzw. am Hals hat sich als weniger günstig und unzuverlässig erwiesen.

Die **Fixation von Tubus** und Trachealkanüle erfolgt am günstigsten mit einem Band

2.4.5.5 Anfeuchtung der Atemgase

Anfeuchtung der Atemgase

Bei der physiologischen Spontanatmung besteht eine der wesentlichen Funktionen der Nasenschleimhaut in der Befeuchtung und Erwärmung der eingeatmeten Luft. So gelangt in den Trachealbereich auf Körpertemperatur angewärmte und angefeuchtete Luft mit einer relativen Luftfeuchtigkeit von mehr als 90%. Unter Intubation und Beatmung fällt diese klimatisierende

Unzureichende Anfeuchtung (weniger als 70% relative Feuchte) der Atemgase hat zur Folge:
- Sistieren der Ziliarfunktion (in wenigen Stunden)

- Eintrocknung und Verhärtung des Sekretes
- erschwertes Abhusten, erschwerte Bronchialtoilette
- Gefährdung durch Bronchopneumonien und Atelektasen

Anfeuchtung durch:
- Draw-over-Befeuchter
- Bubble-through-Befeuchter
- Verdampfersysteme
- sog. künstliche Nasen

Funktion der Nasenschleimhaut weg. Im Falle einer insuffizienten Anfeuchtung der Atemgase mit einer relativen Luftfeuchtigkeit von weniger als 70 % kommt es innerhalb weniger Stunden zum Sistieren der Ziliarfunktion des Bronchialbaumes und zu einer Eintrocknung und Verhärtung des Sekretes.

Aus diesem Grund hat die Anfeuchtung und Erwärmung der Atemgase bei der Beatmung und Atemtherapie eine zentrale Bedeutung. Sie kann auf verschiedene Weise erfolgen:
- Draw-over-Befeuchter
- Bubble-through-Befeuchter (s. Abb. 8-11)
- Verdampfersysteme (s. Abb. 8-12)
- sog. künstliche Nasen (s. Abb. 8-13)

Mit Ausnahme der sog. künstlichen Nasen (s. u.) arbeiten die Geräte mit einer elektrischen Heizung. Da sich zwischen dem Befeuchtersystem und dem Patienten gewöhnlich ein bis zu 2 m langer Schlauch befindet, kühlt sich das erwärmte Gas auf dem Weg wieder etwas ab und Wasser kondensiert. Durch geeignete Wasserfallen (Abb. 8-10) muß daher das kondensierte Wasser aufgefangen werden, damit es nicht zum Patienten gelangen kann.

Zur Vermeidung von Verbrennungen darf die Temperatur nicht über die Körpertemperatur ansteigen. Dies ist in den Geräten durch geeignete Sicherheitsschaltungen zu gewährleisten. Sie bestehen entweder in einer Thermostatisierung des Wasserbades oder in einer Regelschaltung. Die Temperatur des Atemgases wird direkt am Patienten mit einem elektrischen Fühler gemessen und auf einen einstellbaren Wert elektronisch geregelt. Aus Sicherheitsgründen wird die Temperatur der Inspirationsluft auf etwa 32–34 °C geregelt und nicht auf die Körpertemperatur von 37 °C.

Draw-over-Befeuchter

Bei den **Draw-over-Befeuchtern** strömt das Atemgas über eine große erwärmte Wasserfläche und nimmt dabei Feuchtigkeit und Wärme auf. Dieses Prinzip hat von den genannten die *geringste Effektivität.*

Bubble-through-Befeuchter (Abb. 8-11)

Bei den **Bubble-through-Befeuchtern** perlt das Atemgas durch erwärmtes Wasser. Die kleinen Luftblasen werden dabei erwärmt und nehmen Feuchtigkeit auf (Abb. 8-11).

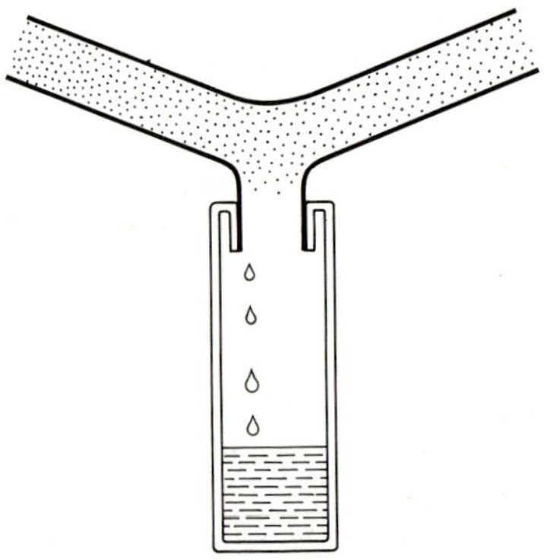

Abb. 8-10: Schematische Darstellung einer Wasserfalle wie sie in Beatmungsschlauchsystemen Verwendung findet

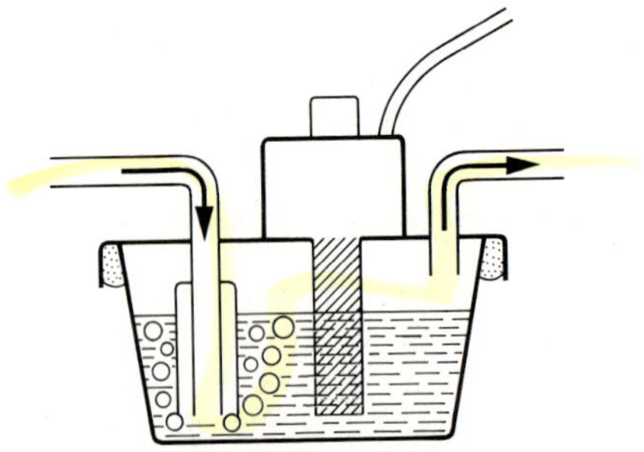

Abb. 8-11: Schematische Darstellung eines elektrisch beheizten Bubble-through-Befeuchters

Verdampfersystem (Abb. 8-12)

Verdampfersysteme bestehen aus einem auf ca. 110 °C beheizten Zylinder durch den das Atemgas strömt und so erwärmt wird. In den Zylinder tropft mit einer bestimmten Geschwindigkeit Wasser, welches aufgrund der hohen Temperatur sofort verdampft und das Atemgas anfeuchtet (Abb. 8-12).

Praxishinweis ⇨

Aus *hygienischen Gründen* ist den **Verdampfersystemen eindeutig der Vorzug** zu geben: Eventuelle Keime im zugeführten Wasser würden durch den Verdampfungsprozeß bei mehr als 100 °C zuverlässig abgetötet.

Künstliche Nase
Prinzip: ahmt die Funktion der natürlichen Nasenschleimhaut nach (Abb. 8-13)

Das Prinzip der sog. **künstlichen Nase** (Abb. 8-13) versucht die Funktion der natürlichen Nasenschleimhaut nachzuahmen. Der Patient atmet durch ein sehr feines Filter, dessen Hauptaufgabe in einer Oberflächenvergrößerung

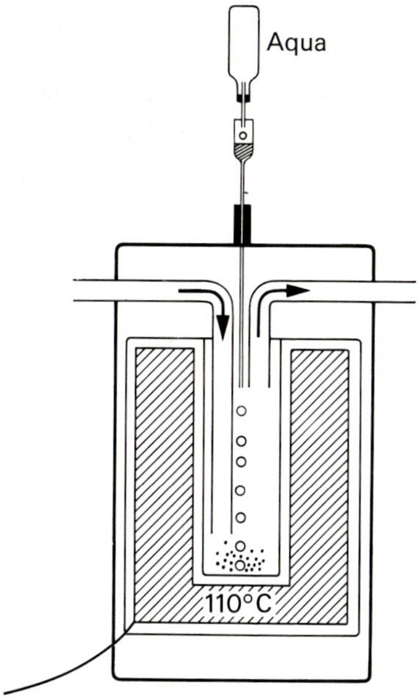

Abb. 8-12: Schematische Darstellung eines Befeuchters nach dem Verdampfer-Prinzip. Wasser tropft in eine auf 110 °C beheizte Kammer, wo es sofort verdampft. Das zu befeuchtende Atemgas wird ebenfalls durch die Kammer geführt, nimmt den Wasserdampf mit und wird so gleichzeitig erwärmt

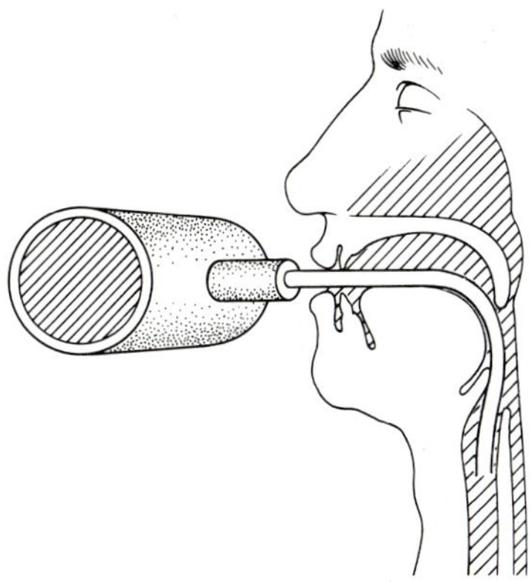

Abb. 8-13: Darstellung einer sog. künstlichen Nase. Während der Exspiration kondensiert die Feuchtigkeit der Ausatemluft in dem Schaumstoffmaterial der künstlichen Nase, bei der nächsten Inspiration wird die Feuchtigkeit wieder an die Inspirationsluft abgegeben

besteht. Zunächst ist das eingeatmete Atemgas trocken. Das Gas wird jedoch in der Lunge erwärmt und angefeuchtet. Bei der Ausatmung kondensiert die Feuchtigkeit an der großen Oberfläche der künstlichen Nase, ferner wird ein großer Teil der Wärme in dem Material gespeichert. Bei der nächsten Einatmung werden Feuchtigkeit und Wärme wieder dem Patienten zugeführt.

2.4.6 Apparative Beatmung

Unter apparativer Beatmung versteht man die Übernahme der Ventilation durch ein Beatmungsgerät. Diese Übernahme kann zu 100% erfolgen, dann spricht man von **mandatorischer Ventilation** (kontrollierter Beatmung). Unter **spontaner Ventilation** versteht man die Spontanatmung an einem Beatmungsgerät (abzugrenzen von der „normalen" Spontanatmung). Bei Mischformen zwischen der mandatorischen und der spontanen Ventilation wird nur ein Teil der Ventilation vom Beatmungsgerät übernommen.

Apparative Beatmung

Übernahme der Ventilation durch ein Beatmungsgerät:
- **mandatorische Ventilation** (kontrollierte Beatmung), Übernahme zu 100%
- **spontane Ventilation:** Spontanatmung am Beatmungsgerät
- **Mischformen:** ein Teil der Ventilation wird vom Beatmungsgerät übernommen

2.4.6.1 Unterschiede zwischen mandatorischer und spontaner Ventilation

Ein wesentlicher Unterschied zwischen der Spontanatmung und der kontrollierten Beatmung besteht in dem unterschiedlichen Druckverhalten innerhalb des Thorax während der Atemzyklen. Bei der Spontanatmung kommt es durch das Tiefertreten des Zwerchfelles und die Expansion des Thorax zu einem Unterdruck im Bereich der Lungenalveolen und des Pleuraspaltes. Durch diesen Unterdruck strömt Luft über die Luftwege in die Alveolen hinein. Während der Exspiration kommt es durch die Erschlaffung des Zwerchfelles und durch die Abnahme des Thoraxvolumens zu einem Überdruck innerhalb der Lungenalveolen und zu einem Anstieg des intrapleuralen Druckes. Hierdurch wird die Luft über die Atemwege aus der Lunge herausgedrückt (Abb. 8-14).

Unterschiede

Ein wesentlicher Unterschied zwischen Spontan- und kontrollierter Beatmung besteht in dem unterschiedlichen Druckverhalten innerhalb des Thorax während der Atemzyklen (Abb. 8-14)

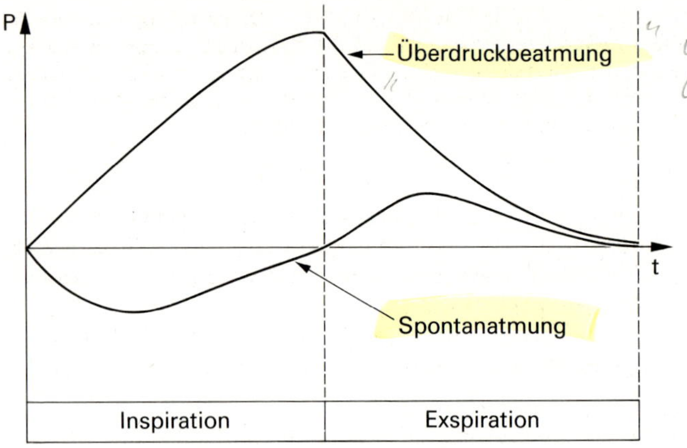

Abb. 8-14: Unterschiedliches intrapulmonales Druckverhalten während Spontan- und Überdruckbeatmung und Aufteilung des Atemzyklus

Im Gegensatz hierzu wird bei der Beatmung gewöhnlich während der Inspiration von außen ein positiver Druck an die Luftwege gebracht und so das Atemgas in die Lungenalveolen und den Thorax insuffliert (hieraus resultiert der gebräuchliche Begriff „Überdruckbeatmung"). In der Exspiration wird die Luft durch die elastischen Retraktionskräfte der Lunge und des Thorax passiv aus der Lunge herausgetrieben.

Aus den geänderten Druckverhältnissen bei der maschinellen Beatmung resultieren Veränderungen der Kreislauffunktion:

- Behinderung des venösen Rückstromes zum Herzen
- fälschliche Anzeige eines Volumenmangels durch Druck- bzw. Dehnungsrezeptoren von rechtem Vorhof und großen intrathorakalen Gefäßen

Aus den im Vergleich zur Spontanatmung geänderten Druckverhältnissen bei der maschinellen Beatmung resultieren Veränderungen der Kreislauffunktion. Während unter Spontanatmung durch den negativen inspiratorischen Druck der venöse Rückstrom des Blutes zum Herzen begünstigt wird, wird er bei der maschinellen Beatmung durch den entstehenden positiven Druck während der Inspiration behindert. Die Druck- bzw. Dehnungsrezeptoren im Bereich des rechten Vorhofes und der großen intrathorakalen Gefäße signalisieren hierdurch fälschlich einen intravasalen Volumenmangel.

Grundbegriffe der Beatmung

2.4.6.2 Grundbegriffe der Beatmung

Die maschinelle Beatmung wird durch den **zeitlichen Ablauf** charakterisiert:

- von In- und Exspiration (Atemzyklus)
- von Fluß, Volumen und Druck

Die maschinelle Beatmung wird sowohl durch den zeitlichen Ablauf von In- und Exspiration (Atemzyklus) als auch durch den zeitlichen Verlauf von Fluß, Volumen und Druck charakterisiert.

Atemzyklus

Der Atemzyklus ist durch die Zeitdauer vom Beginn einer Inspiration bis zum Ende der Exspiration bzw. bis zum Beginn der nächsten Inspiration definiert. Er wird in folgende Phasen unterteilt

- **Inspiration**
  - **inspiratorische Flußphase**
  - **inspiratorische Pause**
- **Exspiration**

Atemzyklus

Der *Atemzyklus* ist durch die Zeitdauer vom Beginn einer Inspiration bis zum Ende der Exspiration bzw. bis zum Beginn der nächsten Inspiration definiert. Unter dem Begriff „Beatmungsmuster" versteht man das zeitliche Verhalten von Druck, Fluß und Volumen während eines einzelnen Atemzyklus. Innerhalb eines Atemzyklus werden verschiedene Phasen unterschieden (s. Abb. 8-14):

- *Inspiration:* inspiratorische Flußphase, inspiratorische Pause
- *Exspiration*

Während der *inspiratorischen Flußphase* gelangt das Atemgas zum Patienten, danach folgt die inspiratorische Pause, in der weder Gas in den oder aus dem Patienten strömt. Unter der *Inspirationszeit* versteht man die Gesamtdauer von Fluß- und Pausenphase.

Den Quotienten aus Inspirations- und Exspirationszeit bezeichnet man als **Atemzeitverhältnis**

Am Ende der Pausenphase beginnt die Exspiration, in der das Atemgas aus dem Patienten heraus fließt. Inspirationszeit und Exspirationszeit zusammen ergeben die Zeitdauer (Zykluszeit) eines Beatmungszyklus. Den Quotienten aus Inspirationszeit und Exspirationszeit bezeichnet man als **Atemzeitverhältnis**.

Beispiel: Bei einer Atemfrequenz von 10/min beträgt die Zykluszeit 6 sec. Dauert in diesem Fall die Inspirationszeit 2 sec und die Exspirationszeit 4 sec, so ergibt sich ein Atemzeitverhältnis von 1:2. Ist die Inspirationszeit von 2 sec weiterhin in eine

Flußphase – Dauer 1,5 sec – und in eine Pausenphase – Dauer 0,5 sec – unterteilt, können die einzelnen Zeiten auch prozentual auf die Zykluszeit bezogen angegeben werden: In dem genannten Beispiel beträgt die Dauer der inspiratorischen Flußphase 25 %, die der inspiratorischen Pausenphase 8,3 %, die der gesamten Inspirationsphase 33,3 % und die der Exspirationsphase 66,7 % des Atemzyklus.

Fluß-Zeit-Diagramm

Trägt man den Atemgas-Fluß über der Zeit auf, so gilt folgende Vereinbarung: Fluß zum Patienten, d.h. der durch das Beatmungsgerät gelieferte Fluß wird positiv, der Fluß vom Patienten, d.h. der Fluß während der Ausatemphase wird negativ aufgetragen (Abb. 8-15).
Während der inspiratorischen Flußphase wird der Fluß durch die Konstruktionsmerkmale und Einstellungen des Beatmungsgerätes vorgegeben.

Hierbei kann man *vier Muster* unterscheiden:
- **Konstantfluß:** Während der gesamten inspiratorischen Flußphase fließt Atemgas mit einer konstanten Strömungsgeschwindigkeit zum Patienten. Dies ist das gebräuchlichste Muster.
- **Sinusoidaler Fluß:** Während der Inspirationsphase nimmt der Fluß gemäß der Form einer Sinusfunktion zu und zum Ende hin wieder ab.
- **Dezellerierender Fluß:** Zu Beginn der Inspiration wird ein sehr hoher Fluß vom Beatmungsgerät abgegeben, der während der Inspirationszeit gleichmäßig abnimmt.
- **Akzellerierender Fluß** (das Gegenteil vom dezellerierendem Fluß): Der Fluß nimmt während der Inspirationszeit gleichmäßig zu.

Durch Integration des Flusses über der Zeit, d.h. durch die Bestimmung der Fläche unterhalb der Fluß-Zeit-Kurve während der inspiratorischen Flußphase, läßt sich das inspiratorische Atemzugvolumen bestimmen. Somit ist das **Atemzugvolumen**, welches ein Beatmungsgerät abgibt, abhängig von der *Dauer der Inspiration*, von der *Höhe des inspiratorischen Flusses* und von der *Form des Flusses.* Während der inspiratorischen Pause ist der Fluß vom und zum Patienten gleich Null.

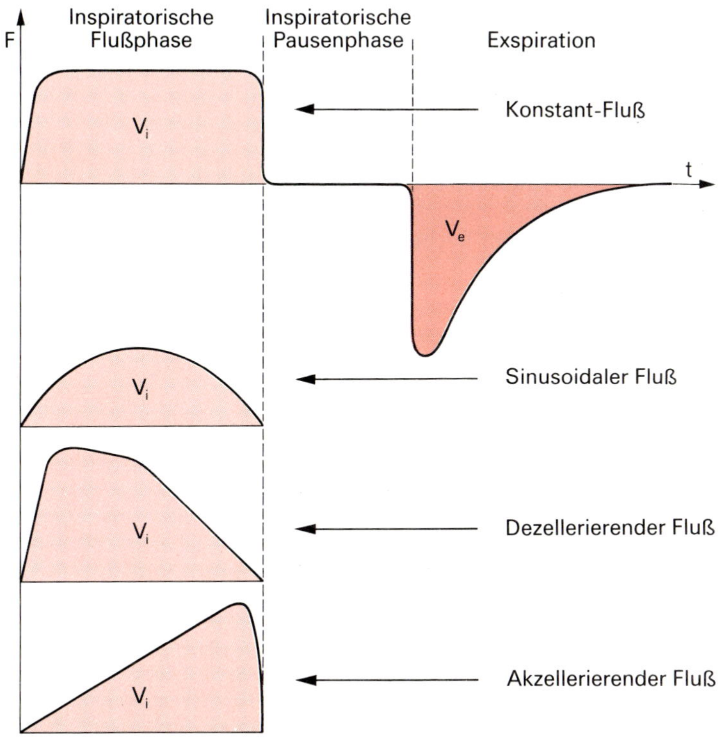

Abb. 8-15: Das Fluß-Zeit-Diagramm mit den verschiedenen gebräuchlichen Fluß-Formen (Konstant-Fluß, sinusoidaler Fluß, dezellerierender Fluß und akzellerierender Fluß). Die Fläche unter der Flußkurve während der Inspiration entspricht dem inspiratorischen Atemzugvolumen, die Fläche unter der Flußkurve während der Exspiration entspricht dem exspiratorischen Atemzugvolumen

Fluß-Zeit-Diagramm
Der Fluß zum Patienten wird positiv, der Fluß vom Patienten negativ aufgetragen (Abb. 8-15)

Flußmuster:
1. Konstantfluß
2. sinusoidaler Fluß
3. dezellerierender Fluß
4. akzellerierender Fluß

Durch Integration des Flusses über der Zeit läßt sich das Atemzugvolumen bestimmen.

Das Atemzugvolumen, welches ein Beatmungsgerät abgibt, ist abhängig von der
- Dauer der Inspiration
- Höhe des inspiratorischen Flusses
- Form des Flusses

In der **Exspirationsphase** fließt das Atemgas wieder aus dem Patienten heraus, die Strömungsgeschwindigkeit steigt sehr schnell bis zu einem Maximum an und fällt danach wieder exponentiell bis auf Null ab. Durch Bestimmung der Fläche unter der exponentiellen Flußkurve kann das exspiratorische Atemzugvolumen berechnet werden.

Volumen-Zeit-Kurve

Volumen-Zeit-Kurve

Während der inspiratorischen Flußphase nimmt das Atemzugvolumen in Abhängigkeit vom Muster des inspiratorischen Flusses zu. Während der inspiratorischen Pause bleibt es konstant und fällt dann während der Exspiration wieder bis auf Null ab (Abb. 8-16).

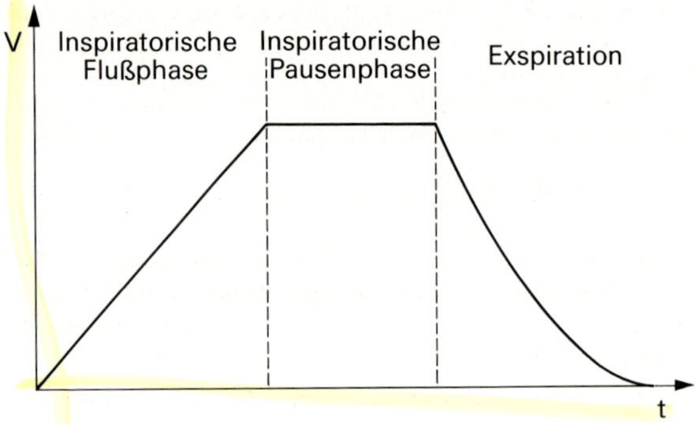

Abb. 8-16: Volumen-Zeit-Diagramm

Druck-Zeit-Kurve

Der Spitzendruck wird am Ende der inspiratorischen Flußphase gemessen.

Der Plateaudruck oder endinspiratorische Pausendruck wird am Ende der inspiratorischen Pausenphase gemessen.

Druck-Zeit-Kurve

Die Form der Druck-Zeit-Kurve (Abb. 8-17) ergibt sich aus der Fluß-Zeit-Kurve und den elastischen und viskösen Eigenschaften der beatmeten Lungen. Zu **Beginn der Inspiration** steigt der Druck zunächst sprunghaft aufgrund des Druckabfalles an den Widerständen des angeschlossenen Schlauchsystems und der Atemwege in den Lungen an. Danach folgt ein flacherer Anstieg des Druckes bis zum Ende der inspiratorischen Flußphase. Den Wert am Ende der inspiratorischen Flußphase bezeichnet man als *Spitzendruck.*

In der **inspiratorischen Pausenphase** fällt der Druck zunächst sprunghaft um den gleichen Betrag wieder ab, um den er am Anfang der Inspiration angestiegen war, da der Druckabfall an den Widerständen jetzt nicht mehr wirksam ist. Danach gleicht sich der Druck innerhalb der Lungen noch etwas aus, und es kommt zu einem leichten Abfall des Druckes auf ein Plateau,

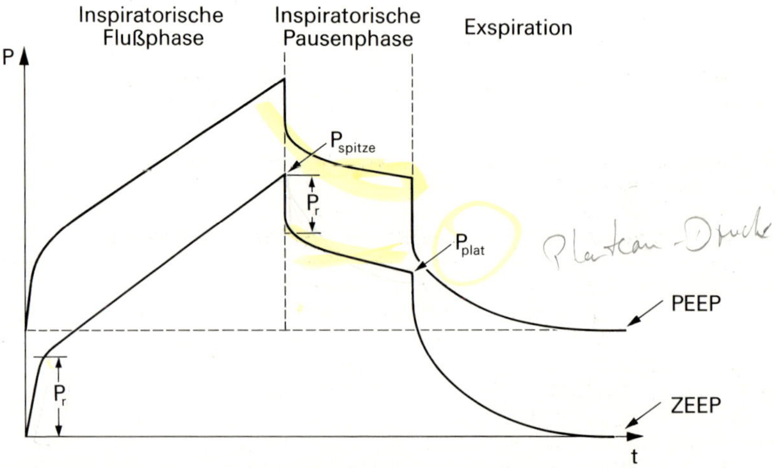

Abb. 8-17: Die Druck-Zeit-Kurve bei Beatmung mit ZEEP und Beatmung mit PEEP. Pr entspricht dem Drucksprung, der durch den Widerstand der Atemwege zu Beginn der inspiratorischen Flußphase und zu Beginn der inspiratorischen Pausenphase verursacht wird

das inspiratorische Plateau. Am Ende der inspiratorischen Pausenphase wird der endinspiratorische Pausendruck (Plateaudruck) gemessen.
Nach der Öffnung des Ausatemventils zu **Beginn der Exspirationszeit** fällt der Druck zunächst wieder sprunghaft ab und nähert sich danach exponentiell dem Ausgangswert. Am Ende der Exspiration wird der endexspiratorische Druck gemessen.
Ist der endexspiratorische Druck Null, dann spricht man von einer Beatmung mit ZEEP (zero endexpiratory pressure). Ist der endexspiratorische Druck positiv, so spricht man von einer Beatmung mit PEEP (positive endexpiratory pressure). Ist der Druck am Ende der Exspiration negativ, nennt man diese Form NEEP (negative endexpiratory pressure). Diese letztgenannte Form der Beatmung mit einem negativen endexspiratorischen Druck wurde in der Vergangenheit häufiger angewendet, jedoch aufgrund vieler Nachteile (Gefahr der Atelektasenbildung) in der Zwischenzeit völlig verlassen.

Unter **ZEEP** versteht man eine Beatmung mit einem endexspiratorischen Druck von Null

Unter **PEEP** versteht man eine Beatmung mit einem positiven endexspiratorischen Druck

2.4.6.3 Formen der Beatmung

Klassifiziert man die Formen der Beatmung nach dem Anteil der Atemarbeit, die durch den Patienten geleistet wird, stellt die mandatorische Ventilation das eine und die spontane Ventilation das andere Extrem dar. Bei der **mandatorischen Ventilation** erfolgt die Kontrolle der Ventilation zu 100 % durch das Beatmungsgerät. Der Patient leistet keine Atemarbeit, sämtliche Beatmungsparameter sind von der Art und der Einstellung des verwendeten Gerätes vorgegeben. Bei der **spontanen Ventilation** leistet das Beatmungsgerät keine Atemarbeit mehr, der Patient atmet somit selbständig und wird vom Gerät nicht mehr unterstützt. Er bezieht jedoch das Atemgas weiterhin aus dem System des Beatmungsgerätes. Zwischen den beiden Extremen (mandatorische Ventilation – spontane Ventilation) gibt es eine große Variation von Zwischenformen. Diese **Zwischenformen** sind dadurch gekennzeichnet, daß die Übernahme der Atemarbeit durch das Beatmungsgerät mehr oder weniger stufenlos zwischen 0 und 100 % variiert werden kann

Formen der Beatmung

Die verschiedenen Formen der Beatmung können nach dem **Anteil der Atemarbeit** klassifiziert werden, den der Patient erbringt: Bei der
- **mandatorischen Ventilation:** 100 %

bei der
- **spontanen Ventilation:** 0 % (Abb. 8-18, Tab. 8-4)

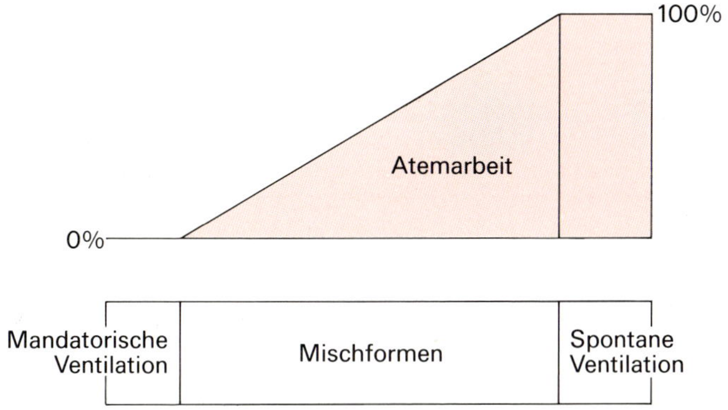

Abb. 8-18: Schematische Darstellung der vom Patienten erbrachten Atemarbeit bei verschiedenen Beatmungsformen

Tab. 8-4: International gültige Kurzbezeichnung der Beatmungsformen

IPPV	Mandatorische Ventilation mit intermittierendem Überdruck, der endexspiratorische Druck ist 0 mbar (ZEEP)
CPPV	Mandatorische Ventilation mit kontinuierlichem Überdruck, der endexspiratorische Druck ist >0 (PEEP)
PNPV	Wechseldruckbeatmung (ungebräuchlich)
S-IPPV	Synchronisierte (assistierte) IPPV-Beatmung
S-CPPV	Synchronisierte (assistierte) CPPV-Beatmung
ZAP	Spontane Ventilation bei Umgebungsdruck
CPAP	Spontane Ventilation bei kontinuierlichem positiven Atemwegsdruck
ASB	Spontane Ventilation mit inspiratorischer Druckunterstützung bei Umgebungsdruck
ASB/PEEP	Spontane Ventilation mit inspiratorischer Druckunterstützung bei kontinuierlichem positiven Atemwegsdruck

(Abb. 8-18). In Tab. 8-4 sind die international gültigen Kurzbezeichnungen der Beatmungsformen mit einer kurzen Definition zusammengestellt. In den folgenden Kapiteln werden sie näher erläutert.

Mandatorische Ventilation
- **IPPV-Beatmung:** intermittent positive pressure ventilation = **intermittierende Beatmung mit Überdruck**
- **CPPV-Beatmung:** continuous positive pressure ventilation = **Beatmung mit kontinuierlichem positivem Druck = IPPV + PEEP**
- **PNPV-Beatmung:** positive negative pressure ventilation = **Wechseldruckbeatmung** (Abb. 8-19)

Mandatorische Ventilation

Bei der mandatorischen Ventilation übt der Patient keinen Einfluß auf den Atemzyklus aus, d. h. die Maschine kontrolliert die Ventilation des Patienten. Da bei jedem Atemzug intermittierend ein positiver Druck aufgebaut wird, wird diese Standardform **IPPV-Beatmung** (intermittent positive pressure ventilation = intermittierende Beatmung mit Überdruck) genannt. Dies gilt für den Fall, daß der endexspiratorische Druck gleich Null ist. Ist der endexspiratorische Druck positiv (PEEP-Beatmung), spricht man von der **CPPV-Beatmung** (continuous positive pressure ventilation = Beatmung mit kontinuierlichem positivem Druck). Die Beatmung mit negativem endexspiratorischem Druck nennt man **PNPV-Beatmung** (positive negative pressure ventilation = Wechseldruckbeatmung). In Abb. 8-19 sind die Volumen- und Druck-Zeit-Kurven dieser drei Beatmungsformen dargestellt. Das Atemzugvolumen ist bei allen Formen gleich. Diese Kurven gelten strenggenommen nur für die volumenkonstante mandatorische Ventilation (s. hierzu auch Kap. 2.4.6.4).

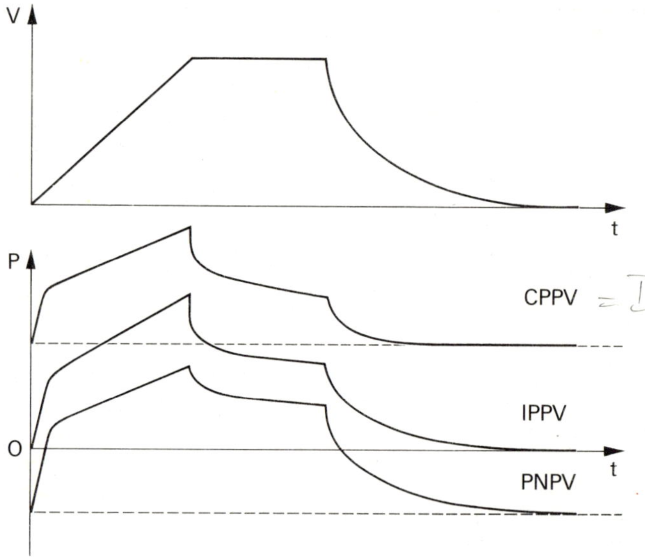

Abb. 8-19: Volumen-Zeit-Diagramm und Druck-Zeit-Diagramm bei CPPV-, IPPV- und PNPV-Beatmung. Die Volumen-Zeit-Kurve ist bei allen drei Beatmungsformen identisch

synchronisierte mandatorische Ventilation oder **assistierte** Ventilation:

Der Patient steuert die Häufigkeit der mandatorischen Atemzüge. Diesen Vorgang nennt man **Triggerung**

- **S-IPPV:** synchronisierte IPPV-Beatmung
- **S-CPPV:** synchronisierte CPPV-Beatmung
- **IRV:** inversed ratio ventilation = **Atmung mit umgekehrtem Atemzeitverhältnis**; die Inspirationszeit ist länger als die Exspirationszeit

Ist der Patient in der Lage, die Häufigkeit der von der Maschine abgegebene Atemzüge selbst zu steuern, nennt man die Beatmungsform **synchronisierte mandatorische Ventilation** oder **assistierte Ventilation**. Das Beatmungsgerät registriert dabei während der Exspirationsphase eine Einatembemühung des Patienten und antwortet darauf mit der Abgabe des nächsten mandatorischen Atemhubes. Dieser Vorgang im Gerät wird als **„Triggerung"** bezeichnet. Generell stellt man bei allen synchronisierten Beatmungsformen den Buchstaben „S" vor die Abkürzung. Demnach wird die synchronisierte Ventilation mit intermittierendem Überdruck bei einem endexspiratorischen Druck von Null S-IPPV und bei einem positiven endexspiratorischen Druck S-CPPV genannt. In der Druck- und Volumenzeitkurve (Abb. 8-20) erkennt man die Triggerung an einem kurzen Druck- bzw. Volumenabfall unmittelbar vor dem assistierten mandatorischen Atemzug.

Ist das Atemzeitverhältnis bei der mandatorischen Ventilation größer als 1 (d. h. die Inspirations- größer als die Exspirationszeit), wird der Begriff **IRV** (inversed-ratio-ventilation) verwendet.

Spontane Ventilation
alle Formen der Spontanatmung am Beatmungsgerät

Spontane Ventilation

Unter spontaner Ventilation versteht man alle Formen der Spontanatmung

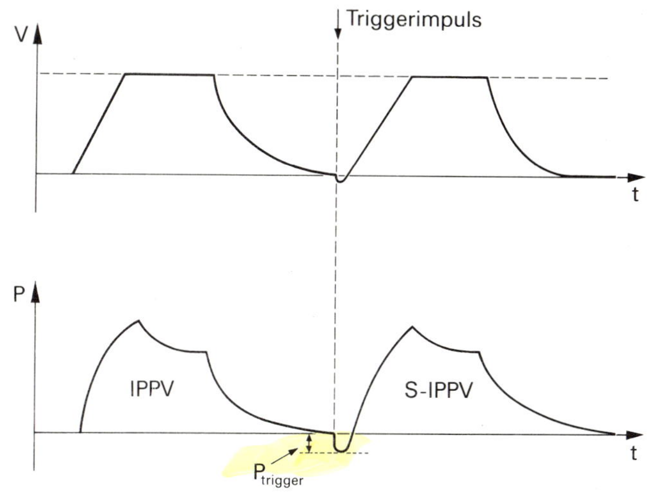

Abb. 8-20: Volumen-Zeit-Diagramm und Druck-Zeit-Diagramm bei IPPV- und SIPPV-Beatmung. Ptrigger: Druckabfall im Schlauchsystem, der notwendig ist, um den Triggermechanismus des Beatmungsgerätes zu starten

am Beatmungsgerät (dies ist zu trennen von der normalen Spontanatmung). Sie kann *ohne* oder *mit* Unterstützung durch das Beatmungsgerät erfolgen.
Im ersten Fall leistet der Patient die gesamte Atemarbeit selbst, d.h. er atmet aktiv am Gerät ein und aus. Dies nennt man **ZAP** (zero airway pressure = Spontanatmung unter Atmosphärendruck). Ist der endexspiratorische Druck positiv, so spricht man von **CPAP** (continuous positive airway pressure = Spontanatmung bei kontinuierlichem Überdruck). Das Atemzugvolumen ist nicht konstant, sondern wird durch den Patienten bestimmt. ZAP oder CPAP wird in der Regel durch Geräte erzeugt, die einen kontinuierlichen Frischgasfluß zum Patienten senden. Er atmet dabei aus dem vorbeiströmenden Frischgas. Dieses Prinzip wird auch als Continuous-Flow-Prinzip oder Flow-by-Prinzip bezeichnet (s. Kap. 2.4.4).
Bei der spontanen Ventilation mit Unterstützung durch das Beatmungsgerät muß dieses über ein Ventil verfügen, welches den Gasstrom zum Patienten dem tatsächlichen Bedarf anpassen kann. Ein solches Ventil bezeichnet man als *Demand-Ventil*, das hierbei verwendete Prinzip **Demand-Fluß-Prinzip.** Während der Inspiration wird dem Patienten ein Teil der Atemarbeit abgenommen, indem ein bestimmter Druck durch das Gerät erzeugt wird. Diese Form der spontanen Ventilation nennt man bei einem endexspiratorischen Druck von Null ASB oder ASV (ASB = assisted spontaneous breathing,

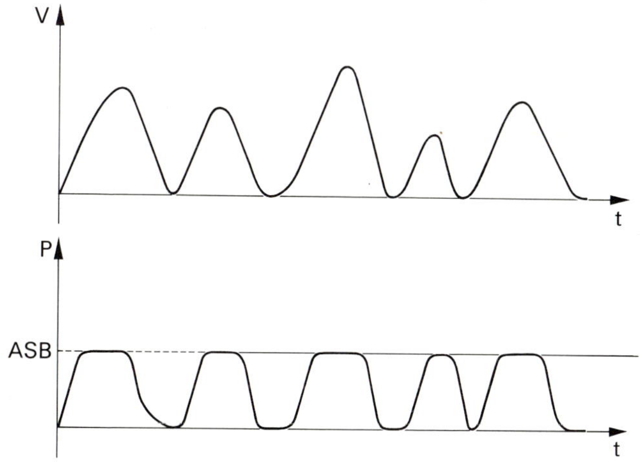

Abb. 8-21: Volumen-Zeit-Diagramm und Druck-Zeit-Diagramm bei ASB-Beatmung. Während der Inspiration wird vom Gerät rasch ein positiver Druck aufgebaut und konstant gehalten. Da es sich um eine spontane Ventilationsform handelt, ist das Atemzugvolumen nicht konstant

- **ZAP:** zero airway pressure = **Spontanatmung unter Atmosphärendruck**, spontane Ventilation ohne Unterstützung.
- **CPAP:** continuous positive airway pressure = **Spontanatmung bei kontinuierlichem Überdruck**

Unterstützung der spontanen Ventilation durch das Beatmungsgerät kann mit Hilfe eines Demand-Ventiles erfolgen **(Demand-Fluß-Prinzip)**

- **ASB** oder **ASV:** (ASB = assisted spontaneous breathing, ASV = assisted spontaneous ventilation = **assistierte Spontanatmung** oder **druckunterstützte Spontanatmung)** (Abb. 8-21)

ASB/ASV kann mit PEEP kombiniert werden

ASV = assisted spontaneous ventilation = assistierte Spontanatmung oder druckunterstützte Spontanatmung). Wird wiederum ein positiver endexspiratorischer Druck verwendet spricht man von ASB mit PEEP bzw. ASV mit PEEP. In Abb. 8-21 sind die Druck- und Volumenzeitkurven der ASB-Atmung dargestellt.

Praxishinweis

⇨

> Der **Hauptvorteil der ASB-Atemformen** besteht in der verminderten inspiratorischen Atemarbeit.

Das Gerät hilft hierbei auch die Strömungswiderstände des Trachealtubus zu überwinden, was für den Patienten eine große Hilfe darstellt. Aus diesem Grund sollen alle Spontanatmungsformen – wenn möglich – mit einer Druckunterstützung kombiniert werden.

Mischformen

Bei den Mischformen kann der Patient zwischen den mandatorischen Atemzügen spontan atmen.

2.4.6.4 Mischformen

Mischformen sind dadurch charakterisiert, daß vom Beatmungsgerät in mehr oder minder regelmäßigen Abständen mandatorische Atemzüge an den Patienten abgegeben werden. Zwischen den mandatorischen Atemzügen kann der Patient spontan atmen. Dabei sind alle Variationen und Kombinationen der bislang geschilderten Verfahren möglich und technisch realisierbar. Die Mischformen der Beatmung kann man in zwei Untergruppen einteilen: *IMV-Beatmung, MMV-Beatmung.*

Untergruppen:
- IMV-Beatmung
- MMV-Beatmung

- **IMV-Beatmung:** mandatorische Atemzüge setzen in regelmäßigen zeitlichen Abständen ein
- **SIMV-Beatmung:** mandatorische Atemzüge werden nach einem gewissen zeitlichen Abstand synchronisiert mit der Patientenatmung abgegeben

Bei der **IMV-Beatmung** wird eine Zeitdauer bestimmt, während der der Patient spontan atmen kann, danach setzt wieder ein maschineller Atemzug ein. Ist das Einsetzen des maschinellen Atemzuges unabhängig von der Atmung des Patienten, spricht man von *IMV* (intermittent mandatory ventilation = *intermittierende maschinelle Beatmung*). Wird der Spontanatemzug synchronisiert mit der Atmung des Patienten abgegeben, nennt man diese Mischform *SIMV* (synchronized intermittent mandatory ventilation = *synchronisierte intermittierende maschinelle Beatmung*). In den Volumen-Zeitkurven (Abb. 8-22) wird der Unterschied zwischen IMV und SIMV sichtbar: Bei

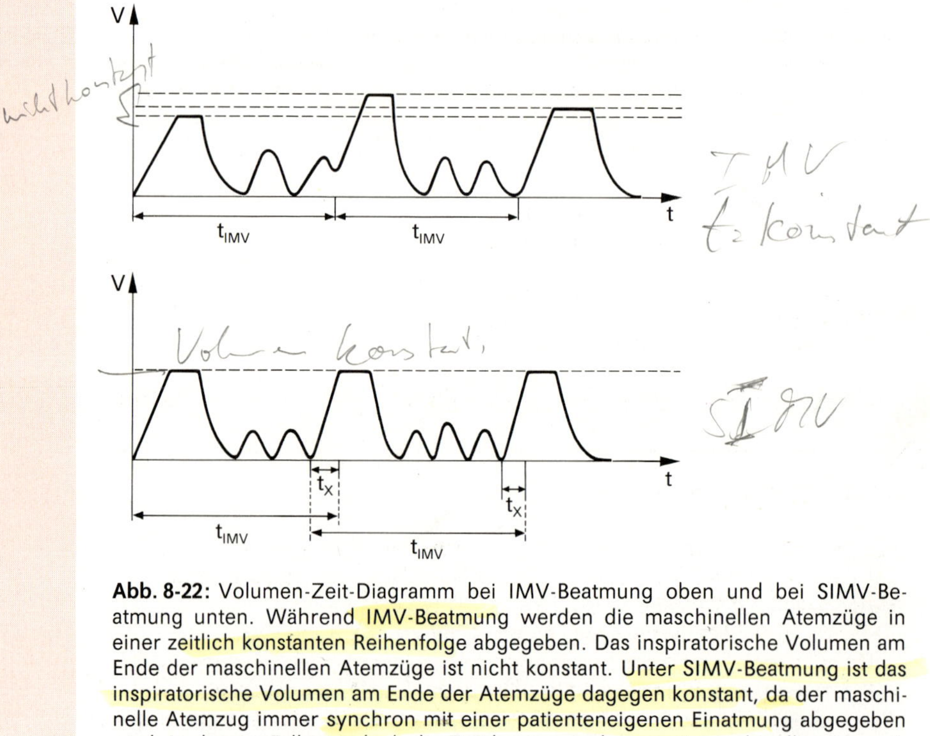

Abb. 8-22: Volumen-Zeit-Diagramm bei IMV-Beatmung oben und bei SIMV-Beatmung unten. Während IMV-Beatmung werden die maschinellen Atemzüge in einer zeitlich konstanten Reihenfolge abgegeben. Das inspiratorische Volumen am Ende der maschinellen Atemzüge ist nicht konstant. Unter SIMV-Beatmung ist das inspiratorische Volumen am Ende der Atemzüge dagegen konstant, da der maschinelle Atemzug immer synchron mit einer patienteneigenen Einatmung abgegeben wird. In diesem Fall ist jedoch die Zeitdauer zwischen zwei maschinellen Atemzügen um den Betrag t_x kürzer als es dem eingestellten Wert entspricht

der IMV-Beatmung werden die mandatorischen Atemhübe in regelmäßigen zeitlichen Intervallen abgegeben. Das endinspiratorische Volumen ist variabel und hängt von demjenigen Volumen ab, welches sich zu Beginn des mandatorischen Atemzuges in der Lunge befindet. Bei der SIMV-Beatmung ist die Höhe des mandatorischen Volumens konstant, da die mandatorische Inspiration stets mit dem Beginn einer spontanen Inspiration zeitlich zusammenfällt. Dagegen ist der zeitliche Abstand zwischen zwei mandatorischen Atemzügen nicht konstant, sondern wird durch die spontane Atemtätigkeit des Patienten mit beeinflußt.

Technisch wird SIMV so realisiert, daß die Maschine *vor Ablauf* der voreingestellten Spontanatemperiode (sie ergibt sich aus der eingestellten IMV-Frequenz) für eine gewisse Zeitspanne (Erwartungsfenster) auf den Beginn einer spontanen Einatmung wartet. Wird diese erkannt (Triggerung), so wird unverzüglich der mandatorische Atemzug abgegeben. Im anderen Fall wird der mandatorische Atemzug am Ende des Erwartungsfensters **unsynchronisiert** gestartet. Die tatsächliche Zeit zwischen zwei mandatorischen Atemzügen kann daher bei der SIMV-Beatmung kürzer als die voreingestellte Zeit sein.

Bei der SIMV-Beatmung ist der tatsächliche zeitliche Abstand zwischen zwei mandatorischen Atemzügen kleiner als der voreingestellte Wert

Die **MMV-Beatmung** (mandatorisches Minutenvolumen) orientiert sich an dem vom Patienten geatmeten Volumen. Es wird ein Mindestminutenvolumen eingestellt; atmet der Patient mit diesem oder einem höheren Volumen, so gibt das Gerät keine mandatorischen Atemzüge ab. Atmet der Patient dagegen mit einem geringeren als dem eingestellten Minutenvolumen, gibt das Gerät so lange mandatorische Atemzüge ab, bis das eingestellte Mindestvolumen wieder erreicht wird.

Beide Mischformen (IMV und MMV) sind mit allen anderen Merkmalen der Beatmung kombinierbar (Tab. 8-5).

- **MMV-Beatmung:**
  Es wird ein **Mindestminutenvolumen** des Patienten eingestellt: Atmet der Patient mit einem geringeren als dem eingestellten Minutenvolumen, gibt das Gerät so lange mandatorische Atemzüge ab, bis das eingestellte Mindestvolumen wieder erreicht wird

Beide Mischformen (IMV und MMV) sind mit allen anderen Merkmalen der Beatmung kombinierbar (Tab. 8-5):

Tab. 8-5: Mischformen der Beatmung: Mandatorische und spontane Ventilation im Wechsel

IMV	Intermittierende mandatorische Ventilation (zeitorientiert), unsynchronisierter Start der mandatorischen Ventilation
SIMV	Intermittierende mandatorische Ventilation (zeitorientiert), synchronisierter Start der mandatorischen Ventilation
(S) IMV + ZAP	dto. bei Umgebungsdruck
(S) IMV + CPAP	dto. bei kontinuierlichem positiven Atemwegsdruck
(S) IMV + ASB	dto. mit Druckunterstützung bei Umgebungsdruck
(S) IMV + ASB/PEEP	dto. mit Druckunterstützung bei kontinuierlichem positiven Atemwegsdruck
MMV	Mandatorische Volumensubstitution (volumenorientiert), unsynchronisierter Start der mandatorischen Ventilation
SMMV	Mandatorische Volumensubstitution (volumenorientiert), synchronisierter Start der mandatorischen Ventilation
(S) MMV + ZAP	dto. bei Umgebungsdruck
(S) MMV + CPAP	dto. bei kontinuierlichem positiven Atemwegsdruck
(S) MMV + ASB	dto. mit Druckunterstützung bei Umgebungsdruck
(S) MMV + ASB/PEEP	dto. mit Druckunterstützung bei kontinuierlichem positiven Atemwegsdruck

2.4.6.5 Beatmungsgeräte

Beatmungsgeräte

Beatmungsgeräte lassen sich nach verschiedenen Kriterien beurteilen, die mit den Funktionen bei mandatorischer Ventilation zusammenhängen. Im wesentlichen sind 4 Arbeitsgänge zu unterscheiden:
- Während der Inspiration Abgabe von Fluß an den Patienten.
- Umschalten von In- auf Exspiration.
- Die Phase der Exspiration, während der das Gerät im wesentlichen passiv ist und der Druck entweder auf Atmosphärendruck oder auf den eingestellten positiven endexspiratorischen Druck abfällt.
- Umschalten von Exspiration auf Inspiration.

4 Arbeitsgänge
- **Inspiration:** Abgabe von Fluß an den Patienten
- Umschalten von In- auf Exspiration
- Phase der Exspiration: Gerät ist passiv
- Umschalten von Ex- auf Inspiration

Merkmale eines Beatmungsgerätes sind ⇨

Wesentliche Merkmale eines Beatmungsgerätes sind:

- Art des Umschaltmechanismus von In- auf Exspiration
- Antriebssystem und Einstellphilosophie
- Triggerung und Seufzerfunktion
- Druckluft-Sauerstoffmischung und Monitoringsystem
- Sicherheitsfunktionen

Umschaltmechanismus
Das **Hauptmerkmal** eines Respirators besteht in der **Art der Umschaltung von In- auf Exspiration.** Man unterscheidet:

Art des Umschaltmechanismus von In- auf Exspiration.
Das **Hauptmerkmal eines Respirators** besteht in der Art der Umschaltung von In- auf Exspiration. Sie kann erfolgen:

- zeitgesteuert (zeitgesteuerte Respiratoren)
- volumengesteuert (volumengesteuerte Respiratoren)
- druckgesteuert (druckgesteuerte Respiratoren)
- flußgesteuert (flußgesteuerte Respiratoren)

1. Zeitsteuerung

Zeitsteuerung: Das vom Respirator abgegebene Volumen hängt von der zeitlichen Form und Größe des inspiratorischen Flusses ab.

2. Volumensteuerung

Volumensteuerung: Bei diesen Geräten wird ein Zugvolumen voreingestellt und nach dem Prinzip einer Pumpe oder eines Balges an den Patienten abgegeben.

3. Drucksteuerung

Drucksteuerung: Bei der Drucksteuerung schaltet das Gerät von In- auf Exspiration, wenn am Patienten ein bestimmter voreingestellter Druck überschritten wird. In diesem Fall ist die Umschaltung unabhängig von der Zeitdauer und vom abgegebenen Zugvolumen. Die Umschaltung kann elektrisch, elektronisch, mechanisch oder pneumatisch erfolgen.

4. Flußsteuerung

Flußsteuerung: Hierbei findet ein Druckausgleich zwischen einem Reservoir und den Lungen während der Inspiration statt. Nähert sich der Druck in den Lungen dem des Reservoirs, nimmt der Fluß zum Patienten ab, und bei Unterschreiten eines bestimmten minimalen Flusses schaltet das Gerät von In- auf Exspiration um. In diesem Fall ist wiederum die Umschaltung unabhängig von der Zeitdauer und vom abgegebenen Zugvolumen.

Praxishinweis ⇨

Geräte mit Zeit- bzw. Volumensteuerung liefern unabhängig von den Eigenschaften der Lungen stets ein *konstantes mandatorisches Atemzugvolumen.* Sie werden auch als volumenkonstante oder volumenkontrollierte Geräte bezeichnet. (Abb. 8-23)

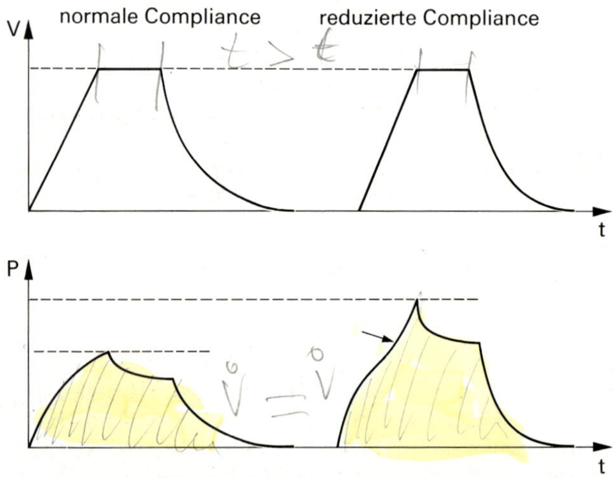

Abb. 8-23: Volumenkontrollierte Beatmung bei normaler Compliance links und bei reduzierter Compliance rechts, Volumen-Zeit-Diagramm und Druck-Zeit-Diagramm. Das inspiratorische Volumen ist in beiden Fällen gleich, der inspiratorische Spitzendruck bei reduzierter Compliance jedoch erheblich höher als bei normaler Compliance. Der Pfeil weist auf deutliche Überdehnungsphänomene hin, die in der Druck-Zeit-Kurve sichtbar werden

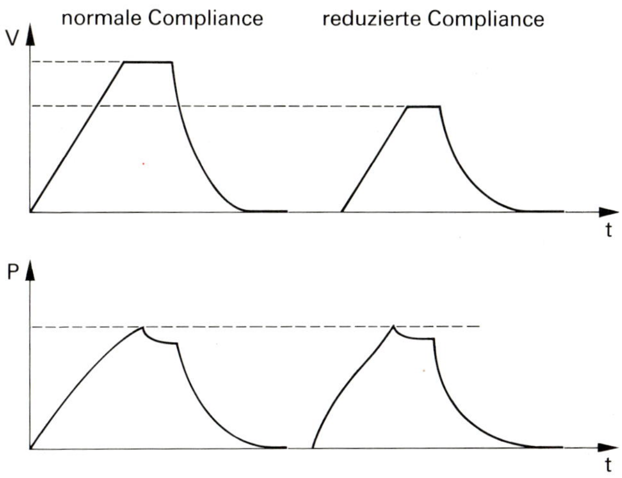

Abb. 8-24: Druckkontrollierte Beatmung bei normaler Compliance und bei reduzierter Compliance, Volumen-Zeit-Diagramm und Druck-Zeit-Diagramm. In diesem Fall ist das inspiratorische Volumen nicht konstant und abhängig von der Compliance, während der inspiratorische Spitzendruck durch das Gerät vorgegeben wird

Geräte mit Druck- oder Flußsteuerung liefern dagegen kein konstantes Atemzugvolumen. Dafür ist jedoch der inspiratorische Spitzendruck konstant (Abb. 8-24).

Antriebssysteme

Bei den Antriebssystemen unterscheidet man zwischen dem *Einzelkreissystem* und dem *Doppelkreissystem.* Beim **Einzelkreissystem** wird das vom Antrieb bereitgestellte Atemgas dem Patienten direkt zugeführt. Beim **Doppelkreissystem** komprimiert das vom Antrieb bereitgestellte Atemgas einen Atembeutel in einer Kammer (bag in bottle-Prinzip). Das in dem Atembeutel bzw. in dem Balg enthaltene Gas wird dabei durch Kompression dem Patienten zugeführt.

Antriebssysteme

Bei den Antriebssystemen unterscheidet man:

- **Einzelkreissystem**
- **Doppelkreissystem**

Einstellphilosophien

Zwei Einstellphilosophien haben sich durchgesetzt:

- Die Einstellung von *Frequenz, Minutenvolumen* und der *relativen Zeitdauer* in Prozent der Zykluszeit der inspiratorischen Flußphase und Pausenphase.
- Die Einstellung von *Zugvolumen, inspiratorischem Fluß, Atemzeitverhältnis* und *Frequenz.* Diese Philosophie weist den Nachteil auf, daß im sog. Konfliktfall (Abb. 8-25) das eingestellte Atemzugvolumen nicht abgegeben wird.

Die elektronische Steuerung der Beatmungsgeräte arbeitet in den meisten Fällen auf dem Boden einer Zeit- und Flußsteuerung. Obwohl die direkte Einstellung der Inspirationszeit, Pausenzeit, Zykluszeit und des inspiratorischen Flusses einige Vorteile bieten würde, gibt es kaum Geräte, die diese direkte Philosophie aufweisen.

Einstellphilosophien

2 Einstellphilosophien

Triggerung

Die Qualität der Triggerung, d.h. die Empfindlichkeit und die Geschwindigkeit, mit der der Trigger anspricht, sind für den Komfort und die aufzuwendende Atemarbeit von entscheidender Bedeutung. Üblicherweise ist der Triggermechanismus druckorientiert, d. h. daß der Patient durch seine Einatembemühung einen bestimmten Druckabfall (Triggerschwelle) im Schlauchsystem erzeugen muß, welcher von einem elektrischen Druckwandler registriert wird. Daraufhin startet das Gerät eine neue Einatmung. Unter der Beatmung mit einem positiven endexspiratorischen Druck muß die Triggerschwelle entsprechend angepaßt werden (manuell oder automatisch). Die Zeitdauer zwischen der Registrierung des Triggersignals und dem Beginn des

Triggerung

Die Empfindlichkeit (Triggerschwelle) und die Geschwindigkeit, mit der der Trigger anspricht (Triggerlatenz), sind für den Komfort und die aufzuwendende Atemarbeit des Patienten von entscheidender Bedeutung

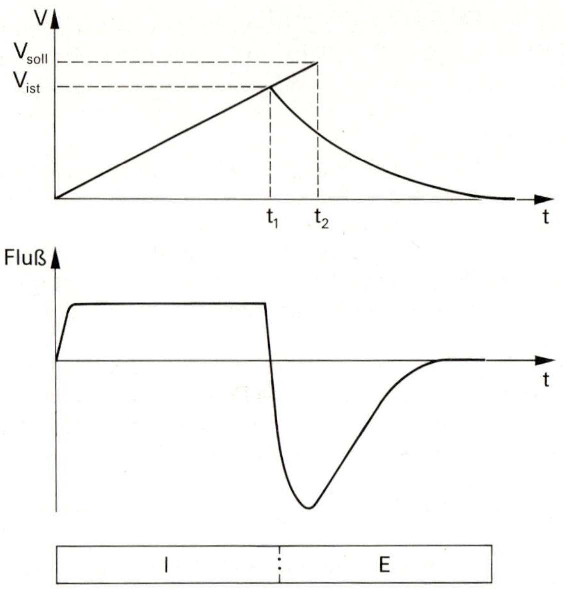

Abb. 8-25: Schematische Darstellung des sog. Konfliktfalles bei Beatmungsgeräten mit der Einstellung von Zugvolumen, inspiratorischem Fluß, Atem-Zeit-Verhältnis und Frequenz. Durch die Einstellungen kann das vorgewählte inspiratorische Volumen V_{soll} in der zur Verfügung stehenden Inspirationszeit t_1 nicht vollständig abgegeben werden, hierfür wäre theoretisch die Zeit t_2 erforderlich. Das abgegebene Volumen V_{ist} ist somit kleiner als das eingestellte Atemzugvolumen V_{soll} (I-Inspiration, E-Exspiration)

tatsächlichen inspiratorischen Gasflusses bezeichnet man als Triggerlatenz. Diese Zeit beträgt bei handelsüblichen Geräten zwischen 20 und 100 msec.

Seufzerbeatmung
periodische Vertiefung der Atmung durch das Beatmungsgerät. Hierdurch wird die Monotonie der mandatorischen Ventilation unterbrochen

Seufzerbeatmung kann realisiert werden:
- regelmäßige Atemhübe mit vergrößertem Atemzugvolumen
- Anhebung des endexspiratorischen Drukkes für einige Atemzüge, um so die funktionelle Residualkapazität der Lungen periodisch zu vergrößern

Seufzerbeatmung

Unter Seufzerbeatmung versteht man die periodische Vertiefung der Atmung durch das Beatmungsgerät. Der Sinn besteht einmal in der Unterbrechung der Monotonie einer kontrollierten Beatmung und andererseits in dem Bemühen, kollabierte Lungenbezirke zu öffnen und zu belüften. Die Seufzerbeatmung kann verschieden realisiert sein:

- Regelmäßige Atemhübe mit vergrößertem Atemzugvolumen; das vergrößerte Atemzugvolumen während des Seufzers kann dabei bis zum Doppelten des normalen Atemzugvolumens betragen (Nachteile: hoher Druckanstieg während der Seufzeratemzüge unter volumenkontrollierter Beatmung).
- Anhebung des endexspiratorischen Druckes für einige Atemzüge, um so die funktionelle Residualkapazität der Lungen periodisch zu vergrößern. Diese zweite Form der Seufzerbeatmung gilt als wesentlich günstiger und physiologischer, da durch die Anhebung der funktionellen Residualkapazität während des Seufzers verschlossene Alveolarbezirke geöffnet und belüftet werden können.

Bei einigen Beatmungsgeräten sind die Häufigkeit und das Ausmaß dieser Seufzermanöver einstellbar.

Druckluft-Sauerstoffmischer
zwischen reiner Luftatmung (21 % O_2) und reiner Sauerstoffatmung (100 %) stufenlos regulierbar

Druckluft-Sauerstoffmischer

Die Höhe der inspiratorischen Sauerstoffkonzentration kann bei allen Beatmungsgeräten zwischen reiner Luftatmung (21 % O_2) und reiner Sauerstoffatmung (100 %) stufenlos reguliert werden.

Beatmungs-Monitoring
Die folgenden **Überwachungsfunktionen** sind bei der Beatmungstherapie **obligat:**

Beatmungs-Monitoring

Eine effektive Beatmungstherapie kann ohne eine adäquate Überwachung nicht vorgenommen werden.

• Monitor zur Messung und Überwachung der **inspiratorischen Sauerstoffkonzentration.** Mit Hilfe eines solchen Gerätes wird die korrekte Funktion der Gasmischanlage überprüft. Die Monitore müssen mit einer Alarmfunktion ausgestattet sein, die bei Über- bzw. Unterschreiten einer voreingestellten Sauerstoffkonzentration anspricht.
• Messung des **exspiratorischen Atemminutenvolumens.** Durch die alleinige Überwachung des inspiratorischen Minutenvolumens wären größere Leckagen des Beatmungsschlauchsystems bzw. eine Diskonnektion des Patienten nicht erkennbar. In einem solchen Fall ist aber das vom Patienten durch das Gerät ausgeatmete (exspiratorische) Volumen deutlich verringert. Eine Meß- und Alarmeinrichtung auf der Exspirationsseite von Beatmungsgeräten kann diesen Zustand erkennen.
• Überwachung des **Atemwegsdruckes.** Insbesondere bei volumenkonstanten Geräten kann es zu sehr hohen inspiratorischen Drucken dann kommen, wenn ein bestimmtes Zugvolumen gegen den Widerstand des Patienten vom Gerät appliziert wird. Aus diesem Grund ist eine obere Druckbegrenzung bei diesen Geräten unerläßlich, und sie ist stets mit einer Alarmfunktion gekoppelt. Erreicht der inspiratorische Druck eine vorgewählte obere Druckgrenze, so wird die Inspiration sofort abgebrochen, das Gerät auf Exspiration geschaltet und ein Alarmsignal **(Stenosealarm)** gegeben. Neben der Überwachung des minimalen exspiratorischen Volumens läßt sich durch den Druckmonitor noch eine zweite Diskonnektionsüberwachung vornehmen.
• Überwachung der **Atemgastemperatur** am Tubus. Dies ist erforderlich, um die korrekte Funktion des Anfeuchtersystems zu überprüfen. Bei den meisten Geräten handelt es sich um ein elektrisches Thermometer, welches seinerseits mit dem Anfeuchtersystem gekoppelt ist und die Leistung des Anfeuchtersystems im Sinne einer Rückkopplung regelt. Die inspiratorische Temperatur bei der Beatmung sollte zwischen 33 und 36 °C betragen.

• Monitor zur Messung und Überwachung der **inspiratorischen Sauerstoffkonzentration**
• Messung des **exspiratorischen Atemminutenvolumens**
• Überwachung des **Atemwegsdruckes**
• Überwachung der **Atemgastemperatur am Tubus**

Sicherheitsfunktionen
Für die Sicherheit des Patienten sind verschiedene Funktionen in den Beatmungsgeräten obligat und durch die Medizingeräteverordnung bzw. Empfehlungen der DGAI festgeschrieben. Zusätzlich zu den Überwachungsfunktionen (s. Kap. 2.4.6.4) kommen hinzu:

Steckkupplungen, Schlauchverbindungen und **Gasanschlüsse** müssen unverwechselbar sein.

Gasausfall: Der Versorgungsdruck der Zuleitungen von Druckluft und Sauerstoff wird kontinuierlich überwacht; das Gerät gibt Alarm, wenn ein oder beide Gase ausfallen. In diesem Fall soll durch Zusatzventile ermöglicht werden, daß eine Spontanatmung des Patienten mit Raumluft möglich ist. Darüber hinaus muß eine **Handbeatmungsmöglichkeit** vorhanden sein, die jedoch im einfachsten Fall unabhängig vom Beatmungsgerät aus einem Notfallbeatmungsbeutel bestehen kann.

Netzausfallalarm ist bei allen elektrisch betriebenen Geräten obligat, wobei für den Betrieb einer entsprechenden Alarmeinrichtung eine Batterie erforderlich ist.
Die **hygienische Sicherheit** muß gewährleistet sein. Alle Patiententeile müssen sterilisierbar sein oder als Einmalartikel zur Anwendung kommen.

Sicherheitsfunktionen
Für die Sicherheit des Patienten sind verschiedene Funktionen in den Beatmungsgeräten obligat und durch die Medizingeräteverordnung festgeschrieben. Die wichtigsten sind:
• Steckkupplungen, Schlauchverbindungen und Gasanschlüsse müssen unverwechselbar sein
• Handbeatmungsmöglichkeit
• Gasausfallalarm
• Netzausfallalarm
• Überdrucksicherheitssystem
• hygienische Sicherheit: Patiententeile sterilisierbar oder Einmalartikel

2.4.6.6 Klinik der maschinellen Beatmung

Die maschinelle Beatmung hat **3 Hauptindikationen:**
• Notfallbeatmung (s. Kap. III/1, S. 48).
• therapeutische Beatmung
• prophylaktische Beatmung

Therapeutische Beatmung
Eine Beatmungstherapie bei Erwachsenen ist sicher indiziert bei den folgenden Befunden:
• arterielle *Hypoxie* (s. u.) und *Hyperkapnie* ($paCO_2 > 65-70$ mmHg)
• *Atemfrequenz* > 35

Klinik der maschinellen Beatmung

3 Hauptindikationsgebiete:
• Notfallbeatmung
• therapeutische Beatmung
• prophylaktische Beatmung

Therapeutische Beatmung
Indikationen:
1. bei folgenden Befunden:
• arterielle Hypoxie und Hyperkapnie
• Atemfrequenz >35

- max. Atemzugvolumen = VK < 4–5 ml/kg KG
- $V_d/V_t > 0{,}5–0{,}6$

2. bei akuter Dyspnoe:

- Unruhe, Verwirrtheit
- häufig hyperdynamer Kreislauf
- Angstgefühle
- max. Einsatz der Atemhilfsmuskulatur
- paradoxe/inverse Atmung

Arterielle Hypoxie als Beatmungsindikation: Arterielle Hypoxie heißt erniedrigter paO_2. Der determinierende Faktor für die Sauerstoffversorgung des Organismus ist jedoch der Sauerstoffgehalt (cO_2; ml/dl) bzw. das -angebot (AO_2; ml/min)

- maximales *Atemzugvolumen* = VK < 4–5 ml/kg KG
- $V_d/V_t > 0{,}5–0{,}6$

Ferner bei den verschiedenen klinischen Zeichen der akuten Dyspnoe:

- Unruhe, Verwirrtheit; Angstgefühle
- häufig hyperdynamer Kreislauf (Kompensationsversuche)
- maximaler Einsatz der Atemhilfsmuskulatur
- paradoxe/inverse Atmung

Arterielle Hypoxie als Beatmungsindikation: Die Indikationsstellung zur Beatmungstherapie wird häufig allein nach dem Sauerstoffpartialdruck vorgenommen. Dieses Vorgehen ist nicht uneingeschränkt richtig:
Eine arterielle Hypoxie liegt definitionsgemäß bei erniedrigtem paO_2 vor. Der determinierende Faktor für die Sauerstoffversorgung des Organismus ist jedoch nicht der Sauerstoffpartialdruck sondern der Sauerstoffgehalt (cO_2; ml/dl) bzw. das Sauerstoffangebot (AO_2; ml/min). Somit muß eine Hypoxie stets in Zusammenhang mit der Hämoglobinkonzentration und dem Herzzeitvolumen bewertet werden.

Absolute Beatmungsindikation

Grenzwerte, mit **absoluter Beatmungsindikation** sind:

- paO_2: 40–60 mmHg
- caO_2: <10–12 ml/dl
- AO_2: <400–600 ml/min
- $AaDO_2$ >450 mmHg
- Q_s/Q_t >30–40 %.

Die Differenzierung der Ursache einer Hypoxie/Hypoxämie (pulmonal/nicht pulmonal) kann durch die Bestimmung des Shuntvolumens (Q_s/Q_t) oder der alveolo-arteriellen Sauerstoffdruckdifferenz ($AaDO_2$) erfolgen (s. Kasten). Besteht jedoch eine Beatmungsindikation bei normalem Shuntvolumen bzw. $AaDO_2$, so sollte die jeweilige Grundkrankheit (nicht pulmonalen Ursprungs, z. B. schwere Anämie) unverzüglich mitbehandelt werden.

Prophylaktische Beatmung
Indikationen:

Prophylaktische Beatmung
Indikationen:

- prolongierter Schock jeder Genese
- Aspiration/Mendelson-Syndrom
- nach ausgedehnten und invasiven operativen Eingriffen („Nachbeatmung")
- Adipositas/Pickwick-Syndrom
- Reduzierung des O_2-Verbrauches
- Prophylaxe von Aspiration bei Bewußtseinsstörungen

Kontraindikationen zur Beatmungstherapie gibt es nicht!

Bei **chronischen Lungenerkrankungen** soll so zurückhaltend wie möglich intubiert und beatmet werden

Die Indikation zur Beatmungstherapie soll jedoch bei chronischen Lungenerkrankungen jeder Genese so zurückhaltend wie möglich gestellt werden, um Probleme der Entwöhnung vom Respirator zu vermeiden. Gleiches gilt für verschiedene neuromuskuläre Krankheitsbilder, die zu einer relativen Insuffizienz der Atemmuskulatur führen.
Die *Indikation* zur maschinellen Beatmung wird heute *großzügiger gestellt* als in den Anfangsjahren der Intensivmedizin:

- bessere technische Ausrüstung
- besseres medizinisches Wissen
- besser ausgebildetes Personal
- Gerätesicherheit durch MedGV
- mehr Intensivtherapiestationen verfügbar

Die erweiterten Indikationen für die Beatmungstherapie haben den Verlauf und den Schweregrad der akuten respiratorischen Insuffizienz günstig beeinflußt.

> Wichtig ist dabei, daß die Beatmungstherapie so früh wie möglich, d. h. bereits am Notfall- bzw. Unfallort begonnen wird.

Respiratortyp, Ventilationsform

Wahl des Respiratortyps: Bei der Auswahl des Beatmungsgerätes soll *stets ein volumenkonstantes Gerät* bevorzugt werden. Eine *Ausnahme* von dieser Regel besteht nur bei broncho-pleuralen Fisteln größeren Ausmaßes bzw. nach Lungenteilresektionen (zum Schutz des Bronchusstumpfes): In diesen Fällen bieten druckgesteuerte Beatmungsgeräte gewisse Vorteile, weil sie hohe Druckspitzen in den Atemwegen vermeiden. Da viele moderne Respiratoren in den Funktionen volumenkontrolliert/druckkontrolliert umschaltbar sind, spielen diese Überlegungen für die Wahl eines geeigneten Gerätes jedoch nur eine untergeordnete Rolle.

Wahl der Ventilationsform (Spontan – Mischform – mandatorisch):

> Der invasive Charakter der Beatmung nimmt von der spontanen Ventilation über die Mischformen bis zur mandatorischen Ventilation kontinuierlich zu. Aus diesem Grund soll die Beatmungsform so gewählt werden, daß ein *möglichst großer Anteil der Spontanatmung erhalten bleibt.*

Im günstigsten Fall wird der Patient mit einer reinen spontanen Ventilationsform behandelt. Hierbei ist zu beachten, daß die Endotrachealtuben in Abhängigkeit ihres Innendurchmessers einen nicht unerheblichen Strömungswiderstand aufweisen. Aus diesem Grund sollten folgende „Mindestbedingungen" eingehalten werden: Spontane Ventilation mit ASB von 5–10 mbar und mit CPAP von 2,5–5 mbar. Diese Beatmungsform erlaubt eine suffiziente spontane Ventilation am Gerät und hilft, effektiv den Strömungswiderstand des Tubus zu überwinden. Nur dann, wenn ein sehr großlumiger Tubus plaziert werden kann (beim Erwachsenen >8,5 mm Innendurchmesser), oder es sich um tracheotomierte Patienten handelt, kann man gefahrlos auf die ASB/CPAP Beatmung verzichten.
Reichen diese Maßnahmen nicht aus, benötigt der Patient starke Analgetika oder ist eine neuromuskuläre Blockade erforderlich, wird primär eine mandatorische Beatmung gewählt.

Beginn der mandatorischen Beatmungstherapie und ihre Überprüfung

Beginn: Die Beatmung wird je nach Schwere der respiratorischen Störung mit den folgenden Einstellparametern begonnen:

Atemzugvolumen:	10 ml/kg KG
Frequenz (Erwachsener):	10–12/min
Atemzeitverhältnis	1:2–1:1,5
inspiratorische Pausenzeit:	ca. 1 Sekunde
inspiratorische O_2-Konzentration:	40–60 %
PEEP:	2–5 mbar
maximaler Druck/obere Druckgrenze:	40 mbar

Die Einstellung der Alarmfunktionen sollte so erfolgen, daß eine Abweichung von mehr als 10–20 % vom vorgewählten Wert den Alarm auslöst.
Die Seufzerfunktion soll stets eingeschaltet sein (Ausnahme: Rippenserienfrakturen, ausgedehnte bronchopleurale Fisteln, Zustand nach Lungenteilresektion)
In schweren Fällen wird die Beatmung stets mit 100 % O_2 begonnen.

Überprüfung und Anpassung der Beatmungsparameter bei unkompliziertem Verlauf: Zu Beginn der Beatmungstherapie ist eine intensive Überwachung des Patienten erforderlich (Beatmungsdrucke, Volumina, fakultativ Compliance und Resistance, Kreislaufparameter etc.). Nach 20–30 min

Praxishinweis:

Respiratortyp
Bei der Auswahl des Beatmungsgerätes soll ein volumenkonstantes Gerät bevorzugt werden

Ein druckgesteuertes Gerät bietet Vorteile bei:
- broncho-pleuralen Fisteln
- nach Lungenteilresektionen

Ventilationsform (Spontan, Mischform, mandatorisch)

Praxishinweis

Eine **mandatorische Beatmung** wird primär gewählt, wenn:
- Mischformen der Beatmung nicht ausreichen
- starke Analgesie erforderlich
- neuromuskuläre Blockade erforderlich

Primäre Einstellung der mandatorischen Beatmungstherapie

In schweren Fällen wird die Beatmung stets mit 100 % O_2 begonnen
Überprüfung und Anpassung der Beatmungsparameter bei unkompliziertem Verlauf:

sollte die Einstellung der Ventilationsparameter mittels arterieller Blutgasanalyse überprüft werden. Die Korrektur der Parameter richtet sich nach den gemessenen Werten:

- paO_2 80–100 mmHg
- $paCO_2$ 38–42 mmHg (Ausnahme: therapeutische Hyperventilation bei erhöhtem Hirndruck)

• Der paO_2 sollte zwischen 80 und 100 mmHg betragen.
• Der $paCO_2$ sollte im Normbereich (38–42 mmHg) liegen (Ausnahme: therapeutische Hyperventilation bei erhöhtem Hirndruck; hierbei sind Werte zwischen 30 und 33 mmHg – nur selten darunter – anzustreben).
• Der Kreislauf sollte durch die Beatmungstherapie so wenig wie möglich beeinflußt werden (s. Kap. 2.4.6.7).

20–30 min nach jeder Einstellungsänderung des Beatmungsgerätes wird die arterielle Blutgasanalyse wiederholt

20–30 min nach jeder Einstellungsänderung des Beatmungsgerätes empfiehlt es sich, die arterielle Blutgasanalyse zu wiederholen. Bei unkompliziertem Verlauf der Beatmungstherapie wird man die inspiratorische Sauerstoffkonzentration auf 25–30 % reduzieren können. Dies soll möglichst in Stufen von jeweils 10 % geschehen. Eine Entwöhnungstherapie ist so frühzeitig wie möglich zu beginnen.

Beatmung bei progredienter respiratorischer Insuffizienz:

Stufenweiser Aufbau:
1. Erhöhung der inspiratorischen Sauerstoffkonzentration auf 60–80 %; nur in Notfällen auf 100 %
2. inspiratorischer Spitzendruck möglichst <40 mbar
3. Verlängerung des Atemzeitverhältnisses auf 1:1 durch Verlängerung der inspiratorischen Flußphase
4. Erhöhung des PEEP auf 10–15 mbar
5. Verlängerung des Atemzeitverhältnisses auf 2:1–3:1

Beatmung bei progredienter respiratorischer Insuffizienz

Das oberste Ziel ist die Sicherstellung einer ausreichenden Oxygenation; diese kann **stufenweise** erreicht werden:
• Erhöhung der inspiratorischen Sauerstoffkonzentration (FiO_2) auf 60–80 %; nur in Notfällen auf 100 %.
• Das Atemzugvolumen sollte nur soweit vergrößert werden, daß der inspiratorische Spitzendruck möglichst nicht über 40 mbar ansteigt.
• Verlängerung des Atemzeitverhältnisses auf 1:1 durch Verlängerung der inspiratorischen Flußphase.
• Erhöhung des PEEP auf 10–15 mbar; der PEEP-Wert sollte so gewählt werden, daß Überdehnungsphänomene nur in möglichst geringer Ausprägung sichtbar werden (s. u.).
• Verlängerung des Atemzeitverhältnisses auf 2:1–3:1; hierbei sollte auf eine inspiratorische Pausenphase verzichtet werden, d. h. der inspiratorische Fluß wird stark verlangsamt.
• Das Atemzug- bzw. Atemminutenvolumen sollte nicht kritiklos zum Erreichen eines normalen $paCO_2$ erhöht werden, da hierbei die Lunge weit überbläht und somit progredient geschädigt wird.

Praxishinweis

Regel: Die Beatmung soll so eingestellt werden, daß mit möglichst
• geringer Ventilation,
• geringer inspiratorischer Sauerstoffkonzentration und
• geringem PEEP
tolerable Werte erreicht werden.

Eine *„Optimierungstherapie"* betreibt nur Kosmetik und führt langfristig zu einer Verschlechterung der pulmonalen Situation.
Reichen diese Maßnahmen nicht aus, so kann der Patient versuchsweise einer extrakorporalen Therapie zur Unterstützung der Lungenfunktion unterzogen werden (s. Kap. 2.4.6.8).

PEEP

Erwünschte und unerwünschte Wirkungen von PEEP

PEEP galt über viele Jahre als Wunderwaffe gegen das ARDS. Zeitweise wurden PEEP-Werte bis zu 60 mbar verwendet (High-PEEP). Leider hat sich gezeigt, daß hohe PEEP-Werte zwar initial die Oxygenierung verbessern können, die Lungen jedoch durch Überdehnung und Immobilisation derart schädigen, daß die Heilungsrate des ARDS hierdurch nicht gebessert, möglicherweise sogar verschlechtert wird.

erwünschte Wirkungen

Erwünschte Wirkungen von PEEP:

• Vergrößerung der funktionellen Residualkapazität (FRC)
• Eröffnung atelektatischer Bezirke
• Vergrößerung der Gasaustauschfläche
• Verbesserung der Oxygenation
• Herabsetzung des pulmonalen Shuntvolumens

Unerwünschte Wirkungen von PEEP:

unerwünschte Wirkungen

- Erhöhung des intrapulmonalen Mitteldruckes
- Überdehnung von Lungenbezirken, Verminderung der Lungenbewegung
- Störungen des pulmonalen Lymphabtransportes
- Rechtsherzbelastung; relative Hypovolämie
- Oligurie, Nierenversagen (bei mangelhaftem Volumenausgleich)

Das Konzept der Minimal-PEEP entspricht der Regel zur Einstellung der mandatorischen Beatmung, d. h. daß mit möglichst niedrigen PEEP-Werten tolerable Blutgaswerte bzw. eine ausreichende Oxygenation erreicht werden sollen.

Überwachung Physiotherapie

Folgende **Parameter sollten kontinuierlich überwacht** werden:

Überwachung, Beatmungstherapie
kontinuierliche Überwachung

- Kreislaufparameter (EKG, HF, RR)
- Beatmungsvolumen, -drucke, -frequenz
- inspiratorische Sauerstoffkonzentration
- arterielle Sauerstoffsättigung (Pulsoxymeter)
- klinischer Aspekt (Hautfarbe, Thoraxbewegung, Geräusche (!) etc.)

Atemphysiotherapeutische Maßnahmen sollten mindestens 2stündlich bei Beatmungspatienten durchgeführt werden:

2stündliche Physiotherapie

- Inhalationstherapie und Vibration
- endobronchiales Absaugen
- Blähen der Lunge
- Lagerungsmaßnahmen, wenn keine Kontraindikationen bestehen

Die folgenden **diagnostischen Maßnahmen** sollten mindestens 8stündlich bei allen Beatmungspatienten durchgeführt werden:

8stündliche Überwachung:

- arterielle *Blutgasanalyse*
- Messung der saO_2
- Bestimmung des caO_2, der quasi-statischen *Compliance*, der *Resistance*

Täglich sollten durchgeführt bzw. kontrolliert werden:

tägliche Überwachung

- gründliche klinische Untersuchung
- Hämoglobinkonzentration und Serumelektrolyte
- Nieren- und Leberwerte (Harnstoff-, Kreatininkonzentration, Transaminasen usw.)
- Flüssigkeits- und Elektrolytbilanzierung
- Röntgenaufnahme des Thorax mit Beurteilung des Lungenwassergehaltes nach Sibbald oder Halperin
- bakteriologische Untersuchung von Rachenabstrichen und Trachealsekret.

Je nach Schwere des Krankheitsbildes sind u. U. für die genannten Untersuchungen kürzere Zeitintervalle oder weitere diagnostische Maßnahmen (hämodynamisches Monitoring, Lungenwassermessung etc.) erforderlich.

2.4.6.7 Entwöhnung

Entwöhnung

Übergang von der mandatorischen zur spontanen Ventilation

Die Entwöhnung, d. h. der Übergang von der maschinellen Beatmung zur spontanen Atmung sollte heute nur noch mit den Mischformen zwischen mandatorischer und spontaner Ventilation geschehen, also mit einer IMV- oder MMV-Variante.

Vorteile der Entwöhnungstechnik mit den Beatmungs-Mischformen:
- Überwachungsfunktionen des Respirators können während der Entwöhnungsphase weiter benutzt werden
- Anfeuchtung der Atemgase wird nicht unterbrochen
- Entwöhnung kann in kleinen, für den Patienten unmerklichen Stufen erfolgen
- Vorteile von CPAP/PEEP und ASB können genutzt werden

Vorteile:
- Überwachungsfunktionen des Respirators können während der Entwöhnungsphase weiter benutzt werden
- Anfeuchtung der Atemgase wird nicht unterbrochen
- Entwöhnung kann in kleinen, für den Patienten unmerklichen Stufen erfolgen
- Vorteile von CPAP/PEEP und ASB können genutzt werden

Die Entwöhnungstherapie sollte so frühzeitig wie möglich einsetzen. Im Extremfall stellt die gesamte Respiratortherapie eine Entwöhnungstherapie dar, da man zunehmend auf die reine mandatorische Beatmung verzichten kann. Die Art und Weise der Entwöhnung ist auch abhängig von der Art der Grunderkrankung und der Dauer der akuten respiratorischen Insuffizienz. Während nach Operationen und ihm Rahmen der postoperativen Nachbeatmung die Entwöhnungsphase nur Minuten bis Stunden andauert, benötigt man nach schwerer respiratorischer Insuffizienz und Beatmung über längere Zeit u. U. Tage und Wochen, bis der Patient erfolgreich vom Respirator entwöhnt ist.

In der Praxis kann sich der Übergang von der mandatorischen zur spontanen Ventilation wie folgt gestalten:

Praxishinweis
stufenweise Entwöhnung

- während der mandatorischen Beatmung stufenweise Reduzierung des Atemzugvolumens bis auf 10 ml/kg KG
- stufenweise Erniedrigung des PEEP auf 5–7,5 mbar
- stufenweise Erniedrigung der inspiratorischen Sauerstoffkonzentration auf 40 %
- Beginn einer SIMV + ASB/PEEP Beatmung. Der ASB-Wert sollte etwa 50 % des vorhergehenden inspiratorischen Spitzendruckes, jedoch mindestens 15 mbar betragen. Die IMV-Frequenz wird auf 80 % der vorherigen mandatorischen Frequenz eingestellt
- stufenweise Reduktion der IMV-Frequenz bis auf 1–2
- Reduktion des ASB-Wertes bis auf 5–10 mbar
- der Patient kann endgültig vom Respirator diskonnektiert werden, wenn diese letzte Einstellung bei guten Blutgaswerten über mindestens 24 h toleriert wurde. In diesem Fall ist die Extubation unverzüglich anzustreben, um den Patienten nicht einer unnötigen Atemarbeit durch den Endotrachealtubus auszusetzen
- bei Komplikationen während der Entwöhnung (Verschlechterung der Blutgaswerte, Dyspnoe, Unruhe, Tachykardie, Hypertonie, Schwitzen, etc.) soll man die Therapie 1–2 Stufen höher erneut wiederaufnehmen.

Kriterien zur Extubation bzw. Dekanülierung

Kriterien für die Extubation bzw. Dekanülierung sind:

- maximales Atemzugvolumen >5 ml/kg KG
- normaler paO_2 ohne Sauerstoffzufuhr
- stabile Kreislaufverhältnisse
- Thoraxwand höchstens geringgradig instabil
- Ausheilung der zur respiratorischen Insuffizienz führenden Grunderkrankung

Die Entwöhnung gilt als gelungen, wenn eine Reintubation bzw. Beatmung innerhalb von 48 h nicht erforderlich ist.

Komplikationen der Beatmung

2.4.6.8 Komplikationen der Beatmung

Die Langzeitbeatmungstherapie zählt zu den kompliziertesten und damit auch komplikationsreichen Verfahren der Intensivtherapie. So kommt der

ununterbrochenen Überwachung des beatmeten Patienten eine besondere Bedeutung zu. Neben der reinen Beatmungstherapie mit den zugehörigen Maßnahmen werden weitere Spezialkenntnisse benötigt:
- Ernährungstherapie
- Flüssigkeits- und Elektrolytbilanzierung
- antibiotische Therapie
- verschiedene kontinuierliche Verfahren der Nierenersatztherapie
- exaktes hämodynamisches Monitoring
- kardiale/kreislaufstützende Therapie

Die Liste kann um das gesamte Spektrum der intensivmedizinischen Maßnahmen verlängert werden.
Direkte und indirekte Nebenwirkungen und Komplikationen der Beatmungstherapie sind:

Nebenwirkungen und Komplikationen

⇦

- technisches Versagen der Ausrüstung (Gasversorgung, Respirator, Stromversorgung)
- Komplikationen durch den endotrachealen Zugang (Fehlintubation, Verletzungen des Mund-Nasen-Rachen-Kehlkopfraumes, Läsionen der Trachealschleimhaut, Dislokation des Trachealtubus)
- Diskonnektionen im Bereich des Beatmungsschlauchsystems
- Gefahren durch Sauerstoffüberdosierung
- Barotraumen der Lunge durch überhöhten Beatmungsdruck
- Überinflation regionaler Lungenbezirke
- Infektionen
- Sekretobstruktion, Mikro- und Makroatelektasen
- Wasserintoxikation durch fehlerhafte Anfeuchtung
- Hitzeschäden der Luftwege durch fehlerhafte Anfeuchtung (Heizung)
- hämodynamische Auswirkungen des erhöhten intrathorakalen Drukkes
- Rechtsherzbelastung
- Oligurie, Anurie, akutes Nierenversagen
- Leberschädigung (venöser Druckanstieg)
- durch PEEP Behinderung des pulmonalen Lymphabtransportes
- Anstieg des Hirndruckes (nur bei PEEP über 12,5 mbar bzw. Flachlagerung des Oberkörpers)

3 Kardiozirkulatorische Insuffizienz

L. S. Weilemann, S. Schuster

Kardiozirkulatorische Insuffizienz

3.1 Pathophysiologie und Symptomatologie

Pathophysiologie, Symptomatologie

Für die kardiozirkulatorische Insuffizienz existiert kein einheitliches pathophysiologisches Verhaltensmuster. 3 Regelgrößen des Herz-Kreislauf-Systems sind beteiligt:
- **Herzleistung, Gefäßtonus, Blutvolumen.**

Das Versagen dieser Mechanismen führt zur akuten hämodynamischen Störung mit *Unterperfusion* des Körpers.

Beim primären Herzversagen ist der Motor des Kreislaufsystems gestört, während beim Versagen der Gefäßregulation primär die Peripherie Auslöser der Insuffizienz ist.

Die kardiozirkulatorische Insuffizienz wird durch 3 Regelgrößen bestimmt:
- Herzleistung
- Gefäßtonus
- Blutvolumen

Kausalkette

⇦

Resultat von *Herzversagen* und *aufgehobener Gefäßregulation* sind verminderter Rückstrom zum Herzen → verminderter Füllungsdruck (Vorlast = Preload) → Verminderung des HZV.

Ein Zusammenbruch der Pumpfunktion des linken Herzens kann jedoch auch bei massiver Erhöhung der **Nachlast (Afterload)** erfolgen. Dies wird immer dann der Fall sein, wenn ein Unvermögen des Ventrikels besteht, gegen einen bestimmten **Auswurfwiderstand** zu kontrahieren.

Beispiele hierfür sind:
- **Widerstandserhöhung** im Bereich des Ausflußtraktes, z. B. bei *Aortenstenose* oder *idiopathischer hypertropher Subaortenstenose*
- **Widerstandserhöhung** im Bereich des Ausflußtraktes bei *hypertensiver Krise*
- Erhöhung des **peripheren Gefäßwiderstandes** im Arteriolenbereich
- Erhöhung der **Blutviskosität**.

HZV-Verminderung durch
- Vorlast ↓
- Nachlast ↑

Immer wird sich eine Erhöhung der Nachlast bei bestehender Minderung der Kontraktilität negativ auf die Auswurfleistung des Herzens auswirken.
Diese Grundtatsache hat entscheidende Bedeutung für die *therapeutische Konsequenz.* Wichtig in diesem Zusammenhang ist auch die Tatsache, daß in Situationen mit erhöhtem sympathoadrenergem Antrieb wie z. B. beim hämorrhagischen Schock oder bei Zufuhr von Sympathomimetika Ausflußtraktobstruktionen auftreten können, die sich bei einem stark vorgeschädigten Herzen u. U. problematisch auswirken, obgleich keine primär kardiovaskuläre Störung im Vordergrund steht.

Kardiozirkulatorische Insuffizienz bedeutet: Insuffizienz oder Unvermögen im Zusammenwirken von
- Kontraktilität
- Vorlast
- Nachlast

Das **Versagen der Herzleistung mit inadäquatem Herzzeitvolumen** und daraus resultierender Gewebsminderversorgung ist immer das Resultat einer Störung im *Zusammenwirken* von: *Kontraktilitätsvermögen, Vor-* und *Nachlast.*

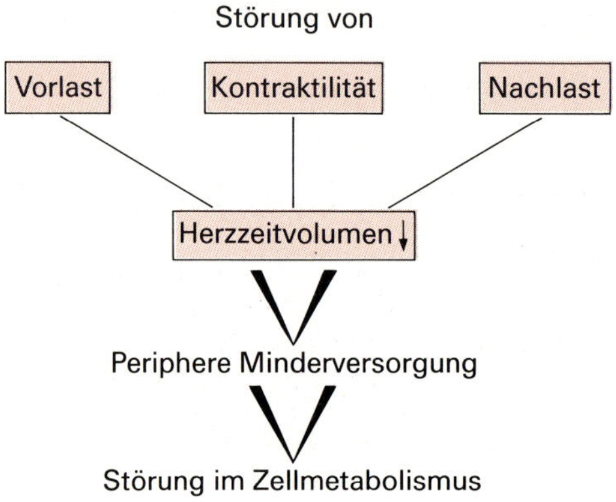

Abb. 8-26: Pathomechanismus kardiozirkulatorischer Insuffizienz

Hierbei spielen Vorschädigung von Herz und Gefäßen eine sehr große Rolle. Somit sind auch endogenen und exogenen Kompensationsmöglichkeiten enge Grenzen gesetzt.

Grundleiden

Die **Grundleiden**, die den geschilderten Pathomechanismen zugrundeliegen, lassen sich in 3 Hauptgruppen zusammenfassen:
• *Pumpversagen* • *Herzrhythmusstörungen* • *Kreislaufregulationsstörungen.*

Pumpversagen
durch:

3.1.1 Pumpversagen

Ein Pumpversagen des Herzens tritt auf bei nicht kompensierbarer:
- *Volumen-* und *Druckbelastung*
- *Myokarderkrankung* und *Herzfüllungsstörung.*

1. Volumenbelastung:
Pumpinsuffizienz bei Volumenbelastung durch **Herzfehler** aber auch **extrakardial**

Eine **Volumenbelastung** bedeutet ein übergroßes Blutangebot für einen oder beide Ventrikel des Herzens. Dies ist möglich bei *Klappeninsuffizienzen* oder bei *Vorhof-* oder *Kammerseptumdefekten.*
Eine Volumenbelastung ist aber auch aus *extrakardialer Ursache* möglich wie z. B. bei Hyperthermie oder Hyperthyreose. Inwieweit die Volumenbelastung zur kardiozirkulatorischen Insuffizienz führt, hängt sowohl von der Vorschädigung des Herzens wie auch von der Akuität des Ereignisses ab. **Kompensationsmechanismen** – regulative *Vergrößerung der Herzkammern,* und *Vergröße-*

rung der Austreibungsfraktion – fangen bis zu 40 % der Volumenvermehrung auf. Sie kommen bei *Vorschädigung nicht* ausreichend zur Geltung.
Eine **Druckbelastung** mit konsekutiver kardiozirkulatorischer Insuffizienz kommt bei angeborenen oder erworbenen *Ausflußbahnstenosen* des rechten und linken Ventrikels vor. Besonders problematisch ist die Situation bei der plötzlichen Dekompensation einer *Aortenstenose* oder einer idiopathischen hypertrophen *Subaortenstenose* (IHSS).
Aber auch bei der *hypertonen Krise* steht bald die nicht mehr kompensierbare Verschlechterung der Auswurfleistung des Herzens im Vordergrund, auch wenn sie zunächst noch hoch genug sein kann, so daß das klinische Bild primär von der akuten Linksinsuffizienz mit Lungenödem beherrscht wird.

2. Druckbelastung:
Pumpinsuffizienz bei Druckbelastung durch erworbene oder angeborene **Ausflußbahnstenosen** (AS, IHSS)

Bei den **Myokarderkrankungen**, die zum Pumpversagen führen, spielen *Kardiomyopathien*, aber auch *Myokarditiden* die größte Rolle. Gleichrangig stehen die *sekundären Herzmuskelschädigungen* bei koronarer Herzkrankheit bis hin zum Vollbild des akuten Myokardinfarktes. Zu einer sekundären Herzmuskelschädigung können auch toxische oder metabolische Grunderkrankungen beitragen. Hierzu zählen beispielsweise Zytostatika oder Stoffwechselerkrankungen.

3. Myokarderkrankung:
Pumpinsuffizienz durch Myokarderkrankungen bei primären oder sekundären **Muskelschädigungen**

Eine **Herzinsuffizienz** bis hin zum Pumpversagen kann auch bei einer Behinderung der diastolischen Herzfüllung auftreten. Klassisches Beispiel hierfür ist der *Perikarderguß* mit *Perikardtamponade* aber auch die *Pericarditis constrictiva.* Hier bedingt die Einengung der Herzkammern und die daraus resultierende mangelhafte Füllung eine Verminderung der Auswurfleistung.
Die wichtigsten Krankheitsbilder mit Pumpversagen werden nachfolgend besprochen.

4. Störung der Herzfüllung:
Pumpinsuffizienz durch Störung der Herzfüllung bei **Perikarderguß** oder **Tamponade**

3.1.1.1 Akute Linksherzinsuffizienz (kardiales Lungenödem)

Akute Linksherzinsuffizienz

Definition: Unter akuter Linksherzdekompensation mit mehr oder weniger ausgeprägtem Lungenödem versteht man den *Austritt von Flüssigkeit* aus den Lungenkapillaren infolge eines erhöhten pulmonalvenösen Druckes.
Tritt die Flüssigkeit nur in das Interstitium aus, so spricht man vom *interstitiellen Lungenödem.* Tritt die Flüssigkeit auch in den Alveolarraum aus, so spricht man vom *alveolären Lungenödem.*

Die akute **Linksherzdekompensation** (Asthma cardiale bis Lungenödem) beruht auf dem **Austritt von Flüssigkeit aus den Lungenkapillaren**

Äthiopathogenese, Pathophysiologie: Hauptursache der akuten Linksherzdekompensation ist die **koronare Herzerkrankung**. Aber auch Klappenfehler, arterieller Hypertonus sowie Rhythmusstörungen und Kardiomyopathien sind mögliche Grundleiden. Ausflußbehinderungen an der Mitralklappe wie Mitralstenose oder Vorhofmyxom müssen ätiologisch ebenfalls für das kardiale Lungenödem in Betracht gezogen werden.

Ätiologie
Ätiologisch steht die **koronare Herzkrankheit** im Vordergrund

Voraussetzung für ein *Asthma cardiale* (= *weniger schwere* Form der akuten Linksherzinsuffizienz) und *akutes Lungenödem* (= *schwere* Form der akuten Linksherzinsuffizienz) ist die Zunahme des **pulmonalen Blutvolumens**, die mit einem Anstieg des Druckes in den Lungenvenen, Kapillaren und Arterien durch den Rückstau vor dem linken Herzen einhergeht. Beim Lungenödem kommt noch eine vergrößerte Diffusionsstrecke zwischen Alveolarraum und Kapillarbett hinzu. Die Linksherzinsuffizienz wird vor allem vom Ausmaß des intraalveolären Transsudats sowie der arteriellen Hypoxämie bestimmt.

Pathophysiologie
- Zunahme des **pulmonalen Blutvolumens**
- Zunahme des **venösen Rückstroms**
- Vergrößerung der **Diffusionsstrecke**

Symptomatologie: Auslösender Faktor für das **Asthma cardiale** ist die *horizontale Lage*, häufig mit schwerer *nächtlicher Atemnot.* Hinzu kommen *Angstgefühl* und *Husten*, beginnend mit Reizhusten oder Hüsteln. Beim Vollbild des **Lungenödems** kommt dann ein dünnflüssiger rötlich schaumiger *Auswurf* hinzu. Laute und *brodelnde Atemgeräusche* sowie eine *zentrale Zyanose* kennzeichnen die vollständige Dekompensation.

Symptome
dominierende Krankheitszeichen:
- **Atemnot**
- **rötlicher Auswurf**
- Rasselgeräusche
- zentrale Zyanose

3.1.1.2 Akute Rechtsinsuffizienz

Akute Rechtsherzinsuffizienz

Definition: Akute Dekompensation des rechten Ventrikels mit Dominanz der Stauungszeichen im großen Kreislauf.

Akute Rechtsherzinsuffizienz bedeutet Dekompensation des rechten Ventrikels

Ätiologie
- chron.-obstr. Lungenerkrankungen
- Lungenembolie
- Septumruptur
- rechtsventrikulärer Infarkt (selten)

Ätiologie, Pathophysiologie: Eine akut einsetzende Dekompensation des rechten Ventrikels tritt meist bei länger vorbestehenden *chronisch-obstruktiven Lungenerkrankungen* auf oder auch bei einer *massiven Lungenembolie.* Hier kommt es durch die akut einsetzende Druckbelastung zum Rechtsherzversagen. Aber auch eine *akute Volumenbelastung,* z. B. durch einen akut einsetzenden Links-Rechts-Shunt bei Ruptur des Ventrikelseptums, kann zur akuten rechtsventrikulären Insuffizienz führen. Seltener ist das Auftreten der direkten Schädigung der rechten Herzkammer durch einen *rechtsventrikulären Infarkt.*
Auch im Rahmen einer *dilatativen Kardiomyopathie* kommt es zur massiven Rechtsherzinsuffizienz mit gelegentlicher Dominanz der Stauungszeichen im großen Kreislauf.

Symptome:
- obere Einflußstauung
- Ödeme
- Stauungsleber, Aszites
- Schwäche, Somnolenz

Symptomatologie: Obere Einflußstauung, Ödeme Aszites. Als Zeichen des herabgesetzten Herzminutenvolumens Schwächegefühl und Somnolenz.
Kommt es im Rahmen der oben angegebenen Mechanismen zu einer verminderten Füllung des linken Ventrikels und dadurch zu einem Absinken des Herzzeitvolumens, imponieren auch bei der akuten Rechtsherzinsuffizienz die Zeichen des kardiogenen Schocks.

Akuter Myokardinfarkt

3.1.1.3 Akuter Myokardinfarkt

Ein Myokardinfarkt ist die irreversible Folge einer myokardialen Ischämie

Definition: Ein akuter Myokardinfarkt ist die irreversible Folge einer myokardialen Ischämie. Ischämische Syndrome am Herzen wiederum sind Ausdruck eines Mißverhältnisses zwischen Sauerstoffangebot durch das Koronargefäßsystem einerseits und dem Sauerstoffbedarf des Herzmuskels andererseits.

Ätiologie:
Ischämiesyndrome sind fast immer Substrat einer Arteriosklerose der Herzkranzarterien

Infarktgröße ist abhängig:
- Kollateralfluß, O_2-Verbrauch
- Infarktlokalisation, -zeit
- Vorschädigung

Ätiologie, Pathophysiologie: Ursache des Ischämiesyndroms ist fast immer die **Arteriosklerose der Herzkranzarterien**. Der Verschluß eines Koronargefäßes führt innerhalb kurzer Zeit zur Nekrose des Myokards im Versorgungsgebiet.
Für die **Infarktgröße** sind verantwortlich:
- Infarktzeit und -lokalisation
- O_2-Verbrauch und Kollateralfluß.

Reine *Koronarspasmen* als Ursache für einen Infarkt sind nach heutigen Erkenntnissen nur in ca. 3 bis 5 % der Patienten mit akutem Infarkt nachzuweisen.

Tab. 8-6: Klinische Infarktklassifizierung nach *Killip*

Klasse	Definition	Prozentuale Anteile	Letalität (%)
I	fehlende *Lungenstauung,* kein *Galopprhythmus*	30–40	8
II	*Stauungsgeräusche* über weniger als der Hälfte der Lungenoberfläche oder *Galopprhythmus*	30–50	30
III	*Stauungsgeräusche* über mehr als der Hälfte der Lungenoberfläche (mit Lungenödem)	5–10	44
IV	Schock	10	80–100

Tab. 8-7: Hämodynamische Infarktklassifikation nach *Meyer*

Klasse		Herzindex ($l/min \cdot m^2$)	linksventr. Füllungsdr. (mm Hg)	Prozentualer Anteil	Letalität (%)
	Normalbefund	2,2–3,5	<12	37	9
I	Hyperkinese	>3,5	<18	13	0
II	Lungenstauung	>2,2	>18	30	22
III	periphere Minderperfusion	<2,2	<18	11	21
IV	kardiogener Schock	<2,2	>18	9	70

Symptomatologie: Die Rückwirkungen eines Koronargefäßverschlusses, insbesondere im Hinblick auf eine kardiozirkulatorische Insuffizienz im Sinne eines Pumpversagens sind in Abhängigkeit von der Infarktgröße und der kardialen Vorschädigung zu sehen. Im allgemeinen hat sich die **klinische Infarktklassifizierung** nach Killip bewährt (Tab. 8-6).
Eine **hämodynamische Infarktklassifizierung** wird am besten nach den Angaben von Meyer und Mitarb. vorgenommen. Die Tab. 8-7 enthält auch Angaben zur Prognose bzw. zur Letalität.

Prognose und Therapie erfolgen nach
- klinischer Infarktklassifizierung (**Kilip**, Tab. 8-6)
- hämodynamischer Infarktklassifizierung (**Meyer**, Tab. 8-7)

3.1.1.4 Herztamponade

Herztamponade

Bei der Herztamponade kommt es zum Abfall des Schlagvolumens durch Behinderung der diastolischen Füllung

Definition: Bei der Herztamponade handelt es sich um die Behinderung der *diastolischen Füllung* des Herzens durch einen Anstieg des intraperikardialen Drucks infolge einer Flüssigkeitsansammlung.

Ätiologie, Pathophysiologie: Als Ursache für eine Herztamponade kommen *Perikarditiden* jeglicher Genese sowie *Perikardergüsse* im Rahmen von malignen Grunderkrankungen sowie metabolischen Stoffwechselentgleisungen in Frage. Zur Herztamponade kann es außerdem durch *Herztraumen* sowie im Rahmen von *diagnostisch-therapeutischen Maßnahmen* kommen, selten kommt es zum Herzbeuteleinbruch beim dissoziierendem Aortenaneurysma.
Pathophysiologisch bedeutsam ist die Abnahme des enddiastolischen Ventrikelvolumens und damit auch des Herzminutenvolumens. Zum Pumpversagen kommt es nach einem kritischen Anstieg des enddiastolischen Drukkes.
Für das Ausmaß der Pumpinsuffizienz sind maßgebend:
- Menge und Geschwindigkeit der Flüssigkeitsansammlung
- vorbestehende Elastizitätsverluste des Perikards.

Ätiologie
Hauptursachen:
- entzündliche und maligne Veränderungen am Perikard

Symptomatologie: Dominierend sind *retrosternale Schmerzen* und *Druckgefühl*, gelegentlich akut auftretende *Atemnot, Schwindel.* Synkopale Anfälle sind möglich. *Immer* vorhanden ist ein *Pulsus paradoxus*, d. i., ein inspiratorischer Abfall des systolischen Blutdruckes von mehr als 10 mmHg.

Symptome:
- **Pulsus paradoxus** (**immer** vorhanden)
- retrosternaler Schmerz, Druck
- Atemnot, Schwindel

3.1.2 Herzrhythmusstörungen

Rhythmusstörungen

Das Reizleitungssystem kann durch Störung der Erregungsbildung oder der -leitung reagieren mit
- bradykarden oder
- tachykarden Arrhythmien

Eine **spezifische** oder **pathognomonische** Rhythmusstörung gibt es **nicht**

Rhythmusstörungen als Auslöser für eine kardiozirkulatorische Insuffizienz haben eine Vielzahl von Ursachen, und jede dieser Ursachen kann unterschiedliche Rhythmusstörungen hervorrufen. Es gibt demnach keine spezifischen oder pathognomonischen Rhythmusstörungen.
Primär kardiale Erkrankungen aber auch jede Erkrankung, die mit einer kardialen Beteiligung einhergeht, kann eine Störung der **Erregungsbildung** oder **-leitung** des Herzens hervorrufen (Abb. 8-27). Erregungsbildungs-, -leitungsstörungen können *bradykarde* oder *tachykarde* Herzrhythmusstörungen hervorrufen.
Pathogenetisch kommen in Betracht:
- **Störung der Erregungsbildung:** gesteigerte Erregungsbildung, gesteigerte Automatie, abnorme Automatie, verminderte Erregungsbildung.
- **Störung der Erregungsleitung:** Reizleitungsverzögerung, -unterbrechung.

Pathogenese:
1. Erregungsbildungsstörungen (gesteigerte, verminderte, autonome Erregung)
2. Erregungsleitungsstörungen (verzögerte, unterbrochene Erregung)

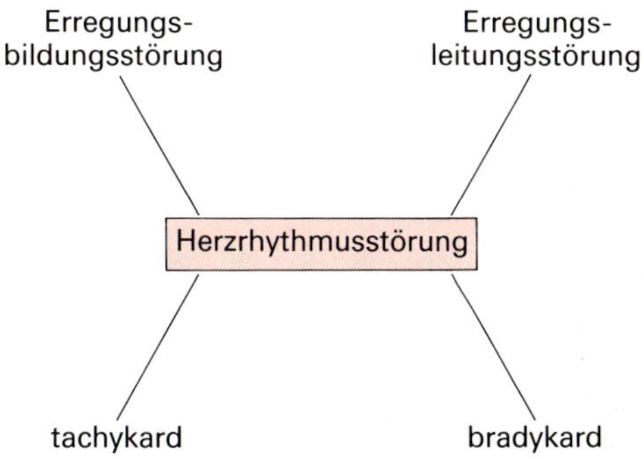

Abb. 8-27: Entstehungsmechanismus der Rhythmusstörungen

Praxishinweis

Bedrohliche **kardiozirkulatorische Störungen** verursachen häufig:

- **Tachykardien**
  - paroxysmale, supraventrikuläre
  - Vorhofflattern, -flimmern
  - Kammertachykardie
  - Kammerflattern
  - Kammerflimmern
- **Bradykardien**
  - AV-Block III. Grades
  - Syndrom des kranken Sinusknotens

Eine **kardiozirkulatorische Insuffizienz durch Rhythmusstörungen** wird durch das Vorliegen einer Herzkrankheit begünstigt Häufigste Ursache für tachy- und bradykarde Rhythmusstörungen ist die **koronare Herzerkrankung**.

Das Ausmaß der kardiozirkulatorischen Insuffizienz ist stark abhängig von der Grunderkrankung, die für das Auslösen der Herzrhythmusstörungen verantwortlich ist. Hier sind insbesondere koronare Herzkrankheit, Herzmuskelerkrankungen sowie Klappenfehler zu nennen. Die wichtigsten Rhythmusstörungen seien nachfolgend im einzelnen besprochen.

Syndrom des kranken Sinusknotens

Das Syndrom des kranken Sinusknotens (Sick-Sinus-Syndrom) ist durch ein pathologisches Absinken der Sinusfrequenz infolge verminderter Reizbildung gekennzeichnet
Ätiologie:
- KHK, Sinusknotenfibrose

Manifestationen:
die 3 häufigsten Formen sind:
- persistierende Sinusbradykardie
- SA-Block (Abb. 8-28)
- Bradykardie-Tachykardie-Syndrom

3.1.2.1 Syndrom des kranken Sinusknotens

Definition: Pathologisches Absinken der Sinusfrequenz durch verminderte Erregungsbildung, transitorisch oder permanent.

Ätiologie, Pathophysiologie: Hauptursachen für das Syndrom des kranken Sinusknotens sind die *koronare Herzerkrankung* sowie die *Fibrose des Sinusknotens.*
Die drei häufigsten Manifestationen des Sinusknotensyndroms sind:
- persistierende Sinusbradykardie
- sinuatriale Block II. Grades (Abb. 8-28)
- Bradykardie-Tachykardie-Syndrom.

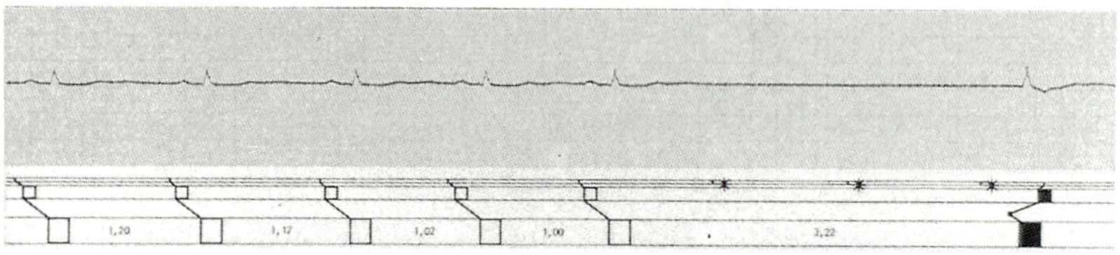

Abb. 8-28: Sinusbradykardie mit SA-Block überleitend zu einem AV-Knotenrhythmus.
Das EKG zeigt die ersten 5 Schläge einer Sinusbradykardie. Es folgt eine lange Pause, die Ausdruck für den SA-Block ist. Die Pause wird durch einen AV-Knotenschlag beendet. Die späte retrograde Aktivierung des Vorhofes zeigt sich in der negativen P-Welle. Der AV-Knotenrhythmus ist unregelmäßig und besteht für 4 Schläge. Eine 2:1 SA-Blockierung erscheint am Ende

Symptome:
im Vordergrund stehen:
- **Schwindel und Synkopen**

(bereiten differentialdiagnostische Schwierigkeiten)

Symptomatologie: Leitsymptom ist der **Schwindel** wechselnden Ausmaßes bis zur Synkope. Schwierigkeiten ergeben sich oft in *differentialdiagnostischer Hinsicht* zu primär *neurologischen Krankheitsbildern*, da die Akutphase der kardiozirkulatorischen Insuffizienz im EKG oft nicht erfaßt wird.

AV-Block III. Grades

Totale Unterbrechung der Leitung zwischen Vorhof und Kammer (Abb. 8-29, 30)

Ätiologie:
- koronare Herzerkrankung (Hauptursache)
- Fibrose des Reizleitungssystems
- Digitalisintoxikation (selten)

3.1.2.2 AV-Block III. Grades

Definition: Der AV-Block III. Grades entsteht durch eine völlige Unterbrechung der Leitung zwischen Vorhof und Kammer (Abb. 8-29, 30).

Ätiologie, Pathomechanismus: Hauptursache für den AV-Block III. Grades ist die *koronare Herzerkrankung* bis hin zum Myokardinfarkt sowie die *Fibrose des Reizleitungssystems*, sehr selten ist der AV-Block III. Grades durch *Digitalisintoxikation* bedingt. Hinsichtlich Pathomechanismus sowie Lokalisation der gestörten Leitung zwischen Vorhof und Kammer gilt folgendes:

AVB I. Grades

AV-Block I. Grades: Leitungsverzögerung im AV-Knoten

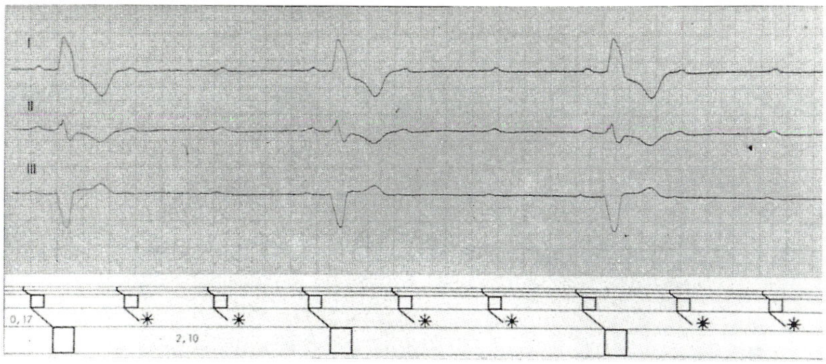

Abb. 8-29: Sinusrhythmus mit hochgradiger 3:1 AV-Blockierung.
Das EKG zeigt einen normalen Sinusrhythmus mit linksanteriorem Hemiblock. Der Rhythmus ist kompliziert durch einen 3:1 AV-Block, der sich im Fehlen der QRS-Komplexe ausdrückt

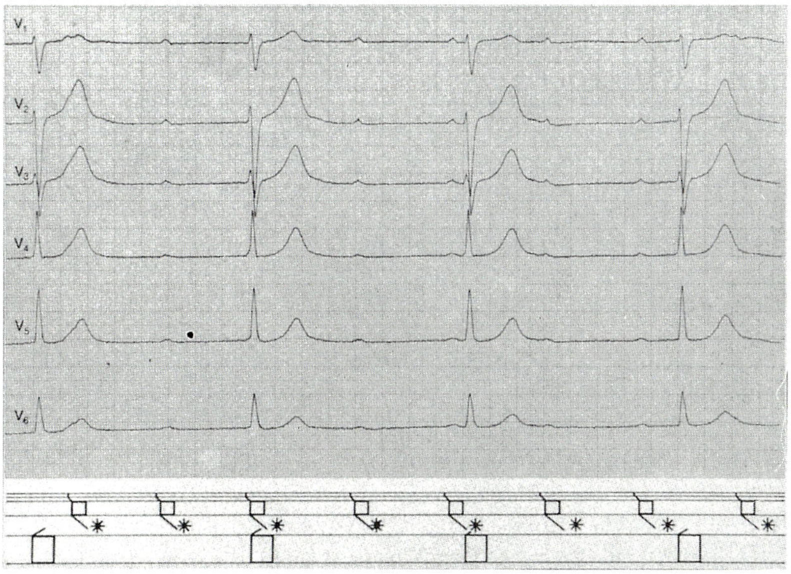

Abb. 8-30: AV-Block III. Grades mit Knotenrhythmus.
Das EKG zeigt einen durch kompletten AV-Block komplizierten Sinusrhythmus. Die AV-Blockierung kommt durch eine komplette AV-Dissoziation zwischen der P-Welle und dem QRS-Komplex zum Ausdruck. Die QRS-Komplexe erscheinen als Ausdruck des Ersatzknotenrhythmus relativ normal

AV-Block II. Grades:	Leitungsverzögerung und -unterbrechung im AV-Knoten Leitungsverzögerung und -unterbrechung im intraventrikulären Leitungssystem
AV-Block III. Grades:	Leitungsunterbrechung im intraventr. Leitungssystem

AVB II. Grades
AVB III. Grades

Symptomatologie: Gelegentlich Synkopen, häufiger Schwindelgefühl sowie Bradykardie.

Symptome:
- Schwindelerscheinungen, Bradykardien, Synkopen

3.1.2.3 Kammertachykardie, Kammerflimmern

Kammertachykardie, Kammerflimmern

Definition: Die **Kammertachykardie** ist eine rhythmische Folge von Kammererregungen mit Ursprung im Ventrikel und einer Frequenz von *150–220/min.* Beim **Kammerflimmern** handelt es sich um das Sistieren der Herzfunktion bei frustranen Kammerbewegungen. Kammerflimmern kommt dem Herzstillstand gleich (Abb. 8-31).

Die Kammertachykardie ist eine rhythmische Tachykardie (Frequenz: 150–220/min)
Das Kammerflimmern kommt dem Aussetzen der Pumpfunktion des Herzens gleich

Ätiologie, Pathophysiologie: Häufigste Ursachen sind die *koronare Herzkrankheit*, die *Kardiomyopathie* sowie *Klappenfehler.* Extrakardial stehen Ent-

Ätiologie:
- koronare Herzerkrankung

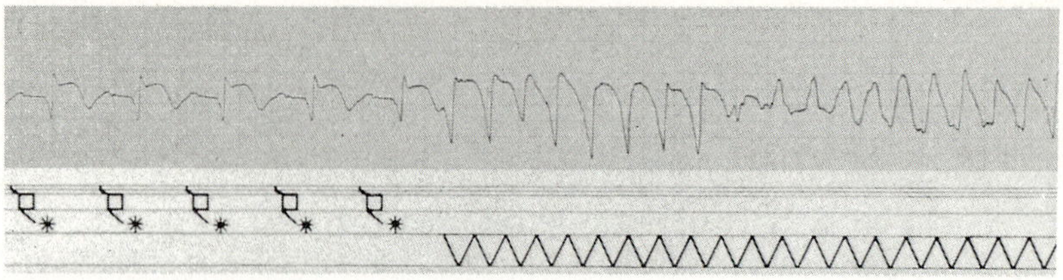

Abb. 8-31: Kammerflattern, Kammerflimmern
Das EKG in Ableitung II zeigt im ersten Abschnitt die typischen Infarktzeichen mit pathologischem Q sowie Elevation der ST-Segmente. Gefolgt von 8 QRS-Komplexen in Form von ventrikulären Extrasystolen. Diese initiieren ein Kammerflattern, welches in ein Kammerflimmern übergeht

gleisungen des *Elektrolyt-* und *Säure-Basen-Haushalts* gelegentlich der *Elektrounfall* im Vordergrund.
Auslösende Faktoren für Kammertachykardien sind in der Regel ventrikuläre Extrasystolen, für Kammerflimmern kommen auch Entgleisungen des Elektrolyt- und Säure-/Basen-Haushaltes in Frage.

Pathophysiologie
Kammertachykardien werden durch ventrikuläre Extrasystolen ausgelöst

Symptomatologie: Eine **Kammertachykardie** ist klinisch i.d.R. nur bei vorbestehender Herzerkrankung wirksam.
Kammerflimmern führt zum *Bewußtseinsverlust* nach 10–15 Sekunden, zum Verlust des Muskeltonus sowie zu *generalisierten Krämpfen* und zum *Atemstillstand.* Klinisch dominieren dabei die Bewußtlosigkeit, der Atemstillstand, die Blässe, weite reaktionslose Pupillen sowie der fehlende Karotispuls.

Symptome:
- **Kammertachykardien** oft asymptomatisch
- **Kammerflimmern,** Bewußtlosigkeit, Atemstillstand, fehlender Karotispuls

3.1.2.4 Vorhofflimmern, Vorhofflattern

Vorhofflattern: Rhythmische Tachykardie mit Frequenzen um 300/min.
Vorhofflimmern: Unregelmäßige Tachykardie mit Frequenzen zwischen 350–600/min

Definition: Beim **Vorhofflattern** handelt es sich um eine rhythmische Vorhoftachykardie mit Ursprung im Atrium und einer Frequenz von 250–350/min. Beim **Vorhofflimmern** liegt eine *unregelmäßige* Vorhoftachykardie mit Ursprung im Atrium und einer Frequenz zwischen 350–600/min vor.

Ätiologie:
- überwiegend organische Herzerkrankungen
- **auslösend:** supraventrikuläre Extrasystolen

Ätiologie, Pathophysiologie: Vorhofflattern und -flimmern kommen meist auf dem Boden einer organischen Herzerkrankung vor. Im Vordergrund stehen die *koronare Herzerkrankung, entzündliche Herzerkrankungen* sowie *Kardiomyopathien.*
Vorhofflimmern kommt häufig bei *Mitralvitien* vor, gelegentlich auch bei Hyperthyreosen.
Auslösende Faktoren für Vorhofflimmern und Vorhofflattern sind in i.d.R. *supraventrikuläre Extrasystolen.*

Symptome:
Herzaktionen bei **Vorhofflattern** rhythmisch oder arrhythmisch
Herzaktionen bei **Vorhofflimmern** immer arrhythmisch

Symptomatologie: Beim **Vorhofflattern** liegt die Herzfrequenz zwischen 75 und 300/min. Die Herzaktionen können rhythmisch oder arrhythmisch sein. In Abhängigkeit von der kardialen Vorerkrankung kommt es zu hämodynamischen Auswirkungen.
Bei dem **Vorhofflimmern** ist klinisch die *Herzfrequenz variabel.* Die *Herzaktionen sind immer arrhythmisch.* In Abhängigkeit von den kardialen Vorschädigungen treten kardiozirkulatorische Insuffizienzen auf.

Paroxysmale supraventrikuläre Tachykardie

3.1.2.5 Paroxysmale supraventrikuläre Tachykardie

Definition: Plötzlich auftretende Tachykardien mit Frequenzen von 120–220/min, deren Ursache meist ein *WPW-Syndrom* ist.

Ätiologie:
- **WPW-Syndrom** (Hauptursache)

Ätiologie
- Extrasystolen (auslösend)
- Frequenzzunahme (WPW-Syndrom)

Ätiologie, Pathophysiologie: Als auslösende Faktoren kommen supraventrikuläre oder ventrikuläre *Extrasystolen,* beim WPW-Syndrom auch eine Beschleunigung der Herzfrequenz in Frage.

Symptomatologie: Klinisch findet sich eine *regelmäßige Tachykardie* mit einer Frequenz von *150–220 min.* Beeinträchtigung der Hämodynamik im Zusammenhang mit einer paroxysmalen supraventrikulären Tachykardie ist eher selten.

3.1.3 Kreislaufregulationsstörungen

3.1.3.1 Aneurysma dissecans und Aortenruptur

Definition: Das **Aneurysma dissecans** stellt eine akute Blutung in die Aortenwand mit Spaltung der Tunica media durch die disseziierende Blutschicht dar. Die Dissektion erfolgt i.d.R. in Richtung des Blutstromes.

Ätiologie, Pathophysiologie: Hauptursache für das Aneurysma dissecans und die Aortenruptur ist die *Medianekrose.* Begünstigende Faktoren sind arterielle *Hypertonie, Aortenvitien, Marfan-Syndrom* (selten).
Die intramurale Blutung drängt die Wandschichten auseinander. Es bildet sich parallel zum Originallumen ein zweiter Kanal von unterschiedlicher Ausdehnung. Häufig findet distal ein Wiedereintritt ins Originallumen statt.
Häufigste Prädilektionsstellen für den primären Intimaeinriß sind:
- Aorta ascendens knapp hinter der Aortenklappe
- distal des Abgangs der li. A. subclavia.

Bevorzugt befallen werden Männer mit einem Durchschnittsalter von 60 Jahren (Tab. 8-8).

Kreislaufregulationsstörungen

Aneurysma dissecans und Aortenruptur

Spaltung der Tunica media durch disseziierende Blutschicht infolge intramuraler Blutung

Ätiologie
- Medianekrosis aortae (häufigste Ursache)

Prädilektionsstellen:
- Aorta asc., hinter Aortenklappe
- distal vom Abgang der li. A. subclavia

Tab. 8-8: Einteilung der Aortendissektion

	de Bakey			Stanford	
	I	II	III	A proximal	A distal
Initialer Intimariß	Wurzel Aorta ascendens	Wurzel Aorta ascendens	oberste Aorta descendens	variabel, meist Aorta ascendens	variabel, meist Aorta descendens
Ausdehnung	varibal, häufig ganze Aorta	nur Aorta ascendens	variabel, häufig ganze Aorta descendens	variabel, Aorta ascendens immer	variabel ohne Aorta ascendens

Die *Einteilung* wird im allgemeinen nach der **Stanford-Klassifizierung** vorgenommen:
- **Typ A:** $2/3$ der Fälle = Befall der Aorta ascendens
- **Typ B:** $1/3$ der Fälle: Aorta ascendens nicht befallen

Klassifizierung nach Stanford:

Symptomatologie: Im Vordergrund steht ein sehr *intensiver Schmerz*, der oft als *Zerreißungsschmerz* angegeben wird. Die Schmerzlokalisation weist oft auf die Stelle des Intimaeinrisses hin. Seltenere Symptome sind auch ein Schwächegefühl mit Kollapsneigung sowie starke Kreuzschmerzen.

Symptome:
- **Zerreißungsschmerz**
- heftige **Rückenschmerzen**
- bei Ruptur Kollaps möglich

Bedrohlichste Komplikation des Aneurysma dissecans ist die Ruptur

3.1.3.2 Hypertensive Krise

Definition: Unter einer hypertensiven Krise wird der plötzliche Blutdruckanstieg verstanden, der zur Beeinträchtigung der Funktion von **ZNS, Herz oder Nieren führt**. Die Dauer kann Minuten bis Tage betragen. Ein **hypertensiver Notfall** liegt vor, wenn infolge eines krankhaft erhöhten Blutdrucks eine akut lebensbedrohliche Situation entstanden ist.

Ätiologie, Pathophysiologie: Häufigste *Ursachen* für hypertensive Krisennotfälle sind:
- Erkrankungen des ZNS
- akute Linksherzdekompensation
- Aneurysma dissecans
- maligne Hypertonie
- Eklampsie

Hypertensive Krise

Plötzlicher Blutdruckanstieg mit unterschiedlich ausgeprägter Beeinträchtigung des **ZNS**, des **Herzens** oder der **Nieren**

Ätiologie:
- ungenügend behandelter **essentieller Hochdruck (häufigste Ursache)**
- renoparenchymatöser Hochdruck
- renovaskulärer Hochdruck
- Schwangerschaftsgestosen
- medikamentös, Intoxikationen

Am **häufigsten** tritt der ungenügend behandelte *essentielle Hochdruck* in Erscheinung. Danach folgt die hypertensive Krise infolge *renoparenchymatöser Hypertonie* sowie die *renovaskuläre Hypertonie* und *Schwangerschaftsgestosen.* Auch *medikamentös* können Hochdruckkrisen ausgelöst: z. B. abruptes Absetzen antihypertensiver Pharmaka, Ovulationshemmer, Cyclosporin-A-Therapie.
Hypertensive Krisen kommen auch bei schweren *Intoxikationen* mit Thallium und Nikotin vor.

Pathophysiologie
- Freisetzung von Katecholaminen
- Aktivierung des Sympathikus
- Renin-Angiotensin-System (Hauptbedeutung)

Pathophysiologisch steht das Renin-Angiotensin-System im Vordergrund, wobei der Einfluß von Einzelfaktoren für das Auslösen der hypertensiven Krise noch nicht endgültig geklärt ist. Angenommen wird in Analogie zur Hypertonie beim Phäochromozytomen eine Freisetzung vasopressorischer Substanzen. Der Katecholamin-induzierte Anstieg des peripheren Gefäßwiderstandes mit dadurch bedingtem Anstieg des Herzvolumens, gefolgt von einer Zunahme des intravasalen Volumens spielt wohl die entscheidende Rolle bei der Entstehung der hypertensiven Krise.

Die **schwerste Organkomplikation** im Rahmen der hypertensiven Krise ist die *Enzephalopathie,* für die das Vorhandensein multipler Mikrothromben im Gehirn und ein Hirnödem kennzeichnend ist. Die kardialen Erscheinungen im Rahmen der hypertensiven Krise sind Folge eines erhöhten Systemblutdrucks mit Steigerung der linksventrikulären Nachlast.

Symptome:
Die klinische Symptomatik stellt sich nicht allein aufgrund erhöhter Blutdruckwerte sondern aufgrund der Beschwerden an **Herz, ZNS** oder **Auge** dar

Symptomatologie: Die Symptome bei hypertensiver Krise sind
- *kardiale Symptome* bis zum Linksherzversagen;
- *okuläre Symptome* bis zur Retinaeinblutung;
- *enzephalopathische Symptome,* beginnend mit Schwindel und Kopfschmerz bis zu tonisch-klonischen Krämpfen und Komata mit schweren Verlaufsformen.

Grundprinzipien der intensivmedizinischen Überwachung
Klinische Untersuchung

3.2 Grundprinzipien der intensivmedizinischen Überwachung

3.2.1 Klinische Untersuchung

Regel:
- Erstuntersuchung
- 2× täglich Verlaufsuntersuchungen

Die **Trias** *Inspektion, Palpation, Auskultation* hat auch in der Intensivmedizin ihre Berechtigung.

Inspektion
Anamnese
- Haut und Anhangsorgane
- Hydratationszustand
- charakteristischer Husten, Auswurf
- Dyspnoe
- Schmerzcharakteristik

3.2.1.1 Anamnese, Inspektion

Anamnestisch und inspektorisch sind bedeutsam:
- Hautfarbe, Hautturgor, Venenfüllung, kammersystolische Halsvenenpulsation, periphere oder zentrale Zyanose, Trommelschlegelfinger, Uhrglasnägel, Voussure, periphere Ödeme
- kardiogener Reizhusten, Asthma cardiale, schaumig blutiges Sputum bei Lungenödem, blutig tingiertes bei Lungenembolie
- Dyspnoe, inspiratorische Orthopnoe, nächtliche Anfälle
- Angina pectoris, Zerreißungsschmerz bei Myokardinfarkt, inspiratorischer Schmerz bei Lungenembolie

Palpation
- Puls der A. radialis bds.
- Schwirren über dem Thorax
- pulsierender Bauchtumor
- Lebergröße
- Hepato-jugulärer Reflux

3.2.1.2 Palpation

Palpatorisch bedeutsam sind:
- Puls: pulsus parvus, mollis, celer et altus, paradoxus (Perikarditis constrictiva, Rechtsherzbelastung), Frequenz, Arrhythmie, Pulsdefizit
- Schwirren über Thorax, pulsierendes Aortenaneurysma
- hepato-jugulärer Reflux und Lebervergrößerung

Auskultation
- seitendifferente Atemgeräusche → Pleuraerguß, Pneumonie, Pneumothorax

3.2.1.3 Auskultation

Auskultatorisch sollte beachtet werden:
- Atemgeräusche seitendifferent bei Pleuraerguß, Pneumothorax, Pneumonie, lagerungsbedingt auch bei kardialer Stauung

- feuchte Rasselgeräusche fein bis mittelblasig beim kardialen Lungenödem meist symetrisch
- pathologische Geräusche systolische oder diastolische bei Herzklappenfehler, neu auftretende Geräusche nach Myokardinfarkt bei akuter Klappeninsuffizienz oder Septumruptur
- Reibegeräusche systolisch/diastolisch bei Perikarditis, atemabhängig bei Pleuritis
- 3. Herzton (HT) bei Linksherzdekompensation, gespaltener 2. HT bei Lungenembolie
- Strömungsgeräusche über den Arterien

Gleichwertig daneben steht eine **regelmäßige klinische Beurteilung der Kreislaufsituation durch das Pflegepersonal:**

– arterieller Puls:	1–4 Std.
– systemischer Blutdruck:	1–4 Std.
– Hautfarbe und Hauttemperatur	2–4 Std.
– Venenfüllung Fußrücken:	2–4 Std.
– periphere Pulse:	12 Std.
– Hautturgor:	12 Std.

- feuchte RG bds. → Lungenödem
- pathologische Herzgeräusche → Klappenvitien → VSD und Klappeninsuffizienz nach Infarkt
- Reibegeräusche → Perikarditis oder Pleuritis
- 3. HT → Herzinsuffizienz
- gespaltener 2. HT → Lungenembolie
- Strömungsgeräusche über Arterien → arterielle Verschlußkrankheit oder arterio-venöse Fistel

Kreislaufüberwachung durch das Pflegepersonal

3.2.2 Nichtinvasive Überwachung

Nichtinvasive Überwachung

3.2.2.1 Periodische Blutdruckmessung

Der systemische Blutdruck muß in periodischen Abständen je nach Kreislaufsituation überwacht werden. Dieses kann mit der üblichen Blutdruckmanschette nach Riva-Rocci erfolgen oder mit modernen automatisierten nichtinvasiven Meßgeräten (z. B. Dynamap) in jedem gewünschten Zeitintervall. Bei Kreislaufschock oder peripherer Vasokonstriktion muß der arterielle Blutdruck in der Regel kontinuierlich invasiv gemessen werden (s. Kap. 3.2.3.3).

1. Periodische Blutdruckmessung

- Manschette nach Riva Rocci
- automatisierte Meßgeräten z. B. in 1 min-Abständen

3.2.2.2 EKG

Die EKG-**Überwachung** ist erforderlich bei allen Patienten mit *Verdacht auf Herzerkrankung* und bei allen *kritisch Kranken. Rhythmusstörungen* können auch aus nicht primär kardialer Ursache auftreten wie z. B. respiratorischer Insuffizienz, Stoffwechsel- oder Elektrolytentgleisungen. Hilfreich ist eine Überwachungsanlage mit der Möglichkeit der Datenspeicherung und der Wiedergabe von Rhythmusstörungen über einen bestimmten Zeitraum.

Die Registrierung erfolgt in der Regel über 3 Klebeelektroden, die am Brustkorb am günstigsten als verkleinertes Einthoven-Dreieck angelegt werden. Die Darstellung des EKG auf dem Bildschirm erfolgt zur:
- Herzfrequenzüberwachung mit Einstellung oberer und unterer Alarmgrenzen
- Rhythmusüberwachung.

Zur **Dokumentation** und zur Analyse von Rhythmusstörungen ist die Ableitung eines Standard-12-Kanal-EKG erforderlich ggf. mit langem Rhythmusstreifen.

2. EKG-Überwachung

Bei Patienten mit
- Herzerkrankungen
- Schwerstkranke

Bildschirmüberwachung:
- Frequenzregistrierung mit Alarmeinstellung
- Rhythmusüberwachung

3.2.2.3 Röntgendiagnostik

Die Röntgendiagnostik kann sowohl zur Klärung der **Ursachen** kardiozirkulatorischer Störungen als auch zur **Verlaufskontrolle** herangezogen werden.

3. Röntgendiagnostik

- Klärung der Ursachen

> Bei **beatmeten Patienten** ist eine *1–2tägige Thoraxaufnahme* zur Verlaufsbeurteilung der Erkrankung und zum Nachweis von beatmungs- oder katheterspezifischen Komplikationen indiziert. *Obligat* ist die radiologische **Lagekontrolle eines zentralen Venenkatheters.** Eine Reihe akut einsetzender Kreislaufstörungen kann durch eine **einfache Thoraxaufnahme** vielfach geklärt werden (Abb. 8-32):

- Nachweis von Komplikationen durch
  - Beatmung
  - zentrale Katheter

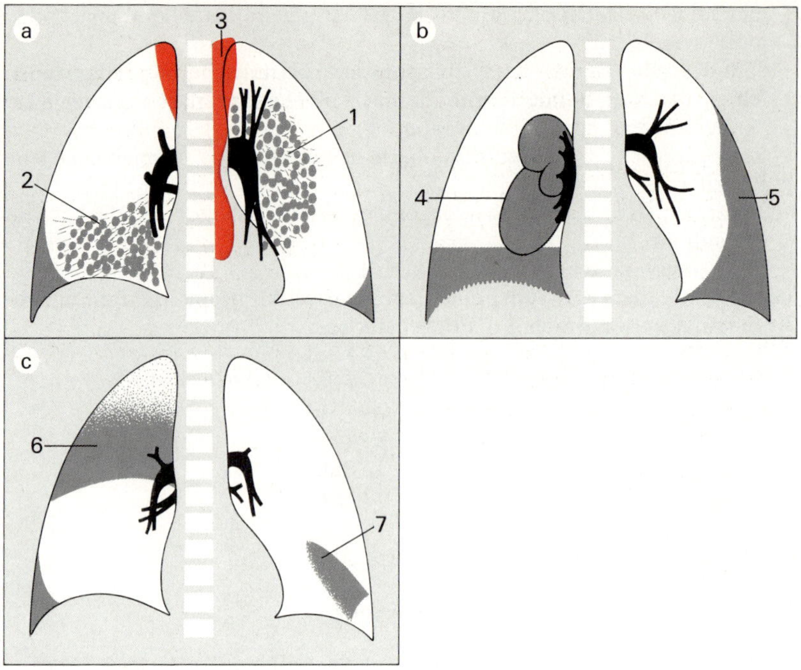

Abb. 8-32: Beispiele pathologischer Thoraxbefunde bei intensivpflichtigen Patienten.
1. perihiläres Ödem (Schmetterlingsödem), 2. basales alveoläres Ödem, 3. Mediastinalblutung, 4. Pleuraerguß, 5. Pneumonie, 6. Infarktpneumonie bei Lungenembolie

- akutes Linksherzversagen
- Pneumothorax, Pneumomediastinum, Hämatomediastinum nach Gefäßpunktion
- schwere Pneumonie
- ausgedehnte Pleuraergüsse
- disseziierendes Aortenaneurysma
- Lungenembolie

Embolien mit therapeutischen Konsequenzen (Lyse, Thrombarteriektomie): **Angiographie**

Bei klinischen Hinweisen auf eine Lungen- oder Arterienembolie ist eine **Angiographie** zur exakten Lokalisation vor chirurgischen Eingriffen absolut indiziert.

4. Laborüberwachung

Beitrag zur Diagnose:
- Myokardinfarkt → CK, CK–MB, GOT
- akute Leberstauung → GLDH
- Mikrozirkulationsstörungen → Laktat
- Kreislaufinsuffizienz → gemischt-venöse O_2-Sättigung
- Wasserhaushalt (HK, Kreatinin, Harnstoff)
- Elektrolythaushalt (Na^+, K^+, Cl^-, Ca^{++})
- Säure-Base-Haushalt (Blutgasanalyse)

3.2.2.4 Laborüberwachung

Die Laboruntersuchungen stützen einerseits die Diagnostik und sind für die Verlaufsbeobachtung unentbehrlich. Neben **Klinik** und **EKG sind die Enzyme** (CK, CK–MB, GOT) der dritte Pfeiler in der *Diagnose des Herzinfarktes.* Der Verlauf und das Ausmaß der Enzymerhöhung dienen der Infarktgrößenabschätzung und gibt Hinweise auf eine Rekanalisation nach Lysetherapie.

Eine Dominanz der **GLDH-Erhöhung** unter den Leberenzymen ist für eine akute Stauungsleber typisch und hinweisend auf eine akute *Rechtsherzbelastung.* Regelmäßige **Laktatbestimmungen** und arterielle **Blutgasuntersuchungen** bei Kreislaufinsuffizienz oder Störungen der Mikrozirkulation zeigen das *Ausmaß der Gewebshypoxie* mit Laktazidose. Die intermittierende oder kontinuierliche Messung der gemischtvenösen **O_2-Sättigung** durch Blutentnahme aus dem Pulmonaliskatheter ist ein weiterer Parameter zur generellen Beurteilung der *Gewebehypoxie* und zur Therapieüberwachung. Zur Überwachung des Wasser- und Elektrolythaushaltes sind *tägliche* Bestimmungen von **Hämatokrit, Harnstoff, Kreatinin, Natrium** und **Kalium** erforderlich.

3.2.2.5 Ultraschallkardiographie

5. Ultraschallkardiographie (UKG)

Die **Echokardiographie** ist eine nichtinvasive Untersuchungstechnik zur Beurteilung der Morphologie und Funktion des Herzens und der zentralen Gefäße, die bettseitig auch beim schwerstkranken Patienten durchführbar ist.

nichtinvasive Technik zur Beurteilung von
- Herzfunktion und -morphologie
- zentralen Gefäßen

• Die **eindimensionale Technik,** M-Mode-Echokardiographie, wird von links parasternal registriert und dient zur Analyse der *Aorten-, Mitral- und Trikuspidalklappenbewegung* und zur Bestimmung der *Durchmesser* und der *Funktion* des *linken Ventrikels.*

• Die **zweidimensionale Echokardiographie**, erlaubt beliebig viele Schnittebenen durch das Herz (Abb. 8-33). Standardisierte Schnitte sind die parasternale lange und kurze Achse zur globalen Analyse der *linksventrikulären Funktion* und zur *Beurteilung der Klappenmorphologie.* Der apikale ROA-Äquivalente Schnitt und der 4-Kammer-Schnitt wird zur Beurteilung der *regionalen Wandbewegungsstörung* und zur Doppler-Untersuchung der Aorten-, Mitral-, und Trikuspidalklappe herangezogen.

• **M-Mode-Echokardiographie** → eindimensionale Technik

• **2D-Echokardiographie** → zweidimensionale Technik

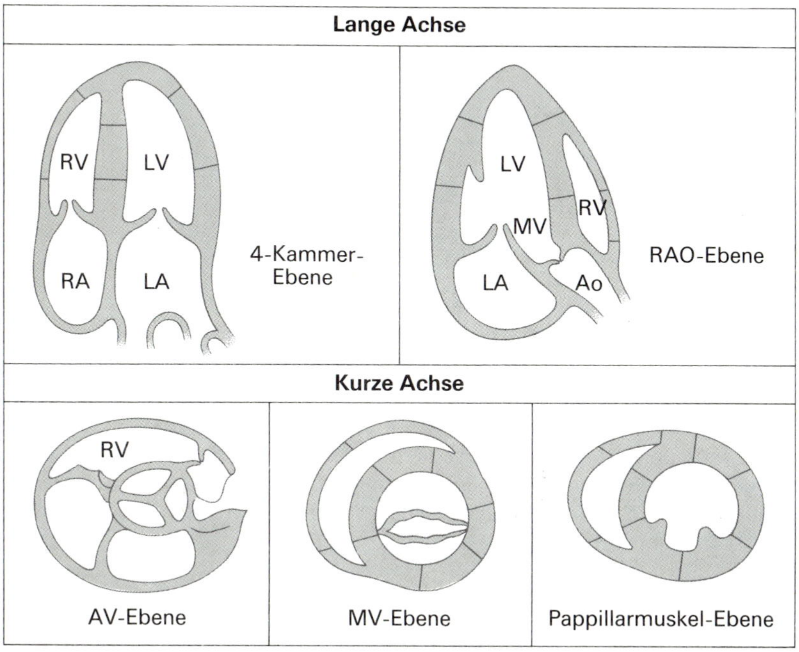

Abb. 8-33: 2D-Darstellung des Herzens in der langen und kurzen Achse von parasternal und von apikal

Prinzip der Doppler-Untersuchung: Ein gebündelter Ultraschall-Strahl wird durch Erythrozyten im Blut reflektiert und proportional zu ihrer Fließgeschwindigkeit in seiner Frequenz verändert. Nach der Doppler-Gleichung kann dann die Blutströmungsgeschwindigkeit berechnet werden. Durch eine **Farbkodierung des Blutflusses** (rot = Fluß auf den Schallkopf zu, blau = Fluß vom Schallkopf weg) **werden in Echtzeit Informationen gewonnen über:** *Blutflußrichtung, Blutflußgeschwindigkeit, Blutflußqualität.*

Mit dieser neuen Farbdoppler-Technik erfolgt die Darstellung der Doppler-Frequenz farbkodiert innerhalb der gewohnten morphologischen Grenzen des 2-D-Bildes.

Die **subkostale Anlotung** eignet sich besonders zur Diagnose eines *Perikardergusses* und zur Abschätzung einer *drohenden Herztamponade.*

• **Doppler-Echokardiographie**
→ Doppler-Effekt wird zur Geschwindigkeitsmessung benutzt
Farbdoppler-Echokardiographie → farbkodierte Blutströmungs-Geschwindigkeiten
rot → Fluß Richtung Schallkopf
blau → Fluß vom Schallkopf weg

Die **transösophageale Echokardiographie (TEE)** ist ein semiinvasives Verfahren, das entweder bei unzureichender oder bei inadäquater transthorakaler Anlotung eingesetzt wird (20–30%). Diese Technik hat ihre Priorität in der Akutdiagnostik bei:
- Beatmungspatienten insbesondere mit positivem endexspiratorischem Druck (PEEP)
- chronisch obstruktivem Syndrom
- nach Thoraxoperationen, Thoraxdeformitäten
- Aortendissektionen
- unklaren intrathorakalen Befunden
- Thromben im linken Vorhof

• **transösophageale Echokardiographie (TEE)**
→ semiinvasive Technik bei unzureichender oder inadäquater transthorakaler Anlotung
→ Anlotung mit einem modifizierten Gastroskop über Ösophagus

Indikation für TEE:
- Thorax-Op., -deformierung
- Aortendissektion
- unklare intrathorakale Befunde
- Vorhofthromben li.

Spezielle Indikationen für ein UKG im Intensivbereich

1. Herzinsuffizienz

- LV-Dilatation
- globale Wandbewegungsstörungen

Ursachen:

- **Myokardinfarkt** → regionale Wandbewegungsstörungen

Komplikationen:

- Ventrikelseptumruptur
- Papillarmuskel-, Sehnenabriß
- akute Klappeninsuffizienz
- Dressler-Syndrom

- **Endokarditis:**
- **Klappenvegetationen**
- **Destruktionen, Abszesse**
- **Klappeninsuffizienz**
- **Klappen-Ausriß**

- **Klappen-Prothesen-Störungen**

2. Perikarderguß, -tamponade

- echoarmer intraperikardialer Saum

- **Perikardtamponade:** Kompression mit Kollaps des rechten Vorhofs/Ventrikel

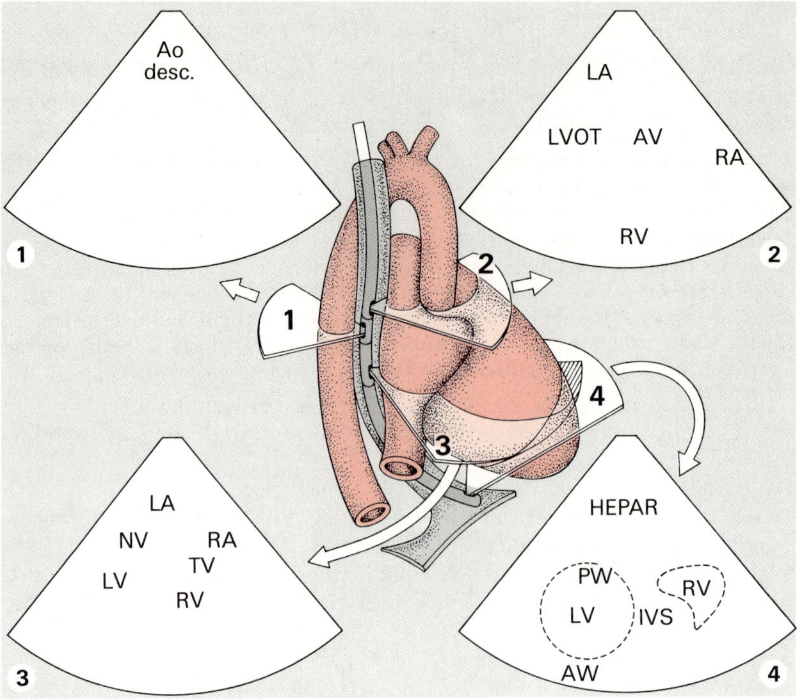

Abb. 8-34: Typische Anlotebenen durch die transösophageale Echokardiographie. 1. Aorta descendens, 2. AV-Klappenebene, 3. 4-Kammer-äquivalenter Schnitt, 4. kurze Achse durch den rechten/linken Ventrikel transhepatisch

Die **Untersuchung** wird mit einem handelsüblichen Gastroskop durchgeführt, dessen Seitoptik durch den Ultraschallkopf ersetzt wurde. Abb. 8-34 zeigt schematisch die transösophagealen Standardschnittebenen.

3.2.2.6 Spezielle Indikationen zur Ultraschalldiagnostik

Akute Herzinsuffizienz

Eine akute Herzinsuffizienz ist Folge eines akuten *Herzinfarktes*, einer plötzlich auftretenden *Klappeninsuffizienz* bei Endokarditis oder einer *Dekompensation* einer chronischen Herzmuskel- oder Klappenerkrankung.

Eine *Kardiomyopathie* mit Dilatation des linken Ventrikels und *Kontraktionsstörungen sämtlicher Herzwandabschnitte*, und ein ausgedehnter Herzinfarkt mit regionalen Wandbewegungsstörungen lassen sich durch die M-Mode und 2-D-Darstellung schnell und zuverlässig unterscheiden.

• Bei einer akuten Verschlechterung in der *Postinfarktphase* ist eine **Ventrikelseptumruptur** oder ein **Papillarmuskelausriß** auszuschließen. Durch die Doppler- und Farbdoppler-Darstellung und durch Kontrastechountersuchungen insbesondere in der transösophagealen Anlotung können sowohl der *transseptale Shunt*, als auch die *schwere Mitralinsuffizienz* sicher nachgewiesen und einer direkten chirurgischen Intervention zugeführt werden.

• **Vegetationen bzw. Ausrisse des Klappenapparates bei** Endokarditis lassen sich im Ösophagus-Echokardiogramm durch die Nähe des Schallkopfes in über 90 % sicher nachweisen. Die hohe Auflösung stellt paravalvuläre Abszeßhöhlen als Ursache einer therapierefraktären Sepsis dar.

• Bei Patienten mit **Herzklappenprothesen** ist eine akute Herzinsuffizienz auf einen Teilausriß der Prothese mit paravalvulärem Leck oder eine Verlegung durch Thromben oder Vegetationen zurückzuführen.

Perikarderguß, Perikardtamponade

Zum Nachweis eines **Perikardergusses** ist die Echokardiographie die Methode der Wahl. Das 2 D Echo erlaubt eine Abschätzung des Ergußvolumens und der Flüssigkeitsverteilung.

Sie ermöglicht:
- einen **sicheren bettseitigen Nachweis auch kleiner Ergüsse** (<250 ml), die sich noch einer radiologischen oder nuklearmedizinischen Diagnostik entziehen und die bei schneller Entwicklung bereits zur Tamponade führen können.
- den Nachweis einer **rechtsatrialen oder rechtsventrikulären Kompression** mit Kollaps als wichtiger Hinweis auf eine Herztamponade
- den **Ausschluß eines Ergusses** in Notsituationen und verhindert zeitraubende und belastende Zusatzuntersuchungen
- eine **Perikardpunktion** unter sonographischer Kontrolle mit reduziertem Risiko
- **problemlose Verlaufsbeobachtungen.**

Aortendissektion

Bei einer akuten Aortendissektion ist eine schnelle Diagnose für eine erfolgreiche Therapie unerläßlich. Wichtig ist der Nachweis der Eintrittspforte, das Ausmaß der Dissektion, ob ein Perikarderguß vorliegt oder eine Aorteninsuffizienz und welche Aortenabgänge betroffen sind (s. Kap. 3.1.3.1).
Der Nachweis gelingt in der parasternalen und suprasternalen 2 D-Echo-Darstellung. Charakteristisch sind:
Dilatation der Aorta und *flottierende Intimamembran.*
Durch die Doppler-Registrierung kann zwischen dem *wahren und falschen Lumen* unterschieden werden.
Wesentliche Fortschritte bietet die **transösophageale Echountersuchung:**
- Die Aorta ascendens und descendens können in echotomographischen Schnittebenen dargestellt werden.
- Die Einrißstelle in der Intima ist häufig nachweisbar.
- Eine klare Differenzierung zwischen den 3 Typen (De Bakey) ist möglich.
- Intramurale Einblutungen und gedeckte Perforationen sind schnell und sicher bettseitig darstellbar.
- Die Spezifität (100 %) und Sensitivität (97 %) liegt über der der Angiographie und der CT.
- Verlaufsuntersuchungen in Grenzfällen ist nach den klinischen Erfordernissen möglich.

3. Aortendissektion
Nachweis:
a) 2 D Echo
- Aortendilatation
- flottierende Intimamembran

b) Doppler-Verfahren:
- unterscheidet wahres und falsches Lumen

c) Domäne der TEE-Untersuchung:
- Nachweis der Dissektionsmembran und Intimaeinriß (Entry)
- intramurale Einblutungen
- gedeckte Perforation
- paravasales Hämatom
- klare Differenzierung der Dissektionstypen

Lungenembolie

Durch die Echokardiographie gelingt es in den meisten Fällen **Hinweise auf eine Lungenembolie** zu erhalten. Es sind dieses in erster Linie indirekte Zeichen einer Druckerhöhung im kleinen Kreislauf:
- Dilatation des rechten Ventrikels
- Abnorme Septumbewegung
- Dilatation der Pulmonalarterie (suprasternale Anlotung).

Diese Befunde sind für eine Lungenembolie keinesfalls spezifisch und bei anderen Rechtsherz- oder Pulmonalerkrankungen zu beobachten. Deren Aussagekraft ergibt sich aus dem Bezug zur klinischen Symptomatik.
Eine sichere Diagnose gelingt mit dem Ösophagus-Echogramm, wenn Thromben in der rechten Pulmonalarterie oder im Pulmonalishauptstamm nachgewiesen werden können. In seltenen Fällen lassen sich Thromben im rechten Vorhof oder Ventrikel nachweisen.

4. Lungenembolie
- **UKG:**
  - Dilatation von re. Ventrikel und Pulmonalarterie
  - abnorme Septumbewegungen
- **TEE** (sichere Diagnose): Nachweis von Thromben im Pulmonalishauptstamm oder rechter Pulmonalarterie

Arterielle Embolien

Eine akut auftretende **arterielle Ischämie ist in 70–90 % auf** eine **Embolie** und nur in 10–30 % auf *Thrombosen, Traumata* oder ein *Aneurysma dissecans* zurückzuführen. Tritt eine zerebrale oder periphere Embolie auf, muß eine kardiale Emboliequelle grundsätzlich ausgeschlossen werden. **Embolische Ereignisse können durch eine Echountersuchung** auf eine Reihe kardialer Erkrankungen zurückgeführt werden:
- Vorhofflimmern und Mitralstenose mit Vorhofflimmern
- Ventrikelthromben bei Kardiomyopathie, nach Myokardinfarkt, bei Ventrikelaneurysmen
- Thromben im linken Vorhof oder Vorhofohr mit oder ohne Spontanechos
- Thromben an Klappenprothesen
- Endokarditische Vegetationen

5. arterielle Embolie
Ischämienursache: 70–90 % Embolien, 10–30 % Thrombosen, Traumata
UKG zum Ausschluß kardialer Emboliequellen!

Herzerkrankungen als Emboliequelle ausschließen

• selten intrakardiale Tumoren, ausgeprägter Mitralklappenprolaps oder paradoxe Embolien durch ein offenes Foramen ovale

• linksventrikuläre Thromben: **TTE**.

Linksventrikuläre Thromben sind in der Regel von transthorakal im Zwei- oder Vier-Kammerblick problemlos nachzuweisen. Durch Verlaufsbeobachtungen kann der Therapieerfolg überprüft werden.

• Thromben im li. Vorhof: **TEE**

Die Darstellung von **Thromben im linken Vorhof ist die Domäne der transösophagealen Echokardiographie** da diese durch andere Methoden nicht sicher nachgewiesen werden können. Die häufigste Lokalisation ist das Vorhofohr, das von präkordial nur in Ausnahmen nachweisbar ist. Thromben im linken Vorhof kommen gelegentlich auch bei *Patienten ohne Mitralvitien oder Vorhofflimmern* vor.
Durch die hohe Auflösungsfähigkeit der TEE-Sonden lassen sich häufig spontane Kontrastechos nachweisen, die an Schneetreiben erinnern. Sie werden als Zeichen eines erhöhten Thrombembolierisikos bei Mitralvitien oder Klappenprothesen angesehen.

• paradoxe Embolie: schwer zu diagnostizieren

Eine **paradoxe Embolie** ist auch echokardiographisch schwer zu belegen. Ein offenes Foramen ovale bestätigt per se nicht die Diagnose, da mit einer hohen Prävalenz im Normalkollektiv gerechnet werden muß. **Der Nachweis eines Rechts/Links-Shunts mit** Doppler- oder Kontrastecho während eines Valsalvaversuchs *erhöht die Wahrscheinlichkeit für eine paradoxe Embolie.*

Invasive Überwachung

3.2.3 Invasive Überwachung

Zentralvenöser Druck (ZVD)

3.2.3.1 Zentralvenöser Druck (ZVD)

ZVD ist abhängig von:
• intravasalem Blutvolumen
• venöser Kapazität
• Druck im re. Herzen
• Venentonus

Der ZVD, also der Druck im Niederdrucksystem ist nicht strömungsabhängig (Volumen/Zeiteinheit) sondern resultiert aus der Wechselwirkung zweier statischer Größen, nämlich dem *Blutvolumen* und der *venösen Kapazität* (Volumen/Druck) in Beziehung zur Funktion des rechten Ventrikels.
Es besteht somit eine enge Korrelation zwischen dem *ZVD* und dem Druck im rechten *Vorhof und Ventrikel*, eine direktproportionale Beziehung zum zirkulierenden *Blutvolumen* und eine enge Korrelation zum *Tonus des venösen Gefäßbettes.*
Eine Änderung des zentralen Venendrucks (P) um 7 cm H_2O-Säule entspricht etwa einer Volumenverschiebung von 1 000 ml.

Indikationen für den ZVK: ⟹

Indikation für den zentralen Venenkatheter (ZVK):
• Beurteilung und Überwachung von *Hydratationszustand, Volumenersatz, Flüssigkeitsbilanz*
• Abschätzung des *Füllungsdrucks* des rechten Ventrikels und der *rechtsventrikulären Funktion*
• Diagnostik und Verlaufsbeurteilung bei zunehmender *oberer Einflußstauung* (Herztamponade)
• parenterale *Langzeiternährung* und *Infusionstherapie*

• **nicht indiziert:** Beurteilung der LV-Funktion

• *Keine* Indikation besteht zur Beurteilung der linksventrikulären Funktion!

Kontraindikationen ⟹

Kontraindikationen:
• *Entzündungen* im Punktionsbereich
• *Antikoagulantientherapie*, deutliche *Gerinnungsstörungen*
• *Fehlpunktion* mit Verletzung der Arterie, Nerv, Pleura
• schwierige anatomische Verhältnisse: *Struma, Halstumoren*

Instrumente

Instrumentarium
Für das Legen zentraler Venenkatheter stehen verschiedene Punktions- und Einführungssysteme aus unterschiedlichen Materialien zur Verfügung.
Die einzelnen Katheter-Systeme unterscheiden sich erheblich hinsichtlich *Material, Handhabung und Sicherheit:*

Materialien, Verarbeitung

• Die Polyurethan- und Silikonkatheter sollten den Polyäthylen- und Teflonkathetern vorgezogen werden: Sie sind *flexibler, biologisch inert*, haben keine toxischen *Weichmacher* und eine geringe *Thrombogenität.*
• endständig verschlossene Katheterspitze mit Seitenöffnungen sind ungünstiger als endständig offene Katheter (ungleichmäßige Verteilung des Infusionsstroms über Seitöffnungen, Thrombosierung der Spitze bei langsamer Infusion)
• zwei- oder dreilumige Katheter sollen das Risiko der Inkompatibilität von Lösungen und Medikamenten verringern (Preis hoch).
• Katheter mit röntgendichtem Streifen und Zentimetermarkierung verwenden

Folgende Katheter stehen zur Auswahl: Katheter mit *Stahl-Außenkanüle, Braunülen-System, Seldinger-Technik, Braunülen-System und Seldinger-Technik.*
• **Stahl-Außenkanülen-Systeme** sollten nicht mehr verwendet werden: Beschädigung und Abscheren des Katheters (→ *Katheterembolie*).
• **Braunülen-Systeme:** Punktion mit Set-Braunüle und 10 ml Kochsalzspritze Gefahr der *Luftembolie* bei Entfernen der Stahlkanüle und Ansetzen des Katheters (→ *Kopftieflage* und Abdichten der Kanülenöffnung mit Daumen). *Variante:* luftemboliesichere Katheter erhältlich. Vorschieben des Katheters durch die im Gefäß liegende Kunststoffhülse nach Entfernen der Stahlkanüle.
• **Seldinger-Technik:** Punktion mit Stahlkanüle oder Braunüle. Vorschieben des Seldinger-Führungsdrahts über Stahlkanüle oder Kunststoffhülse (→ *Luftembolie*). Entfernen der Kanüle bzw. Hülse. Vorschieben des Katheters über den Führungsdraht in Position.
• **perkutan implantierbare** subkutan getunnelte zentralvenöse Katheter (Broviac- und Hickman-Katheter) und vollständig
• **subkutan implantierbare** Katheter (Intraport, Implantofix); Technik wie diese Schrittmacherimplantation. Diese Kathetertechniken reduzieren das Infektionsrisiko bei Monate dauernder systemischer Chemotherapie oder parenteraler Ernährung.

> *Empfehlung:* Bei **elektivem Legen** eines zentralvenösen Katheters: *Seldinger-Technik!* In **Notsituationen:** *Braunülen-Technik* mit geschlossenem System.

Materialien und Verarbeitung
Katheter möglichst aus
– Polyurethan
– Silikon
– endständig offen ohne Seitenöffnungen
– mit röntgendichtem Streifen
– mit Zentimetermarkierung

Katheterauswahl:
Stahl-Außenkanülen-Systeme nicht mehr verwenden!

• **Braunülen-Systeme:**
– Punktion mit Braunüle
– Entfernen der Stahlinnenkanüle
– Katheter durch die Kunststoffhülse vorschieben
– Luftemboliegefahr! Prophylaxe → Kopftieflage → Abdichten der Kanülenöffnung → luftemboliesichere Katheter
• **Seldinger-Technik:**
– Punktion Stahlkanüle/Braunüle
– Führungsdraht einbringen
– Entfernen der Kanüle
– Katheter über Führungsdraht vorbringen
– Lungenembolieprophylaxe
Bei Chemotherapie oder parenteraler Langzeiternährung zur Reduktion des Infektionsrisikos → perkutan implantierbare subkutan getunnelte ZVK oder → subkutan implantierbare ZVK

Praxishinweis:

⟸

Zugangswege und Techniken

Die Cava-Katheter werden in der Regel in die obere Hohlvene gelegt. In Notsituationen kann der Katheter auch in die untere Hohlvene über die V. femoralis gelegt werden – höhere Komplikationsrate (Thrombose, Lungenembolie, Sepsis, Letalität).

Zugangswege und Techniken
Der ZVK möglichst in die:
– V. cava superior
– in Notsituationen → V. cava inf.

Periphere Zugänge

• technisch am einfachsten, primär kaum Komplikationen
• immer indiziert bei Gerinnungsstörungen oder schwierigen anatomischen Verhältnissen im Halsbereich
• V. basilica der V. cephalica vorzuziehen (→ Erfolgsrate bei V. cephalica nur 30 %, Abb. 8-35).
• Braunülen-Systeme, Katheterlänge 70–75 cm
• Venenspasmen können ein Vorschieben verhindern – Zeitspanne abwarten – Nitroglycerin i. v. – ggf. Legen unter Röntgensicht
• Hilfen: Arm adduzieren und innenrotieren oder bis 90 Grad abduzieren und außenrotieren, Kopfdrehen zur Gegenseite
• Korrekte Lage bei 40–45 cm zu erwarten

Risiken, Nachteile:
- Verletzung der A. brachialis und des N. medianus
- Thrombophlebitiden häufiger
- Katheterexkursion bei Arm-, Schulterbewegung bis 10 cm
- Herzrhythmusstörungen
- eingeschränkte Bewegungsfreiheit

Periphere Zugänge
– technisch einfach
– bei Gerinnungsstörung
– bei abnormen anatomischen Verhältnissen am Hals
– über die V. basilica (Abb. 8-35)
– Braunülen-Systeme (ZVK 70–75 cm)

Risiken

Zentrale Zugänge

V. jugularis: Anatomische Verhältnisse und Punktionswege zeigt Abb. 8-36.

Zentrale Zugänge
1. V. jugularis

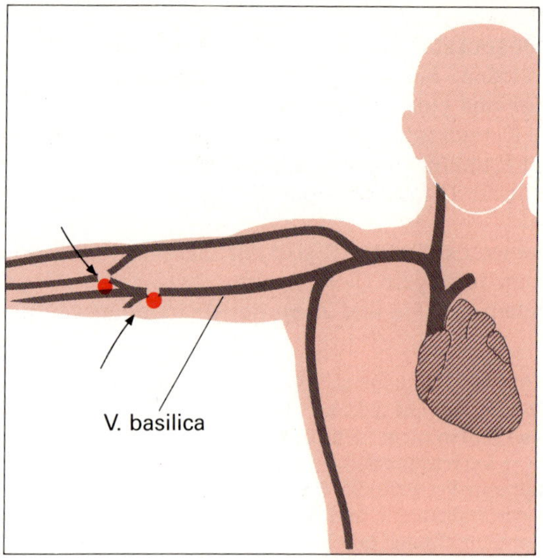

Abb. 8-35: Punktionswege der V. basilica

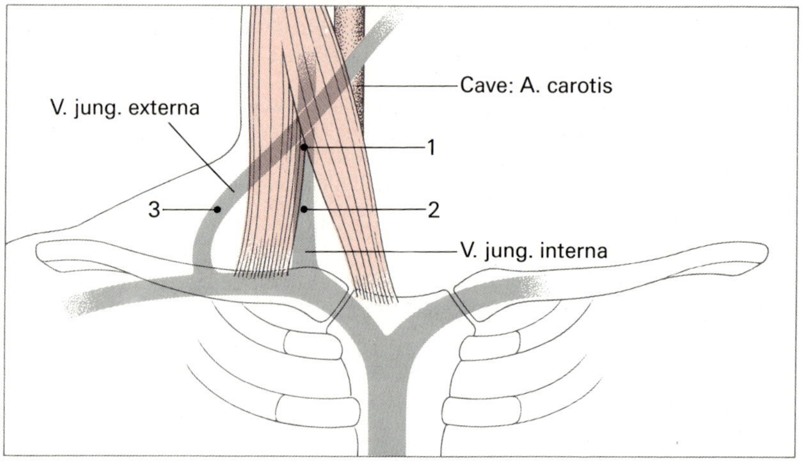

Abb. 8-36: Punktionswege der V. jugularis interna/externa
1 transmuskulär, 2 zentral-perkutan, 3 transkutan

- sicherster und risikoärmster Zugang
- primär über rechte Seite
- Trendelenburg-Lage
- Karotis unter die Finger legen

Hierbei handelt es sich um den sichersten und risikoärmsten zentralen Zugang. Die rechte Seite sollte der linken vorgezogen werden. Der Karotisverlauf ist zu palpieren, – wobei der Finger auf das Gefäß gelegt wird. Zu bevorzugen ist die Trendelenburg-Lage, Kopfdrehung zur Gegenseite um 30–45 Grad.

Punktion:

- **V. jug. int.:**
  transmuskulär: (M. sternocleidomastoideus) in Höhe des Schildknorpels
  transkutan → Spitze des Dreiecks gebildet durch den medialen und lateralen Kopf des M. sternocleidomastoideus

• *Punktionsweg 1:* **V. jug. interna** *transmuskulär* durch den M. sternocleidomastoideus in Höhe des Schildknorpels, Richtung Mamilla, Punktionswinkel 30 Grad zur Oberfläche.

• *Punktionsweg 2:* **V. jug. interna** *transkutan* von der Spitze des Dreiecks gebildet durch die beiden Köpfe des M. sternocleidomastoideus: Winkel 30 Grad, Stichrichtung parallel zur medialen Seite des Caput claviculare.

- **V. jug. ext., transmuskulär**
- Seldinger-Technik bevorzugen
- **Nachteile** gegenüber Internapunktion (30 % Versager, 15 % Fehllagen)

• *Punktionsweg 3:* **V. jug. externa** *transmuskulär:* Kompression über der Clavicula, Nadelführung tangential zur Venenrichtung, den Seldinger-Katheter rechts 15–20, links 20–25 cm vorschieben. Die Punktion der V. jug. externa ist mit 30 % Versagern und 15 % Fehllagen belastet. Zu bevorzugen ist daher die Internapunktion.

Risiken:
- Strumen, Bestrahlungen, Tumoren und Verletzungen erhöhen das Punktionsrisiko
- Pleuraverletzung geringer als bei der Subclaviapunktion
- Karotispunktion, Hämatome, arterio-venöse Fistel, Nervenläsionen,
- Gefäßperforation, Katheterfehllage intravasal/extravasal
- Luftembolie

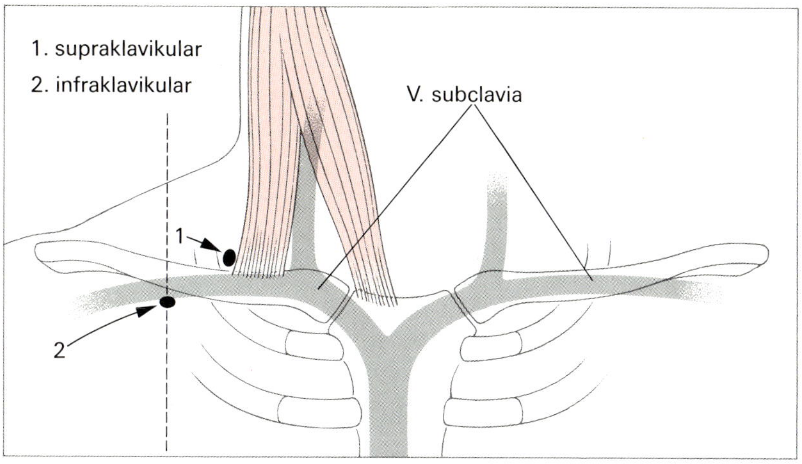

Abb. 8-37: Punktionswege der V. subclavia
1 supra-, 2 infraklavikulär

V. subclavia: Anatomische Verhältnisse und Punktionsmöglichkeiten (Abb. 8-37):
- Punktion der **rechten V. subclavia wird bevorzugt** (Nähe zur V. cava, geringeres Thromboserisiko, Ductus thoracicus links)
- Trendelenburg-Lage: 20 Grad Kopftieflage
- Haut- und Tiefenanästhesie in Punktionsrichtung mit Probepunktion
- Infraklavikuläre Punktion in der Medioklavikularlinie
- Punktionskanüle an die Dorsalfläche der Clavicula führen dann tangential in Richtung des Oberrandes des Sternoklavikular-Gelenkes
- Einführen des Katheters möglichst endexspiratorisch in Apnoe und Abdichten der Hülse mit dem Daumen
- bei schwierigem Vorschieben Drehen der Hülse um möglichen Knick zu begradigen
- Katheterlage rechts 10–15, links 15–20 cm (Röntgenkontrolle!)

2. V. subclavia
- rechte Seite bevorzugen
- Tendelenburg-Lage, (Luftembolie
- infraklavikulär, MCL
- Punktionsrichtung beachten
- Katheter in Apnoe endexspiratorisch einführen
- Katheterlage: **re.** 10–15, **li.** 15–20 cm

- Bei mißglückter Punktion nie auf der anderen Seite punktieren ohne vorausgegangener Röntgenkontrolle!

Röntgenkontrolle ⇐

Risiken:
- Pleuraverletzung 1–2 % (Cave Lungenemphysem!)
- Verletzung von A. subclavia, Plexus brachialis
- Hämatopneumothorax, Hautemphysem
- Luftembolie
- Katheterfehllage

Risiken

Spätkomplikationen durch Kava-Katheter
- Katheter-Perforation, -Embolie
- Thrombose, Embolie
- Thrombophlebitis, Sepsis, Endokarditis
- Herzrhythmusstörungen

Spätkomplikationen

Für die **Auswahl der Punktionsstelle** gilt folgende Empfehlung:
- **ohne Zeitdruck** (elektiv): (V. basilica → … a) → V. jugularis externa → V. jugularis interna → V. subclavia
- **in Notsituationen:** V. basilica → V. subclavia → V. jug. int./ext.

Praxishinweis ⇐

Benötigte Materialien

Unsteril
- Einmalunterlagen, -rasierer
- Hände- und Hautdesinfektionsmittel
- Klebe-Verbandsmaterial
- Staumanschette

Steril
- Handschuhe, Lochtuch, Tupfer, Kompressen
- Einmalspritzen 5 und 10 ml, -kanülen
- Katheterset

Benötigte Materialien
- **unsteril**
- **steril**

Unsteril
- 0,9 % NaCl-Lsg. und Lokalanästhetika
- EKG-Monitor

Steril
- Skalpell, Nahtmaterial, Nadelhalter, Schere
- steriler Pflaster-Okklusivverband
- Infusionslösungen, -systeme, Dreiwegehahn
- steriler Op.-Kittel und Abdecktuch bei Seldinger-Technik

Allgemeine Durchführung

Allgemeine Durchführung
- Aufklärung des Patienten und Einwilligung einholen
- Rückenlage nach Trendelenburg (Kopftieflage 20 %)
- Hautenthaarung
- Hautdesinfektion (Einwirkzeit 2 min)
- steriles Abdecken der Punktionsstelle mit Lochtuch
- Abdecktuch mit sterilen Materialien vorbereiten
- Kutane ggf. Tiefenanästhesie und Venenpunktion
- Vorschieben des Katheters – wenn möglich – unter EKG-Monitoring

Lagekontrollen

- Die *sichere intravenöse Lage* erkennt man durch:
  - Aspiration von venösem Blut
  - Blutrückfluß nach Senken der Infusionsflasche unter Herzniveau nach geringem Flüssigkeitsvorlauf
  - atemsynchrone Tropfgeschwindigkeit
  - Registrierung einer adäquaten Druckkurve
  - Auskultation, bei Asymmetrie iatrogener Pneumothorax
- Fixieren 1–2 cm von der Punktionsstelle entfernt
- Reinigung, Desinfektion, steriler Pflaster-Okklusivverband
- *Röntgenkontrolle:*
  - vor Infusion oder Medikamentengabe immer Lagekontrolle (Reanimationssituation ausgenommen)
  - optimale Lage in der oberen Hohlvene 2–3 cm infraklavikulär rechts parasternal

Pflege

Pflege und Überwachung
- 1mal täglich Verbandswechsel
- 1mal täglich Wechsel Infusionsleitungen und Zubehör
- Möglichst keine Blutentnahme, ggf. gründlich mit NaCl 0,9 % nachspülen
- Für i. v. Injektionen Dreiwegehähne benutzen, vorher und nachher steril absprühen, immer steril abstöpseln

Messen des ZVD

1. Technik:
- mit Flüssigkeitsmanometer
- über elektromechanische Druckwandler

Exakte Nullpunktbestimmung in Höhe des rechten Vorhofs erforderlich:

Flüssigkeitsmanometer besteht aus:
- Steigrohr, Zentimeterskala
- Infusionsflasche zum Füllen des Systems, Dreiwegehahn, Zuleitung

Messen: Füllen des Steigrohrs → Verbinden des Steigrohrs mit Patient → Flüssigkeitssäule pendelt sich auf Vorhofdruck ein (cm H_2O)

2. Interpretation des ZVD
- Normalwert 3–12 cm H_2O-Säule
- **ZVD niedrig:** relative oder absolute Hypovolämie

Messen des zentralen Venendrucks (ZVD)
Technik: der ZVD kann mit Flüssigkeitsmanometern oder elektromechanischen Druckwandlern über Monitor gemessen werden. Voraussetzung ist eine exakte Nullpunktbestimmung auf die Höhe des rechten Vorhofs. Die Vorhofhöhe wird mit einer Thoraxschublehre nach Burri (Lineal reicht auch!) bestimmt. *Beim flach liegenden Patienten entspricht er einem Punkt, der $\frac{2}{5}$ vom Sternum oder $\frac{3}{5}$ von der Unterlage im sagittalen Thoraxdurchmesser entfernt liegt* (Abb. 8-38).
Zur Flüssigkeitsmanometrie wird ein eigenes System bestehend aus einem Steigrohr aus Polyvinyl und einer Zentimeterskala über einen Dreiwegehahn proximal an den Kava-Katheter angeschlossen. Vor der Messung wird das Steigrohr zuerst über eine Infusionsflasche gefüllt, danach mit dem Katheter über den Dreiwegehahn verbunden. Die Flüssigkeitssäule sinkt bis zur Höhe des Venendrucks, der in cm Wassersäule abgelesen wird.

Die elektromechanische Druckmessung wird seltener zur Bestimmung des ZVD herangezogen (s. Kap. 3.2.3.2).

Interpretation: *Der Normalwert des ZVD liegt zwischen 3–12 cm H_2O-Säule. Ein erniedrigter ZVD* ist immer Ausdruck einer absoluten oder relativen Hypovolämie.
Ein *erhöhter ZVD* kann ein Hinweis auf eine Hypervolämie oder Rechtsherz-

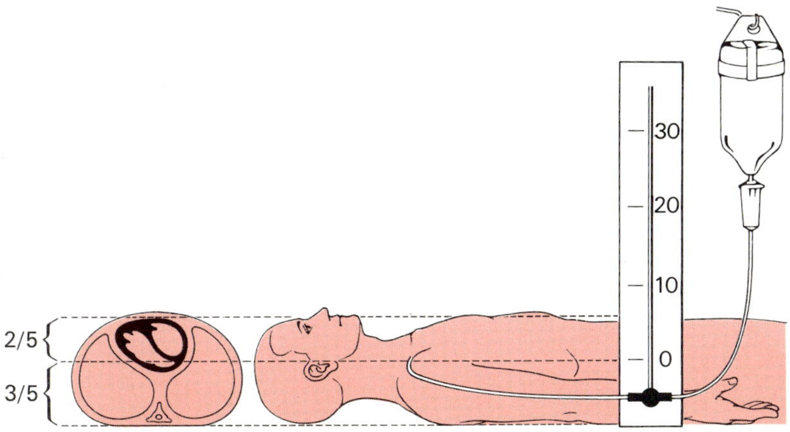

Abb. 8-38: ZVD-Messung mit Flüssigkeitsmanometer

insuffizienz sein. Zur Differenzierung sind zusätzliche Methoden erforderlich.

Weitere Ursachen sind:
- Perikarderguß, -tamponade, Perikarditis constrictiva
- Lungenembolie
- Pneumo-, Hämatothorax
- Beatmung mit positivem endexspiratorischem Druck (PEEP)
- Katecholamintherapie

- **ZVD hoch:**
  - **Hypervolämie**
  - **Rechtsherzinsuffizienz**

Andere Ursachen für eine ZVD-Erhöhung müssen ausgeschlossen werden

3.2.3.2 Überwachung mit dem Pulmonaliskatheter

Prinzip: Mit dem Pulmonaliskatheter gelingt es am Krankenbett Daten über die **linksventrikuläre Funktion** zu erhalten ohne eine direkte linksseitige Katheterisierung. Bei intakter und geöffneter Mitralklappe kommt es in der Enddiastole zu einem Druckausgleich zwischen dem linken Ventrikel über den linken Vorhof und Lungenvenen zu den Lungenkapillaren Durch Messung des **pulmonalkapillaren Verschlußdruckes (PCWP)** gelingt eine Abschätzung des *linksventrikulären enddiastolischen Füllungsdrucks.* Durch eine ergänzende Meßvorrichtung kann das *HZV* bestimmt und die *linksventrikuläre Pumpfunktion* beurteilt werden.

Überwachung mit dem Pulmonaliskatheter

Prinzip
Beurteilung der linksventrikulären Funktion:
- LV-Füllungsdruck
- HZV

enddiastolisch Druckausgleich:
LV → LA → Lungenvenen → Lungenkapillaren, daher mittlerer Lungenkapillardruck (PCWP) → **Annäherungswert für den LV-Füllungsdruck**
HZV-Bestimmung möglich

Indikationen:
- komplizierter *Myokardinfarkt*
- schwere *septische Krankheitsbilder* und protrahierte *Schockzustände*
- *Lungenödem* unklarer Genese
- *Beatmung* (PEEP) mit Kreislaufproblemen

Indikationen
⇦

Aufbau des Katheters
Der **Standardkatheter zur intensivmedizinischen Überwachung nach Swan-Ganz enthält 3 Lumina** (Abb. 8-39). Das *distale Lumen (gelb: 1. Lumen)* endet an der Katheterspitze und dient zur Messung des pulmonalarteriellen Druckes *(PAP)*, des pulmonalkapillaren Verschlußdruckes *(PCWP)* und zur Entnahme von gemischtvenösem Blutes. Unmittelbar dahinter liegt ein aufblasbarer Latex-Ballon, der als Einschwemmhilfe zum Legen des Katheters benötigt wird und zum Verschließen eines Pulmonalarterienastes bei der PCWP-Bestimmung *(dunkelrot: 2. Lumen).* 4 cm distal der Spitze liegt ein Temperaturfühler (Thermistor) zur Registrierung der Temperaturveränderungen nach Kältelösunginjektion und Bestimmung des HZV. Das proximale *3. Lumen (blau)* endet 20 cm von der Spitze. Darüber wird die Kältelösung zur HZV-Bestimmung injiziert, der Druck im rechten Vorhof gemessen und zentralvenöses Blut entnommen. Weiterentwickelte Katheter enthalten zusätzliche *Infusionslumina*, ein Lumen zur temporären *Elektrostimulation*

Aufbau des Katheters
Der Swan-Ganz-Pulmonalis-Katheter hat drei Lumina (Abb. 8-39)
- **distales Lumen (gelb)** → Messung Pulmonalisdruck (PAP) → PCWP → gemischtvenöse Blutentnahme
- **Lumen (rot)** zum Einschwemmballon – Temperaturfühler 4 cm von der Spitze
- **proximales Lumen (blau)** 20 cm von der Spitze → rechter Vorhofdruck → Injektion von Kältelösung

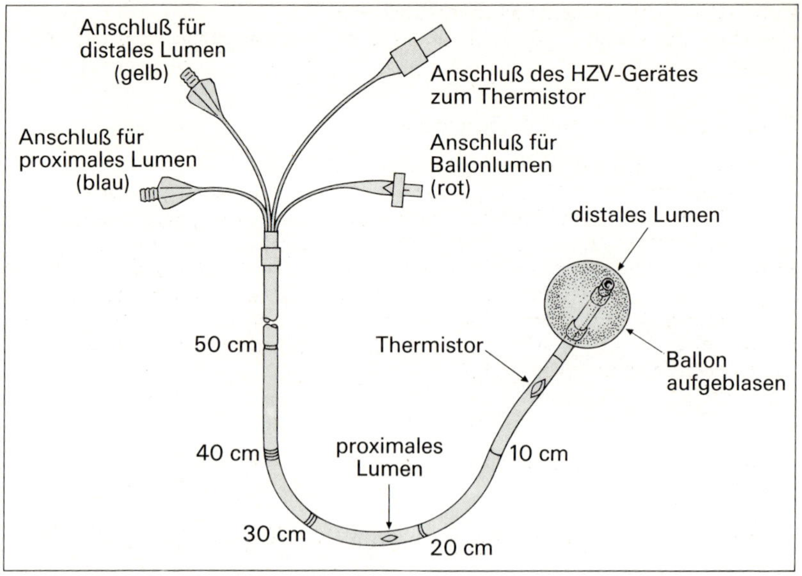

Abb. 8-39: Aufbau des Swan-Ganz-Thermodilutions-Pulmonaliskatheter

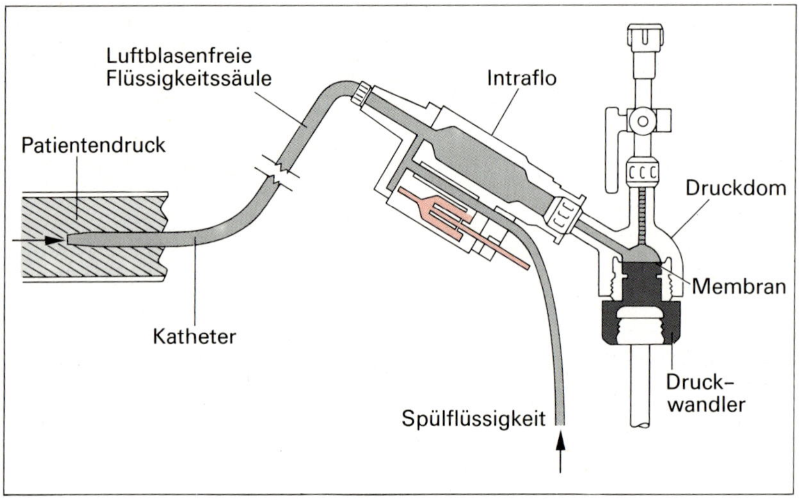

Abb. 8-40: Aufbau der Meßeinheit zur invasiven Drucküberwachung

oder zur kontinuierlichen Überwachung der zentralvenösen *Sauerstoffsättigung.*

Zugangswege

Die **Zugangswege** sind mit denen des zentralen Venenkatheter identisch.

Materialien

unsteril

steril

Materialien

Unsteril: wie bei zentralem Venenkatheter

Steril:
- Op.-Mantel, -Handschuhe, 2 Abdecktücher, 1 Lochtuch
- Kompressen, Tupfer, Stichskalpell
- Einführungssystem für den PA-Katheter (Desilet 8 FG): Punktionskanüle, Führungsdraht, Dilatator, Einführungshülse
- Einmalkanülen, -spritzen, Lokalanästhetika, NaCl 0,9 %
- 3 Dreiwegehähne, Pulmonaliskatheter

Druckmeßvorrichtung HZV-Meßeinheit

Druckmeßeinrichtung, HZV-Meßeinheit

- Verbindungsschlauch PA-Katheter, -Druckdom
- Druckdom, 2 Dreiwegehähne, Spühlsystem (z. B. Intraflow)
- elektromechanischer Druckwandler (Statham)
- Monitor mit Druckmeßeinheit (Abb. 8-40)

- HZV-Computer mit Katheter-Konnektionskabel
- Kühlbox mit steriler NaCl 0,9% Lösung und Temperaturfühler zum HZV-Computer

Besonderheiten bei der Vorbereitung

- Allgemeine Vorbereitungen „Zentrale Zugänge“.
- Großflächiges steriles Abdecken, Op.-Mantel, sterile Handschuhe anziehen
- Einführungsbesteck und PA-Katheterlumen *blasenfrei* mit Flüssigkeit füllen
- Vor der Messung muß die Druckmeßeinheit gegen Atmosphärendruck abgeglichen werden. Dreiwegehahn am Druckdom zum Patienten verschließen zur Atmosphäre öffnen und Eichtaste am Monitor betätigen. Der Nullpunkt der Meßvorrichtung muß zuvor wie bei der ZVD-Messung in Vorhofhöhe angebracht werden (s. „Messung des zentralen Venendruckes“ S. 385). Der Nullpunkt ändert sich mit der Lage des Dom-Druckwandler-Systems (Abb. 8-41).

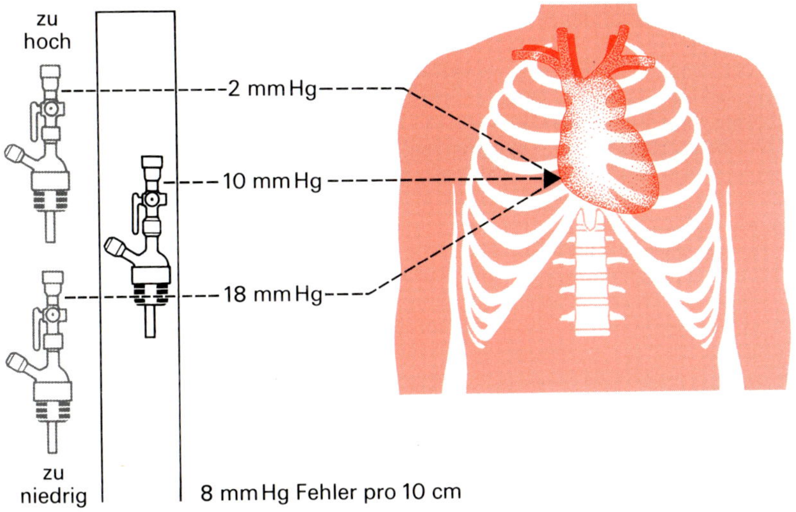

Abb. 8-41: Einfluß der Position des Dom/Druckwandlersystems auf die Höhe des Druckes

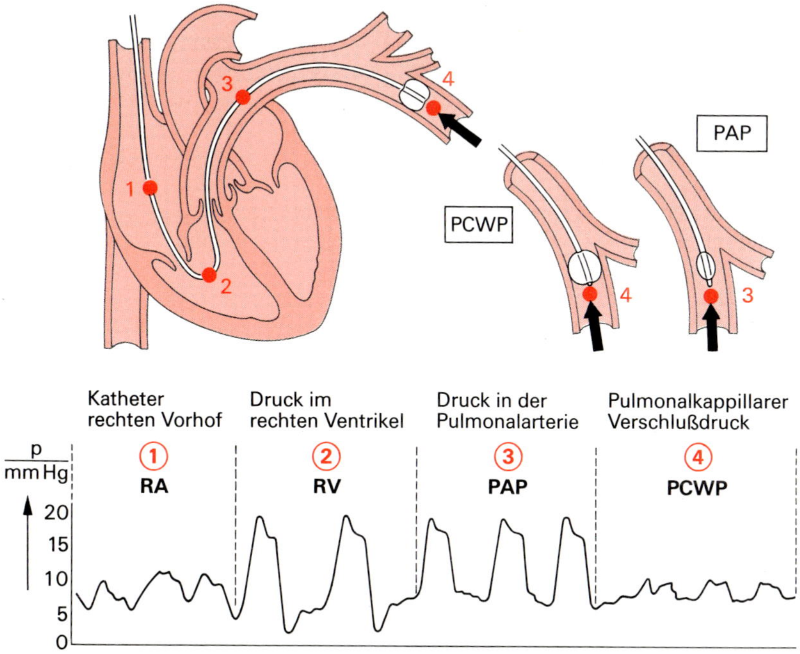

Abb. 8-42: Legen des PA-Katheters unter Druckmonitoring

Vorbereitung

- besondere Vorkehrungen zur Sterilität → großflächiges Abdecken Op.-Mantel → Op.-Handschuhe
- Füllen des Einführungsbesteckes und Katheters mit NaCl 0,9%
- blasenfreies Füllen des Meßsystems
- Bestimmen des Nullpunktes → Ausrichten des Druckdoms auf Vorhofhöhe → Abgleichen der Druckmeßeinheit gegen Atmosphärendruck

Nullpunkt auf Vorhofhöhe

Der **Nullpunkt** ist immer die Berührungsstelle Atmosphärendruck/Flüssigkeitssäule am Druckdom! Sie muß auf *Vorhofhöhe gebracht werden!*

Legen des Katheters

Legen des Katheters

> Der PA-Katheter wird grundsätzlich nach der **Seldinger-Technik** und am häufigsten **über Druck-Monitoring an Krankenbett** gelegt.

Sicherer gelingt das Einführen **unter Röntgensicht.**

Seldinger-Technik

Algorithmus:
- Haut- bzw. Tiefenanästhesie
- Punktion: Stahlkanüle oder Braunülen-Technik
- Vorschieben des Führungsdrahts
- Hautinzision und Einbringen des Einführungsbestecks
- Entfernen des Dilatators und Einbringen des PA-Katheters
- Aufblasen des Ballons in der V. cava sup. mit 1,5 ml Luft entsprechend dem Punktionsort:
  - rechte/linke V. basilica nach 40–45/45–50 cm
  - rechte/linke V. jug. int. nach 15–20/20–25 cm
  - rechte/linke V. subclavia nach 10–15/15–20 cm
- Vorschieben des mit dem Blutstrom mitschwimmenden Katheters über rechten Vorhof, Ventrikel über die Pulmonalklappe in Verschluß-Position unter EKG-Kontrolle. Die momentane Lage wird durch die jeweils charakteristische Druckkurve angezeigt (Abb. 8-42)
- Zurückziehen des Katheters bis gerade noch Verschlußposition besteht um Schleifen zu begradigen und ein zu tiefes Vordringen zu verhindern
- Wegen der erhöhten Gefahr von Lungeninfarkten wird der Katheter bei Übereinstimmung des PCWP-Druckes mit dem Pulmonalarteriellen-Enddiastolischen Druck (PAEDP) nicht in Verschlußposition sondern weiter proximal belassen.
- Lagekontrolle durch Druckmonitoring und Röntgen
- Fixieren mit Naht

Komplikationen
häufig:
- Kathetersepsis
- Rhythmusstörungen
- Lungeninfarkt
- Venenthrombosen

selten:
- Knotenbildung
- Lungenarterienperforation
- Trikuspidalklappenendokarditis
- Thrombopenie

Komplikationen

In bis zu 3 % der Fälle muß in Abhängigkeit der Liegedauer mit einer **Kathetersepsis** gerechnet werden. Häufige Ursachen sind kontaminierte Kältelösungen zur HZV-Bestimmung und Mißachtung hygienischer Vorschriften im Umgang mit dem Katheter.

Rhythmusstörungen entstehen in der Regel während der Katheterpassage durch den rechten Ventrikel oder nach Dislokation in den RV in 50–70 %. Bei Patienten mit irritablem Myokard oder mit schlechter Kammerfunktion können schwere Rhythmusstörungen (Kammerflimmern) auftreten, in der Regel sind sie nicht bedrohlich.

Ein **Lungeninfarkt** tritt auf, wenn der Ballon zu lange in Okklusion belassen wird oder es zu einer Tip-Okklusion durch das Vordringen des Katheters in kleine Lungengefäße kommt.

Klinisch relevante **Thrombosen** der katheterführenden Gefäße sind mit einer Inzidenz von ca. 1 % selten, obwohl bei phlebographischen Untersuchungen Thromben in ⅔ der Fälle gefunden wurden.

Knotenbildungen sind bei dem 7 F-Katheter eine seltene Komplikation. Besondere Gefahren bestehen bei problematischem Kathetervorschieben bei großem dilatierten RV, Trikuspidalinsuffizienz oder geringem Herzzeitvolumen.

Ausgesprochen *selten* sind **Pulmonalarterienperforationen, Endokarditiden** der Trikuspidalklappe oder **Thrombopenien.**

Verhütung von Komplikationen

Verhütung von Komplikationen

• Kathetersepsis

- strenge Asepsis beim Legen
- tägliche Katheterpflege
- Infusionssysteme täglich wechseln
- kurze Katheter-Verweildauer

• Lungeninfarkt

- Ballonkontrolle vor dem Legen, mit max. 1,5 ml Luft aufblasen
- Beim PCWP-Messen max. 1 min gefüllt lassen
- kontinuierlicher PA-Druck
- Monitoring, tägliche Röntgenkontrolle

- **Ballonruptur**

– passiv entlüften, nicht aspirieren
– Insufflationsluft $\leq 1{,}5$ ml

- **Lungenarterienperforation**

– Vorsicht bei pulmonaler Hypertonie
– Katheter möglichst in zentralen Lungenarterien plazieren
– Ballon vorsichtig füllen bis PCWP-Kurve erscheint

- **Knotenbildung**

– achten auf Verhältnis Katheterlänge/Druckkurve
– Vorschieben unter Röntgenkontrolle

- **Katheterverschluß**

– kontinuierliche Spülung (Intraflo-System = 4 ml/Std)
– nach Blutaspiration – wenn unbedingt nötig – gründlich nachspülen

Bestimmung des Herzzeitvolumens (HZV)
In der intensivmedizinischen Überwachung hat sich die HZV-Bestimmung nach der **Thermodilutionsmethode** durchgesetzt. Der Thermistoransatz des Swan-Ganz-Katheters wird mit dem HZV-Computer verbunden. Eine Bolusinjektion von 5 bzw. 10 ml einer 0–5 Grad kalten Kochsalzlösung erfolgt über den proximalen Schenkel in den rechten Vorhof. Nach Durchmischung während der weiteren Passage wird die Temperatur-Erniedrigung des Blutes in Form einer Indikatorverdünnungskurve vom Thermistor in der Pulmonalarterie gemessen (Abb. 8-43). Das Integral des Temperaturwechsels steht im umgekehrten Verhältnis zum Herzzeitvolumen. Gleichzeitig wird die Temperatur der Kältelösung und die Körpertemperatur vom HZV-Computer gemessen. Anhand dieser Daten berechnet der Computer nach der Stewart-Hamilton-Gleichung das HZV in l/min.
Die HZV-Daten werden immer als Mittelwert von drei aufeinander folgenden Messungen angegeben.

Bestimmung des Herzminutenvolumens (HZV)
Das HZV wird nach der Kältedilutionsmethode bestimmt:
→ Konnektion des Thermistoransatzes des PA-Katheters mit dem HZV-Computer → Starten des Computers → gleichzeitig Bolusinjektion von 5 bzw. 10 ml, 0°–5° kalte NaCl-Lösung durch das prox. Lumen in den rechten Vorhof → Messen der Temperaturerniedrigung in der PA-Arterie, → nach Integration der Kurve digitale Anzeige des HZV-Wertes in l/min durch den Computer

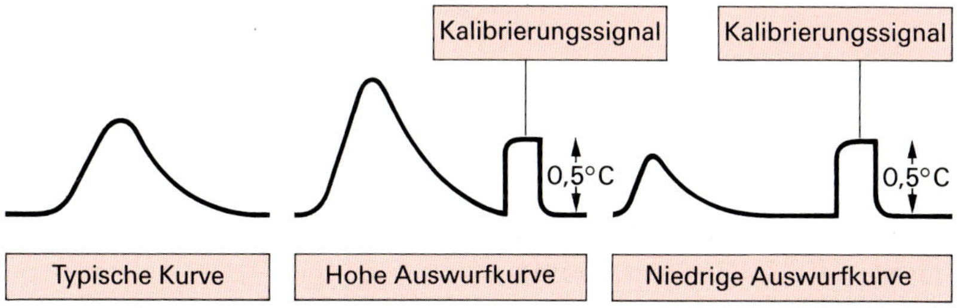

Abb. 8-43: Thermodilutionskurve

Daten und ihre Interpretation
Mit Hilfe des Pulmonaliskatheters können die in Tab. 8-9 aufgeführten Daten für die intensivmedizinische Überwachung gemessen bzw. als abgeleitete Größen berechnet werden (Index-Größen werden auf die Körperoberfläche KO, bezogen).
Die besonderen *Vorteile des Pulmonaliskatheters* liegen darin, **Daten zur Funktion der linken Herzkammer** zu erhalten. Die klinisch wichtigsten Größen sind der *PCWP* und das *HZV*.

Daten und ihre Interpretation
→ Daten zur Funktion der li. Herzkammer

PCWP:
– gilt als Maß für den linksventrikulären Füllungsdruck, da er eng mit dem Druck im linken Vorhof korreliert
– dient zur Abschätzung der pulmonalvenösen Stauung vor dem linken Ventrikel und damit als Maß für die Vorlast.
Um Fehlinterpretationen zu vermeiden, sind eine Reihe von Erkrankungen auszuschließen, die eine Abschätzung des linksventrikulären Füllungsdrukkes über den PCWP erheblich beeinträchtigen bzw. unmöglich machen.
Der PCWP ist höher als der LVEDP bei
– Mitralstenose, -suffizienz, venöser Obstruktion (Vorhofmyxom)
– überhöhtem Alveolardruck unter PEEP-Beatmung über 15 cm H_2O-Säule
– bei Lage der Katheterspitze in einer Lungenarterie über dem Vorhofniveau

- **PCWP** = Maß für den LV-enddiastolischen-Füllungsdruck (LVEDP) → Maß für die Vorlast

Auszuschließen sind Erkrankungen, die zu Fehlinterpretationen führen
PCWP > LVEDP bei:
- Mitralvitie, Vorhofmyxom
- PEEP-Beatmung
- Katheterlage über Vorhofniveau

Tab. 8-9: Meßdaten mit Pulmonaliskatheter und abgeleitete Größen

Abkürzung	Größen	Normalwerte
RAP	rechter Vorhofdruck	3–8 mm Hg
PAPsyst	systolischer Pulmonalarteriendruck	15–30 mm Hg
PAPdiast	diastolischer Pulmonalarteriendruck	5–18 mm Hg
PAMP	Pulmonalarterienmitteldruck	9–18 mm Hg
PCWP	Pulmonalkapillärer Verschlußdruck	5–18 mm Hg
HZV	Herzzeitvolumen	5–8 l/min
SV	Schlagvolumen	50–70 ml
PvO_2	gemischtvenöser O_2-Partialdruck	>35 mm Hg
SvO_2	gemischtvenöse O_2-Sättigung	75 %
	Abgeleitete Größen	
HI	Herzindex (HZV/KÖ)	2,2–4,5 l/min/m²
SVI	Schlagvolumenindex	40–70 ml/m²
RVSWI	RV-Schlagarbeitsindex	8–12 g · m/m²
LVSWI	LV-Schlagarbeitsindex	51–61 g · m/m²
PVR	pulmonaler Gefäßwiderstand	20–120 dyn · sec · cm^{-5}
TPR	peripherer Gesamtwiderstand	920–1300 dyn · sec · cm^{-5}
Qs/Qt	pulmonaler R/L-Shunt	

PAEDP, LVEDP

⇨

Zwischen dem pulmonalarteriellen enddiastolischen Druck (PAEDP) und dem PCWP besteht bei normalem Lungenwiderstand eine enge Übereinstimmung, so daß der PAEDP ebenfalls als Maß für den linksventrikulären Füllungsdruck herangezogen werden kann.
Diese Korrelation gilt nicht bei allen Zuständen mit erhöhtem pulmonalem Widerstand:
- chronische Lungenerkrankungen mit pulmonaler Hypertonie
- Lungenembolie.

- PCWP-Zunahme korreliert mit HZV-Anstieg (bis 18 mm Hg), weiterer Druckanstieg → keine HZV-Zunahme (Abb. 8-44).

Praxishinweis:
- Volumengabe bis PCWP 18 mm Hg → Zunahme des HZV
- PCWP > 18 mm Hg → Lungenstauung
- PCWP > 30 mm Hg → manifestes Lungenödem

- **4 hämodynamische Klassen** (Tab. 8-10) helfen **bei der Therapie des Linksherzversagens**

Die **Beziehung zwischen HZV und dem mittleren pulmonalen Verschlußdruck PCWP bzw. PAEDP läßt sich anhand der Starling-Ventrikelfunktionskurve demonstrieren** (Abb. 8-44). Der Kurvenverlauf zeigt, daß zwischen 0 und 18 mm Hg geringe Änderungen des Verschlußdruckes deutliche Veränderungen des HZV verursachen, höhere Verschlußdrücke führen zu keinem weiteren Anstieg des HZV: der Volumenersatz kann über den Verschlußdruck und das HZV gesteuert werden. Bei einem PCWP-Druck über 18 mm Hg kommt es zu einem interstitiellen, bei über 30 mm Hg zu einem manifesten *Lungenödem* vorausgesetzt, die alveolo-kapilläre Membran ist nicht geschädigt.
Betrachtet man den PCWP- bzw. den PAEDP-Druck von 18 mm Hg als Grenzgröße (oberer Normwert) für den linksventrikulären Füllungsdruck und den Wert von 2,2 l/min/m² als Grenzgröße für den Herzindex, so lassen sich **4 hämodynamische Klassen** unterscheiden, die die Ventrikelfunktion definieren und eindeutige Therapierichtlinien beim Linksherzversagen ermöglichen (Tab. 8-10).

Tab. 8-10: Definition der hämodynamischen Klassen

Klassen	Lungenstauung PCWP = PAEDP > 18 mm Hg	periphere Hypoperfusion HI < 2,2 l/min/m²
I	–	–
II	+	–
III	–	+
IV	+	+

PCWP = Pulmonalkapillärer Verschlußdruck
PAEDP = Pulmonalarterieller und enddiastolischer Druck
HI = Herzindex

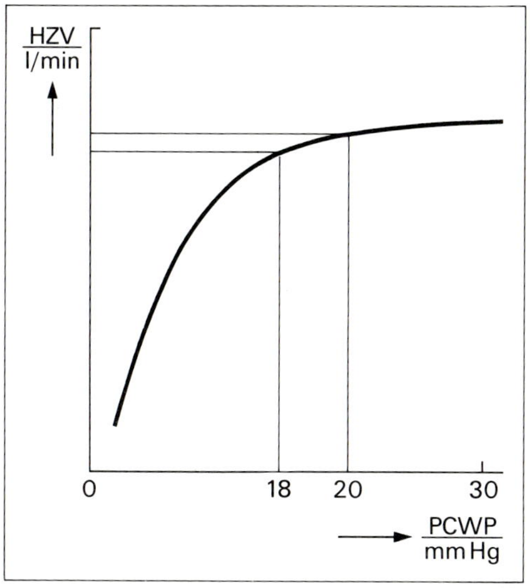

Abb. 8-44:
Starlingkurve

3.2.3.3. Invasive arterielle Blutdrucküberwachung

Die invasive Blutdruckmessung ermöglicht eine *präzise Messung*, eine kontinuierliche Drucküberwachung mit Alarmierung und wiederholte Blutgasanalysen.

Indikationen:
- alle Schockformen
- intra- und postoperative Kontrolle nach großen Eingriffen

Zugangswege
In praxi werden die A. radialis und femoralis bevorzugt. Vor Punktion der A. radialis muß die Funktionstüchtigkeit des Kollateralkreislaufs der Hand geprüft werden.

Allen-Test: Hochhalten der Hand – Abdrücken der Aa. radialis und ulnaris und mehrmaliger Faustschluß über 1 min – Senken der Hand – Freigabe der A. ulnaris und Hand beobachten – Rötung innerhalb 6 Sekunden.

Brodsky-Test: Pulsabnehmer oder Dopplersonde auf die Daumenkuppe legen – Messung vor und nach Kompression der A. radialis und ulnaris. Messung bei komprimierter A. radialis und freigegebener A. ulnaris. Ausreichender Kollateralkreis wird durch Pulskurve bzw. Dopplersignal dokumentiert.

Die **A. radialis** bietet den *Vorteil* der *einfacheren Punktion* mit der *geringeren Komplikationsrate. Nachteilig* ist die *eingeschränkte Bewegungsfreiheit* und häufigere und frühere *Verlegung der Kanüle.*
Die **A. femoralis** erlaubt das Einlegen *großlumigerer Kanülen.* Kein erhöhtes Risiko.

Katheter: Braunülen-System, Seldinger-Technik.
Materialien und Vorbereitung s. S. 388.
Druckübertragungs-System s. Abb. 8-45.

Anforderungen an das Meßsystem

- **Hohe Eigenfrequenz** des Meßsystems erforderlich zur Registrierung einer genauen Blutdruckkurve. Anzustreben durch:
- luftblasenfreies Auffüllen des Meßsystems
- Verwendung von speziellen Druckschläuchen
- Katheter und Druckschläuche möglichst kurz halten

Invasive arterielle Blutdrucküberwachung

Vorteile:
- präzise Messung
- kontinuierliche Drucküberwachung
- arterielle Blutgaskontrollen

Indikationen
⇐

Zugangswege
bevorzugt werden:
- A. radialis
- A. femoralis

Vor Punktion der A. radialis Funktionstüchtigkeit des Kollateralkreislaufs der Hand überprüfen:
- Allen-Test
- Brodsky-Test

Praxishinweis
⇐

Katheter:
- Braunülen-System
- Seldinger-Technik

Anforderungen an das Meßsystem
- luftblasenfreies System
- Spezialschläuche
- kurze Leitungssysteme

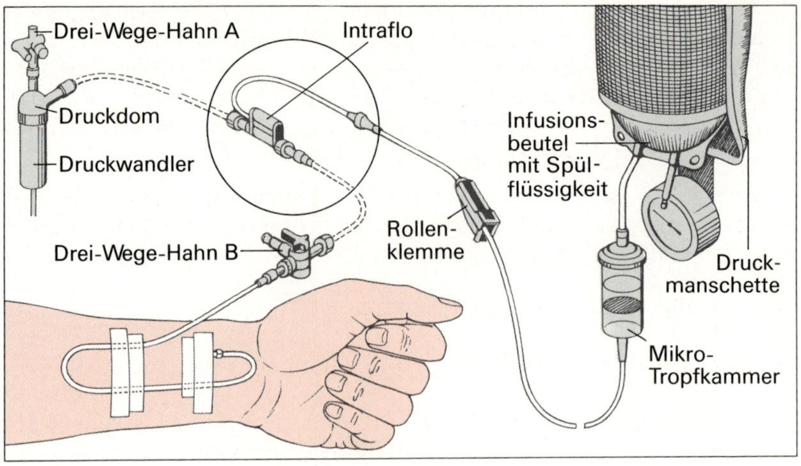

Abb. 8-45: Aufbau der Meßeinheit für die arterielle Drucküberwachungseinheit

Komplikationen

– **Thrombosen,** bis zu 23%, meist harmlos

– **Ischämien** und Handnekrosen, selten

– **Infektionen**

– **Embolien**, vor allem bei Femoraliskatheter

– arterielle Blutung

– **arterio-venöse Fistel**

Komplikationen

Die Komplikationsrate hängt entscheidend von der *Traumatisierung bei Punktion*, vom *Kathetermaterial* und der *Verweildauer* ab.

- **Thrombosen,** bis *23%* – meist harmlos. *Prophylaxe*:
  - kontinuierliche Spülung mit 1000 E Heparin/500 ml NaCl 0,9% über Intraflo-Systeme
  - Kontrolle der Fingerdurchblutung
  - Entfernung der Kanüle unter Aspiration während proximaler und distaler Arterienkompression
- **Ischämien und Handnekrosen,** *selten. Prophylaxe*:
  - Prüfung des Kollateralkreislaufs der Hand
  - keinen Katheter in die A. brachialis
  - keine i.a. Injektion von Medikamenten
- **Infektionen.** *Prophylaxe*:
  - Asepsis beim Legen
  - Pflege nach strengen hygienischen Kautelien
  - kurze Verweildauer
  - Entfernen des Katheters bei Infektionsverdacht
- **Embolien**, vor allem bei Femoraliskatheter. *Prophylaxe*:
  - Vorsicht beim Spülen mit Spritze (Luftembolie)
  - kontinuierliche Heparinspülung
- **Arterielle Blutung,** *Prophylaxe*:
  - Kompression
  - Überprüfen der Schlauch- und Verschlußsysteme
- **Arterio-venöse Fistel.** *Prophylaxe*:
  - atraumatische Punktion
  - keine Mehrfachpunktion mit Venenverletzung.

Intensivtherapie und Prognose

3.3 Grundprinzipien der Intensivtherapie und Prognose

Pumpversagen

3.3.1 Pumpversagen

1. Akute Linksherzinsuffizienz

Therapie:
- Lagerung, Staubinden
- Furosemid, Vasodilatatoren
- Nitroglyzerin
- Glykoside, Katecholamine
- **Ultima ratio:** Intubation, PEEP-Beatmung

3.3.1.1 Akute Linksinsuffizienz

Die Intensivtherapie der akuten Linksinsuffizienz besteht in der Fortführung der Notfallmaßnahmen.

- **allgemeine Maßnahmen:** Verringerung der Blutfüllung der Lunge durch Lagerung, evtl. venöse Staubinden, Aderlaß.
- **medikamentöse Therapie:** *Diurese mit Furosemid* unter Kontrolle des zentralen Venendruckes oder des pulmonalarteriellen Druckes. *Vasodilatatoren.*

In Abhängigkeit von der Grunderkrankung *Nitroglyzerin 2–4 mg* kontinuierlich i.v. pro Stunde oder auch Nitroprussid-Natrium kontinuierlich. *Glykoside* und *Katecholamine* in Abhängigkeit von der Grundkrankheit. *Antihypertensiva* bei hypertoner Krise. Bei schwerem Lungenödem oder nicht Ansprechen konservativer Therapiemaßnahmen ist die Indikation für *Intubation* und *Überdruckbeatmung großzügig* zu stellen.

Prognose: Die Prognose hängt von der *Grunderkrankung* ab. Sie ist bei *koronarer Herzerkrankung* und *Kardiomyopathien* günstiger als bei *Lungenödem* infolge arterieller Hypertonie und Klappenfehlern.

Prognose:
- KHK, Kardiomyopathie: günstiger

3.3.1.2 Akute Rechtsherzinsuffizienz

2. Akute Rechtsherzinsuffizienz

- **Allgemeine Maßnahmen:** Oberkörperhochlagerung, Beintieflagerung und Sauerstoffzufuhr.
- In Abhängigkeit von der zugrundeliegenden Erkrankung bzw. Auslösemechanismen, *Katecholamine* und *vasoaktive Substanzen* unter strengem hämodynamischen Monitoring. *Volumengabe* kann lebensrettend sein.

- Lagerung
- vasoaktive Substanzen nur unter hämodynamischem Monitoring
- Volumengabe

Prognose: Die Prognose der akuten Rechtsdekompensation ist meist *ungünstig*, da es sich häufig um das Endstadium einer extrakardialen Grunderkrankung, wie beispielsweise chronisch obstruktives Syndrom, handelt.

Prognose:
– ungünstig

3.3.1.3 Myokardinfarkt

Myokardinfarkt

Die Intensivtherapie hat beim Myokardinfarkt unter elektrokardiographischer evtl. auch hämodynamischer Überwachung zu erfolgen.
Beträgt die **Infarktzeit unter 4 Stunden**, so ist im Sinne der Kausaltherapie eine *medikamentöse Thrombolyse* indiziert, derzeit stehen Dokinase und Urokinase zur Verfügung (s. Kap. IV/2.1).
Zur **Basistherapie** in den ersten Tagen nach Infarkt zählt die *Bettruhe* und Heparingabe zur Verhinderung von tiefen Beinvenenthrombosen, Lungenembolien und Thrombenbildung im Ventrikel und einer möglichen Reokklusion nach Thrombolysetherapie.
Die übrigen **speziellen Therapiemaßnahmen** richten sich nach begleitender *Herzinsuffizienz* und Rhythmusstörungen.

Therapie:
- <4 h: Thrombolyse
- **Thrombolyse** mit Urokinase oder Streptokinase → **Kausaltherapie** beim Myokardinfarkt

Basismaßnahmen: Bettruhe, Heparinisierung

Spezielle Therapie: nach Komplikationen

> Nur bei **hämodynamisch wirksamen Extrasystolen ist Lidocain** indiziert.

⇦

Bei **Vorhofflimmern** gibt man *Verapamil* 5–10 mg oder *Digitalispräparate*. Bei **Sinusbradykardie** unter 50/min verabfolgt man *Atropin* 0,5–1 mg i.v., bei **AV-Block I. Grades** ist keine Therapie erforderlich.

3.3.1.4 Herztamponade

Herztamponade

Einzig wirksame Maßnahme im Sinne der Kausaltherapie ist die **Perikardpunktion** und ggf. das Einlegen einer Perikarddrainage.
Eine Perikardpunktion sollte unter klinischen Bedingungen nur nach ausreichenden Vorbereitungen erfolgen.
Erforderlich sind: *EKG, Ultraschallgerät, kreislaufwirksame Pharmaka, Defibrillator, Intubationsmöglichkeit.*
Eine **chirurgische Therapie** ist nur dann indiziert, wenn durch die *Aspiration* die Tamponade nicht gebessert werden kann oder bei einer *traumatischen* Tamponade.
Prognose: abhängig von der Grundkrankheit.

Therapie:
- Kausaltherapie ist die **Punktion**

Herzrhythmusstörungen

Syndrom des kranken Sinusknotens

Therapie:
- Orciprenalin oder Atropin
- permanente Schrittmacherimplantation nur bei Synkopen

3.3.2 Herzrhythmusstörungen

3.3.2.1 Syndrom des kranken Sinusknotens

Bei lebensbedrohlichen Zuständen zunächst **Therapieversuch** mit *Orciprenalin* bzw. *Atropin*, ggf. *temporäre Stimulation*. Der **permanente Schrittmacher** ist indiziert, wenn
- *mehrere Synkopen* aufgetreten waren
- der Patient *schwer herzinsuffizient* ist
- die *Herzfrequenz* permanent *unter 40/min* abgesunken ist.

Prognose: Rhythmusstörungen sind in der Regel gut beherrschbar, hängen jedoch von der auslösenden Grunderkrankung ab.

AV-Block III. Grades

Therapie:
- Orciprenalin oder Atropin
- **Schrittmacher**

3.3.2.2 AV-Block III. Grades

Eine **medikamentöse Stimulation** ist möglich und sinnvoll bei einer *Herzfrequenz unter 40/min* oder *Synkopen*, z. B. durch *Orciprenalin*: 0,25–0,5 mg i.v. sofort in der Hospitalphase 10–20 μg/min per infusionem.
Alternativ kommt *Atropin* in Frage. Wenn möglich sollte temporär ventrikulär stimuliert werden.

⇨

> Eine **Schrittmacherimplantation** ist bei totalem AV-Block indiziert wenn
> - **Synkopen** aufgetreten sind, eine **schwere Herzinsuffizienz** vorliegt oder die **Frequenz** permanent **unter 40/min** fällt.

Kammertachykardie, -flimmern

- **Kammertachykardie:** Lidocain
- **pulslose Kammertachykardie**

Kammerflimmern: Defibrillation mit steigender Energie bei intermittierender Gabe von Lidocain

3.3.2.3 Kammertachykardie, Kammerflimmern

Nach den **Sofortmaßnahmen**, Gabe von **Lidocain** 50–100 mg i.v., weiter als Dauerinfusion 3–4 mg/min, Behandlung der Grundkrankheit.

Kammerflimmern und pulslose Kammertachykardie: *Defibrillation* mit steigender Energie, *Adrenalin* 1 mg i.v. Bei Erfolglosigkeit weitere Defibrillationen, dazwischen Lidocain. Nach Wiederherstellung des Sinusrhythmus Lidocain per infusionem 2–4 mg/min.

Prognose:
- ungünstig

Prognose: im allgemeinen *ungünstig* und besonders ernst, wenn eine *kardiale Vorerkrankung* und somit ein vorgeschädigtes Herz vorliegt. Sie ist außerdem ungünstig, wenn es sich nicht um einen *frischen Herzinfarkt* handelt.

Vorhofflimmern, -flattern

Therapie:
Versuche mit
- **Herzglykosiden, danach Cinidin**
- Hisbündelablation (Ultima ratio)

3.3.2.4 Vorhofflimmern, Vorhofflattern

Herzglykoside zur Verlangsamung der Herzfrequenz. Versuch der „chemischen" Rhythmisierung mit **Chinidin** max. 2 g/die, ggf. Antikoagulation. Die *Hisbündelablation* ist die Ultima ratio.

Paroxysmale supraventrikuläre Tachykardien
- klinische Behandlung nur selten erforderlich
- **Cave:** Verapamil nie mit Betablockern kombinieren

3.3.2.5 Paroxysmale supraventrikuläre Tachykardien

Eine **klinische Behandlung** paroxysmaler supraventrikulärer Tachykardien unter Intensivbedingungen **ist nur selten erforderlich** und nur bei anhaltender Tachykardie und hämodynamischer Beeinträchtigung sinnvoll. Falls Verapamil erfolglos ist, kann eine *Kardioversion* bzw. eine *Elektrostimulation* versucht werden. Bei häufigen Anfällen Dauertherapie mit Verapamil oder *Herzglykosiden* oder Herzglykosiden und *Chinidin*. *Beachte:* **Verapamil nie mit Betablockern kombinieren.**

Kreislaufregulationsstörungen

Aneurysma, Aortenruptur

Therapie:

3.3.3 Kreislaufregulationsstörungen

3.3.3.1 Aneurysma dissecans und Aortenruptur

Die Therapie des Aneurysma dissecans ist kausal nur durch die **chirurgische Intervention** möglich, eine Reihe von *Kontraindikationen* ist zu beachten.

Als allgemein akzeptiert gilt folgendes Vorgehen:
Aneurysma Typ A nach Stanford möglichst *Früh-Op. Kontraindikation:* prognostisch ungünstige *Begleiterkrankungen* sowie in Abhängigkeit von der Lokalisation irreversible *Infarkte.*
Aneurysma Typ B nach Stanford. *Op.*, falls Dissektion fortschreitet. *Kontraindikation:* Blutung, arterieller Hypertonus, der schwer einstellbar ist sowie potentiell reversible Organischämien.
Die **medikamentöse Therapie** bis zum Einsatz einer möglichen Operation oder auch bei konservativer Behandlung besteht in erster Linie in der *Senkung* oft exzessiver *Blutdruckwerte* (Antihypertensiva).

- **Aneurysma Typ A:** Frühop.
- **Aneurysma Typ B:** Op. bei Komplikationen
- **medikamentöse Therapie:** in erster Linie Bekämpfung eines begleitenden arteriellen Hypertonus

Prognose: beim *Aneurysma dissecans* abhängig in erster Linie von den Komplikationen.
Die bedrohlichste Komplikation ist die **Ruptur**, die durch die sehr dünne Außenwand des Dissektionskanals auftreten kann. An zweiter Stelle steht als Folge der Kompression abgehender Gefäße die **Organischämie** und drittens je nach Lokalisation in Aortenklappennähe das Auftreten der **Aortenklappeninsuffizienz** und Perikardtamponade. Letalität bei medikamentös behandelten Aneurysmen vom Typ A ca. 65%, beim Typ B ca. 25%.

Prognose:
- **von Komplikationen bestimmt**
  - Ruptur
  - Ischämie
  - Aortenklappeninsuffizienz
- **Letalität**
  - Typ A: 65%
  - Typ B: 25%

3.3.3.2 Hypertensive Krise

Hypertensive Krise

Die Therapie besteht in *allgemeinen* und *pflegerischen*, begleitenden *medikamentösen* und *speziellen Therapiemaßnahmen* im Sinne des Einsatzes von Antihypertensiva.

Therapie:
- **allgemeine Maßnahmen**
- **begleitende medikamentöse Maßnahmen**
- **spezielle medikamentöse Therapieansätze**
- **oberstes Therapieziel** ist die schnelle, jedoch schonende Blutdrucksenkung, insbesondere bei **schwerer Enzephalopathie**

Allgemeine Maßnahmen: Lagerung mit erhobenem Oberkörper (30°) und herabhängenden Beinen. Wichtig bei eingetretener oder drohender Linksherzinsuffizienz:
- neurologischer und ophthalmologischer Status
- Bilanzierung von Ein- und Ausfuhr sowie engmaschiger Elektrolytstatus
- engmaschige Kontrolle von Blutdruck und Herzfrequenz.

Begleitende medikamentöse Therapie: Sedativa, Furosemid, ggf. Betablokker zur Herzfrequenzsenkung, ggf. Digitalisierung.

Spezielle Therapie: Oberstes Ziel in der Therapie der hypertensiven Krise ist die *schnelle* aber *schonende Blutdrucksenkung.* Wichtig ist die Tatsache, daß das rasche Erreichen normaler Blutdruckwerte für den Patienten eher problematisch wird. Dies ist insbesondere beim Vorliegen einer Enzephalopathie der Fall, wo eine zu rasche Blutdrucknormalisierung infolge mangelhafter Autoregulation der Hirndurchblutung zu irreversiblen Schäden führen kann.
Dosierung, Wirkungseintritt Wirkungsdauer sowie Nebenwirkung der am häufigsten eingesetzten speziellen antihypertensiven Pharmaka s. Kap. IV/2.3.

Dosierung, Wirkungseintritt und Nebenwirkungen spezieller Pharmaka s. Kap. IV/2.3

Prognose: In Abhängigkeit von rechtzeitig eingeleiteter Therapie und korrekt gestellter Diagnose *insgesamt günstig.* Sie wird von der *Dauer* der *Hypertonie* und dem dadurch bedingten *Ausmaß der Gefäßschädigung* bestimmt. Die Prognose ist darüber hinaus abhängig von der *zugrundeliegenden Erkrankung,* dem *Ausmaß des Blutdruckanstieges* und der *Häufigkeit der Rezidive.*

Prognose:
- insgesamt günstig

Infusionstherapie, enterale und parenterale Ernährung

4 Infusionstherapie, enterale und parenterale Ernährung

J. E. Schmitz, W.-D. Seeling, H. Wiedeck

Flüssigkeits-, Elektrolyt- und Säuren-Basen-Status

4.1 Flüssigkeits-, Elektrolyt- und Säuren-Basen-Status

Kenntnisse über die zur Verfügung stehenden Nährstoffe einerseits sowie über physiologische wie pathophysiologische Stoffwechselverhältnisse andererseits stellen die Grundlage jeglicher Infusions- und klinischen Ernährungstherapie dar. Aus didaktischen und therapeutischen Erwägungen werden *krankhafte Veränderungen* **3 Bereichen** zugeordnet:

- Störungen des **Flüssigkeitsstatus** (Störungen des *Wasser*- und *Natrium*bestandes)
- Störungen des Bestandes wichtiger **Elektrolyte**
- Störungen des **Säuren-Basen-Status**

Störungen können auftreten im:
- Flüssigkeitsstatus
- Elektrolytbestand
- Säuren-Basen-Status

Flüssigkeitsstatus

4.1.1 Flüssigkeitsstatus (Wasser-Natrium-Status)

Definitionen:
Euhydration: bedarfsgerechtes Flüssigkeitsvolumen
Isoionie: normale Zusammensetzung der gelösten Salze
Isoosmolalität: physiologische osmotische Aktivität (285 ±5 mosmol · kg^{-1})
Isohydrie: extrazelluläre H^+-Konzentration normal

Die Aufrechterhaltung des inneren Milieus erfordert Mechanismen, welche Menge und Zusammensetzung der Körperflüssigkeiten und der Salze regulieren.
Sind alle Größen im physiologischen Bereich, so spricht man von
- **Euhydration** (bedarfsgerechtes Flüssigkeitsvolumen)
- **Isoionie** (normale Zusammensetzung der gelösten Salze)
- **Isoosmolalität** (osmotische Aktivität 285 ± 5 mosmol/kg)
- **Isohydrie** (extrazelluläre Wasserstoffionenkonzentration im geregelten Bereich)

Euhydration und Isoosmolalität werden durch Systeme geregelt, die miteinander in Wechselwirkung stehen. Die Menge der im Organismus vorhandenen Salze bestimmt bei intakter Osmoregulation dabei das Gesamtflüssigkeitsvolumen.
Der menschliche Organismus ist ein nach außen begrenzter Flüssigkeitsraum, der anatomisch und funktionell in Teilräume *(Kompartimente)* gegliedert ist. Der **Wassergehalt** eines gesunden Erwachsenen macht in Abhängigkeit vom Geschlecht, Alter und Ernährungszustand ca. *50–60%* seines Körpergewichtes aus, bei Säuglingen und Kleinkindern beträgt der Anteil des Wassers am Körpergewicht ca. 70%.

Wassergehalt
- **Erwachsene:** 50–60% des Körpergewichtes
- Säuglinge, Kleinkinder: 70% des Körpergewichtes

Zusammensetzung der Gesamtflüssigkeit:
- Intrazelluläres Flüssigkeitsvolumen (IZFV)
- Extrazelluläres Flüssigkeitsvolumen (EZFV)

IZFV: Summe der Flüssigkeitsräume aller Zellen (inneres System)

EZFV: ISFV plus Plasmavolumen (PV)

Die **Gesamtflüssigkeit** des Organismus verteilt sich auf *zwei funktionell* und *anatomisch getrennte Kompartimente*:
- **intrazelluläres Flüssigkeitsvolumen (IZFV)**
- **extrazelluläres Flüssigkeitsvolumen (EZFV)**

Das **IZFV** ist die Summe der Flüssigkeitsräume aller Zellen und stellt das *innere System* dar. Es ist durch die Zellmembran nach außen abgegrenzt und vom **EZFV** umgeben. Dieses wiederum besteht aus *zwei*, durch die Kapillarmembran getrennten **Subkompartimenten**:
- **interstitielles Flüssigkeitsvolumen** (ISFV)
- **Plasmavolumen** (PV).

Die Zusammensetzung des ISFV ist in der klinischen Routine nicht direkt meßbar. Man kann jedoch davon ausgehen, daß die Konzentrationen der niedermolekularen und ungeladenen Teilchen derjenigen des **Blutplasmas** entsprechen. Er kann starken Schwankungen unterworfen sein, d. h. er kann große Flüssigkeitsmengen aufnehmen oder abgeben, ohne daß sich der hydrostatische Gewebsdruck (−2 bis 7 mm Hg) meßbar dabei ändert (Tab. 8-11).

IZFV: 40% des Körpergewichtes

Das **intrazelluläre Flüssigkeitsvolumen** entspricht ca. 40% des Körpergewichts, z. B. 28 l beim 70 kg schweren Erwachsenen (Tab. 8-12).

EZFV: 20% des Körpergewichtes, davon
- 5% intravasaler
- 15% interstitieller Flüssigkeitsraum

Das **extrazelluläre Flüssigkeitsvolumen** macht ca. 20% des Körpergewichtes aus, d. h. ca. 14 l beim 70 kg schweren Erwachsenen, wobei ca. 5% des Körpergewichtes auf den *intravasalen Flüssigkeitsraum* und etwa 15% des Körper-

Tab. 8-11: Zusammensetzung des Blutplasmas

Molare Konzentrationen der wichtigsten Anionen und Kationen	mmol/l		mmol/l
Na^+	142	Cl^-	102
K^+	4	HCO_3^-	27
Ca^{2+}	2,5	Phosphate	1
Mg^{2+}	1	Sulfat	0,5
		org. Säureanionen (Laktat, Fettsäuren, Aminosäuren o. a.)	6
		Proteine	2
andere Kationen (Spurenelemente) sind zu vernachlässigen			
Σ	149,5	Σ	138,5

Tab. 8-12: Zusammensetzung des IZFV

Anhaltszahlen für intrazelluläre Konzentrationen	mmol/l		mmol/l
K^+	110–160	Phosphat	50
Na^+	5– 20	Sulfat	5
Mg^{2+}	10– 15	Bikarbonat	5
Ca^{2+}	2,5	Proteine	10
		Sonstige	?

Das Maß der Unsicherheit ergibt sich sowohl aus der Streubreite der Angabe als auch aus der Differenz der Anionen gegenüber den Kationen.

gewichtes auf den *interstitiellen Flüssigkeitsraum* entfallen. Die intravasale Flüssigkeit entspricht dabei dem Blutplasma.

Das **funktionelle Blutvolumen** ist diejenige Blutmenge, die vom Organismus zur Aufrechterhaltung eines bedarfsgerechten Herzzeitvolumens benötigt wird; das **funktionelle extrazelluläre Flüssigkeitsvolumen** ist diejenige Blutmenge, die dem Organismus zur Regelung seiner Flüssigkeitshomöostase zur Verfügung steht. Funktionelles Blutvolumen und funktionelles extrazelluläres Flüssigkeitsvolumen bilden eine gemeinsame funktionelle Einheit und werden zusammen reguliert.

Funktionelles Blutvolumen: Blutmenge, die zur Aufrechterhaltung eines bedarfgerechten HZV benötigt wird
Funktionelles extrazelluläres Flüssigkeitsvolumen: Blutmenge, die zur Regulierung der Flüssigkeitshomöostase zur Verfügung steht

Flüssigkeiten, die der aktuellen Regulation des Organismus entzogen werden, werden als **„dritter Raum"** bezeichnet. Dazu gehören *Liquor, Speichel, Galle, Magen-Darm-Sekrete, Urin* etc.

Dritter Raum: Flüssigkeiten, die der aktuellen Regulation entzogen sind

Bezogen auf den Gesamtflüssigkeitsbestand des Organismus sind diese Flüssigkeitsmengen unter *physiologischen Verhältnissen* zu vernachlässigen. Unter *pathologischen Bedingungen* jedoch können durch Ödeme, Ergüsse, Aszites sowie im Darm sequestrierte Flüssigkeiten (Ileus) erhebliche Flüssigkeitsansammlungen entstehen, die der physiologischen Regulation des Organismus entzogen sind, welches bedeutet, daß die gesamte Körperflüssigkeit stark vermehrt sein kann und trotzdem ein funktioneller extra- und intravasaler Flüssigkeitsmangel bestehen kann.

Der „dritte Raum" kann unter pathologischen Bedingungen erhebliche Ausmaße annehmen (Ödeme, Ergüsse, Aszites, sequestrierte Darmflüssigkeit (Ileus)

4.1.1.1 Osmotischer und kolloidosmotischer (onkotischer) Druck

Osmotischer, onkotischer Druck

Der **osmotische Druck** ist die Kraft, mit der Wasser durch eine semipermeable Membran zu Lösungen mit einer höheren Konzentration gelöster Teilchen gezogen wird. Der *Referenzbereich* für den osmotischen Druck des *Plasmas* beträgt *290–300* mosmol/kg.

Der **kolloidosmotische (onkotische) Druck** ist der osmotische Druck der Plasmaeiweiße an einer semipermeablen Membran. Sein *Referenzbereich* beträgt *23–30* mmHg.

Im gegenseitigen Zusammenspiel regeln osmotischer und kolloidosmotischer (onkotischer) Druck die Flüssigkeitshomöostase des Organismus. Die osmotischen Verhältnisse sind für die Wasserverteilung in den Komparti-

- Osmotischer Druck: Kraft, mit der Wasser durch eine semipermeable Membran zu Lösungen mit einer höheren Konzentration gelöster Teilchen gezogen wird
- Onkotischer Druck: Osmotischer Druck der Plasmaeiweiße an einer semipermeablen Membran

Die osmotischen Verhältnisse sind für die Wasserverteilung in den Kompartimenten des Organismus verantwortlich

Tab. 8-13: Flüssigkeitshomöostase – physiologischer Zustand

Meßgrößen:		
hydrostatischer Kapillardruck	P_c	14 mm Hg
hydrostatischer Gewebedruck	P_i	−6 mm Hg
kolloidosmot. Kapillardruck	n_c	26 mm Hg
kolloidosmot. Gewebedruck	n_i	14 mm Hg
Druckgradient: Kapillare – Gewebe 1 mm Hg		
Filtrationsrate K_{fc} 0,1 ml/Torr/min pro 100 g Gewebe		
Lymphfluß 0,1 ml/min pro 100 g Gewebe		

menten des Organismus verantwortlich. Dabei erfolgt z. B. ein Einstrom von Flüssigkeit in die Zelle bei einem Absinken der Osmolalität im EZFV oder bei einem Anstieg der Osmolalität im IZFV. Gegensätzliche Veränderungen haben einen Wasserausstrom aus der Zelle zur Folge. Der kolloidosmotische Druck entspricht dem Anteil der Plasmaeiweiße und macht ca. ½ % an der Gesamtosmolalität des Plasmas aus.

Praxishinweis ⇨

Bedingt durch sein relativ niedriges Molekulargewicht von ca. 69 000 ist **Albumin** der *wichtigste* onkotisch wirksame *Plasmabestandteil.*

Die Summe der hydrostatischen und kolloidosmotischen Drucke sind in den Kapillargebieten mit geschlossener Basalmembran, wie z. B. in der Lunge, für Flüssigkeitsverschiebungen zwischen dem Intravasalraum und dem Interstitium verantwortlich (Tab. 8-13).

Berechnung der Drücke ⇨

- *Faustregel* zur **Berechnung der Plasmaosmolalität** (PO) PO (mosmol/kg) = Natrium (mmol/l − 1 × 1,86) + Glukose (mmol/l) + Harnstoff (mmol/l) + 5
- *Faustregel* zur **Berechnung des kolloidosmotischen (onkotischen) Drucks** (KOD): KOD (mmHg) = 4 × Gesamteiweiß (g/dl) − 0,8

Diese angegebenen Nährungsformeln zur Berechnung des osmotischen bzw. onkotischen Drucks weichen oft erheblich von den tatsächlichen Druckwerten ab. Für diagnostische oder therapeutische Schlußfolgerungen empfehlen sich daher eher die *direkten Messungen* dieser Kenngrößen.

4.1.1.2 Flüssigkeit (Wasser)

Flüssigkeit (Wasser)

Wasser- und Natriumgehalt sind für den Flüssigkeitsstatus des Organismus bestimmend

Wasser- und Natriumhaushalt sind für den Flüssigkeitsstatus des Organismus bestimmend.

Infolge seiner physiologischen Regulationsmechanismen ist der gesunde Organismus in der Lage, große Schwankungen in der Flüssigkeitsaufnahme und -ausscheidung zu kompensieren. Unter physiologischen Bedingungen beträgt der **tägliche Wasserumsatz** eines normalgewichtigen *Erwachsenen* zwischen ca. *1 500 und 3 000 ml.* Die Abgabe von Flüssigkeit erfolgt reguliert über die Nieren bzw. im Sinne der Flüssigkeitsbilanz unreguliert über den Gastrointestinaltrakt, die Haut und die Lungen. In der **täglichen Bilanz** setzt sich dieser Wasserumsatz etwa wie folgt zusammen:

Täglicher Wasserumsatz: 1,5–3 l

Einfuhr via:
- Trinkmenge 1 l/d
- Speisen: 0,7 l
- Oxidation: 0,3 l

- **Einfuhr:** ca. 1 000 ml werden direkt in Form meßbarer Flüssigkeit als *Trinkmenge* aufgenommen. Ca. 700 ml Flüssigkeit werden pro Tag im Rahmen fester und halbfester *Speisen* zugeführt. Ca. 300 ml sind nicht meßbare endogene Flüssigkeitsbildungen durch die *Oxidation* der zugeführten Nährstoffe.

Praxishinweis ⇨

Im Rahmen einer **kompletten parenteralen Ernährung** gilt die *Faustregel*: die durch Oxidation von Nährstoffen resultierende Wassermenge entspricht ca. 10–15 % der infundierten Gesamtflüssigkeitsmenge.

Ausfuhr: ca. 1 l *meßbare* Flüssigkeit werden pro Tag über den *Urin* ausgeschieden. Eine gleiche Menge indirekter, d. h. nicht meßbarer Flüssigkeitsverluste resultiert über *Haut* (50 %), *Lungen* (40 %) sowie über den *Stuhl* (10 %).

Ausfuhr via:
- Urin: 1 l
- Haut: 0,5 l
- Lunge: 0,4 l
- Stuhl: 0,1 l

Okkulte Verluste:
- Ruheumsatzbedingungen: <0,1 l/d
- extreme körperliche Belastung: 10–15 l/d

Unter **Ruheumsatzbedingungen** beträgt die nicht meßbare Wasserausscheidung infolge okkulter Verluste über Haut, Lungen und Darm weniger als *100 ml pro Tag.*
Unter **extremer körperlicher Belastung** und starkem Schwitzen kann sie andererseits auf *10–15 l pro Tag* ansteigen. Der Anteil, der mit dem Urin auszuscheidenden sogenannten harnpflichtigen Substanzen, ist also Resultante der Stoffwechselaktivität des Organismus sowie der Nährstoffzufuhr. Dabei machen Harnstoff und Natriumchlorid den Hauptteil der harnpflichtigen Substanzen aus (Tab. 8-14).

Tab. 8-14: Physiologische Ausscheidung harnpflichtiger Substanzen (mmol · Tag^{-1})

Substanz	Streubreite	Mittel
Na^+	**100–200**	**150**
K^+	40– 60	50
Ca^{2+}	bis 10	5
Mg^{2+}	bis 10	5
Cl^-	**100–250**	**160**
Phosphat	10– 20	15
Sulfat	10– 20	15
Harnstoff	**200–500**	**350**
Summe	460–1070	750

Die **maximale Konzentrationsfähigkeit** der Nieren bei *Jugendlichen* beträgt bis ca. 1 500, bei *Erwachsenen* 1 000–1 200 mosmol/kg. Bei einem primär *nierengesunden Intensivpatienten* sinkt sie auf 600–800 mosmol/kg und ist postoperativ oder -traumatisch immer reduziert. Die maximale **Verdünnungsfähigkeit** der Niere kann mit ca. 50 mosmol/kg angesetzt werden.
Bei zu geringer Flüssigkeitszufuhr und großem Anfall harnpflichtiger Substanzen, wie z. B. in *hyperkatabolen Zuständen*, kann es – bei eingeschränkter Konzentrationsfähigkeit der Nieren – zu einem Anstieg von Stoffwechselendprodukten im Plasma und zu einem *sekundären Nierenversagen* kommen.

Maximale Konzentrationsfähigkeit der Niere:
- Jugendlicher: bis 1 500 mosmol/kg
- Erwachsener: 1 000–1 200 mosmol/kg
- Intensivpatient: 600–800 mosmol/kg

4.1.1.3 Natrium

Natrium

Praxishinweis

> Natrium ist das **Hauptkation** des extrazellulären Flüssigkeitsraumes und reguliert zusammen mit verschiedenen Anionen dessen Größe. *Natrium* und *Kalium* sind die **Hauptträger bioelektrischer Vorgänge** im Organismus.

Gesamtnatriumbestand: ca. 80mmol/kg, davon 97 % *extrazellulär*, 3 % *intrazellulär*
Die tägliche Aufnahme **(Basisbedarf)** mit der Nahrung beträgt ca. 3–5 g entsprechend einem Tagesumsatz von etwa 100–180 mmol (= 1,5–2,5 mmol/kg).
Jede Veränderung der Plasmanatriumkonzentration beeinflußt den Flüssigkeitsstatus des Organismus:
Ein *vermehrter Natriumgehalt* bedeutet einen *gesteigerten Flüssigkeitsgehalt* des Organismus bzw. umgekehrt, unabhängig von der Serumosmolalität.

Basisbedarf (tägliche Aufnahme 1,5–2,5 mmol/kg)

- $Na^+ \uparrow \rightarrow PV \uparrow$
- $Na^+ \downarrow \rightarrow PV \downarrow$

Störungen des Flüssigkeitsstatus

Ursachen:
- Bilanzstörungen
- Verteilungsstörungen
- Regulationsstörungen

Einteilung der Störungen:
1. **Veränderung des Flüssigkeitsgehaltes**
- **Hyperhydratation:** Vermehrter Flüssigkeitsgehalt des Organismus
- **Dehydratation** Verminderter Flüssigkeitsgehalt
2. **Veränderungen der Osmolalität**
- isoton, hyperton, hypoton

Wasserdefizit: Na^+ >148 mmol/l
Wasserüberschuß: Na^+ <132 mmol/l

4.1.1.4 Störungen des Flüssigkeitsstatus (Wasser-Natrium-Haushaltes)

Veränderungen im Flüssigkeitsstatus des Organismus können resultieren aus:

- **Bilanzstörungen**, wie z.B. verminderte Zufuhr bei vermehrter Ausfuhr
- **Verteilungsstörungen**, z.B. Zufuhr wässriger Lösungen ohne ausreichenden Elektrolytgehalt
- **Regulationsstörungen**, z.B. bei renalen, kardialen oder endokrinen Erkrankungen

Prinzipiell unterscheidet man zwischen Störungen, die mit einem *vermehrten Flüssigkeitsgehalt* des Organismus **(Hyperhydratation)** und Zuständen, die mit einem *verminderten Flüssigkeitsgehalt* des Organismus **(Dehydratation)** einhergehen. Eine weitere Differenzierung ergibt sich aus der Osmolalität der Extrazellulärflüssigkeit, die ihrerseits wiederum weitgehend von der jeweiligen Natriumkonzentration bestimmt wird. Danach wird unterschieden zwischen **isotonen, hypertonen** und **hypotonen Störungen** des Flüssigkeitsstatus.

Jede Abweichung der Plasmanatriumkonzentration ($132-148\ mmol \cdot l^{-1}$) bedeutet ein *relatives Wasserdefizit (Hypernatriämie)* bzw. einen *relativen Wasserüberschuß (Hyponatriämie).*

Praxishinweis ⇨

- **Faustregel zur Berechnung des Korrekturbedarfs für Natrium** nach Lavin:
  Natriumdefizit (mmol) = $(142 - Natrium_{ist}) \cdot 0{,}2 \cdot kg$
  $Natrium_{soll} = 142\ mmol \cdot l^{-1}$
- **Faustregel zur Schätzung eines Flüssigkeitsdefizits bei hypertoner Dehydratation:**

$$\text{Flüssigkeitsdefizit (l)} = 0{,}6 \cdot kg \cdot \frac{Natrium_{ist}}{Natrium_{soll}} - (0{,}6 \cdot kg)$$

Dehydratationszustände
Verminderung des Gesamtbestandes an Körperflüssigkeit

Allgemeine Symptome:
- Durst
- Schwächegefühl
- Verminderter Hautturgor, trockene Schleimhäute
- Venenfüllung ↓
- Diurese ↓
- Hämatokrit ↑
- Temperatur ↑
- Tachykardie, Hypotonie, ZVD ↓

Bei schweren Defiziten:
- Unruhe, Verwirrung, Krämpfe, Koma

Dehydratationszustände

Definition: Verminderung des Gesamtbestandes an Körperflüssigkeit durch negative Flüssigkeitsbilanz, d. h. die Flüssigkeitsverluste übersteigen die Flüssigkeitsaufnahme.

Allgemeine Symptomatik:
- **Durst** (fehlt häufig bei *alten Patienten* und bei *Hyponatriämie*)
- allgemeines **Schwächegefühl**
- verminderter **Hautturgor**, sichtbar an sog. *stehenden Falten*, trockene **Schleimhäute**, erkennbar an rissiger *Zunge* mit borkigen *Belägen*
- reduzierte **Venenfüllung**, insbesondere flache *Jugularvenen*
- verminderte **Diurese** bis hin zur *Oligurie/Anurie*
- Anstieg des **Hämatokrits**
- **Temperaturerhöhung** (bei kleinen Kindern: *„Durstfieber"*)
- **Tachykardie**, Neigung zu **Hypotonie**
- niedriger **zentralvenöser Druck** (< *4 cm* H_2O).

Bei **schweren Defiziten** kommen *Unruhe, Verwirrung, Krämpfe* bis hin zum *Koma* vor.

Praxishinweis ⇨

Alte Menschen weisen oftmals einen *reduzierten Wassergehalt* des Organismus auf und sind häufig nicht in der Lage einen *bestehenden Wassermangel als Durst* wahrzunehmen. Besonders gefährdet sind ältere und adipöse Patienten!

1. Isotone Dehydratation
Körperflüssigkeit bei normaler Serumosmolalität reduziert
Betroffen: EZFV

- **Isotone Dehydratation**

Definition: Verminderung der Körperflüssigkeit bei normaler Serumosmolalität. Bei akuter Entstehung ist nur der extrazelluläre Flüssigkeitsraum betroffen.

Diagnostik:
- verminderte **Urinmenge** bis hin zur *Oligurie, Anurie*
- **Natriumkonzentration** im Urin meist $<20\ \text{mmol} \cdot \text{l}^{-1}$
- erhöhte **Urinkonzentration** (*Osmolalität* $>500-600\ \text{mosmol} \cdot \text{kg}^{-1}$, *spezifisches Gewicht* >1 026 mg/ml)
- erhöhter **Quotient** aus *Urin-* und *Serumosmolalität* 1,2
- normale **Plasmanatriumkonzentration**
- normale **Serumosmolalität**
- erhöhter **Hämatokrit**
- erhöhtes **Plasmaeiweiß.**

Bei starken extrazellulären Flüssigkeitsverlusten können zusätzlich eine ausgeprägte *Hypotension* bis hin zum *Schock* sowie *Hypokalämie* und *Azidose* auftreten.

Die **Therapie** besteht in der **Zufuhr isotoner Elektrolytlösungen**, wie z. B. *Ringerlaktat*, wobei sich die Steuerung der Zufuhr nach Kreislaufparametern, in schweren Fällen insbesondere nach dem zentralvenösen Druck richtet. Überschlagsmäßig kann dabei die *Faustregel* zur Schätzung eines Flüssigkeitsdefizites *nach Lavin* zur Anwendung kommen. Darüber hinaus sind das *klinische Bild* sowie insbesondere die *Urinproduktion* und -konzentration entscheidende Kenngrößen zur Steuerung der Therapie.

Diagnose:
- Urinmenge ↓
- Natriumkonzentration im Urin <20 mmol/l
- Urinkonzentration ↑
- erhöhter Quotient Urin-: Serumosmolalität
- Plasmanatrium, Serumosmolalität normal
- Hämatokrit ↑, Plasmaeiweißkonzentration

Therapie:
Isotone Elektrolytlösungen

Praxishinweis

> Ergänzend zu der Faustregel von Lavin hat sich zur **Abschätzung der Dosierung in der Klinik folgendes Vorgehen bewährt:**
> - leichte Störungen (mit einem geschätzten Flüssigkeitsdefizit von bis zu **2 l**) werden innerhalb von **12 Stunden** ausgeglichen
> - mittelschwere Störungen (mit einem geschätzten Flüssigkeitsdefizit zwischen **2–6 l**) sollten innerhalb von **24 Stunden** ausgeglichen werden
> - schwere Störungen mit einem geschätzten Flüssigkeitsdefizit von über **6 l** sollten innerhalb von **1–2 Tagen** substituiert werden

- **Hypertone Dehydratation**

2. Hypertone Dehydratation
Körperflüssigkeit bei erhöhter Serumosmolalität reduziert
Betroffen: EZFV, IZFV

Definition: Verminderung der Körperflüssigkeit bei erhöhter Serumosmolalität. Bei dieser Störung sind sowohl der intra- als auch der extrazelluläre Flüssigkeitsraum betroffen.

Diagnostik
- verminderte **Urinmenge** bis zur Anurie (Initialphase: massive Flüssigkeitsverluste durch Polyurie)
- erniedrigte **Natriumkonzentration** im Urin, die meist <20 mmol/l bei extrarenalen Störungen ist
- gesteigerte **Quotienten** aus Urin- und Serumosmolalität über 1,2 bei extrarenalen Störungen
- erhöhte **Natriumkonzentration** im *Plasma* $>155\ \text{mmol} \cdot \text{l}^{-1}$
- erhöhte **Serumosmolalität** $>300\ \text{mosmol} \cdot \text{kg}^{-1}$
- deutlich erhöhter **Hämatokritwert**
- erhöhte **Plasmaeiweißkonzentration**

Diagnose:
- Urinmenge ↓
- Natriumkonzentration <20 mmol/l (extrarenal)
- gesteigerter Quotient Urin-: Serumosmolalität (extrarenal)
- Plasmanatriumkonzentration ↑, Serumosmolalität ↑, Hämatokrit ↑, Plasmaeiweißkonzentration ↑

Praxishinweis

> Eine *hypertone Dehydratation* ist **immer ein Notfall.** Diese Störung ist je nach Ausprägung mit einer
> - *Kreislaufinsuffizienz* (Schock) und
> - *zerebralen Funktionsstörungen* (Verwirrtheit, Unruhe, Bewußtlosigkeit, Krämpfe bis hin zum Koma) verbunden.

Die **Therapie** besteht in einem vorsichtigen Ausgleich mit *⅔- bis Vollelektrolytlösungen.*

Therapie:
⅔ bis Vollelektrolytlösungen

Praxishinweis

> *Elektrolytfreie Lösungen*, wie z. B. 5%ige Glukoselösung, sind wegen der *Gefahr des Zellödems* **kontraindiziert**.

Für das therapeutische Vorgehen ist zu beachten, daß die initiale Rehydratation mit annähernd isotonen Elektrolytlösungen erfolgen sollte. Durch die zu rasche Infusion elektrolytarmer bzw. -freier Flüssigkeiten kann es zur Ausbildung eines erheblichen osmotischen Gradienten zwischen intra- und extrazellulärem Flüssigkeitsraum mit konsekutiver Ödementstehung, (insbesondere eines akuten Hirnödems) kommen.

3. Hypotone Dehydratation
Gesamtkörperflüssigkeit bei herabgesetzter Serumosmolalität vermindert
- EZFV ↓
- IZFV ↑

Diagnose:
- Urinmenge ↓, -konzentration ↑
- Na^+-Konzentration im Urin
  - erniedrigt bei extrarenalen NaCl-Verlusten und Dehydratation
  - erhöht bei renalen NaCl-Verlusten und Dehydratation
- erhöhter Quotient aus Urin-: Serumosmolalität
- Plasmanatriumkonzentration ↓, Serumosmolalität ↓
- Hämatokrit ↑, Plasmaeiweißkonzentration ↑

- **Hypotone Dehydratation**

Definition: Verminderung der Gesamtkörperflüssigkeit bei herabgesetzter Serumosmolalität. Die hypotone Dehydratation geht einher mit einer Verringerung der extrazellulären Flüssigkeit bei gleichzeitigem Flüssigkeitseinstrom in den intrazellulären Flüssigkeitsraum.

Diagnostik:
- verminderte **Urinmenge** (initial z. B. bei osmotischer Diurese oftmals *Polyurie*)
- erhöhte **Urinkonzentration**
- veränderte **Natriumkonzentration** im **Urin**:
  - *erniedrigt:* bei extrarenalen NaCl-Verlusten und Dehydratation bzw. Aufnahme freien Wassers und Dehydratation (meist $<20\ \text{mmol} \cdot l^{-1}$)
  - *erhöht:* bei renalen NaCl-Verlusten und Dehydratation ($>20\ \text{mmol} \cdot l^{-1}$)
- **Quotient** aus Urin- und Serumosmolalität $>1{,}1$
- einer **Natriumkonzentration im Plasma** $<130\ \text{mosmol} \cdot l^{-1}$ (deutlich erniedrigt)
- Serumosmolalität $<280\ \text{mosmol} \cdot kg^{-1}$
- **Hämatokrit** erhöht
- **Plasmagesamteiweiß** erhöht.

Die *häufigste Ursache* der *Hyponatriämie* ist eine inadäquate Zufuhr von elektrolytarmen Flüssigkeiten.

Therapie
⇨

Die **Therapie** besteht in der Zufuhr von *Vollelektrolytlösungen* (z. B. isotone Kochsalzlösung NaCl 0,9%ig, klassische Vollelektrolytlösung oder Ringerlaktat).

Hyperhydratationszustände
Gesamtbestand an Körperflüssigkeit vermehrt

Hyperhydratationszustände

Definition: Vermehrung des Gesamtbestandes an Körperflüssigkeit durch positive Flüssigkeitsbilanz, d. h. die Flüssigkeitsaufnahme übersteigt die -verluste.

Allgemeine Symptomatik
- Ödeme
- vermehrter Hautturgor
- Venenstauung
- Lungenstauung

Allgemeine Symptomatik (weitgehend unabhängig von der Serumosmolalität):
- **Ödeme**
- vermehrter **Hautturgor** mit prall gespannter, häufig glänzender Haut
- **Venenstauung** mit erhöhtem **ZVD** meist >10 cm H_2O
- Zeichen einer **Lungenstauung** (z. B. Kurzatmigkeit, Rasselgeräusche und Stauungszeichen im Röntgenbild).

1. Isotone Hyperhydratation
Körperflüssigkeit bei normaler Serumosmolalität vermehrt
Betroffen: EZFV

Diagnose:
- Plasmanatriumkonzentration, Serumosmolalität normal
- Hämatokrit, Plasmaeiweißkonzentration ↓

Therapie:
- Behandlung der Grunderkrankung!

- **Isotone Hyperhydratation**

Definition: Vermehrung der Körperflüssigkeit bei normaler Serumosmolalität. Betroffen ist nur der extrazelluläre Flüssigkeitsraum.

Diagnostik:
- **Plasmanatriumkonzentrationen** normal
- **Serumosmolalität** normal
- **Hämatokritwert** erniedrigt
- **Gesamtplasmaeiweißkonzentrationen** erniedrigt
- **Urinmenge, -konzentration** sowie **Natriumkonzentration im Urin** können je nach Ursache unterschiedlich sein.

Für die **Therapie** steht die Behandlung der Grunderkrankung im Vordergrund.

Weitere Maßnahmen:
- reduzierte Flüssigkeits- und Natriumzufuhr
- ggf. Albuminsubstitution (kolloidosmotischen Druck beachten)
- Diuretikagabe.

- reduzierte Flüssigkeits- und Natriumzufuhr
ggf. Albuminsubstitution
- Diuretika

• Hypertone Hyperhydratation

2. Hypertone Hyperhydratation

Definition: Dieses *seltene* Krankheitsbild entsteht durch eine Vermehrung der Körperflüssigkeit bei erhöhter Serumosmolalität. Sie geht einher mit Expansion des extrazellulären Flüssigkeitsraumes bei Verminderung des intrazellulären Volumens.

Diagnostik:
- erhöhte **Plasmanatriumkonzentration**
- erhöhte **Serumosmolalität** bei
- vermindertem **Hämatokrit** und
- vermindertem **Gesamteiweiß**
- verminderte **Urinmenge** bei
- erhöhter **Urinkonzentration**.

Natriumkonzentration sowie der Quotient aus Urin- und Serumosmolalität sind unspezifisch.

Therapeutische Maßnahmen:
- Reduktion des erhöhten Natriumgehaltes bei gleichzeitiger
- Flüssigkeitsausschwemmung mit Saluretika.
- ggf. kommen in schweren Fällen eine Peritoneal- und Hämodialyse oder Hämofiltrationsbehandlung insbesondere bei Nierenversagen in Betracht.

Therapie

Die Infusionstherapie wird mit elektrolytarmen Lösungen ($\frac{1}{2}$- bis $\frac{1}{3}$-Elektrolytlösungen) durchgeführt.

• Hypotone Hyperhydratation (Wasserintoxikation)

3. Hypotone Hyperhydratation (Wasserintoxikation)
Körperflüssigkeit bei herabgesetzter Serumosmolalität vermehrt
Betroffen: EZFV, IZFV

Definition: Vermehrung der Körperflüssigkeit bei herabgesetzter Serumosmolalität. Von dieser auch als Wasserintoxikation bezeichneten Störung sind der extra- sowie der intrazelluläre Flüssigkeitsraum betroffen.

Praxishinweis

> Obwohl *5%ige elektrolytfreie Kohlenhydratlösungen* meßbar isoton sind, bedeuten sie für den Organismus nach Verstoffwechselung der Kohlenhydratkomponente freies Wasser und können so leicht zu einem **relativen Wasserüberschuß** führen.

Diagnostik:
- deutlich erhöhte **Urinmenge** (bei extrarenalen Störungen)
- erniedrigte **Urinkonzentration** (>20 $mosmol \cdot l^{-1}$ bei extrarenalen Störungen)
- **Quotient** aus Urin und Serumosmolalität <1,1 (bei extrarenalen Störungen)
- **Plasmanatriumkonzentration** <130 $mmol \cdot l^{-1}$
- **Osmolalität** im Serum (<270 $mosmol \cdot kg^{-1}$) erniedrigt
- **Hämatokrit** deutlich vermindert
- **Plasmagesamteiweißkonzentration** vermindert.

Diagnose:
- Urinmenge ↑ (extrarenal)
- Urinkonzentration ↓ (extrarenal)
- Quotient aus Urin-: Serumosmolalität erniedrigt
- Plasmanatriumkonzentration ↓, Serumosmolalität ↓, Hämatokrit ↓, Plasmaeiweißkonzentration ↓

Die **Therapie** besteht in dem *Entzug freien Wassers* (z. B. durch Osmodiuretika oder Furosemid). Darüber hinaus werden langsam *Vollelektrolytlösungen* appliziert (ggf. mit einem Zusatz von Natriumchlorid (100 mmol/l) z. B. zur Therapie des TUR-Syndroms, wobei das Natriumdefizit nach der Faustregel in Kapitel 4.1.1.3 abgeschätzt werden kann).

Therapie:
- Entzug freien Wassers
- Zufuhr von Vollelektrolytlösungen

Praxishinweis

> Grundsätzlich ist zu beachten, daß bei der Therapie von Flüssigkeits- oder Elektrolytdefiziten zusätzlich zum **Korrekturbedarf** der **tägliche Basisbedarf** zu substituieren ist.

Elektrolytstatus

4.1.2 Elektrolytstatus

Kalium

4.1.2.1 Kalium

Hauptkation des intrazellulären Flüssigkeitsraumes

> Kalium ist das wichtigste Kation des intrazellulären Flüssigkeitsraumes (IZFV: 90 %, EZFV: 10 %) und weist dort eine Konzentration von ca. 150 mmol/l auf.

Gesamtkaliumbestand:
Ca. 50 mmol/kg
- 90 % intrazellulär
- 5 % extrazellulär

Der Gesamtkörperkaliumbestand beträgt ca. 50 mmol/kg entsprechend 3 500 mmol beim 70 kg schweren Erwachsenen. Davon entfallen ca. 45 mmol/kg auf den intrazellulären, ca. 5 mmol/kg auf den extrazellulären Anteil.

Vermehrte Aufnahme:
- Proteinsynthese
- Glykogensynthese

Vermehrte Freisetzung:
- Proteolyse
- Glykogenolyse

Als sog. Kation der Repolarisation trägt der Konzentrationsgradient zwischen extra- und intrazellulärer Kaliumaktivität zur Aufrechterhaltung des Ruhemembranpotentials elektrisch aktiver Zellen maßgeblich bei.
Kalium wird bei der Synthese von Protein und Glykogen von der Zelle aufgenommen bzw. bei der Glykogenolyse und Proteolyse freigesetzt. Beim Abbau von 1 g Glykogen werden ca. 0,4–1 mmol Kalium, beim Abbau von Protein ca. 2–3 mmol $Kalium^{+}$/g Stickstoff freigesetzt bzw. im Rahmen der Synthese aufgenommen.

Praxishinweis ⇨

> Das Verhältnis von *Natrium* und *Kalium* in der Zelle reguliert die **Freisetzung von Kalzium** und beeinflußt insbesondere **Muskelaktivität** und **Drüsensekretion**.

Basisbedarf (tägliche Aufnahme):
0,9–1,2 mmol/kg

Die **tägliche Kaliumaufnahme** bei gemischter Kost beträgt ca. *50 bis 100 mmol* entsprechend einem täglichen Basis-Kalium-Bedarf von ca. 60 bis 80 mmol.

Alle Mechanismen, die die zelluläre Kaliumaufnahme aktivieren, fördern gleichzeitig die renale Kaliumelimination. Demgegenüber führen alle Mechanismen, die die zelluläre Kaliumaufnahme hemmen, auch zu einer verminderten renalen Kaliumausscheidung.

Tägliche Mindestzufuhr:
1 mmol/kg (auch bei Niereninsuffizienz!)

Wesentlich ist, daß auch bei Kaliummangelzuständen täglich ca. 10–50 mmol des Ions über die Nieren ausgeschieden werden. Die tägliche Mindestzufuhr im Rahmen einer Infusionstherapie (Basisbedarf) sollte daher ca. 1 mmol/kg betragen.

Praxishinweis ⇨

> Veränderungen im *Säuren-Basen-Status* sind i. d. R. gleichzeitig mit Veränderungen der *Plasmakaliumkonzentrationen* verbunden.

Extrarenale Regulationsmechanismen beeinflussen die intra- und extrazelluläre Kaliumverteilung dergestalt, daß eine verläßliche Vorhersage des Ausmaßes der Veränderungen der Kaliumkonzentrationen im Plasma entsprechend den pH-Wert-Veränderungen nicht möglich ist.

Hypokaliämie
Plasmakaliumkonzentration <3,5 mmol/l

Hypokaliämie

Definition: Unter Hypokaliämie werden *Plasmakaliumkonzentrationen* **unter 3,5 mmol/l** verstanden.
Insbesondere bei der Therapie diabetischer Azidosen können drastische Abfälle der Plasmakaliumkonzentrationen auftreten.

Diagnose:
- Plasmakaliumkonzentration <3,5 mmol/l
- charakteristische EKG-Veränderungen

Diagnostik:
Die Sicherung der Diagnose ergibt sich durch eine
- **Plasmakaliumkonzentration** <3,5 mmol/l.

Hinweise auf eine bestehende Hypokaliämie können sich aus
- charakteristischen **EKG-Veränderungen** ergeben: Abflachung des *QRS-Komplexes, T-Abflachung, ST-Senkung,* verlängerte *QT-Zeit* sowie eine überhöhte *U-Welle.* Gleichzeitig vorhandene Hypokalzämien verstärken diese EKG-Veränderungen.

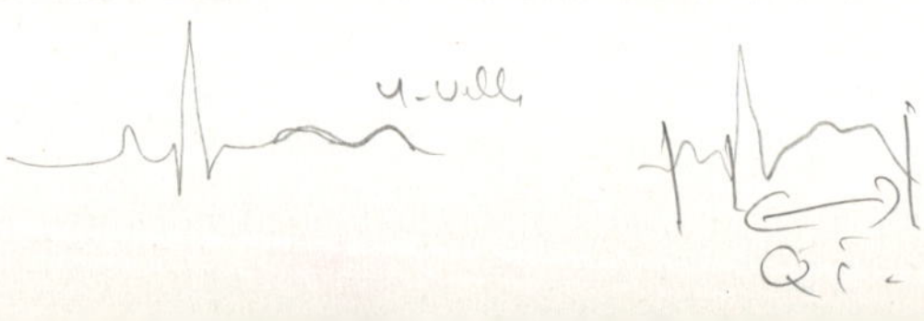

– Eine **paradoxe Azidurie** bei gleichzeitig bestehender metabolischer Alkalose sind immer ein Hinweis auf eine funktionelle Hypokaliämie.
Die **Therapie** der Hypokaliämie besteht in der *gezielten Kaliumsubstitution.*
Bei mäßigen Verteilungshypokaliämien akut kranker Patienten ist oftmals eine Kaliumsubstitution nicht erforderlich.

funktionelle Hypokaliämie

Therapie:
– Kaliumsubstitution

Basisbedarf

> Der **Basisbedarf** von Intensivpatienten ist höher als der von Normalpersonen und beträgt ca. *1–3 mmol/kg/Tag.* Die **Dosierungsgeschwindigkeit** von Kalium sollte 20 mmol/h bzw. 0,2 mmol/kg/h nicht überschreiten.
> **Faustregel:** 40–60 mmol sind erforderlich, um den Plasmakaliumwert um 1 mmol/l anzuheben.

Vorsicht bei K^+-Substitution:
Nebenwirkungen

Da Kalium bereits in geringen Mengen appliziert mit *erheblichen Nebenwirkungen* behaftet sein kann, sollten Infusions- oder Spritzenpumpen angewendet werden.
Bei gleichzeitig bestehender **Alkalose** ist die *Kaliumchloridapplikation* die Methode der Wahl. Vorsicht ist bei eingeschränkter Nierenfunktion geboten.
Die unverdünnte Zufuhr *kaliumhaltiger Elektrolytkonzentrate* ist wegen der Gefahr der akuten Kaliumintoxikation (Kammerflimmern) **kontraindiziert.**

Hyperkaliämie

Hyperkaliämie
Plasmakaliumkonzentration >5,5 mmol/l

Definition: Unter Hyperkaliämien werden *Plasmakaliumkonzentrationen* **über 5,5 mmol/l** verstanden.
Lebensbedrohliche Hyperkaliämien treten in der Regel nur auf, wenn die Nieren nicht in der Lage sind, genügend Kalium auszuscheiden und die extrarenalen Regulationsmechanismen gehemmt oder überlastet sind.

Diagnostik:
Die Sicherung der Diagnose ergibt sich durch eine
– **Plasmakaliumkonzentration** >5,5 mmol/l.
Darüber hinaus sind
– charakteristische **EKG-Veränderungen**: hohe spitze *T-Wellen*, atriale, atrioventrikuläre und ventrikuläre *Leitungsstörung* sowie eine Verbreiterung des *QRS-Komplexes* und Abflachung bis Aufhebung der *P-Welle.*

Diagnose:
– Plasmakaliumkonzentration >5,5 mmol/l
– charakteristische EKG-Veränderungen

Praxishinweis

> Plasmakaliumkonzentrationen, die *EKG-Veränderungen* hervorrufen oder *7,0 mmol/l* überschreiten, **bedrohen das Leben** und erfordern eine akute **Notfalltherapie**.

Ausnahmen können Patienten mit *chronischer Niereninsuffizienz* sein, die sich an sehr hohe Plasmakaliumkonzentrationen adaptieren.
In der **Therapie** sind *Notfallmaßnahmen* von einer *nicht notfallmäßigen Therapie* zu differenzieren.

Therapie:

1. Notfälle
– 10%ige Kalziumglukonat- oder Chloridlösung
– Natriumbikarbonat 8,4%ig
– Glukose-Insulin-Therapie
– Hämo- oder Peritonealdialyse
– Kationenaustauscher

Vorgehen bei Notfalltherapie:
- 10%ige **Kalziumchlorid-** oder **Kalziumglukonatlösung** langsam über 10 min i. v. (*Dosierung:* 10–20 ml)
- **Natriumbikarbonat** 8,4%ig (je nach Stoffwechsellage bis zu 250 ml)
- **Glukose und Insulin**, wobei für den Kaliumshift in die Zelle nur das Insulin entscheidend ist. Glukose ist erforderlich, um eine Hypoglykämie zu vermeiden.

Praxishinweis

> Empfohlen wird die Applikation von *250 ml einer 40%igen Glukoselösung mit 20 IE Alt-Insulin.*

Nach neueren Erkenntnissen: separate Applikation von 4–12 IE *Alt-Insulin*/h im Perfusor und parallel eine Glukoseinfusion. Die Plasmaglukosekonzentrationen sollten zwischen 5 und 8 mmol/l liegen (höhere Blutzuckerwerte hemmen die zelluläre Kaliumaufnahme!).

Ggf. sind zur Kaliumelimination die **Hämo-** oder **Peritonealdialyse** zu erwägen, wobei die Hämodialyse die effektivste Maßnahme zur Kaliumsenkung ist.
Ergänzend zu den genannten Maßnahmen können ggf. **Kationenaustauscher** (1–3 × 20 g *Resonium A*) oral oder rektal appliziert werden oder **Kalziumserdolit** oder **Aluminiumserdolit** mit Sorbit zur Anwendung kommen.

2. Nichtnotfallmäßige Therapie:
- Infusion kaliumfreier Lösungen
- gesteigerte Diurese
- Vermeidung unnötiger kataboler Effekte
- Ausgleich evtl. vorhandener Azidosen
- Kationenaustauscher
- ggf. Dialysetherapie

Nichtnotfallmäßige Therapie:
- Infusion **kaliumfreier Lösungen** wie z. B. *Natriumchlorid* 0,9%ig
- gesteigerte **Diurese** (z. B. durch Furosemid)
- Vermeidung unnötiger **kataboler Effekte**
- adäquate **Ernährungstherapie**
- im Ausgleich evtl. vorhandener **Azidosen**, ggf. in der enteralen Anwendung
- von **Kationenaustauschern**
- bei unzureichender renaler Kaliumelimination in der **Dialysetherapie**.

Bei **längerfristiger Immobilisation** sowie in der sog. **„vulnerablen Phase"** bei der Verbrennungskrankheit – beginnend ca. nach 4–6 Tagen bis nach 2–3 Monaten – kann es unter Gaben *depolarisierender Muskelrelaxantien* (wie z. B. Succinylcholin), infolge vermehrten Kaliumausstroms aus der Zelle, zu erheblichen **Rhythmusstörungen** in Form von *Bradykardien* bis hin zu *Asystolien* kommen. Bei diesen Patienten sollte auf den Einsatz depolarisierender Muskelrelaxantien verzichtet werden.

Kalzium

4.1.2.2 Kalzium

3 Plasmafraktionen:
- proteingebundene,
- ionisierte,
- komplexgebundene Form

Praxishinweis

⇨

Im Plasma werden *3 Fraktionen* unterschieden:
- **proteingebundene** Form (ca. 50 % des Gesamtkalziumgehaltes)

- **ionisierte** Form (ca. 40 % des Gesamtkalziumgehaltes), d. i. das **„freie"** und *für die Klinik relevante Kalzium*

- **komplexgebundenes** Kalzium (ca. 5–10 % am Gesamtkörperkalziumgehalt).

Änderungen der **Plasmaeiweißkonzentration** gehen mit einer parallelen Veränderung des Gesamtplasmakalziums einher. Vorsicht ist geboten bei *Niereninsuffizienz, kardialen Überleitungsstörungen, Blockbildern* sowie *Hypotonie.*

Tagesbedarf (bei parenteraler Ernährung): 0,2–0,5 mmol/kg

Der **Tagesbedarf** bei parenteraler Ernährung beträgt 0,2–0,5 mmol/kg

Hypokalzämie

Gesamtplasmakalziumkonzentration <2,5 mmol/l bzw. ionisiertes Kalzium <0,9 mmol/l

Hypokalzämie

Definition: Unter Hypokalzämien werden *Plasmakalziumkonzentrationen* **unter 2,5 mmol/l** bzw. eine Konzentrationserniedrigung des ionisierten Kalziums unter ca. 0,9 mmol/l verstanden.

Diagnose:
- Gesamtkalziumkonzentration im Plasma <2,5 mmol/l
- **klinische Symptomatik**

Diagnostik:
Die Sicherung der Diagnose stützt sich, insbesondere wenn der ionisierte Anteil technisch nicht erfaßt werden kann, auf
- niedrige **Gesamtkalziumkonzentrationen** im Plasma <2,5 mmol/l sowie auf die
- klinische **Symptomatik.**

Provokationstests
- Chvostek-Zeichen
- Trousseau-Zeichen

Darüber hinaus können
- **Provokationstest**, wie z. B. das *Chvostek-Zeichen* oder *Trousseau-Zeichen*, hinweisend sein.

Therapie:
- Behandlung der Grunderkrankung
- Infusion von Kalziumchlorid oder Kalziumglukonat
- Infusion von 7,5 mmol Kalzium/kg

Max. Dosierungsgeschwindigkeit: 5 mmol/min

Die **Therapie** besteht neben der Behandlung der Grunderkrankung, insbesondere bei hypokalzämischer Tetanie, in der Zufuhr von
- **Kalziumchlorid** oder **-gluconat** (20–40 ml einer 10- bis 20%igen Lösung langsam! i. v.)

Bei weiterbestehender muskulärer Übererregbarkeit
- **Infusion von 7,5 mmol Kalzium/kg** in 500 ml einer Trägerlösung (z. B. physiologische Kochsalzlösung) über 4 Stunden (max. Infusionsgeschwindigkeit: 0,2 g/min = 5 mmol/min nicht überschreiten).

- Die **häufigste Ursache** der Hypokalzämie sind *niedrige Gesamteiweißkonzentrationen.* Dennoch können oftmals die Symptome einer Hypokalzämie fehlen, da der *ionisierte Anteil an Kalzium normal* ist.
- Die *Zufuhr von Kalzium* **verstärkt die Digitalisempfindlichkeit** des Herzens erheblich (Digitalisintoxikation!)
- Eine **normokalzämische Hyperventilationstetanie** wird durch Anhebung des arteriellen Kohlendioxydpartialdruckes, z. B. durch *Rückatmung über einen Plastikbeutel* therapiert.

Praxishinweis

⇦

Hyperkalzämie

Definition: Unter Hyperkalzämie werden *Gesamtkalziumplasmakonzentrationen* **über 3 mmol/l** bzw. Konzentrationen *ionisierten Kalziums* **über 1,1 mmol/l** verstanden.
Die Hyperkalzämie kann imponieren als:
- **Hyperkalzämiesyndrom** oder
- **hyperkalzämische Krise** mit Plasmakalziumkonzentrationen über 4 mmol/l.

Hyperkalzämie

Gesamtkalziumplasmakonzentration >3 mmol/l bzw. ionisiertes Kalzium >1,1 mmol/l

Erscheinungsbilder:
- **Hyperkalzämiesyndrom**
- **hyperkalzämische Krise**

Diagnostik:
- **ionisierter Kalziumanteil** ist nicht meßbar
- bei erhöhter *Gesamtplasmakalziumkonzentration* von über 3 mmol/l aus der **klinischen Symptomatik.**

Diagnose
- Gesamtplasmakalziumkonzentration >3 mmol/l
- klinische Symptomatik

Therapie:
- *forcierte Diurese* (3–10 l/24 h),
- Substitution isotoner *Natriumchloridlösung* (ZVD-Kontrolle und stündliche Flüssigkeitsbilanz)
- 100 mg *Furosemid* (Lasix) bzw. 2,5 mg Bumetanid (Fordiuran) alle 2–4 Stunden oder kontinuierlich über Perfusor
- *Kalzitonin* 400–600 E. (entsprechend 4–6 Ampullen) über 24 Stunden als Dauerinfusion zur Osteolysehemmung
- *Mithramycin:* 25 µg (1 Amp. entspricht 2,5 mg)/kg und Tag als Osteoklastenhemmer
- *Hämodialyse*, insbesondere bei kritischer Symptomatik.

Therapie
- forcierte Diurese
- isotone Natriumchloridlösung
- Diuretika
- Kalzitonin
- Mithramycin
- Hämodialyse

4.1.2.3 Magnesium

Magnesium

Der **tägliche Basisbedarf** liegt bei ca. 10–20 mmol.
Eine vermehrte Protein- und Kalziumzufuhr steigert den Magnesiumbedarf.
Die physiologischen Magnesiumkonzentrationen im Plasma betragen 0,75–1,0 mmol/l.

Basisbedarf 10–20 mmol/d

Die Bedeutung von Magnesium besteht u. a. in der Beteiligung an der neuralen Erregungsübertragung als:
- **Enzymbestandteil** oder **-aktivator** verschiedener Reaktionen des Intermediärstoffwechsels
- **Kofaktor** phosphatübertragender Enzyme.

Bedeutung
- neurale Erregungsübertragung
- Enzymbestandteil oder -aktivator
- Kofaktor phosphatübertragender Enzyme

4.1.2.4 Chlorid

Chlorid

Die physiologischen Plasmakonzentrationen liegen zwischen 95 und 110 mmol/l. Chlorid ist das wichtigste Anion der extrazellulären Flüssigkeit und ist eng mit dem Säuren-Basen-Status verknüpft. Der **Basistagesbedarf beträgt ca. 1,25–1,75 mmol/kg** bei parenteraler Ernährung.

4.1.2.5 Anorganisches Phosphat

Anorganisches Phosphat

Im Plasma liegt ionisiertes anorganisches Phosphat in Form von NaH_2PO_4 vor. Die meßbaren Plasmakonzentrationen sind altersabhängig. *Bei Jugendlichen* sind sie *deutlich höher*, durchschnittlich *3,4 mmol/l*, als bei Erwachsenen, wo sie zwischen **0,7 und 1,6 mmol/l** liegen.

Bedeutung
- Bestandteil energiereicher Phosphate
- Membranbestandteil

Therapie:
- Tagesbedarf: 90–400 mmol/d
- Dosierung: 0,2 mmol/kg/d
- max. Infusionsgeschwindigkeit: 20 mmol/h

Bei entgleistem Diabetes: Phosphatdefizit!

Phosphat spielt eine wesentliche Rolle als Bestandteil der intrazellulären energiereichen Phosphate sowie als Strukturbestandteil von Membranen.

Phosphatsubstitution
Die **Indikation** zur Substitution ergibt sich bei:
- einem *Abfall der Plasmaphosphatkonzentration* unter 0,7 mmol/l
- einer *überdurchschnittlichen renalen Phosphatausscheidung*
- einer ausschließlichen *parenteralen Ernährungstherapie* über mehr als 10 Tage
- *Malnutritionszustände* sollten im Rahmen einer parenteralen Ernährungstherapie bereits initial mit der Substitution von Phosphat begegnet werden.

Die **Dosierung** richtet sich nach dem Elektrolytstatus. Der durchschnittliche *Tagesbedarf* eines Intensivpatienten wird mit 90–400 mmol/Tag angenommen, wobei zu beachten ist, daß Hypophosphatämien bereits sehr häufig in der Frühphase einer Intensivbehandlung auftreten.
Die Substitution bei ausschließlicher *parenteraler Ernährung* sollte ca. 0,2 mmol/kg/Tag betragen.
Die max. *Infusionsgeschwindigkeit* beträgt ca. 20 mmol/h.
Unter Phosphatsubstitution sind mindestens einmal wöchentlich die Plasmakonzentrationen sowie die im 24-Stunden-Sammelurin ausgeschiedenen Phosphatmengen zu kontrollieren. Bei einem entgleisten Diabetes mellitus ist von einem Phosphatdefizit zwischen 0,5 und 1,5 mmol/kg auszugehen.

Säuren-Basen-Status

Metabolische Azidosen
- pH-Wert <7,38
- Plasmabikarbonatkonzentration <20 mmol/l
- Basendefizit < −3 mmol/l

Dekompensierte Azidose
$paCO_2$ weniger stark vermindert als den Vorhersagebereichen entspricht

4.1.3 Säuren-Basen-Status

4.1.3.1 Metabolische Azidosen

Definition: Metabolische Azidosen sind gekennzeichnet durch einen Abfall des **pH-Wertes unter 7,38** sowie eine Abnahme der **Plasmabikarbonatkonzentration unter 20 mmol · l^{-1}** entsprechend einem Basendefizit (BE, Base Excess) unter −3 mmol · l^{-1}.
Als **kompensierte metabolische Azidosen** werden Zustände definiert, bei denen die CO_2-Spannung durch die Regulationsmechanismen so beeinflußt werden, daß der pH-Veränderung entgegengewirkt wird. Eine **dekompensierte Azidose** wird daran erkannt, daß der $paCO_2$ weniger stark vermindert ist, als es den Vorhersagebereichen entspricht (Tab. 8-15).

Tab. 8-15: Signifikanzbereich für die metabolische Azidose – 95 % Vertrauensbereich für $paCO_2$ bei normaler respiratorischer Kompensation (modif. nach Albert et al.)

pH	7,38	7,32	7,24	7,17	7,10
BE (mmol/l)	−5	−10	−15	−20	−25
$paCO_2$ (mm Hg)	39–33	33–27	28–22	23–17	18–11

Diagnose:
- pH-Wert <7,38
- BE < −3 mmol/l
- Plasmabikarbonatkonzentration <20 mmol/l

Hinweis für die klinische Praxis: Azidose klären

Diagnostik:
- **pH-Wert** <7,38, negativen **BE** < −3 mmol · l^{-1},
- verminderte **Plasmabikarbonatkonzentration** <20 mmol · l^{-1}, (wobei ggf. der $paCO_2$ kompensatorisch bei weitgehend normaler Lungenfunktion vermindert sein kann (Normalwert: 35–45 mmHg)).

Für die Klinik ist wesentlich, daß nicht nur die Diagnose einer metabolischen Azidose gestellt wird, sondern gleichzeitig die Ätiologie der Azidose geklärt wird.

Anionenlücke
Differenz der Summe der Plasmakonzentrationen von Na^+ und K^+ und der Summe der Plasmakonzentrationen von Bikarbonat $NaHCO_3^-$ und Cl^-: 10–15 mmol/l

Anionenlücke
Die Differenz zwischen der Summe der Konzentrationen an *Natrium-* und *Kaliumionen* im Plasma einerseits und der Summe der Plasmakonzentrationen von *Bikarbonat-* und *Chloridionen* andererseits beträgt 10–15 mmol · l^{-1}. Diese Differenz wird als Anionenlücke bezeichnet. Sie ist bedingt durch die

wird durch Laktat, Sulfat, (P)

mit den Routinemethoden nicht bestimmten Anionen im Plasma, wie z. B. Laktat, Sulfat, Phosphat etc.

Sie kann zur Differenzierung bei gemischten Azidosen hilfreich sein.

Bei **metabolischen Azidosen**, die mit einer vermehrten Säurenretention bzw. -produktion einhergehen, kommt es bei gleichzeitigem Abfall der Plasmabikarbonatkonzentrationen zu einer *Vergrößerung der Anionenlücke* durch Konzentrationserhöhung der nicht gemessenen Anionen. Bei hypochlorämischen Azidosen hingegen bleibt die Anionenlücke normal. Die Anionenlücke kann bei der Differenzierung metabolischer Azidosen innerhalb gemischter Säuren-Basen-Störungen hilfreich sein, bei denen die Werte der Blutgasanalyse allein eine differenzierte Aussage nicht zulassen.

Unter Berücksichtigung der *Anionenlücke* unterscheidet man die **metabolischen Azidosen:**

Einteilung der metabolischen Azidosen

- **Additions- und Retentionsazidosen mit Anionenlücke**
  - Laktazidose
  - Ethylenglykolintoxikation, Methanolintoxikation
  - Salicylatintoxikation
  - Ketoazidose
  - Azidose nach Massivtransfusion
  - urämische Azidose
- **Additions- und Retentionsazidosen ohne Anionenlücke**
  - HCl-Vergiftung, HCl-(Arginin, Lysin-HCl)Infusion
  - Ammoniumchloridazidose
  - renal-tubuläre Azidosen (RTA), proximal-RTA, hypokalämische diastal-RTA, hyperkalämische distal-RTA
- **Subtraktionsazidosen (ohne Anionenlücke)**
  - Bikarbonatverluste bei Diarrhoe sowie biliären, pankreatischen und intestinalen Fisteln
- **Verteilungsazidosen (ohne Anionenlücke)**
  - Dilutionsazidosen bei Infusion von Elektrolytlösungen mit nichtmetabolisierbaren Anionen

1. Additionsazidosen mit Anionenlücke

Typisch für **Additionsazidosen mit Anionenlücke** sind *Laktazidosen* (z. B. bei mangelnder Substrat- und Sauerstoffversorgung der Zellen), wie im Schock oder bei Blutverteilungsstörungen und *Ketoazidosen* (infolge Insulinmangels, die sich als Azidosen infolge überschießender Ketosäurenproduktion bemerkbar machen).

2. Additions- und Retentionsazidosen ohne Anionenlücke

Zu den **Additions- und Retentionsazidosen ohne Anionenlücke** zählen die *Salzsäureazidose* durch eine *Überkorrektur einer Alkalose*, die *Ammoniumchloridazidose* (z. B. nach Ureterosigmoideostomose durch Hemmung der Bikarbonatresorption im Dickdarm) sowie die *renal tubulären Azidosen.*

Therapie:

Therapie
– Beseitigung der auslösenden Ursache

Die primäre Therapie aller Azidosen besteht in der Beseitigung der *auslösenden Ursache*, wie z. B. einer Volumensubstitution im Schock.

Hinweis für die klinische Praxis
auslösende Ursache behandeln

Nur bei stark ausgeprägten metabolischen Azidosen mit einem pH unter 7,20 sollte eine alkalisierende Therapie erfolgen. Dies gilt auch für die kardiopulmonale Reanimation.

Akuttherapie
– Zufuhr von Natriumbikarbonat

Die **Akuttherapie** bei metabolischen Azidosen besteht in der Zufuhr von Natriumbikarbonat. Bei *Laktazidosen*, die aufgrund von Sauerstoff- und Substratverwertungsstörungen entstanden sind und bei denen oftmals primär laktatverbrauchende Gewebe zu Nettolaktatproduzenten werden, kann Bikarbonat zu einer Verschlechterung der Situation führen. Hier ist der Versuch einer Stimulation der Pyruvatdecarboxylase oder die Gabe von Dichlorazetat ggf. erfolgversprechend.

Insbesondere bei Patienten mit *Hirndrucksteigerung* oder bei gleichzeitig bestehender *Hypernatriämie* kann die Gabe von Trometamol (Tris) gegenüber der Bikarbonatapplikation von Vorteil sein.

Praxishinweis

> Als **Faustregel zum Ausgleich von Azidosen** mit Bikarbonat oder Trometamol gilt, daß das gemessene Basendefizit (− BE) multipliziert mit dem Körpergewicht × 0,3 der millimolaren Menge dieser Substanzen entspricht.

8,4%iges **Natriumbikarbonat** ist einmolar, so daß 1 ml Lösung 1 mmol Bikarbonat entsprechen. **Trometamolkonzentrat** wird in der Regel als 36,3%ige Lösung angeboten und ist dreimolar, d. h. hier entsprechen 1 ml 3 mmol Tris.

max. Dosierungsgeschwindigkeit: 1,5 mmol/kg/h

Hinweise für die klinische Praxis: CO_2-Anstieg

Die Infusionsgeschwindigkeit sollte 1,5 mmol/kg/h nicht überschreiten. Es ist zu beachten, daß bei der Zufuhr von Bikarbonat u.a. CO_2 entsteht, das abgeatmet werden muß. Ein zu schneller Ausgleich, bereits längerbestehender metabolischer Azidosen kann daher – insbesondere bei eingeschränkter pulmonaler Funktion – zu einem *drastischen CO_2-Anstieg* mit Verstärkung einer intrazellulären Azidose, insbesondere im Gehirn, führen.
Eine metabolische Azidose sollte *nie vollständig ausgeglichen werden*, um eine exogen ausgelöste metabolische Alkalose zu vermeiden, die für die Zelle wesentlich ungünstiger ist (s. 4.1.4).

Metabolische Alkalosen
- pH-Wert >7,42
- Plasmabikarbonatkonzentration >26 mmol/l
- BE >3 mmol/l

4.1.3.2 Metabolische Alkalosen

Definition: Metabolische Alkalosen sind durch einen Anstieg des pH im Blut über 7,42 und einen Anstieg der Plasmabikarbonatkonzentration über 26 $mmol \cdot l^{-1}$ sowie einen positiven BE >3 $mmol \cdot l^{-1}$ gekennzeichnet.
Reaktiv wird vom Organismus der $paCO_2$ im Rahmen einer pulmonalen Kompensation erhöht.

Diagnose
- pH-Wert >7,42
- BE >3 mmol/l
- Bicarbonatkonzentration >26 mmol/l

Diagnostik:
- **pH-Wert** über 7,42 bei positivem **BE** >3 mmol/l
- erhöhtes **Plasmabikarbonat** >26 mmol/l
- Hypokaliämie, Hypochlorämie

Therapie
- Ursache behandeln
- ggf. Chloriddefizit ausgleichen
- ggf. Kaliumdefizit ausgleichen

Therapie:
Die Therapie besteht ebenso wie bei der metabolischen Azidose in erster Linie in der Behandlung der *auslösenden Ursache.*
Zusätzlich kann
- eine *Substitution* eines bestehenden *Chloriddefizites* (z.B. durch Gabe isotoner Natriumchloridlösungen) bei gleichzeitiger Dehydratation ebenso wie eine *Substitution von Kalium* zur Anwendung kommen.

Hinweis für die klinische Praxis: saurer Urin plus metabolische Alkalose → **Hypokaliämie**

Ein *saurer Urin* in Kombination mit einer *metabolischen Alkalose* kann immer als ein Hinweis auf einen *Kaliummangel* gewertet werden. Bei Dehydratation und Hypokalie sind Flüssigkeits- und Kaliumsubstitution daher kausale Behandlungsmaßnahmen.

Ausgeprägte Alkalose
Argininhydrochlorid oder HCl

Lysinhydrochlorid ist obsolet

Hinweis für die klinische Praxis: Hyperkaliämie droht bei HCl- und K^+-Zufuhr

Bei **ausgeprägter Alkalose** mit einem *pH* >7,45 und einem *BE* >5 $mmol \cdot l^{-1}$ bzw. deutlichen *klinischen Zeichen* (z.B. tetanische Krämpfe) ist die Gabe von **Salzsäure** (HCl) oder **Argininhydrochlorid** indiziert.
Die Gabe von *Lysinhydrochlorid* wird heute als **Kontraindikation** angesehen, da durch die Zufuhr dieses Substrates in erheblichem Ausmaße die essentielle Aminosäure Lysin zugeführt wird, was zu Imbalanzen im Aminosäurenstoffwechsel führen kann.
Die gleichzeitige Zufuhr *azidifizierender Substanzen* (HCl, Argininhydrochlorid) und *Kalium* kann sehr schnell zu **hyperkalämischen Zuständen** führen.

Hinweise: bei chloridresistenter Alkalose: K^+-Zufuhr!

Chloridresistente Alkalosen sind häufig durch chronische Hypokaliämien, exzessive Bikarbonat- und Mineralokortikoidgaben hervorgerufen. Diese Patienten sind meist nicht dehydriert und bedürfen in der Regel einer erheblichen Zufuhr von Kaliumchlorid.

Dosierung

⇨

> **Für die Dosierung von azidifizierenden Substanzen gilt die Faustregel:** mmol Basenüberschuß (+ BE) · kg KG · 0,3 entspricht der Menge an auszugleichenden Wasserstoffionen in mmol.

Verhaltensregeln bei Störungen des Flüssigkeits-, Elektrolyt- und Säuren-Basen-Status

Priorität haben:
1. PV konstant halten
2. pH korrigieren
3. K^+-, Ca^{++}-Korrektur
4. Korrektur weiterer Elektrolyte (Na^+, Mg^{++}, Cl^-, P^{+++})

4.1.4 Allgemeine Verhaltensregeln zur Korrektur von Störungen des Flüssigkeits-, Elektrolyt- und Säuren-Basen-Status

Der Aufrechterhaltung bzw. Wiederherstellung des **intravasalen Volumens** sind die *höchsten Prioritäten* in der Gesamtbehandlung einzuräumen. *Danach* erfolgt die Korrektur von **pH-Abweichungen** sowie von **Kalium- und Kalziumveränderungen.** Störungen des **Natrium-, Magnesium-, Chlorid-** und **Phosphatstatus** werden erst an *dritter Stelle* behandelt. Dabei soll zunächst

nur etwa **die Hälfte** des errechneten Korrekturausgleichs vorgenommen werden.
Jede Korrektur erfordert grundsätzlich engmaschige Kontrollen des Gesamtsystems. Dabei sind die angegebenen **„Faustregeln"** nur als grobe Anleitung für eine initiale Therapie zu verstehen.
Engmaschige **Laborkontrollen** erstrecken sich insbesondere auf das *Kalium* und den *Hydratationszustand.*

Laborkontrollen (K^+, Volumen)!

Praxishinweis

⇦

> Grundsätzlich gilt, daß die *Therapie der Wahl* für **primär ventilationsbedingte Störungen** des Säuren-Basen-Status in der direkten Behandlung der Atemstörung und nicht in der Zufuhr puffernder Substanzen besteht.

4.2 Postaggressionsstoffwechsel

Postaggressionsstoffwechsel

Typische, phasenhaft verlaufende Antwort des Organismus auf Streß

Definition: Akute Erkrankung und Trauma bedeuten für den Organismus einen Streß, auf den er mit einer typischen, phasenhaft verlaufenden Antwort seines Stoffwechselgeschehens reagiert. Diese Umstellungsreaktionen werden unter den Begriffen **„Streßstoffwechsel"** oder **„Postaggressionsstoffwechsel"** zusammengefaßt und gehen mit einer *Hypoinsulinämie* einher.

Pathophysiologie:

Pathophysiologie

Einwirkung von „Stressoren"
↓
über periphere Nerven perzipiert, auf afferenten Bahnen zum Gehirn sowie über Mediatoren
↓
Auslösung einer hypothalamischen-hypophysären Reaktion
↓

- Sympathikusstimulation:
Freisetzung u. a. von Katecholaminen und Glukagon
- Hypothalamische-hypophysäre Stimulation:
Freisetzung u. a. von Glukokortikosteroiden und Wachstumshormon
- Suppression von Insulin

Die **auslösenden Faktoren** für die metabolischen Veränderungen nach Aggressionsereignissen können sehr vielfältig sein. Obwohl die Streßantwort des Organismus im Prinzip immer nach einem uniformen Reaktionsschema abläuft, ist sie sowohl in ihrer Ausprägung als auch in ihrer Dauer individuell verschieden und entspricht dem Schweregrad der Verletzung der körperlichen Integrität.

Nach der Einwirkung unterschiedlichster Stressoren, die wahrscheinlich von peripheren Nerven perzipiert und über afferente Bahnen zum Gehirn fortgeleitet werden, entsteht eine **hypothalamisch-hypophysäre** Reaktion, die durch eine Sympathikusstimulation mit der Freisetzung der Effektoren Katecholamine und Glukagon sowie von Glukokortikoiden und Wachstumshormon gekennzeichnet ist. Als Folge der massiven Katecholaminfreisetzung kommt es zu einer Unterdrückung der Insulinsekretion. Dieser Effekt wird durch den gleichzeitigen Anstieg der antiinsulinären Hormone, insbesondere des Glukagons, verstärkt. In der *Akutphase* des Postaggressionsstoffwechsels liegt also ein **echter Insulinmangel** vor.

In der **Akutphase** des Postaggressionsstoffwechsels liegt ein **absoluter Insulinmangel** vor
In der **Übergangsphase** des Postaggressionsstoffwechsels besteht ein **relativer Insulinmangel** mit verminderter Insulinwirksamkeit

Aufgrund der anhaltenden Stimulierung der antiinsulinären Faktoren in der Folgezeit wird auch mehr Insulin benötigt, um die gleiche Glukoseaufnahme zu erreichen, d. h. neben dem initialen absoluten Insulinmangel besteht eine verminderte **Insulinwirksamkeit.** Dieser Effekt ist an den verschiedenen Geweben unterschiedlich ausgeprägt. Am deutlichsten ist die Insulinwirksamkeit an der Leber verändert.
Die Umstellung in der hormonellen Regulation führt zu einem typischen zeitlichen Ablauf in der Antwort des Organismus nach schweren Erkrankungen bzw. Verletzungen. Man unterscheidet *3 Phasen* (Abb. 8-46):
- Akutphase (1 Stunde)
- Stabilisierungs- und Übergangsphase (wenige Tage)
- Rekonstitutions- bzw. Rehabilitationsphase (Wochen bis Monate)

Phasen des Postaggressionsstoffwechsels:
– Akutphase
– Übergangsphase
– Rehabilitationsphase

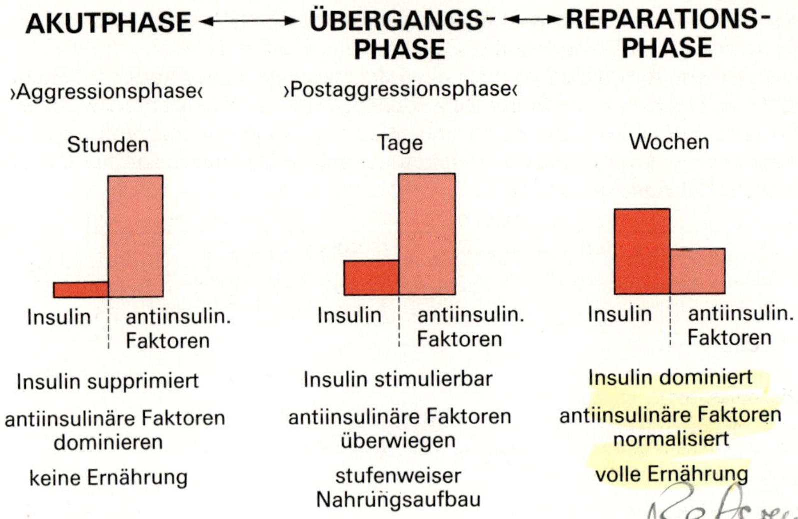

Abb. 8-46: Insulin und antiinsulinare Faktoren in den Phasen des Postaggressionsstoffwechsels (unter Berücksichtigung einer evtl. Ernährungsbehandlung)

Prinzip ⇨

Der **Ablauf des Postaggressionssyndroms** stellt sich durch das Verhältnis von *Insulin* zu seinen *hormonellen Gegenspielern* dar.

1. Akutphase

erste Phase nach einem Aggressionsereignis

gekennzeichnet durch:
- Störungen der Vitalfunktionen
- Entgleisungen des Volumen-, Elektrolyt-, Säuren-Basen-Status

Dauer: Minuten bis Stunden

Hormonkonstellation
- absoluter Insulinmangel
- drastisch erhöhte antiinsulinäre Faktoren

Stoffwechselreaktionen
- max. Energiebereitstellung
- massive Katabolie

Hinweis für die klinische Praxis: Priorität haben
- Vitalfunktionen
- Homöostase

Indikation zur Ernährungstherapie nicht gegeben

4.2.1 Akutphase

Die Akutphase ist dabei definiert als die erste Phase nach einem Aggressionsereignis. Sie ist gekennzeichnet durch *Störungen der Vitalfunktionen* sowie *Entgleisungen des Volumen-, Säuren-Basen- und Elektrolytstatus.* Ihre volle Ausprägung demonstriert sie in der Initialphase unterschiedlichster *Schockformen*, wie z.B. im hämorrhagischen, septischen oder neurogenen Schock.
Je nach Schwere des zugrunde liegenden Ereignisses sowie der Effizienz der therapeutischen Maßnahmen, dauert diese Periode, in der sich das primäre Schicksal des Patienten entscheidet, Minuten bis Stunden.
Die **Hormonkonstellation** ist dadurch charakterisiert, daß die *Insulin*ausschüttung deutlich supprimiert ist, wohingegen *Adrenalin, Noradrenalin, Glukagon, Glukokortikoide, STH, ADH* und *Aldosteron* erhöht sind.
Diese Phase ist weiterhin gekennzeichnet durch den Beginn **kataboler Stoffwechselvorgänge**, indem eine Umschaltung auf eine maximale Energiebereitstellung erfolgt, wobei es zu einer Glykogenolyse, gesteigerter Glukoneogenese, Lipolyse und einer deutlich vermehrten Proteolyse kommt.
Weiterhin findet sich eine **veränderte Glukosekinetik** mit ausgeprägter **Hyperglykämie**, die jedoch nur in den seltensten Fällen bei nichtdiabetischen Patienten ohne Substratzufuhr 14 mmol/l (entsprechend 250 mg%) überschreitet.
Die **Stabilisierung der Vitalfunktionen** sowie die Wiederherstellung der **Homöostase** des Blutes, insbesondere des Wasser-Elektrolyt- und Säuren-Basen-Status steht absolut im Vordergrund. Eine Ernährungstherapie ist zu diesem Zeitpunkt nicht indiziert.

2. Übergangsphase
Stadium der Stabilisierung der Vitalfunktionen und der Homöostase/Beginn reparativer Vorgänge

gekennzeichnet durch:
Überwiegen der katabolen Stoffwechselvorgänge

Übergangs- plus Akutphase sind **kritische Perioden** des Postaggressionsstoffwechsels

4.2.2 Übergangsphase

Die sich daran anschließende Übergangsphase ist definiert als das Stadium der Stabilisierung der Vitalfunktionen und der Homöostase des Blutes sowie des Beginns der reparativen Vorgänge.
Nach wie vor überwiegen katabole Stoffwechselvorgänge. Allerdings sind bereits nach wenigen Stunden wieder anabole Stoffwechselvorgänge möglich.
Die *Übergangsphase* stellt zusammen mit der *Akutphase* die **kritische Periode** des Postaggressionsstoffwechsels dar.
Die Übergangsphase dauert 4–7 Tage.

Die **Hormonkonstellation** ist dadurch gekennzeichnet, daß die antiinsulinären Hormone, insbesondere das Glukagon im Plasma deutlich erhöht sind. Bezogen auf die aktuell vorliegenden **Blutglukosekonzentrationen** bleibt die Insulinausschüttung in der Regel meist inadäquat, d.h. es besteht ein relativer Insulinmangel und eine herabgesetzte periphere Insulinwirksamkeit. Diese Hormonkonstellation unterhält eine mäßige Hyperglykämie bei herabgesetzter Glukoseverwertung in den insulinabhängigen Geweben, insbesondere in der Muskulatur. Nachdem die Glykogenspeicher infolge der initial deutlich gesteigerten Glykogenolyse (wenige Stunden) erschöpft sind, kommt es bei nach wie vor hohem Energiebedarf zu einer verstärkten Glukoneogenese aus Laktat, Glyzerin und glukoplastischen Aminosäuren:

Dauer: Tage (bis Wochen)

Hormonkonstellation:
- relativer Insulinmangel, herabgesetzte Wirksamkeit
- Dominanz der antiinsulinären Faktoren

Stoffwechselreaktionen:
- Veränderte Glukoseregulation
- hauptsächliche Energiegewinnung aus Fettsäuren und Ketonkörpern

Glukoneogenese aus Glukosepräkursoren:

Laktat	50 %
Glukoplastische Aminosäuren	25 %
Glyzerin	25 %

Der Organismus gewinnt in zunehmendem Maße seine Energie hauptsächlich aus der Oxidation von Fettsäuren und Ketonkörpern in den insulinabhängigen Geweben.

In dieser Phase ist ein stufenweiser Aufbau einer Ernährungstherapie indiziert.
Komplikationen wie Blutungen, Infektionen bzw. notwendig werdende Reoperationen können jederzeit zu einer Phasenumkehr und damit auch zu einer Änderung einer situationsgerechten Infusions- und Ernährungstherapie führen.
Eine hohe Kohlenhydratzufuhr, insbesondere die alleinige Applikation von Glukose, kann in dieser Phase zu starken Anstiegen der Blutglukosekonzentrationen führen.

Indikation zum stufenweisen Aufbau einer Ernährungsbehandlung

Hinweis für die klinische Praxis: Komplikationen bewirken Phasenumkehr

4.2.3 Reparationsphase

3. Reparationsphase

Die Reparationsphase ist gekennzeichnet durch den **Wiederaufbau körpereigener Substanz.** Die Patienten sind meist wieder mobilisiert, anabole Stoffwechselvorgänge dominieren, es resultiert eine positive Gewichtsbilanz.
Die Phase kann Wochen bis Monate dauern.

Unter einer entsprechenden Nährstoffzufuhr ist die **Hormonkonstellation** dadurch gekennzeichnet, daß sich Insulin als dominierendes Hormon erweist und die Hormonregulation wieder physiologisch adaptiert ist. Die antiinsulinären Hormone und Insulin sind im Referenzbereich.
Der **Stoffwechsel** ist durch eine meist positive Energiebilanz charakterisiert sowie Neigung zu einer gesteigerten *Lipogenese* und zu einem vermehrten *Proteinaufbau* bei ausgeglichener bis positiver Stickstoffbilanz. Darüber hinaus besteht eine *Normoglykämie.*

Wiederaufbau körpereigener Substanz
gekennzeichnet durch:
- Dominanz anaboler Stoffwechselvorgänge
- meist positive Gewichtsbilanz

Dauer: Wochen bis Monate
Hormonkonstellation:
- Insulin dominierendes Hormon
- antiinsulinäre Faktoren im Referenzbereich

Stoffwechselreaktionen:
- anabole und katabole Vorgänge halten sich die Waage
- meist positive Energie- und Stickstoffbilanz
- Normoglykämie

Charakteristische Stoffwechselveränderungen nach Aggressionsereignissen sind (zusammenfassend):
- herabgesetzte Proteinökonomie
- gesteigerte metabolische Aktivität
- veränderter Glukosestoffwechsel mit Hyperglykämie
- vermehrte Fettsäurenoxidation
- Verlust körpereigener Substanz und Gewichtsabnahme

4.3 Substrate in der Infusions- und Ernährungstherapie

Substrate in der Infusions- und Ernährungstherapie
Energieliefernde Substrate

4.3.1 Energieliefernde Substrate

Wegen ihrer engen Verknüpfung im Stoffwechsel über die gemeinsame *„Endstrecke“*, den *Zitronensäurezyklus*, können **Kohlenhydrate, Fette** und **Proteine** (Aminosäuren) vom Organismus zur Energiebereitstellung herangezogen werden.

Energiequellen sind:
- Kohlenhydrate
- Fette
- Proteine

Kohlenhydrate

Kohlenhydrate und Fette haben enge Wechselbeziehungen.
Kohlenhydrate: akut verfügbare, schnell erschöpfte Energiequelle
Fett: Langzeitenergiereserve
Obligat glukoseabhängige Gewebe:
– Nervensystem, Blutzellen, Nierenmark

4.3.1.1 Kohlenhydrate

Kohlenhydrate sind in der klinischen Ernährungstherapie ein unentbehrlicher Bestandteil. Nervensystem, Blutzellen und Nierenmark können ihren Energiebedarf nur aus Glukose decken. Die Erhaltung der **Glukosehomöostase** ist daher für den Organismus von fundamentaler Bedeutung.

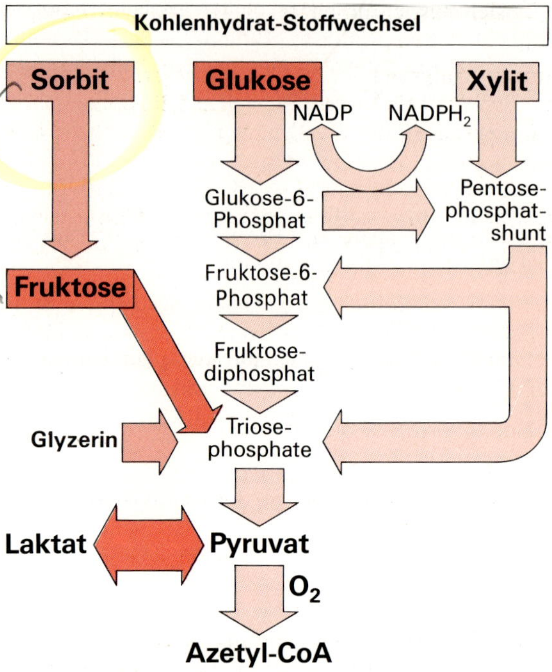

Abb. 8-47: Stoffwechselwege von Sorbit und Xylit im Vergleich zu Glukose. Einmündung in den Glukosestoffwechselweg.

Praxishinweis ⇨

Bei *herabgesetzter Glukosetoleranz* können sog. **Nicht-Glukosekohlenhydrate** wie *Fruktose, Sorbit und Xylit* als Energielieferanten eingesetzt werden (Abb. 8-47). Sie werden in der Leber zu Glukose umgewandelt, erhöhen den Glukoseplasmaspiegel aber weniger stark als Glukose selbst und senken damit den Insulinverbrauch.

a) **Glukose:** wichtigstes energielieferndes Substrat für den Zellstoffwechsel

Glukose: Die *Hauptbedeutung im Kohlenhydratstoffwechsel* des Organismus kommt der Glukose zu. Sie ist
- *ubiquitär verstoffwechselbar*
- das wichtigste *energieliefernde Substrat* für den *Zellstoffwechsel.*

b) **Fruktose (Laevulose):**
- im Obst vorkommend
- Bestandteil des am häufigsten verzehrten Kohlenhydrates (Saccharose bzw. Rohrzucker)

Fruktose (Laevulose), Sorbit: Fruktose ist Bestandteil des am häufigsten verzehrten Kohlenhydrates, nämlich der *Saccharose* (Rohrzucker) und kommt u. a. im Obst vor. Er wird auch zum überwiegenden Teil zum Süßen von Nahrungsstoffen verwendet.
Die Aufnahme von Fruktose in die Leber kann, begünstigt durch die Enzymausstattung dieses Organs, schneller als die Umsetzung von Glukose erfolgen. Die Einschleusung in den Stoffwechsel erfolgt über die Bildung von Fruktose-1-Phosphat und Triose-Phosphate. Eine *Abnahme energiereicher Phosphate* in der Leber droht für den Fall, daß die Infusion von Fruktose zu schnell erfolgt (beschleunigte Phosphorylierung, höherer Umsatz). Gleichzeitig kann es dabei zu einem vermehrten Abbau von Purinen mit konsekutivem *Anstieg der Harnsäurekonzentration* kommen.
Sorbit unterscheidet sich lediglich im ersten Stoffwechselschritt von der Metabolisierung der Fruktose.

Xylit: Xylit ist ein fünfwertiger Alkohol. Ebenso wie Fruktose hat Xylit seine Hauptbedeutung als *energetisches Substrat* insbesondere in *Stoffwechselsituationen* mit *herabgesetzter Glukosetoleranz.*
Diesem Substrat werden ebenso wie der Fruktose bzw. dem Sorbit eine Reihe von **Nebenwirkungen** zugeschrieben, von denen *Oxalose, Laktazidose,* verstärkte *Harnsäureproduktion* und *Abnahme der energetischen Phosphate* in der Leber die wichtigsten sind. Dabei gilt auch für den Xylit, daß bei Einhaltung der empfohlenen Dosierungsrichtlinien (s. S. 416) Nebenwirkungen nicht zu erwarten sind.

c) **Xylit:** 5wertiger Alkohol, der als Intermediärprodukt beim Menschen vorkommt

Verwendung:
- parenterale Ernährung (insbesondere in Kohlenhydratmischlösungen und in hypokalorischen Komplettlösungen)
- in 5%-Form zur Herstellung annähernd isotoner Infusionslösungen

Kohlenhydratmischlösungen: Aufgrund der im Streß *herabgesetzten Glukoseverwertbarkeit* sowie der *Dosisbeschränkungen* für Nicht-Glukosekohlenhydrate, werden bei **längerfristiger parenteraler Ernährungsbehandlung** *Kohlenhydratmischlösungen* angewendet.
Neben den sog. „3-Zuckerlösungen" (Mischung aus Fruktose, Glukose und Xylit meist im Verhältnis 2 : 1 : 1 bzw. 1 : 1 : 1) kommen in zunehmendem Maße auch Mischungen aus Glukose und Xylit zur Anwendung. Letztere haben den Vorteil, daß sie keine Fruktoseintoleranzreaktion auszulösen vermögen.
Der **Vorteil** aller Kohlenhydratmischlösungen besteht in einem *geringeren Anstieg der Blutglukosekonzentrationen* im Vergleich zur alleinigen äquikalorischen Glukosezufuhr.

d) **Kohlenhydratmischlösungen**
Verwendung: längerfristige parenterale Ernährung

- „3-Zuckerlösungen" (Glukose, Fruktose und Xylit)
- „2-Zuckerlösungen" (Glukose und Xylit)

Hinweis für die klinische Praxis:
- Blutzuckeranstieg geringer
- Infusion größerer Mengen

Gegenanzeigen, Dosierungen und Hinweise für Glukose und weitere Kohlenhydrate:

Hinweise für die klinische Praxis

1. Glukose

Gegenanzeige: Hyperglykämie

Hinweise:
- Bei Lösungen mit einer Glukosekonzentration **bis 7,5%:** Postoperativ, -traumatisch und bei anderen Störungen der Glukosetoleranz: Zufuhr nur unter *Kontrolle der Blutglukosekonzentration.*
- Bei Lösungen mit einer Glukosekonzentration **ab 7,5%:** *Kontrollen der Blutglukosekonzentration* erforderlich.

- Bei *Kindern* sollen grundsätzlich nur Lösungen mit Glukose als Kohlenhydrat angewendet werden.

Dosierungen:
Maximale Infusionsgeschwindigkeit (bei normaler Stoffwechsellage): 0,25 g/kg KG/Stunde.
Maximaldosierung bei *Erwachsenen*: Abhängig von der Stoffwechsellage: bis 6 g/kg KG/Tag.

Maximaldosierungen bei *Kindern*:

Frühgeborene	bis 18 g/kg KG/Tag
Neugeborene	bis 15 g/kg KG/Tag
Säuglinge	bis 12 g/kg KG/Tag
Kleinkinder	bis 11 g/kg KG/Tag
Schulkinder	bis 10 g/kg KG/Tag

2. Fruktose (Indikation abnehmend)

Gegenanzeigen: Fruktose-Sorbit-Intoleranz, Methylalkoholvergiftung, Hyperlaktämie

Dosierungen:
Maximale Infusionsgeschwindigkeit: 0,25 g/kg/Stunde
Maximaldosierung: 3,0 g/kg KG/Tag

3. Sorbit
Gegenanzeigen: wie Fruktose (in der Ernährung)

Dosierungen:
Maximale Infusionsgeschwindigkeit: 0,25 g/kg KG/Stunde
Maximaldosierung: 3,0 g/kg KG/Tag

Fructoseintoleranz: Aldolase B-Defekt [illegible] Fr.-1-P-Aldolase-Defekt → Hypoglykämie, Schock [illegible] Aufnahme v. Fr.-haltiger Nahrung. Säuglingsalter: Erbrechen, Fieber, Dystrophie; später: Abneigung gegen Obst u. Süßigkeiten → DD [illegible]

4. Xylit

Hinweise: nicht zur Osmotherapie geeignet.

Dosierungen:
Maximale Infusionsgeschwindigkeit: 0,125 g/kg KG/Tag
Maximaldosierung: 3,0 g/kg KG/Tag

(jeweils Empfehlung der Arzneimittelkommission der Deutschen Ärzteschaft)

5. Kohlenhydratkombinationslösungen

Anwendung: *langfristige* parenterale *Kalorienzufuhr*, parenterale Ernährung besonders im *Postaggressionsstoffwechsel.*
Gegenanzeigen: wie bei Fruktose (sofern fruktosehaltig)

Hinweise: zur kompletten parenteralen Ernährung Kombination mit Aminosäurenlösungen und Elektrolyten.

Dosierungen:
Maximale Infusionsgeschwindigkeit: und -dosierung: wie Einzelkomponenten.

e) **5%ige Kohlenhydratlösungen**
perioperativ heute obsolet

• **5%ige Kohlenhydratlösungen:** Für die unmittelbare perioperative Anwendung 5%iger Glukose-, Fruktose oder Sorbitlösungen gibt es wegen der *Gefahr von Kohlenhydratintoleranzen* aus heutiger Sicht keine zwingenden Indikationen mehr.

f) **Komplettlösungen zur periphervenösen parenteralen Ernährung**

• **Komplettlösungen:** Die gleiche Argumentation gilt im Prinzip für Infusionslösungen zur hypokalorischen parenteralen Ernährungstherapie, die neben den Aminosäuren in der Regel einen 5- bis 6%igen Kohlenhydratanteil aufweisen. Neben dem galenischen Vorteil der Vermeidung einer Maillard-Reaktion bei der Hitzesterilisation kann auch hier Xylit ohne die Gefahr der Dosisüberschreitung, als alleinige Kohlenhydratkomponente eingesetzt werden.

g) **Kohlenhydratlösungen zur längerfristigen Ernährungstherapie**
Vorteil:
– Blutzuckerschwankungen gering
– Insulineinsatz reduziert

• **Kohlenhydratlösungen zur längerfristigen Therapie instabiler Stoffwechselzustände:** Bei Patienten, die einer längerfristigen zentralvenösen parenteralen Enährungstherapie bedürfen, können durch die *Applikation von Mischlösungen* – können starke Schwankungen der Plasmaglukosekonzentration vermieden werden. Der Einsatz von Insulin kann deutlich reduziert werden.

h) **hochkonzentrierte Nichtglukosekohlenhydratlösungen: obsolet**

• **hochkonzentrierte Nicht-Glukosekohlenhydratlösungen:** Die alleinige hochdosierte Anwendung von Monokohlenhydratlösungen aus der Stoffgruppe der Nicht-Glukosekohlenhydrate ist wegen der Gefahr der Dosisüberschreitung und den damit verbundenen Nebenwirkungen und Komplikationen nicht zu empfehlen.

Fett

4.3.1.2 Fett

bevorzugtes energielieferndes Substrat im Hunger- und Postaggressionsstoffwechsel

Unter „normalen" Ernährungsbedingungen dient Glukose als hauptsächliches Substrat für die oxidative Energiebereitstellung in Form von ATP. In Hungerzuständen sowie im Postaggressionsstoffwechsel werden jedoch vermehrt andere Substrate, z. B. Proteine und insbesondere Fett zur Energiebereitstellung mobilisiert.

Fettemulsionen: gutes energetisches Substrat auch bei Patienten im Postaggressionsstoffwechsel
Indikationen und Vorteile von Neutralfetten

Moderne Fettemulsionen haben sich bei schwerkranken Patienten im Postaggressionssystem hervorragend bewährt.

Indikationen von Neutralfetten:

Absolute Indikation: Mangel an essentiellen Fettsäuren

Relative Indikation: Energiezufuhr
Vorteile: Verringerung der Kohlenhydrat- und osmotischen Belastung, periphervenöse parenterale Applikation möglich

Voraussetzungen:
• Bestimmung der *Triglyzeride* (Ausschluß einer Hyperlipidämie) ca. 2–3 h *nach* Infusionsbeginn *Grenzwert* 2–3 mmol/l. Zur *Routineüberwachung* reicht täglich eine Kontrolle, Sichtprobe unzureichend.

- Bestimmung der *Blutglukosekonzentration* vor und 2–3 h nach Infusionsbeginn zur Erfassung aus der Fettzufuhr resultierender Hyperglykämien.
  Grenzwert: 7–8 mmol/l.

Abgesehen vom energetischen Aspekt kommt Fett gerade in diesen Zuständen eine wesentliche Rolle als **Strukturbaustein** im Aufbau biologischer Membranen zu sowie in der Bereitstellung sog. **Präkursoren**, von denen die Eicosanoide heute einen besonderen Stellenwert einnehmen.

Bedeutung:
- Substrat mit hoher kalorischer Dichte
- Strukturbaustein
- Präkursor wichtiger Stoffwechselprodukte

Kontraindikationen, Hinweise und Dosierungsrichtlinien von Neutralfetten:

Praxishinweis ⇐

Gegenanzeigen (für Fett als Kalorienträger):
- Störungen des Fettstoffwechsels, Hyperglykämie
- Schock
- Postaggressionssyndrom
- Gerinnungsstörungen (nur in Ausnahmefällen)

Hinweise: Kombination mit Alkohol nicht angezeigt

Dosierung: Maximale *Infusionsgeschwindigkeit*: 0,15 g/kg KG/h
Maximaldosierung bei *Erwachsenen*: bis 2 g/kg KG/Tag (≙ 500 kcal/24 h bei einem 70 kg schweren Patienten).

Maximaldosierung bei *Kindern*:

Säuglinge	3–4 g/kg KG/Tag
Kleinkinder	2–3 g/kg KG/Tag
Schulkinder	1–2 g/kg KG/Tag

Weiterhin kommt den mehrfach ungesättigten Fettsäuren, insbesondere der **Linolsäure**, der Charakter eines essentiellen Nahrungsbestandteiles zu, da der Organismus nicht in der Lage ist, diese Substanz selbst zu synthetisieren, so daß es bei fehlender exogener Zufuhr zu deutlichen klinischen Mangelerscheinungen kommen kann.

Linolsäure: essentielles Nährsubstrat

4.3.2 Aminosäuren (AS)

Aminosäuren (AS)

komplexes System sich in ihrem Stoffwechsel gegenseitig beeinflussender Substanzen

AS stellen in ihrer Gesamtheit ein *komplexes System, sich in ihrem Stoffwechsel gegenseitig beeinflussender Substanzen*, dar. Der menschliche Organismus ist in der Lage, die Aminosäurenkonzentration und -zusammensetzung im Blut innerhalb enger Grenzen zu halten. Dabei spielt die Leber für die Aufrechterhaltung dieser Plasma-AS-homöostase eine wesentliche Rolle.
Zur Beurteilung des Verhaltens der freien Aminosäuren im Plasma erscheint es erforderlich, neben den **Absolutkonzentrationen** auch die **Relationen der einzelnen AS untereinander** zu beachten.

AS-Homöostase hängt ab von den
- **Absolutkonzentrationen** und den
- **Relationen** der einzelnen AS

Betroffen sind ⇐

Die durch Streß ausgelösten Veränderungen in der AS-Homöostase betreffen vor allen Dingen die *verzweigtkettigen AS* **Valin, Leuzin** und **Isoleuzin**, die *schwefelhaltigen AS* **Methionin** und **Zystein**, die *aromatische AS* **Phenylalanin** sowie die *glukoplastischen AS* **Alanin** und **Glutamin**. Ebenfalls starken Veränderungen unterworfen ist **Lysin**.

Die klassische Einteilung der AS (Tab. 8-16) in essentielle und nicht essentielle ist nach heutigen Erkenntnissen nicht mehr in vollem Umfange aufrechtzuerhalten. Es hat sich gezeigt, daß sich in Abhängigkeit vom Stoffwechselzustand, dem Alter des Patienten sowie der Dauer der Nahrungskarenz, auch im ursprünglichen Sinne als nicht essentiell angesehene AS, einen unentbehrlichen Charakter im Rahmen der Zufuhr bekommen können.

- **essentielle** und
- **nicht essentielle AS**

Blut oder **Blutbestandteile** sind für eine parenterale Ernährungstherapie ungeeignet, da die in diesen Flüssigkeiten enthaltenen Proteine erst zu AS umgebaut werden müssen. Dies führt zu einer zusätzlichen energetischen Bela-

Tab. 8-16: Klassische Einteilung der essentiellen und nichtessentiellen Aminosäuren

Essentielle Aminosäuren	Nichtessentielle Aminosäuren
Isoleucin	Alanin
Leucin	Asparaginsäure
Lysin	Cystein
Methionin	Glutaminsäure
Phenylalanin	Aminoessigsäure
Threonin	Glycin
Tryptophan	Hydroxyprolin
Valin	Prolin[1])
Histidin (Säuglinge, Uramiker)	Serin
Arginin (im Rahmen der parenteralen Ernährung)	Tyrosin

[1]) sind im Rahmen einer parenteralen Ernährung als „nichtentbehrliche" Aminosäuren anzusehen

stung sowie einem erhöhten Harnstoffanfall bei einer verzögerten Verfügbarkeit.

Schlußfolgerungen für den klinischen Einsatz

Schlußfolgerungen für die AS-Therapie:

Praxishinweis

AS-Lösungen, die der parenteralen Ernährung dienen, sollten alle *20 sog. „Proteinaminosäuren"* enthalten.

- ungeeignet sind Lösungen mit >25 % verzweigtkettigen AS
- stark imbalante AS-Muster sind speziellen Krankheiten vorbehalten
- **Dosierung:** 1 g/kg (= Basissubstitution) bis max. 2 g/kg/d
- AS mit Energieträgern (bis 200 Kcal/g) zuführen

Die auf dem Markt befindlichen AS-Gemische, unterscheiden sich nicht wesentlich voneinander (Abweichungen untereinander ca. ±15 %). Lösungen mit einem unphysiologisch *hohen Anteil an verzweigtkettigen Aminosäuren* (über 25 %) sind für eine routinemäßige parenterale Ernährung ungeeignet. Sie sollten z. B. der portosystemischen Enzephalopathie (Leberversagen) vorbehalten bleiben.
Dosierung: 1 g/kg sichert die Grundsubstitution. Intensivpatienten haben einen höheren Bedarf, wobei die *Obergrenze* im Postaggressionsstoffwechsel bei 2 g/kg liegt.

Weiter ist zu beachten, daß ausreichend Energieträger zugeführt werden müssen, um eine optimale Verwertung der Aminosäuren zu gewährleisten. Eine Relation von energetischen Substanzen und AS zwischen 120 und 200 Kcal/g zugeführtem Stickstoff scheint optimal zu sein.

Indikation, Kontraindikation, Hinweise und Dosierungsrichtlinien von AS

Praxishinweis

Anwendungsgebiete: Zufuhr von Proteinbausteinen

Gegenanzeigen:
- Aminosäurenstoffwechselstörungen
- metabolische Azidosen
- fortgeschrittene Leberinsuffizienz (ausgenommen Speziallösungen)

Hinweise: Mögliche *Unverträglichkeitsreaktionen* und *renale Verluste* mit konsekutiven Aminosäurenimbalanzen bei zu schneller Infusionsgeschwindigkeit.

Dosierung Erwachsene: 0,8–2,0 g/kg KG/Tag (gilt nicht bei Patienten mit Nieren- und Leberinsuffizienz)

4.3.3 Vitamine

Vitamine

Organische Wirkstoffe, deren Zufuhr für Wachstum, Erhaltung und Fortpflanzung des Organismus unentbehrlich sind

Vitamine sind unentbehrliche organische Wirkstoffe für Wachstum, Erhaltung und Fortpflanzung des Organismus, die vom Körper nicht oder nicht in ausreichender Menge synthetisiert werden können und deshalb von außen zugeführt werden müssen.

Tab. 8-17: Gegenüberstellung der täglichen Vitaminzufuhr für Erwachsene aus RDA und Literatur

Vitamin Zufuhr		RDA oral	Literaturübersicht i. v.
Retinol°	µg	1 000	750–1 260
Cholecalciferol Ergocalcif.	µg	10	5–10,5
Tocopherol	mg	10	2–50
Phyllochinon	µg	70–140	700–2 000
Thiamin	mg	1–1,5	3–21
Riboflavin	mg	1,1–1,8	3,6–7,5
Pyridoxin	mg	1,6–2,2	3,0–6,3
Cobalamin	µg	3	5,0–15
Ascorbins.	mg	45–60	100–500
Biotin	µg	(100–200)	60*
Folsäure	µg	400	400–900
Pantothens.	mg	(5–10)	10–29
Niacin	mg	10–12	40–150

( ) keine spezif. Empfehlung — ° Retinoäquivalent — Angabe für Tocopherol
⁺ Angabe von NICHOALDS — * Angabe von SHILS — als D-Alpha-Tocoph.

wasserlösliche Vitamine
- täglich zuführen
- **Vit. B_{12}:** 1 mg/Monat
- **Folsäure:** 5 mg/Woche

Wasserlösliche Vitamine sollten mit Ausnahme von Vitamin B_{12} und Folsäure täglich mit einer separaten Trägerlösung über 2–3 Stunden verabreicht werden, um die renalen Verluste möglichst gering zu halten. Eine längere Infusionsdauer ist wegen der Lichtempfindlichkeit und der dadurch bedingten Zerstörung besonders von Riboflavin (je nach Lichtintensität 40–50 % nach 1 bis zu 8 Stunden), aber auch von Pyridoxin zu vermeiden. Es wird empfohlen, einen zuverlässigen Lichtschutz – Infusionsflasche und Schlauch – vorzunehmen, der Licht mit Wellenlängen, die kürzer als 500 nm sind, absorbiert.
Cobalamin und *Folsäure* sollten aus galenischen Gründen nicht in Vitaminkombinationspräparaten enthalten sein und wie folgt verabreicht werden:
Folsäure 5 mg i.m. einmal wöchentlich
Cobalamin 1 mg i.m. einmal monatlich
Für die Applikation der **fettlöslichen Vitamine** empfiehlt sich der tägliche Zusatz zu Fettemulsionen in der von Lowry und Nichoalds empfohlenen Dosierung. Dabei muß Retinol zur Vermeidung der Adsorption an die Infusionsleitung als Palmitatester vorliegen (Tab. 8-17).

Fettlösliche Vitamine
- Dosierung (Tab. 8-17)

4.3.4 Spurenelemente

Spurenelemente

Essentielle Nahrungsbestandteile:
- Eisen
- Zink
- Kupfer
- Kobalt
- Molybdän
- Selen
- Jod

Spurenelemente zählen ebenso wie Vitamine zu den unentbehrlichen Nahrungsbestandteilen: Eisen, Zink, Kupfer, Kobalt, Molybdän, Selen und Jod gelten als essentiell für den Menschen.
Bei längerfristiger, unzureichender Zufuhr können Mangelerscheinungen, wie z. B. Diarrhoen, Dermatitis, Verwirrtheit, Apathiezustände (z. B. Zinkmangel) oder Anämie, Krämpfe oder verzögertes Knochenwachstum (z. B. Kupfermangel) hervorgerufen werden.

Andererseits können Spurenelemente, da sie sehr reaktionsfähig sind, bei einer den Bedarf deutlich übersteigenden Zufuhr sowohl akut, als auch chronisch zu Intoxikationen führen.

Praxishinweis ⇦

> Eine Bilanzierung von Spurenelementen bei parenteral ernährten Patienten ist insgesamt unsicher und mit einem nichtvertretbaren Aufwand verbunden. Einigkeit besteht lediglich in der Notwendigkeit einer **Zinkzufuhr** von 50–75 (Basisbedarf) bzw. 150–250 µmol/d (erhöhter Bedarf).

Praxis der Infusions- und Ernährungsbehandlung

Algoritmus der Infusions- und Ernährungstherapie
- Indikationsstellung
- Voraussetzungen
- Stoffwechselsituation
- Abschätzung der Belastungen
- des Ernährungszustandes

Danach:
Konzipierung der Infusions- und Ernährungstherapie
- Abschätzung des Substratbedarfs
- Festlegung von
  · Flüssigkeitsmenge, Elektrolytgehalt
  · Art und Zusammensetzung der Nährstoffe
  · Dosierung
  · Auswahl des Zugangsweges

4.4 Praktische Infusions- und Ernährungsbehandlung

Der Weg von der generellen Entscheidung für eine Infusions- und Ernährungsbehandlung bishin zu definitiven Therapiekonzepten und Dosierungen vollzieht sich in mehreren Schritten.
Dieser **Algoritmus** hat zunächst zu berücksichtigen:
- Indikationsstellung
- Überprüfung der allgemeinen Voraussetzungen, insbesondere für die Ernährungsbehandlung
- Beurteilung der Stoffwechselsituation,
- Abschätzung der krankheits-, operations- oder verletzungsbedingten Belastungen,
- Beurteilung des aktuellen Ernährungszustandes.

Aus den genannten Punkten ergibt sich ein:
- Abschätzen des Umsatzes bzw. des Bedarfs an Substraten
- Beurteilung der individuellen Infusions- bzw. Ernährungstherapie.

Dazu gehört das
- der Flüssigkeitsmenge und Elektrolytgehalt
- Art und Zusammensetzung der Nährstoffe und Dosierung
- Auswahl des Zugangsweges.

Letztendlich entscheiden die Organfunktionen, ob eine weitgehend standardisierte Form der Infusions- und Ernährungstherapie möglich ist, oder ob aufgrund von Funktionseinschränkungen des Organismus oder metabolischer Besonderheiten ein individuell zusammengestelltes, auf die Situation des Einzelpatienten abgestimmtes Infusions- und Ernährungskonzept erforderlich ist.

Indikationen zur künstlichen Ernährung

4.4.1 Indikationen zur künstlichen Ernährung

Eine unzureichende oder unterbrochene Nährstoffzufuhr führt zwangsweise zu *Gewichts- und Funktionsverlust* des Organismus, der umso schneller vonstatten geht, je schwerer die Erkrankung, das Trauma oder der operative Eingriff ist.

Praxishinweis ⇨

> Eine **generelle Indikation** für eine Ernährungstherapie ist immer dann gegeben, wenn ein Patient in Abhängigkeit von seinem Ernährungsstatus bzw. vom Umfang des Aggressionsereignisses längere Zeit **nicht essen kann, darf, will**.

Voraussetzungen für eine künstliche Ernährung
- stabile Vitalfunktionen
- physiologische Verhältnisse im Wasser-, Elektrolyt- und Säuren-Basen-Status

4.4.2 Voraussetzungen für eine künstliche Ernährung

Die generelle Voraussetzung für eine künstliche Ernährungstherapie sind *stabile Vitalfunktionen* sowie ein *physiologischer Flüssigkeits- und Elektrolytstatus.*

Praxishinweis ⇨

> Die Ernährungsbehandlung muß reduziert oder unterbrochen werden, wenn Störungen der Vitalfunktionen auftreten.

Analyse der Stoffwechselsituation

4.4.3 Analyse der Stoffwechselsituation

Nach Überprüfung der generellen Voraussetzungen, werden die Stoffwechselsituation sowie die, für den Stoffwechsel wesentlichen, Organfunktionen analysiert.

Beurteilung des aktuellen Ernährungszustandes

4.4.4 Beurteilung des aktuellen Ernährungszustandes

Die Erfassung des Ernährungsstatus läßt sich in der klinischen Routine mit relativ einfachen Hilfsmitteln durchführen (Abb. 8-48).
Je nach subjektiver Bewertung der anamnestischen Angaben zur Ernährungssituation des Patienten, können 0 bis 5 Risikopunkte vergeben werden.

A

Erhebungsbogen zur Beurteilung des ernährungsbedingten Operationsrisikos

Diagnose:	Name:	
Eingriff:	Geschlecht:	m w
	Größe:	cm
	Gewicht:	kg

	Punkte	
I. Alter		
bis 60 Jahre	0	
über 60 Jahre	1	☐
II. Gewicht (kg)		
Ist-Gewicht: normal		
bis +10%	0	
bis −10%	1	
unter −10%	2	
unter −20%	3	
+10 bis +20%	1	
über +20%	2	☐
III. Änderungen des KG im letzten Vierteljahr		
<5%	0	
− 5 bis −10%	1	
−11 bis −15%	2	
unter −15%	3	
über +10%	1	☐
IV. Anamnestische Faktoren		
______________	0	
______________	1	
______________	2	
______________	3	
______________	4	
______________	5	☐
V. Eiweißstatus (Albumingehalt)		
(g · l⁻¹ über 35	0	
unter 35	1	
unter 30	2	☐
Summe (I−V)		☐

B

Erhebungsbogen zur Beurteilung des ernährungsbedingten Operationsrisikos

	Punkte	
VI. Operative Belastung		
a) voraussichtl. N − Verluste in g		
< −10	0	
10−15	1	
15−20	2	
über 20	3	☐
b) voraussichtl. postop. Nahrungskarenz		
1−2 Tage	0	
3−7 Tage	1	
> 7 Tage	2	☐
Summe (VIa+VIb)		☐

Gesamtsumme (A+B)

Abb. 8-48: Erhebungsbogen zur Beurteilung des ernährungsbedingten Operationsrisikos. A: Allgemeine Daten, B: Operationsbedingte Daten

Ergänzt werden diese Daten durch den einzigen, für den Ernährungsstatus allgemein als wesentlich anerkannten biochemischen Parameter, nämlich die **Plasmaalbuminkonzentration**.

Die Summe der in Abschnitt A ermittelten Risikopunkte gibt Auskunft über den aktuellen Ernährungszustand.

0–2 Punkte: Guter bis befriedigender Ernährungszustand.
3–5 Punkte: Reduzierter Ernährungszustand bzw. deutliche Fehlernährung.
über 5 Punkte: Stark reduzierter Ernährungszustand.

- Alter des Patienten
- aktuelles Körpergewicht
- Verlauf des Körpergewichtes
- anamnestische Daten
  - Veränderung der Nahrungsaufnahme
  - Störungen in der Funktion des Magen-Darm-Traktes
  - Stoffwechselerkrankungen
- Plasmaalbuminkonzentration

Checkliste für ein standardisiertes Infusions- und Ernährungskonzept (Tab. 8-18)

Tab. 8-18: Checkliste für eine parenterale Ernährungstherapie

Ernährungszustand	Punkte
Gut	0
Reduziert	2
Stark reduziert	3
Katabolie	
Leicht	0
Mittel	1
Schwer	2
Voraussichtliche Nahrungskarenz	
1–2 Tage	0
3–7 Tage	1
> 7 Tage	5
Gesamtsumme	

Gesamtsumme Konzept (Punkte)	
0–1	Flüssigkeit und Elektrolyte
1–2	Grundstufe periphervenöse Komplettlösung
2–3	Grundstufe periphervenöse Komplettlösung oder Aufbaustufe periphervenöse Komplettlösung*
3–4	Grundstufe zentralvenöse Komplettlösung oder Aufbaustufe zentralvenöse Komplettlösung[1]
> 5	Individuelle, zentralvenöse Ernährung – Therapie mit Einzelkomponenten

[1]) bei eingeschränkten oder fehlenden Fettreserven

In Abschnitt B des Erhebungsbogens ergeben sich zusätzliche Hinweise für die Ernährungstherapie. Risikopunktzahlen in diesem Abschnitt ≥ 3 können bereits frühzeitige Hinweise für die Notwendigkeit einer postoperativen zentralvenösen Ernährungstherapie geben, so daß ggf. prä- oder intraoperativ in Narkose für den Patienten schonend ein **Kavakatheter** appliziert werden kann.

Entsprechend der aus der Tab. 8-18 dargestellten **Checkliste** ergebenden Gesamtsumme kann die Auswahl des Infusions- und Ernährungskonzeptes erfolgen.

Standardisierte Infusions- und Ernährungstherapie
Algorithmus

4.5 Standardisierte Infusions- und Ernährungstherapie

4.5.1 Algorithmus

Wie jede andere therapeutische Maßnahme, muß auch eine klinische Ernährungsbehandlung dem **Prinzip der Verhältnismäßigkeit** der eingesetzten Mittel folgen.

Praxishinweis ⟹

> Eine *parenterale Applikation ist nur dann indiziert,* wenn der gleiche Erfolg nicht auch durch eine **enterale Substratzufuhr** zu erreichen ist

Substratapplikation:
- **enteral**
  - oral, gastral, duodenal/jenunal
- **parenteral**
  - periphervenös, zentralvenös

Entscheidungskriterien sind:
- Ernährungsstatus
- Umfang von Substanz-, Energieverlusten
- Dauer der Nahrungskarenz

Substrate können prinzipiell zugeführt werden:
- **enteral** *(oral, gastral, duodenal/jejunal).*
- **parenteral** *(periphervenös, zentralvenös).*

Entscheidungsgrundlage für Art und Umfang eines standardisierten Ernährungskonzeptes stellen dar:
- Ernährungsstatus
- Grad der zu erwartenden Substanz- und Energieverluste
- voraussichtliche Dauer der Nahrungskarenz

4.5.2 Enterale Ernährung

Enterale Ernährung

Die geringsten Komplikationsraten weisen die Formen der enteralen Ernährungstherapie auf, da sie über den „natürlichen" Zugangsweg, d. h. über den Magen-Darm-Trakt appliziert werden und somit den Vorteil besitzen, daß der Darm in seiner Funktion als Selektions- und Steuerorgan erhalten bleibt.

Praxishinweis

> Wenn immer möglich sollte eine Ernährungstherapie über den Gastrointestinaltrakt erfolgen.

4.5.2.1 Enterale Diäten

Enterale Diäten
- Formuladiäten
- Chemisch definierte Diäten (Elementardiäten)

Entscheidend für den zunehmenden Einsatz von enteralen Diäten war neben der Entwicklung filiformer, weichmacherfreier Sonden, die Entwicklung industriell standardisierter und bilanzierter Diäten. Dabei unterscheidet man heute zwei Grundformen (Tab. 8-19):
- Formuladiäten
- Elementardiäten

Tab. 8-19: Enterale Diäten

Diäten	
1. Nährstoffdefinierte Diät **(Formuladiät)**	*2. Chemisch definierte Diät* **(Elementardiät)**
a) Definierte, bilanzierte und standardisierte Nährstoffe in hochmolekularer Form	Definierte, bilanzierte und standardisierte Bausteine von Nährstoffen in mono- oder niedermolekularer Form.
Voraussetzungen: Der Patient darf, kann und will oral oder gastral ernährt werden. Die uneingeschränkte Digestions- und Absorptionsleistung ist vorhanden	*Voraussetzungen:* Der Patient darf, kann und will gastral oder enteral ernährt werden, die Digestionsleistung ist eingeschränkt oder aufgehoben, die Absorptionsleistung eingeschränkt.

Formuladiäten

1. Formuladiäten
- nährstoffdefiniert
- standardisiert
- bilanziert
- hochmolekular

Dabei handelt es sich um *nährstoffdefinierte, standardisierte, bilanzierte, hochmolekulare* Diäten in flüssiger oder pulverisierter Form, die die Grundnährstoffe in optimaler Relation zueinander sowie alle essentiellen Substanzen in ausreichendem Maße enthalten.

Diäten einfacher Zusammensetzung
- Osmolalität <450 mosmol/kg

- **Einfache Zusammensetzung:** Diese Form der Diät ist dann indiziert, wenn lediglich Probleme der Zufuhr aufgrund von Verletzungen, Operationen oder Erkrankungen bestehen, jedoch keine Störung der Funktion des Magen-Darm-Traktes vorliegt.

Durch die Verwendung von Fetten und Oligosacchariden kann die Osmolalität dieser Diäten in nahezu physiologischen Bereichen gehalten werden (bis 450 mosmol/kg). Diäten, deren Osmolalität höher als 450 mosmol/kg liegt, sollten nicht verwandt werden, da Diarrhoen unvermeidbar sind.

Diäten spezifischer Zusammensetzung
- **Fett:** teilweise als mittelkettige Triglyzeride
- **Kohlenhydrate:** überwiegend aus Oligosacchariden

- **Diäten spezifischer Zusammensetzung (Formuladiäten):** Hier wird z. B. ein Teil des **Fettes** als *mittelkettige Triglyzeride* angeboten.

Vorteile:
- rasche Lipolyse und von Gallensalzen unabhängige schnellere Absorption
- Absorption ungespaltener mittelkettiger Triglyzeride bei fehlender Pankreaslipase durch Hydrolyse mittels mikrosomaler Lipase
- Abtransport ohne Lymphbeteiligung aus der Darmmukosa ohne Resynthese und ohne Bildung von Chylomikronen über die Pfortader zur Leber
- **Kohlenhydratanteil** überwiegend aus Oligosacchariden (*laktose-* und *glutenfrei*).

Voraussetzungen

⇨

Formuladiäten mit spezieller Zusammensetzung kommen zum Einsatz, wenn eine eingeschränkte, jedoch noch ausreichende **Motilität, Digestions- und Absorptionsleistung** vorhanden sind.

2. Elementardiäten
- chemisch definiert
- bilanziert
- nieder- bzw. monomolekular
- ballaststofffrei

Vorteil: verdauungsfermentunabhängige Absorption der Nahrungsbestandteile

Chemisch definierte Diäten („Elementardiäten")

Chemisch definierte, bilanzierte Diäten sind nieder- bzw. monomolekular und bestehen überwiegend aus reinen Aminosäuren und/oder definierten Oligopeptiden, monomolekularen Kohlenhydraten, essentiellen Fettsäuren, Vitaminen und Mineralstoffen.

Die Diäten sind so konzipiert, daß die Absorption der Nahrungsbestandteile unabhängig von Verdauungsfermenten erfolgen kann und die einzelnen Bausteine fast ohne Rückstände bereits in den oberen Dünndarmabschnitten absorbiert sind. Diese Diäten sind ballaststofffrei.

Neben den klassischen Transportsystemen für die *Absorption von Aminosäuren* existieren im Darm weitere Mechanismen zur Absorption von *Di- bis Tetrapeptiden*, die die Absorptionskapazität – unabhängig von der Absorption reiner Aminosäuren – erhöhen.

Bei dieser Form der Diät lassen sich ebenfalls zwei Untergruppen unterscheiden:

a) **Monomolekulare Form**
– AS, monomolekulare **KH**
Nachteil:
- Eiweißanteil niedrig
- hohe Osmolalität
- schlechter Geschmack (Anteil freier Aminosäuren)

- **monomolekulare Form**

Die monomolekulare Form besteht ausschließlich aus Aminosäuren und monomolekularen Kohlenhydraten. **Nachteilig** wirkten sich vor allen Dingen der relativ *niedrige Eiweißanteil* sowie die durch die reinen Aminosäuren und die Monokohlenhydrate bedingte *hohe Osmolalität* aus.

Diese Diäten haben durch die freien Aminosäuren einen **schlechten Geschmack**, der bei oraler Anwendung wenig akzeptabel ist und nur schwer durch Geschmackskorrigenzien zu beeinflussen ist. Darüber hinaus sind diese Diäten praktisch **fettfrei.**

b) **Niedermolekulare Form „Oligoform":**
–**KH:** überwiegend Oligoformen
–**EW:** überwiegend Oligopeptide
–**Fett:** überwiegend Triglyzeride
Vorteile: u.a. hoher Eiweißanteil, gute Absorption

- **niedermolekulare Form**

Diese Diäten enthalten Kohlenhydrate fast ausschließlich als Oligoformen. Der Eiweißanteil besteht überwiegend aus Oligopeptiden sowie einem niedrigen Gehalt an freien Aminosäuren. Zudem enthalten sie einen überwiegend aus mittelkettigen Triglyzeriden bestehenden Fettanteil.

Die **Vorteile** dieser Form der chemisch definierten Diät bestehen in dem ausreichend *hohen Eiweißanteil*, in einer *guten Absorption*, einer *akzeptablen Osmolalität* und *verbesserten Geschmacksempfindungen.*

Möglichkeiten der enteralen Zufuhr

4.5.2.2 Möglichkeiten der enteralen Nährstoffzufuhr

1. Orale Applikation
einfachste, unkomplizierteste Form

Voraussetzungen:
- Patient wach und kooperativ
- gastrointestinale Motilität erhalten
- koordinierter Schluckakt gewährleistet
- ausreichende Digestion, Absorption

- **Orale Applikation**

Die einfachste und unkomplizierteste Form einer enteralen Ernährungstherapie ist die orale Applikation.

Vorbedingungen:
- der Patient muß wach und kooperativ sein
- die Motilität des Gastrointestinaltraktes muß erhalten sein
- der koordinierte Ablauf des Schluckaktes muß gewährleistet sein
- ausreichende Digestion und Absorption.

2. Gastrale Sondenernährung
an das Plazieren einer gastralen Verweilsonde gebunden

- **Gastrale Sondenernährung**

Diese Form der Ernährungstherapie ist an eine **gastrale Verweilsonde** gebunden, welche auch bei intubierten, nicht kooperativen Intensivpatienten meist problemlos zu plazieren ist.

Indikationen

⇨

Sie ist immer dann **indiziert**, wenn *Einschränkungen der Kau- und Schluckbewegungen* vorliegen (z. B. Operation im Mund-Kiefer- und Larynxbereich, Lähmungen der Kaumuskulatur, Innervationsstörungen des Kehlkopfes usw.).

Technische Erfordernisse:
- weichmacherfreie Sonde
- Lagekontrolle

Vor Beginn der Applikation der Sondennahrung muß eine **Lagekontrolle**, entweder durch *Aspiration von Magensekret* oder durch *Auskultation* (Einbla-

sen von Luft in die Magensonde bei gleichzeitiger Auskultation über dem Epigastrium) durchgeführt werden.
Unter der **Voraussetzung**, daß die Diäten zur gastralen Applikation in der Regel nichtaufgeschlossene, hochmolekulare Nährstoffe enthalten, muß sowohl eine voll erhaltene *Motilität* sowie eine weitgehend erhaltene *Digestions-* und *Absorptionsleistung* des Gastrointestinaltraktes vorhanden sein.
Eine scharfe Abgrenzung der Indikation für eine gastrale bzw. duodenal/jejunale Sondenernährung ist nicht möglich.

Voraussetzungen:
- gastrointestinale Motilität, Digestion und Absorption ausreichend

Technik: Bei der gastralen **Applikation** hat sich die *Bolusgabe von Formuladiäten* der einfachen oder speziellen Zusammensetzung bewährt.
Werden Einzelportionen von etwa 50 ml in kurzen Abständen bis zu einer Gesamtmenge von etwa 200 ml rasch in den Magen eingespritzt, können normale peristaltische Wellen sowie eine regelrechte Magenentleerung auftreten.

Applikation:
- Einzelportionen
- als Bolus von 50–200 ml

• **Duodenale/jejunale Sondenernährung**

3. Duodenale/jejunale Sondenernährung

Indikationen sind:
- Anwendungsgebiete für eine gastrale Sondenernährung
- chronisch entzündliche Darmerkrankungen
- Strahlen- oder Zytostatikatherapie
- Malabsorptionssyndrome (z. B. Sprue)
- intestinale Fisteln oder Kurzdarmsyndrom

Indikationen

Da die intestinal applizierten Diäten in der Regel aus niedermolekularen, aufgeschlossenen Nährstoffen bestehen, sind **Voraussetzungen** für diese Form der Ernährungstherapie eine erhaltene *Motilität* des Dünndarmes sowie eine ausreichende *Absorptionskapazität* für die bereitgestellten Nährstoffe.
Da bereits wenige Stunden postoperativ keine Motilitätsstörungen des Dünndarmes mehr vorliegen und auch die Absorptionsleistung, wenn überhaupt, nur sehr kurzfristig eingeschränkt ist, könnte bei einem beträchtlichen Teil operativ versorgter Patienten eine notwendige Ernährungstherapie über eine Dünndarmsonde erfolgen.

Voraussetzungen:
- Dünndarmmotilität erhalten
- Absorption ausreichend

Plazierung der Sonde oftmals schwierig! Korrekte Lage der Sondenspitze: ca. 10 cm hinter dem Treitzschen Band

Technik: Die duodenal/jejunale Nährstoffapplikation muß über *filiforme Sonden kontinuierlich mit speziellen Pumpen* durchgeführt werden. Die dabei pro Stunde zugeführte Menge sollte 100–120 ml nicht übersteigen, um eine gleichmäßige osmotische Belastung des Dünndarmes und eine optimale Absorption zu gewährleisten.

Applikation:
- kontinuierlich
- 100–120 ml/h

4.5.2.3 Stufenweiser Aufbau der enteralen Ernährungstherapie

Stufenweiser Aufbau der enteralen Ernährungstherapie

Die Verträglichkeit enteraler Diäten hängt wesentlich vom Aufbau der Ernährungstherapie ab. Er muß grundsätzlich stufenweise, ggf. über 3–4 Tage, erfolgen.
Begonnen wird bei **gastraler Zufuhr** mit ca. 500 ml einer Formuladiät, die in *5 Einzelportionen zu ca. 100 ml als Bolus* appliziert werden. Dabei sollte eine Nachtpause eingehalten werden.
Wird die Diät gut vertragen, also kein erhöhter Reflux über die Magensonde, kann in den nächsten Tagen um jeweils 500 ml/Tag gesteigert werden bis zu einer täglichen Gesamtzufuhr von ca. 2 000 bis 2 500 ml entsprechend einer Applikation von 2 000 bis 2 500 Kalorien und einer Gesamteiweißzufuhr von 80 bis 100 g/Tag beim Erwachsenen.

Gastrale Zufuhr:
- **Beginn:** 500 ml Formuladiät (5× 100 ml/d)
- **Steigerung** um jeweils 500 ml/d bis **max.** 2 000–2 500 ml

Bei der **duodenal/jejunalen** Form der Nährstoffzufuhr sollte am ersten Tag mit einer kontinuierlichen Zufuhr von 20–25 ml/h einer Oligopeptiddiät begonnen werden. Bei guter Verträglichkeit kann die Zufuhr über einen Zeitraum von 3–4 Tagen bis zu einer Gesamtmenge von ca. 2 000 ml/Tag gesteigert werden.
Das entspricht bei einer nach Vorschrift angerührten Diät bei einer Osmolalität von rund 400 mosmol/kg einer Gesamtkalorienzufuhr von 2 000 Kalorien/Tag sowie einer täglichen Eiweißapplikation von ca. 90 g (Abb. 8-49).
Es ist darauf zu achten, daß das Flüssigkeitsdefizit in der Aufbauphase einer

Duodenal/jejunale Zufuhr:
- **Beginn:** 20–25 ml/h (Oligopeptiddiät)
- Steigerung über 3–4 Tage bis **max.** 2 000 ml/d

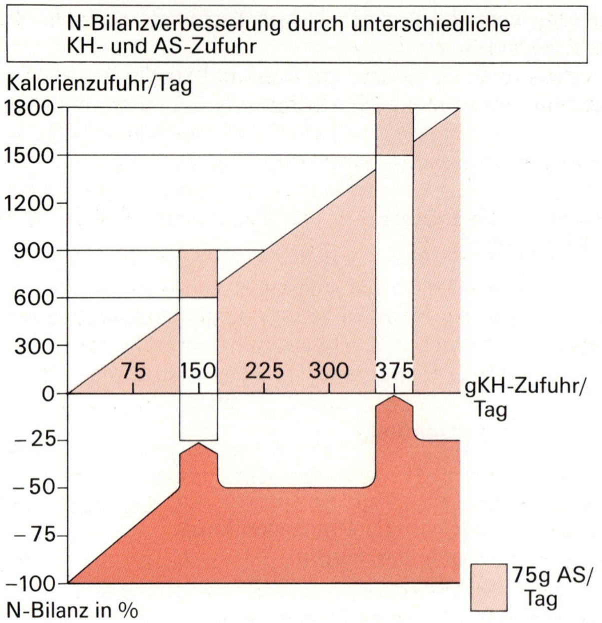

Abb. 8-49: Stufenweiser Aufbau einer enteralen Ernährungstherapie.

gastralen bzw. duodenal/jejunalen Sondenernährung parenteral ersetzt werden muß, bzw. eine vorausgegangene parenterale Ernährung muß stufenweise reduziert werden.

Komplikationen der enteralen Ernährungstherapie

Praxishinweis ⇨

> **Klinisch:** Diarrhoe, Meteorismus
>
> **Ursachen**
> - Hyperosmolalität der zugeführten Diät
> - bakterielle Kontamination der Sondennahrung
> - zu großes Volumenangebot
>   Bolus >200 ml
>   kontinuierlich >120 ml/h
> - Malabsorption
> - Laktoseintoleranz
> - Motilitätsstörungen des Gastrointestinaltraktes
>
> **Technisch:** Dislokation der Sondenspitze

Infusions- und Ernährungstherapie im Erwachsenenalter

Präoperative Infusionsbehandlung
- Flüssigkeitskarenz ≥10 h
- präoperative Diagnostik → verminderte Flüssigkeits- u. Nährstoffzufuhr

4.5.3 Infusions- und Ernährungstherapie im Erwachsenenalter

4.5.3.1 Präoperative Infusionsbehandlung

Zur präoperativen Vorbereitung von Patienten, die Wahleingriffen entgegensehen, gehört routinemäßig eine ärztlich verordnete Flüssigkeits- und Nahrungskarenz. Darüber hinaus werden viele Patienten durch eine sich oftmals über viele Tage erstreckende, aufwendige präoperative Diagnostik, einer zusätzlichen längerfristigen Periode verminderter Flüssigkeits- und Nährstoffzufuhr ausgesetzt.

Praxishinweis ⇨

> Der Mangel an Flüssigkeit und Nährstoffen kann u. a. zu starken **Blutdruckabfällen** während der Einleitung einer Narkose führen.

Routinemaßnahme:
- **präoperativ:** 500–1 000 ml Ringerlaktat i. v.

Bei Patienten ohne vorbestehende Störungen im Wasser- und Elektrolytstatus können durch die Zufuhr von 500–1 000 ml isotoner Elektrolytlösung (z. B. Ringerlaktat) vor der Narkoseeinleitung Blutdruckabfälle vermieden werden. Die Dosierung richtet sich dabei u. a. nach der Dauer der präoperati-

ven Flüssigkeitskarenz, dem Alter, dem Hydratationszustand sowie der Funktion des Herz-Kreislauf-Systems usw.
Bei Patienten mit bereits vorbestehenden Störungen im Wasser- und Elektrolytstatus ist eine gezielte Substitution erforderlich.

4.5.3.2 Intraoperative Infusionsbehandlung

Intraoperative Infusionsbehandlung

Der Flüssigkeitsbedarf für die Zeit während der Narkose und Operation ist mit einem großen Unsicherheitsfaktor behaftet.

Praxishinweis ⇦

> Entsprechend den Erfahrungswerten gilt die **Faustregel**, daß *pro Stunde* eröffneten Abdomens bzw. eröffnetem Thorax ca. *300 ml Flüssigkeitsverluste* in Anrechnung zu bringen sind.

Die weitere Dosierung richtet sich nach der *Urinmenge*, ggf. nach dem *zentralvenösen Druck*, dem *Hämatokrit* und dem systemischen *Blutdruck*.

Kontrolle durch:
- Urinmenge
- ZVD
- Hk
- Blutdruck

- **Op. ohne Blutverlust:**
  - 250 ml Ringerlaktat/Op.-Stunde
- **Op. mit <1 l Blutverlust**
  - Ringerlaktat
- **Op. mit >1 l Blutverlust:**
  - **Stufenschema:**

• Während größerer **operativer Eingriffe an den Extremitäten** reichen in der Regel Infusionsmengen von ca. 250 ml pro Operationsstunde aus. Insgesamt empfiehlt sich zur Substitution renaler und okulter Verluste auch intraoperativ der Einsatz einer *isotonen Vollektrolytlösung* (z. B. Ringerlaktat).
• Bei operativen Eingriffen mit bis zu ca. **1 000 ml Volumenverlust** und präoperativ physiologischem Hämatokrit sollte eine entsprechende Substitution in Form von Ringerlaktat erfolgen.
• Bei operativen Eingriffen, die einen **Volumenverlust von mehr als 1 000 ml** bedingen, hat sich das Stufenschema nach Lundsgaard-Hansen bewährt.

– Bis zu einem Blutvolumenverlust von ca. 20 % des geschätzten Gesamtblutvolumens des Patienten (entsprechend einem Hk von ca. 30 g% bei Isovolämie) erfolgt der Ersatz mit kolloidalen Volumenersatzmitteln.

• Übersteigt der **Blutverlust 20 % des geschätzten Gesamtblutvolumens** des Patienten bzw. fällt der Hämatokrit deutlich unter 30 %, so ist die Gabe mit *Vollelektrolytlösung* aufgeschwemmter **Erythrozytenkonzentrate** indiziert.
• Bei **anhaltenden Blutverlusten** erfolgt eine Fortsetzung der Infusion mit **Vollblut** oder von **Erythrozytenkonzentraten**, die dann mit 5%igem *Humanalbumin* oder besser mit *Frischplasma* aufgeschwemmt werden.

- **Op. mit großem Blutverlust:**
  - Ery.-Konzentrat
- **Op. mit anhaltendem Blutverlust:**
  - Vollblut

Praxishinweis ⇦

> Parallel zum Ersatz von Blutvolumenverlusten sollte eine entsprechende Flüssigkeitssubstitution (z. B. mit Ringerlaktat) erfolgen.

Die **Urinproduktion** dient als Dosierungshilfe, wobei zu beachten ist, daß die erforderliche Flüssigkeitssubstitution bei längerdauernden Eingriffen mit größeren Blutverlusten bis zu *mehreren Litern* betragen kann.

4.5.3.3 Postoperative Infusionstherapie

Postoperative Infusionstherapie

• **Basisbedarf:** Die unter Normalbedingungen erforderlichen Mengen an Flüssigkeit und Elektrolyten zur Aufrechterhaltung der Homöostase werden als Basisbedarf bezeichnet.

1. Basisbedarf:

Praxishinweis ⇦

> **Basisbedarf und (korrigierter Basisbedarf):**
> – Flüssigkeit: 30 (40) ml/kg/Tag = 2–3 000 ml
> – Natrium: 2 (4) mmol/kg/Tag = 150–300 mmol
> – Kalium: 1(–1,5) mmol/kg/Tag = 70 (80–100) mmol

• **Korrigierter Basisbedarf:** Die postoperative Flüssigkeits- und Elektrolytsubstitution richtet sich in erster Linie nach dem sog. „korrigierten“ Basisbedarf, der sich aus der veränderten postoperativen Stoffwechselsituation ergibt (im Kasten in Klammern angegeben).

Korrigierter Basisbedarf:
Postoperativer Flüssigkeits- und Elektrolytbedarf (Kasten, in Klammern)

Tab. 8-20: Zusammensetzung einer Lösung für den perioperativen Flüssigkeits- und Elektrolytbedarf des Erwachsenen (40 ml/kg Körpergewicht und Tag)

Na^+	100 mmol/l
K^+	18 mmol/l
Mg^{2+}	6 mmol/l
Ca^{2+}	4 mmol/l
Cl^-	90 mmol/l
Restliche Anionen	38 mmol/l
Mit oder ohne 5%igen Kohlenhydratzusatz	

Operationstag:
- Flüssigkeitsbedarf 25–50 % höher

Am Operationstag selbst erhöht sich in Abhängigkeit von der Ausgangslage der Flüssigkeitsbedarf um 25–50 % der Tagessollmenge, bedingt durch die präoperative Flüssigkeitskarenz und die intraoperativ zusätzlich entstehenden Verluste.

Intraoperativ werden isotone Lösungen neben Blutkomponenten infundiert und postoperativ eine adaptierte Basislösung mit einem geringen Wasserüberschuß gegeben, die diesen Bedürfnissen Rechnung tragen (Tab. 8-20).

Hinweis für die klinische Praxis

⇨

Isotone Kochsalz- oder Ringerlösungen sind in der Regel zum postoperativen Flüssigkeitsersatz nicht geeignet, da sie dem Organismus zu **viel Chlorid** und **zu wenig Kalium** zuführen.

2. Korrekturbedarf:
In die Bilanz einzubeziehende außergewöhnliche Verluste

3. Gesamtbedarf

- **Korrekturbedarf:** Die durch Fieber, Drainagen, Magensaftverluste etc. auftretenden außergewöhnlichen Verluste sind in die Elektrolytbilanz miteinzubeziehen und werden als sog. Korrekturbedarf definiert.
- **Gesamtbedarf:** Der posttraumatisch oder -operativ notwendige Gesamtbedarf läßt sich errechnen:

⇨

Gesamtbedarf = *korrigierter Basisbedarf + Korrekturbedarf*

4. Indikationen:
- kleine chirurgische Eingriffe
- guter Ernährungszustand
- Nahrungskarenz 1–2 Tage

5. Infusionslösungen:
adaptierte Elektrolytlösungen, bei
- Stickstoffverluste < 10 g/d
- Nahrungskarenz: 2–3 Tage

6. Dosierung: 40 ml/kg/d

- **Indikationen der postoperativen Infusionstherapie:** In mäßiggradigen Streßzuständen, wie z. B. nach kleineren chirurgischen Eingriffen mit kurzfristiger Nahrungskarenz von 1–2 Tagen sowie bei einem guten Ernährungszustand reicht eine ausreichende Flüssigkeits- und Elektrolytzufuhr aus.

Für eine Stunden oder wenige Tage andauernde Überbrückungsbehandlung eignen sich adaptierte Elektrolytlösungen.

Die **Voraussetzungen** zum Einsatz solcher Lösungen sind ein guter Ernährungszustand sowie Stoffwechselzustände, die mit nur leichter Katabolie, d. h. Stickstoffverlusten bis 10 g/Tag einhergehen und eine Nahrungskarenz von nicht mehr als 2–3 Tagen beinhalten.

Die **Dosierung** dieser Lösung beträgt im Rahmen der Basissubstitution 40 ml/kg und Tag.

Konzepte der parenteralen Ernährung

4.5.3.4 Konzepte der parenteralen Ernährung

Periphervenöse Komplettlösungen
Therapieziel:
Sicherung der Proteinzufuhr mit konfektionierten Infusionslösungen (1 g AS/kg/d)

Periphervenöse Komplettlösungen

Das angestrebte **Therapieziel** bei Patienten mit *ausreichendem Ernährungszustand* und zu erwartenden leichten bis mittleren *Proteinverlusten* (Stickstoffverluste bis ca. 15 g/Tag) sowie einer *zeitlich begrenzten Nahrungskarenz* bis zu einer Woche ist in erster Linie die **Sicherung der Proteinzufuhr.**

Infusionslösungen zur periphervenösen Anwendung sollten eine *Osmolalität von 800 mosmol/kg* nicht überschreiten, so daß bezüglich dem mengenmäßigen Gehalt an Inhaltsstoffen gewisse Grenzen gesetzt sind.

Da eine Mindestzufuhr von ca. 1 g Aminosäuren/kg und Tag vorgegeben ist, ist bei den Kombinationslösungen zur periphervenösen parenteralen Ernährung eine Limitierung der energieliefernden Komponente erforderlich.

Der zusätzliche Energiebedarf muß dabei aus der körpereigenen Lipolyse sichergestellt werden. Dies erfordert, daß der kranke oder traumatisierte Organismus über genügend endogene Energiereserven (Fettdepots) verfügt, um das entstehende Energiedefizit auszugleichen.

Indikationen:
- Zustände mittlerer Katabolie
- guter bis befriedigender Ernährungszustand
- Nahrungskarenz bis zu 1 Woche

Indikationen

Im Rahmen eines periphervenösen Ernährungskonzeptes mit sog. **Komplettlösungen** läßt sich diese Forderung durch die Zufuhr von 40 ml/kg und Tag einer 2,5–3,5%igen Aminosäurenlösung mit einem etwa 5–6%igen Kohlenhydratanteil erfüllen, wobei der Elektrolytgehalt an dem Basisbedarf sowie an dem für die Eiweißsynthese zusätzlichen Kaliumbedarf orientiert ist (Tab. 8-21).
Unter Beibehaltung des gleichen Konzeptes ergibt sich für die periphervenöse Basisernährung eine **Aufbaustufe.**

Infusionslösungen
Komplettlösungen
- 2,5–3,5%iger Aminosäurenanteil
- 5–6%iger Kohlenhydratanteil

Dosierung: 40 ml/kg/d

Aufbaustufe:
Zusätzliche Applikation von 250–500 ml Fettemulsion 20%ig → zusätzlich 450–900 kcal/d

Bei **eingeschränktem Ernährungszustand** mit geringen oder *fehlenden Fettdepots*, bei zu erwartender *mittelschwerer Katabolie* sowie bei *begrenzter Nahrungskarenz von 1 Woche*, kann das kalorische Angebot durch die Verabreichung von Fettemulsionen deutlich verbessert werden, ohne daß dadurch die Venenverträglichkeit beeinträchtigt wird. So kann durch die Gabe von **250 ml einer 20%igen Fettemulsion** das Angebot an Energie um 450 kcal/Tag erhöht werden, welches beim 75 kg schweren Patienten einer zusätzlichen Substitution von 0,83 g Fett/kg und Tag entspricht.

Tab. 8-21: Dosierungsrichtlinien für ein Ernährungskonzept mit periphervenösen Komplettlösungen

Flüssigkeit	40 ml
Na^+	2–3 mmol
K^+	1–2 mmol
Cl^-	1–2 mmol
Anorganische Ionen	2–3 mmol
Aminosäuren	0,8–1,2 g
Kohlenhydrate	2 g
Fett	bis 2 g

Gesamtzufuhr im Rahmen der Therapie pro kg Körpergewicht und Tag

Es ist zu beachten, daß bei der Applikation von *Komplettlösungen* nur eine **Basissubstitution an Flüssigkeit und Elektrolyten** erfolgt. Der aus zusätzlichen Verlusten resultierende Korrekturbedarf muß selbstverständlich bei allen konfektionierten Lösungen gesondert ersetzt werden.

Hinweis für die klinische Praxis:
- Komplettlösungen decken Basis- aber nicht Korrekturbedarf

Einige Gewebe im Organismus, wie Nervenzellen, Blutzellen oder Tubuluszellen der Niere, sind auf die Verwertung von Glukose angewiesen. Um diesen Bedarf zu decken und um zu verhindern, daß endogen oder exogen zugeführte Aminosäuren in erhöhtem Maße in die Glukoneogenese einfließen, ist ein Mindestbedarf an Kohlenhydraten und AS zu gewährleisten.

Zentralvenöse Komplettlösungen

Bei Fehl- oder Mangelernährung (mittelschwere Katabolie mit Stickstoffverlusten um 15 g/Tag) also bei zusätzlichem Energiebedarf wegen eingeschränkter oder fehlender körpereigener Reserven und einer Nahrungskarenz von bis zu einer Woche, läßt sich ein Konzept einsetzen, das wiederum auf einer 2,5 bis 3%igen Aminosäurenlösung aufbaut, wobei jedoch der Kohlenhydratanteil um etwa das 2- bis 3fache gegenüber den periphervenösen Komplettlösungen gesteigert ist.
Ein solches Ernährungskonzept deckt im Prinzip den **Übergangsbereich** zwischen periphervenösen Infusionen mit Komplettlösungen und einer individuellen zentralvenösen Ernährungsbehandlung mit Einzelkomponenten ab und ist für einen Zeitraum von ca. einer Woche bis zu 10 Tagen konzipiert (Tab. 8-22).
Ebenso wie bei den rein periphervenös applizierbaren Lösungskonzepten, ist

Zentralvenöse Komplettlösungen
Therapieziel: Sicherung der Energie- und Proteinzufuhr

Indikationen:
- mittelschwere Katabolie
- schlechter Ernährungszustand
- Nahrungskarenz bis 1 Woche

Infusionslösungen:
Komplettlösungen
- 2,5–3,5%iger Aminosäurenanteil
- 10–15%iger Kohlenhydratanteil
- Basisbedarf an Elektrolyten

Tab. 8-22: Dosierungsrichtlinien im Rahmen des Konzeptes zentralvenöse Ernährung mit Komplettlösungen

Flüssigkeit	40 ml
Na^+	2–3 mmol
K^+	1–2 mmol
Cl^-	1–2 mmol
Organische Anionen	2–3 mmol
Aminosäuren	0,8–1,2 g
Kohlenhydrate	4–6 g
Fett	bis 2 g

Gesamtzufuhr im Rahmen der Therapie pro kg Körpergewicht und Tag

Aufbaustufe:
Zusätzliche Applikation von 250–500 ml einer 20%igen Fettemulsion

es auch hier möglich, als **Aufbaustufe** – durch die Applikation von 250–500 ml einer 20%igen Fettemulsion – eine zusätzliche Kalorienapplikation von etwa 450–900 kcal/Tag zu erreichen.
Die hohe Osmolalität (um 1200 mosmol/kg) erfordert die zentralvenöse Applikation.

Individuelle zentralvenöse Ernährung mit Einzelkomponenten

Therapieziel:
Längerfristige, individuelle Zufuhr aller Nährsubstrate mit Einzelkomponenten

Indikationen:
- schwere Katabolie
- schlechter Ernährungszustand
- Nahrungskarenz >1 Woche

Infusionslösungen:
Einzelkomponenten
- Aminosäurenlösungen: 7,5–15 %
- Kohlenhydratlösungen: 20–40 %
- Fettemulsionen: 10–20 %

zusätzlich Elektrolytkonzentrate,
- Vitamine, Spurenelemente

Variationsmöglichkeiten

Individuelle zentralvenöse Ernährung mit Einzelkomponenten

Ein deutlich *reduzierter Ernährungszustand*, erwartete *Stickstoffverluste* von *mehr als 15 g/Tag* sowie eine voraussichtliche *Nahrungskarenz von mehr als 1 Woche*, erfordert eine maßgeschneiderte Therapie mit Einzelkomponenten.
Neben den Elektrolytlösungen kommen folgende Präparate zum Einsatz:
- *Aminosäurenlösungen:* **7,5–15 %**
- *Kohlenhydratlösungen:* **20–40 %**
- *Fettemulsionen:* **10–20 %**

Im Gegensatz zu den Komplettlösungen kann durch die Kombination der Einzelbausteine eine auf den Patienten zugeschnittene Therapie erfolgen.
Variationsmöglichkeiten ergeben sich dabei für
- Flüssigkeit und Elektrolyte
- Substratquantität, -qualität, -relation

Stufenweiser Aufbau eines zentralvenösen Ernährungskonzeptes
- bis 24 h postoperativ: bilanzierte Flüssigkeits- und Elektrolytzufuhr
- anschließend: periphervenöse „Komplettlösungen"
- nach ca. 72–96 h postoperativ: Übergang auf zentralvenöse „Komplettlösungen" oder zentralvenöse Ernährung mit „Einzelkomponenten"

Stufenweiser Aufbau

Bewährt hat sich, in den ersten 24 Stunden nach größeren Operationen, Traumen oder akuten Krankheitsereignissen bis zur Stabilisierung der Vitalfunktionen, ausschließlich eine bilanzierte Infusion von Flüssigkeit und Elektrolyten durchzuführen.

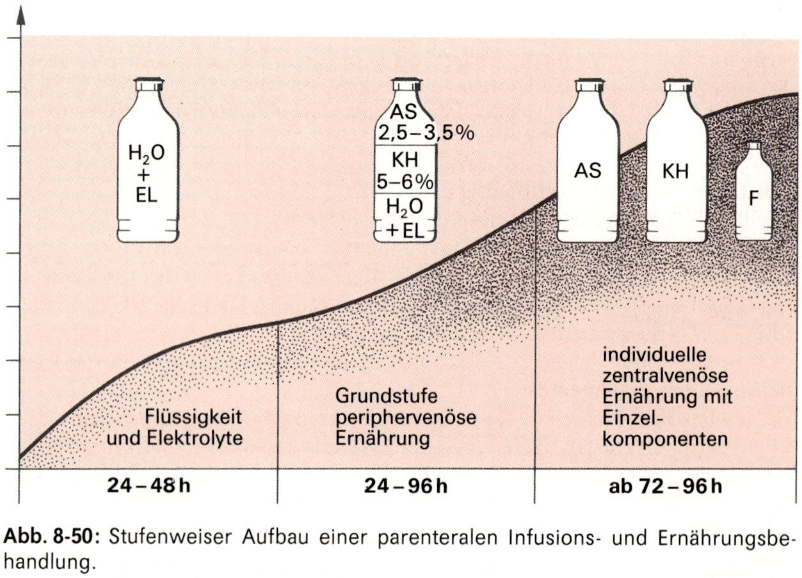

Abb. 8-50: Stufenweiser Aufbau einer parenteralen Infusions- und Ernährungsbehandlung.

Vor dem Übergang auf eine **vollständige zentralvenöse Ernährungstherapie** mit Komplettlösungen oder Einzelkomponenten nach etwa 72–96 Stunden sollte eine Ernährungstherapie vom Typ der **peripheren Komplettlösung zwischengeschaltet** werden, die selbstverständlich auch über einen zentralvenösen Zugang erfolgen kann, um einerseits den Organismus an eine parenterale Nährstoffzufuhr zu adaptieren und um andererseits die Toleranzbreite des Organismus nicht zu überfordern und die Verträglichkeit der applizierten Substrate zu überwachen (Abb. 8-50).

4.6 Infusions- und Ernährungstherapie bei Niereninsuffizienz

Infusions- und Ernährungstherapie bei Niereninsuffizienz

Patienten mit einer **eingeschränkten, jedoch kompensierten Nierenfunktion** (Schweregrad 1–2) mit erhaltener Flüssigkeitsregulation bei verminderter Konzentrationsfähigkeit, benötigen zur Elimination harnpflichtiger Stoffwechselprodukte eine deutlich über dem korrigierten Basisbedarf liegende Flüssigkeitszufuhr (Tab. 8-23).

1. kompensierte Nierenfunktionsstörung mit erhaltener Flüssigkeitsregulation:
- deutlich über dem korrigierten Basisbedarf liegende Flüssigkeitszufuhr (Tab. 8-23)

Bei Patienten mit **grenzwertig kompensierter, chronisch gestörter Nierenfunktion** (Schweregrad 2), bei gleichzeitig herabgesetzter Fähigkeit zur Flüssigkeitselimination, sind nach einer Faustregel von Schuster initial 500 ml Flüssigkeit zusätzlich zur ausgeschiedenen Urinmenge vom Vortage zu verabfolgen.
Der *Natriumbedarf* entspricht in etwa dem täglichen Verlust. Die *Kaliumapplikation* muß von vornherein entsprechend den Plasmakaliumkonzentrationen gesteuert werden.

2. grenzwertig kompensierte Niereninsuffizienz:
- Flüssigkeitszufuhr: Urinmenge vom Vortage + 500 ml
- Natriumzufuhr: tägl. Verlust ersetzen
- Kaliumzufuhr: nach Plasmakonzentration
- Aminosäurensubstitution: 0,3–0,6 g/kg/d
- Kohlenhydratzufuhr: 4–6 g/kg/d

Patienten mit **dialyse- oder hämofiltrationspflichtigem Nierenversagen**, d. h. einer Funktionseinschränkung des Schweregrades 3, unterliegen – insbesondere bei kontinuierlicher arteriovenöser Hämofiltration (CAVH) – in der Regel keiner Flüssigkeitseinschränkung (Tab. 8-24).

3. dialyse- oder hämofiltrationspflichtiges Nierenversagen:
- keine Flüssigkeitseinschränkung

Die **Hämofiltration** hat sich in den letzten Jahren in der Intensivtherapie als ein vergleichsweise schonendes Blutreinigungsverfahren fest etablieren können.

Hämofiltration
bewährtes Verfahren in der Intensivmedizin

Als **Vorteile** gegenüber der Hämodialyse werden angesehen:
- bessere Kreislaufstabilität
- höhere Flüssigkeitsbelastung möglich, da bessere Bilanzierbarkeit
- Möglichkeiten der uneingeschränkten parenteralen Ernährung
- effektiverer Flüssigkeitsentzug bei diuretikaresistenter Überwässerung

Vorteile gegenüber Hämodialyse

Tab. 8-23: Ernährungstherapie bei eingeschränkter Nierenfunktion – Schweregrad 1–2

Flüssigkeit	40 ≥ ml
Na^+	ein ≅ aus
K^+	nach Laborkontrollen
As	~0,3–0,6 g
Kh	~4–6 g
Fett	bis 2 g

Gesamtzufuhr im Rahmen der Therapie pro kg Körpergewicht und Tag

Tab. 8-24: Ernährungstherapie bei eingeschränkter Nierenfunktion – Schweregrad 3

mit Dialyse/Hämofiltration:

Flüssigkeit	~40 ml
K^+, Na^+	nach Laborkontrollen
AS	~0,8–1,2 g
KH	bis ~6 g
Fett	bis 2 g

Gesamtzufuhr im Rahmen der Therapie pro kg Körpergewicht und Tag

Indikationen:
- akutes Nierenversagen
- diurektikaresistente Überwässerung

Als anerkannte **Indikationen** zur kontinuierlichen Hämofiltration im Rahmen einer Intensivtherapie werden heute angesehen:
- akutes Nierenversagen
- diurektikaresistente Überwässerung, insbesondere wenn komplizierende Probleme, wie z. B.
  ARDS, Sepsis, schwere nekrotisierende Pankreatitis, Multiorganversagen, protrahierte Schockzustände, Verbrennungen mit über 50 % der Körperoberfläche etc. auftreten.

Prinzip der Hämofiltration

Im Gegensatz zu den Dialyseverfahren besteht das **Prinzip der Hämofiltration** in einer, der glomerulären Filtration vergleichbaren *Ultrafiltration*. Dabei werden mittels eines konvektiven Transportes über eine Membran im Blut gelöste Moleküle und Ionen unterhalb einer sog. „cut-off"-Größe eliminiert. Ein weitestgehender Ersatz dieses Ultrafiltrates erfolgt durch eine der Extrazellulärflüssigkeit entsprechend zusammengesetzten Lösung.

Ernährungstherapie bei Herz-Kreislauf-Insuffizienz

4.7 Ernährungstherapie bei Herz-Kreislauf-Insuffizienz

- **kompensierte Herzinsuffizienz:** standardisierte Ernährungstherapie
- **grenzwertiger Herz-Kreislauf-Kompensation:**
  ggf. Restriktion von Flüssigkeit und Natrium
- dekompensierte Herz-Kreislauf-Funktion

– Na^+ und Flüssigkeitsreduktion

Bei **kompensierter Herzinsuffizienz** ist die standardisierte Form der Ernährungstherapie anzuwenden. Bei **grenzwertiger Funktion**, (d. h. entsprechend der Schweregradeinstufungen 3 und 4) sind dagegen Dosisgrenzen einzuhalten (Tab. 8-25).

Tab. 8-25: Ernährungstherapie bei eingeschränkter Herz-Kreislauf-Funktion – Schweregrad 3

Flüssigkeit	~20 ml
Na^+	~0,5–0 mmol
K^+	~1–2 mmol
AS	~1–2 g
KH	~4–6 g
Fett	bis 2 g
Gesamtzufuhr im Rahmen der Therapie pro kg Körpergewicht und Tag	

Eine **unter der Therapie dekompensierte Herz-Kreislauf-Funktion**, ist mit einer unzureichenden Perfusion der Gewebe verbunden. Nährstoffzufuhr stellt hier eher eine zusätzliche Belastung dar.
Eine zunehmende Verschlechterung der Herz-Kreislauf-Funktion (Ödeme) ist mit einer Reduktion von Flüssigkeit und Natrium zu beantworten.

Praxishinweis ⟹

> Bei permanent dekompensierter Herz-Kreislauf-Insuffizenz ist die Ernährungstherapie kontraindiziert.

Überwachung der Infusions- und Ernährungsbehandlung

4.8 Überwachung der Infusions- und Ernährungsbehandlung

Ebenso wie andere Therapieformen muß die Ernährungsbehandlung überwacht und auf ihre Effizienz hin überprüft werden.
Es gilt der Grundsatz, daß die Kontrollen umso umfangreicher und häufiger erfolgen, je schlechter der Zustand des Patienten und aggressiver die zur Anwendung kommende Therapie ist.

1. Klinische Überwachung

4.8.1 Klinische Überwachung

Die einfachste Überwachung sind **klinische Kontrollen**:

• **Klinische Kontrolle**
  - *Befinden:* Übelkeit, Aufstoßen, Erbrechen
  - *Reflux* (Magensonde)
  - *Darmmotilität* (Peristaltik, Meteorismus)
  - *Defäkation und Faeces:* Frequenz, Volumen, Konsistenz, Farbe, Geruch u. a.
  - *Körpergewicht*

Klinische Kontrolle

4.8.2 Laborkontrollen

2. Laborkontrollen

Die **biophysikalischen und biochemischen Kontrollen** umfassen im wesentlichen 3 Bereiche:
- *Gasaustausch*
- *Hämodynamik*
- *Wasser-, Elektrolyt- und Säuren-Basen-Status*

• **Biophysikalische Messungen der globalen Kenngrößen der Vitalfunktionen**
  - *Gasaustausch:* Atemfrequenz, -form, (Blutgasanalyse)
  - *Hämodynamik:* Herzfrequenz, Blutdrücke (Herzzeitvolumen)
  - *Reaktionsmileau:* Osmometrie, Onkometrie, Wasser- und Elektrolytstatus, Säuren-Basen-Status, Hämatokrit

a) Biophysikalische Kontrollen

Art und Umfang des Monitorings richten sich dabei in erster Linie nach dem Gesamtzustand des Patienten.
Die zugeführten Substrate müssen kontrolliert werden. In den Fällen, in denen die eigentlichen Substrate, wie z. B. Aminosäuren, nicht bestimmt werden, müssen die Folgeprodukte der applizierten Nährstoffe überwacht werden.

Kontrollen der applizierten Substrate bzw. deren Folgeprodukte

• **Biochemische Messungen der Kenngrößen der Blutzusammensetzung**
  - *Substrate:* Glukose, Triglyzeride, Laktat, NEFS
  - *Elektrolyte:* Natrium, Kalium, Chlorid
  - *Nierenfunktion:* Harnstoff, Kreatinin

b) Biochemische Kontrollen

Bei **jeder** Infusions- und Ernährungstherapie müssen grundsätzlich kontrolliert werden:
- **Hydratationszustand** (Hämatokrit und Osmolalität)
- **Säuren-Basen-Status**
- **Konzentration von Glukose, Natrium und Kalium** im Blut

Praxishinweis

Die Applikation von **Aminosäuren** erfordert darüber hinaus die Kontrolle der *Harnstoffkonzentrationen* im Blut sowie fakultativ der Harnstoffausscheidung im Urin die sog. (Harnstoffproduktionsrate).
Bei **Fettemulsionen** müssen *Triglyzeridkonzentrationen* im Blut untersucht werden.
Bei Verdacht auf Funktionseinschränkung wichtiger Stoffwechselorgane, wie reduzierte Nieren- oder Leberleistung, werden zusätzlich kontrolliert: *Kreatinin, Transaminasen, Harnstoff, Bilirubin, Ammoniak* und *Laktat.* Die Häufigkeit der Kontrollen richtet sich in erster Linie nach dem Funktionszustand der jeweiligen Organe.
Generell gilt, daß zu Beginn einer Ernährungstherapie ebenso wie in labilen Stoffwechselsituationen die Kontrollen häufiger durchgeführt werden müssen.
Ergänzt werden die genannten Möglichkeiten der Überwachung durch eine sorgfältige **Analyse der Urinausscheidung**.

c) Kontrollen der Urinausscheidung

⇨

- **Biophysikalische und biochemische Kenngrößen der Urinausscheidung**
  - Volumen pro Zeit
  - Osmometrie
  - Harnstoff
  - Kreatinin
  - (Gesamtstickstoff)

Applikationstechniken und Zugangswege

4.9 Applikationstechniken und Zugangswege

Enterale Applikationswege

4.9.1 Enterale Applikationswege

Technische Voraussetzungen:
- Plazierbarkeit der Sonde
- Lagekonstanz der Sondenspitze
- kleindimensionierte Pumpen
- geeignete Applikationssysteme

Die **technischen Voraussetzungen** für eine enterale Ernährungstherapie sind:
- Plazierbarkeit der Sonde
- Lagekonstanz der Sondenspitze
- kleindimensionierte Pumpen
- geeignete Applikationssysteme

Nasogastrale Verweilsonde

4.9.1.1 Nasogastrale Verweilsonde

Die nasogastrale Verweilsonde dient der Ableitung von Luft und Magensekret sowie der Applikation von flüssigen Nährsubstraten.

Hinweis für die klinische Praxis:
weichmacherfreie Sonden verwenden

Insbesondere für die längerfristige Anwendung sollten möglichst weichermacherfreie Sonden (z. B. Polyurethan oder Silikonkautschuk) verwendet werden.

Technik der Sondenplazierung

Die **Plazierung der Sonde** ist im allgemeinen problemlos:
- Reinigung der Nasenwege, evtl. mit schleimhautabschwellenden Mitteln.
- Danach wird die Sonde, mit einem Gleitmittel (z. B. Silikonspray) versehen und durch eine Nasenöffnung mit leicht nach kaudal gebogener Spitze eingeführt.
- Beim kooperativen Patienten wird die Sonde vorsichtig vorgeschoben und der Patient aufgefordert zu schlucken, ggf. unter Anbietung kleiner Mengen Flüssigkeit.
- Die Sonde wird dann bis zur Markierung II (entsprechend 50 cm) vorgeschoben.
- Es sollte generell eine Lagekontrolle entweder durch Aspiration von Magensekret oder auskultatorisch über dem Magen erfolgen.

Die Fixierung der Sonde erfolgt mit einem Pflaster.

Duodenale/jejunale Verweilsonde

4.9.1.2 Duodenale oder jejunale Verweilsonde

Bei Dünndarmsonden, die mit ihrer Spitze im Duodenum oder Jejunum plaziert sind, handelt es sich meist um filiforme Sonden mit einem Innendurchmesser von 1,2–1,4 mm und einer Länge von etwa 125 cm.

Technik der Sondenplazierung

Die **Applikation** dieser Dünndarmsonde erfolgt nasal, wobei nach Reinigung der Nasenwege evtl. unter Anwendung schleimhautabschwellender Präparate, ebenso wie bei der Applikation gastraler Sonden, die filiforme Dünndarmsonde bis zur Markierung 2 (50 cm) vorgeschoben wird. Bei nicht kooperativen Patienten, (z. B. intubiert, beatmet, relaxiert oder mit fehlendem Schluckreflex) wird die Sonde durch einen Spiralmandrin versteift und vorsichtig vorgeschoben. Nach Einführen der Sonde in den Magen wird der Spiralmandrin wieder entfernt. Bei regulärer Magen-Darm-Motilität liegt die Sonde nach etwa 12–24 Stunden im Dünndarm. Korrekterweise sollte die Sonderspitze dabei ca. 10 cm hinter dem Treitzschen Band plaziert werden.

Sondenlage kontrollieren:
- röntgenologisch oder
- Aspirat: pH 6–8

Die **Lage der Sonde** muß entweder *röntgenologisch* oder durch tägliche *pH-Kontrollen* aspirierten Sekretes (*pH*: 6–8) überprüft werden.

Transkutane Katheterjejunostomie

4.9.1.3 Transkutane Katheterjejunostomie

Technik

Ein entsprechender Katheter wird transkutan im linken Oberbauch in die erste Jejunalschlinge ca. 10–20 cm distal des Treitzschen Bandes oder einer Anastomose eingeführt.

4.9.2 Technik der parenteralen Ernährung

4.9.2.1 Periphere Venenpunktion

Für die Infusions- und Ernährungstherapie haben sich vor allen Dingen flexible Venenverweilkanülen bewährt, aus denen nach erfolgter Punktion, die aus Stahl bestehende „Innenkanüle" (Punktionskanüle), entfernt wird.
Geeignete **Punktionsstellen** bei einer periphervenösen Infusion stellen vor allen Dingen die Venen des *Handrückens*, *Unterarms* und der radialen Seite der *Ellenbeuge* dar, wobei der letztgenannte Zugangsweg nur in Ausnahmefällen gewählt werden sollte.
Bereiche, in welchen Venen, Arterien und Nerven in unmittelbarer Nachbarschaft verlaufen, sollten nach Möglichkeit gemieden werden, um schwerwiegende Komplikationen durch Fehlinjektionen zu vermeiden.

> Bei Verwendung großlumiger Verweilkanüle ist eine subkutane Lokalanästhesie (Quaddel) empfehlenswert.

Komplikationen können verhindert werden:
- Punktion in unmittelbarer Gelenknähe sind zu vermeiden, da jede Bewegung der Verweilkanüle zu einer Reizung der Venenwand und damit zu einer Verkürzung der Liegedauer führt.
- Punktion möglichst großlumiger Gefäße, da die Gefahr von Venenwandreizungen umso geringer ist, je größer das Gefäßlumen im Verhältnis zum Außendurchmesser der Kanüle ist.
- Möglichst distale Punktionsorte der Venen an den Extremitäten wählen, um proximal gelegene Venen für spätere Punktionen zu schonen.
- Infusionslösungen mit einem stark vom Physiologischen abweichenden pH-Wert oder hoher Osmolalität meiden.
- regelmäßiger Wechsel der Verweilkanüle (auch ohne Entzündungszeichen) nach spätestens 24–48 Stunden.
- bei Entzündungszeichen oder Schmerzen an der Einstichstelle Verweilkanüle entfernen
- ggf. Applikation antiphlogistischer oder antithrombotischer Salben, um die Toleranz bzw. die Liegedauer der Verweilkanüle zu verbessern.

4.9.2.2 Zentrale Venenpunktion

> **Indikationen** zur zentralen Venenpunktion sind:
> - längerfristige parenterale Ernährung
> - Applikation hochosmolarer und stark vom physiologischen pH-Wert abweichender Lösungen
> - Überwachung des zentralvenösen Druckes
> - schlechte Venenverhältnisse bei Notfallpatienten

Punktionsstellen
Mögliche Punktionsorte für das Einbringen eines zentralvenösen Katheters sind Venen
- des seitlichen Halsdreieckes
- der Klavikulargrube
- der Ellenbeuge
- der Leistenbeuge

Letztere sollten bei Erwachsenen jedoch nur in Notfällen zur Aufnahme eines Katheters herangezogen werden, da hier die Gefahr von sekundären Thrombosen oder Embolien besonders groß ist.

> Die Risiken schwerwiegender Sofortkomplikationen nehmen von peripher nach zentral zu, d. h. je proximaler (herznaher) die Punktionsstelle gewählt ist, umso mehr Übung und Erfahrung sollten vorhanden sein.

Technik und Einzelheiten s. Kap. VIII/3.2.3.1, S. 380

Technik der parenteralen Ernährung

Periphere Venenpunktion

Material
- flexible Kunststoffverweilkanüle

Punktionsstellen
- Handrücken
- Unterarm
- radiale Seite der Ellenbeuge

Praxishinweis
⇐

- Punktion in unmittelbarer Gelenknähe meiden
- Punktion großlumiger Gefäße
- distale Punktionsorte wählen
- Vermeiden stark vom Physiologischen abweichender Infusionslösungen
- regelmäßiger Wechsel der Verweilkanüle
- häufige Überprüfung der Einstichstelle
- ggf. antiphlogistische, thrombotische Salben verabfolgen

Zentrale Venenpunktion
⇐

Punktionsstellen
- seitliches Halsdreieck
- Klavikulargrube
- Ellenbeuge
- Leistenbeuge

Praxishinweis
⇐

Besonderheiten der Intensivbehandlung

5 Besonderheiten der Intensivbehandlung

K. Luckhaupt-Koch

Polytrauma

Definition: lebensbedrohliche Mehrfachverletzung

5 Therapiephasen

⇨

5.1 Polytrauma (s. a. Kapitel VI/1, S. 270)

Definition: Das Polytrauma ist eine Mehrfachverletzung, bei der mindestens eine der Verletzungen oder ihre Kombination lebensbedrohlich ist.

Die Versorgung des polytraumatisierten Patienten wird in *5 Phasen* eingeteilt:

1. **Reanimationsphase**
2. **erste Operationsphase**
3. **Stabilisierungsphase**
4. **zweite Operationsphase**
5. **Erholungsphase**

1. **Reanimationsphase:** Wiederherstellung der vitalen Funktionen
2. **Erste Operationsphase:** lebenserhaltende Eingriffe
3. **Stabilisierungsphase:** Konsolidierung des Allgemeinzustandes
4. **Zweite Operationsphase:** endgültige chirurgische Versorgung
5. **Erholungsphase:** Beendigung intensivtherapeutischer Maßnahmen

In der *Reanimationsphase* werden die vitalen Funktionen wiederhergestellt oder aufrechterhalten.
Während der *ersten Operationsphase* werden nur lebenserhaltende Eingriffe vorgenommen.
Die *Stabilisierungsphase* dient der Wiederherstellung eines möglichst stabilen Allgemeinzustandes des Patienten.
In der *zweiten Operationsphase* werden Eingriffe zur endgültigen chirurgischen Versorgung durchgeführt.
Die *Erholungsphase* umfaßt die Beendigung der intensivtherapeutischen Maßnahmen nach Besserung des Allgemeinzustandes.

Pathophysiologie

Aktivierung des vegetativen Nervensystems:
- HZV ↑
- Hyperventilation
- Blutzucker ↑

Kreislaufzentralisation → vermindertes Sauerstoffangebot → metabolische Azidose → Gefäßerweiterung → peripherer Widerstand sinkt → systemischer Blutdruck, Perfusionsdruck nehmen ab.

5.1.1 Pathophysiologie

Im Rahmen einer Polytraumatisierung kommt es zu einem *hypovolämischen Schock* und *Störungen der Mikrozirkulation.* Das Trauma aktiviert das vegetative Nervensystem. Die Ausschüttung der sog. „Streßhormone" führt zu folgenden Veränderungen:
- Steigerung des HZV (Tachykardie, erhöhte Kontraktilität)
- Hyperventilation
- Anstieg des Blutzuckers

Verletzung und Schock bedingen eine Kreislaufzentralisation. Durch das verminderte Sauerstoffangebot an die nicht perfundierten Gewebe entsteht eine Gewebshypoxie mit metabolischer Azidose, die eine Gefäßerweiterung bewirkt. Der periphere Widerstand sinkt. Der systemische Blutdruck und der Perfusionsdruck nehmen ab.
Wenn das Schockgeschehen nicht behandelt wird oder nicht durchbrochen werden kann, treten Komplikationen auf Grund der *protrahierten Störung der Mikrozirkulation* ein.

Typische Komplikationen

5.1.2 Komplikationen

Typische Komplikationen bei schwerer Mehrfachverletzung sind:
- Herz-Kreislauf-Versagen
- pulmonale Komplikationen
- akutes Nierenversagen
- Gerinnungsstörungen
- Fettembolie

1. Herz-Kreislauf-Versagen

Schocktherapie:
- Analgesie, Sedierung
- Flüssigkeitsersatz

5.1.2.1 Herz-Kreislauf-Versagen

Die Schockbekämpfung beginnt beim wachen Patienten mit einer ausreichenden **Analgesie und Sedierung** zur Regulierung des erhöhten Sympathikotonus. Gleichzeitig wird durch angemessenen **Flüssigkeitsersatz** das Gefäßbett aufgefüllt. Bei zuvor gesunden Patienten wird die Volumensubstitution anhand des zentralvenösen Druckes kontrolliert. Eine arterielle Kanüle dient zur kontinuierlichen invasiven Blutdruckmessung und zur regelmäßigen Erhebung von Blutgasanalysen.

Überwachung
- ZVD
- Blutdruckmessung
- Blutgasanalysen

• Die Vasokonstriktion im Rahmen einer Zentralisation beginnt an der Haut („Peripherie"). Daher kann bei normaler Hautdurchblutung von einer annähernd normalen Perfusion der inneren Organe ausgegangen werden. Preßt man die Kapillaren gegen ein festes Widerlager (Fingernagel, Stirn), müssen sie sich innerhalb einer Sekunde wieder füllen *(Rekapillarisierungszeit).*

Beginn der Vasokonstriktion an der Haut → normale Rekapillarisierungszeit → normale Organdurchblutung

• Da bei einer Minderperfusion der Niere die Urinausscheidung sehr schnell abnimmt, ist die **Diurese** ein weiterer *Schockparameter.*

Diurese: wichtiger Schockparameter

• Der Säure-Basen-Status gibt unter anderem Auskunft über die Sauerstoffversorgung des Gewebes.

Säure-Basen-Status: Sauerstoffversorgung des Gewebes

Wenn der Kreislauf durch eine angemessene Volumensubstitution nicht stabilisiert werden kann, wird eine differenzierte Diagnostik mit Hilfe eines *Pulmonaliskatheters* erforderlich. Durch Druckmessungen im kleinen Kreislauf kann eine Rechtsherzinsuffizienz diagnostiziert werden. Die Höhe des PCWP (pulmonalkapillären Verschlußdruckes) gibt bei normaler Lungenstrombahn Auskunft über die Füllung des linken Vorhofs und damit über die Funktion des linken Herzens (s. Kap. VIII/3). Der periphere Widerstand im großen Kreislauf erlaubt Rückschlüsse auf das Schockgeschehen und auf die Nachlast des linken Ventrikels.

Pulmonaliskatheter bei Verdacht auf Links- herz- oder Rechtsherzinsuffizienz

Eine anhaltende Erhöhung des Widerstandes im kleinen Kreislauf kann pulmonale Komplikationen ankündigen.

Kardiale Komplikationen im Rahmen eines Polytraumas sind:
- Thoraxtrauma mit Schädigung des Herzens (z. B. Contusio cordis)
- Linksherzversagen im Rahmen des Schocks und während der posttraumatischen Phase
- Rechtsherzversagen bei Lungenkomplikationen

Kardiale Komplikationen
- Thoraxtrauma
- Linksherzversagen
- Rechtsherzversagen

Eine Commotio oder Contusio cordis kann mit Herzrhythmusstörungen, Ischämiezeichen und Herzinsuffizienz einhergehen.

Symptome der Commotio, Contusio cordis
- Rhythmusstörungen
- Ischämiezeichen
- Herzinsuffizienz

Durch die Hypovolämie und ihre Therapie (Massentransfusionen) kann es vor allem bei älteren Patienten und bei vorbestehender Herz-Kreislauf-Erkrankung zum Herzversagen kommen. Nach dem Trauma ist außerdem eine anhaltende Steigerung des HZV erforderlich, die ebenfalls zur Insuffizienz führen kann.

Pulmonale Komplikationen durch die Traumatisierung oder zuvor bestehende Lungenerkrankungen können im Rahmen des Polytraumas zum akuten Rechtsherzversagen führen.

Ursachen des Herzversagens
- Vorschädigung des Herzens
- Massentransfusionen
- posttraumatisch erhöhtes HZV
- Lungenverletzungen
- Vorerkrankungen der Lunge

Therapieprinzip der Herzinsuffizienz ist eine Kombination von inotropiesteigernden Medikamenten mit gefäßerweiternden Substanzen zur Senkung der Vor- und Nachlast des Herzens (Tab. 8-26).

Therapie der Herzinsuffizienz
inotropiesteigernde kombiniert mit gefäßerweiternden Medikamenten

Tab. 8-26: Medikamente zur Therapie der akuten Herzinsuffzienz und ihre Dosierung

Katecholamine	
Dopamin	2,0– 10 µg/min
Dobutrex	2,5– 10 µg/min
Adrenalin	5,0– 20 µg/min
Isoproterenol	5,0– 20 µg/min
Vasodilatantien	
Nitroglycerin	8,0–150 µg/min
Natriumnitroprussid	15,0–250 µg/min
Phentolamin	0,1– 5 mg/min
Digitalis	
Strophantin	Vollwirkspiegel 2 mg
Digoxin	Vollwirkspiegel 2 mg

2. Pulmonale Komplikationen

ARDS

Pathophysiologie
Mikrozirkulationsstörung → interstitielles Ödem → Mikroatelektasen und Gasdiffusionsstörung → Hypoxie

Ursache von Atelektasen
- Aspiration
- Atemwegsverlegung durch Schleim, Ödem, Schorf
- Lungenverletzungen
- Pleuraergüsse, Hämato-, Pneumothorax
- Zwerchfellhochstand
- konstante Körperlage

Störung der Lungenfunktion:
Erhöhung des Rechts-Links-Shunts und des Totraumes

Endzustand: Lungenfibrose

Therapie
- Kreislaufstabilisierung
- Beatmung
- Bronchialtoilette
- Mobilisation
- restriktive Flüssigkeitstherapie
- Kortikosteroide?

Frühwarnzeichen des ARDS

⇨

Beatmungstherapie mit
- positiv endexspiratorischem Druck
- Blähen der Lunge
- Umkehr des Atemzeitverhältnisses

Bronchialtoilette:
- Abhusten, Absaugen
- Vibrationsmassage
- Bronchoskopie

Mikrobiologische Trachealsekretuntersuchung

5.1.2.2 Pulmonale Komplikationen

Das **ARDS** (adult respiratory distress syndrome), auch Schocklunge genannt, ist eine typische Komplikation bei schwerer Mehrfachverletzung.

Pathophysiologie: Das akute Lungenversagen entsteht im Rahmen schwerer systemischer oder pulmonaler Erkrankungen. Durch eine protrahierte **Störung der Mikrozirkulation** kommt es zu einem interstitiellen Ödem, das die Gasaustauschfläche durch die Kompression von Alveolen (Mikroatelektasen) verkleinert und die Gasdiffusion erschwert. Daraus resultiert eine arterielle Hypoxie.

Größere **Atelektasen** (nicht belüftete Lungenbezirke) entstehen durch:
- Aspiration, Verlegung durch zähen Schleim, Ödem, Schorf
- in der Umgebung von Lungenverletzungen
- Pleuraergüsse, Hämato-, Pneumothorax
- Zwerchfellhochstand
- konstante Lage des Oberkörpers

Die funktionelle Störung äußert sich in einer Vergrößerung des Rechts-Links-Shunts und des Totraums (Bezirke werden ventiliert, aber nicht perfundiert). Der Rechts-Links-Shunt ist das Blutvolumen, das durch die Eröffnung pulmonaler Kurzschluß-(shunt-)Gefäße ohne Gasaustausch in den großen Kreislauf gelangt, oder aber aus Lungenbezirken kommt, die perfundiert jedoch nicht ventiliert werden. Auf die funktionellen Störungen zu Beginn des ARDS folgt ein fibrotischer Umbau mit dem Untergang funktionstüchtigen Lungengewebes.

Therapie
- Kreislaufstabilisierung
- frühzeitige Beatmung bei Verdacht auf ein ARDS
- intensive Bronchialtoilette
- frühe Mobilisation des Patienten
- restriktive Flüssigkeitstherapie
- Kortikosteroide?

Eine erfolgreiche *Schocktherapie* mit frühzeitiger Wiederherstellung der Mikrozirkulation wirkt der Entwicklung eines ARDS entgegen.

Frühwarnzeichen des akuten Lungenversagens sind:
- arterielle Hypoxie (regelmäßige Blutgasanalysen),
- verminderte Vitalkapazität,
- erhöhte Atemfrequenz.

Die schweren funktionellen Störungen stehen im deutlichen Gegensatz zu dem unauffälligen klinischen Befund *(Auskultation, Röntgenbild der Lunge).*

Eine **frühzeitige differenzierte Beatmungstherapie** mit:
- positiv endexspiratorischem Druck („PEEP")
- Blähen der Lunge (inflation-hold)
- Umkehr des Atemzeitverhältnisses (inversed ratio)

wirkt dem Kollaps der kleinen Atemwege entgegen, verbessert damit das Verhältnis von Ventilation zu Perfusion und vergrößert die Gasaustauschfläche.

Zu einer regelmäßigen **Bronchialtoilette** gehören:
- kräftiges Abhusten oder endotracheales Absaugen
- die Vibrationsmassage zur Schleimmobilisation in den kleineren Atemwegen
- eine Bronchoskopie, falls erforderlich

Die Bronchialtoilette beugt Schleimansammlungen vor, die zu Minderbelüftung der abhängigen Lungenabschnitte und zu Keimansiedlungen führen. Von Beginn an wird das Trachealsekret auf pathogene Keime und ihre Empfindlichkeit auf Antibiotika untersucht, um eine Infektion gezielt behandeln zu können.

Durch die gleichbleibende Lage des Oberkörpers kommt es in den abhängi-

gen Lungenabschnitten zu Belüftungsstörungen, denen nur durch **regelmäßige Umlagerung** und **frühe Mobilisierung** des Patienten begegnet werden kann.
Da bei dem akuten Lungenversagen vermehrt Flüssigkeit eingelagert wird, muß die **Infusionstherapie restriktiv** gehandhabt und die Urinausscheidung mit Diuretika gefördert werden. Mit der vorsichtigen Gabe von Kolloiden oder Blut kann ein ausreichender Perfusionsdruck aufrechterhalten werden. Durch die Rückresorption der Wundödeme im Verlauf der Heilung („endogene Transfusion") steigt das intravasale Volumen. Nur durch eine genaue, eher zurückhaltende Flüssigkeitsbilanzierung kann ein Lungenödem („feuchte Lunge") vermieden werden.

Flüssigkeitstherapie:
- restriktiv
- Diuretika
- Kolloide, Blut (Perfusionsdruck)

Rückresorption der Wundödeme → Gefahr der intravasalen Flüssigkeitsüberladung → „feuchte Lunge"

Kortikosteroide sollen eine prophylaktische Wirkung haben. Die längere Anwendung kann eine *Bronchopneumonie* begünstigen.

Kortikosteroide:
- prophylaktisch wirksam?
- Pneumoniegefahr

5.1.2.3 Akutes Nierenversagen

3. Akutes Nierenversagen

Pathophysiologie: Bei einem Schock droht ein *prärenales* Nierenversagen, falls nicht ausreichend Flüssigkeit zur Ausscheidung angeboten wird. Kann das Schockgeschehen nicht durchbrochen werden, geht zuerst das Glomerulumfiltrat und damit die Urinausscheidung zurück *(wichtiger Schockparameter).* Im weiteren Verlauf kann kein konzentrierter Harn mehr produziert werden, das erste Anzeichen beginnender Tubulusnekrosen.

Pathophysiologie
- prärenales Nierenversagen
- Glomerulumfiltrat sinkt ab
- keine Harnkonzentrierung
- Tubulusnekrosen

Die **Prophylaxe** besteht in *allgemeiner Schocktherapie, ausreichendem Flüssigkeitsangebot,* der Applikation von *Diuretika.*
Wenn die Nierenfunktion nicht stabilisiert werden kann, wird eine Dialyse oder Hämofiltration erforderlich.

Prophylaxe
- Kreislaufstabilisierung
- ausreichend Flüssigkeit
- Diuretika

5.1.2.4 Gerinnungsstörungen

4. Gerinnungsstörungen

Eine **disseminierte intravasale Gerinnung (DIC)** kann im Rahmen eines protrahierten Schockgeschehens auftreten.

Disseminierte intravasale Gerinnung (DIC)

Pathophysiologie: Im Schock verlangsamt sich der Blutstrom bis zum Stillstand in den Kapillaren. Das Gleichgewicht zwischen Gerinnung und Fibrinolyse stellt sich auf ein höheres Niveau ein. Der Bestand an Gerinnungsfaktoren nimmt ab. Wenn eine kritische Grenze unterschritten wird, treten unstillbare Blutungen auf.

Pathophysiologie:
stehende Blutsäule in Kapillaren → Verlust von Gerinnungsfaktoren

Diagnostik
Man unterscheidet verschiedene Stadien der *DIC*:

Diagnostik

Stadium I (Hyperkoagulopathie): PTT und AT III erniedrigt
Stadium II (Hypokoagulopathie): TPZ, Fibrinogen Thrombozyten, AT III erniedrigt, Fibrinmonomere erhöht
Stadium III (Hypokoagulopathie mit sekundärer Hyperfibrinolyse): PTZ, Reptilase, Fibrinogenspaltprodukte erhöht, Fibrinogen, Plasminogen erniedrigt

Therapie
Therapeutische Bemühungen richten sich nach den Stadien der *DIC*:

Therapie

Stadium I: Heparin 10–15 000 E/24 h, AT III 1 E/kg KG × Defizit in %
Stadium II: zusätzlich FFP, PPSB (TPZ <50 %), Fibrinogen, Phospholipide (Thrombopathie), Thrombozyten, Faktor XIII
Stadium III: zusätzlich Aprotinin (unterbindet Hyperfibrinolyse – leichte Hyperfibrinolyse erwünscht zur Vermeidung von Mikrothromben)

5. Fettembolie

Pathophysiologie:
Entemulgisierung der Blutfette → Mikroembolien

pulmonal:
- Gasaustauschstörung
- Rechtsherzbelastung

zerebral:
- Bewußtseinsstörung
- zentrale Hyperthermie
- kirschrote Makula

dermal:
Petechien am Stamm

5.1.2.5 Fettembolie

Pathophysiologie: Im Verlauf eines protrahierten Schocks können die Blutfette entemulgisieren. Die Fettaggregate verursachen **Mikroembolien** in verschiedenen Organen.
Die pulmonale Form geht mit einer Gasaustauschstörung und zunehmenden Rechtsherzbelastung einher.
Für die zerebrale Beteiligung spricht eine *plötzliche Bewußtseinsstörung mit zentraler Hyperthermie.* Bei der Augenhintergrundsspiegelung stellt sich die Makula als kirschroter Fleck dar.
Petechien, vor allem im Bereich des Stammes, sind typisch für die Embolisierung in der Haut.
Unspezifische Funktionsstörungen der Niere, Leber und des Magen-Darm-Traktes können hinzukommen.

Prophylaxe
- Kreislaufstabilisierung
- Fettemulgatoren
- Heparin

Prophylaxe

Frühzeitige, suffiziente Schockbehandlung beugt dem Fettemboliesyndrom vor. Bei größeren Traumen mit der Gefahr der Fettembolie werden physiologische *Fettemulgatoren (Cholinphospholipide)* verabreicht. *Heparin* soll durch die Aktivierung der Lipase ebenfalls prophylaktisch wirksam sein. Eine kausale Therapie gibt es nicht.

Die zweite Operationsphase wird eingeleitet, wenn der Allgemeinzustand weitgehend stabil ist. Eine optimale Mobilisierung und Pflege des Patienten ist oft erst nach der endgültigen Versorgung der Verletzungen möglich.

Erholungsphase

Entwöhnung vom Respirator mit
- intermittierend unterstützender Beatmung
- Spontanatmung unter kontinuierlichem positivem Druck

5.1.3 Erholungsphase

Im Rahmen der Wundheilung wird die Flüssigkeit, die in den sog. dritten Raum (Wundödeme) verlorenging, wieder mobilisiert und ausgeschieden. Während dieser Phase wird eine negative Flüssigkeitsbilanz angestrebt. Die Entwöhnung vom Respirator sollte erst anschließend erfolgen, um pulmonale Komplikationen („feuchte Lunge") zu vermeiden. Der Übergang zur Spontanatmung wird durch unterstützende Beatmungsformen erleichtert:
- IMV (intermittend mandatory ventilation)
- CPAP (continuous positive airway pressure) (s. Kap. VIII/2).

Verbrennungen

5.2 Verbrennungen

Da die Verbrennungskrankheit besondere Anforderungen an eine Intensiveinheit stellt, haben sich einzelne Zentren auf die Behandlung Schwerstverbrannter spezialisiert.

Indikationen für die Verlegung in eine Verbrennungsklinik

⇨

Die **Verlegung in eine Verbrennungsklinik** ist angezeigt (s. Kap. IV/2.6):
- bei zweitgradiger Verbrennung von mehr als 20 % der Körperoberfläche
- bei drittgradiger Verbrennung von mehr als 10 % der Körperoberfläche
- aufgrund der Lokalisation: Hände, Füße, Gesicht, Genitalien
- bei Inhalationstrauma
- bei zusätzlichen Schädigungen
- bei Patienten extremer Altersgruppen
- bei Elektrounfällen

Pathophysiologie:
$>30\,\%$ zweitgradig oder $>10\,\%$ drittgradig: Verbrennungsschock

Permeabilitätsstörung der Kapillaren → Plasmaverlust → Hämatokrit steigt → hypovolämischer Schock

5.2.1 Pathophysiologie

Verbrennungen werden nach ihrer *Ausdehnung* und *Tiefe* beurteilt. Für die Prognose ist vor allem die *Ausdehnung von Bedeutung.* Wenn mehr als 10 % drittgradig oder mehr als 30 % zweitgradig verbrannt sind, ist der Patient durch einen **Verbrennungsschock** gefährdet. Im Wundgebiet kommt es zu einer maximalen Weitstellung und Permeabilitätsstörung der Kapillaren. Auch in den nicht verbrannten Gebieten tritt eine erhöhte Kapillarpermeabilität ein, die ebenfalls zum Verlust von onkotisch wirksamen Substanzen (vorwiegend Albumin) führt. Vor allem in den ersten 8 Stunden geht eine große Menge Plasma in das Interstitium verloren. Je nach Ausdehnung der Verbrennung bis zu 6 l. Das Blut ist eingedickt. Wenn nicht gegengesteuert wird, kommt es zum hypovolämischen Schock.

Normalisierung der Kapillarpermeabilität nach 48–72 Stunden

Die Kapillarschranke regeneriert sich spontan nach den ersten 48–72 Stunden.

Als Ursache der systemischen Veränderungen (gesteigerte Kapillarpermeabilität, Rückgang des HZV) wird die Abgabe von vasoaktiven *(Prostaglandine, Kinine)* und kardiodepressiven Substanzen aus dem Wundgebiet diskutiert. Ein spezifisches Verbrennungstoxin gibt es nicht.

5.2.2 Infusionsschemata zur Schocktherapie

Infusionsschemata individuell anpassen

Sind die Vitalfunktionen vorläufig gesichert, muß unverzüglich adäquat Flüssigkeit substituiert werden. Verschiedene Formeln helfen bei der Errechnung des Bedarfs. Sie müssen individuell angepaßt werden (Tab. 8-27).

Tab. 8-27: Infusionsschemata bei Verbrennungen

Massachusetts General Hospital			
1. Periode	4–6 Stunden	1,00	2–4 ml/kg/% VKO RL
2. Periode	8 Stunden	0,50	0,5 ml/kg/% VKO FFP + 1,5 ml/kg/% VKO RL + 100 ml/h
3. Periode	8 Stunden	0,25	
4. Periode	8 Stunden	0,25	
Ludwigshafener Formel			
% VKO × kg = ml/Periode			
1. Periode	4 Stunden	RL	
2. Periode	4 Stunden	RL	
3. Periode	8 Stunden	RL	
4. Periode	8 Stunden	RL	
5. Periode	24 Stunden	Eiweißlösung + metabol. Flüssigkeitsbedarf 50 ml/kg/Periode	
6. Periode	24 Stunden	Eiweißlösung + metabol. Flüssigkeitsbedarf 50 ml/kg/Periode	
Kontrollwerte am Ende jeder Periode: Körpergewicht, Gesamteiweiß, kolloidosmotischer Druck, Hkt			
Formel nach Muir, Barclay, Zellner			
% VKO × kg × 0,5 ml Kolloide/Periode + 3,0–4,5 l freies Wasser/Tag			
1. Tag	3 Perioden à 4 Stunden		
	2 Perioden à 6 Stunden		
2. Tag	2 Perioden à 6 Stunden		
	1 Periode à 12 Stunden		
3. Tag	1 Periode à 24 Stunden		
Parkland-Formel (Baxter)			
0–24 Stunden: % VKO × kg × 4 ml RL			
1. Periode	8 Stunden	0,50 d. e. V.	
2. Periode	8 Stunden	0,25 d. e. V.	
3. Periode	8 Stunden	0,25 d. e. V.	
24.–48. Stunde: 1 ml/kg/% VKO Albumin 5% + 50 ml/kg freies Wasser			
Brooke-Formel			
1,5 ml/kg/% VKO RL + 0,5 ml/kg/% VKO Albumin + 2 l freies Wasser			
mod.: 2 ml/kg/% VKO + 2 l freies Wasser			
1. Periode	8 Stunden	0,50 d. e. V.	
2. Periode	16 Stunden	0,50 d. e. V.	
Evans-Formel			
1 ml/kg/% VKO RL + 1 ml/kg/% VKO Vollblut + 2 l freies Wasser			
1. Periode	8 Stunden	0,50 d. e. V.	
2. Periode	16 Stunden	0,50 d. e. V.	
Hypertone Formel			
Hypertone NaCl-Laktat-Lösung bis zu einer Ausscheidung von 70 ml/h			
Bei Nierenfunktionsstörungen Gefahr der Hypernatriämie!			

VKO = verbrannte Körperoberfläche, RL = Ringerlaktat, FFP = Frischplasma, kg = Körpergewicht, l = Liter, d. e. V. = des errechneten Volumens

In den ersten Stunden Ringerlactat, danach zusätzlich Albumin, FFP und freies Wasser

Da der Flüssigkeitsverlust in den ersten Stunden am größten ist, wird die Infusionstherapie auf Perioden verteilt. Für die ersten 24 Stunden ist der Volumenersatz in Form von **Ringerlactat** in der Regel ausreichend. Es ist besonders für die Erstversorgung geeignet, da es einfach zu lagern und billig ist. Sinkt der Eiweißgehalt unter 3 g%, sollte zusätzlich *Humanalbumin* angeboten werden.
Der frühzeitige Einsatz von onkotisch wirksamen Substanzen ist umstritten, da diese wegen der Permeabilitätsstörung der Kapillaren in das Interstitium übertreten und das Ödem verstärken können. Volumenersatzmittel hemmen in höherer Dosierung die Gerinnung und sind daher nur begrenzt einsetzbar.

Vorteile von Frischplasma:
- vergrößert intravasales Volumen
- ersetzt Gerinnungsfaktoren

Patienten, die größere Volumengaben schlecht vertragen (höheres Alter, Herzleiden), erhalten **Frischplasma**. Es vergrößert wirkungsvoll das intravasale Volumen und ersetzt Gerinnungsfaktoren, die im Rahmen des Schockgeschehens und im Wundödem verlorengehen.

Praxishinweis

⇨

Die **Überwachung der Flüssigkeitstherapie** erfolgt anhand
- der Urinausscheidung
- des Gewichtes
- des zentralvenösen Druckes (ZVD)
- der Laboranalysen: Hämatokrit, Elektrolyte, Gesamteiweiß

1. Urin:
>50 ml/h
Bei Elektrounfällen 50–100 ml/h, sonst Gefahr des akuten Nierenversagen

Harnausscheidung > 100 ml/h → Gefahr der Überwässerung

Die **Urinmenge** sollte mehr als 50 ml/h betragen. Bei Elektrounfällen muß die Diurese noch weiter gesteigert werden (bis zu 100 ml/h), da vermehrt Myoglobin und freies Hämoglobin anfallen. Wird nicht ausreichend Flüssigkeit ausgeschieden, fallen die Muskel- und Blutabbauprodukte in den Nierentubuli aus und verstopfen sie. Es kommt zum *akuten Nierenversagen.* Zur *Prophylaxe* werden Diuretika (v. a. Mannit) eingesetzt. Überschreitet die Urinmenge 100 ml/h, ist das Infusionsregime zu hoch bemessen.

2. Gewicht:
zur Beurteilung des interstitiellen und intrazellulären Ödems

Die Entwicklung des intrazellulären und interstitiellen Ödems läßt sich anhand des **Körpergewichts** verfolgen (Bettenwaage). Bis etwa zum 7. Tag nach dem Trauma nimmt der Patient an Gewicht zu. Bei einer Verbrennung von 50 % der Körperoberfläche kann die Gewichtszunahme bis zu 12 % betragen. Danach werden die Ödeme rückresorbiert und die Flüssigkeit ausgeschieden. Außerdem verringert sich das Gewicht auf Grund der katabolen Stoffwechsellage.

3. ZVD:
- vorher gesund → V. cava-Katheter ausreichend
- kardiale Komplikationen → Pulmonalarterienkatheter

Gefahr der **Kathetersepsis**

Bei zuvor gesunden Patienten reicht ein **zentralvenöser Katheter** zur Überwachung des Flüssigkeitshaushaltes aus. Gleichzeitig kann er zur parenteralen Ernährung genutzt werden (s. Kap. VIII/3.2.3).
Kommen komplizierende Erkrankungen des Herz-Kreislauf-Systems hinzu, wird ein *Pulmonaliskatheter* zur differenzierten Kreislaufdiagnostik erforderlich. Beide Verfahren sind mit einem hohen Infektionsrisiko belastet. Intravenöse Katheter können Ausgangspunkt einer Sepsis sein.

Laboranalysen:
- Hämatokrit
- Elektrolyte
- Gesamteiweiß

Anhand der Blutzusammensetzung (Hämatokrit, Elektrolyte, Gesamteiweiß)

Tab. 8-28: Laboranalysen im Rahmen des Verbrennungsschocks

Hämatokrit erhöht	Plasmaverlust Blutviskosität erhöht
Hämatokrit erniedrigt	intravasale Flüssigkeit erhöht, z. B. während der Rückresorption der Ödeme Anämie im Rahmen der Verbrennungskrankheit
Natrium erhöht	Mangel an freiem Wasser zum Ersatz insensibler Verluste Zeichen der drohenden Niereninsuffizienz Gefahr bei Infusion hypertoner Kochsalzlösung zum Volumenersatz (Hypertone Hyperhydratation)
Natrium erniedrigt	Plasmaverlust zu Beginn Iatrogen: zu viel freies Wasser (Hypotone Hyperhydratation)
Gesamteiweiß erniedrigt	Plasmaverlust, Folge: interstitielles Ödem

läßt sich ein Überblick über den Füllungszustand des intravasalen Raumes gewinnen (Tab. 8-28).

5.2.3 Prophylaxe und Therapie von Komplikationen

Im Rahmen der Verbrennungskrankheit kommen folgende Komplikationen vor:
Infektion, Nierenversagen, Verbrauchskoagulopathie, Inhalationstrauma, Wundbehandlung

5.2.3.1 Infektion

Das schwere Verbrennungstrauma geht mit einer **Abwehrschwäche** einher.
Bei 75 % der Patienten, die verstarben, war eine septische Komplikation die Todesursache.
Als Infektionsquellen kommen der Patient selbst, das Pflegepersonal und die Klimaanlage in Frage.
Die Keime siedeln sich auf der Wunde und entlang der Katheter an.

Prophylaxe und Therapie
Die Behandlung erfolgt in **aseptischen Einzeleinheiten**.
Die Wunde wird **antiseptisch** behandelt mit:
- *Silbernitratlösung 0,5 %.* Nebenwirkung: Hypochlorämie, Hyponatriämie, Methämoglobinbildung (entsteht als Reaktion auf die Reduktion von Nitraten durch Bakterien auf der Wunde)
- *Mafenide (Sulfonamid).* Nebenwirkung: metabolische Azidose (Karboanhydrasehemmstoff), Hämolyse bei Glucose-6-Phosphatdehydrogenase-Mangel, Allergie
- *Silber-Sulfadiazin.* Nebenwirkung: Hämolyse bei Glucose-6-Phosphatdehydrogenase-Mangel, Allergie
- *Betaisodona (Jodkomplex).* Nebenwirkung: Jodunverträglichkeit

Da die Substanzen auf sehr großer Fläche aufgetragen und resorbiert werden, treten Nebenwirkungen häufiger auf.
Bei einer *geschlossenen* Behandlung wird die Wunde zum Schutz vor Infektion und Wärmeverlust durch Verdunstung verbunden.
Andere Kliniken ziehen die *offene* Behandlung vor, um zu vermeiden, daß „feuchte Kammern" mit erhöhter Infektionsgefahr entstehen.
Zentralvenöse Katheter sollen nicht im Bereich der Verbrennung eingelegt werden. Bei dieser Lokalisation werden gehäuft Infektionen mit nachfolgender *Kathetersepsis* beobachtet.
Durch frühzeitige enterale Ernährung kann die Liegedauer der Katheter und damit die Infektionsgefahr ebenfalls reduziert werden.
Zu Beginn der Behandlung wird eine **Tetanusprophylaxe** je nach Impfstatus durchgeführt. Die Impfung mit Pseudomonas-Vakzine hat keinen entscheidenden Erfolg gebracht.
Bei Verbrennungsverletzten besteht eine allgemeine Immunschwäche. Nach aktiver Impfung kann daher die Bildung ausreichender Antikörper ausbleiben.
Zur Unterstützung der allgemeinen Infektionsabwehr werden **Immunglobuline** verabreicht.
Antibiotika sollen nicht prophylaktisch eingesetzt werden, da dies der Resistenzbildung der Keime Vorschub leistet. Wundbiopsien und Abstriche von Kathetern werden untersucht, und das Keimspektrum auf seine Empfindlichkeit gegenüber Antibiotika geprüft. Am häufigsten findet man *E. coli, Klebsiellen* und *Pseudomonas aeruginosa.*
Die Antibiotikabehandlung wird anhand des Blutspiegels häufig kontrolliert, um eine *Unterdosierung* (als Folge eines Verlustes über die Wunde) oder eine *Überdosierung* (bei Nierenfunktionsstörung) zu vermeiden.

Prophylaxe und Therapie von Komplikationen

1. Infektion

75 % der Patienten sterben an septischer Komplikation

Infektionsquellen
- Patient, Pflegepersonal, Klimaanlage

Infektionsorte: Wunde, Katheter

Prophylaxe und Therapie
a) aseptische Einzeleinheiten
b) antiseptische Wundbehandlung

Bei Anwendung auf großer Wundfläche vermehrt Nebenwirkungen

geschlossene Wundbehandlung:
Schutz vor Infektion und Wärmeverlust

offene Wundbehandlung:
keine „feuchte Kammer" → Infektionsgefahr geringer

c) Katheterpflege

d) Impfung
Tetanusprophylaxe

allgemeine Abwehrschwäche: Aktivimpfungen nicht sicher wirksam

e) Immunglobulintherapie

f) Antibiotikatherapie
- nicht prophylaktisch, Gefahr der Resistenzbildung
- regelmäßige Abstriche
- häufigste Keime: E. coli, Klebsiellen, Pseudomonas
- Blutspiegel (!)

2. akutes Nierenversagen

Prophylaxe
– Therapie des Schocks
– Flüssigkeit
– Diuretika
– Harnausscheidung >50 ml/h
– Antibiotika nicht überdosieren

Elektrounfall:
Myoglobin- und Hämoglobinaggregate verstopfen Nierentubuli

Prophylaxe:
– Harnausscheidung 100 ml/h
– Alkalisieren des Urins

5.2.3.2 Akutes Nierenversagen

Bei schweren Verbrennungen besteht wegen der typischen Störungen der Mikrozirkulation die Gefahr des akuten Nierenversagens.
Außerdem müssen im Rahmen der antibiotischen Therapie aufgrund des Keimspektrums oft Aminoglykoside eingesetzt werden, die nephrotoxisch sind.

Prophylaxe
– angemessenes Flüssigkeitsangebot
– Diuretika
– >50 ml/Stunde Harnausscheidung
– korrekte Dosierung nephrotoxischer Antibiotika

Besonderheiten beim Elektrounfall: Durch die Zerstörung von Muskulatur und Erythrozyten wird Myoglobin und Hämoglobin in großen Mengen freigesetzt. Um einem Verstopfen der Nierentubuli durch Aggregate vorzubeugen, ist eine *Stundenurinmenge* von etwa *100 ml* erforderlich. Alkalisieren des Harns fördert die Ausscheidung der Abbauprodukte.

3. Disseminierte intravasale Gerinnung

Pathophysiologie
Verlust von Gerinnungsfaktoren durch Verbrennungsschock und -ödem.

5.2.3.3 Disseminierte intravasale Gerinnung

Pathophysiologie: Im Verlauf eines Verbrennungsschocks gehen Gerinnungsfaktoren sowohl durch die Störung der Mikrozirkulation als auch durch das Verbrennungsödem verloren.
Therapie: (s. 5.1.3.4)

4. Inhalationstrauma

Mortalität 50–75 %

Pathogenese
1. Hitzeeinwirkung auf oberen Respirationstrakt
2. Wasserdampfeinwirkung auf kleine Atemwege
3. Rauchgase

Hinweis auf Inhalationstrauma
– Unfallhergang
– laborchemisch:
  • Hypoxämie
  • CO-Hb >10 %

CO:
– hohe Affinität zu Hb
– verhindert O_2-Transport
– Halbwertszeit des CO-Hb: 4 h, unter reinem O_2 40 min

Oberer Respirationstrakt
Hitzeeinwirkung → Ödem → Obstruktion
Therapie: frühzeitige Intubation

Mittlere Atemwege
Verlegung durch Schorf und Verbrennungspartikel → Atelektase, meist erst nach 5 Tagen klinisch auffällig
Therapie: Bronchialtoilette, ggf. fiberoptisch

Kleinere Atemwege
– Schädigung durch Wasserdampf unter hohem Druck
– toxische Gase

Primäre Schädigung der Alveolen
• prognostisch ungünstig
• ARDS

5.2.3.4 Inhalationstrauma

Bei etwa einem Drittel der höhergradig Verbrannten liegt zusätzlich ein Inhalationstrauma vor. Die Mortalität dieser Begleiterkrankung liegt bei etwa 50–75 %.

Pathogenese:
• Hitzeeinwirkung auf den oberen Respirationstrakt
• Wasserdampfeinwirkung auf die kleinen Atemwege
• Rauchgase (CO, Schwefel-, Stickstoffverbindungen; Salzsäure, Phosgen, Akrolein, Zyanide bei der Verbrennung von Kunststoffen)

In der Regel gibt der Unfallhergang Aufschluß, ob auch die Lunge geschädigt ist.
Wenn ohne klinischen Befund laborchemisch sowohl eine *Hypoxämie* als auch *mehr als 10 % CO-Hb* (Karboxyhämoglobin) erhoben werden, deutet dies ebenfalls auf ein Inhalationstrauma hin.
Kohlenmonoxid (CO) besitzt eine 220-fach höhere Affinität zu Hämoglobin als Sauerstoff. Durch die Blockade des Sauerstofftransportes kommt es zu einer Gewebshypoxie. Unter 100 % Sauerstoff beträgt die Halbwertszeit des CO-Hb 40 min (sonst 4 Stunden), unter hyperbarer Oxygenierung 20–30 min (s. Kap. 5.4.5).
Direkte Hitzeeinwirkung verursacht ein **Ödem der oberen Luftwege**. Treten Zeichen der *Obstruktion* auf, muß frühzeitig intubiert werden. Das Ödem klingt meist innerhalb der ersten drei Tage wieder ab.
Veränderungen der *mittleren Atemwege* machen sich erst ab etwa dem 5. Tag nach dem Unfall bemerkbar. Durch Schorf und Krusten werden Bronchien verlegt. Folge: **Atelektasen.**

Therapie: Bronchialtoilette, evtl. fiberoptische Reinigung
Sehr hohe Umgebungstemperaturen lösen einen reflektorischen Larynxverschluß aus. Erhitzte Luft, die eingeatmet wird, kühlt in den oberen großen Luftwegen auf Körpertemperatur ab. Beides verhindert eine Schädigung *der kleinen Atemwege.* Nur Wasserdampf unter hohem Druck und toxische Gase, die zusammen mit Wasser aggressive Säuren und Laugen ergeben, dringen bis in die kleinen Atemwege vor. Bei primärer Schädigung der Alveolen ist die Prognose schlecht. Die Symptome und morphologischen Veränderungen gleichen dem Bild des *ARDS.*

Nach Inhalation giftiger Gase kann ein **akutes toxisches Lungenödem** auftreten.

Therapie: Die Veränderungen in den kleinen Atemwegen erfordern eine *differenzierte Beatmungstherapie.* Soll die Spontanatmung erhalten bleiben, wird CPAP angewendet.
Das Auftreten einer **Bronchopneumonie** im Verlauf der Behandlung geht mit einer hohen Mortalität einher (bis zu 85 %). Auslösende Keime vor allem *Staphylokokken* und *Pseudomonas aeruginosa.*

Therapie: Antibiotika werden nach Austestung gezielt verabreicht, um die Selektion resistenter Bakterienstämme zu vermeiden.

- toxisches Lungenödem

Therapie: differenzierte Beatmung

Komplikation des Inhalationstraumas:
Bronchopneumonie
- hohe Mortalität (85 %)
- häufige Keime: Staphylokokken, Pseudomonas aeruginosa

Therapie
gezielte Antibiose

5.2.3.5 Wundbehandlung

Bei ausgedehnten Verbrennungen 2. und 3. Grades müssen die Nekrosen chirurgisch abgetragen werden. Wenn Hände, Füße oder Gesicht betroffen sind, sollte wegen des funktionellen bzw. kosmetischen Ergebnisses früh exzidiert werden. Strommarken müssen wegen ihrer Tiefenausdehnung ebenfalls früh revidiert werden. Die Nekrosengebiete drittgradiger Verbrennungen infizieren sich leicht und sollten deshalb auch baldmöglichst entfernt werden.
Bei ausgedehnten Verbrennungen verursacht die Entfernung des verbrannten Gewebes eine große Wundfläche und einen entsprechenden **Blutverlust**. Sie wird deshalb in mehreren Sitzungen und erst nach ausreichender Stabilisierung des Flüssigkeitshaushaltes durchgeführt. Manche Operateure verzichten auch primär auf Eigenhauttransplantate, um den Blut- und Flüssigkeitsverlust kleiner zu halten. Der Einsatz von Elektrocautern und Lasertechnik vermag ebenfalls den Blutverlust zu verringern.
Nekrosen werden wegen ihrer unterschiedlichen Tiefenausdehnung in schrägen Lamellen abgetragen.
Zur Deckung großer Wunden stehen *Auto-, Allotransplantate* und *künstliche Haut* zur Verfügung.
Bei sehr großflächig Verbrannten werden *Immunsuppressiva* eingesetzt, um die Abstoßung der Transplantate zu verzögern.

5. Wundbehandlung

Nekrosen (II. und III. gradig) abtragen

frühzeitig:
1. an Händen, Füßen, im Gesicht
2. Strommarken
3. Nekrosen III. Grades

Nekrosenabtragung:
- große Wundflächen
- hoher Blutverlust

Vermindern des Blutverlustes durch
- Teilabtragung
- Verzicht auf Eigenhaut
- Elektrocauter, Lasertechnik

Wunddeckung mit:
- Autotransplantaten
- Allotransplantaten
- künstlicher Haut

Immunsuppressiva gegen Abstoßung

5.2.4 Anästhesie bei Brandverletzten

Anästhesie bei Brandverletzten

> Für kurzdauernde Eingriffe wird in der Regel eine **Kctaminanalgesie** eingesetzt.
> Kurzwirksame depolarisierende Muskelrelaxantien (Succinylcholin) sind wegen der Gefahr der Hyperkaliämie *kontraindiziert.*

Mit Hilfe der kontrollierten Hypotension kann der Blutverlust verringert werden.

- kontrollierte Hypotension (Blutverlust ↓)

5.3 Bewußtlosigkeit

Bewußtlosigkeit

Bewußtlose Patienten müssen intensivmedizinisch überwacht werden, da sie durch eine Einschränkung der Vitalfunktionen gefährdet sind:
- Beurteilung des ZNS
- Aufrechterhaltung der Vitalfunktionen
- Prophylaxe und Therapie der Hirnschwellung
- Prophylaxe und Therapie von Komplikationen

Permanente Überwachung

5.3.1 Beurteilung des ZNS

Die Beschreibung des Bewußtseinsgrades mit **Somnolenz** (Schläfrigkeit), **Sopor** (nicht ansprechbar) und **Koma** (tief bewußtlos) ist von der individuellen Beurteilung und Untersuchungsmethodik abhängig. Daher werden Skalen benutzt. Die gebräuchlichste ist die **Glasgow-Koma-Skala** (s. S. 199). Die

Beurteilung des ZNS

Somnolenz = Schläfrigkeit
Sopor = nicht ansprechbar
Koma = tief bewußtlos

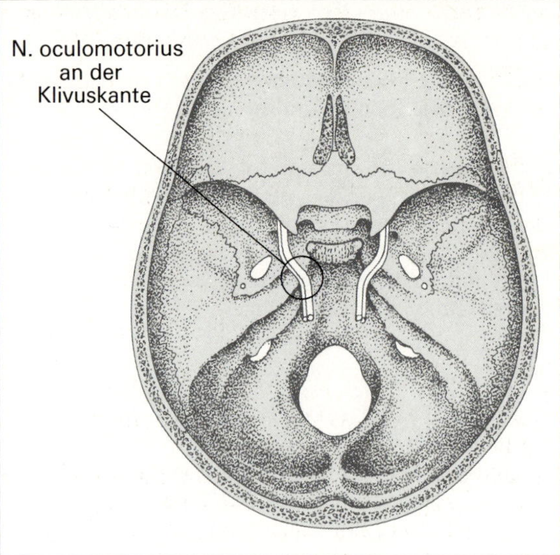

Abb. 8-51: „Klivuskantensyndrom": Irritation des N. oculomotorius durch Druck des Mittelhirns auf den Klivus bei Schwellung des Großhirns.

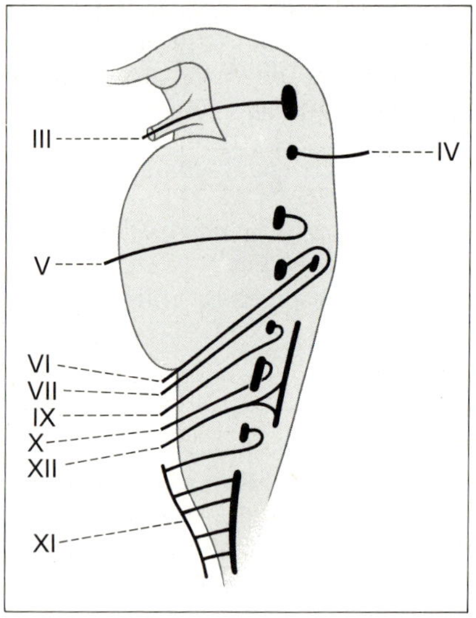

Abb. 8-52:
Motorische Hirnnervenkerne (Seitenansicht)

Glasgow-Koma-Skala zur Quantifizierung des Bewußtseinsgrades

Reaktionen und Reflexe des Patienten werden durch Punkte gewertet. Ihre Summe ergibt den Bewußtseinsgrad (s. Kap. V/1). Liegt der Verdacht auf eine **Hirnstammschädigung** vor, kann diese durch die Untersuchung der Hirnnerven genauer lokalisiert werden (Abb. 8-51).

Bei Hirndrucksteigerung → N. abducens, N. oculomotorius frühzeitig betroffen → pathologische Augen- und Pupillenmotorik

Bei ausgeprägten **Hirndrucksteigerungen** werden frühzeitig der N. abducens und der N. oculomotorius in Mitleidenschaft gezogen (Abb. 8-52). Daher ermöglicht die Kontrolle der **Augen- und Pupillenmotorik** schnell eine grobe Einschätzung.

⇨

> *Weite, lichtstarre* und *entrundete Pupillen* deuten prinzipiell auf eine *schlechte Prognose* hin.
> Eine *Anisokorie* (unterschiedliche Pupillenerweiterung) spricht für einen *einseitigen Prozeß.*

Intrazerebrale Drucksteigerung → Stauungspapille

Eine intrazerebrale Drucksteigerung kann zu einem Blutstau in der Papille des Sehnerven führen. Man findet dann bei der Augenhintergrundsspiegelung die *„Stauungspapille"*.

Eine zunehmende Verschlechterung eines zerebralen Krankheitsbildes kann unabhängig von der Ursache in folgende Zustandsbilder münden:

- **akutes Mittelhirnsyndrom:**
- *Bewußtlosigkeit*
- *Streckstellung* der Arme und der Beine (*„Enthirnungsstarre“*)
- mittelweite, noch lichtreagible *Pupillen*
- *gesteigerte vegetative Aktivität* („Maschinenatmung“, Tachykardie, Blutdruckerhöhung, Hyperthermie und Hyperhidrosis)
- **akutes Bulbärhirnsyndrom:**
- tiefe *Bewußtlosigkeit*
- schlaffer *Muskeltonus*
- maximal weite *reaktionslose Pupillen*, kein Kornealreflex, divergierende Bulbi
- die vegetativen Funktionen lassen nach (Atemstillstand, Hypotonie)

Beide Syndrome können überlebt werden. Nach einem Bulbärhirnsyndrom ist jedoch in der Regel mit Folgeschäden zu rechnen.

Bei **Erkrankungen oder Traumen des Kleinhirns** treten Störungen der *Muskelkoordination* auf, die nur am wachen Patienten genau untersucht werden können. Druckerhöhungen in der hinteren Schädelgrube führen frühzeitig zur Hirnstammirritation.

Die Dissoziation von Großhirnrinde und Hirnstamm wird als **apallisches Syndrom** bezeichnet. Zu Beginn liegt ein akutes Mittelhirnsyndrom vor. Während der Rückbildung der Bewußtlosigkeit wird ein Zwischenstadium durchlaufen, in dem der Kranke zwar wach erscheint, aber nicht auf äußere Reize reagiert. Jede interkurrente Erkrankung kann den Heilungsprozeß wieder rückgängig machen. Prinzipiell kann ein manifestes apallisches Syndrom noch nach Wochen und Monaten ohne Folgen ausheilen. Die intensivmedizinische Betreuung ist daher auch über längere Zeit gerechtfertigt.

Der Eintritt des **Hirntodes** ist gesichert, wenn in einer **Karotisangiographie** ein *Kontrastmittelstop* in Höhe der *Aa. carotis internae* und der *Aa. vertebrales* nachgewiesen ist.

Das *EEG* kann bei Unterkühlungen und Vergiftungen über längere Zeit isoelektrisch sein, obwohl kein irreversibler Hirnschaden vorliegt, so daß es *nicht isoliert* zur Hirntoddokumentation verwendet werden darf.

Der wiederholte *klinische* Nachweis des **Hirntodes durch zwei Untersucher mit abschließendem EEG** gilt als ausreichender Nachweis. Dies hat besondere Bedeutung, wenn der Patient als Organspender in Frage kommt.

5.3.2 Aufrechterhaltung der Vitalfunktionen

Besondere Beachtung verdienen:
Atmung (Aspirationsschutz), *Kreislauf, Temperaturhaushalt, Zuckerstoffwechsel*

Bei einem bewußtlosen Patienten droht die Verlegung der Atemwege. Zusätzlich sind die Schutzreflexe oft eingeschränkt oder fehlen. Ist mit einer längeren Bewußtseinsstörung zu rechnen, wird endotracheal intubiert. Zur Erleichterung der Pflege (Mundhöhle, Fixation des Tubus) wird *nasal* intubiert. Bei Verdacht auf Verletzungen der Frontobasis und bei Gesichtsschädelverletzungen wird der Endotrachealtubus mit einem fiberoptischen Gerät unter Sicht eingelegt. Falls dies nicht möglich ist, wird *tracheotomiert.*

Da beim bewußtlosen Patienten der Hustenstoß abgeschwächt oder nicht vorhanden ist, muß besondere Sorgfalt auf die *Prophylaxe von Atelektasen* verwendet werden. Nur durch regelmäßige Umlagerung, Vibrationsmassage und sorgfältiges Blähen der Lunge kann eine *Bronchopneumonie* vermieden werden.

Beatmungstechniken (z. B. die Beatmung mit positivem endexspiratorischem Druck), die der Vermeidung von Atelektasen und Therapie eines Lun-

Typische Syndrome:

a) akutes Mittelhirnsyndrom
- Bewußtlosigkeit
- „Enthirnungsstarre“
- mittelweite, lichtreagible Pupillen
- gesteigerte vegetative Aktivität („Maschinenatmung“, u. a.)

b) akutes Bulbärhirnsyndrom
- tiefe Bewußtlosigkeit
- schlaffer Muskeltonus
- maximal weite reaktionslose Pupillen, kein Kornealreflex
- nachlassende vegetative Funktionen

Beide Syndrome können überlebt werden.

Schädigung des Kleinhirns
- Störung der Muskelkoordination
- Druckerhöhung hintere Schädelgrube → frühzeitig Hirnstammirritation

c) apallisches Syndrom = Dissoziation von Großhirnrinde und Hirnstamm
- Ausgangspunkt: akutes Mittelhirnsyndrom
- Klinik: wach, ohne Reaktion auf äußere Reize
- kann ohne Folgen ausheilen

Hirntodfeststellung
1. Karotisangiographie ⇦

2. klinisch, EEG ⇦

Aufrechterhaltung der Vitalfunktionen

a) Atemwege
Bewußtlosigkeit → Verlegung der Atemwege, Verlust der Schutzreflexe → stabile Seitenlage, Intubation

Bei Verletzungen der Frontobasis und des Gesichtsschädels – Plazierung des Endotrachealtubus unter Sicht (Fiberoptik) oder Tracheotomie

Prophylaxe von Atelektasen durch
- regelmäßigen Lagewechsel
- Vibrationsmassage
- Blähen der Lunge

Beatmungstechniken mit intrathorakaler Drucksteigerung behindern den Abfluß aus dem Kopfbereich → regelmäßige neurologische Kontrollen

gentraumas (bei Mehrfachverletzung) dienen, können über eine intrathorakale Drucksteigerung den Blutabfluß aus dem Kopfbereich behindern. Die Auswirkungen der Beatmungstherapie müssen daher durch regelmäßige neurologische Untersuchungen überwacht werden.
Liegt ein Kreislaufschock vor, werden die üblichen kreislaufstabilisierenden Maßnahmen durchgeführt.

b) Kontrolle der Infusionstherapie (ZVD!)
- ausreichend Flüssigkeit zur Sicherung der zerebralen Mikrozirkulation
- restriktiv Flüssigkeit, um ein Hirnödem zu vermeiden.
  ZVK nicht in V. jugularis interna einlegen

Die **Volumenzufuhr** wird anhand des ZVD kontrolliert. Sie muß ausreichend sein, um die zerebrale Perfusion sicherzustellen. Andererseits darf sie wegen der Gefahr des Hirnödems nicht zu hoch sein. Der zentralvenöse Katheter sollte möglichst nicht in die V. jugularis interna eingelegt werden, um den venösen Abfluß aus dem Gehirn nicht zu gefährden (s. Kap. VIII/3).

Störungen im Wasser- und Elektrolythaushalt aufgrund der Hirnverletzung
Schädigung der Osmorezeptoren → trotz steigender Osmolalität kein ADH → hypertone Dehydratation
- **zerebrales Salzverlust-Syndrom**
- ADH ↑ → Natriumverlust
- **Diabetes insipidus**
- Irritation Hypothalamus oder Neurohypophyse → ADH-Mangel → Polyurie → hypertone Dehydratation
- Therapie: Vasopressin-Derivat

Die Hirnverletzung selbst kann **Störungen im Wasser- und Elektrolythaushalt** verursachen: Bei einer Schädigung der Osmorezeptoren im Bereich des Hypothalamus erfolgt auch bei steigender Osmolalität des Blutes keine Ausschüttung des ADH, so daß ohne Behandlung eine hypertone Dehydratation eintritt.
Dem **zerebralen Salzverlust-Syndrom** liegt eine überschießende ADH-Ausschüttung zugrunde, die zu einer vermehrten Natriumausscheidung über die Niere führt.
Die häufigste, meist vorübergehende Störung bei Schädel-Hirn-Traumen ist der **Diabetes insipidus**. Die Irritation des Hypothalamus oder der Neurohypophyse führt zu einem ADH-Mangel. Die Ausscheidung großer Mengen unkonzentrierten Urins hat eine hypertone Dehydratation zur Folge.
Therapie: Vasopressin-Derivat (Minirin: 10–20 µg nasal oder 2–4 µg i.v.)

c) „zentrale Hyperthermie"
- prognostisch ungünstiges Zeichen

Eine **„zentrale Hyperthermie"** im Verlauf einer zerebralen Erkrankung (s.a. akutes Mittelhirnsyndrom) weist auf eine ungünstige Prognose hin. Infektionen müssen als Ursache der erhöhten Körpertemperatur ausgeschlossen werden.

Therapie
Oberflächenkühlung unter vegetativer Blokkade mit einer Kombination aus
- Sedativum
- Opiat
- Vasodilatator

Bei anhaltendem Kältezittern Muskelrelaxation (unter Beatmung)

Therapie: Oberflächenkühlung. Um eine Gegenregulation durch Zentralisation des Kreislaufs zu verhindern, werden die peripheren Blutgefäße medikamentös offen gehalten. Eine Kombination aus einem *Sedativum*, einem *Opiat* und einer *gefäßerweiternden Substanz* bezeichnet man als **lytischen Cocktail**. Er dient auch unter anderen Indikationen der vegetativen Blockade.
Wenn der Patient unruhig wird und Kältezittern auftritt, werden Sedativa und evtl. Muskelrelaxantien erforderlich.

d) Störungen im Zuckerstoffwechsel
Kortikosteroide, Osmodiuretika und Phenytoin → Blutzuckeranstieg → hyperosmolares Koma

Die Therapie von Schädel-Hirn-Verletzungen kann von **Störungen im Zuckerstoffwechsel** begleitet sein. Kortikosteroide, Osmo-Diuretika und Phenytoin steigern den Blutzuckerspiegel. Wird dieser nicht regelmäßig kontrolliert, kann sich ein *hyperosmolares Coma diabeticum* entwickeln, das bei bestehender Bewußtlosigkeit den Eindruck einer weiteren Verschlechterung erweckt.

Therapie des Hirnödems

5.3.3 Prophylaxe und Therapie der Hirnschwellung

Folgende Maßnahmen sind zu erwägen: *Körperlagerung, Hyperventilation, osmotische Diurese, hochdosiert Kortikosteroide, Barbiturate, Kalziumantagonisten* (s. Kap. V/2.1).

1. Oberkörperhochlagerung (15–30 Grad)

Bei instabilem Kreislauf zusätzlich Beinhochlagerung

Die erste Maßnahme bei Verdacht auf eine intrakranielle Drucksteigerung ist die **Oberkörperhochlagerung** um etwa **15–30 Grad**. Sie erleichtert den Blutabfluß aus dem Kopfbereich und vermindert den hydrostatischen Druck. Wenn gleichzeitig der Kreislauf instabil ist, muß eine Kompromißlösung (evtl. mit Beinhochlagerung = „Klappmesser") gefunden werden, um eine ausreichende Durchblutung des Gehirns zu gewährleisten.

2. Hyperventilationstherapie

Die **Hyperventilationstherapie** basiert auf folgenden *pathophysiologischen Überlegungen*:

Hypoventilation → pCO_2 steigt → Gefäßerweiterung → intrazerebraler Druck steigt.
Hyperventilation → pCO_2 fällt → Gefäßverengung → intrazerebraler Druck fällt.

Mäßige Hyperventilation über kurze Zeit, sonst Gefahr der zerebralen Minderdurchblutung

Die Autoregulation der zerebralen Durchblutung ist pH-abhängig. Gleichzeitig ist die Blut-Hirn-Schranke gut permeabel für Blutgase. Die Hyperventilation führt daher über einen Abfall des pCO_2 zu einer Gefäßkonstriktion.

Durch das verminderte Blutvolumen sinkt der intrazerebrale Druck ab. Um eine Minderperfusion zu vermeiden, sollte mäßig (pCO_2 etwa 30 mm Hg) und nur über einen begrenzten Zeitraum hyperventiliert werden.
Zusätzlich tritt unter Hyperventilation der **„Inversed steal"-Effekt** auf: Da die Blutgefäße in traumatisierten Regionen durch die lokale Azidose maximal erweitert sind und nicht mehr auf Schwankungen des Blut-pH reagieren, bewirkt die Hyperventilationstherapie eine Umverteilung des Blutvolumens zugunsten der erkrankten Gebiete.

„Inversed steal"-Effekt:
vermehrte Durchblutung geschädigter Zonen auf Kosten gesunder Gebiete bei Hyperventilationstherapie

Durch die Gabe von **osmotisch wirksamen Diuretika** (Mannit 20 %) kann sowohl interstitiell als auch indirekt intrazellulär dem Gehirn Flüssigkeit entzogen werden. Um eine plötzliche Flüssigkeitsüberladung des intravasalen Raumes zu vermeiden, empfiehlt es sich, zu testen, ob die Substanz auch zu einer gesteigerten Diurese führt. Außerdem kann Mannit, wenn es nicht ausgeschieden wird, in das Interstitium übertreten und das Hirnödem verstärken *(„Rebound-Phänomen")*. Gleichzeitig wird z. B. Dextran 40 verabreicht, um der Viskositätssteigerung durch die Entwässerung und einem verminderten Blutvolumen mit herabgesetztem HZV entgegenzuwirken. Beides würde die zerebrale Durchblutung beeinträchtigen.

3. Osmodiuretika
- Mannit 20 %
- Mannit-Test: Nach einer Kurzinfusion → Zunahme der Diurese innerhalb der nächsten Stunde
- „Rebound-Phänomen": Mannit wird nicht ausgeschieden → Übertritt in das Interstitium → verstärkt das Ödem
- Dextran 40 ergänzend

„Entlastungsblutung": Bei dem Verdacht auf eine intrazerebrale Blutung ist eine diuretische Therapie kontraindiziert, da durch die intrazerebrale Druckminderung eine erneute Blutung eintreten kann.

„Entlastungsblutung":
Hirnblutung durch intrazerebralen Druck tamponiert → Diuretika → Druck fällt ab → erneute Blutung

Kortikosteroide in hoher Dosierung können eine posttraumatische Hirnschwellung positiv beeinflussen. Als grundlegender Mechanismus wird unter anderem eine Stabilisierung der Blut-Liquor-Schranke angenommen.

4. Kortikosteroide
In hoher Dosierung bei posttraumatischer Hirnschwellung

Barbiturate können den zerebralen Zellstoffwechsel vermindern. Gleichzeitig wirken sie kreislaufdeprimierend. Ihre Anwendung ist umstritten.

Barbiturate

Kalziumantagonisten sollen vor allem auf das Zellödem in der reaktiven Hyperämiephase nach längerer zerebraler Ischämie eine positive Wirkung haben. Ihre Anwendung ist umstritten.

Kalziumantagonisten

5.3.4 Prophylaxe und Therapie von Komplikationen

Therapie und Prophylaxe von Komplikationen

Während der Rückbildung von Bewußtseinsstörungen können **Durchgangssyndrome** (funktionelle Abkoppelung der Großhirnrinde vom Hirnstamm) auftreten. Der Patient erscheint wach, eine Kontaktaufnahme ist jedoch nicht möglich.
Unruhe oder Verwirrtheit bedürfen der genauen diagnostischen Abklärung, um organische Veränderungen als Ursache auszuschließen. Insbesondere bei älteren Patienten treten abnorme Verhaltensmuster infolge vorübergehender *zerebraler Minderdurchblutung* oder *Hypoxie* auf.

Durchgangssyndrom
- funktionelle Abkoppelung der Großhirnrinde vom Hirnstamm
- wach, aber nicht kontaktfähig

bei **Unruhezustand** ausschließen:
- Minderperfusion
- Hypoxie

Therapie: Wenn die Diagnostik abgeschlossen ist, müssen meist Sedativa verabreicht werden, um eine weitere Pflege zu ermöglichen und eine Selbstgefährdung des Patienten zu verhindern.
Die Sedierung hat folgende *Nachteile*:
- klinische Beurteilung des Bewußtseinszustandes erschwert
- Gewöhnung bei längerer Anwendung
- Entzugserscheinungen beim Absetzen
- paradoxe Reaktion: Patient wird unruhiger als zuvor

Therapie
Sedativa, aber
- Beurteilung des ZNS eingeschränkt
- paradoxe Reaktion (steigern Unruhe)
- Entzugserscheinungen

Schädigungen des Gehirnes können mit **Krampfanfällen** einhergehen (s. Kap. V/2.4.3).
Jackson-Anfälle sind fokale Krampfanfälle. Der Ausgangspunkt des Krampfanfalles entspricht dem Ort der Schädigung. Eine Epilepsia partialis continua wird als *Kojewnikoff-Syndrom* bezeichnet. Die Krampfanfälle beschränken sich auf eine Körperregion und halten sehr lange an.
Bei einem generalisierten Krampfanfall läßt sich in einigen Fällen aus der Aura auf den Ort der Schädigung schließen.

Krampfanfälle
- **Jackson-Anfälle:** fokale Anfälle
- **Kojewnikoff-Syndrom:** Epilepsia parialis continua

Therapie: Da Krampfanfälle zu einem hohen Zellstoffwechsel und dem Untergang von Ganglienzellen führen, müssen sie durch Antikonvulsiva rasch unterbrochen werden (Tab. 8-29). Gelingt dies nicht in kurzer Frist, wird eine

Therapie
- Antikonvulsiva
- Narkose

Tab. 8-29: Gebräuchliche Antiepileptika und ihre Dosierung

Clonazepam (Rivotril)	2–4 × 2,0 mg/Tag p. os.
Phenytoin (Phenhydan, Zentropil, Epanutin)	3–5 × 0,1 mg/Tag p. os.
Carbamazepin (Tegretal)	3–4 × 0,2 mg/Tag p. os.
Phenobarbital (Maliasin)	3–4 × 0,1 mg/Tag p. os.

Narkose eingeleitet. Wie lange die medikamentöse Therapie aufrechterhalten wird, richtet sich nach der Häufigkeit der Krampfanfälle und nach der zugrunde liegenden Erkrankung.

Störung des muskulären Tonus
Atonie → Inaktivitätsatrophie
Spastik → Kontraktur, Myositis ossificans

Zerebrale Erkrankungen gehen häufig mit **Störungen des muskulären Tonus** einher.
Mangelnde Beanspruchung oder eine Lähmung führen zu einer **Inaktivitätsatrophie** der Muskulatur.
Bei spastischen Fehlstellungen droht eine **Kontraktur**, die in Verknöcherungen der Muskeln *(Myositis ossificans)* und des Gelenkapparates übergehen kann.
Prophylaxe: intensive Krankengymnastik.

Prophylaxe: Krankengymnastik
Soor der Mundhöhle und Speichelverhaltungen

Bei Bewußtlosen begünstigt der mangelnde Kaureiz einen **Soor der Mundhöhle und Speichelverhaltungen**, die eine Parotitis nach sich ziehen können.

Prophylaxe: Mundpflege

Prophylaxe: regelmäßige Mundpflege.

Überwachung der Urinausscheidung: suprapubischer Blasenkatheter bei längerer Liegedauer geringere Infektionsgefahr

Wenn **Flüssigkeitsverschiebungen** vorliegen oder erwartet werden müssen, wird ein Blasenkatheter eingelegt. Der suprapubische Katheter scheint bei sorgfältiger Pflege weniger infektionsgefährdet. Nach gründlicher Desinfektion wird über der Symphyse transdermal punktiert, und durch die Punktionskanüle ein Plastikkatheter vorgeführt. Die Kanüle wird zurückgezogen, an einer Sollbruchstelle gespalten und entfernt, der Katheter mittels einer Naht an der Haut fixiert und verbunden.

Hyperbare Oxygenierung

6 Grundlagen der hyperbaren Oxygenierung (HBO)

F. Brost

Mit Hilfe von **Überdruckkammern** werden **O_2-Partialdrucke** ermöglicht, die sonst unter physiologischen Bedingungen nicht erreichbar sind

Definition: Unter HBO versteht man die klinische **Verabreichung von Sauerstoff unter höherem Umgebungsdruck im Vergleich zum Luftdruck.**
- in mit Luft komprimierten Mehrpersonenkammern
- in mit Sauerstoff gefüllten Monokammern
- in Dekompressionsrettungskammern

Atmen von reinem O_2 über Maske bei 1 bar (= 10^5 Pa), Atmung von komprimierter Luft selbst unter Druck bis 4 bar sowie lokale O_2-Applikation bei 1 bar ist definitionsgemäß nicht als hyperbare Therapie zu werten.

HBO-Anwendung
⇨

Folgende Hyopoxien sind mit normaler O_2-Beatmung (100 %) nicht beherrschbar:
- hohes Shuntvolumen (>29 % des HZV)
- hoher $AvDO_2$ (>7,5 Vol%)
- niedrige Hb-Konzentration (<6 g %)
- Zunahme der O_2-Diffusionsstrecke in der Peripherie (z. B. Hirnödem, Infarkte)

Lebensrettend ist hier die HBO (2–3 bar), weil sie den *physikalisch gelösten Sauerstoffanteil* erhöht.

6.1 Wirkungsprinzip

Ziel der hyperbaren Oxygenierung ist es, Sauerstoffbedingungen im Blut und Gewebe zu ermöglichen, die die normoathmosphärischen Möglichkeiten bei weitem überschreiten.
Der **Sauerstoffgewinn** im Blut unter HBO resultiert aus dem Zuwachs des *physikalisch gelösten Anteils.* Da das Hämoglobin bei Partialdrucken von 100 mm Hg bereits zu 98 % gesättigt ist, erfolgt selbst bei 100%iger Sättigung (ca. 150 mm Hg) über den chemisch gebundenen Anteil kein wesentlicher Zuwachs. Die physikalische Löslichkeit des Sauerstoffs im Blut beträgt pro 1 mm Hg 0,0031 Vol% und ist direkt proportional dem Partialdruck (Abb. 8-53, Tab. 8-30).

Wirkungsprinzip von HBO

Zunahme des physikalisch gelösten O_2 in Abhängigkeit vom pO_2

Pro 1 mm Hg pO_2 werden 0,0031 Vol% O_2 im Plasma-H_2O gelöst

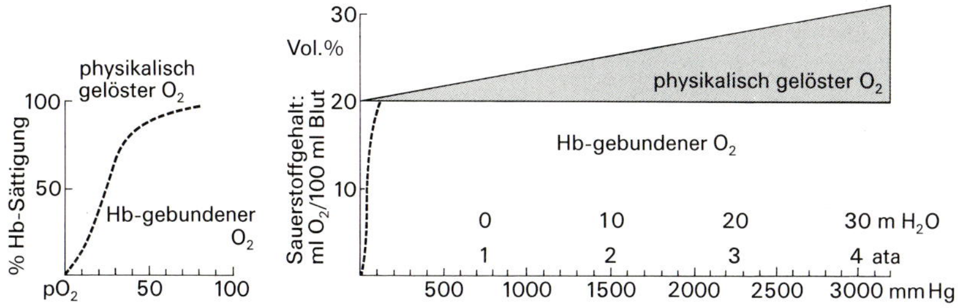

Abb. 8-53: Bei einem PaO_2 von 100 mm Hg ist das Hämoglobin zu fast 100 % seiner Kapazität mit Sauerstoff gesättigt. Jede weitere Aufladung mit Sauerstoff kann nur mehr in Form der physikalischen Lösung im Plasma erfolgen. Die O_2-Menge, die zusätzlich in Lösung gehen kann, ist dem Partialdruck direkt proportional

Tab. 8-30: Sauerstoffdruck und -gehalt unter athmosphärischen und hyperbaren Bedingungen

Atemgas	bar	PIO_2 mm Hg	PAO_2 mm Hg	PaO_2 mm Hg	PvO_2 mm Hg	phys. gel. O_2 0,003 Vol.% × mm Hg PaO_2	HbO_2 15 g x 1,34	O_2-Gehalt ml/100 ml Blut
Luft	1	160	104	96	39	0,3	19,7 (97,5 % SaO_2)	20,0
O_2	1	760	673*	633	50	2,0	20,1 (100 % SaO_2)	22,1
O_2	2	1520	1433*	1394	86	4,3	20,1 (100 % SaO_2)	24,4
O_2	3	2280	2191***	2154	542	6,6	20,1 (100 % SaO_2)	26,7

* (1 × 760) – (47 + 40)
** (2 × 760) – (47 + 40)
*** (3 × 760) – (47 + 40)

6.2 Auswirkungen der Sauerstofftherapie

Ein *erhöhter O_2-Anteil* im Atemgas ($FiO_2 > 0,4$) wirkt sich bei längerer Anwendung *toxisch* auf das **ZNS** und die **Lunge** aus. Unter hyperbaren Bedingungen zeigt ein hoher O_2-Partialdruck schon bei kurzer Expositionszeit toxische Auswirkungen am ZNS. Niedrige Partialdrucke, dafür längere Expositionszeiten, führen zu einer pulmonalen Schädigung. Die **O_2-Expositionszeiten** und die zu erwartende O_2-Intoxikation sind in erster Linie von der **Tauchtiefe** und der **Häufigkeit der Anwendungen** pro Tag abhängig (Tab. 8-31).

Auswirkungen der Sauerstofftherapie

1. $FiO_2 > 0,4$ bewirkt toxische Veränderungen an
- **ZNS und**
- **Lunge**

in Abhängigkeit von Partialdruck und Einwirkungszeit

Tab. 8-31: Zu erwartende Sauerstoffintoxikation in Abhängigkeit von Tauchtiefe und Verweildauer

	bar	max. Verweildauer
Wahrscheinliche O_2-Toxizität	1	10–24 Std.
	2	6 Std.
	3	3 Std.
	4*	15 min
Sichere O_2-Therapie	2–2,5	90–120 min 4 Anwendungen/die über 3 Tage
	3	60 min 2 Anwendungen/die unbegrenzt
	3	90 min
	4	10 min
Intermittierende O_2-Therapie 20 Min O_2/5 min Luft	2–3	max. 360 min
	3	180 min

* ab 3 bar (18 m Tiefe) darf kein Sauerstoff, nur mehr Luft, angewandt werden!

Intermittierende O_2-Luft-Atmung mindert die O_2-Toxizität

Frühsymptome:
- Unruhe
- periorale Zuckungen
- epileptiforme Krämpfe

Therapie:
- Sedierung
- Luftatmung

Störung der zentralen Atemregulation:
$pCO_2\uparrow \rightarrow$ Atemdepression

Um die Expositionszeiten zu verlängern und die *Neurotoxizität* herabzusetzen, hat sich bei der HBO die **intermittierende O_2-Atmung** gegenüber der kontinuierlichen O_2-Atmung durchgesetzt. Gehandhabt wird sie, indem man den Patienten alternierend 20 min Sauerstoff, dann 5 min Luft atmen läßt (Abb. 8-54).
Eine *zerebrale Symptomatik* bahnt sich an mit *perioralen Zuckungen*, die dann in einen *generalisierten* epileptiformen *Krampfanfall* übergehen.
Sofortige Luftatmung, Sedierung, Antikonvulsiva beenden die Symptome.
In Monokammern ist keine intermittierende O_2-Therapie möglich. Hier ist um so mehr auf die tiefenabhängige Expositionszeit und die Anzahl der Anwendungen pro die zu achten.
Das Atmen von *reinem Sauerstoff* bewirkt **zentrale Regulationsprobleme**.
Durch die Hämoglobinblockierung entsteht ein erhöhter arterieller pCO_2, der zu einer zentralen Atemstimulation führt und eine Hypokapnie zur Folge hat. Hinzu kommt als pulmonale Komponente eine Steigerung der Atemarbeit, eine Abnahme der Lungencompliance sowie ein Abfall der Atemfrequenz. Die erhöhte Dichte des Atemgases bewirkt eine Erhöhung der Atem-

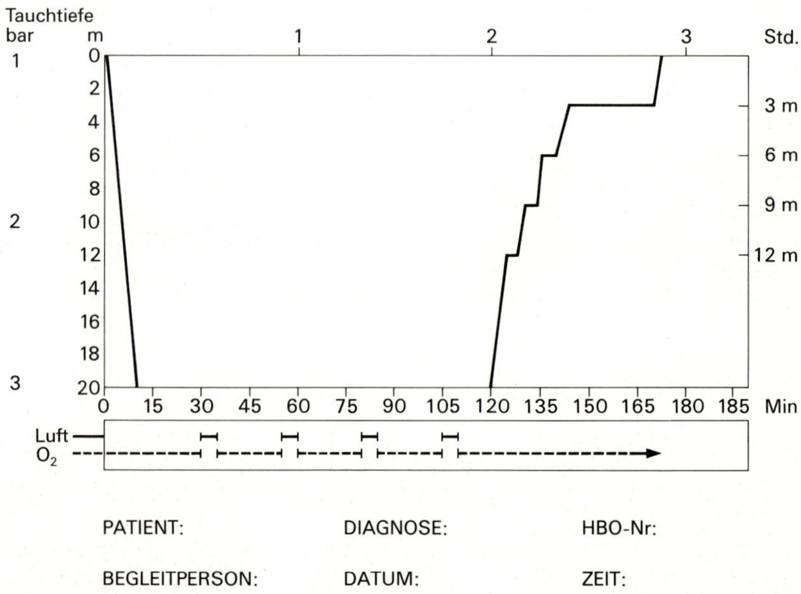

Abb. 8-54: Tauchprotokoll z. B. für Gasbrand mit Einschleuszeit, Steady-state und Ausschleuszeit

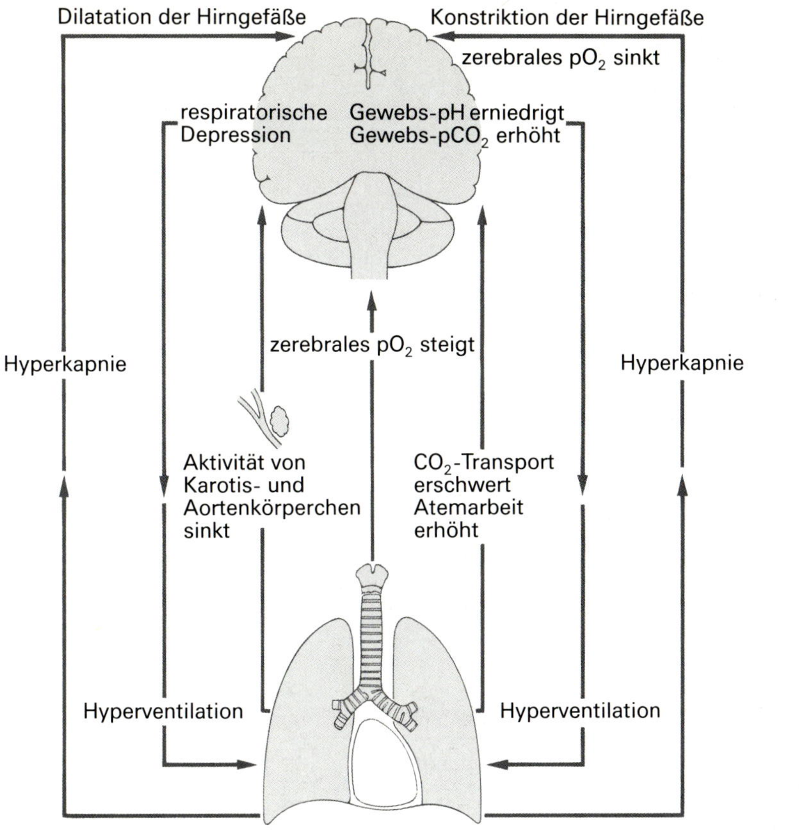

Abb. 8-55: Die Gegenregulation bei Sauerstoffatmung unter überatmosphärischem Druck (nach Poulsen u. Jacobsen)

wegswiderstände. Insgesamt resultiert beim Atmen von Sauerstoff im hyperbaren Milieu eine **Atemdepression.**
Einen Überblick über die physiologischen und pathophysiologischen Regulation und Gegenregulation zeigt die Abb. 8-55.

Weitere Wirkungsmechanismen

Weitere Wirkungsmechanismen

Neben dem Sauerstoffeffekt werden der hyperbaren Oxygenierung noch weitere Wirkungsmechanismen zugeschrieben:

- **antiödematöse Therapie** durch Vasokonstriktion
- **Gasblasenverkleinerung** durch den Druckeffekt
- **antimikrobielle Wirkung** infolge Bakteriostase oder Hemmung der Toxinproduktion
- **beschleunigte Wundheilung**
- **beschleunigte Gefäßneubildung**
- **Elimination von Kohlenmonoxyd** durch rasche Dissoziation des pathologischen Hämoglobinkomplexes
- unterschiedliche Wirkung auf das **Immunsystem.**

6.3 Durchführung der Behandlung

Durchführung der Behandlung

2 **Kammertypen** kommen zur Anwendung:
- große begehbare Kammern
- Einmannkammern

Die Durchführung der HBO ist u. a. vom *Kammertyp* abhängig. Entweder werden sog. **große, begehbare Kammern,** die mit Preßluft gefüllt werden, oder kleine mit Sauerstoff betriebene **Einmannkammern** angewandt (Abb. 8-56).
In den großen Kammern kann problemlos Raumluft geatmet werden, die Sauerstoffzuführung muß über Maske, Gesichtszelt oder Beatmungsgerät erfolgen. Kleine Kammern lassen nur O_2-Atmung zu.

Therapeutische Anwendung

Tauchtiefe, Tauchdauer, Auftauchzeiten, Anzahl der Anwendungen sind krankheitsspezifisch unterschiedlich (Tab. 8-32).

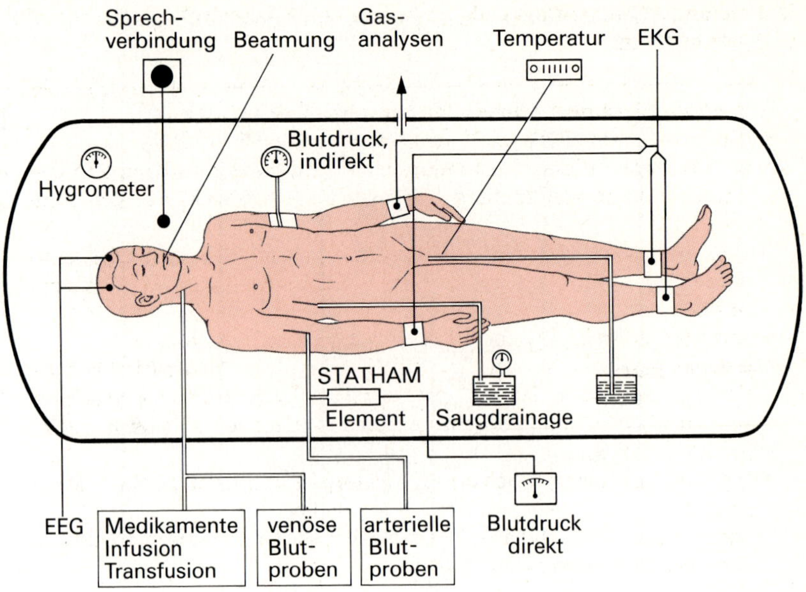

Abb. 8-56: Dräger-Hyperbaro-Therapiekammer 1200. Schema einer Einmannkammer.

Tab. 8-32: Praktische Durchführung der hyperbaren Therapie

Behandlungsdruck		Behandlungszeit		Anzahl der Anwendungen	
1. Kinder <3 J.	1,8–2,1 bar	1.	~ 60–90 min	1. CO-Intox.	1×
2. Hautulcera	2,4–2,8 bar	2.	durch O_2-Tox. begrenzt	2. Caisson	1–3×
3. Gasbrand	3 bar	3.	von Tauchtiefe und Verweildauer abhängig	3. Gasbrand	5–10×
4. Luftembolie, Caisson	3,0–5 bar			4. Wundheilungsstörungen	20–40×

Betreten der Kammer **nur** unter Beachtung der **Kontraindikationen**

⇨

Begleitpersonal für die Überwachung in der großen Kammer hat nur nach vorheriger Untersuchung und Beachtung der *Kontraindikation* zutritt.

Kontraindikationen sind:
- pulmonale Erkrankungen wie Obstruktion, Emphysem, Pneumothorax, Hyperkapnie
- Krampfanamnese
- Druckausgleichschwierigkeiten
- akute Infekte im HNO-Bereich
- Trommelfellperforation, atrophische -narben
- hochgradige Zerebralsklerose
- hochgradige Myopie
- Eingeweidebrüche
- Übergewichtigkeit
- Gravidität
- Klaustrophobie

Es hat sich bewährt, Patienten und Begleitperson einem HNO-Arzt zum Ausschluß von Druckausgleichsproblemen *vor* Beginn der Behandlung vorzustellen.

Das **Begleitpersonal** sollte routinemäßig im Sinne der *arbeitsmedizinischen* **Vorsorgeuntersuchung** auf *gesundheitliche Bedenken* bei Einsatz in Überdruckkammern bzw. auf *Tauchtauglichkeit* untersucht werden.

Komplikationen

Der *behandelnde Arzt* muß mit den **technischen** Problemen der Kammer, der **Pathophysiologie** des Tauchens und den **speziellen Problemen**, die beim

Eintauchen, während des **steady state** und beim **Auftauchen** auftreten können, vertraut sein.

Komplikationen und Nebenwirkungen bei HBO sind:
- O_2-Intoxikation (ZNS, pulmonal, retrolentale Fibroplasie)
- Barotraumen (Schnelldekompression, verkehrte Auftauchtechnik, Valsalva beim Auftauchen; Pneumothorax, arterielle Luftembolie etc.)
- Dekompressionskrankheit (Caisson) bei Luftatmung (häufige Tauchgänge, Überschreiten der Nullzeit*, Nichteinhaltung der Auftauchzeiten)
- Atemdepression, Dyspnoe, Husten, retrosternale Stiche
- fehlender Druckausgleich im Mittelohr und in Nasennebenhöhlen (Hämatotympanon, Paukenerguß, Trommelfellruptur, Ohrenschmerzen, vorübergehende Hörprobleme); Lockerung von Zahnfüllungen
- reversible Myopie
- Übelkeit, Erbrechen, Schwindel, Krämpfe, Ängstlichkeit, Klaustrophobie
- chronische Taucherschäden (aseptische Knochennekrosen, Spätschäden an den Lungen (Fibrose))

* Bei Überschreiten einer bestimmten Verweildauer (Nullzeit) in einer bestimmten Tiefe muß nach Dekompressionstabelle aufgetaucht werden.

Vorbereitende, **obligate Maßnahmen** vor jeder Anwendung

Obligate vorbereitende Maßnahmen für eine Kammeranwendung:
- schleimhautabschwellende Nasentropfen
- bei Druckausgleichsstörungen Parazente veranlassen
- Cuff an Trachealtuben, Blasenkatheter etc. sind mit Wasser (anstatt Luft) zu füllen
- bei Infusionstherapie ist ein Luftabscheidungsfilter zwischen Venenzugang und Infusionsschlauch zur Vermeidung einer venösen Luftembolie zwischenzuschalten
- Krampfprophylaxe bei entsprechender Anamnese
- Redonflasche entfernen bzw. belüften
- Drainage abklemmen
- notwendiges Monitoring anlegen
- sicherheitstechnische Überprüfung (Brandgefahr?)
- Gegenstände wie Hörgeräte, Pacemaker etc. sind auf Druckbelastbarkeit zu überprüfen
- Anlegen eines Druckkammerprotokolls

6.4 Weitere Gefahren und Komplikationen bei HBO

Gefahren, Komplikationen

6.4.1 Barotraumen

Barotraumen

Barotraumen treten auf, **wenn in Hohlorganen kein Druckausgleich zustande kommt**

Darunter versteht man Verletzungen, die auf Grund von *Druckdifferenzen zwischen luftgefüllten Körperhohlräumen und Umgebung* entstehen; Druckdifferenzen ergeben sich beim Schnellauftauchen bzw. schneller Erniedrigung des Umgebungsdruckes. Das im Hohlraum eingeschlossene, komprimierte Gas expandiert, ggf. mit Ruptur von Geweben, wenn der Umgebungsdruck plötzlich absinkt.

Praxishinweis

Von Barotraumen betroffen werden am häufigsten: **Mittelohr, Nasennebenhöhlen, lufthaltige Zahnfüllungen**.

Für den **Druckausgleich** zwischen Mittelohr und äußerem Trommelfell sorgt die gut durchgängige *Tuba auditiva.*
Bei mangelnder Belüftung bzw. gestörtem Druckausgleich entstehen stechende Schmerzen, ggf. ein **Hämatotympanon**, ein Paukenerguß oder, wenn die Druckdifferenz 0,5 bar überschreitet, eine **Trommelfellruptur. Entzündliche Schleimhautschwellungen** *im Bereich der oberen Luftwege erfordern ein Tauchverbot oder einen Abbruch des Tauchganges* bei Auftreten der typischen

Mit **Valsalva-Preßversuch** soll **Druckausgleich im Mittelohr** über die Tuba Eustachii verbessert werden

Behältnisse jeglicher Art können beim Ein- und Auftauchen im- bzw. explodieren

Schmerzen (dumpfer Kopfschmerz, Nasenbluten, Ohrenschmerzen, Übelkeit, Schwindel, Hörstörungen).
Während des Abtauchens kann ein **Valsalva-Preßversuch** den **Druckausgleich** verbessern, beim Auftauchen hingegen ist der Valsalva-Versuch *kontraindiziert.*
Druckausgleichsprobleme treten sowohl beim Ab- als auch beim Auftauchen auf, erfahrungsgemäß jedoch häufiger beim Abtauchen.
Bei bewußtlosen und sedierten Patienten erfolgt der Druckausgleich meist problemloser.
Gasansammlungen im Magen-Darm-Trakt und unter Zahnfüllungen können durch Volumenzunahme beim Auftauchen Beschwerden bereiten.
Bei nicht druckdichten Uhren kann es unter diesen Bedingungen zum Absprengen des Uhrglasdeckels kommen.

Barotrauma der Lunge

Bei obstruktiven Lungenerkrankungen ist beim Auftauchen mit Gasverhaltungen zu rechnen, die **bei zunehmender Entlastung des Umgebungsdruckes** zu Gewebszerreißungen führen:
- **Pneumothorax**
- **Mediastinalemphysem**
- **Luftembolie**

6.4.1.1 Barotrauma der Lunge

Bei zu *schneller* **Druckentlastung** steigt der intrapulmonale Druck an, es wird Luft in das interstitielle Gewebe abgepreßt, und es entwickelt sich ein **Mediastinalemphysem** oder ein **Pneumothorax**. Alveolar- und Gewebsrupturen bewirken ebenfalls einen Pneumothorax oder Spannungspneumothorax.
Eindringen von Gas in die Lungenvenen und ins linke Herz verursacht eine *arterielle* **Luftembolie** mit der Gefahr des Kammerflimmerns bei Koronarverlegung oder arterieller Fernembolisierung, z. B. Hirninfarkt.
Regionale Atemwegsverlegungen (Bronchospasmus, chronisch obstruktive Atemwegserkrankungen, Asthmaanfall, Schleimobstruktionen) können beim Auftauchen eine Gewebsruptur mit dem o. g. Problemen bewirken.
Ein bestehender Pneumothorax kann in der Dekompressionsphase zu einem Spannungspneumothorax werden.

Dekompressionskrankheit

tritt unter Überdruckbehandlung **nur in Verbindung mit Luftatmung** (N_2) auf. Bei zu schneller Senkung des Umgebungsdruckes → **Ausperlen des Stickstoffs** (Überschreiten der Gaslöslichkeit: *Mineralwasserflaschenphänomen*)
Die anfallenden N_2-Mengen können nur durch langsames Auftauchen via Lunge eliminiert werden
Das **Auftauchen** erfolgt gemäß **Tauchtabelle**. Die **Auftauchzeiten** sind abhängig von **Tauchdauer** und **-tiefe**

6.4.2 Dekompressionskrankheit (Caisson)

Ätiologisch handelt es sich um **Gasblasenbildung** (Stickstoff) im Körper als Folge eines zu schnellen Abfalls des Umgebungsdruckes durch:
- zu schnelles Auftauchen oder
- extremes Absinken des Umgebungsdruckes, wie es in der Flugtechnik auftreten kann.

Beim Tauchen kommt es unter Luftatmung zu einer Kompression der im Körper befindlichen Luft und Aufsättigung der Gewebe entsprechend dem Umgebungsdruck.
Auf Grund unterschiedlicher Gewebsperfusion ist zu unterscheiden zwischen
- **sich schnell sättigenden Geweben** (Gehirn, Lunge, Herz, Niere) und
- **bradytrophen Geweben** wie Knorpel, Knochen, Bandapparat, Muskeln, Haut, Rückenmark und der Endolymphe des Innenohrs.

Beim Auftauchen mit rapider Drucksenkung kehrt sich der Vorgang um, und es kommt durch *Überschreiten der Gaslöslichkeit* zum *Ausperlen des Gases* (Mineralwasserflaschenphänomen); problematisch sind nur die Stickstoffblasen, da sie nicht wie Sauerstoff resorbiert werden können.
Nur durch langsames Auftauchen (gemäß Tauchtabellen) kann der aus der Rückdiffusion anfallende Stickstoff via Lunge eliminiert werden, so daß eine Anhäufung von Stickstoffblasen gar nicht erst auftritt.

Prophylaxe

⇨

Reine O_2-Atmung **vor** dem Ausschleusen **verhindert die Dekompressionskrankheit.**

Typische Caisson-Symptome

Je nach Lokalisation der freigesetzten Stickstoffbläschen kommt es zu unterschiedlichen Symptomen:
- Muskel-, Gelenk-, Knochenschmerzen („Bands“)
- juckende Hautrötungen („Taucherflöhe“)
- neurologische Erscheinungen (Rückenmark) wie Parästhesien, Muskelschwäche, Paresen, Para-, Tetraplegien

- ZNS-Störungen wie Bewußtlosigkeit, Krämpfe, Hemiparese, Innenohrschädigung mit Hör- und Gleichgewichtsstörungen
- pulmonale Symptome wie Hustenanfälle, Dyspnoe, Zyanose, Kreislaufstörungen (Luftembolie)
- Spätschäden wie aseptische Knochennekrosen.

6.5 HBO-Behandlungsindikationen

HBO-Behandlungsindikationen

Die Vielzahl der Indikationen läßt sich unterteilen in *absolute, relative* und *umstrittene.*

6.5.1 Absolute Indikationen

Absolute Indikationen

Absolute Indikationen sind:
- **Caissonkrankheit**
- **Luftembolie**
- **CO-Intoxikation**
- **Gasbrand**

Die Effektivität der HBO basiert bei **Caissonkrankheit** und **Luftembolie** auf verschiedenen Mechanismen: s. Abb. 8-57
- druckbedingte Verminderung des Blasenvolumens, Reduktion der Gefäßobstruktion,
- N_2-Auswaschung aus den Blasen durch die hohen Partialdruckdifferenzen,
- Verbesserung der lokalen Ischämie infolge Hyperoxygenation.

Bei der **CO-Intoxikation** hat HBO ebenfalls mehrere Wirkungsmechanismen:
- bei Blockade des Hämoglobins durch die 220mal größere Affinität des CO kann die Sauerstoffversorgung der Gewebe über den physikalisch gelösten Anteil problemlos erfolgen
- die Dissoziation des CO vom Hämoglobin wird durch den hohen Sauerstoffpartialdruck beschleunigt
- gleichfalls wird die toxische Auswirkung auf die zelluläre Atmung (Zytochromoxydasen) reduziert
- durch die mit der HBO verbundene zerebrale Vasokonstriktion wird das begleitende Hirnödem positiv beeinflußt.

1. Caissonkrankheit, Luftembolie
- Verkleinerung des Blasenvolumens
- Peripherisierung der Blasen
- N_2-Auswaschung durch Partialdruckdifferenz
- hohes O_2-Angebot des ischämischen Gewehes

2. CO-Intoxikation
Unter HBO schnelle CO-Elimination
CO-Werte von >20–40 % dringende Indikation für HBO

HBO ermöglicht eine weitgehende CO-Elimination in ca. 20 min, was sonst bei Atmen von 100 % O_2 2 Stunden oder bei Luftatmung 7 Stunden dauern würde.
Bei CO-Intoxikation mit COHb-Werten über 20–40 % ist die hyperbare Therapie umgehend einzuleiten.

Praxishinweis

Bei **Gasbrand** stellt die HBO eine wesentliche Komponente im Gesamtkonzept der Therapie dar. Erst hierdurch konnte die Mortalität des nach wie vor lebensbedrohlichen Krankheitsbildes auf 25–30 % reduziert werden. Unter HBO werden den anaeroben Clostridien die Lebensbedingungen genommen, indem *die Produktion des letalen Alpha-Toxins gehemmt* und eine Bakteriostase bewirkt wird.

3. Gasbrand
HBO wesentliche Komponente im Gesamtkonzept:
Clostridien sind Anaerobier, **Hemmung des letalen α-Toxins** sowie Bakteriostase, schnellere Wundregeneration

Ferner wird durch Hyperoxygenation dem schwer geschädigten Gewebe durch verbessertes Sauerstoffangebot, Abnahme des lokalen Ödems, beschleunigte Reparationsvorgänge an den Wundverhältnissen, Neovaskularisation und der damit begünstigten Antibiotikawirkung eine Überlebenschance gegeben.
Als **Behandlungsschema** hat sich bewährt:
Am ersten Tag 3 Sessionen im Abstand von 8 Stunden bei 3 bar O_2 über jeweils 90 min; an den folgenden Tagen 2 Behandlungen unter gleichen Bedingungen (s. Abb. 8-54). 5 Kammerfahrten sind obligat in 36–48 Stunden

Typisches Behandlungsschema s. Abb. 8-54

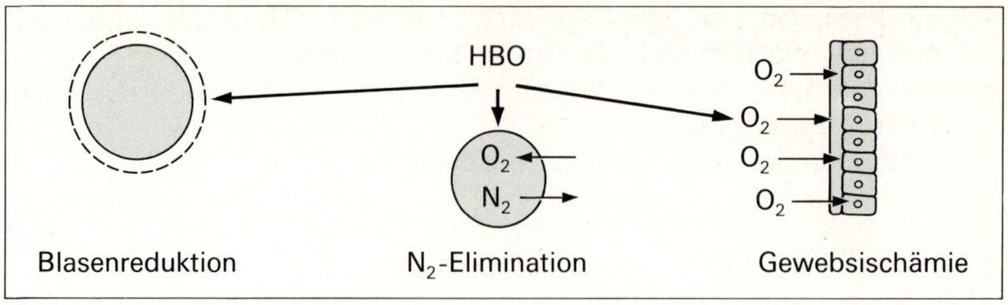

Abb. 8-57: HBO-Wirkungsmechanismus bei Caisson und Gasembolie

durchzuführen; weitere Kammerfahrten sind indiziert, wenn gaschromatographisch noch *Toxin* nachweisbar ist.

Relative Indikationen

6.5.2 Relative Indikationen

Relative Indikationen sind:
- akute und chronische **Durchblutungsstörungen**
- verzögerte **Wund- und Knochenheilung**
- akuter **Hörsturz, Tinnitus**
- **Osteoradionekrose**
- Osteomyelitis (therapieresistent)
- **Verbrennungen**, Hauttransplantationen
- **gefäßchirurgische** Eingriffe
- spezifische **Wundinfektionen**, Problemwunden (Mischinfektionen, Mykosen, Gangrän, Dekubitus etc.)
- **Zyanidvergiftung**
- **kritischer Blutverlust mit fehlender Substitutionsmöglichkeit**

Fragliche Indikationen

6.5.3 Umstrittene Indikationen

Fragliche Indikationen sind:
- **Koronarsklerose,** Myokardinfarkt
- **Hirnödem,** Apoplex
- **Schädel-Hirn-Trauma**
- Zustand nach **Herzstillstand**
- **Rückenmarksverletzungen**
- **Immunsupression** (multiple Sklerose)
- **Tumorbestrahlung** etc.

Praxishinweis ⇨

Für *absolute Indikationen* ist die HBO die **Therapie der Wahl**; bei *relativen Indikationen* besteht ein **nachweisbarer Effekt** bei allgemein geringen Behandlungserfahrungen.
Bei den umstrittenen oder *potentiellen Indikationen* ist **theoretisch ein Erfolg** zu erwarten. Die versuchsweisen Anwendungen lassen jedoch noch keine positive Aussage zu.

Sachregister